위생사
한권으로 끝내기

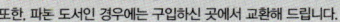

이 책의 구성과 특징

2025 시대에듀 위생사 한권으로 끝내기

STRUCTURES

시행처에서 가장 최근에 발표한 시험 출제범위에 맞게 이론을 빠짐없이 구성하였습니다.
매해 새롭게 출제된 문제에 맞게 이론도 보충하여 업데이트된 이론으로 학습할 수 있습니다.

핵심이론

필기(5과목)와 실기(3과목)를 효율적으로 학습할 수 있도록 이론을 구성했습니다. 역대 출제된 문제들을 완벽하게 분석하여 시험에 출제될 이론들만 담았으며, 그 이론들 중에서도 핵심 내용은 별색으로 표시하여 포인트를 짚어드렸습니다.

출제경향 파헤치기

방대하게만 느껴지는 이론! 시험문제로 어떻게 출제되는지 재빠른 확인이 가능하도록 이론 옆에 '출제경향 파헤치기'를 수록했습니다. 학습한 이론이 어떤 식으로 출제되는지를 체크하면서 포인트를 바로 내 것으로 만들 수 있습니다.

출제 표시

본 아이콘은 실제 시험에 출제된 이론의 회차를 표시한 것으로, 35회(2013년)부터 46회(2024년)까지 총 12년치의 데이터를 보여줍니다. 본 아이콘이 많이 표시된 것은 그만큼 시험에 자주 출제된 것으로, 앞으로도 출제될 가능성이 높기 때문에 꼼꼼하게 학습하시길 바랍니다.

CHAPTER 03 역학 및 감염병 관리

출제경향 파헤치기

주로 역학의 목적과 방법의 비교를 묻는다.
☑ 다음 중 역학의 목적으로 옳은 것은?
☑ 다음 중 분석역학의 방법으로 옳은 것은?

1 역 학

(1) 역학의 정의

역학이란 인간집단에서 발생·존재하는 질병의 분포 및 유행경향 원인을 규명함으로써 그 질병의 관리와 예방을 강구하는 데 목적

① J. E. Gordon : 유행병을 연구하는 학문이며, 의학적 생태학적 진단학
② G. W. Anderson : 질병 발생을 연구하는 과학
③ Major Greenwood : 모든 질병을 집단현상으로 연구하는 학

② 기능
㉠ 질병발생의 원인 규명 → 질병을 효율적으로 예방
㉡ 지역사회의 질병발생 양상 파악
㉢ 보건사업의 기획과 평가자료 제공
㉣ 질병의 자연사 연구
㉤ 질병을 진단·치료하는 임상연구에서의 활용

(3) 역학의 3대 기본요인

질병과 건강과의 관계를 규명한다(다병인복합성 ; J. Gordon의 Lever 이론).
① 병인(Agent)적 요인 : 직접적 요인
㉠ 영양소 요인 : 과잉, 결핍
㉡ 생물학적 요인 : 바이러스, 박테리아, 진균
㉢ 화학적 요인 : 중금속, 독성물질, 매연, 알코올
㉣ 물리적 요인 : 방사능, 자외선, 압력, 열, 중력
㉤ 유전적 요인 : 탈모, 당뇨병·혈우병 등의 유전병
② 숙주(Host)적 요인 : 감수성, 저항력에 좌우 ★ 46 43 42 36
㉠ 숙주의 구조적·기능적 방어기전
㉡ 숙주의 생물학적 요인 : 연령, 성별, 가족력, 종족
㉢ 숙주의 건강상태·면역상태
㉣ 인간의 행태요인 : 생활습관, 개인위생

> **알아두기**
>
> 석 면 ★ 44 35
> - 공기 중 입자상 오염물질
> - 절연성과 내연성을 지닌 부드럽고 질긴 광물질
> - 건축자재, 방화재, 전기절연재 등으로 많이 쓰임
> - 호흡기계통을 자극하여 기관지암, 폐암 등을 유발하는 1급 발암물질

● 알아두기

기본 이론에 관련된 내용이나 짧지만 중요한 개념, 그냥 지나치기는 아쉬운 내용들을 보조단에 수록하였습니다. 심도 있는 학습을 원한다면 알아두기 역시 빼놓지 마시길 바랍니다.

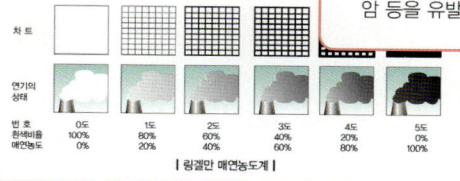

| 링겔만 매연농도계 |

- 공기 중 입자상 오염물질
- 절연성과 내연성을 지닌 부드럽고 질긴 광물질
- 건축자재, 방화재, 전기절연재 등으로 많이 쓰임
- 호흡기계통을 자극하여 기관지암, 폐암 등을 유발하는 1급 발암물질

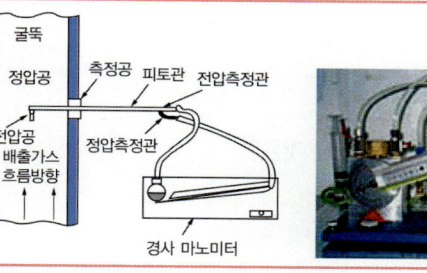

● 실기는 컬러 학습

실기 과목은 필기 과목과 달리 시험에서 컬러로 출제되기 때문에 본서도 동일하게 실기 과목은 컬러로 수록하였습니다. 기계, 실험기구, 곤충, 식품, 미생물 등을 생동감 있게 실제 사진 및 그림으로 학습함으로써 학습의 이해도를 높였습니다.

(3) 먼지 측정

원통형 여과지를 110±5℃(배출가스 온도가 110±5℃ 이상일 경우 배출가스 온도와 동일하게 건조)에서 충분히(1~3시간) 건조 → 데시케이터에서 상온까지 냉각 → 무게를 0.1mg까지 정확히 달기

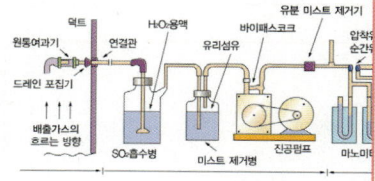

| 먼지시료채취장치 |

> **핵심 OX**
>
> 01 인공환기는 중성대가 천장 가까이 위치할수록 원활하다. (O, X)
>
> 02 링겔만 매연농도계를 사용할 때는 굴뚝의 출구로부터 30~45cm 떨어진 부분을 관측한다. (O, X)
>
> 03 석면은 기관지암이나 폐암을 유발한다. (O, X)
>
> | 정답 | 01 X 02 O 03 O

● 핵심 OX

이론의 오른쪽 페이지마다 OX문제를 수록하여 중요 내용을 제대로 이해하고 암기했는지 빠르게 점검할 수 있습니다. 또한 시험에서 자주 오답으로 출제되는 지문을 수록하여 오답의 함정에서 벗어나는 연습을 할 수 있습니다.

2025 시대에듀 위생사 한권으로 끝내기

이 책의 구성과 특징

STRUCTURES

필기 과목의 경우 각 과목의 CHAPTER별로, 실기 과목은 과목별로 적중예상문제를 수록하였습니다. 단순하고 쉬운 문제에 익숙해진다면 어려운 문제가 나올 경우 실전에 대비할 수 없기 때문에 본서는 다양한 난이도의 문제들로 구성하였습니다.

적중예상문제

적중예상문제는 일반문제와 출제유형이 표시된 문제 2가지로 구성하였습니다. 일반문제는 기존 출제문제를 응용하거나 아직 출제되지 않은 기본 이론을 문제화한 것입니다. 출제유형이 표시된 문제는 실제 시험을 확인한 후 문제화한 것으로, 실제 시험과 가장 비슷한 유형과 난이도의 문제들입니다. 처음 학습 시에는 모든 문제를 풀어보고, 복습 시에는 출제유형 문제 위주로 풀어보는 것을 추천합니다.

해 설

각 문제 하단에 해설을 배치하여 번거롭게 해설집을 찾아볼 필요가 없으며, 해설의 글자 크기를 조절하여 문제 푸는 데 전혀 지장을 주지 않도록 하였습니다. 또한 이론으로 돌아갈 필요 없을 만큼 문제의 핵심을 콕 짚어주는 명쾌한 해설이 공부의 효율을 더해줍니다.

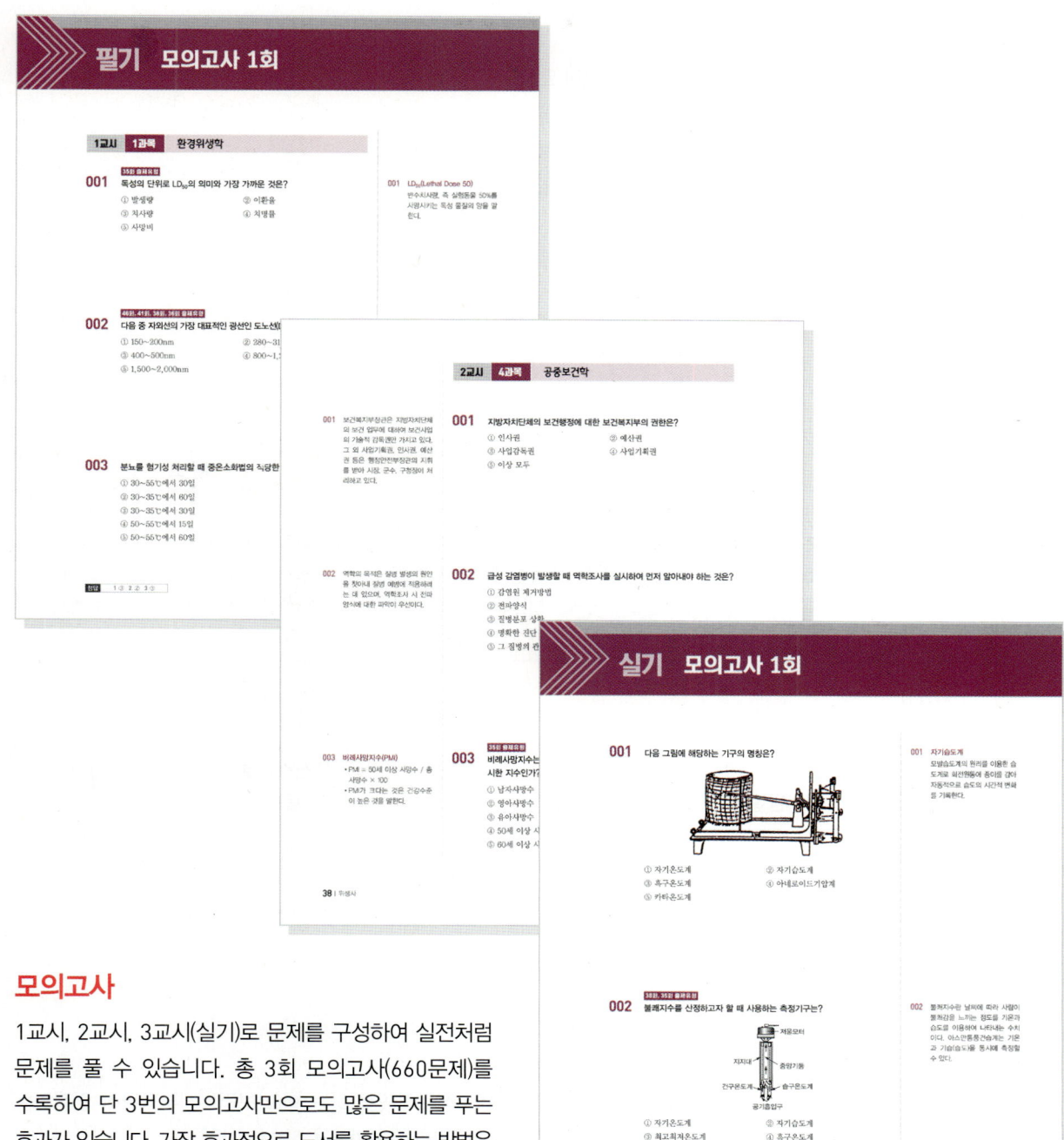

모의고사

1교시, 2교시, 3교시(실기)로 문제를 구성하여 실전처럼 문제를 풀 수 있습니다. 총 3회 모의고사(660문제)를 수록하여 단 3번의 모의고사만으로도 많은 문제를 푸는 효과가 있습니다. 가장 효과적으로 도서를 활용하는 방법은 시간을 잰 상태에서 해설을 보지 않고 스스로 아는 만큼 문제를 풀어보는 것입니다.

시험안내

2025 시대에듀 위생사 한권으로 끝내기

TEST INFORMATION

➕ 진로 및 전망

- ▸ 음료수처리(먹는물 검사 및 위생관리) 기관 및 업체 요원
- ▸ 분뇨·하수·의료폐기물 검사 및 처리기관, 업체 요원
- ▸ 공중위생접객업소, 공중이용시설 및 위생용품제조업체의 위생관리담당자
- ▸ 식품, 식품첨가물 및 이에 관련된 기구용기포장 및 제조업체의 위생관리자
- ▸ 지역사회단위 유해곤충, 쥐의 구제 담당요원
- ▸ 집단주거시설, 대형유통시설, 항만·공항·버스터미널 등 집단이용시설의 방역업무 등

➕ 시험일정

구 분	일 정	비 고
응시원서접수	• 인터넷 접수 : 2025.8.26.(화)~9.2.(화) • 국시원 홈페이지 [원서접수] • 외국대학 졸업자로 응시자격 확인서류를 제출하여야 하는 자는 접수기간 내에 반드시 국시원 별관에 방문하여 서류 확인 후 접수 가능함	• 응시수수료 : 88,000원 • 접수시간 : 해당 시험직종 접수 시작일 09:00부터 접수 마감일 18:00까지
시험시행	• 일시 : 2025.11.22.(토) • 국시원 홈페이지 [직종별 시험정보] – [위생사] – [시험장소]	응시자 준비물 : 응시표, 신분증, 컴퓨터용 흑색 수성사인펜, 필기도구 지참
최종합격자 발표	• 2025.12.10.(수) • 국시원 홈페이지 [합격자조회]	휴대전화번호가 기입된 경우에 한하여 SMS 통보

※ 정확한 시험일정은 시행처에서 확인하시길 바랍니다.

➕ 응시자격

1. 다음의 자격이 있는 자가 응시할 수 있습니다.

❶ 전문대학이나 이와 같은 수준 이상에 해당된다고 교육부장관이 인정하는 학교(보건복지부장관이 인정하는 외국의 학교를 포함한다. 이하 같다)에서 보건 또는 위생에 관한 교육과정을 이수한 사람

❷ 학점인정 등에 관한 법률 제8조에 따라 전문대학을 졸업한 사람과 같은 수준 이상의 학력이 있는 것으로 인정되어 같은 법 제9조에 따라 보건 또는 위생에 관한 학위를 취득한 사람

❸ 보건복지부장관이 인정하는 외국의 위생사 면허 또는 자격을 가진 사람
❹ 공중위생관리법 제6조의2 제1항 제1호 중 "전문대학이나 이와 같은 수준 이상에 해당된다고 교육부장관이 인정하는 학교에서 보건 또는 위생에 관한 교육 과정을 이수한 자"라 함은 전공필수 또는 전공선택 과목으로 다음의 1과목 이상을 이수한 자를 말함
  ▶ 식품 보건 또는 위생과 관련된 분야 : 식품학, 조리학, 영양학, 식품미생물학, 식품위생학, 식품분석학, 식품발효학, 식품가공학, 식품재료학, 식품보건 또는 저장학, 식품공학 또는 식품화학, 첨가물학
  ▶ 환경 보건 또는 위생과 관련된 분야 : 공중보건학, 위생곤충학, 환경위생학, 미생물학, 기생충학, 환경생태학, 전염병관리학, 상하수도공학, 대기오염학, 수질오염학, 수질학, 수질시험학, 오물·폐기물 또는 폐수처리학, 산업위생학, 환경공학
  ▶ 기타분야 : 위생화학, 위생공학

2. 다음에 해당하는 자는 응시할 수 없습니다.

❶ 정신건강복지법 제3조 제1호에 따른 정신질환자. 다만, 전문의가 위생사로서 적합하다고 인정하는 사람은 제외
❷ 마약·대마 또는 향정신성 의약품 중독자
❸ 공중위생관리법, 감염병예방법, 검역법, 식품위생법, 의료법, 약사법, 마약류관리법 또는 보건범죄단속법을 위반하여 금고 이상의 실형을 선고받고 그 집행이 끝나지 아니하거나 그 집행을 받지 아니하기로 확정되지 아니한 사람

✚ 응시원서 접수

1. 인터넷 접수 대상자

방문 접수 대상자를 제외하고 모두 인터넷 접수만 가능
※ 방문 접수 대상자 : 보건복지부장관이 인정하는 외국대학 졸업자 중 국가시험에 처음 응시하는 경우

2. 인터넷 접수 준비사항

❶ 회원가입 등
  ▶ 회원가입 : 약관 동의(이용약관, 개인정보 처리지침, 개인정보 제공 및 활용)
  ▶ 아이디 / 비밀번호 : 응시원서 수정 및 면허신청 등에 사용
  ▶ 연락처 등 : 휴대전화번호 및 이메일주소 필수 입력
    ※ 휴대전화번호와 이메일주소는 비밀번호 재발급 시 인증용으로 사용됨

2025 시대에듀 위생사 한권으로 끝내기

시험안내

TEST INFORMATION

- ❷ 응시원서 : 국시원 홈페이지 [응시원서접수]-[응시원서 접수]에서 직접 입력
  - ▶ 실명인증 : 성명, 주민등록번호를 입력하고, 외국국적자의 경우 외국인등록증이나 국내거소신고증의 등록번호를 입력. 단, 외국국적자 등이 금융거래 실적이 없을 경우 실명인증이 불가능하므로 코리아크레딧뷰로(02-708-1000)에 문의
  - ▶ 공지사항 확인
    ※ 원서 접수 내용은 접수 기간 내 홈페이지에서 수정 가능(주민등록번호, 성명 제외)
- ❸ 사진파일 : jpg 파일(컬러), 276×354픽셀 이상 크기, 해상도는 200dpi 이상
- ❹ 원서 사진 등록
  - ▶ 모자를 쓰지 않고, 정면을 바라보며, 상반신만을 6개월 이내에 촬영한 컬러사진
  - ▶ 응시자의 식별이 불가능할 경우 응시가 불가능할 수 있음
  - ▶ 셀프 촬영, 휴대전화기로 촬영한 사진은 불인정
  - ▶ 기타 : 응시원서 작성 시 제출한 사진은 면허(자격)증에도 동일하게 사용

3. 응시수수료 결제

- ❶ 결제 방법 : 국시원 홈페이지 [응시원서 작성 완료] → [결제하기] → [응시수수료 결제] → [시험선택] → [온라인계좌이체 / 가상계좌이체 / 신용카드 / 간편결제 / 감면 자격확인] 중 선택
- ❷ 마감 안내 : 인터넷 응시원서 등록 후, 접수 마감일 18:00까지 결제하지 않았을 경우 미접수로 처리

4. 응시원서 기재사항 수정

- ❶ 위치 : 홈페이지 로그인 후 [마이페이지] → [응시원서 관리]
- ❷ 기간 : 시험 시작일 하루 전까지만 가능
- ❸ 수정 가능 범위
  - ▶ 응시원서 접수기간 : 아이디, 성명, 주민등록번호를 제외한 나머지 항목
  - ▶ 마감 ~ 시행 하루 전 : 주소, 전화번호, 전자우편 등
  ※ 단, 성명이나 주민등록번호 변경은 PC를 통한 홈페이지 로그인 후 [마이페이지] → [나의 정보관리] → [개인정보 정정신청] → [개인정보 정정 온라인 신청]에서 증빙서류(주민등록초본 또는 기본증명서)를 업로드하여 정정신청(담당자 확인 후 승인처리, 시험일이 임박한 경우 시험일 이후 처리)

5. 응시표 출력

- ❶ 위치 : 홈페이지 로그인 후 [마이페이지] → [응시원서 관리]
- ❷ 기간 : 직종별 응시표 출력일로부터 시험 당일 아침까지 가능
- ❸ 기타 : 흑백으로 출력하여도 관계없음

시험과목

시험종별	과목수	문제수	배 점	총 점	문제형식
필 기	5	180	1점/1문제	180점	객관식 5지선다형
실 기	1	40		40점	

시험시간표

구 분	시험과목(문제수)	교시별 문제수	시험형식	입장시간	시험시간
1교시	위생관계법령(25) 환경위생학(50) 위생곤충학(30)	105	객관식	~ 08:30	09:00 ~ 10:30 (90분)
2교시	공중보건학(35) 식품위생학(40)	75		~ 10:50	11:00 ~ 12:05 (65분)
3교시	실기시험(40)	40		~ 12:25	12:35 ~ 13:15 (40분)

※ 위생관계법령 : 공중위생관리법, 식품위생법, 감염병의 예방 및 관리에 관한 법률, 먹는물관리법, 폐기물관리법 및 하수도법과 그 하위 법령

합격기준

1. 합격자 결정

❶ 합격자 결정은 필기시험에 있어서는 매 과목 만점의 40% 이상, 전 과목 총점의 60% 이상 득점한 자를 합격자로 하고, 실기시험에 있어서는 총점의 60% 이상 득점한 자를 합격자로 합니다.

❷ 응시자격이 없는 것으로 확인된 경우에는 합격자 발표 이후에도 합격을 취소합니다.

2. 합격자 발표

❶ 합격자 명단은 다음과 같이 확인할 수 있습니다.
- ▶ 국시원 홈페이지 [합격자조회]
- ▶ 국시원 모바일 홈페이지

❷ 휴대전화번호가 기입된 경우에 한하여 SMS로 합격 여부를 알려드립니다.

※ 휴대전화번호가 010으로 변경되어, 기존 01* 번호를 연결해 놓은 경우 반드시 변경된 010 번호로 입력(기재)하여야 합니다.

시험안내

2025 시대에듀 위생사 한권으로 끝내기

TEST INFORMATION

합격률

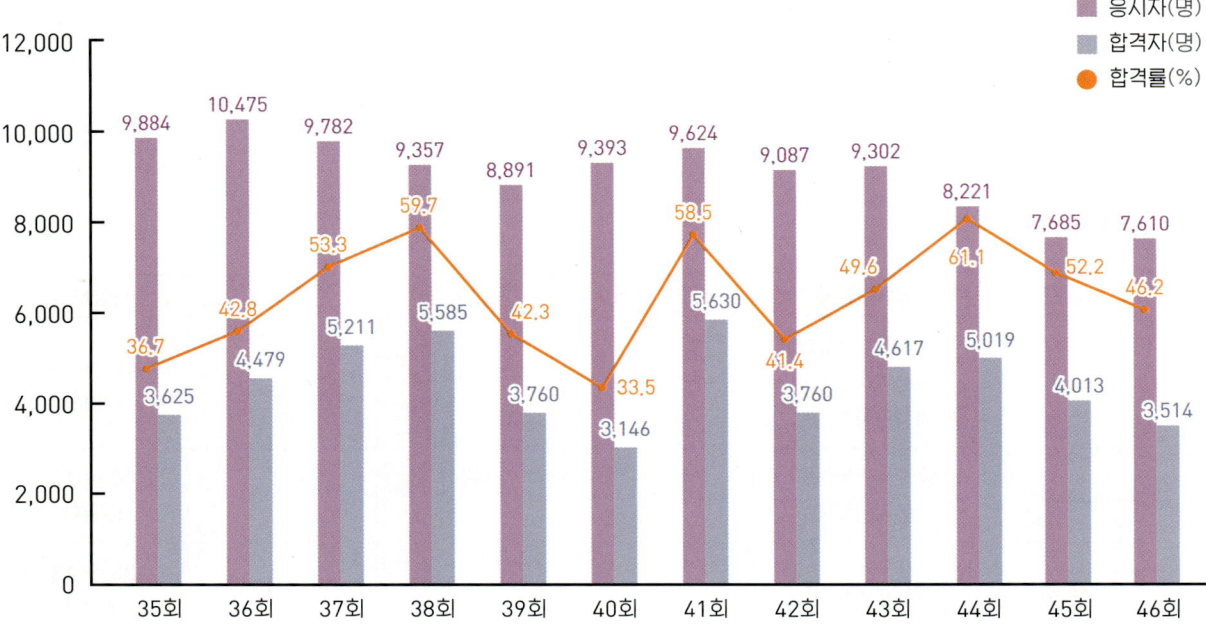

회 차	응시자(명)	합격자(명)	합격률(%)
35	9,884	3,625	36.7
36	10,475	4,479	42.8
37	9,782	5,211	53.3
38	9,357	5,585	59.7
39	8,891	3,760	42.3
40	9,393	3,146	33.5
41	9,624	5,630	58.5
42	9,087	3,760	41.4
43	9,302	4,617	49.6
44	8,221	5,019	61.1
45	7,685	4,013	52.2
46	7,610	3,514	46.2

2025 시대에듀 위생사 한권으로 끝내기

국가고시 완벽분석

ANALYSIS

출제키워드로 보는 2024년 제46회 위생사 국가고시

✚ 공중보건학

질병발생의 3대 요인
- 병인 요인 : 영양 요인(과잉, 결핍), 생물학적 요인(바이러스, 박테리아, 진균), 화학적 요인(중금속, 독성물질, 매연, 알코올), 물리적 요인(방사능, 자외선, 압력, 열, 중력)
- 숙주 요인 : 연령, 성별, 인종, 직업, 가족력, 건강상태, 면역상태, 인간의 행태
- 환경 요인 : 생물학적 환경, 사회 · 경제적 환경, 물리적 환경

오타와헌장의 5대 활동영역
- 건강한 공공정책 수립
- 건강지향적 환경 조성
- 지역사회 활동 강화
- 개인의 기술 개발
- 보건의료서비스의 방향 재정립

질병 발생의 모형
- 역학적 삼각형 모형 : 병인, 숙주, 환경의 3요인으로 상호관계를 설명한다.
- 수레바퀴 모형 : 숙주의 내적 요인(유전적 요인)과 외적 요인(생물학적 환경, 물리학적 환경, 사회적 환경)과의 상호작용에 의해서 질병 발생을 설명한다.
- 원인망 모형 : 질병 발생과 관련된 여러 가지 요인들이 거미줄처럼 얽혀 있다고 본다.

실험역학(임상역학)
- 실험군과 대조군으로 나누어 비교 · 관찰하는 역학으로, 연구대상에게 어떤 조작이나 자극을 주어 그 반응이나 결과를 관찰한다.
- 원인관계를 검증함에 있어 가장 결정적인 증거를 제시한다.
- 인위적인 개입으로 윤리적인 문제가 발생할 수 있다.

수인성 감염병
- 비교적 잠복기가 길다.
- 계절에 관계 없이 발생하나 하절기에 빈발한다.
- 치명률과 2차 감염률이 낮다.
- 환자 발생이 집단적 또는 폭발적이다.
- 연령, 성별, 직업 등에 의한 이환율의 차이가 작다.

2023년 기준 우리나라 암사망률 통계
- 전체 : 폐암 > 간암 > 대장암 > 췌장암 > 위암
- 남자 : 폐암 > 간암 > 대장암 > 위암 > 췌장암
- 여자 : 폐암 > 대장암 > 췌장암 > 유방암 > 간암

보건기관

- **건강생활지원센터** : 보건소의 업무 중에서 특별히 지역주민의 만성질환 예방 및 건강한 생활습관 형성을 지원하기 위하여 읍·면·동마다 1개씩 설치한다.
- **보건진료소** : 의사가 배치되어 있지 아니하고 계속하여 의사를 배치하기 어려울 것으로 예상되는 의료 취약지역에서 보건진료 전담공무원으로 하여금 의료행위를 하도록 시장·군수가 설치·운영한다.

인구 고령화

- **고령화 사회** : 65세 이상의 노인인구 비율 7% 이상~14% 미만
- **고령 사회** : 65세 이상의 노인인구 비율 14% 이상~20% 미만
- **초고령 사회** : 65세 이상의 노인인구 비율 20% 이상

ADL과 IADL

- **ADL(일상생활 수행능력)** : 세수하기, 목욕하기, 옷 갈아입기, 식사하기, 양치질하기, 머리 감기, 대소변 조절하기 등
- **IADL(수단적 일상생활 수행능력)** : 간단한 집안일하기, 전화 사용하기, 교통수단 이용하기, 물건 구매하기, 식사 준비하기, 금전 관리하기 등

환경위생학

대기권

- **대류권** : 고도가 높아질수록 기온이 낮아지고 기상현상이 일어난다.
- **성층권** : 11~50km까지의 구간으로 30km부터 기온이 상승하며 오존층이 존재한다.
- **중간권** : 성층권과 열권 사이에 위치하며, 온도는 고도에 따라 낮아진다.
- **열권** : 고도가 80km 이상인 영역으로, 고도가 올라갈수록 온도가 높아진다.
- **외기권** : 대기권의 최외곽을 형성하는 대기층이다.

세정 집진장치

액적, 액막, 기포 등을 이용하여 가스를 세정시킴으로써 입자의 부착 또는 응집을 일으키게 하여 먼지를 분리하는 장치로, 입자상 물질과 가스상 물질을 동시에 처리하는 장점이 있다.

생물·화학폐기물

폐백신, 폐항암제, 폐화학치료제

소 각

- 대기오염물질이 발생할 우려가 있다.
- 매립보다 처리기간이 짧고, 처리속도가 빠르다.
- 소각시설 건설부지를 취득하기 어렵다.
- 감염성 쓰레기의 위생적인 처리법으로 사용된다.

폐기물을 분쇄 · 파쇄하는 목적
용적의 감소, 겉보기 비중의 증가, 취급의 용이 및 운반비의 감소, 유용자원의 회수, 비표면적의 증가, 입경분포의 균일화, 매립 · 소각을 위한 전처리

메탄(CH_4)
매립지에서는 유기성 폐기물(음식물 찌꺼기, 목재, 카드, 종이 등)이 산소가 없는 상태에서 미생물에 의해 분해될 때 가연성 가스인 메탄이 배출된다. 메탄은 강력한 온실가스로, 매립지는 전세계 전체 메탄 배출량의 약 20%를 차지한다.

오존(O_3)
오존은 주로 자동차 배기가스로부터 발생되는 질소산화물이 햇빛과 반응하여 생성되며, 1차로 생성된 오염물질로부터 생성되므로 2차 오염물질이라고 한다. 이러한 지상의 오존은 플라스틱, 금속, 섬유, 고무제품을 부식시키고 섬유제품을 탈색시키며, 식물잎의 반점, 표백 등으로 성장을 저해한다.

염소소독법과 오존소독법
- 염소소독법 : 저렴한 처리비용, 강한 소독력, 잔류효과, 불쾌한 맛과 냄새, THM 생성
- 오존소독법 : 고가의 처리비용, pH 변화와 상관없이 살균력 좋음, 잔류효과 없음, 불쾌한 맛과 냄새 없음, THM 생성되지 않음

부영양화
정체수역(호소, 하천 등)에 생활하수나 산업폐수, 가축의 배설물 등의 유기물질이 유입되면 물속의 질소와 인 등의 영양물질이 많아진다. 영양물질이 늘어나면 조류나 플랑크톤이 대량증식하게 되는데, 이 현상을 부영양화라 한다.

지표수와 지하수
- 지표수 : 경도 낮음, 탁도 높음, 자정속도 빠름, 미생물 오염 심함, 계절에 따른 수온변화 심함
- 지하수 : 경도 높음, 탁도 낮음, 자정속도 느림, 미생물 오염 적음, 계절에 따른 수온변화 작음

하천의 자정작용
- 겨울보다 여름에 활발하다.
- 수심이 얕고, 급류인 곳에서 활발하다.
- 하천바닥이 거칠고, 바닥구배가 클수록 활발하다.
- 자정작용이 진행될수록 BOD가 감소한다.
- 생물학적 작용이 수중의 유기물 제거에 큰 영향을 준다.

일반적인 실내 온 · 습도의 적정 조건
18~20℃, 40~70%

멸균법
- 고압증기멸균법 : 포자형성균을 포함한 모든 미생물을 멸균하는 가장 좋은 방법이다.
- 방사선멸균법 : 강한 투과력으로 단시간 내에 높은 멸균효과를 얻을 수 있다.

작업환경 개선의 원칙
- 대치 : 물질 변경, 공정 변경, 시설 변경
- 격리 : 물리적 장벽, 보호구
- 환기 : 전체환기, 국소환기

열중증
- 열사병 : 체온조절중추의 기능 상실로 땀이 안 나고, 심부체온 40℃ 이상 상승
- 열경련 : 심한 발한(수분 및 염분 소실)에 의한 근육경련
- 열피로(열허탈) : 말초혈관 운동신경의 조절장애와 순환부전으로 발생
- 열쇠약 : 지속적인 고온작업으로 인한 비타민 B_1의 결핍으로 발생

식품위생학

식품의 부패 판정기준
- 관능 검사 : 시각, 촉각, 미각, 후각
- 물리적 검사 : 식품의 경도, 점성, 탄력성, 전기저항 등
- 생물학적 검사 : 일반세균수(1g당 $10^7 \sim 10^8$)
- 화학적 검사 : 휘발성 염기질소(30~40mg%), 트리메틸아민(3~4mg%), 히스타민, K값, pH

다이옥신(Dioxin)
염소를 함유하는 플라스틱이나 쓰레기를 소각할 때 생성되는 내분비계 교란물질이다.

식품공전에 따른 살균법
- 저온 장시간 살균법 : 63~65℃에서 30분간
- 고온 단시간 살균법 : 72~75℃에서 15~20초간
- 초고온 순간 처리법 : 130~150℃에서 0.5~5초간

^{60}Co
식품조사처리에 사용되는 방사성 동위원소로, 붕괴 시 감마선을 방출하며, 반감기는 5년이다.

식품의 외인성 위해요소
- 생물학적 위해요소 : 식중독균, 경구감염병, 곰팡이독, 기생충
- 화학적 위해요소 : 방사성 물질, 유해첨가물, 잔류농약, 포장재·용기 용출물

그람음성균과 그람양성균
- 그람음성균 : 살모넬라균, 장티푸스균, 비브리오균, 병원성대장균, 세균성이질균, 캠필로박터균, 여시니아균
- 그람양성균 : 웰치균, 포도상구균, 보툴리누스균, 돈단독균, 바실러스균, 장구균, 리스테리아균

독소형 식중독균
- Staphylococcus aureus, Bacillus cereus : 장독소(enterotoxin) 생성
- Clostridium botulinum : 신경독소(neurotoxin) 생성

Clostridium perfringens
- 그람양성, 간균, 포자 형성, 편성혐기성, 무편모, 비운동성
- 가열조리 후에도 식품에 증식하기 쉽다.

유해감미료
둘신, 시클라메이트, 에틸렌글리콜, 파라니트로올소톨루이딘, 페릴라틴

비소(As)
- 1955년 일본 조제분유사건의 원인 중금속이다.
- 급성 중독 : 발열, 구토, 복통, 경련
- 만성 중독 : 흑피증, 피부각질화, 중추신경장애

황변미 중독의 원인독소
- 시트리닌(Citrinin) : 신장독
- 시트레오비리딘(Citreoviridin) : 신경독
- 이슬란디톡신(Islanditoxin) : 간장독
- 루테오스카이린(Luteoskyrin) : 간장독

무구조충
- 소고기를 불충분하게 가열하거나 생식으로 섭취 시 감염될 수 있다.
- 복통, 소화불량, 구토, 오심 등을 일으키며 장폐색증이 나타날 수 있다.

브루셀라증
- 발열이 불규칙하게 일어나기 때문에 파상열이라고 불린다.
- 임신한 소·돼지가 감염되면 유산한다.

🔴 위생곤충학

만성살서제
- 1차적으로 혈액응고 방해, 2차적으로 내부출혈이 발생한다.
- 저농도의 약제를 4~5회 중복 투여하는 것이 효과적이다.
- 사전미끼를 설치할 필요 없고, 독먹이에 대한 기피성이 없다.
- 중독 시 비타민 K_1을 투여한다.
- 종류 : 와파린, 프마린, 브로디파쿰, 쿠마클로르, 쿠마테트라릴

교차저항성
한 약제에 대해 저항성이 생기면 화학구조가 유사한 다른 약제에 대해서도 저항성을 나타내는 것을 말한다.

가열연막
경유 또는 석유로 희석한 살충제 용제를 400~600℃의 연소실을 통과시켜 입자를 0.1~40μm로 미립화하여 에어컴프레서의 힘으로 살포하는 방법이다.

지하집모기(Culex pipiens molestus)
- 도심의 지하공간, 정화조, 물 저장고 등에서 서식하며, 지하공간에서는 월동을 하지 않아 1년 내내 방제해야 한다.
- 대부분의 모기와 달리 흡혈을 하지 않아도 산란이 가능한 특징을 보인다.

불쾌곤충(뉴슨스)
- 질병을 매개하지 않고 단순히 사람에게 불쾌감, 혐오감, 공포감을 주는 곤충으로, 뉴슨스로 취급하는 것은 사람마다 주관적이다.
- 후진국보다는 선진국에서 관심이 높으며, 방제평가가 쉽지 않은 것이 특징이다.

깔따구
- 불쾌곤충(nuisance insect)이다.
- 구부가 퇴화되었으며, 날개는 1쌍이고, 날개나 몸에 비늘이 전혀 없다.
- 알레르기성 질환인 기관지 천식, 아토피성 피부염 및 비염을 일으키는 알레르기원(Allergen)이 된다.

모래파리
- 파리와 비슷하게 생겼지만 모기 생태와 유사하다.
- 모기처럼 암컷만이 산란에 필요한 단백질을 섭취하기 위해 흡혈한다.
- 성충은 체장이 2~3mm로 작다.
- 리슈만편모충증을 매개한다.
- 앉아 있을 때는 날개를 수직으로 세운다.

빈 대
- 약 10분간 몸무게의 2.5~6배 피를 흡혈하며, 섭취한 피의 수분을 줄이기 위해 바로 수분을 배설한다.
- 배설물은 특유의 좋지 않은 냄새가 나고 가구나 벽에 갈색 흔적으로 남는다.

위생관계법령

공중위생관리법의 목적(공중위생관리법 제1조)
이 법은 공중이 이용하는 영업의 위생관리등에 관한 사항을 규정함으로써 위생수준을 향상시켜 국민의 건강증진에 기여함을 목적으로 한다.

위생사의 업무범위 중 대통령령으로 정하는 업무(공중위생관리법 시행령 제6조의3)
소독업무, 보건관리업무

영업에 종사하지 못하는 질병의 종류(식품위생법 시행규칙 제50조)
- 결핵(비감염성인 경우 제외)
- 콜레라, 장티푸스, 파라티푸스, 세균성이질, 장출혈성대장균감염증, A형간염
- 피부병 또는 그 밖의 고름 형성(화농성) 질환
- 후천성면역결핍증(성매개감염병에 관한 건강진단을 받아야 하는 영업에 종사하는 사람만 해당)

영업신고를 하여야 하는 업종(식품위생법 시행령 제25조)
즉석판매제조 · 가공업, 식품운반업, 식품소분 · 판매업, 식품냉동 · 냉장업, 용기 · 포장류제조업, 휴게음식점영업, 일반음식점영업, 위탁급식영업 및 제과점영업

예방접종의 공고(감염병예방법 제26조)
특별자치시장 · 특별자치도지사 또는 시장 · 군수 · 구청장은 임시예방접종을 할 경우에는 예방접종의 일시 및 장소, 예방접종의 종류, 예방접종을 받을 사람의 범위를 정하여 미리 인터넷 홈페이지에 공고하여야 한다.

먹는물관련영업(먹는물관리법 제3조 제9호)
먹는샘물 · 먹는염지하수의 제조업 · 수입판매업 · 유통전문판매업, 수처리제 제조업 및 정수기의 제조업 · 수입판매업을 말한다.

위해의료폐기물(폐기물관리법 시행령 별표 2)
조직물류폐기물, 병리계폐기물, 손상성폐기물, 생물 · 화학폐기물, 혈액오염폐기물

분뇨처리시설(하수도법 제2조 제11호)
분뇨를 침전 · 분해 등의 방법으로 처리하는 시설을 말한다.

실 기

구리(Cu)
구리를 습기가 많은 곳에 오랫동안 놓아두면 푸른색이나 녹색의 녹이 생기는데, 이것을 녹청이라고 한다. 녹청은 구리가 물이나 이산화탄소, 이산화황 등과 반응할 때 생기며, 독성이 있고 물에 녹지 않지만 산에는 녹는 특징이 있다.

소음계 측정
- 소음계의 위치 : 지면에서 1.2~1.5m 높이, 장애물에서 3.5m 거리
- 소음계와 측정자와의 거리 간격 : 0.5m

국가고시 완벽분석

2025 시대에듀 위생사 한권으로 끝내기

ANALYSIS

산화지법
하수를 장시간 연못이나 웅덩이에 저장하는 동안 세포의 정화작용 및 조류의 광합성작용으로 인해 산소를 생성함에 따라 하수를 정화하는 방법이다.

이질바퀴
- 색상 : 광택 있는 적갈색
- 전흉배판 : 가장자리에 황색의 윤상무늬
- 날개 : 암컷 – 복부 길이 정도, 수컷 – 복부보다 긺

모기유충의 천적
미꾸라지, 송사리, 잠자리유충, 왕모기유충

중국얼룩날개모기
- 학질모기라고도 하며, 앉을 때 복부 끝을 들어올린다.
- 말라리아 및 사상충병을 매개한다.

머릿니
- 몸길이는 약 2.5~3.2mm이며, 5절로 된 촉각이 있다.
- 다리에 강력한 발톱이 있어 두피 근처 머리카락을 잡고 살며 암컷은 3개월간 숙주에 살면서 300개의 알(서캐)을 생산한다.

쥐 보호대(Rat Guard)
- 쥐가 로프, 케이블 또는 전선을 통해 배에 오르거나 건물에 들어가는 것을 막는 데 사용되는 장치이다.
- 일반적으로 원뿔형 또는 원반 모양이며, 쥐가 통과할 수 없는 물리적 장벽을 만들어 쥐가 올라가는 것을 막는다.

고압증기멸균법
- 고압멸균기(Autoclave)를 이용하여 121℃, 15Lb에서 15~20분간 실시한다.
- 유리(초자)기구, 의류, 고무제품, 자기류, 배지 등에 사용한다.

HACCP 준비단계
HACCP팀 구성 → 제품설명서 작성 → 용도 확인 → 공정흐름도 작성 → 공정흐름도 현장확인

간흡충
- 제1중간숙주 : 민물에 사는 왜우렁이
- 2숙주 : 담수어(참붕어, 잉어)

석탄산 계수

$$\frac{\text{소독액의 희석배수}}{\text{석탄산의 희석배수}}$$

이 책의 목차

CONTENTS

2025 시대에듀 위생사 한권으로 끝내기

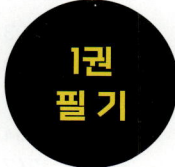

1권 필기

빨리보는 간단한 키워드

1과목 공중보건학
- CHAPTER 01 공중보건학의 개념 ········ 003
- CHAPTER 02 보건행정 ·············· 009
- CHAPTER 03 역학 및 감염병 관리 ······ 016
- CHAPTER 04 인구와 보건 ············ 038
- CHAPTER 05 보건교육 및 학교보건 ···· 046
- CHAPTER 06 보건통계 ·············· 051
- CHAPTER 07 보건영양 및 정신보건 ···· 057
- CHAPTER 08 만성질환 관리 ·········· 060
- 적중예상문제 ····················· 064

2과목 환경위생학
- CHAPTER 01 환경위생학의 개념 ······· 159
- CHAPTER 02 대기환경·오염 ·········· 160
- CHAPTER 03 급수위생 ·············· 189
- CHAPTER 04 수질오염 ·············· 203
- CHAPTER 05 폐·하수 및 폐기물처리 ··· 219
- CHAPTER 06 산업보건 및 위생 ······· 238
- 적중예상문제 ····················· 258

3과목 식품위생학
- CHAPTER 01 식품위생의 개념 ········ 365
- CHAPTER 02 식품미생물 ············ 377
- CHAPTER 03 식중독 및 감염병 ······· 383
- CHAPTER 04 식품첨가물 ············ 403
- CHAPTER 05 GMO와 방사선조사식품 ··· 411
- CHAPTER 06 식품안전관리기준(HACCP) ·· 413
- 적중예상문제 ····················· 415

4과목 위생곤충학
- CHAPTER 01 위생곤충학의 개념 ······ 499
- CHAPTER 02 곤충의 분류·형태 ······· 504
- CHAPTER 03 위생곤충 ·············· 507
- CHAPTER 04 쥐 류 ················· 520
- CHAPTER 05 살충제 ················ 524
- 적중예상문제 ····················· 535

5과목 위생관계법령
- CHAPTER 01 공중위생관리법 ········· 591
- CHAPTER 02 식품위생법 ············ 602
- CHAPTER 03 감염병의 예방 및 관리에 관한 법률 ·· 631
- CHAPTER 04 먹는물관리법 ·········· 660
- CHAPTER 05 폐기물관리법 ·········· 675
- CHAPTER 06 하수도법 ·············· 688
- 적중예상문제 ····················· 699

이 책의 목차

CONTENTS

2025 시대에듀 위생사 한권으로 끝내기

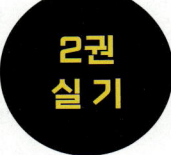
2권 실기

1과목 환경위생학
- CHAPTER 01 환경측정 ... 003
- CHAPTER 02 공기검사 ... 018
- CHAPTER 03 조도·소음·진동 ... 031
- CHAPTER 04 먹는물검사 ... 034
- CHAPTER 05 하수검사 ... 047
- CHAPTER 06 폐기물 ... 062
- 적중예상문제 ... 066

2과목 식품위생학
- CHAPTER 01 식품취급 및 시설 위생 ... 109
- CHAPTER 02 식품의 감별방법 ... 116
- CHAPTER 03 식중독, 세균, 곰팡이 ... 119
- CHAPTER 04 식품과 감염병 ... 126
- CHAPTER 05 식품의 위생검사 ... 136
- CHAPTER 06 식품첨가물 ... 142
- CHAPTER 07 기구의 소독 및 살균 ... 144
- 적중예상문제 ... 150

3과목 위생곤충학
- CHAPTER 01 곤충의 외부형태 ... 197
- CHAPTER 02 곤충의 내부형태 및 생리 ... 202
- CHAPTER 03 곤충의 발육 및 분류 ... 206
- CHAPTER 04 위생곤충 ... 209
- CHAPTER 05 쥐 류 ... 266
- CHAPTER 06 위생곤충의 채집, 보존 및 표본제작 ... 274
- CHAPTER 07 살충제 ... 278
- CHAPTER 08 매개곤충의 방제방법 ... 285
- 적중예상문제 ... 288

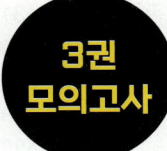
3권 모의고사

- 모의고사 1회 ... 003
- 모의고사 2회 ... 085
- 모의고사 3회 ... 169

시험 전에 보는 핵심요약!

빨리보는 간단한 키워드

시험 전에 보는 핵심요약!

빨리보는 간단한 키워드

■ **질병의 예방대책**
- 1차 예방 : 예방접종, 환경위생관리, 생활개선, 보건교육, 모자보건사업 등
- 2차 예방 : 조기건강진단, 감염병 환자의 조기치료, 질병의 진행감소, 후유증의 방지 등
- 3차 예방 : 재활치료(신체적·정신적), 사회생활 복귀 등

■ **역학의 분류**
- 기술역학(1단계 역학) : 질병의 발생분포와 발생경향 파악
- 분석역학(2단계 역학) : 가설을 증명하기 위하여 관찰을 통해 특정요인과 특정질병 간의 인과관계를 알아낼 수 있도록 설계
- 이론역학(3단계 역학) : 수학, 통계학적 입장
- 실험역학(임상역학) : 실험군과 대조군으로 나누어 조사
- 작전역학 : 옴란(Omran)이 소개한 것으로, 지역사회 보건의료서비스의 운영에 관한 계통적 연구를 통해 서비스의 향상을 목적으로 함

■ **역학의 시간적 현상**
- 추세(장기) 변화 : 수십 년 이상의 주기로 유행
- 순환(주기) 변화 : 수년을 주기로 반복 유행
- 계절적 변화 : 1년을 주기로 반복 유행
- 불규칙 변화 : 외래감염병이 국내 침입 시 돌발적으로 유행
- 단기 변화 : 시간별, 날짜별, 주별로 변화하는 것

■ **위험도**
- 상대위험도(비교위험도)
  - 발병요인에 폭로된 자가 폭로되지 않은 사람보다 질병에 몇 배나 더 걸리게 되는가를 나타내는 척도
  - 위험요인에 폭로된 집단 발병률 / 비폭로된 집단 발병률
- 기여위험도(귀속위험도)
  - 질병요인에 의한 희생자가 얼마나 되는가를 나타내는 척도
  - 위험요인에 폭로된 집단 발병률 - 비폭로된 집단 발병률

■ **감염병의 생성과정**

병원체 → 병원소 → 병원소로부터의 병원체 탈출 → 전파 → 병원체의 신숙주 내의 침입 → 숙주의 감수성 및 면역성

■ **감수성 지수**

두창·홍역(95%) > 백일해(60~80%) > 성홍열(40%) > 디프테리아(10%) > 소아마비(0.1%)

■ **면 역**
- **능동면역**
  - 자연 능동면역 : 각종 감염병에 감염된 후 형성되는 면역
  - 인공 능동면역 : 생균백신, 사균백신, 순화독소(톡소이드)를 사용한 예방접종을 통해서 형성되는 면역
- **수동면역**
  - 자연 수동면역 : 태반면역, 모유면역
  - 인공 수동면역 : 항독소, 감마글로불린, 면역혈청 접종 후 면역

■ **ADL과 IADL**
- **ADL(일상생활 수행능력)** : 세수하기, 목욕하기, 옷 갈아입기, 식사하기, 양치질하기, 머리 감기, 대소변 조절하기 등
- **IADL(수단적 일상생활 수행능력)** : 간단한 집안일하기, 전화 사용하기, 교통수단 이용하기, 물건 구매하기, 식사 준비하기, 금전 관리하기 등

■ **Blacker의 인구성장 5단계**
- 제1단계(고위정지기) : 고출생률, 고사망률, 후진국형
- 제2단계(초기확장기) : 저사망률, 고출생, 경제개발 초기단계국가
- 제3단계(후기확장기) : 저사망률, 저출생, 인구성장 둔화(중앙아메리카, 개발도상국가)
- 제4단계(저위정지기) : 사망률과 출생률 최저, 선진국형
- 제5단계(감퇴기) : 출생률이 사망률보다 낮음, 인구 감소(한국)

■ **의료비 지불 방법**
- **행위별수가제** : 제공된 의료서비스의 단위당 가격에 서비스의 양을 곱한 만큼 보상하는 방식으로, 한국, 미국, 일본 등 자유경쟁 시장주의의 국가에서 이용
- **인두제** : 일정 지역의 주민 수에 일정 금액을 곱하여 이에 상응하는 보수를 지급받는 방식
- **봉급제** : 의료인의 능력에 의한 지급방식으로, 서비스 양이나 제공받는 사람의 수에 상관없이 일정기간에 따라 보상을 받음
- **포괄수가제(DRG ; 진단별 환자군)** : 진료의 종류나 양에 관계없이 미리 정해진 일정액의 진료비만 지불
- **총액계약제** : 보험자 측과 의사단체 간에 협의로 총액을 미리 정해 놓는 제도

■ 부양비와 노령화지수
- 총부양비 : (유소년인구 + 노년인구) ÷ 생산연령인구 × 100
- 유소년부양비 : 유소년인구 ÷ 생산연령인구 × 100
- 노년부양비 : 노년인구 ÷ 생산연령인구 × 100
- 노령화지수 : 노년인구 ÷ 유소년인구 × 100

■ 인구 구성 형태(피라미드)
- 피라미드형
  - 인구증가형, 발전형, 후진국형
  - 0~14세 인구 > 50세 이상 인구 × 2
- 종형(벨형)
  - 인구정지형, 이상형(저출산 - 저사망)
  - 0~14세 인구 = 50세 이상 인구 × 2
- 항아리(Pot)형
  - 인구감퇴형, 선진국형(출생률이 사망률보다 낮음), 방추형
  - 0~14세 인구 < 50세 이상 인구 × 2
- 별(Star)형
  - 도시형, 인구유입형(생산연령 유입)
  - 15~49세 인구가 전체 인구의 50% 이상 초과
- 호로(Guitar)형
  - 농촌형, 인구유출형(생산연령 유출), 표주박형
  - 15~49세 인구가 전체인구의 50% 미만

■ 보건교육방법
- 개인접촉방법 : 가정방문, 건강상담, 진찰, 전화, 편지 등(노인층, 저소득층에 적합)
- 집단접촉방법
  - 강연회 : 일방적인 의사전달 방법
  - 집단토론 : 10~20명으로 구성되어 각자 의견 종합
  - 심포지엄 : 여러 사람의 전문가가 강연하며 청중도 전문지식 필요
  - 패널토의 : 사회자의 진행 아래 몇 사람의 전문가가 청중 앞에서 자유롭게 토론
  - 롤플레잉 : 청중 앞에서 실연함으로써 보건교육의 효과를 얻는 방법
  - 워크숍 : 2~3일 정도의 일정으로 특정 직종의 사람들이 모여 토의, 연구, 발표, 의논하는 방법
  - 버즈세션 : 분단토의, 6-6법, 소그룹 토의 후 대표자가 통합
  - 브레인스토밍 : 자유로운 분위기에서 여러 사람이 생각나는 대로 마구 아이디어를 쏟아냄
- 대중접촉방법 : 슬라이드, 전시, 팸플릿, 리플릿, 포스터, 녹음기, 벽보, 신문, 라디오, 텔레비전 등

■ 교육 환경보호 구역
- 절대보호구역 : 학교출입문으로부터 직선거리로 50m까지인 지역
- 상대보호구역 : 학교경계등으로부터 직선거리로 200m까지인 지역 중 절대보호구역을 제외한 지역

■ 보건통계
- 산포도 : 표준편차, 분산, 평균편차, 변이계수, 범위, 사분편차
- 대푯값 : 평균(산술평균, 기하평균, 조화평균), 중앙값, 최빈값

■ 건강지표
- α-index : 영아사망수를 신생아사망수로 나눈 값으로 선진국일수록 1에 가까움
- 영아사망률 : 국가나 지역사회의 보건수준을 나타내는 가장 대표적인 지표로, 건강수준이 향상되면 감소함
- 조사망률 : 1년간의 사망자 수가 그 해의 인구집단 전체에 대하여 차지하는 비율
- 평균수명 : 0세의 평균여명
- 비례사망지수(PMI) : PMI가 높으면 건강수준이 높고, 노인인구의 수가 많다는 것을 의미

■ 일교차
- 하루 중 최저온도(일출 30분 전)와 최고온도(오후 2시경)의 차이
- 낮은 위도의 지방이 높은 위도의 지방에 비해 일교차가 작음
- 해양·해안에서는 일교차가 작고, 대륙에서는 일교차가 큼
- 구름이 많은 날은 일교차가 작음
- 열대 지방에서 일교차가 작고, 한대 지방에서 일교차가 큼

■ 습도(기습)
- 상대습도(비교습도) : 현재 공기 $1m^3$가 포화상태에서 함유할 수 있는 수증기량과 실제 그 속에 존재하는 수증기량과의 비를 %로 표시한 것을 말하며, 그 지역의 기온 변화에 반비례
- 절대습도 : 수증기의 양을 단위 체적($1m^3$) 공기 중의 질량으로 표시한 것

■ 기류(풍속)
- 무풍 : 0.1m/sec
- 쾌적기류
  - 실내 : 0.2~0.3m/sec
  - 실외 : 1m/sec
- 불감기류 : 0.5m/sec

■ 일광(Sunlight)
- 자외선 : 2,800~3,150Å(건강선, 도노선)은 소독작용, 비타민 D 형성
- 가시광선 : 명암과 색깔을 구별, 안구진탕증, 안정피로, 시력 저하, 작업 능률 저하
- 적외선 : 열작용, 일사병 원인, 화상과 홍반 초래

■ 스모그

구 분	런던 스모그	로스앤젤레스 스모그
발생 시 기온	0~5℃	24~32℃
발생 시 습도	85% 이상	70% 이하
발생하기 쉬운 달	12~1월	8~9월
최다 발생 시간	이른 아침	낮
시정거리	100m 이하	0.8~1.6km 이하
풍 속	무 풍	5m/sec 이하
주 사용연료	석탄과 석유계 연료	석유계(자동차 배기가스)
주 성분	SO_2, CO, 입자상 물질	O_3, NO_X, HC, 유기물
인체 영향	호흡기, 기관지 자극, 높은 사망률	눈 자극
반응 유형	열 적	광화학적, 열적
화학적 작용	환 원	산 화
역전의 종류	방사성 역전(복사형)	침강성 역전(하강형)

■ 온실효과(Green House Effect)
- 온실효과 : 지구 표면에서 나오는 복사에너지가 대기를 빠져나가기 전에 흡수되어, 그 에너지가 대기에 남아 기온이 올라가는 현상
- 6대 온실가스 : 이산화탄소, 메탄, 아산화질소, 수소불화탄소, 과불화탄소, 육불화황

■ 산성비
공장, 자동차 등으로 대기 중에 방출된 황산화물(SO_X)과 질소산화물(NO_X)이 수분과 결합하여 황산(H_2SO_4)과 질산(HNO_3)이 되고 이들이 우수에 용해되어 pH 5.6 이하의 강수가 되는 것

■ 물의 자정작용
- 물리적 작용 : 희석, 확산, 혼합, 여과, 침전, 흡착
- 화학적 작용 : 중화, 응집, 산화 · 환원작용
- 생물학적 작용 : 주로 호기성 미생물에 의한 유기물질 분해작용

■ 수인성 감염병의 특징
- 유행 지역과 음료수 지역이 일치(경계 명확)
- 환자가 폭발적으로 발생(계절적 영향을 받지 않음)
- 이환율, 치명률, 발병률이 낮음
- 2차 감염률이 낮음
- 모든 계층과 연령에서 발생
- 여과 및 염소소독에 의한 처리로써 환자 발생을 크게 줄일 수 있음

■ 수질오염원
- 점오염원
  - 일정한 장소에서 배출되는 것
  - 가정하수, 축산폐수, 산업폐수 등
- 비점오염원
  - 일정한 장소 없이 사방에서 배출되는 것
  - 대지, 도로, 논, 밭, 임야 등

■ 부영양화
- 영양염류가 많아 조류(Algae)가 많이 발생하여 투명도가 낮은 수역
- 유발물질 : 조류의 영양분인 질소, 인 등
- 방지 대책 : 질소, 인 등의 유입을 막음, 황산구리나 활성탄 사용, 일광 차단

■ 수질의 영향인자
- BOD(생물학적 산소 요구량)
  - 20℃, 5일간 시료를 배양했을 때 소모된 산소량을 측정
  - 1단계 BOD : 탄소화합물을 호기성 조건에서 분해하는 데 요하는 산소량
  - 2단계 BOD : 주로 질소화합물의 산화에 소비되는 산소량
- COD(화학적 산소 요구량)
  - 유기물질을 산화제에 의해 화학적으로 산화시키기 위한 산소요구량
- DO(용존산소량)
  - 수중에 녹아있는 분자상의 산소로, 유기물질의 오염 정도를 나타냄
  - DO 증가 조건 : 기압이 높을수록, 염류 농도가 낮을수록, 난류가 클수록, 유속이 빠를수록, 수온이 낮을수록

■ 급수 계통도
취수 → 도수 → 정수 → 송수 → 배수 → 급수

■ 지표수
- 상수도의 원수로 이용됨
- 호소수, 저수지수, 하천수, 강물 등을 포함
- 원수는 우수에 의존함
- 오염되기 쉬운 미생물과 세균이 다량번식
- 부식성이 있고, 부유성 유기물을 다량 함유하고 있음
- 비교적 심한 수질변동을 가짐
- 구성성분이 유동적이고, pH 변화가 심함

■ 지하수
- 태양광선을 접하지 못하기 때문에 광화학 반응이 일어나지 못함
- 세균에 의한 유기물의 분해로 생물학적 작용을 함
- 연중 수온이 거의 일정함
- 경도가 높고 유속이 적음
- 자정속도가 느리고 오염물이 적음
- 농촌의 간이상수도에서 가장 많이 사용

■ 염소의 살균력
- $HOCl > OCl^- >$ Chloramine 순서로 살균력이 강함
- $HOCl$이 OCl^-보다 약 80배 이상 강함
- pH가 낮고, 온도가 높을수록 염소의 농도가 높음
- 반응시간이 길수록 살균력은 강해짐

■ 정수법
- **응집** : 화학약품을 가해서 전기적 중화에 의한 반발력을 감소시키고 입자를 충돌시켜 입자끼리 뭉치게 하여 침전시킴
- **침 전**
  - 보통침전 : 중력을 이용하여 침전시킴, 스토크스법칙 적용
  - 약품침전 : 약품을 이용하여 침전시킴
- **폭기** : 산소를 주입시키는 방법으로, 맛과 냄새, 철·망간 등을 제거
- **여과** : 부유물질(SS)을 처리하는 것
  - 완속 여과 : 여과속도 3~5m/day, 세균제거율 98~99%, 사면대치
  - 급속 여과 : 여과속도 120~150m/day, 세균제거율 95~98%, 역류세척
- **소 독**
  - 염소 처리법 : 가격 저렴, 잔류성이 좋음, 염소 냄새, THM 생성
  - 오존 처리법 : 가격 비쌈, 잔류성이 없음, pH와 상관없이 살균력이 좋음, THM 생성 ×

- 특수정수
  - 조류 관리 : 황산구리, 활성탄
  - 물의 연화 : 자비법, 석회-소다법, 제올라이트법
  - 철, 망간 제거 : 폭기법

■ 하수 처리법
- 호기성 처리법 : 활성오니법, 산화지법, 살수여상법, 회전원판법
- 혐기성 처리법 : 혐기성 소화(메탄발효법), 임호프탱크, 부패조

■ 분뇨 정화조 구조
부패조 → 예비여과조 → 산화조 → 소독조

■ 폐기물 처리 계통도
발생원 → 배출 → 수거 → 적환 및 수송 → 중간처리 → 최종처리

■ 열중증
- 열사병(울열증) : 체온조절중추의 기능 상실로 일어나며, 체온 또는 뇌온이 상승하여 중추신경장애 발생
- 열허탈증(열피로) : 말초신경의 이상으로 혈액 순환계가 정상기능을 하지 못함
- 열경련증 : 심한 발한(체내의 수분과 염분의 손실)에 의한 근육경련 발생
- 열쇠약증 : 고온 작업환경에서 비타민 B_1의 결핍으로 만성적인 열 소모 시 발생

■ 금속 장애
- 카드뮴 중독 : 이타이이타이병
- 수은 중독 : 미나마타병
- 비소 중독 : 흑피증
- 망간 중독 : 보행장애의 증상
- 납 중독 : 안면창백, 사지 마비, 빈혈, 불면증
- 크롬 중독 : 비중격천공증

■ 주택 자연조명
- 창의 방향·면적 : 남향, 거실면적의 1/7~1/5이 좋음
- 거실의 안쪽 길이 : 창틀 상단 높이의 1.5배 이하
- 개각 4~5°, 입사각 28° 이상이 좋음

■ **소독방법**
- 화염멸균법
  - 알코올 램프와 같은 화염에 물체를 직접 접촉
  - 백금이, 유리(초자)기구, 금속기구, 도자기
- 건열멸균법
  - 건열멸균기에서 160~170℃로 1~2시간 정도 처리
  - 유리(초자)기구, 주사침
- 자비멸균법
  - 100℃의 끓는 물에서 15~20분간 가열 처리
  - 각종 식기, 도자기, 의류, 주사기
- 고압증기멸균법
  - 고압증기멸균기에서 121℃에서 15~20분간 처리
  - 의류, 유리(초자)기구, 고무제품, 약품 등

■ **화학적 소독제**
- 3~5% 석탄산 : 의류, 실험대, 용기, 배설물 등
- 3% 크레졸 : 배설물 소독
- 생석회(CaO) : 화장실 소독
- 0.1% 승홍 : 손소독
- 2.5~3.5% 과산화수소 : 상처 소독, 구내염, 인두염, 입안 세척 등
- 70% 에탄올 : 건강한 피부

■ **식품의 변질**
- 발효 : 탄수화물이 산소가 없는 상태에서 분해하는 현상
- 변패 : 탄수화물, 지방 등이 미생물에 의해 변질되는 현상
- 갈변 : 식품이 효소나 비효소적인 영향으로 갈색으로 변하는 현상
- 산패 : 지방의 산화 현상

■ **식품위생상 중요한 곰팡이**
- Aspergillus flavus : 곡류 등에 번식하며 Aflatoxin을 생성하여 발암(간암)물질 생성
- Aspergillus oryzae : 누룩을 만드는 황록색의 균종
- Aspergillus niger : 과일이나 채소의 흑변 현상을 일으킴
- Penicillium expansum : 과일 연부병의 원인
- Penicillium citrinium : Mycotoxin인 Citrinin을 생성
- Rhizopus속 : 빵, 곡류, 과일 등에 번식

■ 세균성 식중독
• 감염형 식중독
  - 살모넬라 식중독 : Salmonella typhimurium, Sal. enteritidis 등
  - 장염비브리오 식중독 : Vibrio parahaemolyticus, 3~5% 소금물에서 생육
  - 병원성대장균 식중독 : Escherichia coli, 유당을 분해하여 산과 가스 생성
  - 캠필로박터 식중독 : Campylobacter jejuni, 수백 정도의 소량 균수로도 식중독 유발
  - 여시니아 식중독 : Yersinia enterocolitica, 4℃ 이하의 냉장온도에서 성장 가능
  - 리스테리아 식중독 : Listeria monocytogenes, 유산과 패혈증
• 독소형 식중독
  - 황색포도상구균 식중독 : Staphylococcus aureus, 화농성 질환
  - 보툴리누스 식중독 : Clostridium botulinum, 신경독소(neurotoxin)
  - 바실러스 세레우스 식중독 : Bacillus cereus, 설사형/구토형
• 기타 세균성 식중독
  - 웰치균 식중독 : Clostridium perfringens, 감염독소형
  - 알레르기성 식중독 : Morganella morganii, Histamine 생성
  - 장구균 식중독 : Enterococcus faecalis, 냉동식품과 건조식품의 오염지표균

■ 자연독 식중독
• 조개 : 베네루핀(모시조개, 바지락, 굴), 삭시톡신(대합조개, 섭조개, 홍합)
• 복어 : 테트로도톡신
• 독미나리 : 시큐톡신
• 버섯 : 무스카린, 팔린, 아마니타톡신, 콜린, 뉴린
• 감자 : 솔라닌
• 목화씨(면실유) : 고시폴
• 피마자 : 리신, 리시닌
• 청매 : 아미그달린
• 대두, 팥 : 사포닌
• 맥각 : 에르고톡신
• 수수 : 듀린
• 황변미 : 시트리닌(신장독), 시트레오비리딘(신경독), 이슬란디톡신·루테오스카이린(간장독)

■ 채소류 기생충
• 회충 : 경구감염, 채소류 깨끗이 세척
• 십이지장충(구충) : 경구감염, 경피감염, 맨발로 흙과의 접촉 피함
• 요충 : 항문 주위 산란, 스카치테이프 검출법
• 편충 : 경구감염, 말채찍 모양

■ 어패류 기생충
- 간디스토마(간흡충) : 제1중간숙주 → 왜우렁, 제2중간숙주 → 민물고기(붕어, 잉어 등)
- 폐디스토마(폐흡충) : 제1중간숙주 → 다슬기, 제2중간숙주 → 게 · 가재
- 광절열두조충(긴촌충) : 제1중간숙주 → 물벼룩, 제2중간숙주 → 민물고기(송어, 연어 등)
- 유극악구충 : 제1중간숙주 → 물벼룩, 제2중간숙주 → 민물고기(가물치, 메기 등), 최종숙주 → 개, 고양이
- 아니사키스(고래회충) : 제1중간숙주 → 갑각류(크릴새우), 제2중간숙주 → 바다생선(고등어, 오징어 등), 최종숙주 → 해양 포유류(고래, 물개 등)

■ 고기류 기생충
- 유구조충(갈고리촌충), 선모충 : 돼지고기
- 무구조충(민촌충) : 소고기

■ 경구감염병
- 장티푸스 : 장티푸스균(Salmonella typhi), 고열, 장미진
- 콜레라 : 비브리오 콜레라균(Vibrio cholerae), 쌀뜨물 같은 설사(수양변)
- 세균성이질 : 이질균(Shigella dysenteriae), 잦은 설사(혈액 수반), 발열
- 유행성간염(A형간염) : A형간염 바이러스(Hepatitis A virus)에 오염된 음식이나 물을 섭취함으로써 전염

■ 식품첨가물의 종류
- 보존료(방부제) : 부패나 변질을 방지
- 살균제 : 식품의 부패 미생물 및 감염병 등의 병원균을 사멸
- 산화방지제(항산화제) : 유지의 산패 및 식품의 변색이나 퇴색을 방지
- 착색료 : 식품의 가공 공정에서 퇴색되는 색을 복원
- 발색제(색소고정제) : 그 자체에는 색이 없으나 식품 중의 색소 단백질과 반응하여 식품 자체의 색을 고정시키고, 선명하게 또는 발색되게 함
- 호료(증점제) : 식품의 점착성 증가, 유화 안정성 향상
- 이형제 : 식품의 형태를 유지하기 위해 원료가 용기에 붙는 것을 방지하여 분리하기 쉽도록 함
- 유화제 : 물과 기름 등 섞이지 않는 두 가지 또는 그 이상의 상(phases)을 균질하게 섞어주거나 유지시킴
- 소포제 : 식품의 제조공정에서 생긴 거품을 소멸 또는 억제시킴

■ 유해성 식품첨가물
- 유해성 착색료 : 아우라민, 로다민 B, 파라니트로아닐린, 실크스칼렛
- 유해성 감미료 : 둘신, 시클라메이트, 에틸렌글리콜, 파라니트로올소톨루이딘, 페릴라틴
- 유해성 표백제 : 롱갈리트, 삼염화질소, 형광표백제
- 유해성 보존료 : 붕산, 불소화합물, 승홍, 폼알데하이드

■ HACCP 7원칙 12절차
- 7원칙이란 해썹 관리계획을 수립하는 데 있어 단계별로 적용되는 주요 원칙을 말하며, 12절차란 준비단계 5절차와 본단계인 7원칙을 포함한 것으로, HACCP 관리체계구축 절차를 의미함
- HACCP 준비단계 : 해썹팀 구성 → 제품설명서 작성 → 용도 확인 → 공정흐름도 작성 → 공정흐름도 현장확인
- HACCP 7원칙 : 위해요소(HA) 분석 → 중요관리점(CCP) 결정 → CCP 한계기준 설정 → CCP 모니터링체계 확립 → 개선조치방법 수립 → 검증절차 및 방법 수립 → 문서화, 기록유지방법 설정

■ 곤충의 외부형태
- 두부, 흉부, 복부 등 3부분으로 구성
- 일반적으로 앞뒤가 길고 원통형이며 좌우대칭의 형태
- 시멘트층과 밀랍층 : 표피층의 최외부로 손상을 입거나 마찰로 소멸되면 다시 진피세포층에서 분비물이 세도관을 통해 나와 재형성
- 기저막 : 진피와 체강 사이의 경계를 이루고 있음
- 부절 : 부절의 말단에는 1쌍의 발톱, 1쌍의 욕반, 1개의 조간반이 있음
- 날개 : 흉배판과 측판 사이에서 좌우로 편평하게 늘어나서 만들어진 것으로 근육이 없음
- 복부 : 수컷 – 파악기, 암컷 – 산란관

■ 곤충의 내부형태
- 전장 : 전장의 소낭이나 맹낭은 먹이를 일시 저장
- 중장 : 위의 역할, 먹이의 소화가 이루어짐, 여러 가지 효소 분비
- 후장 : 회장, 직장, 항문으로 구성
- 말피기관 : 체강 내에 떠 있으며 중장과 후장 사이에 연결
- 혈림프액 : 영양분을 각 조직에 공급, 노폐물을 배설기관으로 운반
- 심장 : 9개, 심문이 열려 있어 혈액이 심실로 공급
- 기관낭 : 공기를 저장하여 호흡을 도움, 산소를 공급하는 풀무작용
- 수정낭 : 정자의 보관

■ 곤충의 생물학적 전파
- 증식형
  - 병원체가 수적으로 증식한 후 전파
  - 흑사병(페스트), 발진티푸스, 일본뇌염, 황열, 재귀열, 뎅기열
- 발육형
  - 병원체가 증식은 하지 않고 발육만 하는 경우
  - 사상충증(모기), 로아사상충증(등에)

- 발육증식형
  - 곤충 내에서 증식과 발육을 함께 하는 경우
  - 말라리아, 수면병(체체파리)
- 경란형
  - 병원체 일부가 난소알 내에서 증식
  - 진드기매개재귀열, 양충병(쯔쯔가무시증), 록키산홍반열
- 배설형
  - 곤충의 배설물에 의한 전파
  - 발진티푸스, 발진열, 이매개재귀열

■ 곤충의 변태

- 완전변태
  - 알 → 유충 → 번데기 → 성충
  - 모기, 파리, 벼룩, 나방, 등에 등
- 불완전변태
  - 알 → 유충 → 성충
  - 이, 바퀴, 빈대, 진드기 등

■ 모기의 산란장소

- 중국얼룩날개모기 : 대형 정지수(논, 개울, 연못), 흐르는 물
- 작은빨간집모기 : 대형 정지수(논, 늪, 호수, 개울, 연못 등)
- 빨간집모기 : 소형 인공용기(물독, 꽃병, 헌 타이어, 방화수통 등), 인공적으로 유기물에 오염된 물
- 토고숲모기 : 해변가의 바위, 웅덩이에 고인 빗물, 바닷물

■ 뉴슨스

- 질병을 매개하지 않고 단순히 사람에게 불쾌감, 혐오감, 공포감을 주는 곤충
- 깔따구, 하루살이, 노린재, 귀뚜라미 등

■ 빈 대

- 불완전변태
- 베레제기관(암컷) : 생식기관으로 정자 일시 보관
- 반시초(수컷) : 날개 비슷한 팽대부를 가짐
- 야간에 활동하는 군거성
- 암수 모두 흡혈

- **벼 룩**
  - 무즐치 벼룩 : 사람벼룩, 모래벼룩, 좀닭벼룩, 열대쥐벼룩
  - 즐치 벼룩 : 개벼룩, 고양이벼룩, 유럽쥐벼룩, 생쥐벼룩

- **바 퀴**
  - 불완전변태, 유충과 성충의 서식처가 같음
  - 야간 활동성, 질주성, 군거성, 잡식성
  - 생식낭에 난협(알주머니)을 달고 다니다가 적당한 장소에 떨어뜨림
  - 구제 방법 : 붕산독먹이법, 잔류분무법
  - 독일바퀴 : 전국적, 밝은 황색, 소형
  - 이질바퀴 : 남부지방, 광택성 적갈색, 대형

- **독나방**
  - 구기는 퇴화되었고, 촉각은 익모상
  - 성충은 연 1회 발생함
  - 독모는 유충 때 생성되며, 피부염을 유발함
  - 실내 침입 시 젖은 휴지로 덮어서 잡기

- **진드기 매개 감염병**
  - 참진드기 : 라임병, 중증열성혈소판감소증후군(SFTS), 진드기매개티푸스(록키산홍반열), 진드기매개뇌염
  - 털진드기 : 양충병(쯔쯔가무시증)

- **가주성 쥐**
  - 시궁쥐 : 다른 쥐에 비해 몸이 약간 크며, 몸통에 비하여 꼬리가 약간 짧고 굵음
  - 곰쥐 : 크기는 시궁쥐보다 작고, 꼬리가 몸통보다 길고 귀가 큼
  - 생쥐 : 무게는 20g으로 작음

- **살서제**
  - 급성살서제
    - 단일투여제, 사전미끼 ○, 2차 독성 ○
    - 종류 : 알파-클로랄로즈, 안투, 아비산, 레드스킬, 모노플루오로아세트산나트륨(1080), 인화아연
  - 만성살서제
    - 항응혈성 살서제, 사전미끼 ×, 2차 독성 ×
    - 종류 : 와파린, 프마린, 브로디파쿰, 쿠마클로르, 쿠마테트라릴

- **살충제**
  - 유기염소계 살충제
    - 저렴하고 살충력이 강하지만 환경오염 문제 대두로 엄격하게 사용 제한
    - 종류 : DDT, BHC(HCH), 클로르덴, 헵타클로르, 엔드린
  - 유기인계 살충제
    - 유효성분이 신속하게 분해되어 잔류문제가 없음
    - 아세틸콜린에스터라아제의 활성을 억제하여 자율신경 말단에서 분비된 아세틸콜린의 분해를 방해
    - 종류 : 말라티온, 파라티온, 다이아지논, 나레드, 디크로보스

- **살충제의 적용법**
  - 가열연막법
    - 일몰 후부터 일출 전까지 작업
    - 분사구(노즐)는 45°로 하향
    - 장점 : 방제영역 넓음, 방제소요시간 짧음
    - 단점 : 대기오염·곤충에 영향, 약효의 짧은 지속성
  - 극미량연무법
    - 특수분사 노즐로 원체를 50μm 이하의 미립자(가열연막보다는 조금 큼, 5~50μm)로 방출
    - 노즐은 45°로 상향 고정
  - 잔류분무법
    - 잔류분무 시 희석액이 벽면에 $40cc/m^2$이 되도록 살포
    - 부채형 : 표면에 일정하게 분무가 가능한 것
    - 직선형 : 좁은 공간에 깊숙이 분사가 가능한 것
    - 원추형 : 다목적으로 사용이 가능한 것
    - 원추-직선 조절형 : 필요에 따라 직선형과 원추형으로 조절
  - 훈증법
    - 밀폐된 장소에 가스나 증기 상태의 유독물질을 채워 곤충의 호흡을 통해 치사시킴
    - 잔효성이 없어 해충의 재침입 가능
  - 독먹이법
    - 곤충의 먹이와 혼합한 독먹이로 독충을 식독시키는 방법
    - 개미, 바퀴, 파리, 벌 등의 방제에 사용

- **살충제 라벨의 안전 정보**
  - 위험-독극물(DANGER-POISON) : 고독성, 가장 치명적, 해골 기호
  - 위험(DANGER) : 고독성, 피부와 눈에 심각한 손상
  - 경고(WARNING) : 보통독성
  - 주의(CAUTION) : 저독성

합격의 공식 시대에듀 | www.sdedu.co.kr

제1과목
공중보건학

CHAPTER 01	공중보건학의 개념
CHAPTER 02	보건행정
CHAPTER 03	역학 및 감염병 관리
CHAPTER 04	인구와 보건
CHAPTER 05	보건교육 및 학교보건
CHAPTER 06	보건통계
CHAPTER 07	보건영양 및 정신보건
CHAPTER 08	만성질환 관리

적중예상문제

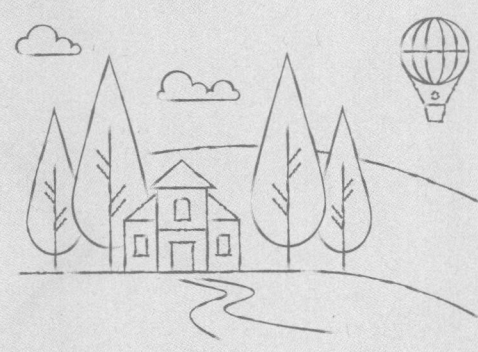

행운이란 100%의 노력 뒤에 남는 것이다.

— 랭스턴 콜먼(Langston Coleman)

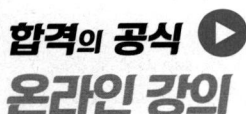

보다 깊이 있는 학습을 원하는 수험생들을 위한
시대에듀의 동영상 강의가 준비되어 있습니다.

www.sdedu.co.kr → 회원가입(로그인) → 강의 살펴보기

01 공중보건학의 개념

1 공중보건학 정의와 개념

(1) 세계보건기구(WHO)의 건강의 정의
① 건강이란 신체적·정신적 건강과 사회적 안녕의 완전상태를 의미하며 단지 질병이 없거나 허약하지 않은 상태를 뜻하는 것이 아니다. ★ 43
② 사회적 안녕(Social Well-being) : 복잡한 사회환경 속에서 개인의 기능과 역할을 충실히 수행하여 사회에 도움이 되는 역할을 하고 있는 상태이다.
★ 37 36
※ 세계보건기구(WHO)의 본부는 스위스 제네바에 있으며 아프리카, 아메리카, 동남아시아, 유럽, 중동, 서태평양 6개의 지역사무소가 있다. 우리나라는 서태평양지역사무국에, 북한은 동남아시아지역사무국에 속한다. ★ 35

(2) 공중보건학 정의
① 윈슬로우(Winslow)의 정의 : 조직적인 지역사회의 노력을 통해 질병을 예방(치료×)하고, 생명을 연장시키며, 신체적·정신적 효율을 증진시키는 기술과학이다. ★ 37
② 공중보건학의 역할
  ㉠ 환경적 위생개선
  ㉡ 개인의 위생교육
  ㉢ 질병의 조기진단과 치료를 위한 의료 및 간호봉사의 조직화
  ㉣ 감염병 예방관리를 위해 모든 인간이 자신의 건강을 유지하는 데 적절한 생활수준을 보장받도록 사회제도를 발전
③ 공중보건의 3대 목적 : 생명연장, 질병예방, 정신적·신체적 효율의 증진
④ 공중보건의 대상 : 지역사회의 전체 주민 ★ 41 40

2 공중보건학의 분야와 활동

(1) 공중보건학 관련 학문 ★ 40
위생학, 예방의학, 사회의학, 지역사회의학, 건설의학, 보건의료학 등

출제경향 파헤치기

세계보건기구의 건강의 정의에서 사회적 안녕을 주로 묻는다.
☑ 세계보건기구 헌장에서 밝히는 건강의 정의로 옳은 것은?
☑ 세계보건기구의 건강의 정의에서 사회적 안녕의 의미로 옳은 것은?

알아두기

Health is a state of complete physical, mental and social well-being and not merely the absence of disease or infirmity. — WHO 헌법 전문

알아두기

건강개념의 변천 ★ 42
신체개념 → 심신개념 → 생활개념

핵심 OX

01 사회적 안녕 상태란 사회에 도움이 되는 역할을 하고 있는 상태를 뜻한다. (O, X)

02 공중보건의 대상은 개인의 건강이다. (O, X)

03 공중보건의 목적은 생명연장, 질병예방, 정신적·신체적 효율의 증진이다. (O, X)

|정답| 01 O 02 X 03 O

(2) 공중보건학 분야

① **기초개념분야** : 보건의료의 정의, 역사, 과제, 범위, 방법, 동향 등
② **역학분야** : 역학, 감염병관리, 기생충관리, 질병관리, 보건행정통계 등
③ **환경보건분야** : 상·하수, 대기, 수질, 토양오염, 고체폐기물, 소음, 진동, 악취, 환경교육 등의 환경보전·위생
④ **보건관리분야** : 보건행정, 모자보건, 보건영양, 보건교육, 보건간호, 보건경제, 보건정보, 식품위생, 인구문제, 가족계획, 산업보건, 학교보건, 지역사회보건, 정신보건, 농어촌보건, 성인보건, 영유아보건, 사회보장, 병원관리, 인류생태, 의료보장, 위생문제, 응급처치, 재해예방, 마약·약물남용, 재활의학 등

(3) 공중보건활동

① 지역사회 위주로 진행되어야 할 활동
② 질병, 무능력, 조기사망의 예방 활동
③ 의료의 공급에 관계되는 활동 분야
④ 성장 기록의 수집, 보호 및 분석에 관련되는 활동
⑤ 개인보건 및 지역사회 보건에 관한 대중교육
⑥ 종합 보건계획 및 평가
⑦ **연구활동** : 과학적·기술적·행정적 연구

(4) 공중보건학과 임상의학의 차이

구 분	공중보건학	임상의학
대 상	지역사회 전체 주민	개인(환자)
목 적	질병예방, 생명연장, 건강증진	환자의 치료
진 단	보건통계	임상실험

(5) 질병의 발생과 예방대책

① 질병의 발생원인

　㉠ **병인(Agent)** : 영양소 요인(과잉, 결핍), 생물학적 요인(바이러스, 박테리아, 진균), 화학적 요인(중금속, 독성물질, 매연, 알코올), 물리적 요인(방사능, 자외선, 압력, 열, 중력), 유전적 요인(대머리, 당뇨병)
　㉡ **숙주(Host)** : 연령, 성별, 인종, 직업, 가족력, 건강상태, 면역상태, 인간의 행태
　㉢ **환경(Environment)** : 생물학적 환경, 사회·경제적 환경, 물리적 환경

알아두기

질병발생 모형
- 생태학적 모형 : 질병발생의 3요소인 병인, 숙주, 환경으로 보았음
- 생물의학적 모형 : 질병이란 단지 질병의 부재를 의미하며, 인체를 기계적 구조로 이해함
- 사회·생태학적 모형 : 질병발생에 영향을 주는 요인으로 개인과 집단의 행태를 강조함

② Leavell과 Clark 교수의 질병 자연사에 따른 5단계 예방조치 ★ 45 41 39 38 37

예방차원	질병의 과정	예방대책
1차 예방	1단계 : 비병원성기	적극적 예방(건강증진, 환경개선)
	2단계 : 초기병원성기	소극적 예방(특수예방, 예방접종)으로 숙주의 면역 강화
2차 예방	3단계 : 불현성감염기	중증화의 예방 (조기진단, 조기치료, 집단검진)
	4단계 : 발현성질환기	조기치료로 인한 악화 방지
3차 예방	5단계 : 회복기	무능력의 예방(재활, 사회생활 복귀)

※ 위와 같이 질병을 예방하고, 치료하고, 재활하는 현대적 개념의 예방대책이 포괄보건의료이다(건강 포함).

③ 질병의 예방대책 ★ 39 37 36 35

㉠ 1차 예방 : 예방접종, 환경위생관리, 생활개선, 보건교육, 모자보건사업 등

㉡ 2차 예방 : 조기건강진단, 감염병 환자의 조기치료, 질병의 진행감소, 후유증의 방지 등

㉢ 3차 예방 : 재활치료(신체적 · 정신적), 사회생활 복귀 등

(6) 보건의료사업 ★ 44

① 1차 보건의료(예방적 보건의료사업) : 예방접종, 영양개선, 모자보건, 식수위생 관리, 풍토병 관리, 흔한 질병과 상해에 대한 치료, 보건교육 등

② 2차 보건의료(치료 및 환자관리사업) : 응급처치질병 관리, 급성질환 관리, 입원환자 관리 등

③ 3차 보건의료(재활 및 만성질환사업) : 재활환자 관리, 회복기환자 관리, 만성질환 관리, 노인간호 등

(7) 국제건강증진회의 ★ 46 42

① 제1차 오타와 : 오타와헌장(건강증진 3대 전략, 5대 활동영역)
② 제2차 애들레이드 : 건강한 공공정책의 수립과 여성건강 강조
③ 제3차 선즈볼 : 지지적 환경의 조성에 대해 집중토의
④ 제4차 자카르타 : 자카르타선언, "건강증진은 가치 있는 투자"
⑤ 제5차 멕시코시티 : 건강불균형의 해소에 대한 집중토의
⑥ 제6차 방콕 : 실천을 위한 정책과 파트너십, "건강 결정요소"
⑦ 제7차 나이로비 : 수행역량 격차의 해소를 통한 건강증진과 개발
⑧ 제8차 헬싱키 : 헬싱키선언, "건강을 모든 정책들에서"
⑨ 제9차 상하이 : 건강과 지속가능 개발 강조
⑩ 제10차 제네바 : 웰빙, 형평성, 지속가능 발전을 위한 건강증진

출제경향 파헤치기

예방차원과 예방대책, 질병의 과정을 연결하는 것을 주로 묻는다.

☑ 다음 중 1차 예방에 해당하는 것은?

☑ 비병원성기의 예방대책은?

알아두기

라론드보고서 ★ 44

- 건강결정요인을 생물학적 요인, 환경적 요인, 보건의료체계, 생활양식으로 나누었다.
- 생활양식의 변화와 환경개선이 건강문제 해결을 위한 보다 중요한 요인임을 강조하였다.

알아두기

오타와헌장 ★ 46

- 건강증진 3대 전략 : 옹호, 가능화, 중재
- 오타와헌장의 5대 활동영역
  - 건강한 공공정책 수립
  - 건강지향적 환경 조성
  - 지역사회 활동 강화
  - 개인의 기술 개발
  - 보건의료서비스의 방향 재정립

핵심 OX

01 1차 예방은 질병의 발생 이전에 대응하는 것이다. (O, X)

02 예방접종, 모자보건은 1차 예방에 해당한다. (O, X)

03 건강진단, 감염병 환자의 조기치료는 3차 예방에 해당한다. (O, X)

| 정답 | 01 O 02 O 03 X

(8) 국민건강증진계획(Health Plan 2030)

① 정의 : 국민건강증진법(제4조) '국민건강증진종합계획의 수립(보건복지부장관이 5년마다)'에 따라, 질병 사전예방 및 건강증진을 위한 중장기 정책방향을 제시하고 성과지표 모니터링 및 평가를 통해 국민건강증진종합계획의 효율적인 운영 및 목표 달성을 추구한다. ★ ㊸

② 개념도

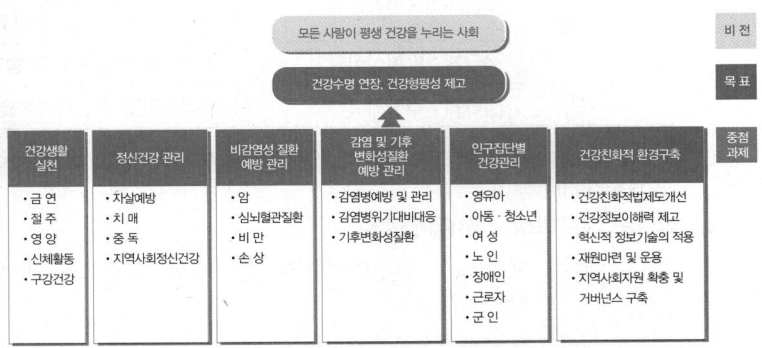

| 제5차 국민건강증진종합계획 |

> **알아두기**
> • 건강수명이란 평균수명에서 질병이나 부상으로 아프지 않고 사는 기간으로 HP 2030에서는 73.3세가 목표이다.
> • 건강형평성이란 거주지역, 경제력, 학력수준, 성별 차이에 대한 차별 없이 모든 사람이 완전한 건강을 유지하기 위해 공정한 기회를 갖는 것을 뜻한다.

3 공중보건학의 발달사

(1) 고대(B.C.~A.D. 500년) – 환경위생시대

① 고대 인도의 베다(Veda)시대 : 음식, 의복, 신체의 청결 등에 관한 규정이 있다.

② 그리스의 히포크라테스 : '히포크라테스 전집(Corpus Hippocraticum)'을 통하여 장기설(나쁜 공기로 인하여 감염병 발생)과 4액체설(인체는 혈액, 점액, 황담즙, 흑담즙을 가지고 있음)을 주장했다. ★ ㊱

③ 로마시대
㉠ 도시를 건설할 때 상·하수도시설, 목욕장 등을 설치했다.
㉡ 사체의 매장 등에 관한 금지를 규정했다.
㉢ 갈레누스(Galenus)는 히포크라테스의 이론을 계승·발전시킨 병인설로 오염된 외기에 관한 장기설을 주장했다.

④ 바빌로니아를 지배한 함무라비(Hammurabi)대왕의 법전에 의료제도, 의사의 지위 등의 기록이 있다.

> **출제경향 파헤치기**
> 인물과 업적의 연결을 주로 묻는다.
> ☑ 직업병에 관한 저서를 출간했고, 공중보건의 기초를 확립한 사람은?
> ☑ 장기설과 4액체설을 주장한 사람은 누구인가?
> ☑ 세계최초 국세조사를 실시한 나라는?

(2) 중세(A.D. 500~1500년) – 암흑기

① 페스트, 천연두, 디프테리아, 홍역, 한센병 등 많은 감염병이 유행했다.
② 방역의사, 빈민구제의사 활동이 활발했다.
③ 검역(Quarantine)제도 : 징기스칸의 유럽 정벌 시 전파된 페스트로 인해 유럽인구의 1/4이 사망했고, 검역법을 제정했다(검역소 설치). ★38

(3) 근세(1500~1850년) – 여명기(요람기) ★35

공중보건학이 체계를 갖춘 시기이다.

① 프라카스토로(Fracastoro, 1530년대) : 인간의 눈으로 볼 수 없는 질병의 병인이 되는 종이 있다고 주장했다. → 레벤후크(Leeuwenhoek, 1673년)는 현미경으로 미생물을 최초로 발견했다.
② 그랜트(Graunt, 1662년) : 보건통계를 도입했다.
③ 라마찌니(B. Ramazzini, 1713년) : 직업병에 관한 저서를 출간하고, 공중보건의 기초를 확립했다. ★37
④ 세계 최초의 국세조사(1749년, 스웨덴)를 실시했다. ★35
⑤ 포트(P. Pott, 1775년) : 굴뚝 청소부에게서 최초의 직업병인 음낭암을 발견했다.
⑥ 제너(E. Jenner, 1798년) : 천연두 접종법을 개발했다.
⑦ 프랭크(J. P. Frank, 1800년경) : 최초의 공중보건학 저서인 '전의사 경찰체계(위생행정)'를 출간했다. ★38
⑧ 채드윅(E. Chadwick, 1842년) : 열병 보고서(Fever report)를 발표했다.
⑨ 세계 최초의 공중보건법(1848년, 영국) : 보건행정의 기틀을 마련했다.

(4) 근대(1850~1900년) – 확립기(감염병 예방의 시대)

예방 사상을 확립한 시기이다.

① 존 스노우(J. Snow, 1855년) : 콜레라에 관한 역학조사 보고서는 장기설을 뒤집고, 감염병 감염설을 입증하는 동기를 마련했다. ★38
② 파스퇴르(Pasteur, 1855년) : 미생물 병인설을 주장했다(질병의 자연 발생설 부인).
③ 라스본(Rathbone, 1862년) : 최초로 방문간호사업 실시하여 오늘날 보건소 제도의 효시가 되었다. ★39
④ 페텐코퍼(Pettenkofer, 1886년) : 뮌헨대학에서 위생학 교실을 창립했다(실험위생학의 기초 확립).
⑤ 코흐(Koch) : 탄저균의 실체를 밝히고(1876년), 결핵균(1882년)과 콜레라균(1883년)을 발견했다.
⑥ 비스마르크(Bismarck, 1883년) : 사회보장제도의 창시자로, 근로자질병 보호법을 제정했다.

알아두기

※ 우리나라 최초로 지석영이 종두법을 실시(1879년) ★36
※ 디바인이 탄저균 발견(1850년)

핵심 OX

01 HP 2030의 건강수명 목표는 73.3세이다. (O, X)

02 세계최초의 공중보건법은 영국에서 제정되었다. (O, X)

03 '위생행정'은 Ramazzini가 저술했다. (O, X)

|정답| 01 O 02 O 03 X

> **알아두기**
> J. Goldberger는 펠라그라가 감염병이 아닌 영양소의 부족에 의해 발생한다는 것을 입증했다.

(5) 현대(1900년 이후) – 발전기(사회보건 및 사회보장시대)

① 19세기 말에 근로자, 생활구호자, 모자보건 및 생활부조를 목적으로 하는 사회보건학이 대두되었다.

② 1900년 이후 영국과 미국을 중심으로 근대보건이 발전하여 1919년 영국에서 세계 최초의 보건부를 설치했다(보건행정의 기반을 마련).

③ 1935년 미국에서 사회보장법을 제정하여 사회보장이란 용어를 처음 사용했다. 1938년 뉴질랜드에서도 사회보장법을 제정, 의료보장부문에 재활훈련·예방의료를 도입했다.

④ 전쟁종결 후인 1945년 샌프란시스코에서 조인된 UN헌장에 보건문제를 삽입했다. 1946년 2월 국제보건기구를 위한 준비위원회가 설립되어 세계보건기구헌장의 초안 작성, 1948년 4월 세계보건기구(WHO)을 발족했다.

⑤ 1971년 람사협약은 습지의 보전에 관한 협약으로, 자연 자원의 보전과 현명한 이용에 관해 맺어진 최초의 국제적인 정부 간 협약이다.

⑥ 1972년 국제연합인간환경회의는 '오직 하나뿐인 지구'를 주제로 스톡홀름에서 열렸으며, 지구환경문제를 다루기 위해 국제연합의 산하에 '국제연합환경계획(UNEP)'이라는 국제기구를 설립했다. ★ ㊹ ㊶

⑦ 1978년 알마아타 선언에서 단순한 1차진료에서 1차보건의료(PHC)를 채택, 치료의학보다는 예방의학 중심 → '2000년까지 모든 사람에게 건강을'이라는 목표를 선정했다. ★ ㊺ ㊴ ㊳

⑧ 1992년 6월 브라질의 리우데자네이루에서 '지구환경정상회담'이라는 환경과 개발에 관한 유엔환경회의를 개최하여 '리우선언' 및 그 행동강령을 채택하는 등 지구환경보전을 위한 적극적인 노력이 추진되고 있다.

CHAPTER 02 보건행정

1 보건행정의 개념

(1) 보건행정의 정의
공중보건의 목적인 질병예방, 생명연장, 육체적·정신적 효율증진 등의 사업을 효과적으로 보급·발달시키는 적극적인 활동이다.

(2) 보건행정조직의 원리 ★ 45 42 38
① 목적의 원리 : 조직의 장기적인 목적과 하부조직의 단기적인 목적이 명확해야 한다.
② 조정의 원리 : 공통의 목표 달성을 위해 조직원의 행동을 통일시킨다.
③ 분업·전문화의 원리 : 구성원들 간의 업무를 분담시켜 일을 처리하게 하며, 업무의 동일성이나 업무 자체의 특성에 따라 일을 전문화한다.
④ 명령통일의 원리 : 하급자는 한 사람의 상급자로부터 명령을 받는다.
⑤ 계층제의 원리 : 업무를 능률적으로 수행하기 위하여 권한과 책임의 정도에 따라 명령체계를 확립한다.
⑥ 통솔범위의 원리 : 감독자가 효과적으로 통솔할 수 있도록 범위를 규정한다.

(3) 보건행정의 관리과정
귤릭(Gulick)은 조직행정의 행정적 기능을 각 과정의 영문 앞글자를 이용하여 'POSDCoRB'로 표현하였다.
① 기획(Planning) : 목표 달성을 위한 사전준비활동과 집행전략
② 조직(Organizing) : 인적·물적 자원 및 구조를 편제하는 과정
③ 인사(Staffing) : 조직 내 인력을 임용·배치·관리하는 활동
④ 지휘(Directing) : 목표달성을 위한 관리·감독 과정
⑤ 조정(Coordinating) : 조직원 또는 부서 간의 행동통일을 위한 집단 노력 ★ 42
⑥ 보고(Reporting) : 상사나 관리자에게 조직에서 일어나는 상황을 알려주는 과정
⑦ 재정(Budgeting) : 조직의 목표나 업무를 수행할 수 있도록 재정 기획이나 회계를 담당

알아두기

보건행정의 특성 ★ 46 45 42 40
- 공공성과 사회성 : 지역사회 전체 집단의 건강을 추구함
- 봉사성 : 국민의 건강과 행복을 위해 서비스를 제공함
- 조장성과 교육성 : 지역사회 주민의 자발적인 참여 없이는 성과를 기대하기 어려우므로 조장 및 교육을 실시하여 목적을 달성함
- 과학성과 기술성 : 과학행정인 동시에 기술행정임

알아두기

앤더슨(Anderson)의 공중보건 행정수단 ★ 46 42
- 보건행정
- 보건교육 : 가장 효과적
- 보건법규

핵심 OX

01 영국에서 사회보장 용어를 최초 사용하였다. (O, X)

02 알마아타 선언은 1차 보건의료를 채택했다. (O, X)

03 보건행정이라는 것은 국민이 심신의 건강을 유지함과 동시에 적극적으로 건강 증진을 도모하도록 돕는 보건정책을 목표로 하는 행정이다. (O, X)

| 정답 | 01 X 02 O 03 O

알아두기

공식조직과 비공식 조직 ★45

- 공식조직
  - 제도상의 명문화된 조직
  - 인위적 조직, 외면적 조직
  - 합리적 체계가 중심과제
  - 전체적인 질서를 강조함
  - 능률의 논리와 과학적 합리성을 중시함
  - 상층의 위임으로 권한이 얻어짐
  - 직위, 직계 등 법률상의 권한에 중점을 둠
- 비공식조직
  - 현실상의 조직
  - 자연발생적 조직, 내면적 조직
  - 인간관계가 중심과제
  - 부분적인 질서를 강조함
  - 감정의 원리에 따라 구성
  - 구성원 상호 간의 양해와 승인으로 권한이 얻어짐
  - 인간과 그들의 관계에 중점을 둠

(4) 보건행정의 범위

WHO	미국 보건협회	Hanlon	Emerson
• 보건통계의 수집과 분석 • 보건교육 • 환경위생 • 감염병관리 • 모자보건 • 의료제공 • 보건간호	• 보건통계의 수집과 분석 • 보건교육 • 환경위생 • 개인보건사업 • 보건시설의 운영 • 여러 사업의 자원 사이의 조정 • 감독과 통제	• 음식물관리, 환경오염관리, 구충 및 구서 • 감염병관리 • 연구와 평가, 의료인력관리, 자원과 시설의 효율적 운영	• 보건통계 • 보건교육 • 환경위생 • 감염병관리 • 모자보건 • 보건검사사업

2 우리나라 공중보건의 발달사

(1) 고려시대

① **태의감** : 왕실의 의약과 질병 치료

② **상약국** : 왕실의 어약 담당

③ **제위보** : 기금을 마련하고 이자로 빈민 구제와 질병 치료

④ **동서대비원** : 감염병 환자 담당

⑤ **혜민국** : 의약과 서민의료 담당

⑥ **의학원** : 의학 교육기관

(2) 조선시대

① **전향사** : 의약 담당

② **내의원** : 왕실의료 담당(고려 때 상약국) ★39

③ **전의감** : 보건행정 담당(일반의료행정 및 의과고시)

④ **혜민서** : 서민의료 담당

⑤ **활인서** : 감염병 환자 담당 ★44 37

⑥ **광혜원(1885)** : 최초의 서양식 병원(선교사 알렌이 설립) ★46

⑦ **고종 31년(1894)** : 서양의학 최초 도입

(3) 근대의 변천 과정

① **일제강점기(1910~1945년)** : 조선총독부 경찰국 내 위생과 신설(경찰이 보건행정 담당) ★43

② **미군정 시대(1945~1948년)** : 위생국 → 보건후생국 → 보건후생부

③ **대한민국 정부 수립 이후**

㉠ 1948년(정부수립) : 사회부 산하 보건 · 노동 · 후생 · 부녀 · 주택 및 비서실 설치(5국 1실)

㉡ 1949년 : 보건국 → 보건부로 독립
㉢ 1955년 : 보건부 · 사회부 통합 → 보건사회부 설치
㉣ 1994년 : 보건사회부 → 보건복지부
㉤ 2008년 : 보건복지부 → 보건복지가족부
㉥ 2010년 : 보건복지가족부 → 보건복지부

[3] 우리나라의 보건행정조직

(1) 중앙 보건행정조직

① 보건복지부
㉠ 우리나라 보건행정조직의 중앙조직이다.
㉡ 업무 : 저출산 · 고령화, 보건위생, 방역, 의정, 약정, 생활보호, 자활지원, 아동, 장애인 및 사회보장에 관한 사무 관장 등

② 질병관리청 ★42
㉠ 보건복지부 소속 중앙행정기관이다.
㉡ 업무 : 감염병 대응 및 예방, 감염병에 대한 진단 및 조사연구, 효율적인 만성질환 관리, 보건의료 연구개발 역량 확보 등

(2) 지방 보건행정조직

① 시 · 도 보건행정조직
㉠ 보건에 관한 지방행정조직은 시 · 도마다 약간의 차이가 있다.
㉡ 대체적으로 보건의료정책과, 건강증진과, 식품안전과, 생활보건과, 동물보호과, 사회복지과, 여성정책과, 보건과, 위생과 등을 두고 있다.

② 시 · 군 · 구 보건행정조직 : 보건소
㉠ 보건행정의 말단 사업수행기관이다. ★40
㉡ 보건소장의 지휘감독 : 시장, 군수, 구청장 ★37
㉢ 보건소의 설치 기준
- 시 · 군 · 구에 1개소씩 설치
- 읍 · 면에 보건지소 설치
- 리 · 동에 보건진료소 설치

㉣ 보건소의 기능 및 업무 ★46
- 건강 친화적인 지역사회 여건의 조성
- 지역보건의료정책의 기획, 조사 · 연구 및 평가
- 보건의료인 보건의료기관 등에 대한 지도 · 관리 · 육성과 국민보건 향상을 위한 지도 · 관리

[알아두기]

보건소는 보건복지부 산하 기관이 아닌 지방자치단체 산하 기관이다.

[알아두기]

보건소 관련 기관 ★46 45 44 42 39
- 보건소 : 지역주민의 건강을 증진하고 질병을 예방 · 관리하기 위하여 시 · 군 · 구에 1개소씩 설치되어 있는 기관
- 보건지소 : 보건소 업무수행을 위해 읍 · 면마다 1개소씩 설치되어 있는 기관(통합 설치 · 운영 가능)
- 보건진료소(보건분소) : 의사가 배치되어 있지 아니하고 계속하여 의사의 배치가 곤란할 것으로 예상되는 의료취약지역 안에서 보건진료 전담공무원을 배치하는 기관
- 보건진료 전담공무원 : 보건진료소에서 근무하는 간호사 · 조산사
- 보건의료원 : 보건소 중 병원의 요건을 갖춘 보건소
- 건강생활지원센터 : 보건소의 업무 중에서 특별히 지역주민의 만성질환 예방 및 건강한 생활습관 형성을 지원하기 위하여 읍 · 면 · 동(보건소가 설치된 읍 · 면 · 동 제외)마다 1개씩 설치

핵심 OX

01 조선시대 전향사는 서민의료 담당이었다. (O, X)

02 우리나라 서양의학은 조선 고종 때 도입되었다. (O, X)

03 보건소는 보건복지부 소속 기관이다. (O, X)

|정답| 01 X 02 O 03 X

- 보건의료 관련기관 · 단체, 학교, 직장 등과의 협력체계 구축
- 지역주민의 건강증진 및 질병예방 · 관리를 위한 다음의 지역보건의료서비스의 제공
  - 국민건강증진 · 구강건강 · 영양관리사업 및 보건교육
  - 감염병의 예방 및 관리
  - 모성과 영유아의 건강유지 · 증진
  - 여성 · 노인 · 장애인 등 보건의료 취약계층의 건강유지 · 증진
  - 정신건강증진 및 생명존중에 관한 사항
  - 지역주민에 대한 진료, 건강검진 및 만성질환 등의 질병관리에 관한 사항
  - 가정 및 사회복지시설 등을 방문하여 행하는 보건의료 및 건강관리사업
  - 난임의 예방 및 관리

4 국제보건관계조직

(1) 세계보건기구(WHO ; World Health Organization) ★ 43

① 발족연도 : 1948년 4월 7일(보건의 날)
② 본부 : 스위스 제네바(Geneva Switzerland)
③ 6개 지역 본부

지역	본부
아프리카	콩고 브라자빌(Brazaville Congo)
아메리카	미국 워싱턴(Washington D.C. USA)
동남아시아	인도 뉴델리(New Delhi India)
유럽	덴마크 코펜하겐(Copenhagen Denmark)
동지중해(중동)	이집트 알렉산드리아(Alexandria Egypt)
서태평양	필리핀 마닐라(Manila Philippines)

> **알아두기**
> 우리나라는 1949년 65번째 회원국으로 가입해 서태평양 지역에 속하고, 북한은 동남아시아 지역에 속한다. ★ 37

④ 주요임무 ★ 45 40
  ㉠ 국제보건사업의 지휘 및 조정
  ㉡ 각국 정부에 기술지원 및 긴급원조
  ㉢ 식품 · 약품 및 생물학적 제재에 대한 국제적 표준화
  ㉣ 감염병 및 풍토병의 박멸
  ㉤ 노동 및 환경위생 상태의 개선
  ㉥ 국제보건규칙의 수행

Ⓢ 모자보건과 복지증진
ⓞ 정신보건
ⓩ 보건분야의 조사연구사업
ⓨ 국제질병·사인의 분류
㉠ 진단방법의 표준화

(2) 기타 국제보건기구
① 국제공중보건처(IOPH ; International Office of Public Health) : 1950년 세계보건기구에 흡수되었다.
② 범미보건기구(PAHO ; Pan American Health Organization) : 최초의 국제보건기구이다(본부 : 워싱턴).
③ 국제연합아동구호기금(UNICEF ; UN International Children's Emergency Fund) : 제2차 세계대전 직후에 전쟁으로 피해를 받은 국가의 어린이들을 돕기 위하여 설립하였다. ★ 46 42

5 사회보장

(1) 사회보장의 정의
국가가 국민 각자의 생활을 전체 국민의 입장에서 수호하고 개인소득으로만 생활할 수 없는 국민에게 그 생활을 지켜주는 제도이다.
① 독일 Achinger의 정의 : 무지의 예방, 질병과 질환으로부터의 보호, 도시와 주택대책, 실업대책 등을 포함한 공공부조와 사회보험
② 제1회 미국 사회보장회의에서의 정의 : 현대의 정신적·도덕적·생리적 수준을 유지·향상시키는 동시에 다음 세대가 지향할 길을 마련해주고 생산에 참여하지 못하는 일부 국민에 대한 구제수단으로서 가치의 합리적인 배분과 적용
③ W. Beveridge의 정의 : 실업, 질병 또는 재해에 의한 수입중단사태에 대처하고, 노령에 의한 퇴직이나 사망에 의한 부양의 상실에 대비, 또한 출생·사망·결혼 등과 관련된 특별지출을 감당하기 위한 소득 보장

(2) 사회보장의 기능
① 인간다운 생활 보장
② 사회복지 증진
③ 소득재분배
④ 정치적·소비적 기능

알아두기

사회보장 ★ 35
- 사회보장제도의 창시자 : Bismark(독일)
- 최초의 사회보장법 : 1935년 미국
- 우리나라의 근로기준법 : 1953년 제정·공포
- 우리나라 최초의 사회보장법 : 1963년 제정·공포
- 우리나라의 산업안전보건법 : 1981년 제정·공포

핵심 OX

01 우리나라는 WHO 서태평양 지역에 속해있다. (O, X)

02 사회보장제도는 Bismark가 창시했다. (O, X)

03 WHO는 각국 정부에 기술지원을 한다. (O, X)

|정답| 01 O 02 O 03 O

[알아두기]

의료급여

취약계층에게 국가재정에서 기본적인 의료혜택을 제공하는 것으로, 수급권자는 1종수급권자와 2종수급권자로 구분한다.

[알아두기]

피부양자

직장가입자에 의하여 주로 생계를 유지하는 자로서 보수 또는 소득이 없는 자를 의미하며, 직장가입자의 배우자, 직계존속(배우자의 직계존속 포함), 직계비속(배우자의 직계비속 포함) 및 그 배우자, 형제 · 자매를 포함한다.

(3) 사회보장의 종류 ★46

① **사회보험** : 소득의 감소나 활동능력의 상실 시 소요자금 일부 또는 전부를 보험에 의존하는 것 ★44 37
- ㉠ 소득보장 : 연금보험, 고용보험, 산재보험
- ㉡ 의료보장 : 건강보험, 산재보험, 노인장기요양보험

② **공공부조** : 조세를 중심으로 한 일반재정에 의지하는 것 ★45 41 38 36
- ㉠ 소득보장 : 기초생활보장
- ㉡ 의료보장 : 의료급여

③ **사회서비스** : 소득에 관계없이 국가나 지방자치단체에서 직접적인 서비스를 하는 것
- ㉠ 사회복지서비스 : 노령연금, 장애자연금 등 해당자 모두에게 실시
- ㉡ 보건의료서비스 : 환경위생사업, 위생적인 급수사업, 감염병관리사업 등 불특정 다수인에 실시

(4) 건강보험(사회보험의 일종)

① **건강보험 실시** ★43 42 39 36
- ㉠ 1977년 7월 : 최초 실시(500인 이상 사업장 근로자부터 적용)
- ㉡ 1989년 7월 : 전국민에게 적용
- ㉢ 건강보험 관리기관 : 국민건강보험공단(2000년 7월 통합)

② **보험자** : 국민건강보험공단

③ **적용 대상** : 국내에 거주하는 국민
- ㉠ 직장가입자 : 사업장의 근로자 및 사용자와 공무원 및 교직원, 그리고 그 피부양자
- ㉡ 지역가입자 : 직장가입자와 그 피부양자를 제외한 가입자

④ **적용 예외**
- ㉠ 제외 : 의료수급권자, 유공자 등 의료보호대상자
- ㉡ 정지 : 국외에 체류하는 경우, 현역병, 전환복무된 사람 및 군간부후보생, 교도소, 그 밖에 이에 준하는 시설에 수용되어 있는 경우

⑤ **보험재정**
- ㉠ 수입 : 보험료, 정부지원금, 기타 수입(연체금, 부당이득금, 기타징수금)
- ㉡ 지출 : 보험급여비, 운영관리비 등

⑥ **보험급여**
- ㉠ 현물급여 : 요양급여(진찰 · 검사, 약제 · 치료재료의 지급, 처치 · 수술 기타의 치료, 예방 · 재활, 입원, 간호, 이송), 건강검진
- ㉡ 현금급여 : 요양비, 장애인 보조기기, 본인부담액 상한제, 임신 · 출산 진료비

⑦ **요양기관** : 의료기관, 약국, 한국희귀 · 필수의약품센터, 보건소 · 보건의료원 및 보건지소, 보건진료소

⑧ **본인일부부담금** : 요양급여를 받는 자가 비용의 일부를 본인이 부담하는 것으로, 의료이용의 남용을 방지하여 건강보험의 재정 안정성을 도모할 수 있음 ★43

⑨ **건강보험심사평가원** : 요양급여비용 심사, 요양급여의 적정성 평가

⑩ **건강보험의 특성** : 강제보험, 제3자 지불보험, 단기보험, 차등적 보험료, 균등한 보험급여, 현물급여 원칙(현금급여 병행), 사후치료 ★40

(5) 진료비

① **진료비 지불체계** : 제1자(피보험자=보험가입자), 제2자(의료기관), 제3자(보험자=보험관리공단)

② **진료비 지불방법** ★40

㉠ 인두제 : 의료의 종류나 질에 상관없이 의사가 맡고 있는 환자수에 따라 일정액을 보상받는 방식
- 장점 : 국민 총 의료비 억제효과, 행정 단순화, 의사수입 안정
- 단점 : 환자 선택권 제한, 후송의뢰 증가, 불친절하고 형식적인 서비스

㉡ 행위별수가제 : 제공된 의료서비스의 단위당 가격에 서비스의 양을 곱한 만큼 보상하는 방식으로, 한국, 미국, 일본 등 자유경쟁 시장주의의 국가에서 이용 ★45 41 35
- 장점 : 신뢰도 · 책임감 보장, 의료인의 자율성 보장, 의료수준 높음, 의학발전 촉진
- 단점 : 과잉진료, 고급의료에 치중, 행정 복잡화, 인기 · 비인기 진료과목 발생

㉢ 봉급제 : 의료인의 능력에 의한 지급방식으로, 서비스 양이나 제공받는 사람의 수에 상관없이 일정기간에 따라 보상을 받음
- 장점 : 수입 안정, 의사 간 불필요한 경쟁 억제
- 단점 : 진료와 수입 간 직접적 연계가 없으므로 환자에 대한 관심 저하, 관료주의화되기 쉬움

㉣ 포괄수가제(DRG ; 진단별 환자군) : 진료의 종류나 양에 관계없이 미리 정해진 일정액의 진료비만 지불
- 장점 : 의료비 상승 통제, 과잉진료 억제, 경영과 진료의 효율화
- 단점 : 병원 입장에서 의료비 경감을 위한 서비스 제공 최소화, 질적 수준 저하

㉤ 총액계약제 : 보험자 측과 의사단체 간에 협의로 총액을 미리 정해 놓는 제도
- 장점 : 총 의료비 억제, 진료비 과잉청구 억제
- 단점 : 교섭 실패 시 의료공급의 혼란 초래, 첨단의료시설 도입에 대한 동기 저하

알아두기
- 우리나라의 진료비 지불제도 : 행위별수가제
- 우리나라 건강보험에서의 진료비 지불체계 : 제3자 지불제

핵심 OX

01 우리나라의 진료비 지불제도는 포괄수가제이다. (O, X)

02 건강보험은 단기보험이다. (O, X)

03 우리나라는 1977년 전국민에게 건강보험이 적용되었다. (O, X)

|정답| 01 X 02 O 03 X

CHAPTER

03 역학 및 감염병 관리

출제경향 파헤치기

주로 역학의 목적과 방법의 비교를 묻는다.

☑ 다음 중 역학의 목적으로 옳은 것은?

☑ 다음 중 분석역학의 방법으로 옳은 것은?

1 역 학

(1) 역학의 정의

역학이란 인간집단에서 발생 · 존재하는 질병의 분포 및 유행경향을 밝히고 그 원인을 규명함으로써 그 질병의 관리와 예방을 강구하는 데 목적을 둔 학문이다.

① J. E. Gordon : 유행병을 연구하는 학문이며, 의학적 생태학으로서 보건학적 진단학

② G. W. Anderson : 질병발생을 연구하는 과학

③ Major Greenwood : 모든 질병을 집단현상으로 연구하는 학문

(2) 역학의 목적과 기능

① **목적** : 질병의 발생원인을 규명하여 질병을 효율적으로 예방 ★[37][35]

② **기 능**

㉠ 질병발생의 원인 규명 → 질병을 효율적으로 예방

㉡ 지역사회의 질병발생 양상 파악

㉢ 보건사업의 기획과 평가자료 제공

㉣ 질병의 자연사 연구

㉤ 질병을 진단 · 치료하는 임상연구에서의 활용

(3) 역학의 3대 기본요인

질병과 건강과의 관계를 규명한다(다병인복합성 ; J. Gordon의 Lever 이론).

① **병인(Agent)적 요인** : 직접적 요인

㉠ 영양소 요인 : 과잉, 결핍

㉡ 생물학적 요인 : 바이러스, 박테리아, 진균

㉢ 화학적 요인 : 중금속, 독성물질, 매연, 알코올

㉣ 물리적 요인 : 방사능, 자외선, 압력, 열, 중력

㉤ 유전적 요인 : 탈모, 당뇨병 · 혈우병 등의 유전병

② **숙주(Host)적 요인** : 감수성, 저항력에 좌우 ★[46][43][42][36]

㉠ 숙주의 구조적 · 기능적 방어기전

㉡ 숙주의 생물학적 요인 : 연령, 성별, 가족력, 종족

㉢ 숙주의 건강상태 · 면역상태

㉣ 인간의 행태요인 : 생활습관, 개인위생

③ **환경(Environment)적 요인** : 간접적 요인
㉠ 물리적 환경 : 계절의 변화 기후, 실내외의 환경, 지질, 지형 등
㉡ 생물학적 환경 : 꽃가루, 매개곤충, 기생충의 중간숙주 등 질병의 전파 또는 발생과 관계가 있는 인간 주위의 모든 동 · 식물
㉢ 사회적 환경 : 인구의 밀도 및 분포, 직업, 사회풍습, 경제생활의 형태 및 수준, 문화 및 과학의 발달

(4) 질병발생의 모형 ★46 42

① **역학적 삼각형 모형** : 병인, 숙주, 환경의 3요인으로 상호관계를 설명한다.
② **수레바퀴 모형** : 숙주의 내적 요인(유전적 요인)과 외적 요인(생물학적 환경, 물리학적 환경, 사회적 환경)과의 상호작용에 의해서 질병발생을 설명한다.
③ **원인망 모형** : 질병발생과 관련된 여러 가지 요인들이 **거미줄처럼 얽혀 있다고 본다.**

(5) 역학의 영역(역학의 접근 방법)

① **기술역학(1단계 역학)** ★44 41 40 39 36 35
㉠ 정의 : 인간집단에서 발생되는 질병에 대하여 그 **발생에서 종결**까지의 그대로의 생활을 파악한다.
㉡ 집단의 특성
- **인적 특성** : 연령, 성별, 인종, 결혼, 경제적 상태, 교육수준, 직업이나 가족 상태 등
- **지역적 특성** : 토착성, 유행성, 산발성, 범발성
- **시간적 특성** : 추세 변화, 주기 변화, 계절적 변화, 불규칙 변화, 단기 변화 등

② **분석역학(2단계 역학)** : 가설을 증명하기 위하여 관찰을 통해 특정요인과 특정질병 간의 인과관계를 알아낼 수 있도록 설계한다. ★44 43
㉠ **단면조사(단면적인 연구)** : 일정 시점에서 특정 질병과 위험요인을 조사하여 질병의 유병 여부와 그 관련성을 분석하는 연구이다. ★46
㉡ **전향성 조사(코호트 연구)** : 질병발생의 원인과 관련되어 있다고 생각하는 **특정 인구집단과 관련이 없는 인구집단을 추적조사하여 위험요인에의 노출과 질병발생의 연관성을 규명한다.** ★45
㉢ **후향성 조사(환자-대조군 연구)** : 어떤 질병에 이환되어 있는 집단과 건강한 대조군을 선정하여 질병의 속성이나 요인이 갖는 인과관계를 규명하고 만성 · **희귀질환을 분석한다.** ★44 41 39 38 36

[알아두기]

질병발생의 수레바퀴 모형 ★42

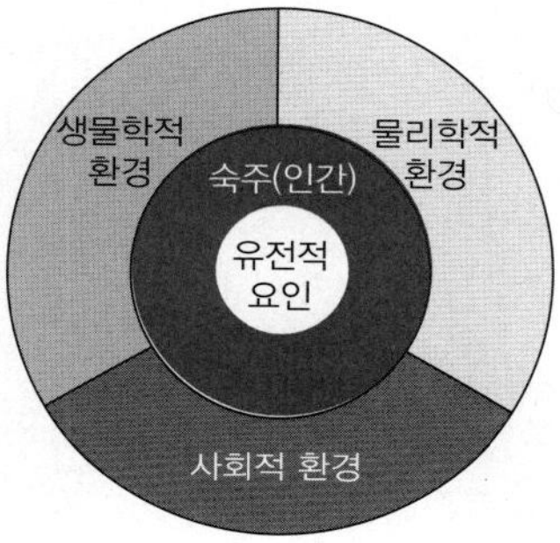

[알아두기]

코호트 : 동일한 특성을 가진 인구집단을 의미

핵심 OX

01 질병의 치료는 역학의 목적이 아니다. (O, X)

02 기술역학으로 질병의 발생분포를 파악할 수 있다. (O, X)

03 환자-대조군 연구는 희귀질환을 분석하는 데 좋다. (O, X)

| 정답 | 01 O 02 O 03 O

알아두기

전향성 조사와 후향성 조사
- 전향성 조사 : 현재의 원인에 의하여 앞으로 어떤 결과를 나타낼지를 조사하는 것
- 후향성 조사 : 현재 나타난 결과에 과거 어떤 요인이 원인으로 작용했는지를 규명하고자 하는 조사

[가설 검증을 위한 역학적 연구방법의 장 · 단점]

조사방법	장 점	단 점
단면조사 ★43	• 단시간 내 결과 도출 • 저렴한 비용 • 동시에 여러 질병과 발생요인과의 관련성 비교 조사 • 유병률 산출 가능	• 급성감염병(유행기간이 극히 짧음) 조사 시 의미 상실 • 질병과 관련 요인 간의 인과관계 규명의 어려움 • 대상 인구집단이 커야 함
전향성 조사 ★43 41 40 37	• 발병확률의 산출 가능 • 흔한 질병에 적용(폐암) • 질병의 자연사 연구 가능 • 적은 편견으로 객관성 유지 • 상대 · 귀속위험도 산출 가능 • 위험요인과 질병발생 간의 인과관계 파악이 용이하다.	• 노력과 경비가 많이 듦 • 대상이 많아야 함 • 중간 탈락자 발생 • 대상자의 속성의 변화가 많음 • 오랜 기간 관찰
후향성 조사 ★35	• 표본선정이 쉬움 • 경비와 노력이 적게 듦 • 기존자료의 활용 가능 • 희귀질병(에이즈)에 적합 • 긴 잠복기간의 질병에 적합 • 여러 가설을 동시에 확인 가능 • 대상자 수가 적고, 시간이 짧음 • 빠른 연구 결과 도출	• 위험도 산출 불가능 • 적합한 대조군 선정이 어려움 • 편견이나 주관에 치우쳐 객관성 없음(기억에 의존하여 불확실)

③ 이론역학(3단계 역학) ★45 42 40
  ㉠ 감염병의 발생과 유행 현상을 수리적으로 분석하여, 이론적으로 유행법칙이나 현상을 수식화한다.
  ㉡ 감염병의 발생이나 유행을 예측할 수 있다.

④ 작전역학 ★44
  ㉠ 옴란(Omran)이 개발했다.
  ㉡ 보건서비스를 포함하는 지역사회서비스의 운영에 관한 계통적 연구를 통하여 서비스의 향상을 목적으로 한다.

⑤ 실험역학(임상역학) ★46 43 42 40 39
  ㉠ 실험군과 대조군으로 나누어 비교 · 관찰하는 역학으로, 연구대상에게 어떤 조작이나 자극을 주어 그 반응이나 결과를 관찰한다.
  ㉡ 원인관계를 검증함에 있어 가장 결정적인 증거를 제시한다.
  ㉢ 인위적인 개입으로 윤리적인 문제가 발생할 수 있다.

(6) 질병발생 위험도의 측정

① 상대위험도(비교위험도, Relative Risk) : 발병요인에 폭로된 자가 폭로되지 않은 사람보다 질병에 몇 배나 더 걸리게 되는가를 나타내는 척도 ★[36]

$$\text{상대위험도(비교위험도)} = \frac{\text{위험요인에 폭로된 집단 발병률}}{\text{비폭로된 집단 발병률}}$$

$$= \frac{A}{A+C} \div \frac{B}{B+D} = \frac{A(B+D)}{B(A+C)}$$

② 기여위험도(귀속위험도, Attributable Risk) : 질병요인에 의한 희생자가 얼마나 되는가를 나타내는 척도

기여위험도(귀속위험도) = 위험요인에 폭로된 집단 발병률 − 비폭로된 집단 발병률

$$= \frac{A}{A+C} - \frac{B}{B+D}$$

구 분	음주자	비음주자	계
간암환자	A	B	A+B
건강한 자(대조군)	C	D	C+D
계	A+C	B+D	(A+B)+(C+D)

(7) 역학의 4대 현상

① 생물학적 현상 : 연령, 성별, 인종, 직업에 따라 유행현상이 다름

② 시간적 현상

㉠ 추세(장기) 변화 ★[45][41][35]
- 질병유행 주기 : 수십 년 이상의 주기로 유행
- 이질 · 장티푸스(30~40년), 디프테리아(20~24년), 성홍열(10년 전후), 독감(Influenza, 30년)

㉡ 순환(주기) 변화 ★[44][39][37]
- 질병유행 주기 : 수년의 주기로 반복 유행
- 백일해(2~4년), 홍역(2~3년), 유행성일본뇌염(3~4년)

㉢ 계절적 변화
- 질병유행 주기 : 1년을 주기로 반복 유행
- 여름(소화기계 감염병), 겨울(호흡기계 감염병)에 유행 ★[35]

㉣ 불규칙 변화 : 외래감염병이 국내 침입 시 돌발적으로 유행하는 경우로 콜레라, 페스트 등이 해당

㉤ 단기 변화 : 시간별, 날짜별, 주일별로 변화하는 것

출제경향 파헤치기

각 시간적 현상 및 지역적 현상의 정의와 그에 해당하는 질병을 주로 묻는다.

☑ 질병발생이 수년을 주기로 반복 유행하는 것은?

☑ 장티푸스의 질병유행 주기로 옳은 것은?

핵심 OX

01 전향성 조사로 위험도의 산출이 가능하다. (O, X)

02 어떤 질병이 수십 년 이상의 주기로 대유행을 한다면 추세 변화에 해당한다. (O, X)

03 어떤 질병이 3~4년을 주기로 대유행 한다면 순환 변화에 해당한다. (O, X)

| 정답 | 01 O 02 O 03 O

③ 지역적 현상

㉠ 유행성(Epidemic) : 특정 질병이 평상시 기대하였던 수준 이상으로 발생하는 양상

㉡ 토착성(풍토성, Endemic) : 인구집단에서 현존하는 일상적인 양상([예] 간흡충, 폐흡충, 사상충증) ★43

㉢ 전세계성(범발성, Pandemic) : 여러 국가와 지역에서 동시에 발생하는 양상([예] 코로나 19, 신종플루, 홍콩독감) ★46 42

㉣ 산발성(Sporadic) : 시간이나 지역에 따른 질병의 경향을 예측할 수 없는 양상([예] 렙토스피라증) ★36

④ **사회적 현상** : 경제(빈민층 : 결핵, 부유층 : 당뇨병), 인구이동, 문화, 교통에 따라 나타남

출제경향 파헤치기

주로 감염병의 원인과 전파과정을 묻는다.

☑ 다음 중 바이러스로 인해 발병하는 질병은?

☑ 다음 중 생물학적 전파에 해당하는 해충으로 옳은 것은?

2 감염병관리

(1) 감염병 발생설 ★43 42 36

구 분	발생설
종교설 시대(선악신설)	질병을 죄악에 대한 벌로 해석하여 죄를 진 사람에게 악신이 주는 벌로 간주하던 시대
점성설의 시대	별자리의 이동을 관찰하여 감염병의 유행, 전쟁, 기아 등을 점치던 시대
장기설의 시대(말라리아)	나쁜 공기에 의해 감염병이 발생한다는 설(연기소독법 시행)
접촉 감염설 시대(페스트)	질병이 접촉에 의해 전파한다는 감염설, 질병 전파 이론의 시작
미생물 병인설 시대(세균설)	현미경 발명으로 질병이 미생물에 의한 것을 증명한 시대

알아두기

감염병 생성 과정(6개 요소) 중 한 요소라도 결여·차단되면 감염병은 생성되지 않는다.

(2) 감염병의 생성과정

병원체 → 병원소 → 병원소로부터의 병원체 탈출 → 전파 → 병원체의 신숙주 내 침입 → 숙주의 감수성 및 면역성

① **병원체**★45 43 42 37 35

㉠ 세균(Bacteria) : 장티푸스, 파라티푸스, 세균성이질, 콜레라, 디프테리아, 결핵, 백일해, 한센병, 페스트 등을 유발

㉡ 바이러스(Virus) : 천연두, 홍역, 인플루엔자, 일본뇌염, 폴리오, AIDS, 광견병, B형간염, 뎅기열 등을 유발

㉢ 리케치아(Rickettsia) : 쯔쯔가무시증, 발진티푸스, 발진열, Q열, 록키산홍반열, 참호열 등을 유발

㉣ 기생충(Parasite) : 동물성 기생체로서 단세포(Prozoa)와 다세포(Metazoa)가 있으며 말라리아, 이질아메바, 사상충증, 회충증, 구충증, 간디스토마, 폐디스토마 등을 유발

② 병원소

㉠ 인간병원소(Human Reservoir)

• 환자(현성감염) : 병원체에 감염되어 자각적 · 타각적으로 임상증상이 있는 모든 사람(초발, 속발, 간과환자)

• 보균자

– 건강보균자(불현성감염) : 병원체의 감염을 받아도 전혀 임상증상을 나타내지 않아 보건관리가 가장 어려운 보균자 → 폴리오, 디프테리아, 일본뇌염

– 잠복기(발병 전)보균자 : 잠복기간 중 병원체를 배출하여 감염성을 가지고 있는 보균자 → 디프테리아, 홍역, 백일해, 유행성이하선염, 유행성뇌척수막염

– 병후(회복기)보균자 : 병후기간 중 임상증상은 전부 소실되었음에도 불구하고 병원체를 배출시키는 보균자 → 장티푸스, 이질, 디프테리아

㉡ 동물병원소(Animal Reservoir, 인수공통감염병)

• 감염된 동물이 2차적으로 인간숙주에게 감염원으로 작용하는 경우

• 종 류 ★ [46][37][35]

– 쥐 : 쯔쯔가무시증, 페스트, 발진열, 살모넬라증, 렙토스피라증 등

– 말 : 탄저, 살모넬라증 등

– 소 : 탄저, 결핵, 살모넬라증 등

– 양 : 탄저, 브루셀라증, 보툴리즘, Q열 등

– 개 : 광견병, 톡소플라즈마 등

– 돼지 : 일본뇌염, 살모넬라증, 브루셀라증 등

㉢ 토양병원소 : 토양은 진균류인 히스토플라스마증(Histoplasmosis), 분아균증(Blastomycosis)과 파상풍의 병원소로서 작용

③ 병원소로부터의 병원체 탈출 ★ [42][39]

㉠ 호흡기계 : 객담, 기침, 재채기 등 → 감기, 홍역, 유행성이하선염, 디프테리아, 백일해 → 예방접종 실시

㉡ 소화기계 : 분변, 토사물 등 → 콜레라, 장티푸스, 파라티푸스, 세균성이질, 폴리오 → 철저한 환경위생

㉢ 비뇨기계 : 뇨(소변), 냉 → 혈행성 질병

㉣ 개방병소 : 상처, 농창 등 → 한센병, 무좀, 습진

㉤ 기계적 탈출 : 흡혈성 곤충, 주사기(에이즈) → 발진티푸스 · 말라리아, 사상충증, 뇌염 ★ [43]

[알아두기]

식품은 병원소가 아니다.

핵심 OX

01 콜레라나 장티푸스는 바이러스성 감염병이다. (O, X)

02 개달물과 식품은 병원소가 아니다. (O, X)

03 장티푸스는 병후보균자에 속하는 질병이다. (O, X)

|정답| 01 X 02 O 03 O

④ 전 파 ★35

㉠ 직접 전파 : 접촉, 기침, 재채기의 비말에 의한 전파 → 피부질환, 성병, 결핵, 한센병 등

㉡ 간접 전파 : 환자로부터 탈출한 전파체가 어떤 매개체를 통하여 전파되어 감염

• 활성 전파체(생물) ★46 44 39 38 37
  – 기계적 전파 : 파리, 가주성바퀴 등에 의한 소화기계 질환이 발생
  – 생물학적 전파 : 모기, 벼룩, 이, 진드기

전파형식	감염병
증식형	황열, 재귀열, 페스트, 일본뇌염, 발진티푸스, 뎅기열
발육형	사상충증, 로아사상충증
발육증식형	말라리아, 수면병
경란형 (난소전이형)	록키산홍반열, 양충병(쯔쯔가무시증), 진드기매개재귀열
배설형	발진티푸스, 발진열, 이매개재귀열

• 비활성 전파체(무생물)
  – 공동전파체

전파형식	감염병
공 기	디프테리아, 결핵, 홍역, 백일해, 풍진, 성홍열, 두창
토 양	파상풍
물(수인성 감염병)	장티푸스, 파라티푸스, 콜레라, 폴리오, 이질, 유행성간염
우 유	결핵, 브루셀라증, Q열
음식물	식중독, 콜레라

  – 개달물(介達物) : 공동전파체를 제외한 수건, 식기, 침구류, 의류, 책, 장난감, 완구, 세면구, 침, 주사기 등 환자가 사용하던 것이며, 전파되는 질환은 결핵, 트라코마, 천연두 등 ★42 39

[알아두기]

수인성 감염병 ★46 45

• 특 징
  – 계절에 관계 없이 발생하나 하절기에 빈발
  – 유행지역과 식수 사용지역의 일치
  – 환자가 단시일 내에 폭발적으로 발생
  – 이환율 · 치명률이 낮음
  – 2차 감염률 낮음
  – 모든 연령계층에서 발생
  – 식수에서 동일 병원체 검출
• 종 류
  – 생물학적 병원체 질병 : 장티푸스, 파라티푸스, 세균성이질, 콜레라, 유행성간염, 폴리오 등
  – 수인성 기생충 질병 : 폐디스토마, 간디스토마, 주혈흡충병, 긴촌충, 회충, 구충 등
  – 수인성 유독물에 의한 질병

⑤ **병원체의 신숙주 내 침입** ★[37]

㉠ 소화기 : 파라티푸스, 콜레라, 이질, 장티푸스, 폴리오, 유행성간염(A형간염), 브루셀라증 등

㉡ 호흡기 : 결핵, 한센병, 두창, 디프테리아, 성홍열, 수막구균성수막염, 백일해, 홍역, 유행성이하선염, 폐렴, 인플루엔자 등

㉢ 피부점막 : 파상풍, 페스트, 발진티푸스, 일본뇌염, 렙토스피라증, 말라리아 등

㉣ 성기점막 · 피부 : 매독, 임질, 에이즈(AIDS), 연성하감

⑥ **숙주의 감수성 및 면역성**

㉠ 감수성 지수 ★[45][40][36][35]

- De Rudder의 감염지수(접촉지수)
- 대부분 급성호흡기질환에 국한됨
- 천연두(두창) · 홍역(95%) > 백일해(60~80%) > 성홍열(40%) > 디프테리아(10%) > 폴리오(0.1%)

㉡ 면역의 종류

- 선천적 면역 : 종족, 인종, 개인 특이성
- 후천적 면역

구 분	면역체계	면역종류	질 병
능동면역	자연능동면역 (질병이완 후 면역)	영구면역	• 현성감염 후 : 두창, 홍역, 수두, 유행성이하선염, 백일해, 성홍열, 발진티푸스, 콜레라, 장티푸스, 페스트 • 불현성 감염 후 : 일본뇌염, 폴리오, 디프테리아
		약한 면역	폐렴, 인플루엔자, 수막구균성수막염, 세균성이질
		감염면역	매독, 임질, 말라리아 ※ 면역 형성이 안 된다.
	인공능동면역 (백신 접종 후 면역) ★[45][41][37]	생균백신	두창, 홍역, 탄저, 광견병, 결핵, 황열, 폴리오(Sabin)
		사균백신	장티푸스, 파라티푸스, 콜레라, 백일해, 일본뇌염, 폴리오(Salk)
		순화독소 (톡소이드)	디프테리아, 파상풍
수동면역 ★[39]	자연 수동면역 ★[44]	모체면역(태반면역, 모유면역)	
	인공 수동면역 ★[38]	항독소, 감마글로불린, 면역혈청 접종 후 면역 ※ 회복기가 가장 큰 시기 : 회복기 혈청	

알아두기

후천성면역결핍증(AIDS)의 감염경로 ★[41][39]

- HIV 감염인과 성행위
- HIV 감염인과 주삿바늘 공동 사용
- 수직감염
- HIV에 오염된 혈액제제의 수혈
- HIV 감염인을 진료하는 중 바이러스에 오염된 기구에 입은 상처

알아두기

- 폴리오는 현성 대 불현성 감염의 비율이 1 : 1000이다.
- WHO에서 두창 완전 퇴치 선언(1980년)을 하였다. ★[41]

알아두기

감수성

- 감수성이 있는 숙주 : 질병발생 가능자
- 감수성이 없는 숙주 : 면역 형성자

알아두기

집단면역 ★[42]

지역사회에 특정 질병에 대한 면역을 획득한 인구의 비율이 어느 정도 되면 마치 해당 질병에 면역된 것처럼 지역사회에 유행이 발생하지 않는 현상

핵심 OX

01 황열과 페스트는 증식형 전파에 속한다. (O, X)

02 성병이나 결핵은 직접 전파에 속한다. (O, X)

03 인공능동면역은 백신 접종 후 면역이 형성된다. (O, X)

| 정답 | 01 O 02 O 03 O

(3) 법정감염병

① **제1급감염병** : **생물테러감염병** 또는 치명률이 높거나 집단 발생의 우려가 커서 발생 또는 유행 즉시 신고하여야 하고, **음압격리**와 같은 높은 수준의 격리가 필요한 감염병 ★ ㊹

> 에볼라바이러스병, 마버그열, 라싸열, 크리미안콩고출혈열, 남아메리카출혈열, 리프트밸리열, 두창, 페스트, 탄저, 보툴리눔독소증, 야토병, 신종감염병증후군, 중증급성호흡기증후군(SARS), 중동호흡기증후군(MERS), 동물인플루엔자 인체감염증, 신종인플루엔자, 디프테리아

② **제2급감염병** : **전파가능성**을 고려하여 발생 또는 유행 시 24시간 이내에 신고하여야 하고, 격리가 필요한 감염병

> 결핵, 수두, 홍역, 콜레라, 장티푸스, 파라티푸스, 세균성이질, 장출혈성대장균감염증, A형간염, 백일해, 유행성이하선염, 풍진, 폴리오, 수막구균 감염증, b형헤모필루스인플루엔자, 폐렴구균 감염증, 한센병, 성홍열, 반코마이신내성황색포도알균(VRSA) 감염증, 카바페넴내성장내세균속균종(CRE) 감염증, E형간염

③ **제3급감염병** : 그 발생을 **계속 감시**할 필요가 있어 발생 또는 유행 시 24시간 이내에 신고하여야 하는 감염병

> 파상풍, B형간염, 일본뇌염, C형간염, 말라리아, 레지오넬라증, 비브리오패혈증, 발진티푸스, 발진열, 쯔쯔가무시증, 렙토스피라증, 브루셀라증, 공수병, 신증후군출혈열, 후천성면역결핍증(AIDS), 크로이츠펠트-야콥병(CJD) 및 변종크로이츠펠트-야콥병(vCJD), 황열, 뎅기열, 큐열, 웨스트나일열, 라임병, 진드기매개뇌염, 유비저, 치쿤구니야열, 중증열성혈소판감소증후군(SFTS), 지카바이러스 감염증, 매독, 엠폭스(MPOX)

④ **제4급감염병** : 제1급감염병부터 제3급감염병까지의 감염병 외에 유행 여부를 조사하기 위하여 **표본감시 활동**이 필요한 감염병

> 인플루엔자, 회충증, 편충증, 요충증, 간흡충증, 폐흡충증, 장흡충증, 수족구병, 임질, 클라미디아감염증, 연성하감, 성기단순포진, 첨규콘딜롬, 반코마이신내성장알균(VRE) 감염증, 메티실린내성황색포도알균(MRSA) 감염증, 다제내성녹농균(MRPA) 감염증, 다제내성아시네토박터바우마니균(MRAB) 감염증, 장관감염증, 급성호흡기감염증, 해외유입기생충감염증, 엔테로바이러스감염증, 사람유두종바이러스 감염증, 코로나바이러스감염증-19

출제경향 파헤치기

각 법정감염병의 정의와 그에 해당하는 질병을 주로 묻는다.

- ☑ 예방접종을 통해 예방 및 관리가 가능한 법정감염병은?
- ☑ 다음 중 제1급감염병은?

알아두기

검역감염병 ★ ㊷
- 종류 : 콜레라, 페스트, 황열, 중증급성호흡기증후군(SARS), 동물인플루엔자 인체감염증, 신종인플루엔자, 중동호흡기증후군(MERS), 에볼라바이러스병
- 감시 또는 격리 기간은 해당 검역감염병의 최대 잠복기간을 초과할 수 없다.
  - 콜레라 : 5일
  - 페스트, 황열 : 6일
  - 중증급성호흡기증후군(SARS), 동물인플루엔자 인체감염증 : 10일
  - 중동호흡기증후군(MERS) : 14일
  - 에볼라바이러스병 : 21일
  - 신종인플루엔자 : 검역전문위원회에서 정하는 최대 잠복기간

⑤ 세계보건기구 감시대상 감염병 : 세계보건기구가 국제공중보건의 비상사태에 대비하기 위하여 감시대상으로 정한 질환으로서 질병관리청장이 고시하는 감염병 ★ ㊱

> 두창, 폴리오, 신종인플루엔자, 중증급성호흡기증후군(SARS), 콜레라, 폐렴형 페스트, 황열, 바이러스성 출혈열, 웨스트나일열

⑥ 필수예방접종 감염병 ★ ㊴ ㊱

> 디프테리아, 폴리오, 백일해, 홍역, 파상풍, 결핵, B형간염, 유행성이하선염, 풍진, 수두, 일본뇌염, b형헤모필루스인플루엔자, 폐렴구균, 인플루엔자, A형간염, 사람유두종바이러스 감염증, 그룹 A형 로타바이러스 감염증, 그 밖에 질병관리청장이 감염병의 예방을 위하여 필요하다고 인정하여 지정하는 감염병(장티푸스, 신증후군출혈열)

3 감염병의 분류

(1) 급성감염병

① 감 기
  ㉠ 발생빈도가 높고, 겨울철에 남녀노소에게 일어난다.
  ㉡ 사람에 따라 감수성에 많은 차이가 있다.
  ㉢ 병인 : 바이러스(Virus)
  ㉣ 전파 : 호흡기에 존재하는 바이러스가 직접 접촉·비말 전파 또는 식품, 식기 등을 통하여 감염된다.
  ㉤ 증상 : 잠복기는 1~3일이며, 분비물이 많아지고 임파조직 또는 비강과 후두, 기도 등에 염증이 발생해 두통·오한이 있다.
  ㉥ 관리 및 예방 : 평상시 건강에 유의하고 환자와의 접촉을 피한다.

② 인플루엔자 ★ ㊹
  ㉠ 주로 겨울철에 유행하며, 감수성이 매우 높아 많은 사람이 걸릴 수 있다.
  ㉡ 병인 : 바이러스에 의하며, A·B·C형이 있으나 주로 A형이 유행한다.
  ㉢ 전파 : 환자의 호흡기 분비물로 배출되어 주로 비말감염으로 감염된다.
  ㉣ 증상 : 1~3일의 잠복기 후 발열과 오한이 있으며, 소화작용이 감퇴되어 구역감, 복통 등의 증상이 나타난다.
  ㉤ 관리 및 예방 : 감기의 예방과 비슷하며, 환경위생의 개선보다는 밀집상태를 감소시키는 것이 좋다.

출제경향 파헤치기

각 질병의 증상과 특징, 그리고 예방법을 주로 묻는다.
☑ 다음 중 질병과 예방법의 연결로 옳은 것은?
☑ 장티푸스에 대한 설명으로 옳은 것은?

핵심 OX

01 결핵, 수두, 홍역은 제3급감염병이다. (O, X)

02 음압격리가 필요한 감염병은 제1급감염병이다. (O, X)

03 콜레라의 최대 잠복기간은 5일이다. (O, X)

| 정답 | 01 X 02 O 03 O

[알아두기]

예방접종 시기 ★ 44

- B형간염(HepB) : 출생 시, 1 · 6개월
- 결핵(BCG) : 4주 이내
- 디프테리아 · 파상풍 · 백일해(DTap) : 2 · 4 · 6개월, 15~18개월, 만 4~6세, 만 11~12세(Tdap/Td)
- 폴리오 : 2 · 4 · 6~18개월, 만 4~6세
- b형헤모필루스인플루엔자 : 2 · 4 · 6개월, 12~15개월
- 폐렴구균 : 2 · 4 · 6개월, 12~15개월
- 홍역 · 유행성이하선염 · 풍진(MMR) : 12~15개월, 만 4~6세
- 수두 : 12~15개월
- A형간염 : 12~35개월

[알아두기]

감염병 예방대책 ★ 43

- 호흡기계 감염병
  - 종류 : 디프테리아, 백일해, 홍역, 유행성이하선염, 풍진, 수두, 결핵, 폐렴, 성홍열, 수막구균성수막염 등
  - 예방대책 : 예방접종
- 소화기계 감염병
  - 종류 : 콜레라, 장티푸스, 파라티푸스, 세균성이질, 폴리오, A형간염 등
  - 예방대책 : 환경위생 철저

③ 디프테리아

㉠ 늦가을이나 초겨울에 주로 1~4세의 어린이가 감염된다.

㉡ 병인 : 독소형 디프테리아균(Corynebacterium diphtheriae)

㉢ 환자의 95% 정도가 보균자로부터 감염된다.

㉣ 전파 : 코와 인두의 분비물에 의해 병원체가 배출되어 접촉 및 비말감염이 된다.

㉤ 증 상

- 두통 · 권태 · 인두통 등과 함께 침을 삼키기가 힘들고 발열이 발생한다(38~40℃).
- 국소점막에 위막을 형성하며 회복기에 합병증으로 심장마비, 신장염, 근육마비 등을 일으킨다.

㉥ 관리 및 예방 ★ 35

- 환자 및 보균자를 격리수용하고, 디프테리아 면역혈청을 주사하여 예방한다.
- 시크검사(Schick test)로 디프테리아에 대한 면역성을 측정한다.
- DTaP 예방접종을 한다.

④ 백일해 ★ 45 40

㉠ 늦겨울과 초봄에 걸쳐 어린이에게 많이 감염되며, 감염성이 아주 강한 질병이다.

㉡ 병인 : 백일해균(Bordetella pertussis)

㉢ 전파 : 비말감염, 객담에 의한 간접 전파가 많다.

㉣ 증 상

- 전구기 : 1~2주간 감기의 증상과 같이 재채기 · 식욕부진 · 미열이 생긴다.
- 발작기 : 2주 후부터 얼굴이 붉어지고 입술이 파랗게 변하며 경련성의 심한 기침을 한다.
- 회복기 : 3~6주에 이르러 위의 증상이 차츰 감퇴되어 회복단계에 이른다.

㉤ 관리 및 예방

- 방 안에 신선한 공기와 햇빛을 많이 주고, 영양관리에 유의한다.
- 환자는 격리하고 DTaP 예방접종을 한다.

⑤ 홍 역 ★ 44

㉠ 주로 1~2세 때에 발병하며, 과거에는 성인의 90~95%가 감염되었다.

㉡ 병인 : 홍역바이러스(Measles virus)

㉢ 전파 : 비말에서 직접 감염되는 경우와 음식물 · 장난감 · 침구 등으로부터 간접 감염되는 경우가 있다.

② 증상 : 잠복기는 보통 10일이다.
- 전구기(카타르기) : 39~40℃의 고열과 콧속 및 인후부에 충혈이 발생하고 결막염이 나타나며 코플리크씨반점이 입술 및 인후부에 생겼다가 소실된다.
- 발작기 : 발병 후 4일부터 열이 더 오르며 얼굴부터 생긴 발진이 온몸에 퍼진다. 결막염, 코 카타르증상이 더욱 심해지면서 기관지 카타르와 합병증으로 폐렴이 발생한다.
- 회복기 : 발증 후 6일째부터 열이 내리고 발진도 소실되기 시작하며 14일경부터 딱지가 떨어진다.

◎ 관리 및 예방
- 안정을 취하고 추운 곳에 노출되지 않도록 하며, 적절한 습도를 유지한다.
- 생후 12~15개월에 MMR(홍역, 유행성이하선염, 풍진) 예방접종, 만 4~6세에 추가 접종한다.

⑥ 폐 렴
㉠ 영유아·노인층의 주요 사망원인이 되기도 하며, 인플루엔자, 홍역, 백일해 등 감염병의 합병증으로 발병하기도 한다.
㉡ 병인 : 폐렴구균(Streptococcus pneumoniae)
㉢ 전파 : 환자의 호흡기 계통의 분비물의 직접 접촉과 분비물의 비말에 의해 감염된다.
㉣ 증 상
- 잠복기(1~3일) 후 오한·전율을 동반하며 체온이 39~40℃까지 오른다.
- 심한 흉통이 발생하며 기침과 검붉은 객담이 나온다.
㉤ 관리 및 예방 : 유행성감기와 같다.

⑦ 수 두
㉠ 병인 : 수두-대상포진바이러스(Varicella-zoster virus)
㉡ 전파 : 홍역과 같다.
㉢ 증상 : 열과 발진이 생긴다.
㉣ 관리 및 예방 : 환자는 안정을 지키게 하고, 환자의 분비물에 더럽혀진 물건 등은 깨끗이 소독한다.

⑧ 콜레라
㉠ 인도와 동남아 중심의 지방병으로 주로 여름철에 유행한다.
㉡ 병인 : 콜레라균(Vibrio cholerae)
㉢ 전파 : 환자 또는 보균자의 배설물에 의하여 오염된 물·손·기구나 곤충(주로 파리)에 의해 오염된 음식물을 경구적으로 섭취함으로써 감염된다.

핵심 OX

01 디프테리아 예방주사는 DTaP이다. (O, X)

02 홍역을 예방하는 가장 좋은 방법은 MMR 예방접종이다. (O, X)

03 접촉자는 그 질병의 잠복기간 동안 격리해야 한다. (O, X)

|정답| 01 O 02 O 03 O

㉣ 증 상

- 발병 후 7~14일간 강력한 감염성을 갖는다.
- 발병 후 수 시간~3일 정도 쌀뜨물 같은 설사, 구토 등과 심한 탈수 증상이 있고 균체의 독소가 혈액 중에 들어가 심한 전신 증상을 일으킨다.

㉤ 관리 및 예방

- 감염기간 동안 환자의 격리가 필요하다.
- 환자 · 보호자의 배설물 관리를 철저히 하고 상수도나 우물물의 오염을 방지하며, 위생적인 식생활을 하도록 한다.
- 콜레라백신(사균백신)을 2~3회 주사하는 능동면역방법이 있다.

⑨ **장티푸스(염병, 열병)** ★ [45] [39] [37]

㉠ 주로 여름철에 20세 전후에 가장 많이 발병하며, 여자보다 남자의 발병률이 높다.

㉡ 일단 감염된 자의 2~4%는 **영구보균자**가 된다.

㉢ 감염 유무는 비달반응(Widal Test)으로 추정할 수 있다.

㉣ 병인 : 장티푸스균(Salmonella typhi)

㉤ 전 파

- 직접전파 : 환자를 간호한 사람의 손에 묻은 균이 입으로 직접 침입해서 전파된다.
- 간접전파 : 환자의 배설물에 섞인 균이 매개물 · 식품 · 물 · 파리 등에 의해 전파된다.

㉥ 증 상

- 발병 7~8일째에 장미진이 발진하고, 진단에 중요한 자료가 된다.
- 급성 전신성 열성질환으로, 오한, 두통, 신경 증상, 비종, 발진 등의 증상이 나타나고 열이 39~40℃까지 오른다.
- 백혈구, 특히 호산구 감소가 특징적이다.
- 관리 및 예방 : 위생해충의 구제에 만전을 기하며, 사균백신에 의한 인공능동 면역화를 실시한다.

⑩ **세균성이질** ★ [40]

㉠ 여름철에 많이 발병하며 열대지방보다 온대지방에서, 서양보다 동양에서 많이 발생한다.

㉡ 병인 : 이질균(Shigella dysenteriae)

㉢ 전 파

- 장티푸스와 같으나 인체 외에서는 생명력이 약하다.
- 비활성 전파체에 의한 감염보다는 가정 내에서 환자와의 직접 접촉에 의하여 많이 감염된다.
- 파리가 가장 좋은 매개체이며, 인분을 비료로 사용하는 지역에서는 채소나 과일에 의한 감염도 있다.

ⓔ 증상 : 잠복기간은 1~7일이며 대체로 대장 점막에 궤양성 병변을 일으켜 점액과 농 그리고 혈액성 설사를 배출하는 급성 질환이다.
ⓜ 관리 및 예방
- 환경위생 개선에 노력한다.
- 어패류의 위생적 관리 및 비위생지역에서의 생식을 삼가고 끓인 음식을 섭취하는 것이 좋다.

⑪ 아메바성이질 ★ ㊶
㉠ 열대와 아열대에서는 계절에 관계없이, 온대에서는 여름철에 많이 발생한다.
㉡ 성인 남자에 많이 발병하며, **지방병적 특징**이 있다.
㉢ 병인 : 이질아메바(Entamoeba histolytica)
㉣ 전 파
- 분변에 오염된 음식물이나 물, 파리 또는 감염된 식품취급자의 손에 의해 감염된다.
- 회복기 환자나 보균자가 주요 감염원이 된다.
㉤ 증상 : 특별한 증상은 없으나 경미한 복부 불쾌감이 있는데, 급성으로 올 때에는 점액이나 혈액을 혼합한 물과 같은 설사를 한다.
㉥ 관리 및 예방 : 아직 면역에 대한 방법이 없으므로 위생적인 식생활과 전파경로의 차단에 유의한다.

⑫ 폴리오(소아마비) ★ ㊶
㉠ 온대지방의 질환으로 초여름과 늦가을에 많이 발병한다.
㉡ 위생상태가 불량한 나라의 영유아나 소아에게서 잘 발생한다.
㉢ 병인 : 폴리오바이러스(Polio virus)
㉣ 전파 : 감염자의 호흡기 분비물과 분뇨에 의하여 탈출한 병원체가 주로 접촉에 의하여 또는 오염된 식품에 의하여 경구적으로 감염된다.
㉤ 증 상
- 1~2일 동안 불안, 식욕부진, 발열, 근육경련, 두통 등의 경미한 증상이 나타난다.
- 양팔·양다리 중에서 한쪽 팔이나 다리에 마비가 오며, 피부반사는 있으나 건반사는 소실된다.
- 마비상태가 회복될 수 있으나, 일반적으로 1년 6개월 이내에 회복되지 않으면 영구마비가 된다.
㉥ 관리 및 예방
- 우유의 철저한 살균·소독이 안전하며 대변은 위생적으로 처리한다.
- 예방접종이 가장 좋은 방법이다.

핵심 OX

01 장티푸스에 대비하는 가장 중요한 대책은 환경위생과 보균자 색출이다. (O, X)

02 비달반응(Widal Test)으로 추정할 수 있는 질병은 장티푸스이다. (O, X)

03 세균성이질은 여름철에 주로 발병한다. (O, X)

|정답| 01 O 02 O 03 O

⑬ **유행성간염(A형간염)**

㉠ 병인 : A형간염 바이러스(Hepatitis A virus)

㉡ 전파 : 환자의 분변에 오염된 음식물과 물의 섭취, 주사기, 혈액제제, 성접촉 등을 통해 감염된다.

㉢ 증상 : 발열, 황달, 식욕부진, 구토, 암갈색 소변, 복부불쾌감 등을 나타낸다.

㉣ 관리 및 예방 : 손씻기의 생활화, 안전한 음식 섭취, 예방접종

⑭ **말라리아** ★[44]

㉠ 열대 · 아열대 지방에서 많이 발병한다.

㉡ 병인 : 말라리아 원충(Plasmodium)

㉢ 전파 : 모기의 흡혈에 의해 탈출한 원충이 침입함으로써 감염된다.

㉣ 증 상

- 초기 증상으로는 발열과 함께 두통, 피로감, 오심 등이 수일 계속된다.
- 보통 3기, 즉 전율기, 고열기, 발한기로 나뉘며 발한기 후 열이 내린다.

㉤ 관리 및 예방 : DDT 등으로 모기를 박멸하고 모기의 서식처를 소독하도록 한다.

⑮ **발진티푸스** ★[35]

㉠ 이가 옮기는 질병으로, 우리나라에서는 1960년대 이후부터 사라지고 있다.

㉡ 병인 : 리케치아(Rickettsia prowazekii)

㉢ 전파 : 환자의 피를 흡혈한 이에 물려 감염되고, 이의 말라붙은 분변이 공기 중에 날려 호흡에 의한 간접 감염도 된다.

㉣ 증상 : 발열, 근육통, 발진, 신경 증상 등을 나타낸다.

㉤ 관리 및 예방 : 환경위생관리, 특히 이의 구제조치와 청결상태를 유지한다.

⑯ **발진열** ★[35]

㉠ 세계 각지에서 지방적으로 발생하는 질병이다.

㉡ 병인 : 리케치아(Rickettsia typhi)

㉢ 전파 : 쥐가 배설한 리케치아가 피부 상처를 통하여 침입함으로써 감염된다. → 사람에서 사람으로의 감염전파는 없다.

㉣ 증상 : 발진티푸스와 같다.

㉤ 관리 및 예방 : 쥐의 박멸에 힘쓰며, 완쾌 후에는 상당기간 면역이 지속된다.

⑰ 유행성출혈열(신증후군출혈열) ★ [37] [35]

㉠ 늦봄(5~6월)과 늦가을(10~11월)에 많이 발생한다.

㉡ 병인 : 한탄바이러스(Hantaan virus)

㉢ 전파 : 등줄쥐의 배설물의 병원체로 인하여 오염된 물질과 접촉하거나 이를 흡입함으로써 전파되는 것으로 추정한다.

㉣ 증상 : 발열, 출혈, 요통, 신부전 등이 발생한다.

㉤ 관리 및 예방

• 늦가을에 산야에 나갈 때는 들쥐의 서식처를 피하는 것이 좋다.

• 들쥐 박멸과 함께 쥐의 옥내 침입을 방지한다.

⑱ 탄저병

㉠ 소, 양, 말 등의 초식동물에 의해 감염된다.

㉡ 병인 : 탄저균(Bacillus anthracis)

㉢ 전파 : 사람의 상처를 통한 감염과 경구감염 또는 흡혈곤충에 의하여 감염된다.

㉣ 증 상

• 피부감염 시 종창, 발적, 동통, 화농, 궤양 등과 함께 패혈증이 온다.

• 흡입감염 시 인플루엔자와 유사한 권태, 고열, 두통, 호흡곤란, 기관지 폐렴 등이 나타난다.

• 경구감염 시 식중독 증상이 나타난다.

⑲ 풍 진 ★ [45]

㉠ 병인 : 풍진바이러스(Rubella virus)

㉡ 전파 : 호흡기 분비물로부터 배출된 비말을 통해 사람 간 전파된다.

㉢ 증상 : 임신 초기 감염 시 태아 감염 및 선천성 기형을 유발한다.

핵심 OX

01 A형간염은 경구적으로 감염된다. (O, X)

02 말라리아의 예방방법으로 가장 좋은 것은 백신접종이다. (O, X)

03 유행성출혈열은 바이러스가 병인이다. (O, X)

|정답| 01 O 02 X 03 O

병원체	질병명	전파방식
바이러스	감기	호흡기 직접접촉, 비말전파
	인플루엔자	• 호흡기의 분비물, 비말감염 • 증상 : 1~3일 잠복 후 발열, 오한 • 예방 : 밀집상태 감소
	홍역	• 비강 및 인후분비물, 분뇨 • 증상 : 보통 10일 잠복, 고열, 결막염, 코플리크씨반점(전구기) → 발진, 합병증으로 폐렴(발작기) → 회복기 • 예방 : MMR 접종
	풍진	• 호흡기 분비물로부터 배출된 비말을 통해 사람 간 전파 • 임신 초기 감염 시 태아 감염 및 선천성 기형 유발
	폴리오 (소아마비) ★ ㊸	• 인두분비액, 접촉 • 증상 : 1~2일 불안, 식욕부진, 발열, 근육경련, 두통 → 마비기(양팔·다리 중 한쪽 팔 또는 다리 마비) → 영구마비기 또는 회복기(1년 6개월 내 회복되지 않으면 영구마비) • 예방 : 우유의 철저한 살균·소독, 예방접종
	유행성 간염	• 분변, 오염된 식수·식품 • 증상 : 15~50일(평균 28일) 잠복, 전구기(고열, 식욕부진, 피로, 구토) → 황달기(1주 동안) → 회복기 • 예방 : 예방접종
바이러스	수두	열과 발진이 생김
	유행성 출혈열	• 오염된 물질과의 접촉·흡입, 등줄쥐 • 증상 : 평균 2~3주 잠복, 발열기(고열, 오한 등) → 저혈압기(쇼크) → 빈뇨기(소변량 감소, 오심, 구토) → 이뇨기(많은 양의 뇨 배설, 1일 3~6L) → 회복기(2~7개월 소요) • 예방 : 들쥐 서식처 주의, 들쥐 박멸
세균	디프테리아	• 비강 및 인후 분비물 • 전체 환자의 95%가 보균자로부터 감염 • 증상 : 발열, 합병증(심장마비, 신장염, 근육마비) • 예방 : DTaP 백신 접종
	백일해 ★ ㊺ ㊵	• 비말감염, 객담에 의한 간접 전파 • 증상 : 1~2주간 감기증상 → 2주 후 경련성 기침 → 3~6주 때 회복 • 예방 : 환자 격리, DTaP 백신 접종
	폐렴	• 분비물의 직접 접촉과 비말에 의한 감염 • 증상 : 1~3일 잠복 후 오한·전율, 고열, 흉통, 기침·객담(검붉음) • 예방 : 밀집상태 감소
	콜레라	• 분변, 오염된 식수·음식물 • 증상 : 발병 후 수 시간~3일 정도 설사, 구토 • 예방 : 환자 격리, 콜레라백신(사균백신) 2~3회 주사(능동면역법)
	장티푸스	• 분변, 오염된 식수·식품, 파리 • 증상 : 오한, 두통, 비종, 신경증상, 발진, 고열(39~40℃) • 예방 : 위생해충 구제, 사균백신(인공능동 면역화) 실시 • 감염유무는 비달반응(Widal Test)으로 추정

	세균성 이질	• 분변, 오염된 식수 · 식품(환자와 직접 접촉), 파리 • 증상 : 1~7일 잠복, 궤양성 병변(대장 점막) • 예방 : 환경위생 개선, 가열된 음식 섭취
	탄저병	• (감염동물에 의한) 상처를 통한 감염과 경구감염 • 증 상 – 종창, 발적, 동통, 화농, 궤양, 패혈증(피부감염) – 권태, 고열, 두통, 호흡곤란, 기관지폐렴(흡입감염) – 식중독(경구감염)
원충 (아메바)	아메바성 이질	• 분변, 오염된 식수 · 식품, 파리 • 증상 : 별다른 증상 없음 • 예방 : 위생적인 식생활, 아직 면역에 대한 방법 없음
	말라리아	• 학질모기 • 증상 : 두통, 피로, 오심 → 전율기, 고열 · 발한기 • 예방 : DDT 등으로 모기 박멸, 모기 서식지 소독 • 원충 : 말라리아 원충은 모기 체내에서 유성생식을 하다가 사람에 감염되면 사람 체내에서 무성생식을 함
리케치아	발진열	• 피부 상처(사람 → 사람 전파 없음), 쥐 • 증상 : 발열, 근육통, 발진, 신경증상 • 예방 : 쥐의 박멸
	발진 티푸스	• 분변에 의한 간접 감염, 이 • 증상 : 발열, 근육통, 발진, 신경증상 • 예방 : 환경위생관리

(2) 만성감염병

① 결 핵

㉠ 병인 : 결핵균(Mycobacterium tuberculosis)으로 1882년 R. Koch에 의하여 발견되었으며 인형 · 우형 · 조류형이 있다. ★[35]

㉡ 전파 : 폐의 경우 객담에 의해서, 신장의 경우 오줌에 의해서, 장의 경우 분변에 의해서, 소의 경우 분비물에 의해서 탈출된 병원체가 비말을 통한 직접 호흡접촉 또는 식품에 의하여 전파된다.

㉢ 증 상

- 미열, 체중감소, 전신쇠약 등으로 서서히 진전되어 기침, 가래, 혈담 등이 생길 수 있다.
- 합병증으로 늑막염, 뇌막염, 관절염 등이 생길 수 있다.

㉣ 관리 및 예방 ★[38][37]

- 모든 활성 환자는 격리 수용한다.
- 집단생활을 하는 장소에서는 정기적으로 검진이 필요하다.
- 집단검진방법 : 투베르쿨린 검사(Tuberculin Test, PPD)와 X선 간접촬영을 한다.
- 생후 4주 이내에 BCG를 접종한다.

핵심 OX

01 폴리오는 세균성 감염병이다. (O, X)

02 탄저병은 탄저균에 의해 발병한다. (O, X)

03 장티푸스의 감염여부는 Schick Test로 판정한다. (O, X)

|정답| 01 X 02 O 03 X

> **알아두기**
>
> **후천성면역결핍증(AIDS)**
> - 1981년 1월 미국 UCLA에서 30세 남자 환자를 AIDS로 진단한 것이 공식적으로 처음이다.
> - 잠복기가 약 5년이며, 원인은 HIV이다.
> - 우리나라에서는 법정감염병 제3급 감염병에 속하며, 역학적 성질에 따라 환자, 보균자 및 항체 양성 반응자 등으로 구분하고 있다.

② 매 독
  ㉠ 병인 : 매독균(Treponema pallidum)
  ㉡ 페니실린(Penicillin)이 발명되어 매독 퇴치에 크게 기여했다.
  ㉢ 전 파
   - 성교 시에 성기의 점막을 통하여 주로 감염된다(95%).
   - 모체로부터 태반을 통하여 선천적으로 감염되기도 한다(3~4%).
   - 입맞춤, 술잔 교환, 수혈을 할 경우 감염될 수 있다.
  ㉣ 증 상
   - 감염 초기에는 별다른 증상이 없으나 감염력이 강하다.
   - 완전히 치료되지 않았을 경우 후손에게까지 피해를 주는 유전성을 지닌 무서운 성병이다.
  ㉤ 잠복기
   - 제1잠복기 : 감염 10~90일(평균 21일) 후 병원체 침입 부위에 경결 조직이 생기고 궤양이 생겨 분비물이 나오는데, 이것을 경성하감이라 한다.
   - 제2잠복기 : 감염 후 9주 또는 3개월 후에 전신반응으로 피부와 점막의 발진과 미열이 있으며, 권태감, 흉통 및 인후통, 탈모증도 나타난다.
   - 제3잠복기 : 감염 3~4년 후 내장기관에 고무종이 생기고, 코뼈가 주저앉는다.
  ㉥ 관리 및 예방 : 성병 예방을 위한 성교육을 실시하고, 불결한 성행위를 금한다.

③ 임 질
  ㉠ 전세계적 성병 중에서 가장 감염률이 높다.
  ㉡ 병인 : 임균(Neisseria gonorrhoeae)
  ㉢ 전파 : 직접적인 육체접촉 또는 혼욕, 손, 요강 등에 매개되어 생식기 점막 등으로 침입함으로써 감염된다.
  ㉣ 증 상
   - 남성 : 감염 10여 일 후부터 소변을 볼 때 요도의 앞부분에 열기가 있고 가려우며 액성 또는 점성의 분비물이 나오다가 소변에 농이 섞여 나온다.
   - 여성 : 외음진이 부어오르고 소변볼 때 농이 섞여 나오며, 심한 통증이 하복부에까지 이른다.
  ㉤ 관리 및 예방 : 매독과 같다.

병원체	질병명	전파방식
세균	결핵	• 폐(객담), 신장(뇨), 장(분변) • 증상 : 미열, 체중감소, 전신쇠약 → 기침, 가래, 혈담 → 합병증 (늑막염, 뇌막염, 관절염 등) • 예방 : 집단검진법(투베르쿨린검사, X선 간접 촬영법), BCG 접종 (BCG 접종 후 면역획득 유무시기 : 약 6개월 후)
	매독	• 성적 접촉, 혈액 • 증상 : 감염 10~90일(평균 21일) 후 경성하감증 → 감염 후 9주 또는 3개월 후 전신반응(피부, 점막의 발진 · 미열, 흉통 등) → 감염 3~4년 후 내장기관에 고무종 발생, 코뼈가 주저앉음 • 예방 : 성병 예방을 위한 성교육 실시, 불결한 성행위 금지
	임질	• 성적 접촉 • 증상 : 요도의 열기, 가려움증, 분비물, 농(소변), 외음진의 부종, 하복부까지의 심한 통증 • 예방 : 성병 예방을 위한 성교육 실시, 불결한 성행위 금지

4 생물테러

(1) 생물테러의 정의

① 잠재적으로 사회 붕괴를 의도하고 바이러스, 세균, 곰팡이, 독소 등을 사용하여 살상을 하거나 사람, 동물, 혹은 식물에 질병을 일으키는 것을 목적으로 하는 행위이다.

② 생물테러감염병의 종류(질병관리청장 고시)

종류	특징
탄저 ★ 44	• 탄저균(Bacillus anthracis, 포자를 형성하는 비운동성의 그람양성 간균)에 의함 • 포자형태로 자연계에 존재하면서 건조, 열, 자외선, 감마선, 기타 많은 제독(소독)제에 저항력이 있음 • 생물테러에 가장 많이 사용 • 사람 간 전파는 거의 일어나지 않음
보툴리눔독소증 ★ 46 44	• 보툴리누스균(Clostridium botulinum)이 생산하는 독소(A, B, E, F)에 의함 • 신경마비 질환 • 사람 간 전파는 일어나지 않음
페스트	• 페스트균(Yersinia pestis)에 의함 • 급성 발열성 인수공통질환 • 사람 간 전파도 일어날 수 있으며, 감염성 비말을 통하여 전파가 가능한 질환
두창 ★ 42 41	• 두창 바이러스(Variola virus)에 의함 • 급성 발진성 질환 • 1980년 WHO의 근절 선언 이후, 공식적으로는 미국과 소련 정부당국의 실험실에만 일부 남아있는 것으로 보고

출제경향 파헤치기

생물테러가 다른 무기에 의한 테러보다 치명적인 이유와 사용하는 감염병을 주로 묻는다.

☑ 다음 중 생물테러만이 갖는 위험으로 옳은 것은?

☑ 다음 중 생물테러에 사용하는 감염병으로 옳은 것은?

핵심 OX

01 결핵이나 매독은 만성감염병이다. (O, X)

02 결핵균은 인형, 우형, 조류형이 있다. (O, X)

03 탄저는 생물테러에 가장 많이 사용된다. (O, X)

|정답| 01 O 02 O 03 O

야토병 ★[45]	• 야토균(Francisella tularensis)에 의함 • 인수공통질환으로 매개체나 동물 병원소 접촉이 주요 원인
에볼라 바이러스병	• 에볼라바이러스(Ebola virus)에 의함 • 급성 발열성 출혈 질환
마버그열	• 마버그 바이러스(marburg virus)에 의함 • 급성 발열성 출혈 질환
라싸열	• 라싸 바이러스(Lassa virus) 감염에 의함 • 급성 발열성 출혈 질환

(2) 생물무기의 특징 ★[43][38][36]

① 저렴한 비용

[예] 도심 1km²를 파괴하는 데 드는 비용 : 일반적인 폭탄 2,000$ > 핵무기 800$ > 화학무기 600$ > 생물무기 1$

② 생산의 용이성

③ 은닉 · 운반 · 살포의 용이성

④ 테러 방지 및 발생 시 대처의 어려움

(3) 생물테러 감염병으로 의심 가능한 증상의 특징

① 고열, 호흡기계, 소화기계 불편을 호소하는 사람들의 특이적 증가

② 생물무기 가능 질환(탄저, 야토병)을 보이는 환자

③ 같은 환자가 여러 질병을 갖는 경우

④ 임상적 증세가 다를 경우

⑤ 평상시에는 발견되지 않는 임상증상 혹은 질병이 나타나는 경우

⑥ 평상시보다 대상 질병의 중증도가 높이 나타나는 경우

(4) 공개 테러와 은밀한 테러

① 공개 테러

㉠ 주로 수사기관 혹은 응급구조기관에 연락하는 경우가 많기 때문에 응급 구조 혹은 경찰이 먼저 대응한다. ★[35]

㉡ 보건의료 분야 전문가가 참여한다(최대한 빠른 시간 내에 보건 전문가가 참여하여 환자 발생을 최소화해야 함).

② **은밀한 테러** : 발견에서부터 원인 병원체를 발견하기까지가 어렵기 때문에 보다 강화된 감시체계와 원인규명을 위한 전문성 있는 역학조사가 필요하다.

(5) 생물테러 위기경보 단계별 대응조치

단 계	판단기준	대응조치
관 심 (Blue)	• 우리나라 대상 테러위협 첩보 입수 • 우리 국민이 참가하는 국제 행사에 테러위협 인지 • 국제테러단체의 활동 증가로 국제테러 빈발	• 테러 징후 감시활동 • 상황전파 • 비상연락망 점검 상시유지 • 보건기관 대상 생물테러 대비 · 대응교육 · 훈련 실시
주 의 (Yellow)	• 감시체계 운영결과 이상 징후 발생 • 국제테러조직의 공개 테러위협 및 징후 포착 • 외국에서 발생한 테러로 우리 국민의 간접피해 발생 • 국가 중요행사 개최 7일 전(D-7)	• 생물테러 대책반 구성 · 운영 • 비축물자 보관 · 배송체계 점검 • 생물테러 병원체 안전관리 강화 • 실험실 진단체계 점검
경 계 (Orange)	• 국내 생물테러감염병 환자 확진(테러 여부 미확인) • 생물테러 병원체 및 독소 다중탐지키트9 검사 결과 양성 판정 • 국내에서 생물테러 병원체의 도난사건 발생 • 국제테러조직의 우리나라 테러위협, 국내 잠입 및 활동 징후 포착 • 국가 중요행사 개최 3일 전(D-3)	• 생물테러대책반 지속 운영 • 일일보고체계 가동 • 국가지정입원치료병상 운영 점검 • 생물테러위험시설 안전관리 강화
심 각 (Red)	• 우리나라 대상 명백하고 중대한 테러첩보 입수 • 국내 테러로 인한 생물테러감염병 확진환자 발생 • 백색가루 등 환경검체 실험실 양성 판정 • 국내 생물테러 사건 발생 및 테러기도 사건 적발 • 국가 중요행사 관련 테러첩보 입수	• 생물테러대응지원본부 구성 · 운영 • 공항만 검역강화 • 생물테러병원체 및 특수연구시설 관리 강화 • 물자 및 병상동원 등

(출처 : 질병관리청, 생물테러감염병 대비 및 대응지침)

(6) 생물테러 의심환자 발생 시 조치 ★ 35

① 역학조사

㉠ 환자 사례조사(발병일, 증상적 특성, 감염원 조사)

㉡ 접촉자 · 공동 폭로자 조사

㉢ 검체채취 : 환자, 접촉자, 환경 검체

② 방역조치

㉠ 환자관리 : 격리 및 치료

㉡ 접촉자 · 공동 폭로자 관리 : 제독, 예방적 항생제 투여

㉢ 환경관리 : 환경제독

㉣ 교육 · 홍보 : 생물테러 증상 특성 및 예방법 등

핵심 OX

01 공개테러에는 경찰이 먼저 대응한다. (O, X)

02 야토병은 급성발진증후군에 속한다. (O, X)

03 국내가 아닌 국외에서 생물테러 발생 시 국내는 생물테러 주의단계가 발령된다. (O, X)

| 정답 | 01 O 02 X 03 O

CHAPTER 04 인구와 보건

1 모자보건

(1) 모자보건의 대상 ★ 40
  ① 광의 : 가임기 여성과 6세 미만의 영유아
  ② 협의 : 임신·분만·산욕·수유 중의 여성과 영아

(2) 모자보건의 목적
  ① 모성 및 영유아의 사망률 저하(모체와 영유아에게 보건의료서비스 제공)
  ② 신체적·정신적 건강과 정서적 발달 유지 및 증진
  ③ 국민보건의 발전에 기여

(3) 모성보건의 내용
  ① 산전관리 : 임신의 시작과 함께 분만 전까지의 전 과정 관리
  ② 분만관리 : 산모와 태아의 안전분만 및 건강을 위한 관리
  ③ 산후관리 : 분만 후의 신생아와 산모의 건강을 위해 수유, 섭생 등의 관리

(4) 모성사망의 원인
  ① 임신중독증(가장 큰 원인)
    ㉠ 3대 요인 : 단백질 부족, 티아민 부족, 빈혈
    ㉡ 3대 증상 : 부종, 고혈압, 단백뇨 ★ 37
  ② 출혈 및 감염
  ③ 자궁 외 임신
  ④ 유산·사산

(5) 영·유아의 주요 질병
  ① 발육 이상
    ㉠ 정상아 : 체중 3.2~3.5kg
    ㉡ 미숙아 : 임신 37주 미만의 출생 또는 체중 2.5kg 미만 ★ 42
    ㉢ 저체중아 관리 : 체온보호, 호흡관리, 감염방지, 영양관리
  ② 선천적 이상 : 백내장아, 농아, 심기형아, 정신박약아 등
  ③ 감염과 사고

(6) 모자보건 관련 용어(모자보건법상) ★ ④③ ④②
① **임산부** : 임신 중이거나 분만 후 6개월 미만인 여성
② **모성** : 임산부와 가임기 여성
③ **영유아** : 출생 후 6년 미만인 사람
④ **신생아** : 출생 후 28일 이내의 영유아
⑤ **미숙아** : 신체의 발육이 미숙한 채로 출생한 영유아로서, 임신 37주 미만의 출생아 또는 출생 시 체중이 2,500g 미만인 영유아
⑥ **선천성이상아** : 선천성 기형 또는 변형이 있거나 염색체에 이상이 있는 영유아로서, 선천성이상으로 사망할 우려가 있는 영유아·선천성이상으로 기능적 장애가 현저한 영유아·선천성이상으로 기능의 회복이 어려운 영유아

(7) 정기 건강진단 실시기준
① **임산부** ★ ④⑤
  ㉠ 임신 28주까지 : 4주마다 1회
  ㉡ 임신 29주에서 36주까지 : 2주마다 1회
  ㉢ 임신 37주 이후 : 1주마다 1회
② **신생아** : 수시
③ **영유아**
  ㉠ 출생 후 1년 이내 : 1개월마다 1회
  ㉡ 출생 후 1년 초과 5년 이내 : 6개월마다 1회
④ **미숙아 등**
  ㉠ 분만의료기관 퇴원 후 : 7일 이내에 1회
  ㉡ 1차 건강진단 시 건강문제가 있는 경우 : 최소 1주에 2회
  ㉢ 발견된 건강문제가 없는 경우 : 영유아 기준에 따라 건강진단을 실시

2 노인보건

(1) 노인보건의 대상
① 일반적으로 생리적·신체적 기능의 쇠퇴와 심리적인 자기 유지기능, 사회적 역할기능이 약화되고 있는 사람으로, 65세 이상의 인구가 해당한다.
② **인구 고령화** ★ ④⑥ ④③
  ㉠ 고령화 사회 : 65세 이상의 노인인구 비율이 7% 이상~14% 미만
  ㉡ 고령 사회 : 65세 이상의 노인인구 비율이 14% 이상~20% 미만
  ㉢ 초고령 사회 : 65세 이상의 노인인구 비율이 20% 이상, 현재 한국

핵심 OX

01 영유아는 출생 후 6년 미만인 사람이다. (O, X)

02 모자보건의 목적은 출생률 증가이다. (O, X)

03 임신중독증의 3대 증상은 부종, 고혈압, 단백뇨이다. (O, X)

|정답| 01 O 02 X 03 O

> **알아두기**
>
> **노인성 질환의 특성**
> - 단독으로 발생하는 경우는 드물고, 하나의 질병에 걸리면 다른 질병을 동반하기 쉽다.
> - 증상이 거의 없거나 애매하여 정상적인 노화과정과 구분하기 어렵다.
> - 원인이 불명확한 만성 퇴행성 질환이 대부분이다.
> - 경과가 길고, 재발이 빈번하며, 합병증이 생기기 쉽다.
> - 노인성 질환으로 일상생활 수행능력이 저하되면 질환이 치유된 후에도 의존상태가 지속되는 경우가 많다.
> - 질환에 민감하기 때문에 위험 요인에 노출되었을 때 질병에 쉽게 걸리게 된다.

(2) 신체적 노화현상 ★ 45

① 체지방률 증가, 기초대사량 감소, 체내 수분 비율 감소
② 혈압 상승, 1회 심박출량 감소
③ 타액·위액 등 소화액 분비 저하, 위기능 약화, 소화기능 저하
④ 만성질환 유병률 증가
⑤ 단백질 이용률 감소
⑥ 시력 저하, 노인성 난청
⑦ 미뢰 수 감소 → 미각 감소 → 식욕 저하
⑧ 면역력 감소, 인지능력 감소
⑨ 비가역적 병변 수반

(3) 노인의료복지시설

① **노인요양시설** : 치매·중풍 등 노인성 질환 등으로 심신에 상당한 장애가 발생하여 도움을 필요로 하는 노인을 입소시켜 급식·요양과 그 밖에 일상생활에 필요한 편의를 제공함을 목적으로 하는 시설 ★ 43
② **노인요양공동생활가정** : 치매·중풍 등 노인성 질환 등으로 심신에 상당한 장애가 발생하여 도움을 필요로 하는 노인에게 가정과 같은 주거여건과 급식·요양, 그 밖에 일상생활에 필요한 편의를 제공함을 목적으로 하는 시설

(4) 노인여가복지시설

① **노인복지관** : 노인의 교양·취미생활 및 사회참여활동 등에 대한 각종 정보와 서비스를 제공하고, 건강증진 및 질병예방과 소득보장·재가복지, 그 밖에 노인의 복지증진에 필요한 서비스를 제공함을 목적으로 하는 시설
② **경로당** : 지역노인들이 자율적으로 친목도모·취미활동·공동작업장 운영 및 각종 정보교환과 기타 여가활동을 할 수 있도록 하는 장소를 제공함을 목적으로 하는 시설
③ **노인교실** : 노인들에 대하여 사회활동 참여욕구를 충족시키기 위하여 건전한 취미생활·노인건강유지·소득보장 기타 일상생활과 관련한 학습프로그램을 제공함을 목적으로 하는 시설

(5) 노인주거복지시설
① 양로시설 : 노인을 입소시켜 급식과 그 밖에 일상생활에 필요한 편의를 제공함을 목적으로 하는 시설
② 노인공동생활가정 : 노인들에게 가정과 같은 주거여건과 급식, 그 밖에 일상생활에 필요한 편의를 제공함을 목적으로 하는 시설
③ 노인복지주택 : 노인에게 주거시설을 임대하여 주거의 편의·생활지도·상담 및 안전관리 등 일상생활에 필요한 편의를 제공함을 목적으로 하는 시설

(6) ADL과 IADL ★ 46 44 40
노인의 사회환경에 대한 적응도를 평가하는 방법이다.
① ADL(일상생활 수행능력 ; Activities of Daily Living) : 세수하기, 목욕하기, 옷 갈아입기, 식사하기, 양치질하기, 머리 감기, 대소변 조절하기 등
② IADL(수단적 일상생활 수행능력 ; Instrumental Activities of Daily Living) : 간단한 집안일하기, 전화 사용하기, 교통수단 이용하기, 물건 구매하기, 식사 준비하기, 금전 관리하기 등

3 가족계획

(1) 가족계획의 정의
국가적으로는 국가정책상 인구문제를 해결하기 위하여, 개인이나 가정적으로는 생활의 향상을 위하여 자녀의 수를 조절하려는 계획이다.

(2) 우리나라의 가족계획사업
① 가족계획사업의 채택 : 1961년 발족되어 국제가족계획연맹에 정회원으로 가입 → 1962년부터 국가시책으로 채택
② 가족계획사업의 추진방향 : 1960년대의 계몽위주 → 1970년대 전반부에는 실천촉구, 후반부에는 가족계획의 생활화 방향
③ 가족계획사업의 성공 여부 : 조출생률의 증감

핵심 OX

01 세수하기는 ADL에 해당한다. (O, X)

02 노화 시 체지방률이 증가한다. (O, X)

03 우리나라의 가족계획사업은 1962년부터 시작되었다. (O, X)

|정답| 01 O 02 O 03 O

(3) 가족계획방법

방법	특징	종류
수태조절	배란시기 피함(배란시기가 일정치 않음 : 정자생존 4일, 난자 24시간)	월경주기이용법(오기노법), 기초체온법, 경관점액(Billings)법
도구 또는 약품	피임률이 높고, 간편하고, 경제적임	콘돔, 자궁 내 장치법(IUD), 경구피임약
영구적	인체에 미치는 해가 적으면서도 피임률이 높으나, 원상회복이 어렵거나 불가능	정관절제술, 난관결찰술 ★ 41 38

4 인구의 개념

(1) 인구론의 정의
① 인구 : 일정한 기간, 일정한 지역 내에 생존하는 인간의 집단
② 인구론 : 인구학 및 인구분석학적인 연구
③ 인구학 : 지역사회인구의 정태적 특성이나 동태적 특성을 연구하는 학문
④ 인구분석학 : 인구의 구성이나 크기의 변화를 통계적으로 평가하는 학문

(2) 인구론의 발전
① 맬서스주의
  ㉠ 인구억제 필요(만혼, 도덕적 억제, 성순결) : 인구증가(기하급수적), 식량증가(산술급수적)
  ㉡ 억제원리 : 규제의 원리, 증식의 원리, 인구파동의 원리
  ㉢ 최초의 인구학자로 인구론을 제일 먼저 정립
② 신맬서스주의 : Francis place에 의한 피임을 통한 인구억제(산아조절)

5 인구변천이론

(1) Notestein과 Thompson의 인구성장 3단계
① 제1단계 : 다산다사형, 고잠재적 성장단계
② 제2단계 : 다산소사형, 과도기적 성장단계
③ 제3단계 : 소산소사형, 인구감소의 발단기

(2) Blacker의 인구성장 5단계

① 제1단계(고위정지기) : 고출생률, 고사망률, 후진국형 ★[37]

② 제2단계(초기확장기) : 고출생률, 저사망률, 경제개발 초기단계국가

③ 제3단계(후기확장기) : 저출생률, 저사망률, 인구성장 둔화(중앙아메리카, 개발도상국가)

④ 제4단계(저위정지기) : 출생률과 사망률 최저, 선진국형

⑤ 제5단계(감퇴기) : 출생률이 사망률보다 낮음, 인구감소(한국)

6 인구증가

(1) 인구증가 = 자연증가 + 사회증가

① 자연증가 : 출생수와 사망수의 차

② 사회증가 : 유입인구와 유출인구의 차

③ 인구증가율 $= \dfrac{\text{자연증가} + \text{사회증가}}{\text{인구}} \times 1{,}000$

④ 조자연증가율 = 조출생률 − 조사망률

$= \dfrac{\text{연간출생수} - \text{연간사망수}}{\text{인구}} \times 1{,}000$

⑤ 증가지수(Vital Index, 동태지수) $= \dfrac{\text{출생수}}{\text{사망수}} \times 100$

⑥ 합계출산율 : 한 여성이 일생 동안 낳을 것으로 예상되는 평균 출생아 수 ★[42][39]

⑦ 총재생산율 : 한 여성이 일생 동안 낳을 것으로 예상되는 평균 여아의 수로, 어머니로 될 때까지의 사망은 무시 ★[37][36]

⑧ 순재생산율 : 총재생산율에서 어머니로 될 때까지의 사망을 반영

㉠ 순재생산율 > 1.0 : 인구증가

㉡ 순재생산율 < 1.0 : 인구감소

㉢ 순재생산율 = 1.0 : 인구정지

(2) 부양비와 노령화지수 ★[45][44][40][37][36][35]

① 총부양비 : (유소년인구 + 노년인구) ÷ 생산연령인구 × 100

② 유소년부양비 : (유소년인구 ÷ 생산연령인구) × 100

③ 노년부양비 : (노년인구 ÷ 생산연령인구) × 100

④ 노령화지수 : (노년인구 ÷ 유소년인구) × 100

출제경향 파헤치기

제시하는 비율을 구하는 공식과 그것을 계산하는 것을 주로 묻는다.

☑ 총재생산율의 분모로 옳은 것은?

☑ 다음 보기의 내용으로 계산한 노령화지수로 옳은 것은?

알아두기

연령별 구조 ★[38][36]

- 영아인구 : 1세 미만
- 유소년인구 : 0~14세
- 생산연령인구 : 15~64세
- 노년인구 : 65세 이상

핵심 OX

01 자궁 내 장치법(IUD)은 영구적 피임방법이다. (O, X)

02 맬서스는 피임을 통한 인구억제를 주장했다. (O, X)

03 한 여성이 일생 동안 낳을 것으로 예상되는 평균 출생아 수를 합계출산율이라 한다. (O, X)

|정답| 01 X 02 X 03 O

출제경향 파헤치기

보건상태 지표의 공식과 인구피라미드를 이해하고 있는지를 주로 묻는다.

☑ 다음 중 조사망률을 구하는 공식으로 옳은 것은?

☑ 인구피라미드 중 선진국형으로 출생률이 사망률보다 낮은 것은?

[7] 인구조사

(1) 인구정태

① 의 의

㉠ 조사시점에서의 인구상태

㉡ 인구의 크기, 구성, 성질, 밀도, 분포 ★[43][39][38]

㉢ 중앙인구, 경제학에 이용

② 정태통계

㉠ 일정시점에 있어서 일정지역 인구의 크기, 자연적 · 사회적 · 경제적 구조에 관한 통계

㉡ 국세조사(인구주택총조사) ★[42]

- 국정의 정책자료를 삼기 위한 조사
- 최초의 실시국가 : 스웨덴(1749년)
- 근대적 의미의 국세조사 : 미국(1970년)
- 우리나라의 국세조사 : 1925년 최초 실시 → 5년마다 실시(11월 1일)

알아두기

- 상지주의(상주인구조사) : 거주지(주민등록상 인구) 기준
- 현지주의(현재인구조사) : 현재 활동(위치)하고 있는 장소를 기준

(2) 인구동태

① 일정 기간의 인구변동

② 출생, 사망, 혼인, 이혼, 전입, 전출 ★[41]

③ 보건학통계(조출생률, 조사망률), 보건상태 지표 통계 ★[37]

㉠ 조출생률 $= \dfrac{\text{연간출생수}}{\text{연앙인구}} \times 1{,}000$

㉡ 조사망률 $= \dfrac{\text{연간사망수}}{\text{연앙인구}} \times 1{,}000$

㉢ 사산율 $= \dfrac{\text{사산수}}{\text{연간출산수(출생수 + 사산수)}} \times 1{,}000$

㉣ 혼인율 $= \dfrac{\text{연간혼인건수}}{\text{연앙인구}} \times 1{,}000$

알아두기

연앙인구란 출산률과 사망률을 산출할 때 그해의 중간인 7월 1일 기준의 인구이다.

(3) 인구의 성별 구조(성비) ★[44]

성비(Sex Ratio)란 여자 100명에 대한 남자의 비율을 말한다.

① 1차 성비(태아성비) : 남 > 여

② 2차 성비(출생성비) : 남 > 여

③ 3차 성비(현재 인구의 성비) : 남=여(결혼), 남 < 여(고령)

(4) 인구구성 형태(피라미드)

① 피라미드형 ★ 43 40
  ㉠ 인구증가형, 발전형, 후진국형(출생률과 사망률이 모두 높음)
  ㉡ 0~14세 인구 > 50세 이상 인구 × 2

② 종(Bell)형 ★ 42
  ㉠ 인구정지형, 이상형(저출산 – 저사망)
  ㉡ 0~14세 인구 = 50세 이상 인구 × 2

③ 항아리(Pot)형 ★ 39
  ㉠ 인구감퇴형, 선진국형(출생률이 사망률보다 낮음), 방추형
  ㉡ 0~14세 인구 < 50세 이상 인구 × 2

④ 별(Star)형 ★ 36
  ㉠ 도시형, 인구유입형(생산연령 유입)
  ㉡ 15~49세 인구가 전체 인구의 50% 이상 초과

⑤ 호로(Guitar)형
  ㉠ 농촌형, 인구유출형(생산연령 유출), 표주박형
  ㉡ 15~49세 인구가 전체인구의 50% 미만

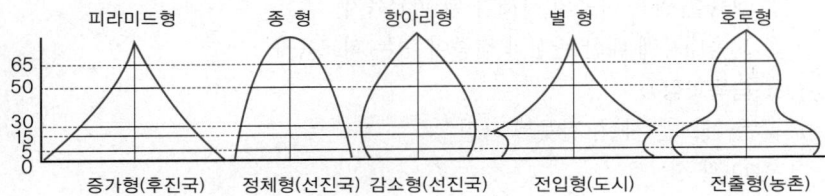

(5) 인구대책

① 인류생존의 3대 방해요소(3P)
  ㉠ 인구(Population) 증가
  ㉡ 공해(Pollution)
  ㉢ 가난(Poverty)

② 인구증가로 인한 사회적 문제
  ㉠ 식량·자원 부족
  ㉡ 부양비 증가
  ㉢ 주거환경의 악화
  ㉣ 경제발전 둔화 및 사회적 불안

알아두기

생명표
현재의 사망 수준이 그대로 지속된다는 가정하에서, 어떤 출생 집단이 나이가 많아지면서 연령별로 몇 세까지 살 수 있는가를 정리한 통계표이다. 생존수, 사망수, 생존율, 사망률, 사력, 평균여명으로 구성된다.

알아두기

평균여명 ★ 45
어떤 연령의 사람이 평균적으로 앞으로 몇 년 살 수 있는지를 나타내는 수치이다.

핵심 OX

01 최초의 국세조사는 스웨덴에서 시작했다. (O, X)

02 출생성비를 2차 성비라고 한다. (O, X)

03 선진국형으로 출생률이 사망률보다 낮은 인구피라미드는 항아리형이다. (O, X)

|정답| 01 O 02 O 03 O

CHAPTER

05 보건교육 및 학교보건

출제경향 파헤치기

보건교육에 사용하는 방법의 이유와 상황적인 모습을 섞어서 출제된다.

☑ 보건교육에 가장 효과적인 방법으로 각자의 의견을 종합하는 방식은?

☑ 다음 중 버즈세션의 방법으로 옳은 것은?

[알아두기]

보건교육은 적은 투자로 장기간의 효과를 기대할 수 있고, 공중보건은 하나에서 열까지 보건교육이다.

1 보건교육

(1) 보건교육의 정의

① **미국 보건교육용어제정위원회** : 개인 또는 집단의 건강에 관여하는 지식 · 태도 및 행위에 영향을 미칠 목적으로 학습경험을 베풀어주는 과정

② Grout : 건강에 관한 지식을 교육과정을 통하여 개인 또는 집단의 건강한 행동양상으로 바꾸어 놓는 것

(2) 보건교육 학습 요건

① 교육적 가치

② 교육이 적합한 시기

③ 교육을 받을 마음의 자세가 된 피교육자

④ 교육내용에 대한 관심과 집중이 있는 피교육자

⑤ 습득과정

㉠ 새로운 사실, 잘못된 사실

㉡ 관 심

㉢ 새로운 사실의 평가

㉣ 실제적 시도

㉤ 채택하여 실천

(3) 보건교육방법

① **개인접촉방법(대화식 교육방법)** ★[45][41][40]

㉠ 개발도상국에서 꼭 필요한 방법

㉡ 가정방문, 건강상담, 진찰, 전화, 편지, 면접 등(노인층, 저소득층에 적합)

㉢ 가장 효과적이고 필요한 방법

㉣ 인원, 경비, 시간 소모가 많음

② **집단접촉방법(㉡, ㉣은 왕래식 교육방법)** ★[35]

㉠ 강연회 : 일방적인 의사전달방법

㉡ 집단토론(Group Discussion) : 10~20명으로 구성되어 각자 의견 종합 (가장 효과적임)

㉢ 심포지엄(Symposium) : 여러 사람의 전문가가 강연하며 청중도 전문 지식 필요([예] 학술대회)

㉣ 패널토의(Panel Discussion) : 사회자의 진행 아래 몇 사람의 전문가가 청중 앞에서 자유롭게 토론([예] 심야토론) ★ 42

㉤ 버즈세션(Buzz Session) : 분단토의, 6-6법, 소그룹 토의 후 전체가 다시 모여 의견 수렴 ★ 38 37

㉥ 역할극(Role Playing, 실연) : 청중 앞에서 실연함으로써 보건교육의 효과를 얻는 방법(시청각 교육방법 중 가장 효율적임) ★ 43

㉦ 워크숍(Work Shop) : 2~3일 정도의 일정으로 특정 직종의 사람들이 모여 토의, 연구, 발표, 의논하는 방법

㉧ 브레인스토밍(Brainstorming) : 자유로운 분위기에서 여러 사람이 생각나는 대로 마구 아이디어를 쏟아내는 것으로, 타인의 아이디어를 비판하지 않도록 함

③ **대중접촉방법** ★ 44 43 41 39

㉠ 단시간에 효과적인 교육법

㉡ 슬라이드, 전시, 팸플릿(Pamphlet), 리플릿(Leaflet), 포스터, 녹음기, 벽보, 신문, 라디오, 텔레비전 등

(4) 보건교육의 평가

① **평가원칙**

㉠ 명확한 목표하에 명확한 기준 명시(계속적으로 실시)

㉡ 객관적 평가

㉢ 계획에 관계된 사람, 사업에 참여한 사람, 기타 평가에 영향을 받을 사람에 의해서 행해져야 함

㉣ 평가 자료는 누구나 잘 알 수 있게 정리(장차 보건교육자료로 활용)

㉤ 계획평가 · 진행평가 · 결과평가 수행

㉥ 다음 계획에 반영(Feedback)되어야 함

② **평가방법** : 시찰이나 관찰, 면접, 회합, 문제의 토의, 대조표, 질의서, 기록서, 보고서, 통계자료, 감정표 등과 비교하고, 능력 있는 관찰자의 의견 등을 종합하여 평가방법 계획

③ **평가내용**

㉠ 보건교육자재

㉡ 보건교육활동

㉢ 보건교육결과

핵심 OX

01 보건사업 중 적은 투자로 가장 효과적인 것이 보건교육이다. (O, X)

02 노인층과 저소득층에 가장 적합하고, 효과적인 보건교육방법은 개인접촉방법이다. (O, X)

03 참가자를 분단토의시킨 후, 대표자가 통합하는 보건교육방법은 버즈세션이다. (O, X)

| 정답 | 01 O 02 O 03 O

2 학교보건

(1) 학교보건의 정의
학교에서의 학생 및 교직원의 건강을 유지·증진함과 더불어 건강생활의 실천능력을 발전시키기 위하여 행하는 교육활동

(2) 학교보건의 중요성 ★ 44 39
① 큰 집단(학교인구는 전체 인구의 약 1/4)
② 지속력이 높음
③ 보건교육적 효과 상승, 파급효과
④ 학생들은 보건교육의 대상으로서 가장 능률적임

(3) 학생에 대한 보건교육

구 분	보건교육
초등학교	• 저학년(1, 2, 3학년) : 건강습관의 형성 • 고학년(4, 5, 6학년) : 건강습관의 실천
중학교	건강습관의 양성과 실천에 목표, 위생적인 생활습관
고등학교	정신보건, 사회보건, 성교육
대학교	학교보건, 국민보건, 국민영양, 산업위생, 후생문제, 인구문제, 정신보건, 사회보장, 공중보건시설, 보건통계 등에 관한 교육

(4) 학교보건 환경

환 기	환기용 창 등을 수시로 개방하거나 기계식 환기설비를 수시로 가동하여 1인당 환기량이 시간당 21.6m³ 이상이 되도록 할 것
채광 (자연조명)	• 직사광선을 포함하지 아니하는 천공광에 의한 옥외 수평조도와 실내조도와의 비가 평균 5% 이상으로 하되, 최소 2% 미만이 되지 아니하도록 할 것 • 최대조도와 최소조도의 비율이 10대 1을 넘지 아니하도록 할 것 • 교실 바깥의 반사물로부터 눈부심이 발생되지 아니하도록 할 것
조도 (인공조명)	• 교실의 조도는 책상면을 기준으로 300럭스 이상이 되도록 할 것 • 최대조도와 최소조도의 비율이 3대 1을 넘지 아니하도록 할 것 • 인공조명에 의한 눈부심이 발생되지 아니하도록 할 것
실내온도	실내온도는 18℃ 이상 28℃ 이하로 하되, 난방온도는 18℃ 이상 20℃ 이하, 냉방온도는 26℃ 이상 28℃ 이하로 할 것
습 도	비교습도는 30% 이상 80% 이하로 할 것
화장실	악취의 발산과 쥐 및 파리·모기 등 해로운 벌레의 발생·번식을 방지하도록 화장실의 내부 및 외부를 4월부터 9월까지는 주 3회 이상, 10월부터 다음해 3월까지는 주1회 이상 소독을 실시할 것
소 음	교사 내의 소음은 55dB(A) 이하로 할 것

> **알아두기**
> 이산화탄소는 교사 및 급식시설에서 1,000ppm 이하를 유지하여야 한다.

(5) 학교보건사업

① 학교에는 학생과 교직원의 건강관리를 지원하는 의료인과 약사를 둘 수 있다.
② 학교에 보건교육과 학생들의 건강관리를 담당하는 보건교사를 두어야 한다.
③ 36학급 이상의 학교에는 2명 이상의 보건교사를 두어야 한다.
④ 보건교사의 직무 ★ 42 39
  ㉠ 학교보건계획의 수립
  ㉡ 학교 환경위생의 유지·관리 및 개선에 관한 사항
  ㉢ 학생과 교직원에 대한 건강진단의 준비와 실시에 관한 협조
  ㉣ 각종 질병의 예방처치 및 보건지도
  ㉤ 학생과 교직원의 건강관찰과 학교의사의 건강상담, 건강평가 등의 실시에 관한 협조
  ㉥ 신체가 허약한 학생에 대한 보건지도
  ㉦ 보건지도를 위한 학생가정 방문
  ㉧ 교사의 보건교육 협조와 필요시의 보건교육
  ㉨ 보건실의 시설·설비 및 약품 등의 관리
  ㉩ 보건교육자료의 수집·관리
  ㉪ 학생건강기록부의 관리
  ㉫ 의료행위(간호사 면허를 가진 사람만 해당) : 외상 등 흔히 볼 수 있는 환자의 치료, 응급을 요하는 자에 대한 응급처치, 부상과 질병의 악화를 방지하기 위한 처치, 건강진단결과 발견된 질병자의 요양지도 및 관리, 의료행위에 따르는 의약품 투여
  ㉬ 그 밖에 학교의 보건관리

(6) 교육환경보호구역 ★ 45 44 41 37

교육감은 학교경계 또는 학교설립예정지 경계(이하 "학교경계등"이라 함)로부터 직선거리 200m의 범위 안의 지역을 교육환경보호구역으로 설정·고시하여야 한다.

① 절대보호구역 : 학교출입문으로부터 직선거리로 50m까지인 지역(학교설립예정지의 경우 학교경계로부터 직선거리 50m까지인 지역)
② 상대보호구역 : 학교경계등으로부터 직선거리로 200m까지인 지역 중 절대보호구역을 제외한 지역

알아두기
학교보건의 총책임자는 교장이다. 보건교사는 실무책임자, 담임교사는 실천자이다.

알아두기
담임교사는 초등학교 보건교육에서 가장 중요한 역할을 담당한다. ★ 35

핵심 OX

01 초등학교 보건교육에서 가장 중요한 역할을 담당하는 사람은 담임교사이다. (O, X)

02 절대보호구역은 학교출입문으로부터 직선거리로 100m까지인 지역이다. (O, X)

03 보건교사는 학교보건계획을 수립하여야 한다. (O, X)

|정답| 01 O 02 X 03 O

> **알아두기**
>
> 결핵검사
> Tuberculin 검사 → X선 간접촬영 → X선 직접촬영

(7) 학교건강검사 ★ 46 40

① 신체의 발달상황(키, 몸무게)
② 신체의 능력
③ 건강조사(병력, 식생활 및 건강생활 행태)
④ 정신건강 상태 검사
⑤ 건강검진[척추, 눈·귀, 콧병·목병·피부병, 구강, 허리둘레, 병리검사(소변, 혈액, 결핵, 혈압)]

(8) 학교급식의 목적

① 영양개선
② 체위향상
③ 편식교정
④ 비만예방
⑤ 예절교육
⑥ 학력향상에 기여
⑦ 질서의식과 협동정신
⑧ 올바른 식습관의 생활화
⑨ 영양에 관한 지식 및 식품의 생산과 소비에 관한 지식

투베르쿨린 반응(Tuberculin Reaction) ★ 38 37

- 결핵균 감염의 유무 또는 BCG 접종 효과의 반응을 진단하기 위한 중요한 검사법이다.
- 투베르쿨린 피내반응을 망투반응이라고도 한다.
- 투베르쿨린은 1890년 R. 코흐가 결핵의 예방 및 치료에 사용하려고 창제한 것이다.
- 최근에는 이 액 속의 특이한 피부반응을 일으키는 활성물질을 황산암모늄으로 침전·분리한 정제 투베르쿨린(PPD ; Purified Protein Derivative of Tuberculin)이 만들어져 주로 이것이 사용되고 있다.
- 음성 투베르쿨린반응
  - 결핵균에 감염되어 있지 않다는 것을 나타낸다.
  - 예외로서 결핵균 감염이 있어도 음성을 나타내는 일이 있다.
- 양성 투베르쿨린반응
  - 결핵균의 감염 또는 BCG에 의한 결핵알레르기의 존재를 나타낸다.
  - BCG의 미접종자가 양성인 경우에는 결핵의 감염을 나타낸다.
  - 어린이는 감염 초기 결핵이므로 치료를 해야 한다.
- 위양성 투베르쿨린반응
  - 미감염으로 보아도 되므로, 음성인 경우와 마찬가지로 취급된다.

CHAPTER 06 보건통계

1 보건통계의 개념

(1) 보건통계의 정의
① 통계학 : 집단의 개연적 특성을 파악·인식하고 표현하는 방법에 관한 지식체계
② 보건통계(목적) : 출생, 사망, 질병, 인구변동 등 인구의 특성을 연구하는 일과 보건에 관한 여러 가지 현상 및 대상물을 다량 관측 또는 계측하여 얻은 숫자를 집계·정리·분석하여 결론을 구하는 것

(2) 공중보건에서의 보건통계의 활용
① 지역사회나 국가의 보건상태 평가에 이용
② 보건사업의 필요성을 결정(사업의 평가, 진행, 결과 평가에 이용)
③ 보건업법과 보건사업에 대한 공공지원을 촉구
④ 보건사업의 우선순위를 결정(보건사업 수행상 지휘, 관제와 보건사업의 기술 발전에 기여)
⑤ 보건사업의 행정활동에 지침이 됨
⑥ 보건사업의 성패를 결정하는 자료(보건사업의 기초자료)

(3) 통계적 추정
통계량(표본으로부터 산출된 평균, 표준편차, 비율 등)을 가지고 모수(모집단의 진정한 평균, 표준편차, 비율 등)를 측정하는 것이다.
① 추출단위와 프레임
  ㉠ 추출단위 : 표본을 뽑는 과정의 기본단위, 개인이나 개인의 집합
  ㉡ 프레임 : 조사대상이 되는 집단 속의 추출단위가 하나도 빠짐없이 모두 나열된 명부
② 추출법 ★ 37
  ㉠ 단순확률추출법(주사위)
  ㉡ 층화확률방법
  ㉢ 집락추출법
  ㉣ 계통확률추출법

알아두기

- 모집단 : 어느 집단의 관측이나 조사 대상의 전체 ★ 35
- 표본 : 조사대상의 일부

보건통계 유사용어
- 생물통계 : 생물을 대상으로 하는 광범위한 통계
- 의학통계 : 해부학·인류학·생리학상의 여러 계측치에 관한 통계를 포함
- 생물측정학 : 사람을 포함하여 동·식물의 여러 계측치에 관하여 수량적 연구를 하는 방법
- 인체측정학 : 어떤 인종에 관하여 생체계측을 하거나 분묘 또는 유적에 매몰되어 있는 인두골 등을 발굴해서 계측을 하여 누적 결론을 찾는 학문
- 생정통계 : 출산, 결혼, 질병, 사망 등 인구동태를 중심으로 하는 통계

핵심 OX

01 투베르쿨린 반응은 결핵균 감염의 유무를 진단하는 가장 중요한 검사법이다. (O, X)

02 어느 집단의 조사 대상의 전체를 모집단이라 한다. (O, X)

03 보건사업의 기초자료가 되는 것으로 보건사업의 성패를 결정하는 자료는 보건통계이다. (O, X)

|정답| 01 O 02 O 03 O

2 도수분포 및 정규분포

(1) 도수분포

① **변량** : 어떤 집단의 신장, 체중 등을 조사할 때 개개인의 측정치로서 그 자료의 특성의 정도를 나타내는 것

② **도수** : 변량의 범위를 몇 개의 계급으로 나누었을 때 그 계급에 속하는 개수

③ **도수분포** : 계급에 대응하는 도표의 계열

④ **상대누적도수** : 계급의 도수 대신에 계급의 도수집단의 총 개수에 의한 백분율

(2) 정규분포

① 좌우대칭, 좌우횡축으로 무한

② 산술평균과 중앙값이 같음

③ 전체면적은 1[표준편차(σ), 평균(μ) 사이관계]

④ 모든 정규분포는 표준정규분포로 고칠 수 있음

⑤ **표준정규분포** : 평균 0, 표준편차 1

관측치의 범위	차지하는 비율
$\mu \pm 1\sigma$	약 68%
$\mu \pm 2\sigma$	약 95.4%
$\mu \pm 3\sigma$	약 99.7%

3 산포도 및 상관관계

(1) 산포도

한 변수의 독점값들의 분포상태(분산 정도)를 설명하는 값이다.

① **표준편차** : 편차의 제곱의 평균(분산)에 대한 제곱근 ★35

② **분산** : 편차의 제곱을 평균한 값(산포의 정도) ★37

③ **평균편차** : 편차의 절대치의 평균

④ **변이계수** : 표준편차를 산술평균에 대한 비 또는 백분율로 나타낸 값 ★45 38

⑤ **범위** : 측정자료에서 최대치와 최소치의 차이 ★46

⑥ **사분편차** : 자료를 크기순으로 나열하여 작은 쪽에서 1/4, 3/4이 되는 위치에 있는 것을 Q_1, Q_3이라 할 때 $Q=(Q_3-Q_1)/2$

출제경향 파헤치기

용어의 정의에 대해 주로 물어본다.

☑ 편차의 제곱을 평균한 값을 뜻하는 단어는?

☑ 표준편차를 뜻하는 내용으로 옳은 것은?

알아두기

표준오차

추정량의 표준편차를 표준오차라 하며, 표준오차는 보통 표본평균의 표준편차를 말한다.

(2) 상관관계

어떤 모집단에서 2개의 변수 간에 한쪽 값이 변함에 따라 다른 한쪽이 변하는 관계이다.

① 상관계수(r) : $-1 \leq r \leq 1$
② 완전상관 : $r = 1$ 또는 $r = -1$
③ 불완전상관 : $r = 0.5$ 또는 $r = -0.5$
④ 무상관 : $r = 0$

> **알아두기**
> + : 순상관, − : 역상관, 0 : 상관없음

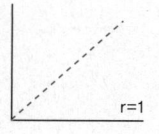 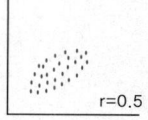 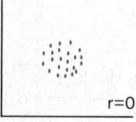 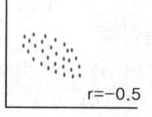 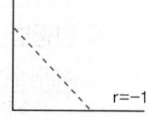

| 상관관계 |

4 대푯값

자료 전체의 특징을 대표적으로 나타내는 값이다.

(1) 평균(Mean)

① 산술평균($\bar{X}$) : 측정치의 합을 총 개수로 나눈 것 ★ ㊹
② 기하평균(G) : 측정치 곱의 n제곱근
  ㉠ 기하평균의 계산 : n개의 측정치 $x_1, x_2, \cdots x_n$이 있을 때 이들 곱의 n제곱근
  $G = \sqrt[n]{x_1 \cdot x_2 \cdots x_n}$
  ㉡ 기하평균의 이용 : 일반적으로 그 분포가 대칭이 아니고 중앙치가 좌측으로 몰릴 경우 기하평균을 이용하면 정규분포로 될 수 있음
③ 조화평균(H) : 측정치의 총 개수를 개개의 역수의 합으로 나눈 값

> **알아두기**
> $\bar{X}$, G, H 사이에는 $\bar{X} \geq G \geq H$가 성립

> **알아두기**
> • 평균 : 계산에 의한 대푯값
> • 중앙값 : 위치적 대푯값
> • 최빈값 : 양적 대푯값

(2) 중앙값(Median) ★ ㊷

크기의 순서로 나열했을 때 계급의 중앙(Md 또는 Me로 표시)에 오는 값이다.

① 개체수가 n이 홀수일 때 : $\frac{n+1}{2}$번째의 측정치
② 개체수가 n이 짝수일 때 : $\frac{n}{2}$번째와 $\left(\frac{n}{2} + 1\right)$번째의 산술평균

(3) 최빈값(최빈수, Mode) ★ ㊶ ㊳

출현도수가 가장 많은 값이다.

> **핵심 OX**
> 01 분포의 흩어진 정도를 분산이라 한다. (O, X)
> 02 변이계수는 표준편차÷산술평균이다. (O, X)
> 03 범위는 측정자료에서 최대치−최소치이다. (O, X)
>
> |정답| 01 ○ 02 ○ 03 ○

5 보건지표

(1) 출산통계

① 조출생률 : 사산을 포함하지 않음

$$\frac{연간출생수}{연앙인구} \times 1,000$$

② 일반출산율 : 출생과 사산을 포함 ★ 46

$$\frac{해당연도\ 총\ 출생아수}{가임연령의\ 여자인구} \times 1,000$$

③ 연령별 출산율

$$\frac{해당연령의\ 여자에\ 의한\ 출생아수}{해당연령의\ 가임여성인구} \times 1,000$$

(2) 사망통계

① 조사망률(보통사망률) ★ 44 38

$$\frac{연간\ 총\ 사망자수}{연앙인구} \times 1,000$$

② 영아사망률 ★ 45 41

$$\frac{연간\ 영아사망수}{연간\ 출생아수} \times 1,000$$

③ 신생아사망률

$$\frac{연간\ 신생아사망수}{연간\ 출생아수} \times 1,000$$

④ 주산기사망률

$$\frac{임신\ 28주\ 이후의\ 사산아수\ +\ 생후\ 1주일\ 이내\ 사망아수}{연간\ 출생아수} \times 1,000$$

⑤ 모성사망률

$$\frac{연간\ 모성사망수}{15\sim49세\ 가임기\ 여성수} \times 100,000$$

⑥ 모성사망비

$$\frac{연간\ 모성사망수}{연간\ 출생아수} \times 100,000$$

⑦ 출생사망비

$$\frac{연간\ 출생수}{연간\ 사망수} \times 1,000$$

⑧ 사망성비

$$\frac{남자사망수}{여자사망수} \times 1,000$$

출제경향 파헤치기

비율을 구하는 공식과 그것으로 계산하는 것을 주로 묻는다.

☑ 조출생률을 구하는 공식으로 옳은 것은?
☑ 보기를 보고 신생아사망률을 구하시오.

알아두기

영아사망률은 국가나 지역사회의 보건수준을 나타내는 가장 대표적인 보건수준지표로, 건강수준이 향상되면 감소한다.

알아두기

- 모성사망 : 임신 또는 그 관리에 관련되거나, 그것에 의해 악화된 어떤 원인으로 인하여 임신 중 또는 분만 후 42일 이내에 발생한 사망
- 영아사망 : 출생 후 1년 미만 사망
- 신생아사망 : 생후 28일 미만에 발생하는 사망

⑨ α–index : 영아사망수를 신생아 사망수로 나눈 값으로 선진국일수록 1에 가까움 ★[46][40][36][35]

$$\frac{\text{영아사망수}}{\text{신생아사망수}}$$

(3) 질병통계

① **발생률** ★[37]

$$\frac{\text{일정기간 내 환자 발생건수}}{\text{일정기간인구}} \times 1,000$$

② **유병률** ★[43][37]

$$\frac{\text{조사 시점(기간)의 환자수}}{\text{조사 시 인구(시점인구)}} \times 1,000$$

③ **발병률**

$$\frac{\text{새로운 환자}}{\text{위험에 폭로된 전체인구}} \times 1,000$$

※ 폐쇄집단(가구, 병영)에 감염병환자 유입 시 그로 인한 유행의 확산 정도 측정에 유용

④ **2차 발병률** : 발단환자를 가진 가구의 감수성 있는 가구원 중에서 이 병원체의 최장 잠복기간에 발병하는 환자의 비율 ★[39]

$$\frac{\text{접촉된 사람 중 최대잠복기간 내 발병자수}}{\text{원발환자와 접촉된 감수성자(비면역자) 총수}} \times 100$$

$$\frac{\text{접촉한 감수성자 중 발병한 환자수}}{\text{환자와 접촉한 감수성자수}} \times 100$$

※ 이전에 병을 앓았거나 예방접종된 사람은 분모에서 제외

⑤ **치명률** : 질병에 걸렸을 때 일정기간 내 사망 확률 ★[43][36]

$$\frac{\text{사망수}}{\text{발병자수}} \times 100$$

⑥ **이환율**

$$\frac{\text{어느 기간의 이환(발생)건수}}{\text{그 기간의 평균 인구}} \times 1,000$$

⑦ **감염력** : 병원체가 숙주에 침입해 증식하는 능력 ★[41]

$$\frac{\text{감염자수(발병자+항체상승자)}}{\text{가족 내 발단자와 접촉한 감수성자수}}$$

⑧ **병원력** : 병원체가 숙주에게 현성질환을 일으키는 능력 ★[42]

$$\frac{\text{발병자수}}{\text{전체 감염자수}}$$

[알아두기]

α–index는 1에 가까울수록 선진국이고, 1보다 작은 수는 있을 수 없다.

[알아두기]

발생률의 분모
면역자 · 기감염자 제외, 어떤 질병의 위험도 추정과 발생기간 구명 시 유용

유병률의 분모
면역자 · 기감염자 포함, 병상수, 전문의 수, 약품생산의 수요 등의 추정에 유용

핵심 OX

01 국가나 지역사회의 보건수준을 나타내는 가장 대표적인 지표는 신생아사망률이다. (O, X)

02 영아사망률은 연간 출생아 1,000명당 당해연도 1세 미만에 사망한 수이다. (O, X)

03 α–index가 1.1이라면 선진국으로 볼 수 있다. (O, X)

| 정답 | 01 X 02 O 03 O

6 건강지표

(1) 지역사회의 보건수준과 건강수준
① 영아사망률 : 한 국가나 지역사회의 건강수준을 평가하는 대표적인 지표 ★ 41
② α-index : 세밀한 평가 시 사용하며 1.0에 가까울수록 보건수준이 높음

(2) 세계보건기구(WHO)의 건강지표
① WHO의 3대 보건지표
  ㉠ 조사망률(Crude Death Rate) : 1년간의 사망자 수가 그해의 인구집단 전체에 대하여 차지하는 비율
  ㉡ 평균수명(Expectation of Life) : 0세의 평균여명(平均餘命) ★ 41
  ㉢ 비례사망지수(Proportional Mortality Indicator)
  $$\frac{50\text{세 이상 사망수}}{\text{총사망수}} \times 100$$

② 국가 간 건강지표
  ㉠ 영아사망률
  ㉡ 조사망률
  ㉢ 모성사망률
  ㉣ 평균수명
  ㉤ 비례사망지수
  ㉥ 질병이환율
  ㉦ 신생아사망률

③ 국가 간이나 지역사회의 보건수준을 비교하는 3대 지표
  ㉠ 영아사망률
  ㉡ 비례사망지수
  ㉢ 평균수명

알아두기

비례사망지수(PMI ; Proportional Mortality Indicator) ★ 35
- PMI가 높으면 건강수준이 높다는 것을 의미하고 노인인구의 수가 많다는 것을 의미
- 연간 총사망자 100명당 50세 이상의 사망자수를 %로 표시
- 인구에 관한 정보를 얻을 수 없는 개발도상국과 같은 경우의 건강상태를 측정하는 지표로 이용

CHAPTER 07 보건영양 및 정신보건

1 보건영양

(1) 영양소
① 열량소 : 탄수화물(4kcal), 단백질(4kcal), 지방(9kcal)
② 조절소 : 무기질, 비타민

(2) 영양소의 3대 작용
① 인체에 열량공급
② 인체의 조직구성 : 수분 65%, 단백질 16%, 지방 14%, 무기질 5%
③ 인체의 생리기능 조절

(3) 비타민 종류와 결핍증 ★ 46 44 42 40

구 분	종 류	결핍증
지용성	비타민 A(레티놀)	안구건조증, 야맹증
	비타민 D(칼시페롤)	구루병, 골연화증
	비타민 E(토코페롤)	불임증, 노화, 유산
	비타민 K	혈액응고 지연, 출혈병
수용성	비타민 B_1(티아민)	각기병, 식욕저하
	비타민 B_2(리보플라빈)	구순구각염, 설염
	비타민 B_6(피리독신)	피부염
	비타민 B_{12}	악성빈혈
	니아신	펠라그라, 피부염, 신경장애
	비타민 C	괴혈병

알아두기

단백질 ★ 43
- 체조직의 구성물질, 4kcal 열량 공급
- 결핍 시 콰시오커(kwashiorkor), 마라스무스(marasmus) 발생

핵심 OX

01 조사망률, 평균수명, 비례사망지수는 WHO의 3대 보건지표이다. (O, X)

02 PMI가 높으면 건강수준이 낮다. (O, X)

03 비타민 A 결핍 시 야맹증이 발생한다. (O, X)

|정답| 01 O 02 X 03 O

(4) 무기질의 종류와 결핍증 ★[40]

종 류	기 능	결핍증
칼슘(Ca)	골격과 치아 형성, 혈액 응고	골격의 약화, 구루병, 골다공증
나트륨(Na)	수분평형 조절, 신경조절	근육경련, 식욕감퇴
칼륨(K)	산·염기평형, 체내 나트륨 배출	근무력증, 마비
인(P)	뼈와 치아 형성, 산·염기 평형	골격통증, 식욕감퇴
철분(Fe)	혈색소의 구성, 산소운반	빈 혈
아연(Zn)	면역기능, 효소 및 호르몬의 구성분	기형유발, 성장장애
구리(Cu)	면역기능, 조혈촉진	빈혈, 골격이상, 부종
요오드(I)	갑상샘호르몬의 구성성분	크레틴병, 갑상샘종 (과잉증 : 바세도우씨병)
불소(F)	충치 예방, 골격과 치아기능 유지	충 치

(5) 기초대사량(BMR)

① 정의 : 생명을 유지하기 위해 필요한 최소 에너지로 식후 12~18시간 경과 후 잠에서 깬 상태에서 일어나기 전에 측정한 양이다.

② 성인의 기초대사량 계산법

㉠ 남성 : 체중(kg) × 24시간 × 1.0kcal

㉡ 여성 : 체중(kg) × 24시간 × 0.9kcal

③ 기초대사량의 변화

㉠ 남자가 여자보다, 임산부가 일반여성보다 기초대사량이 높다.

㉡ 겨울이 여름보다 기초대사량이 높다.

㉢ 수면 시 기초대사량이 10% 정도 감소한다.

㉣ 체온이 1℃ 상승하면 기초대사율은 12.6% 상승한다.

㉤ 근육량이 많으면 기초대사량이 증가한다.

(6) 신체지수 ★[39][37]

① Kaup 지수 : $\frac{\text{체중(kg)}}{\text{신장(cm)}^2} \times 10^4$ → 영유아기~학령기 전반

– 22 이상 비만

② Rohrer 지수 : $\frac{\text{체중(kg)}}{\text{신장(cm)}^3} \times 10^7$ → 학령기 이후 아동

– 160 이상 비만

③ Vervaek 지수 : $\frac{\text{체중(kg)} + \text{흉위(cm)}}{\text{신장(cm)}} \times 10^2$

– 92 이상 비만

④ Broca 지수 : 표준체중 = [신장(cm) – 100] × 0.9 → 성인기

⑤ BMI(Body Mass Index ; 체질량지수) : $\dfrac{체중(kg)}{신장(m)^2}$ → 성인기
 - 30 이상 비만(WHO), 25 이상 비만(대한비만학회)
⑥ 비만도 : $\dfrac{(실제체중 - 표준체중)}{표준체중} \times 10^2$
 - 20% 이상 비만
⑦ 복부비만 : 허리둘레 남성 90cm 이상, 여성 85cm 이상

> **알아두기**
> BMI(대한비만학회 기준치)
> 18.5 미만(저체중), 18.5~22.9(정상), 23~24.9(과체중), 25~29.9(비만 1단계), 30~34.9(비만 2단계), 35 이상(비만 3단계)

2 정신보건

(1) 정신보건의 목적
① 정신질환의 예방 및 치료
② 정신질환자의 재활·복지·권리보장
③ 정신건강 친화적인 환경 조성
④ 국민의 정신건강증진
⑤ 정신질환자의 인간다운 삶 영위

> **알아두기**
> 기초정신건강복지센터 ★ 44
> 시장·군수·구청장은 관할 구역에서의 정신건강증진사업 등의 제공 및 연계 사업을 전문적으로 수행하게 하기 위하여 보건소에 기초정신건강복지센터를 설치·운영할 수 있다.

(2) 정신보건사업의 원칙
① 환자의 가정과 가까운 곳에서 치료
② 진료의 지속성
③ 여러 전문인력 간의 팀적 접근
④ 포괄적인 서비스
⑤ 지역주민이 정신보건을 잘 이해하도록 교육

> **알아두기**
> 정신의료기관 ★ 46 45
> • 정신병원
> • 의료기관 중 정신의료기관의 시설기준에 적합하게 설치된 의원
> • 병원급 의료기관에 설치된 정신건강의학과로서 정신의료기관의 시설기준에 적합한 기관

(3) 정신장애의 원인 ★ 43
① 내부적 원인 : 유전, 체질, 나이, 성별
② 외부적 원인 : 스트레스

(4) 정신장애 예방활동 ★ 42 40
① 1차 예방
 ㉠ 정신질환이 발병하지 않도록 미연에 예방하는 활동
 ㉡ 스트레스원을 피하거나 보다 적응적으로 대처함
 ㉢ 스트레스를 더 이상 야기하지 않도록 하며, 기능을 향상시킴
② 2차 예방 : 조기발견, 조기치료하여 악화나 만성화를 막는 예방활동
③ 3차 예방
 ㉠ 질병의 중증도를 감소시키고 재발을 방지함
 ㉡ 사회복귀 후 재발을 막는 예방활동

> **핵심 OX**
> 01 불소 결핍 시 충치가 발생한다. (O, X)
> 02 Broca 지수는 성인기에 적합하다. (O, X)
> 03 정신장애의 조기발견은 1차 예방에 해당한다. (O, X)
>
> |정답| 01 O 02 O 03 X

CHAPTER 08 만성질환 관리

1 만성질환의 개요

(1) 만성질환의 정의
장기간 앓고 서서히 진행되고, 사람 간 전파되지 않는 비감염성 질환을 의미한다.

(2) 만성질환의 특징 ★ ㊹
① 증상이 호전되고 악화되는 과정을 반복한다.
② 질병의 시작에서 발생까지 오랜 기간이 걸린다.
③ 여러 위험인자들이 복합적으로 작용하여 발생한다.
　㉠ 교정 가능한 위험인자 : 부적절한 식이, 생활습관, 신체활동 부족, 스트레스 등
　㉡ 교정 불가능한 위험인자 : 유전적 소인, 연령, 성별 등 ★ ㊸
④ 젊은 층보다 노년층의 유병률이 높다.
⑤ 유병률이 발생률보다 높다.
⑥ 개인적, 산발적으로 발생한다.
⑦ 발생 원인과 시기가 불분명하다.

(3) 만성질환의 예방대책 ★ ㊸
① 적절한 체중관리
② **식단관리** : 저염식 식이, 금주, 동물성 지방·고콜레스테롤 섭취 줄이기
③ 정기 건강검진
④ 금 연

2 만성질환의 관리

(1) 고혈압 ★ ㊺ ㊹ ㊸
① 원인 : 유전, 노화, 비만, 과다한 소금 섭취, 술, 담배, 운동부족, 스트레스 등
② 진단
  ㉠ 정상 : 수축기 혈압 120mmHg 미만 그리고 이완기 혈압 80mmHg 미만
  ㉡ 1기 고혈압 : 수축기 혈압 140~159mmHg 또는 이완기 혈압 90~99mmHg
  ㉢ 2기 고혈압 : 수축기 혈압 160mmHg 이상 또는 이완기 혈압 100mmHg 이상
③ 분류
  ㉠ 1차성 고혈압(본태성, 원발성 고혈압) : 원인이 불분명함, 90% 이상의 환자 해당
  ㉡ 2차성 고혈압(속발성 고혈압) : 원인이 명확함(주로 신장질환, 동맥경화증에 의함), 5~10%의 환자 해당

(2) 당뇨병
① 원인 : 유전, 연령, 성별, 비만, 스트레스, 운동부족, 약물
② 진단
  ㉠ 정상 : 공복혈당 100mg/dL 미만, 경구당부하 2시간 후 혈당 140mg/dL 미만
  ㉡ 공복혈당장애 : 공복혈당 100~125mg/dL
  ㉢ 내당능장애 : 경구당부하 2시간 후 혈당 140~199mg/dL
  ㉣ 당뇨병 : 공복혈당 126mg/dL 이상, 경구당부하 2시간 후 혈당 200mg/dL 이상
③ 분류
  ㉠ 제1형 당뇨(소아 당뇨병, 인슐린 의존성 당뇨병)
    • 우리나라 당뇨병의 2% 미만을 차지한다.
    • 췌장 베타세포 파괴에 의한 인슐린 결핍으로 발생한 당뇨병으로 인슐린을 투여해야 한다.
    • 다음, 다뇨, 체중감소, 케톤증이 나타난다.

핵심 OX

01 만성질환은 증상이 호전되고 악화되는 과정을 반복한다. (O, X)

02 1차성 고혈압은 원인이 분명하다. (O, X)

03 제2형 당뇨는 주로 소아에게서 발생한다. (O, X)

|정답| 01 O 02 X 03 X

ⓒ 제2형 당뇨(성인 당뇨병, 인슐린 비의존성 당뇨병)
- 우리나라 당뇨병의 대부분을 차지한다.
- 인슐린 저항성과 점진적인 인슐린 분비 결함으로 발생한다.
- 40대 이후 복부비만자에게서 많이 발생하며, 식습관과 생활습관 교정으로 합병증을 예방할 수 있다.
ⓒ 임신성 당뇨병 : 원래 당뇨병이 없던 사람이 임신 20주 이후에 당뇨병이 처음 발견되는 경우로, 대부분은 출산 후 정상화된다.

(3) 동맥경화증
① **정의** : 동맥의 탄력성이 감소하고, 동맥벽 내면에 기름기가 끼고 이상 조직이 증식하여 동맥벽의 폭이 좁아지는 현상이다.
② 동맥경화란 말 자체는 병명이 아니고 동맥의 병적 변화를 말하는 용어로, 동맥경화증에 의해 문제가 생긴 장기에 따라서 구체적 병명이 붙는다 (**예** 뇌동맥 경화에 의한 뇌경색, 관상동맥 경화에 의한 심근경색).

(4) 뇌졸중(중풍) ★ ㊺ ㊹
① **원인** : 고혈압, 당뇨병, 동맥경화증, 고지혈증, 심장질환, 흡연, 과음 등
② **분류**
  ㉠ 뇌경색 : 뇌혈관이 막히고 그 앞의 뇌조직이 괴사하게 되는 질환
  ㉡ 뇌출혈 : 뇌혈관의 약해진 부위가 파열되어 출혈이 일어나는 질환

(5) 대사증후군
① **정의** : 동맥경화, 고혈압, 비만, 당뇨병, 고지혈증 등 위험한 성인병들이 한 사람에게서 동시다발적으로 나타나는 현상이다.
② **진단** : 3개 이상 해당된 경우 대사증후군에 해당한다.
  ㉠ 허리둘레 : 남자 90cm 이상, 여자 85cm 이상
  ㉡ 혈압 : 130/85mmHg 이상
  ㉢ 공복혈당 : 100mg/dL 이상 또는 당뇨병 과거력, 약물복용
  ㉣ 중성지방(TG) : 150mg/dL 이상
  ㉤ HDL-콜레스테롤 : 남자 40mg/dL 미만, 여자 50mg/dL 미만

알아두기

부정맥 ★ ㊺
심장의 전기자극형성이나 자극전도에 이상이 생겨 심장박동이 불규칙한 것을 말한다.

(6) 악성 종양(악성 신생물, 암)

① 진단 : 신체 조직의 자율적인 과잉성장에 의해 비정상적으로 자라난 덩어리로 주위 조직에 침윤 및 확산·전이, 악액질 수반
② 원인 : 식생활습관, 흡연, 음주, 감염, 자외선, 방사선 등
③ 국가암검진

종 류	검진대상	검진주기
위 암	40세 이상 남녀	2년
간 암	40세 이상 남녀 중 간암발생고위험군	6개월
대장암	50세 이상 남녀	1년
유방암	40세 이상 여성	2년
자궁경부암	20세 이상 여성	2년
폐 암	54세 이상 74세 이하의 남녀 중 폐암발생고위험군	2년

④ 우리나라 암 통계 현황
 ㉠ 2023년 암사망률 통계(2024년 10월 발표) ★ ㊵ ㊳
  • 전체 : 폐암 > 간암 > 대장암 > 췌장암 > 위암
  • 남자 : 폐암 > 간암 > 대장암 > 위암 > 췌장암
  • 여자 : 폐암 > 대장암 > 췌장암 > 유방암 > 간암
 ㉡ 2022년 암발생 현황(2024년 12월 발표)
  • 전체 : 갑상선암 > 대장암 > 폐암 > 유방암 > 위암
  • 남자 : 폐암 > 전립선암 > 대장암 > 위암 > 간암
  • 여자 : 유방암 > 갑상선암 > 대장암 > 폐암 > 위암

⑤ 국민 암 예방수칙
 ㉠ 담배를 피우지 말고, 남이 피우는 담배 연기도 피하기
 ㉡ 채소와 과일을 충분하게 먹고, 다채로운 식단으로 균형 잡힌 식사하기
 ㉢ 음식을 짜지 않게 먹고, 탄 음식을 먹지 않기
 ㉣ 암예방을 위하여 하루 한두 잔의 소량 음주도 피하기
 ㉤ 주 5회 이상, 하루 30분 이상, 땀이 날 정도로 걷거나 운동하기
 ㉥ 자신의 체격에 맞는 건강체중 유지하기
 ㉦ 예방접종 지침에 따라 B형간염과 자궁경부암 예방접종받기
 ㉧ 성매개감염병에 걸리지 않도록 안전한 성생활하기
 ㉨ 발암성 물질에 노출되지 않도록 작업장에서 안전보건 수칙 지키기
 ㉩ 암 조기검진 지침에 따라 검진을 빠짐없이 받기

알아두기

자궁경부암 ★ ㊻
성 접촉에 의한 사람유두종바이러스(human Papillomavirus, HPV) 감염이 주된 원인이다.

핵심 OX

01 뇌경색이란 뇌혈관이 막히고 그 앞의 뇌조직이 괴사하게 되는 질환이다. (O, X)

02 대사증후군은 단일 원인에 의해 발병한다. (O, X)

03 2023년 기준 우리나라 사망률 1위는 대장암이다. (O, X)

|정답| 01 O 02 X 03 X

1과목 적중예상문제

CHAPTER 01 공중보건학의 개념

44회 출제유형

01 1차 보건의료의 필수적인 사업은?

① 급성질환 관리
② 재활환자 관리
③ 응급처치질병 관리
④ 회복기환자의 방문간호
⑤ 주요 감염병에 대한 예방접종

해설 보건의료사업
- 1차 보건의료(예방적 보건의료사업) : 예방접종, 영양개선, 모자보건, 식수위생 관리, 풍토병 관리, 흔한 질병과 상해에 대한 치료, 보건교육 등
- 2차 보건의료(치료 및 환자관리사업) : 응급처치질병 관리, 급성질환 관리, 입원환자 관리 등
- 3차 보건의료(재활 및 만성질환사업) : 재활환자 관리, 회복기환자 관리, 만성질환 관리, 노인간호 등

42회 출제유형

02 건강개념의 변천으로 옳은 것은?

① 신체개념 → 심신개념 → 생활개념
② 신체개념 → 생활개념 → 심신개념
③ 심신개념 → 생활개념 → 신체개념
④ 생활개념 → 심신개념 → 신체개념
⑤ 생활개념 → 신체개념 → 심신개념

해설 건강개념의 변천
신체개념 → 심신개념 → 생활개념

정답 01 ⑤ 02 ①

03 일차보건의료(PHC)의 대두 배경으로 옳지 않은 것은?

① 가진 자와 가지지 못한 자 사이에 건강수준의 격차가 크다.
② 보건의료자원이 불균형적으로 분포되어 있다.
③ 건강이 인간의 기본적 권리로 인식되고, 건강에 대한 사회적 책임이 강조되고 있다.
④ 시설 중심 및 임상 중심의 의료서비스는 전 인구의 보건의료 문제를 관리하는 데 매우 효율적이며, 의료비 절감에도 기여할 수 있다.
⑤ 전 세계 인구 중 많은 사람들이 아직까지 양질의 보건의료서비스를 이용하지 못하고 있다.

  해설 기존의 시설 중심 및 임상 중심의 의료서비스는 전 인구의 보건의료 문제를 관리하는 데 비효율적이며, 또한 고가의 의료비가 소요된다. 따라서 이러한 문제점을 해결하기 위한 대안으로서 일차보건의료가 대두되었다.

37회 출제유형

04 세계보건기구(WHO)의 건강에 대한 정의에서 '사회적 안녕(Social Well-being)' 상태란?

① 보건교육제도가 잘 마련된 상태
② 국민경제가 고도로 성장된 상태
③ 사회에 도움이 되는 역할을 할 수 있는 상태
④ 사회질서가 잘 확립될 수 있도록 법이 마련된 상태
⑤ 범죄가 없는 안정된 사회의 상태

  해설 **사회적 안녕(Social Well-being)**
  복잡한 사회환경 속에서 각자의 기능과 역할을 충실히 수행해 갈 수 있는 만족스러운 상태이다.

36회 출제유형

05 세계보건기구(WHO)에서 정의한 '사회적 안녕'의 의미로 옳은 것은?

① 생활적 측면
② 신체적 측면
③ 정신적 측면
④ 심신적 측면
⑤ 영적인 측면

  해설 사회적 안녕(Social Well-being)이라는 말은 사회 속에서 그 사람 나름대로의 역할을 충분히 수행할 수 있는 사회생활이 가능한 상태라고 해석된다.

정답 03 ④ 04 ③ 05 ①

40회 출제유형

06 공중보건학의 개념과 유사한 표현이라고 할 수 없는 것은?

① 사회의학
② 지역사회의학
③ 치료의학
④ 건설의학
⑤ 예방의학

해설 공중보건학 관련 학문
위생학, 예방의학, 사회의학, 지역사회의학, 건설의학

43회 출제유형

07 세계보건기구(WHO)에서 정한 건강의 정의는?

① 정신적으로 건전한 상태
② 신체적으로 완벽한 상태
③ 허약하지 않은 상태
④ 신체적, 정신적, 사회적으로 안녕한 상태
⑤ 신체적, 정신적으로 완전무결한 상태

해설 세계보건기구(WHO)에서는 건강의 정의를 "건강은 단지 질병이 없는 상태를 의미하는 것이 아니라 신체적, 정신적, 사회적으로 안녕한 상태이다"라고 하였다.

41회, 40회 출제유형

08 공중보건사업의 대상으로 가장 적절한 것은?

① 지역사회 전체 주민
② 빈민촌의 저소득층
③ 급성 감염병 환자
④ 교육수준이 낮고 비위생적인 생활을 하는 사람
⑤ 현재 질병을 앓고 있는 사람

해설
- 공중보건학의 최소 단위 : 지역사회
- 공중보건학의 대상 : 지역사회 전체 주민

정답 06 ③ 07 ④ 08 ①

09 [42회 출제유형] 나쁜 공기에 의해서 감염병이 발생한다는 감염병발생설은?

① 종교설
② 점성설
③ 장기설
④ 접촉감염설
⑤ 미생물 병인설

해설 장기설(miasma theory)
나쁜 공기로 인하여 감염병이 발생한다는 설이다.

10 [45회, 41회, 39회, 35회 출제유형] Leavell과 Clark이 주장한 2차 예방활동은?

① 건강증진
② 조기진단 및 조기치료
③ 예방접종
④ 재 활
⑤ 사회생활복귀

해설 Leavell과 Clark 교수의 질병의 발생과정과 예방대책

예방차원	질병의 발생 과정	예방대책
1차 예방	1단계 : 비병원성기	적극적 예방(건강증진, 환경개선)
	2단계 : 초기병원성기	소극적 예방(특수예방, 예방접종)으로 숙주의 면역 강화
2차 예방	3단계 : 불현성감염기	중증화의 예방(조기진단, 집단검진)
	4단계 : 발현성질환기	조기치료로 인한 악화 방지
3차 예방	5단계 : 회복기	무능력의 예방(재활, 사회생활 복귀)

11 [39회, 37회, 36회 출제유형] 질병의 1차 예방 활동에 해당하는 것은?

① 조기건강진단
② 생활개선
③ 사회생활 복귀
④ 재활치료
⑤ 조기치료

해설 질병의 예방대책
• 1차 예방 : 예방접종, 환경위생관리, 생활개선, 보건교육, 모자보건사업 등
• 2차 예방 : 조기건강진단, 감염병 환자의 조기치료, 질병의 진행감소를 돕고 후유증의 방지 등
• 3차 예방 : 재활치료(신체적·정신적), 사회생활 복귀 등

정답 09 ③ 10 ② 11 ②

12 질병의 자연발생설을 부정하고 미생물설을 주장했으며, 근대 의학의 창시자로 불리는 사람은?

① E. Jenner
② J. Graunt
③ R. Koch
④ L. Pasteur
⑤ C. E. Winslow

해설
① 우두종두법 개발
② 보건통계의 시조
③ 각종 소독법을 개발(승홍수소독, 고열유통증기소독), 파상풍균 및 결핵균, 탄저균 발견
⑤ 공중보건학 정의 정립(수면연장, 질병예방, 신체적·정신적 효율증진)

42회 출제유형

13 건강증진 3대 원칙과 5대 활동요소를 제시한 제1차 국제건강증진회의와 관련 있는 것은?

① 나이로비선언
② 알마아타선언
③ 헬싱키선언
④ 방콕헌장
⑤ 오타와헌장

해설 오타와헌장
1986년 캐나다의 오타와에서 발표한 오타와헌장에는 건강증진의 정의, 건강증진활동의 3대 원칙과 5대 활동전략들이 포함되어 있다.

14 3차 보건의료에 해당하는 것은?

① 재활환자 관리
② 예방접종
③ 보건교육
④ 급성질환 관리
⑤ 응급처치질병 관리

해설 보건의료사업
- 1차 보건의료(예방적 보건의료사업) : 예방접종, 영양개선, 모자보건, 식수위생관리, 풍토병관리, 흔한 질병과 상해에 대한 치료, 보건교육 등
- 2차 보건의료(치료 및 환자관리사업) : 응급처치질병 관리, 급성질환 관리, 입원환자 관리 등
- 3차 보건의료(재활 및 만성질환사업) : 재활환자 관리, 회복기환자 관리, 만성질환 관리, 노인간호 등

12 ④ 13 ⑤ 14 ① **정답**

35회 출제유형

15 J. P. Frank의 '위생행정'이 저술된 시대는?

① 발전기
② 확립기
③ 중세기
④ 여명기
⑤ 고대기

해설 여명기(요람기)
- 문예부흥, 산업혁명 : 보건문제의 새로운 인식으로 공중보건학적 사상이 싹튼 시기이다.
- 보건학 저서 : J. P. Frank '위생행정(1745~1821년)', Jenner '우두접종법(1798년)'
- 영국 : 공중보건법 제정(1848년)

37회 출제유형

16 산업보건의 기초를 확립하고, 직업병에 관한 저서를 출간한 사람은?

① J. P. Frank
② Edwin Chadwick
③ B. Ramazzini
④ J. Graunt
⑤ Pettenkofer

해설
① 위생행정 저술
② 열병환자 조사의 계기 마련
④ 보건통계의 시조
⑤ 환경위생학의 시조

35회 출제유형

17 사회보장에 관한 단독법이 최초로 제정·공포된 나라와 시기는?

① 영국, 1880년
② 독일, 1884년
③ 스웨덴, 1910년
④ 프랑스, 1930년
⑤ 미국, 1935년

해설 1935년에 미국에서 사회보장법을 제정(사회보장이란 용어를 처음 사용)하였고, 1938년에는 뉴질랜드에서 사회보장법을 제정했는데, 이때 의료보장부분에 재활훈련, 예방의료를 도입하여 세계가 주목하였다.

정답 15 ④ 16 ③ 17 ⑤

18 콜레라의 역학적 전파양상을 설명한 사람은?

① Lister
② John Snow
③ Gordon
④ Koch
⑤ Goldberger

해설 John Snow
콜레라에 관한 역학조사보고서 → Miasma(유독성 기체) → 장기설을 뒤집고 감염병 감염설을 입증하는 동기 마련

19 환경위생학 강좌가 창설된 나라와 그 인물의 연결이 바른 것은?

① 독일 – Frank
② 영국 – Jenner
③ 프랑스 – Pasteur
④ 독일 – Pettenkofer
⑤ 영국 – Snow

해설 환경위생학 강좌는 확립기(감염병 예방의 시대)에 실시되었다.

43회 출제유형

20 국민건강증진종합계획을 수립해야 하는 자는?

① 시·도지사
② 시장·군수·구청장
③ 보건복지부장관
④ 질병관리청장
⑤ 보건소장

해설 보건복지부장관은 국민건강증진종합계획을 5년마다 수립하여야 한다.

21 사회보장제도의 창시자는?

① Bismark
② Roentgen
③ Pasteur
④ Koch
⑤ Lister

해설 Bismark(비스마르크)는 사회보장제도의 창시자로 근로자질병 보호법을 제정하였다.

정답: 18 ② 19 ④ 20 ③ 21 ①

44회 출제유형

22 다음 설명에 해당하는 조약은?

> • 건강결정요인을 생물학적 요인, 환경적 요인, 보건의료체계, 생활방식으로 나누었다.
> • 생활양식의 변화와 환경의 개선이 건강문제 해결을 위한 보다 중요한 요인임을 강조하였다.

① 파리협정
② 오타와헌장
③ 교토의정서
④ 라론드보고서
⑤ 알마아타 선언

해설
① 파리협정 : 2020년 만료되는 교토의정서를 대체할 신기후체제로, 선진국에만 온실가스 감축 의무를 부여했던 교토의정서와 달리 UN 195개 당사국 모두에게 구속력 있는 보편적 첫 기후합의라는 점에서 그 역사적 의미가 있다.
② 오타와헌장 : 제1차 건강증진 국제회의를 진행한 결과 오타와헌장을 제정하였으며, 건강증진의 정의, 건강증진의 3대 원칙과 5대 활동요소들이 포함되어 있다.
③ 교토의정서 : 기후변화협약에 따른 온실가스 감축 목표에 관한 의정서이다.
⑤ 알마아타 선언 : 1차 진료가 아닌 국가 보건체계가 중심적 기능을 담당하여 건강증진, 예방, 치료 및 재활 등이 통합된 1차 보건의료(PHC)를 공식화했다.

45회, 39회, 38회 출제유형

23 1978년 WHO에서 채택한 1차 보건의료에 대한 것으로, 모두가 건강한 2,000년이라는 목표를 공식화한 것은?

① UN헌장
② 알마아타 선언
③ 스톡홀름 선언
④ 리우 선언
⑤ WHO 헌장

해설 알마아타 선언은 1차 진료가 아닌 국가 보건체계가 중심적 기능을 담당하여 건강증진, 예방, 치료 및 재활 등이 통합된 1차 보건의료(PHC)를 공식화했다.

44회, 41회 출제유형

24 환경관련 국제협력 및 조정, 지구 환경의 감시, 환경관련 지식발전 등의 역할을 수행하는 국제기구는?

① UNEP
② WTO
③ WHO
④ ILO
⑤ FAO

해설 UNEP(국제연합환경계획)은 환경 분야의 국제적 협력을 촉진하기 위하여 국제연합의 산하에 설립된 기구이다.

정답 22 ④ 23 ② 24 ①

CHAPTER 02　보건행정

44회 출제유형

01 「지역보건법」상 보건소 설치 기준의 ( )에 들어갈 내용은?

> 지역주민의 건강을 증진하고 질병을 예방·관리하기 위하여 ( )에 1개소의 보건소를 설치한다.

① 특별시·광역시
② 시·군·구
③ 시·도
④ 읍·면
⑤ 리·동

해설 보건소의 설치(지역보건법 제10조)
지역주민의 건강을 증진하고 질병을 예방·관리하기 위하여 시·군·구에 1개소의 보건소를 설치한다. 다만, 시·군·구의 인구가 30만 명을 초과하는 등 지역주민의 보건의료를 위하여 특별히 필요하다고 인정되는 경우에는 대통령령으로 정하는 기준에 따라 해당 지방자치단체의 조례로 보건소를 추가로 설치할 수 있다.

39회 출제유형

02 조선시대 왕실의 의료를 담당하였던 곳은?

① 전의감
② 혜민서
③ 내의원
④ 활인서
⑤ 전향사

해설 ① 의료행정 및 의과고시, ② 서민치료, ④ 감염병환자 관리, ⑤ 의약 담당 기관에 해당한다.

43회 출제유형

03 전 인류의 건강 달성이 목적이며, 1948년 국제연합(UN)의 경제사회이사회 전문기관의 하나로 발족한 기구는?

① 세계보건기구(WHO)
② 유엔인구기금(UNFPA)
③ 유엔개발계획(UNDP)
④ 유엔아동기금(UNICEF)
⑤ 국제노동기구(ILO)

해설 세계보건기구(WHO)는 모든 사람들이 가능한 한 최고의 건강수준에 도달하는 것을 설립목적으로 1948년 국제연합(UN)의 경제사회이사회 산하에 속하는 전문기구로 발족하였다.

정답 01 ②　02 ③　03 ①

04 우리나라는 세계보건기구에 언제, 몇 번째로 가입하였는가?

① 1946년, 55번째
② 1948년, 65번째
③ 1949년, 65번째
④ 1959년, 70번째
⑤ 1952년, 75번째

해설 세계보건기구는 1948년 4월에 발족하여 스위스에 본부를 두고 있으며, 우리나라는 1949년 8월 17일에 65번째 회원국으로 가입했다.

05 대한민국 정부수립 후의 중앙보건행정조직에 대한 명칭의 변경 순서는?

① 위생부 → 보건후생국 → 보건후생부 → 보건사회부
② 위생국 → 보건후생부 → 보건후생국 → 보건사회부
③ 보건부 → 보건사회부 → 보건복지부 → 보건복지부
④ 사회부 → 보건부 → 보건후생부 → 보건사회부
⑤ 사회부 → 보건부 → 보건사회부 → 보건복지부 → 보건복지가족부 → 보건복지부

해설 사회부(1948) → 보건부(1949) → 보건사회부(1955) → 보건복지부(1994) → 보건복지가족부(2008) → 보건복지부(2010. 3)

40회 출제유형

06 다음 중 보건행정의 특성으로 옳게 짝지어진 것은?

① 규제성, 봉사성
② 공공성, 전문성
③ 기술성, 사회성
④ 도덕성, 조장성
⑤ 과학성, 통제성

해설 보건행정의 특성으로는 공공성과 사회성, 봉사성, 조장성과 교육성, 과학성과 기술성 등이 있다.

44회, 40회 출제유형

07 보건소 중 병원의 요건을 갖춘 기관은?

① 보건지소
② 보건진료소
③ 건강생활지원센터
④ 마을건강원
⑤ 보건의료원

해설 보건의료원 : 보건소 중 병원의 요건을 갖춘 기관

정답 04 ③ 05 ⑤ 06 ③ 07 ⑤

43회 출제유형

08 환자에게 의료비용의 일부를 부담하게 함으로써 의료서비스의 남용을 억제하고 의료비를 절감하려는 것은?

① 본인일부부담금
② 미수금
③ 상환금
④ 대지급금
⑤ 선수금

해설 **본인일부부담금**
요양급여를 받는 자가 비용의 일부를 본인이 부담하는 것으로, 의료이용의 남용을 방지하여 건강보험의 재정 안정성을 도모할 수 있다.

45회 출제유형

09 비공식 조직에 관한 설명으로 옳은 것은?

① 상층의 위임으로 권한이 얻어진다.
② 제도상의 명문화된 조직이다.
③ 자연 발생적인 조직이다.
④ 합리적 체계가 중심과제이다.
⑤ 전체적인 질서를 강조한다.

해설 **비공식 조직**
- 현실상의 조직이다.
- 자연발생적 조직, 내면적 조직이다.
- 인간관계가 중심과제이다.
- 부분적인 질서를 강조한다.
- 감정의 원리에 따라 구성된다.
- 구성원 상호 간의 양해와 승인으로 권한이 얻어진다.
- 인간과 그들의 관계에 중점을 둔다.

46회, 43회 출제유형

10 지역보건의료기관으로서 보건소의 업무 중에서 특별히 지역주민의 만성질환 예방 및 건강한 생활습관 형성을 지원하기 위하여 읍·면·동마다 1개씩 설치할 수 있는 것은?

① 건강생활지원센터
② 공공보건의료연구기관
③ 보건진료소
④ 보건의료원
⑤ 보건지소

해설 **건강생활지원센터**
보건소의 업무 중에서 특별히 지역주민의 만성질환 예방 및 건강한 생활습관 형성을 지원하기 위하여 읍·면·동(보건소가 설치된 읍·면·동 제외)마다 1개씩 설치할 수 있다.

41회, 35회 출제유형

11 행위별수가제의 특징으로 옳지 않은 것은?

① 전문적 치료가 가능하다.
② 행정적으로 간편하다.
③ 의료인과 환자 간의 신뢰가 높다.
④ 의학발전을 촉진시킨다.
⑤ 의료인의 자율성이 보장된다.

해설 행위별수가제는 행정적으로 복잡하여 관리비가 많이 든다.

46회, 42회 출제유형

12 앤더슨(Anderson)의 공중보건활동 중 가장 효과적인 방법은?

① 국제보건
② 인구보건
③ 보건법규
④ 보건영양
⑤ 보건교육

해설 앤더슨은 보건교육이 비용은 저렴하지만 파급효과가 크기 때문에 가장 효과적인 공중보건사업의 접근방법이라고 하였다.

42회 출제유형

13 보건복지부 소속 중앙행정기관으로 감염병 대응의 역량을 강화하고, 효과적인 만성질환관리를 하는 곳은?

① 국립재활원
② 국립중앙의료원
③ 식품의약품안전처
④ 질병관리청
⑤ 보건소

해설 보건복지부로부터 위임을 받아 사무를 집행했던 질병관리본부가 독자적 권한을 갖는 질병관리청으로 승격(2020년)되었으며, 감염병이나 만성질환 등에 관한 업무를 담당한다.

정답 11 ② 12 ⑤ 13 ④

37회 출제유형

14 우리나라가 속해 있는 세계보건기구의 지역사무소는?

① 서태평양지역
② 동남아시아지역
③ 환태평양지역
④ 극동아시아지역
⑤ 태평양지역

해설 우리나라는 서태평양지역 사무국에, 북한은 동남아시아지역 사무국에 속한다.

40회 출제유형

15 다음 중 보건행정수단으로 바르게 묶인 것은?

① 보건봉사, 보건교육, 보건예산
② 보건법규, 보건봉사, 보건예산
③ 보건교육, 보건예산, 보건법규
④ 보건봉사, 보건교육, 보건법규
⑤ 보건법규, 보건봉사, 보건조직

해설 보건봉사, 보건교육, 보건법규 이렇게 3가지를 공중보건 사업 수행의 3요소라 한다.

45회 출제유형

16 국제보건사업을 지휘 및 조정하며, 정부의 요청 시 보건의료서비스 강화를 위한 지원 등을 수행하는 국제기구는?

① WHO
② UNEP
③ UNFPA
④ ILO
⑤ UNAIDS

해설
② UNEP : 유엔환경계획
③ UNFPA : 유엔인구기금
④ ILO : 국제노동기구
⑤ UNAIDS : 유엔에이즈계획

정답 14 ① 15 ④ 16 ①

17 세계보건기구의 회원국에 대한 가장 중요한 기능은?

① 기술지원
② 재정지원
③ 의약품지원
④ 기술요원지원
⑤ 보건의료시설지원

해설 WHO의 주요 기능
- 국제적인 보건사업의 지휘 및 조정을 한다.
- 회원국에 대하여 기술지원 및 자료공급을 한다.
- 전문가 파견에 의한 기술자문활동을 한다.

18 진단명 기준 환자 분류체계에 의거한 진료비 산정방법은?

① 봉급제
② 행위별수가제
③ 인두제
④ 총액계약제
⑤ 포괄수가제

해설 환자 분류체계는 포괄수가제(DRG)의 지불단위가 되면서 병원 간 각종 진료비 비교 등의 기준으로 사용된다.

44회 출제유형

19 조선시대 감염병 환자의 치료를 담당했던 기관은?

① 약 전
② 의학원
③ 전의감
④ 활인서
⑤ 상약국

해설 ① 약전 : 통일신라 의약 담당
② 의학원 : 고려시대 의학 교육기관
③ 전의감 : 조선시대 보건행정 담당
⑤ 상약국 : 고려시대 왕실의 어약 담당

정답 17 ① 18 ⑤ 19 ④

45회 출제유형

20 「지역보건법」상 다음 설명에 해당하는 지역보건의료기관은?

- 읍·면(보건소가 설치된 읍·면은 제외)마다 1개씩 설치할 수 있다.
- 다만, 지역주민의 보건의료를 위하여 특별히 필요하다고 인정되는 경우에는 필요한 지역에 설치·운영할 수 있다.

① 정신건강복지센터　　　　　　　　② 건강생활지원센터
③ 보건지소　　　　　　　　　　　　④ 보건진료소
⑤ 보건의료원

해설　① 정신건강복지센터 : 지역사회에서의 정신건강증진사업 및 정신질환자 복지서비스 지원사업을 하는 기관 또는 단체이다.
　　　② 건강생활지원센터 : 보건소의 업무 중에서 특별히 지역주민의 만성질환 예방 및 건강한 생활습관 형성을 지원한다.
　　　④ 보건진료소 : 의사가 배치되어 있지 아니하고 계속하여 의사를 배치하기 어려울 것으로 예상되는 의료 취약지역에서 보건진료 전담공무원이 의료행위를 하는 시설이다.
　　　⑤ 보건의료원 : 보건소 중 병원의 요건을 갖춘 곳이다.

46회 출제유형

21 보건소의 기능 및 업무 내용으로 옳은 것은?

① 화장품 안전성 검사
② 신의료기술 평가방법 개발
③ 보건의료기술 개발
④ 난임의 예방 및 관리
⑤ 식품 또는 식품첨가물에 관한 기준 및 규격 규정

해설　**보건소의 기능 및 업무**
　　　• 건강 친화적인 지역사회 여건의 조성
　　　• 지역보건의료정책의 기획, 조사·연구 및 평가
　　　• 보건의료인 보건의료기관 등에 대한 지도·관리·육성과 국민보건 향상을 위한 지도·관리
　　　• 보건의료 관련기관·단체, 학교, 직장 등과의 협력체계 구축
　　　• 지역주민의 건강증진 및 질병예방·관리를 위한 다음의 지역보건의료서비스의 제공
　　　　- 국민건강증진·구강건강·영양관리사업 및 보건교육
　　　　- 감염병의 예방 및 관리
　　　　- 모성과 영유아의 건강유지·증진
　　　　- 여성·노인·장애인 등 보건의료 취약계층의 건강유지·증진
　　　　- 정신건강증진 및 생명존중에 관한 사항
　　　　- 지역주민에 대한 진료, 건강검진 및 만성질환 등의 질병관리에 관한 사항
　　　　- 가정 및 사회복지시설 등을 방문하여 행하는 보건의료 및 건강관리사업
　　　　- 난임의 예방 및 관리

35회 출제유형

22 사회보장제법에 관한 단독법이 최초로 제정·공포된 나라와 시기로 알맞은 것은?

① 미국, 1935년
② 독일, 1884년
③ 영국, 1880년
④ 스웨덴, 1910년
⑤ 프랑스, 1930년

해설 1935년 미국에서 사회보장법을 제정하여 사회보장이라는 용어를 처음 사용하였다.

36회 출제유형

23 우리나라에서 사회보장법이 최초로 제정된 시기는?

① 1935년
② 1953년
③ 1963년
④ 1973년
⑤ 1977년

해설 1963년에 사회보장에 관한 법률이 제정되었다.

43회, 39회, 36회 출제유형

24 우리나라에서 전국민을 대상으로 하는 건강보험이 실시된 연도는?

① 1953년
② 1963년
③ 1977년
④ 1989년
⑤ 2000년

해설
① 1953년 : 근로기준법 제정
② 1963년 : 우리나라 최초 사회보장법 시행
③ 1977년 : 건강보험 최초 실시(500인 이상 사업장)
⑤ 2000년 : 국민건강보험공단 통합

정답 22 ① 23 ③ 24 ④

45회, 41회, 36회 출제유형

25 다음 중 공공부조에 해당하는 것은?

① 산재보험
② 건강보험
③ 연금보험
④ 의료급여
⑤ 고용보험

> 해설 공공(공적)부조란 조세를 중심으로 한 일반재정으로 국가 및 지방자치단체의 책임하에 국민의 최저생활을 보장하는 제도를 말한다. 이 중 가장 대표적인 것이 의료급여이다.

45회, 42회 출제유형

26 조직원이나 하부조직에 업무내용을 분담하는 원리는?

① 조정의 원리
② 명령통일의 원리
③ 분업의 원리
④ 목적의 원리
⑤ 통솔범위의 원리

> 해설
> ① 조정의 원리 : 공통의 목표 달성을 위해 조직원의 행동을 통일시킴
> ② 명령통일의 원리 : 하급자는 한 사람의 상급자로부터 명령을 받음
> ④ 목적의 원리 : 조직의 장기적인 목적과 하부조직의 단기적인 목적이 명확해야 함
> ⑤ 통솔범위의 원리 : 감독자가 효과적으로 통솔할 수 있도록 범위를 규정함

44회 출제유형

27 사회보험에 해당하는 것은?

① 재해구호
② 의료급여
③ 국민건강보험
④ 노인복지서비스
⑤ 국민기초생활보장

> 해설 **사회보장의 체계**
> • 사회보험 : 보험료와 일반재정수입에 의존
>   예 소득보장(연금보험, 고용보험, 산재보험), 의료보장(건강보험, 산재보험, 노인장기요양보험)
> • 공공(공적)부조 : 조세를 중심으로 한 일반재정에 의존
>   예 기초생활보장, 의료급여
> • 사회서비스 : 노인복지, 아동복지, 가정복지, 장애인복지

정답 25 ④ 26 ③ 27 ③

45회 출제유형

28 진료비 지불방법 중 제공되는 의료서비스의 내용과 양에 따라서 진료비가 산정되는 것은?

① 총액계약제
② 봉급제
③ 포괄수가제
④ 행위별수가제
⑤ 인두제

해설
① 총액계약제 : 보험자 측과 의사단체 간에 협의로 총액을 미리 정해 놓는 제도이다.
② 봉급제 : 서비스 양이나 제공받는 사람의 수에 상관없이 일정기간에 따라 보상을 받는 제도이다.
③ 포괄수가제 : 진료의 종류나 양에 관계 없이 미리 정해진 일정액의 진료비만 지불하는 제도이다.
⑤ 인두제 : 의료의 종류나 질에 상관없이 의사가 맡고 있는 환자수에 따라 일정액을 보상받는 제도이다.

42회 출제유형

29 행정관리과정 중 조직원 간의 행동통일을 위한 집단적인 노력에 해당하는 것은?

① 조 정
② 지 휘
③ 인 사
④ 조 직
⑤ 기 획

해설
② 지휘 : 목표달성을 위한 관리·감독 과정
③ 인사 : 조직 내 인력을 임용·배치·관리하는 활동
④ 조직 : 인적·물적 자원 및 구조를 편제하는 과정
⑤ 기획 : 목표 달성을 위한 사전준비활동과 집행전략

46회, 45회, 42회 출제유형

30 지역사회 주민의 자발적인 참여를 유도하는 보건행정의 특성은?

① 사회성
② 기술성
③ 조장성
④ 합법성
⑤ 봉사성

해설 보건행정의 특성
• 공공성과 사회성 : 지역사회 전체 집단의 건강을 추구함
• 봉사성 : 국민의 건강과 행복을 위해 서비스를 제공함
• 조장성과 교육성 : 지역사회 주민의 자발적인 참여 없이는 성과를 기대하기 어려우므로 조장 및 교육을 실시하여 목적을 달성함
• 과학성과 기술성 : 과학행정인 동시에 기술행정임

정답 28 ④ 29 ① 30 ③

40회 출제유형

31 우리나라 건강보험제도에 관한 설명으로 옳은 것은?

① 현금급여가 원칙이다.
② 보험자는 전 국민이다.
③ 국민건강보험공단이 의료비 심사업무를 담당한다.
④ 균일기여의 원칙을 적용한다.
⑤ 균등한 보험급여를 보장한다.

해설
① 현물급여를 원칙으로 하되 현금급여를 병행한다.
② 보험자는 국민건강보험공단이다.
③ 건강보험심사평가원이 의료비 심사업무를 담당한다.
④ 재산과 소득비례원칙에 따라 차등적으로 보험료가 부과된다.

46회, 42회 출제유형

32 의료 취약지역에서 보건진료 전담공무원으로 하여금 의료행위를 하게 하기 위하여 설치·운영하는 보건의료시설은?

① 보건소
② 보건진료소
③ 건강생활지원센터
④ 보건의료원
⑤ 보건지소

해설 보건진료소
농어촌의료법에 따라 설치된 보건의료시설로, 의사가 배치되어 있지 아니하고 계속하여 의사를 배치하기 어려울 것으로 예상되는 의료 취약지역에서 보건진료 전담공무원으로 하여금 의료행위를 하게 하기 위하여 시장·군수가 설치·운영한다.

42회 출제유형

33 사회보험제도 중 1977년에 500인 이상 사업장의 근로자를 대상으로 시행한 것은?

① 생명보험
② 국민연금
③ 고용보험
④ 산재보험
⑤ 건강보험

해설 건강보험
• 1977년 7월 : 최초 실시(500인 이상 사업장 근로자부터 적용)
• 1989년 7월 : 전국민에게 적용

정답 31 ⑤ 32 ② 33 ⑤

46회, 42회 출제유형

34 1946년 제2차 세계대전으로 기아와 질병에 시달리는 아동을 구제하기 위하여 설립한 국제기구는?

① FAO
② UNFPA
③ UNEP
④ UNICEF
⑤ WHO

해설 ① 국제연합식량농업기구, ② 유엔인구기금, ③ 유엔환경계획, ⑤ 세계보건기구에 해당한다.

43회 출제유형

35 일제강점기 때 경찰국에 설치되었던 보건행정조직은?

① 위생과
② 부녀과
③ 노동과
④ 후생과
⑤ 간호사업과

해설 1910년의 한일병합과 함께 전국의 공중보건사업을 총독부 경무 총감부의 위생과에서 관장하고, 도나 군에서는 각각 경찰국 위생과와 위생계에서 관장하게 되어 정부의 공중보건 활동이 경찰에 의한 위생행정 체계로 바뀌게 되었다.

43회 출제유형

36 세계보건기구(WHO) 서태평양지역 사무소의 본부가 있는 곳은?

① 중국 – 베이징
② 태국 – 방콕
③ 인도 – 뉴델리
④ 한국 – 서울
⑤ 필리핀 – 마닐라

해설 세계보건기구(WHO) 서태평양지역 사무소의 본부는 필리핀 마닐라에 있다.

46회 출제유형

37 1885년에 설립된 우리나라 최초의 서양식 의료기관은?

① 혜민서
② 내의원
③ 전의감
④ 활인서
⑤ 광혜원

해설 ① 혜민서 : 조선시대 서민의료 담당
② 내의원 : 조선시대 왕실의료 담당
③ 전의감 : 조선시대 보건행정 담당
④ 활인서 : 조선시대 감염병 환자 담당

정답 34 ④ 35 ① 36 ⑤ 37 ⑤

CHAPTER 03　역학 및 감염병 관리

37회 출제유형

01 역학의 궁극적 목표로 옳은 것은?

① 감염병 관리
② 감염병의 전파양식 파악
③ 공중보건학의 발전
④ 질병의 치료와 예방
⑤ 질병의 발생 예방과 근절

해설　역학(Epidemiology)
인간집단에서 발생·존재하는 질병의 분포 및 유행경향을 밝히고 그 원인을 규명함으로써 그 질병의 관리와 예방을 강구할 수 있도록 하는 데 목적을 둔 학문이다.

44회 출제유형

02 옴란(Omran)이 개발한 것으로, 지역사회 보건의료서비스의 운영에 관한 계통적 연구는?

① 작전역학
② 이론역학
③ 기술역학
④ 분석역학
⑤ 실험역학

해설　작전역학
옴란(Omran)이 개발한 것으로, 보건서비스를 포함하는 지역사회서비스의 운영에 관한 계통적 연구를 통하여 서비스의 향상을 목적으로 하는 역학이다.

44회 출제유형

03 가설 증명을 위해 관찰을 통해 특정요인과 특정질병 간의 인과관계를 알아낼 수 있도록 설계된 2단계 역학은?

① 기술역학
② 분석역학
③ 실험역학
④ 경험역학
⑤ 이론역학

해설　역학의 분류
- 기술역학(1단계 역학) : 질병의 발생분포와 발생경향 파악
- 분석역학(2단계) : 가설을 증명하기 위하여 관찰을 통해 특정요인과 특정질병 간의 인과관계를 알아낼 수 있도록 설계
- 이론역학(3단계 역학) : 수학, 통계학적 입장
- 실험역학(임상역학) : 실험군과 대조군으로 나누어 조사
- 작전역학 : 옴란(Omran)이 소개한 것으로, 지역사회 보건의료서비스의 운영에 관한 계통적 연구를 통해 서비스의 향상을 목적으로 함

정답　01 ⑤　02 ①　03 ②

36회 출제유형

04 역학의 요인 중 감수성과 저항력에 관련 있는 요인은?

① 병인적 요인
② 환경적 요인
③ 숙주적 요인
④ 물리적 요인
⑤ 사회적 환경

해설 역학의 3대 기본요인
- 병인적 요인 : 직접적 요인
- 숙주적 요인 : 감수성, 저항력(면역)에 좌우
- 환경적 요인 : 간접적 요인

44회, 41회, 38회, 36회 출제유형

05 희귀질병이나 잠복기가 긴 질병의 원인을 비교적 짧은 기간에 밝히는 데 적합한 역학 연구방법은?

① 기술역학
② 코호트 연구
③ 단면조사
④ 환자-대조군 연구
⑤ 실험역학

해설 환자-대조군 연구
현재 질병을 갖고 있는 군과 갖고 있지 않은 군을 구분하여 환자군과 대조군으로 삼고 이들을 각 원인 요인에 노출된 여부를 확인해 관련성을 규명한다. 결과를 먼저 관찰한 후 가능한 원인, 요인을 탐구하는 역학연구이다. 결과 → 원인의 방향이므로 후향적 연구라고 불리고, 주로 만성 · 희귀질환 연구에 사용된다.

36회 출제유형

06 역학 분석방법 중 상대위험도의 계산공식으로 옳은 것은?

① 위험요인에 비폭로된 집단 발병률 + 폭로된 집단 발병률
② 위험요인에 비폭로된 집단 발병률 × 폭로된 집단 발병률
③ 위험요인에 비폭로된 집단 발병률 ÷ 폭로된 집단 발병률
④ 위험요인에 폭로된 집단 발병률 + 비폭로된 집단 발병률
⑤ 위험요인에 폭로된 집단 발병률 ÷ 비폭로된 집단 발병률

해설 상대위험도는 발병요인에 폭로된 자가 폭로되지 않은 사람보다 질병에 몇 배나 더 걸리게 되는가를 나타내는 척도이다.

36회 출제유형

07 다음 중 추세 변화에 해당하는 것으로만 묶인 것은?

① 백일해, 디프테리아 ② 장티푸스, 디프테리아
③ 홍역, 백일해 ④ 홍역, 장티푸스
⑤ 백일해, 장티푸스

해설 장티푸스, 디프테리아, 인플루엔자는 추세 변화에 해당하고, 홍역, 백일해는 순환 변화에 해당한다.

44회, 40회, 39회 출제유형

08 인간집단에서 발생하는 질병의 자연사를 역학적인 변수에 따라 사실 그대로 정리하고 요약하는 역학은?

① 기술역학 ② 분석역학
③ 실험역학 ④ 임상역학
⑤ 이론역학

해설 기술역학은 인간을 대상으로 질병의 발생분포와 발생경향 등을 파악하는 1단계 역학으로서 사실을 그대로 기록(인적, 지역, 시간)하여 상황을 파악한다.

45회, 42회, 40회 출제유형

09 역학연구에서 질병의 발생과 유행을 수학, 통계학적으로 규명하는 3단계 역학은?

① 분석역학 ② 이론역학
③ 실험역학 ④ 임상역학
⑤ 기술역학

해설 이론역학은 3단계 역학으로 감염병의 발생과 유행현상을 수리적으로 분석하여 유행법칙이나 현상을 수식화한다.

43회 출제유형

10 분석역학의 역할은?

① 질병의 자연사를 기술한다.
② 지역사회의 질병양상을 기술한다.
③ 환자의 시간적, 지역적 특성을 조사한다.
④ 감염병 유행을 예측한다.
⑤ 질병발생의 원인에 대한 가설을 검정한다.

해설 분석역학은 관찰에 의해 이루어지는 연구로, 기술역학에 의해 유도된 가설을 검정하기 위한 연구방법이다.

정답 07 ② 08 ① 09 ② 10 ⑤

46회, 43회, 41회, 40회, 37회, 35회 출제유형

11 전향성 코호트연구의 장점은?

① 질병발생률에 의한 위험도를 구할 수 있다.
② 빠른 시일 내에 결과를 도출할 수 있다.
③ 조사시간과 경비가 적게 든다.
④ 희귀질병 조사에 적합하다.
⑤ 조사대상자 수가 적어도 된다.

해설 전향성 조사와 후향성 조사의 비교

구 분	장 점	단 점
전향성 조사 (코호트 연구)	• 발병확률의 산출 가능 • 흔한 질병에 적합(폐암) • 질병의 자연사 연구 가능 • 적은 편견으로 객관성 유지 • 상대 · 귀속위험도 산출 가능 • 위험요인과 질병발생 간의 인과관계 파악이 용이함	• 노력과 경비가 많이 듦 • 대상이 많아야 함 • 중간 탈락자 발생함 • 대상자의 속성의 변화가 많음 • 오랜 기간 관찰해야 함
후향성 조사 (환자-대조군 연구)	• 표본선정이 쉬움 • 경비와 노력이 적게 듦 • 기존자료의 활용 가능 • 희귀질병(에이즈)에 적합 • 긴 잠복기간의 질병에 적합 • 대상자 수가 적고, 시간이 짧음 → 빠른 연구 결과 도출 • 여러 가설을 동시에 확인 가능	• 위험도 산출 불가능 • 편견이나 주관에 치우쳐 객관성 없음(기억에 의존하여 불확실) • 적합한 대조군 선정이 어려움

46회, 43회 출제유형

12 다음에서 설명하는 역학연구 방법은?

• 일정 시점에서 유병률을 구하여 질병 발생의 상호관련성을 조사한다.
• 상관관계는 알 수 있지만 인과관계를 설명하기는 어렵다.

① 실험역학
② 사례연구
③ 단면조사
④ 코호트연구
⑤ 환자-대조군연구

해설 단면조사(cross-sectional study)
일정 시점에 질병과 관련요인에 대한 정보를 얻는 조사연구로, 해당 질병의 유병률을 구할 수 있는 장점이 있지만 질병과 관련 요인의 인과관계가 불분명한 단점이 있다.

정답 11 ① 12 ③

13 흡연과 폐암 원인의 관련성을 조사하기 위하여 다음과 같이 전향성(코호트) 조사를 실시하였다. 이 인구에서 흡연이 폐암에 미치는 귀속위험도는?

> - 비흡연자 10,000명 중 8명의 폐암환자 발생
> - 흡연자 5,000명 중 52명의 폐암환자 발생

① 인구 5,000명당 52명
② 인구 5,000명당 50명
③ 인구 5,000명당 48명
④ 인구 5,000명당 46명
⑤ 인구 5,000명당 44명

해설 귀속(기여)위험도 = 노출군의 질병 발병률 − 비노출군의 질병 발병률

$$\left(\frac{52}{5,000} - \frac{8}{10,000}\right) = \left(\frac{52}{5,000} - \frac{4}{5,000}\right) = \frac{48}{5,000}$$

14 질병발생의 3대 요소로 옳은 것은?

① 병인, 숙주, 환경
② 숙주, 환경, 소질
③ 병인, 환경, 감염
④ 병인, 숙주, 유전
⑤ 환경, 감염, 소질

해설 역학의 기본인자는 병인, 숙주, 환경으로 질병과 건강과의 관계를 설명한다.

15 감염병 생성의 6가지 과정을 나열하였다. 괄호 안에 들어갈 말은?

> 병원체 → 병원소 → 병원소로부터 병원체 탈출 → 전파 → ( ) → 숙주의 감수성 및 면역성

① 신숙주에의 탈출
② 신숙주에 침입
③ 직접전파
④ 간접전파
⑤ 병원체의 탈출

해설 감염병 생성 6가지 과정
- 병원체 : 세균, 바이러스, 클라미디아, 진균, 리케치아, 기생충
- 병원소 : 인간·동물·기타 병원소
- 병원소로부터 병원체 탈출
- 전파 : 직접전파(접촉, 기침, 재채기의 비말핵에 의한 전파 등), 간접전파
- 신숙주에 침입 : 소화기, 호흡기, 점막 등
- 숙주의 감수성 및 면역성

13 ③ 14 ① 15 ②

46회 출제유형

16 모기를 매개로 하며, 돼지가 증폭숙주로서의 역할을 하는 인수공통감염병은?

① 백일해　　　　　　　　　　② 공수병
③ 장티푸스　　　　　　　　　④ 일본뇌염
⑤ 파상풍

해설 일본뇌염
- 일본뇌염 바이러스(Japanese encephalitis virus) 감염에 의하며, 제3급감염병이다.
- 주로 야간에 동물과 사람을 흡혈하는 작은빨간집모기에 의해 전파된다.
- 돼지가 증폭숙주로서의 역할을 하며, 사람 간의 전파는 없는 것으로 알려져 있다.

17 병원체가 숙주에 침입하여 다른 숙주에 감염을 가장 많이 일으킬 때까지를 무슨 기간이라고 하는가?

① 잠복기　　　　　　　　　　② 감염기간
③ 세대기　　　　　　　　　　④ 이환기
⑤ 발병기

해설 세대기는 감염 시작 후 균 배출이 가장 많아 최대의 감염력을 갖게 될 때까지의 기간이다. 역학적으로 아주 중요하며, 격리기간 결정에 이용된다.

46회, 43회 출제유형

18 다음 설명에 해당하는 역학연구 방법은?

- 연구대상을 계획적으로 통제 및 조작하여 그 반응이나 결과를 보는 방법
- 원인관계를 검증함에 있어 가장 결정적인 증거를 제시함
- 인위적인 개입으로 윤리적 문제가 발생될 수 있음

① 기술역학　　　　　　　　　② 실험역학
③ 분석역학　　　　　　　　　④ 이론역학
⑤ 작전역학

해설 실험역학
실험군과 대조군을 추적·관찰하여 효과를 비교하는 역학적 연구방법으로, 인위적인 개입으로 윤리적 문제가 발생될 수 있다.

정답 16 ④　17 ③　18 ②

37회 출제유형

19 질병의 관리를 위한 5단계 예방대책 중 불현성감염을 조기에 발견하기 위한 대책은?

① 환자진료의 실시 ② 집단검진의 실시
③ 예방접종의 실시 ④ 재활의학의 강화
⑤ 환경위생의 개선

해설 **불현성감염**
숙주에 감염이 있어도 발병에 이르지 않은 상태이므로 환자검출 집단검진이 실시되어야 한다.

42회 출제유형

20 다음 중 공기로 전파되는 감염병은?

① 임 질 ② 유행성이하선염
③ 파라티푸스 ④ 뎅기열
⑤ 콜레라

해설 **유행성이하선염**
• 병원체 : 유행성이하선염 바이러스(Mumps virus)
• 감염경로 : 비말 등의 공기 매개, 환자의 타액과 직접 접촉
• 증상 : 발열, 두통, 근육통, 식욕부진, 2일 이상 지속되는 타액선 부위의 종창과 압통

43회 출제유형

21 병원체가 바이러스인 소화기계 감염병은?

① 콜레라 ② 폴리오
③ 백일해 ④ 수 두
⑤ 홍 역

해설 ① 세균(병원체)-소화기계 감염병, ③ 세균(병원체)-호흡기계 감염병, ④·⑤ 바이러스(병원체)-호흡기계 감염병에 해당한다.

22 다음 인간병원소 중 가장 관리하기가 어려운 대상은?

① 급성 감염병환자 ② 건강(만성)보균자
③ 회복기의 보균자 ④ 만성 감염병환자
⑤ 감염병에 의한 사망자

해설 건강보균자는 병원체에 감염되어도 처음부터 증상이 나타나지 않기 때문에 보건관리가 가장 어렵다.
예 디프테리아, 소아마비, 일본뇌염 등

정답 19 ② 20 ② 21 ② 22 ②

44회 출제유형

23 질병 발생양상이 2~3년을 주기로 반복되어 유행하는 역학적 현상은?

① 장기 변화
② 단기 변화
③ 추세 변화
④ 순환 변화
⑤ 불규칙 변화

해설
①·③ 추세(장기) 변화 : 수십 년 이상의 주기로 유행
② 단기 변화 : 시간별, 날짜별, 주별로 변화하는 것
⑤ 불규칙 변화 : 외래감염병이 국내 침입 시 돌발적으로 유행하는 경우

45회 출제유형

24 임신 초기에 임부가 감염되면 태아에게 선천성 기형을 유발할 수 있는 급성바이러스 감염병은?

① 수 두
② E형간염
③ 발진티푸스
④ 풍 진
⑤ b형헤모필루스인플루엔자

해설 풍 진
- 병인 : 풍진바이러스(Rubella virus)
- 전파 : 호흡기 분비물로부터 배출된 비말을 통해 사람 간 전파된다.
- 증상 : 임신 초기 감염 시 태아 감염 및 선천성 기형을 유발한다.

46회, 42회 출제유형

25 1968년 홍콩독감, 2009년 신종플루, 2020년 코로나바이러스감염증-19와 관련 있는 질병의 유행양상은?

① 유행성(Epidemic)
② 토착성(Endemic)
③ 전세계성(Pandemic)
④ 산발성(Sporadic)
⑤ 계절성(Seasonal)

해설 감염병의 발생 양상
- 유행성(Epidemic) : 특정 질병이 평상시 기대하였던 수준 이상으로 발생하는 양상
- 토착성(풍토성, Endemic) : 인구집단에서 현존하는 일상적인 양상(예 간흡충, 폐흡충, 사상충증)
- 전세계성(범발성, Pandemic) : 여러 국가와 지역에서 동시에 발생하는 양상(예 코로나 19, 신종플루, 홍콩독감)
- 산발성(Sporadic) : 시간이나 지역에 따른 질병의 경향을 예측할 수 없는 양상(예 렙토스피라증)

정답 23 ④ 24 ④ 25 ③

43회 출제유형

26 감염병 발생설의 변천 과정은?

① 장기설 → 접촉감염설 → 미생물 병인설
② 장기설 → 미생물 병인설 → 접촉감염설
③ 미생물 병인설 → 장기설 → 접촉감염설
④ 미생물 병인설 → 접촉감염설 → 장기설
⑤ 접촉감염설 → 미생물 병인설 → 장기설

해설 감염병 발생설의 변천 과정
종교설 → 점성설 → 장기설 → 접촉감염설 → 미생물 병인설

35회 출제유형

27 다음 중 병후보균자에 속하는 질병은?

① 세균성이질   ② 홍 역
③ 백일해   ④ 유행성이하선염
⑤ 풍 진

해설 병후보균자(회복기보균자)
임상증상 소실 후에도 병원체를 계속 배출하는 자 → 장티푸스, 이질, 디프테리아

43회 출제유형

28 간흡충증이 특정 지역에서 일정한 발생 양상을 유지하며 지속적으로 발생할 때의 역학현상은?

① 전세계성(Pandemic)   ② 유행성(Epidemic)
③ 주기성(Periodic)   ④ 산발성(Sporadic)
⑤ 토착성(Endemic)

해설 토착성(풍토성, Endemic)
특정한 지역에 한정하여 비교적 꾸준히 발생하는 질병으로, 풍토병이라고도 한다.

26 ① 27 ① 28 ⑤ **정답**

45회, 41회, 37회 출제유형

29 질병의 발생 양상이 수십 년을 주기로 반복된다면 어떤 변화인가?

① 추세 변화
② 순환 변화
③ 불규칙 변화
④ 돌연유행성 변화
⑤ 계절적 변화

해설 감염병 유행의 시간적 현상
- 추세(장기) 변화 : 수십 년 이상의 주기로 유행, 장티푸스(30~40년), 디프테리아(20~24년), 성홍열(10년 전후), 독감(약 30년)
- 순환(주기) 변화 : 수년을 주기로 반복 유행, 홍역(2~3년), 백일해(2~4년), 유행성일본뇌염(3~4년)
- 계절적 변화 : 1년을 주기로 반복, 소화기계 감염병은 여름에, 호흡기계 감염병은 겨울에 유행
- 불규칙 변화 : 외래감염병이 국내 침입 시 돌발적으로 유행하는 경우로 콜레라, 페스트 등이 해당
- 단기 변화 : 시간별, 날짜별, 주별로 변화하는 것

39회 출제유형

30 백일해, 홍역은 질병발생의 시간적 특성 중 무엇에 해당하는가?

① 단기 변화
② 순환 변화
③ 추세 변화
④ 계절적 변화
⑤ 불규칙 변화

해설 순환 변화란 수년의 주기로 유행하는 것으로, 백일해(2~4년), 홍역(2~3년), 유행성일본뇌염(3~4년)이 있다.

44회 출제유형

31 출생 후 4주 이내에 예방접종을 해야 하는 감염병은?

① 결 핵
② 파상풍
③ A형간염
④ 디프테리아
⑤ 유행성이하선염

해설 BCG 예방접종을 통해 결핵을 예방할 수 있으며, 생후 4주 이내의 모든 신생아에게 1회 접종한다.

정답 29 ① 30 ② 31 ①

41회, 37회 출제유형

32 사균백신, 생균백신, 순화독소(Toxoid) 접종으로 얻어지는 면역은?

① 자연능동면역
② 자연수동면역
③ 인공능동면역
④ 인공수동면역
⑤ 감염면역

해설 인공능동면역(백신 접종 후 면역)
- 생균백신 : 두창, 홍역, 탄저, 광견병, 결핵, 황열, 폴리오(Sabin)
- 사균백신 : 장티푸스, 파라티푸스, 콜레라, 백일해, 일본뇌염, 폴리오(Salk)
- 순화독소(톡소이드) : 디프테리아, 파상풍

45회, 40회, 36회, 35회 출제유형

33 다음 중 감수성 지수(접촉감염 지수)가 가장 높은 것은?

① 두창
② 백일해
③ 디프테리아
④ 성홍열
⑤ 소아마비

해설 감수성 지수
- 대부분 급성호흡기질환에 국한된다.
- 천연두(두창)·홍역(95%) > 백일해(60~80%) > 성홍열(40%) > 디프테리아(10%) > 폴리오(0.1%)
※ 폴리오는 현성 대 불현성 감염의 비율이 1 : 1000이다.

45회, 42회 출제유형

34 병원체가 리케치아인 감염병은?

① 폴리오
② 장티푸스
③ 파라티푸스
④ 쯔쯔가무시증
⑤ AIDS

해설 ①·⑤ 바이러스, ②·③ 세균에 해당한다.

정답 32 ③ 33 ① 34 ④

46회 출제유형

35 전파가능성을 고려하여 발생 또는 유행 시 24시간 이내에 신고하여야 하고, 격리가 필요한 감염병은?

① 유행성이하선염
② 라싸열
③ 야토병
④ B형간염
⑤ 라임병

해설 **제2급감염병**
- 전파가능성을 고려하여 발생 또는 유행 시 24시간 이내에 신고하여야 하고, 격리가 필요한 감염병
- 결핵, 수두, 홍역, 콜레라, 장티푸스, 파라티푸스, 세균성이질, 장출혈성대장균감염증, A형간염, 백일해, 유행성이하선염, 풍진, 폴리오, 수막구균 감염증, b형헤모필루스인플루엔자, 폐렴구균 감염증, 한센병, 성홍열, 반코마이신내성황색포도알균(VRSA) 감염증, 카바페넴내성장내세균속균종(CRE) 감염증, E형간염

36회 출제유형

36 국제공중보건의 비상사태에 대비하기 위하여 감시대상으로 정한 질환은?

① 제1급감염병
② 제2급감염병
③ 제3급감염병
④ 지정감염병
⑤ 세계보건기구 감시대상 감염병

해설 **세계보건기구 감시대상 감염병**
- 세계보건기구가 국제공중보건의 비상사태에 대비하기 위하여 감시대상으로 정한 질환으로서 질병관리청장이 고시하는 감염병을 말한다.
- 콜레라, 폐렴형 페스트, 황열, 신종인플루엔자, 중증급성호흡기증후군, 두창, 폴리오, 바이러스성 출혈열, 웨스트나일열

45회 출제유형

37 급성 전신성 열성질환으로, 병원체는 Salmonella속이며, 호산구 감소가 특징적인 소화기계 감염병은?

① 파상풍
② 장티푸스
③ A형간염
④ 폴리오
⑤ 유행성이하선염

해설 **장티푸스**
- 병원체 : 장티푸스균(Salmonella typhi)
- 급성 전신성 열성질환으로, 장미진·오한·두통·발열 등이 나타난다.
- 백혈구, 특히 호산구 감소가 특징적이다.

정답 35 ① 36 ⑤ 37 ②

42회, 39회 출제유형

38 다음 중 개달물에 해당하는 것은?

① 공 기
② 음식물
③ 물
④ 우 유
⑤ 수 건

> **해설** 개달물(介達物)
> 물, 음식물, 우유, 공기, 토양 등을 제외한 완구, 침구, 의복, 서적, 주사기 등

46회 출제유형

39 발생원인과 관련요인을 연결하여 보면 거미줄처럼 복잡한 망으로 연관되어 질병이 발생한다고 보는 모형은?

① 사회·생태학적 모형
② 역학적 삼각형 모형
③ 수레바퀴 모형
④ 원인망 모형
⑤ 웰니스 모형

> **해설** 원인망 모형
> 질병의 발생은 한 가지 원인에 의해서 이루어질 수 없으며, 그 질병의 발생과 관계되는 직·간접적인 여러 요인들의 작용경로가 거미줄처럼 복잡하게 서로 연결되어 발생한다.

43회 출제유형

40 다음 중 인수공통감염병은?

① 결 핵
② 폴리오
③ 풍 진
④ 백일해
⑤ 홍 역

> **해설** 인수공통감염병
> 사람이나 동물이 같은 병원체에 의하여 발생하는 질병으로, 결핵, 탄저, 브루셀라증, 돈단독증, 야토병, 렙토스피라증, Q열, 리스테리아증 등이 있다.

정답 38 ⑤ 39 ④ 40 ①

39회 출제유형

41 비달반응(Widal Test)으로 추정할 수 있는 질병으로, 장미진이 발진하는 것은?

① 장티푸스
② 성홍열
③ 디프테리아
④ 결 핵
⑤ 콜레라

해설 비달반응은 혈청학적 시험으로 장티푸스(Typhoid fever)를 진단하는 시험이다. 장미진은 장티푸스를 진단하는 자료가 된다.

39회 출제유형

42 생물학적 전파 중 발육형에 해당하는 감염병은?

① 뎅기열
② 발진열
③ 말라리아
④ 쯔쯔가무시증
⑤ 사상충증

해설 발육형 전파는 매개곤충 내에서 수적 증식은 없고 단지 발육해 전파하는 것으로 사상충증과 로아사충증이 해당한다.

43 질병명과 매개체의 연결이 옳은 것은?

① 발진열 – 모기
② 말라리아 – 이
③ 페스트 – 진드기
④ 재귀열 – 파리
⑤ 황열 – 모기

해설 **질병명과 매개체**
- 모기 : 말라리아, 뎅기열, 유행성뇌염, 황열, 사상충증 등
- 파리 : 장티푸스, 파라티푸스, 이질, 콜레라, 디스토마, 화농성 질환, 한센병, 기생충병 등
- 벼룩 : 페스트, 발진열 등
- 이 : 발진티푸스, 재귀열, 참호열 등
- 진드기 : 야토병, 록키산홍반열(참진드기), 쯔쯔가무시증(털진드기)

정답 41 ① 42 ⑤ 43 ⑤

44회 출제유형

44 위생곤충이 매개하는 리케치아(rickettsia)성 질병은?

① 황 열
② 뎅기열
③ 발진열
④ 일본뇌염
⑤ 파파타시열

해설 발진열은 동양쥐벼룩의 분변을 통해 감염되는 리케치아 감염병의 일종이다.

46회 출제유형

45 다음 설명에 해당하는 감염병은?

- 제3급감염병, 필수예방접종 감염병이다.
- 수혈, 침습적 시술, 성접촉, 주산기 감염 등으로 전파된다.

① 유행성이하선염
② A형간염
③ B형간염
④ 풍 진
⑤ 그룹 A형 로타바이러스 감염증

해설 B형간염
- B형간염 바이러스(Hepatitis B virus)에 의한 급성간염 질환이다.
- 제3급 법정감염병, 필수예방접종 감염병에 해당한다.
- 감염된 혈액에 노출되거나 감염된 사람과의 성접촉, 사용 중 상처를 일으킬 수 있는 오염된 도구(주삿바늘, 면도기 등)를 통해 전파되며, 우리나라에서 가장 중요한 감염경로는 주산기 감염이다.

41회 출제유형

46 동남아시아에서 많이 발병하며, 심한 설사와 위장장애를 일으키는 제2급감염병은?

① 페스트
② 두 창
③ 발진열
④ 쯔쯔가무시증
⑤ 콜레라

해설 ① · ② 제1급감염병, ③ · ④ 제3급감염병에 해당한다.

42회 출제유형

47 질병발생의 수레바퀴 모형에서 A에 해당하는 것은?

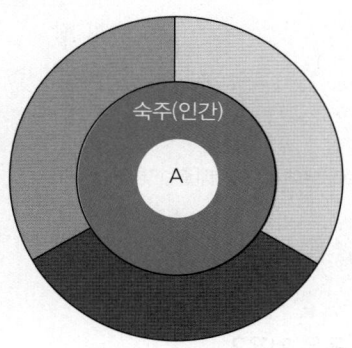

① 물리적 요인
② 사회적 요인
③ 경제적 요인
④ 화학적 요인
⑤ 유전적 요인

해설 수레바퀴 모형
수레바퀴의 중심은 숙주(인간)로 되어 있고, 중심 부분의 핵심은 인간의 유전적 요인이 차지한다. 사람을 둘러싼 환경은 생물학적·물리학적·사회적 환경으로 구분된다.

42회 출제유형

48 신약 개발 후 해당 질병의 환자를 모집하고 A, B군으로 나누었다. A군에는 신약을, B군에는 위약을 투여한 후 신약의 효과를 알아보는 역학은?

① 기술역학
② 작전역학
③ 분석역학
④ 실험역학
⑤ 이론역학

해설 실험역학
실험군과 대조군을 추적, 관찰하여 효과를 비교하는 역학적 연구방법이다.

정답 47 ⑤ 48 ④

35회 출제유형

49 장티푸스 영구보균자에 있어서 균의 주 생성장소는?

① 신 장
② 장
③ 누 관
④ 위
⑤ 담 낭

해설 장티푸스 영구보균자는 주로 담낭에서 균을 배출한다.

42회 출제유형

50 다음의 괄호에 들어갈 것으로 옳은 것은?

> 신종인플루엔자의 감시 또는 격리 기간은 검역전문위원회에서 정하는 (　)을/를 초과할 수 없다.

① 3일
② 5일
③ 7일
④ 최소 잠복기간
⑤ 최대 잠복기간

해설 **검역감염병**
- 종류 : 콜레라, 페스트, 황열, 중증급성호흡기증후군(SARS), 동물인플루엔자 인체감염증, 신종인플루엔자, 중동호흡기증후군(MERS), 에볼라바이러스병
- 감시 또는 격리 기간은 해당 검역감염병의 최대 잠복기간을 초과할 수 없다.
  - 콜레라 : 5일
  - 페스트, 황열 : 6일
  - 중증급성호흡기증후군(SARS), 동물인플루엔자 인체감염증 : 10일
  - 중동호흡기증후군(MERS) : 14일
  - 에볼라바이러스병 : 21일
  - 신종인플루엔자 : 검역전문위원회에서 정하는 최대 잠복기간

37회 출제유형

51 다음 중 세균성 감염병으로만 묶인 것은?

① 두창, 홍역
② 폴리오, 풍진
③ 황열, 유행성이하선염
④ 콜레라, 장티푸스
⑤ 유행성간염, 일본뇌염

해설 **병원체에 의한 감염병의 분류**
- 세균성 : 디프테리아, 결핵, 장티푸스, 콜레라, 세균성이질, 페스트, 파라티푸스, 성홍열, 백일해, 매독, 임질, 한센병
- 리케치아성 : 쯔쯔가무시증, 발진티푸스, 발진열, 참호열, 록키산홍반열, Q열
- 바이러스성 : 일본뇌염, 유행성이하선염, 홍역, 폴리오(소아마비), 천연두(두창), 유행성간염, 독감, 광견병, 황열, 풍진

46회, 42회 출제유형

52 질병발생과 관련된 숙주 요인에 해당하는 것은?

① 박테리아
② 자외선
③ 중금속
④ 방사능
⑤ 가족력

해설 질병발생의 3대 요인
- 병인 요인 : 영양 요인(과잉, 결핍), 생물학적 요인(바이러스, 박테리아, 진균), 화학적 요인(중금속, 독성물질, 매연, 알코올), 물리적 요인(방사능, 자외선, 압력, 열, 중력)
- 숙주 요인 : 연령, 성별, 인종, 직업, 가족력, 건강상태, 면역상태, 인간의 행태
- 환경 요인 : 생물학적 환경, 사회·경제적 환경, 물리적 환경

45회, 40회 출제유형

53 경련성 기침을 일으키는 세균성 질병은?

① 세균성이질
② 콜레라
③ 백일해
④ 수 두
⑤ 홍 역

해설 백일해는 1~2주간 감기증상을 보이며, 2주 후에는 경련성 기침을 보이는 질병이다.

54 태반감염이 가능한 질병으로만 묶인 것은?

① 매독, 콜레라
② 매독, 풍진
③ 한센병, 요충증
④ 콜레라, 풍진
⑤ 장티푸스, 요충증

해설 태반감염 질환
- 매독 : 모체의 태반을 통하여 피부점막, 혈액으로 침입하여 발병한다.
- 풍진 : 임신 초기에 이환되었을 때 태아에게 영향을 미친다.

정답 52 ⑤ 53 ③ 54 ②

35회 출제유형

55 다음 중 인공능동면역으로 사균백신을 이용하는 것은?

① 결 핵
② 백일해
③ 파상풍
④ 디프테리아
⑤ 두 창

해설 인공능동면역
- 생균백신 : 두창, 홍역, 결핵, 황열, 탄저, 광견병, 폴리오(Sabin) 등에 사용
- 사균백신 : 콜레라, 장티푸스, 파라티푸스, 백일해, 일본뇌염, 폴리오(Salk) 등에 사용
- 순화독소(톡소이드) : 디프테리아, 파상풍 등에 사용

56 만성감염병의 역학적 특성으로 옳은 것은?

① 발생률과 유병률이 모두 낮다.
② 발생률과 유병률이 모두 높다.
③ 발생률은 낮고 유병률은 높다.
④ 발생률은 높고 유병률은 낮다.
⑤ 유병률은 낮고 치명률은 높다.

해설 감염병의 역학적 특성
- 만성감염병 : 발생률은 낮고 유병률은 높다.
- 급성감염병 : 발생률은 높고 유병률은 낮다.

41회, 39회 출제유형

57 바이러스성 성매개감염병은?

① 후천성면역결핍증
② 임 질
③ 연성하감
④ 클라미디아 감염증
⑤ 매 독

해설 후천성면역결핍증(AIDS)
- 원인 : HIV(Human Immunodeficiency Virus, 인체면역결핍바이러스)
- 감염경로 : 성접촉(감염인과의 안전하지 않은 성접촉), 감염된 혈액의 수혈(에이즈에 감염된 혈액이나 혈액제제를 수혈받았을 때), 오염된 주사기의 공동사용(감염인이 사용한 주사기를 사용했을 때), 수직감염(감염된 여성의 임신, 출산, 모유수유)을 통해 감염된다.
- HIV에 감염되면 우리 몸에 있는 면역세포인 CD4 양성 T-림프구가 이 바이러스에 의해 감염되어 파괴되므로 면역력이 떨어지게 되고, 그 결과 각종 감염성 질환과 종양이 발생하여 사망에 이르게 된다.

45회, 37회 출제유형

58 면역의 분류에서 순화독소를 사용하여 접종 후 형성되는 면역은?

① 자연능동면역
② 인공능동면역
③ 자연수동면역
④ 인공수동면역
⑤ 선천면역

해설 인공능동면역은 백신(생균·사균), 순화독소(톡소이드)를 사용해서 인공적으로 면역이 생긴다.

38회 출제유형

59 감마글로불린과 혈청제제의 접종으로 얻는 면역은?

① 인공능동면역
② 인공수동면역
③ 자연능동면역
④ 자연수동면역
⑤ 선천면역

해설 면 역
- 인공수동면역 : 항독소, 감마글로불린, 면역혈청 접종 후 면역
- 인공능동면역 : 백신(생균·사균), 순화독소(톡소이드)를 사용한 예방접종을 통해서 획득되는 면역
- 자연능동면역 : 각종 감염병에 감염된 후 형성되는 면역
- 자연수동면역 : 모체면역(태반면역, 모유면역)

42회 출제유형

60 다음의 설명에 해당하는 것은?

> 집단 내 구성원 상당수가 질병에 대한 면역을 갖게 되면 그 집단 전체가 질병에 면역된 것처럼 그 집단 내에 유행이 발생하지 않게 된다.

① 선천적면역
② 감염면역
③ 자연수동면역
④ 인공능동면역
⑤ 집단면역

해설 ⑤ 집단면역에 해당하는 내용이다.

정답 58 ② 59 ② 60 ⑤

46회 출제유형

61 주로 소아에게 하지마비를 일으키는 소화기계 감염병은?

① 유행성이하선염
② 일본뇌염
③ 성홍열
④ 백일해
⑤ 폴리오

해설 폴리오
- 위생상태가 불량한 나라의 영유아나 소아에게서 잘 발생한다.
- 감염자의 호흡기 분비물과 분뇨에 의하여 탈출한 병원체가 주로 접촉에 의하여 또는 오염된 식품에 의하여 경구적으로 감염된다.

44회 출제유형

62 자연수동면역이 획득되는 경우는?

① 모유수유
② 예방접종
③ 항독소 투여
④ 감염병 감염
⑤ 감마글로불린 주사

해설 면 역
- 인공수동면역 : 항독소, 감마글로불린, 면역혈청 접종 후 면역
- 인공능동면역 : 백신(생균·사균), 순화독소(톡소이드)를 사용한 예방접종을 통해서 획득되는 면역
- 자연능동면역 : 각종 감염병에 감염된 후 형성되는 면역
- 자연수동면역 : 모체면역(태반면역, 모유면역)

44회 출제유형

63 발열과 전신에 홍반성 발진이 생기며, MMR 백신을 접종하는 감염병은?

① 홍 역
② 백일해
③ 장티푸스
④ 말라리아
⑤ 세균성이질

해설 홍 역
처음에는 감기처럼 콧물, 기침 같은 증상과 결막염 등이 나타나다가 고열과 함께 얼굴에서 몸통으로 퍼지는 발진이 나타난다. 생후 12~15개월과 만 4~6세에 각각 1회 접종을 통해 홍역을 예방할 수 있다.

정답 61 ⑤ 62 ① 63 ①

46회 출제유형

64 수인성 감염병의 특징에 속하는 것은?

① 겨울철에 빈발한다.
② 환자발생이 폭발적이다.
③ 급수지역과 환자발생지역은 다르다.
④ 치명률이 높다.
⑤ 이환율이 높다.

해설 **수인성 감염병의 특징**
- 계절에 관계없이 발생하나 하절기에 빈발
- 유행지역과 식수 사용지역 일치
- 환자가 폭발적으로 발생
- 이환율·치명률이 낮음
- 2차 감염률이 낮음
- 모든 계층과 연령에서 발생
- 식수에서 동일 병원체 검출(피해 감소)

65 절지동물의 다리나 체표면에 묻은 병원체가 아무런 변화 없이 그대로 옮겨지는 전파 방식은?

① 직접 전파
② 기계적 전파
③ 경란형 전파
④ 생물학적 전파
⑤ 비활성 매개체 전파

해설 ① 직접 전파 : 접촉, 기침, 재채기 등의 비말에 의한 전파
③ 경란형 전파 : 병원체 일부가 난소알 내에서 증식하여 감염된 알에서 부화하여 다음 세대로 자동감염
④ 생물학적 전파 : 곤충 체내에서 발육이나 증식 등 생물학적 변화로 인체에 감염
⑤ 비활성 매개체 전파 : 식품, 물, 생활용구, 완구, 수술기구 등을 통한 전파

44회 출제유형

66 병원체가 원충류인 것은?

① 결 핵
② 폴리오
③ 발진열
④ 말라리아
⑤ 록키산홍반열

해설 ① 결핵 – 세균, ② 폴리오 – 바이러스, ③ 발진열 – 리케치아, ⑤ 록키산홍반열 – 리케치아이다.

정답 64 ② 65 ② 66 ④

67 결핵의 집단검사 시 가장 먼저 실시하는 것은?

① X-선 직접 촬영   ② X-선 간접 촬영
③ 객담검사   ④ 혈액검사
⑤ PPD 반응검사

> **해설** 결핵의 집단검진의 순서
> X-선 간접 촬영 → X-선 직접 촬영 → 객담검사 및 각종 검사

44회 출제유형

68 다음 설명과 관련된 감염병은?

- 겨울철에 빈발하는 급성호흡기계 감염병이다.
- 항원변이가 생겨 면역력이 없는 집단에 대규모 유행을 발생시킬 수 있으므로 국제적인 감시가 필요하다.

① 폴리오   ② A형간염
③ 아니사키스   ④ 파라티푸스
⑤ 인플루엔자

> **해설**
> ① 폴리오 : 폴리오 바이러스에 의한 급성이완성 마비를 일으키는 질환
> ② A형간염 : A형간염 바이러스에 의한 급성간염 질환
> ③ 아니사키스 : 고래류 등 바다산 포유류 위에 기생하는 회충
> ④ 파라티푸스 : 파라티푸스균 감염에 의한 급성전신성 발열 질환

45회, 44회 출제유형

69 질병관리청장이 고시하는 생물테러감염병은?

① 황 열
② 탄 저
③ 콜레라
④ 뎅기열
⑤ 브루셀라증

> **해설** 질병관리청장이 고시하는 생물테러감염병
> 탄저, 보툴리눔독소증, 페스트, 마버그열, 에볼라바이러스병, 라싸열, 두창, 야토병

67 ②　68 ⑤　69 ②　**정답**

45회 출제유형

70 질병발생의 원인과 관련이 있다고 생각되는 특정 인구집단과 관련이 없는 인구집단을 추적조사하여 위험요인에의 노출과 질병발생의 연관성을 규명하는 전향성 연구는?

① 실험연구
② 단면연구
③ 기술연구
④ 코호트 연구
⑤ 환자-대조군연구

해설
① 실험연구 : 실험군과 대조군으로 나누어 조사한다.
② 단면연구 : 일정 시점에서 특정 질병과 위험요인을 조사하여 질병의 유병 여부와 그 관련성을 분석한다.
③ 기술연구 : 어떤 질병의 발생사실에 대하여 발생과 종결까지를 그대로 기록한다.
⑤ 환자-대조군연구 : 후향성 연구로, 어떤 질병에 이환되어 있는 집단과 건강한 대조군을 선정하여 질병의 속성이나 요인이 갖는 인과관계를 규명한다.

44회 출제유형

71 생물테러감염병 또는 치명률이 높거나 집단 발생의 우려가 커서 발생 또는 유행 즉시 신고하여야 하고, 음압격리와 같은 높은 수준의 격리가 필요한 감염병에 해당하는 것은?

① 발진티푸스
② 보툴리눔독소증
③ 비브리오패혈증
④ 후천성면역결핍증
⑤ 장출혈성대장균감염증

해설 ①·③·④ 제3급감염병, ⑤ 제2급감염병에 해당한다.
제1급감염병
생물테러감염병 또는 치명률이 높거나 집단 발생의 우려가 커서 발생 또는 유행 즉시 신고하여야 하고, 음압격리와 같은 높은 수준의 격리가 필요한 감염병을 말한다.

45회 출제유형

72 다음 중 병원체가 바이러스인 것은?

① 발진열
② 쯔쯔가무시증
③ 발진티푸스
④ 뎅기열
⑤ 장티푸스

해설 ①·②·③ 발진열, 쯔쯔가무시증, 발진티푸스는 리케치아가 병원체이다.
⑤ 장티푸스는 세균이 병원체이다.

정답 70 ④ 71 ② 72 ④

42회 출제유형

73 WHO에서 근절을 선언했지만 생물테러 시 사용되는 것은?

① 탄저
② 두창
③ 야토병
④ 보툴리눔독소증
⑤ 마버그열

해설 세계보건기구(WHO)에서 1980년에 두창 박멸(근절)을 공식 선언하였지만 생물테러감염병의 병원체로서 이용되고 있다.

40회, 36회 출제유형

74 생물테러에 사용되는 병원체 중 가장 많이 사용되는 것은?

① 탄저
② 두창
③ 페스트
④ 바이러스성 출혈열
⑤ 수인성 감염병

해설 탄저는 흙 속에 있는 탄저균이 일으키는 질병이다. 2차 세계대전부터 무기용으로 연구하였고 이동과 보관이 편해 생물테러로 이용이 되고 있다. 미국에서 우편물에 흰색 가루가 있던 테러도 탄저균테러이다.

75 다음 중 걸프전(Gulf War)에 사용한 대표적인 병원체는?

① 폴리오
② 결핵
③ 아플라톡신
④ 콜레라
⑤ 말라리아

해설 걸프전(Gulf War)
• 병원체 : 탄저, 보툴리눔독소, 아플라톡신
• 결과 : 탄저나 보툴리눔독소 폭로에 의한 장기적 건강위해는 발견되지 않았으나 아플라톡신은 저농도 폭로 후에도 간암 발생률이 증가한다.

46회 출제유형

76 생물테러에 사용할 수 있는 물질은?

① 보툴리눔독소
② 라돈
③ 염화시안
④ 일산화탄소
⑤ 다이옥신

해설 보툴리눔독소는 다른 생물테러 사용 가능 주요 병원체와 달리 병원균 자체가 아닌, 균에서 생산되는 독소 자체가 치명적인 물질로 사용된다.

정답 73 ② 74 ① 75 ③ 76 ①

77 생물테러 위기경보 중 '관심단계'의 대응조치로 옳은 것은?

① 테러 징후 감시활동
② 생물테러대책반 구성·운영
③ 비축물자 보관·배송체계 점검
④ 생물테러 병원체 안전관리 강화
⑤ 실험실 진단체계 점검

> **해설** ②·③·④·⑤ 주의단계에 해당한다.

35회 출제유형

78 공개 생물테러 발생 시의 가장 우선적인 조치로 옳은 것은?

① 112, 119에 신고한다.
② 위생환경을 철저히 한다.
③ 절지동물의 방역작업을 한다.
④ 신고 없이 자택에서 치료한다.
⑤ 응급구조기관에 연락 없이 병원치료를 한다.

> **해설** 공개 테러와 은밀한 테러
> - 공개 테러 : 주로 수사기관 혹은 응급구조기관에 연락하는 경우가 많기 때문에 응급구조 혹은 경찰이 먼저 대응(112, 119 신고) → 보건의료 분야 전문가 참여(최대한 빠른 시간 내에 보건 전문가가 참여하여 환자 발생을 최소화해야 함)
> - 은밀한 테러 : 발견에서부터 원인 병원체를 발견하기까지가 어렵기 때문에 보다 강화된 감시체계와 원인 구명을 위한 전문성 있는 역학조사가 필요하다.

35회 출제유형

79 생물테러 감염병 환자 발생 시의 조치는?

① 격리치료
② 예방접종
③ 물 소독
④ 숙주의 면역 증강
⑤ 철저한 환경위생

> **해설** 생물테러 의심환자 발생 시 조치
> - 역학조사 : 환자 사례조사, 접촉자·공동 폭로자 조사, 검체채취(환자, 접촉자, 환경검체)
> - 방역조치 : 환자 격리·치료, 접촉자·공동 폭로자 관리(제독, 항생제 투여), 환경관리, 교육·홍보(생물테러 증상 및 예방법)

36회 출제유형

80 생물테러에 사용되는 페스트의 감염을 막는 방법으로 가장 옳은 것은?

① 개인위생
② 건강검진
③ 구 서
④ 검 역
⑤ 백신접종

> **해설** 검역법은 우리나라로 들어오거나 외국으로 나가는 운송수단, 사람 및 화물을 검역하는 절차와 감염병을 예방하기 위한 조치에 관한 사항을 규정하여 국내외로 감염병이 번지는 것을 방지함으로써 국민의 건강을 유지·보호하는 것을 목적으로 한다. 콜레라, 페스트, 황열 등이 규정되어 있다.

43회 출제유형

81 병원소로부터 병원체의 기계적 탈출과 관련이 있는 것은?

① 주사기
② 토사물
③ 기 침
④ 피부의 상처
⑤ 분 변

> **해설** 병원소로부터 병원체 탈출 경로
> • 호흡기계 : 객담, 기침, 재채기
> • 소화기계 : 분변, 토사물
> • 비뇨기계 : 소변, 냉
> • 개방병소 : 상처, 농창
> • 기계적 탈출 : 흡혈성 곤충, 주사기

43회 출제유형

82 테러에 사용되는 생물무기의 특징은?

① 고비용이 든다.
② 생산시설의 규모가 커야 한다.
③ 운반하기 어렵다.
④ 전파경로의 차단이 쉽다.
⑤ 은닉이 쉽다.

> **해설** 테러에 사용되는 생물무기의 특성
> • 저렴한 비용
> • 생산의 용이성
> • 은닉·운반·살포의 용이성
> • 테러 방지 및 발생 시 대처의 어려움

80 ④ 81 ① 82 ⑤

CHAPTER 04 인구와 보건

01 우리나라에서 국가시책으로 가족계획사업을 시행한 때는?
① 1960년
② 1961년
③ 1962년
④ 1963년
⑤ 1964년

> **해설** 우리나라는 1961년 가족계획협회가 발족되어 국제가족계획연맹에 정회원으로 가입하였으며, 1962년부터 가족계획사업이 국가시책으로 채택되었다.

02 가족계획사업의 효과판정에 가장 좋은 지표는?
① 영아사망률
② 모성사망률
③ 조출생률
④ 인구의 자연증가율
⑤ 모자비

> **해설** 가족계획사업의 성공 여부는 조출생률의 증감을 가지고 판정할 수 있다.
> 조출생률(CBR) = $\dfrac{\text{연간출생아수}}{\text{연앙인구}} \times 1{,}000$
> (단, 출생은 사산을 포함하지 않음)

41회 출제유형

03 다음 중 영구적인 피임방법은?
① 콘돔 사용
② 월경주기법
③ 난관결찰술
④ 세척법
⑤ 자궁 내 장치

> **해설** 피임방법
> - 영구적 피임법 : 난관결찰술, 정관절제술
> - 일시적 피임법 : 콘돔(수정 방지), 경구피임약(배란억제), 자궁 내 장치(수정란의 자궁 착상 방지), 기초체온법, 생리주기법 등

정답 01 ③ 02 ③ 03 ③

46회, 43회 출제유형

04 전체 인구 중 만 65세 이상의 인구가 몇 % 이상일 때 초고령 사회인가?
① 7%
② 10%
③ 20%
④ 25%
⑤ 30%

해설 초고령화 사회는 UN 기준에 따라 전체 인구 중 만 65세 이상 고령인구 비율이 20% 이상인 사회를, 고령 사회는 14% 이상인 사회를, 고령화 사회는 7% 이상인 사회를 가리킨다.

05 자궁 내 장치법(IUD)의 피임원리로 옳은 것은?
① 배란 억제
② 정자의 질 내 침입 방지
③ 수정란의 착상 방지
④ 정자의 멸살
⑤ 수정 방지

해설 IUD(Intrauterine Device)는 수정란의 자궁 내 착상을 막는 피임법이다.

06 인구론을 제일 먼저 정립한 사람은?
① T. R. Malthus
② F. Place
③ Hippocrates
④ Blacker
⑤ Pettenkofer

해설 맬서스주의
 • 인구억제 필요(만혼, 도덕적 억제, 성순결)
 • 억제원리 : 규제의 원리, 증식의 원리, 인구파동의 원리
 • 최초의 인구학자로 인구론을 제일 먼저 정립

정답 04 ③ 05 ③ 06 ①

42회 출제유형

07 임신 37주 미만에 태어나거나 출생 당시의 체중이 2,500g 미만인 아이는?
① 초생아　　　　　　　　　　② 신생아
③ 영아　　　　　　　　　　　④ 유아
⑤ 미숙아

해설　① 출생 후 1주일 이내, ② 출생 후 28일 이내, ③ 출생 후 1년 미만, ④ 출생 후 6년 미만에 해당한다.

08 맬서스의 인구론에서 인구의 억제방법은?
① 살인　　　　　　　　　　　② 임신중절
③ 배란 억제　　　　　　　　　④ 피임
⑤ 만혼, 도덕적 억제, 성순결

해설　맬서스주의 인구 억제방법은 만혼, 도덕적 억제, 성순결이고, 피임은 신맬서스주의의 인구 억제방법이다.

43회 출제유형

09 다음 중 인구정태에 해당하는 것은?
① 출생　　　　　　　　　　　② 사망
③ 이혼　　　　　　　　　　　④ 혼인
⑤ 성비

해설　인구정태에 해당하는 것은 인구의 크기, 구성, 성질, 밀도, 분포이고, 인구동태에 해당하는 것은 출생, 사망, 이혼, 혼인, 전입, 전출이다.

10 인구증가율이 0(Zero)인 경우를 무엇이라 하는가?
① 적정인구　　　　　　　　　② 안정인구
③ 정지인구　　　　　　　　　④ 폐쇄인구
⑤ 준안정인구

해설　출생률과 사망률이 같아 인구증가율이 0인 자연증가가 전혀 일어나지 않는 경우를 정지인구라고 한다.

정답　07 ⑤　08 ⑤　09 ⑤　10 ③

45회 출제유형

11 「모자보건법」상 임신 28주까지의 임산부 정기 건강진단 실시기준은?

① 1주마다 1회
② 2주마다 1회
③ 4주마다 1회
④ 2개월마다 1회
⑤ 6개월마다 1회

해설 임산부의 정기 건강진단 실시기준
- 임신 28주까지 : 4주마다 1회
- 임신 29주에서 36주까지 : 2주마다 1회
- 임신 37주 이후 : 1주마다 1회

12 인구증가를 나타내는 계산식으로 옳은 것은?

① 유입인구 + 유출인구
② 연간출생수 + 연간사망수
③ 유입인구 - 유출인구
④ 연간출생수 - 연간사망수
⑤ 자연증가 + 사회증가

해설 인구증가 = 자연증가 + 사회증가

37회 출제유형

13 C. P. Blacker의 인구성장 중 고출생, 고사망은 몇 단계인가?

① 1단계　　　　　　　　　　② 2단계
③ 3단계　　　　　　　　　　④ 4단계
⑤ 5단계

해설 Blacker의 인구성장 5단계
- 제1단계(고위정지기) : 고출생률, 고사망률, 후진국형
- 제2단계(초기확장기) : 고출생률, 저사망률, 경제개발 초기단계국가
- 제3단계(후기확장기) : 저출생률, 저사망률, 인구성장 둔화
- 제4단계(저위정지기) : 출생률과 사망률 최저
- 제5단계(감퇴기) : 출생률이 사망률보다 낮음

정답 11 ③　12 ⑤　13 ①

14 인구의 자연증가율로 옳은 것은?

① 연말인구 – 전출인구
② 연초인구 – 사망자수
③ 연초인구 – 연말인구
④ 1년 중 전입률 – 전출률
⑤ (전출 · 전입이 없다는 가정하에) 조출생률 – 조사망률

해설 조자연증가율

$$조출생률 - 조사망률 = \frac{연간\ 출생수 - 연간\ 사망수}{인구} \times 1,000$$

45회, 37회 출제유형

15 생산연령인구에 대한 유소년인구와 노년인구의 합을 백분율로 나타낸 것은?

① 노령화지수
② 총부양비
③ 총재생산율
④ 평균여명
⑤ 조출생률

해설
① 노령화지수 : 유소년인구 100명에 대한 노년인구의 비이다.
③ 총재생산율 : 한 여성이 일생 동안 낳을 것으로 예상되는 평균 여아의 수로, 어머니로 될 때까지의 사망은 무시한다.
④ 평균여명 : 특정 연령의 사람이 앞으로 생존할 것으로 기대되는 평균연수이다.
⑤ 조출생률 : 전체 인구수에 대해 1년 동안 새로 태어나는 아이의 수를 1,000분율로 나타낸다.

16 순재생산율이 1.0이라면 무엇을 의미하는가?

① 1세대와 2세대 간의 여자수가 같다.
② 1세대와 여자수가 2세대 여자수보다 10배 크다.
③ 1세대와 여자수가 2세대 여자수보다 10배 작다.
④ 1세대의 여자수가 1년 동안 출생한 출생수이다.
⑤ 인구의 자연증가율이 1.0%이다.

해설 재생산율
여자가 평생 낳는 여자아이의 평균수를 재생산이라 하고, 어머니의 사망률을 무시하는 재생산율을 총재생산율이라 하며, 사망을 고려하는 경우에는 순재생산율이라 한다.
• 순재생산율 > 1.0 : 인구증가
• 순재생산율 < 1.0 : 인구감소
• 순재생산율 = 1.0 : 인구정지

정답 14 ⑤ 15 ② 16 ①

40회, 37회, 35회 출제유형

17 한 명의 여자가 평생 낳을 것으로 예상되는 평균 여아의 수는?(단, 어머니의 사망을 무시함)

① 순재생산율
② 총재생산율
③ 모성생산율
④ 여성생산율
⑤ 표본여성생산율

해설 재생산율
- 총재생산율 : 한 여성이 일생 동안 낳을 것으로 예상되는 평균 여아의 수로, 어머니로 될 때까지의 사망은 무시
- 순재생산율 : 총재생산율에서 어머니로 될 때까지의 사망을 반영

42회, 39회 출제유형

18 한 여성이 일생 동안 낳을 것으로 예상되는 평균 출생아 수를 나타내는 지표는?

① 합계출산율
② 순재생산율
③ 일반출산율
④ 인구증가율
⑤ 조자연증가율

해설 합계출산율
출산 가능한 여성의 나이인 15세부터 49세까지를 기준으로, 한 여성이 일생 동안 낳을 것으로 예상되는 평균 출생아 수를 나타낸다.

19 모성사망의 발생원인과 가장 관련이 적은 것은?

① 산욕열
② 기생충
③ 임신중독증
④ 자궁 외 임신과 유산
⑤ 출산 전후의 출혈

해설 모성사망의 발생원인
- 임신중독증, 빈혈 및 감염이 병존하기도 함
- 출혈 : 산전출혈, 산욕출혈, 전치태반, 태반의 조기박리
- 산욕열 : 비위생적인 분만에 의해 감염
- 자궁 외 임신과 유산, 조산, 사산

20 좁은 범위의 모성보건관리에 해당하는 것은?

① 임신, 분만, 산욕의 건강관리
② 어머니의 건강관리
③ 모든 여성 상대의 건강관리
④ 분만 시 건강관리
⑤ 가임여성인구의 건강관리

> **해설** 모성보건관리 대상
> • 넓은 의미 : 2차 성징이 나타나는 시기로부터 폐경기에 이르는 시기의 15~49세까지를 말한다.
> • 좁은 의미 : 20~40세의 여성으로 임신, 분만, 산욕을 중심으로 이와 관계되는 질병을 예방·관리하는 것이다.

41회, 37회 출제유형

21 인구동태의 대상이 아닌 것은?

① 출 생
② 사 망
③ 혼 인
④ 인구구조
⑤ 이 민

> **해설** 인구동태
> • 일정 기간의 인구변동
> • 출생, 사망, 혼인, 이혼, 이동의 통계
> • 보건학통계(조출생률, 조사망률), 보건상태 지표 통계

22 인구의 동태지수(Vital Index)를 구하는 공식으로 옳은 것은?

① (출생수 ÷ 사망수) × 100
② (출생수 − 사망수) × 1,000
③ (출생수 + 사망수) × 100
④ (출생수 ÷ 사망수) × 1,000
⑤ (인구의 자연증가수 − 인구의 사회증가수) × 1,000

> **해설** 동태지수란 증가지수로 인구의 자연적 증감을 뜻한다.

정답 20 ① 21 ④ 22 ①

23 인구보건에서 말하는 3P는?

① 인구, 빈곤, 사망률
② 인구, 빈곤, 환경오염
③ 인구, 영양부족, 이환율
④ 인구, 영양부족, 환경오염
⑤ 인구, 빈곤, 영양부족

해설 3P
Population(인구), Poverty(빈곤), Pollution(환경오염)

44회 출제유형

24 다음 중 제3차 성비에 해당하는 것은?

① 사망 시 성비
② 출생 시 성비
③ 태아의 성비
④ 혼령기 성비
⑤ 현재 인구의 성비

해설 성비(Sex Ratio)
여자 100에 대한 남자의 비율이다.
- 제1차 성비 : 태아성비
- 제2차 성비 : 출생성비
- 제3차 성비 : 현재 인구의 성비

36회 출제유형

25 인구구성의 일반적 기본형으로 연결이 잘못된 것은?

① 피라미드형 – 인구증가형
② 종형 – 인구정지형
③ 항아리형 – 인구감퇴형
④ 별형 – 인구불변형
⑤ 호로형 – 인구유출형

해설 별형은 생산연령인구가 많이 유입되는 도시지역의 인구구성 형태(도시형, 유입형)이다.

23 ② 24 ⑤ 25 ④ 정답

39회 출제유형

26 인구의 연령별 구성에서 인구가 감퇴하는 인구구성 형태는?

① 기타형
② 종 형
③ 항아리형
④ 별 형
⑤ 피라미드형

해설 항아리형은 평균수명이 높은 선진국에서 볼 수 있는 형으로 출생률이 사망률보다 낮아 인구가 감퇴하는 형이다.

27 부양비에 관한 설명으로 옳은 것은?

① 총부양비를 계산할 때 분자는 15~64세 인구수이다.
② 총부양비가 높을수록 경제적 부담이 적다.
③ 노인인구가 증가할수록 노년부양비는 감소한다.
④ 유소년부양비를 계산할 때 분모는 0~14세 인구수이다.
⑤ 총부양비는 생산연령인구에 대한 비생산연령인구의 비이다.

해설 ① 총부양비란 '(유소년인구 + 노년인구) ÷ 생산연령인구 × 100'로, 분자는 '0~14세 인구 + 65세 이상 인구'이다.
② 총부양비가 높을수록 경제적 부담이 증가한다.
③ 노인인구가 증가할수록 노년부양비는 증가한다.
④ 유소년부양비란 '(0~14세 인구 ÷ 15~64세 인구) × 100'로 분모는 15~64세 인구수이다.

28 경제활동인구, 즉 생산층 인구의 연령은?

① 15세 미만
② 20세 미만
③ 20~40세
④ 15~64세
⑤ 65세 이상

해설 생산층 인구의 연령은 15~64세이며, 비생산층 인구는 15세 미만과 65세 이상이다.

정답 26 ③ 27 ⑤ 28 ④

45회 출제유형

29 생명표에서 어떤 연령의 사람이 평균적으로 앞으로 몇 년 살 수 있는지를 나타내는 수치는?

① 생존수
② 사 력
③ 생존율
④ 평균여명
⑤ 사망률

> **해설** 평균여명
> 생명표의 구성요소로, 특정 연령의 사람이 앞으로 생존할 것으로 기대되는 평균연수이다. 0세 아이의 평균여명을 평균수명이라고 한다.

42회 출제유형

30 다음 중 정지인구의 구조는?

① 피라미드형
② 종 형
③ 별 형
④ 기타형
⑤ 항아리형

> **해설** 출생률과 사망률이 공히 낮아 인구의 증감이 정지된 인구구조로서 14세 이하의 인구가 50세 이상 인구의 2배 정도일 경우를 종형으로 표현한다.

36회 출제유형

31 대도시 지역의 전형적인 인구구조는?

① 피라미드형
② 항아리형
③ 별 형
④ 기타형
⑤ 종 형

> **해설** 별형(유입형, 도시형)
> 생산연령인구가 많이 유입되는 도시형으로, 생산층 인구(15~49세)가 전체 인구의 2배 이상일 경우이다.

32 농촌지역의 전형적인 인구구조는 어느 형에 속하는가?

① 종 형
② 피라미드형
③ 호로형
④ 별 형
⑤ 단지형

> **해설** 호로형(기타형, 표주박형)은 인구유출형으로 농촌지역의 전형이며 15~49세가 전체의 50% 미만이다.

정답 29 ④ 30 ② 31 ③ 32 ③

43회, 40회 출제유형

33 주로 후진국에서 나타나며 출생률과 사망률이 모두 높은 인구구성 형태는?

① 피라미드형
② 종 형
③ 항아리형
④ 별 형
⑤ 호로형

해설 피라미드형 인구구조는 인구증가형으로 14세 이하 인구가 50세 이상 인구의 2배 이상일 경우이다.

34 우리나라에서 근대적 의미의 국세조사를 실시한 최초의 연도와 국세조사의 명칭으로 옳은 것은?

① 1925년, 조선국세조사
② 1925년, 간이국세조사
③ 1935년, 총인구조사
④ 1940년, 인구센서스
⑤ 1944년, 간이국세조사

해설 국세조사
세계적으로 최초의 국세조사는 1749년 스웨덴에서 실시되었고, 우리나라는 1925년에 간이국세조사를 시작하였다(5년마다 실시).

42회 출제유형

35 우리나라의 인구주택총조사는 몇 년 간격으로 실시하는가?

① 1년
② 2년
③ 3년
④ 5년
⑤ 10년

해설 우리나라는 5년마다 11월 1일을 기준으로 인구주택총조사를 실시하고 있다.

정답 33 ① 34 ② 35 ④

36 다음 중 고령 사회의 정의로 옳은 것은?

① 60세 이상의 노인인구 비율이 7% 이상~14% 미만
② 65세 이상의 노인인구 비율이 7% 이상~14% 미만
③ 65세 이상의 노인인구 비율이 14% 이상~20% 미만
④ 60세 이상의 노인인구 비율이 14% 이상~20% 미만
⑤ 65세 이상의 노인인구 비율이 20% 이상

> **해설** 인구 고령화
> • 고령화 사회 : 65세 이상의 노인인구 비율이 7% 이상~14% 미만
> • 고령 사회 : 65세 이상의 노인인구 비율이 14% 이상~20% 미만
> • 초고령 사회 : 65세 이상의 노인인구 비율이 20% 이상, 현재 우리나라

45회 출제유형

37 노화현상의 일반적인 특징은?

① 가역적 병변 수반
② 면역력 증가
③ 만성질환 유병률 감소
④ 소화기능 저하
⑤ 식욕 증가

> **해설** 노화에 따라 타액과 위액의 분비 저하가 나타나며, 위액의 산도 저하로 소화기능이 저하된다.

38 노인기가 되면 식욕부진이 일어나는데 그 요인은?

① 위액 분비의 증가
② 위장관 운동성의 증가
③ 맛의 역치 감소
④ 혀 미뢰 수의 감소
⑤ 타액 분비의 증가

> **해설** 나이가 들면 맛을 담당하는 혀유두의 숫자와 기능이 50% 이상 줄어든다. 특히 단맛과 짠맛을 담당하는 혀의 미뢰 수가 감소하여 음식이 쓴맛으로 느껴지고 이는 식욕부진으로 이어진다.

36 ③ 37 ④ 38 ④ **정답**

43회 출제유형

39 모자보건법에서 정하고 있는 용어의 뜻이 옳은 것은?

① 임산부 : 임신 중이거나 분만 후 1년 미만인 여성
② 모성 : 임산부와 가임기 여성
③ 영유아 : 출생 후 3세 미만의 사람
④ 신생아 : 출생 후 28일 이후의 영유아
⑤ 선천성이상아 : 출생 시 체중이 2,500g 미만인 영유아

> **해설** 모자보건 관련 용어(모자보건법상)
> • 임산부 : 임신 중이거나 분만 후 6개월 미만인 여성
> • 모성 : 임산부와 가임기 여성
> • 영유아 : 출생 후 6년 미만인 사람
> • 신생아 : 출생 후 28일 이내의 영유아
> • 미숙아 : 신체의 발육이 미숙한 채로 출생한 영유아로서, 임신 37주 미만의 출생아 또는 출생 시 체중이 2,500g 미만인 영유아
> • 선천성이상아 : 선천성 기형 또는 변형이 있거나 염색체에 이상이 있는 영유아로서, 선천성이상으로 사망할 우려가 있는 영유아·선천성이상으로 기능적 장애가 현저한 영유아·선천성이상으로 기능의 회복이 어려운 영유아

40 노인성 질환의 특성으로 옳은 것은?

① 정상적인 노화과정과 구분하기 쉽다.
② 원인이 명확한 급성 질환이 대부분이다.
③ 완치 후에는 재발하지 않는다.
④ 질병의 경과가 짧다.
⑤ 하나의 질병에 걸리면 다른 질병을 동반하기 쉽다.

> **해설** 노인성 질환의 특성
> • 단독으로 발생하는 경우는 드물고, 하나의 질병에 걸리면 다른 질병을 동반하기 쉽다.
> • 증상이 거의 없거나 애매하여 정상적인 노화과정과 구분하기 어렵다.
> • 원인이 불명확한 만성 퇴행성 질환이 대부분이다.
> • 경과가 길고, 재발이 빈번하며, 합병증이 생기기 쉽다.
> • 노인성 질환으로 일상생활 수행능력이 저하되면 질환이 치유된 후에도 의존상태가 지속되는 경우가 많다.
> • 질환에 민감하기 때문에 위험 요인에 노출되었을 때 질병에 쉽게 걸리게 된다.

정답 39 ② 40 ⑤

42회 출제유형

41 노인성 질병의 사유로 일상생활을 혼자서 수행하기 어려운 노인을 입소시켜 급식·요양과 그 밖의 일상생활에 필요한 편의를 제공하는 노인의료복지시설은?

① 노인요양시설
② 노인복지관
③ 경로당
④ 노인교실
⑤ 노인보호전문기관

해설 노인요양시설
치매·중풍 등 노인성질환 등으로 심신에 상당한 장애가 발생하여 도움을 필요로 하는 노인을 입소시켜 급식·요양과 그 밖에 일상생활에 필요한 편의를 제공함을 목적으로 하는 시설이다.

46회, 44회, 40회 출제유형

42 노인의 수단적 일상생활 수행능력(IADL)의 행위로 옳은 것은?

① 세수하기
② 옷 갈아입기
③ 대소변 조절하기
④ 교통수단 이용하기
⑤ 식사하기

해설 ADL과 IADL
- ADL(일상생활 수행능력) : 세수하기, 목욕하기, 옷 갈아입기, 식사하기, 양치질하기, 머리 감기, 대소변 조절하기 등
- IADL(수단적 일상생활 수행능력) : 간단한 집안일하기, 전화 사용하기, 교통수단 이용하기, 물건 구매하기, 식사 준비하기, 금전 관리하기 등

44회 출제유형

43 0~14세 인구에 대한 65세 이상 인구의 백분율로 산출하는 보건지표는?

① 총부양비
② 노령화지수
③ 노년부양비
④ 비례사망지수
⑤ 유소년부양비

해설
① 총부양비 : (비생산층인구 ÷ 생산층인구) × 100
③ 노년부양비 : (65세 이상 인구 ÷ 15~64세 인구) × 100
④ 비례사망지수 : (50세 이상 사망수 ÷ 총사망자수) × 100
⑤ 유소년부양비 : (0~14세 인구 ÷ 15~64세 인구) × 100

정답 41 ① 42 ④ 43 ②

CHAPTER 05 　 보건교육 및 학교보건

45회, 41회, 40회 출제유형

01 다음 중 저소득층이나 노인층에 가장 적합한 보건교육방법은?

① 개인접촉방법
② 강연회
③ 집단토론
④ 심포지엄
⑤ 버즈세션

해설 개인접촉방법은 저소득층, 노인층에 가장 효과이며, 가정방문, 건강상담, 진찰, 전화, 편지 등의 방법이 있다. 그러나 인원과 시간이 많이 드는 단점이 있다.

44회 출제유형

02 지역사회에 미치는 파급효과가 크며 지속력이 높은 보건교육은?

① 환자보건교육
② 학교보건교육
③ 직장보건교육
④ 성인보건교육
⑤ 가정보건교육

해설 학교보건교육
학교보건교육은 인구의 1/4에 해당되는 학생 및 그 가족의 건강에 영향을 미치고, 나아가 지역사회로의 파급효과를 가져오므로 국민건강증진을 위한 효과적인 수단으로 제공될 수 있다.

03 그룹지도의 보건교육에 있어서 가장 많이 쓰이고 있으며, 실천 가능한 교육방법은?

① 강 연
② 토 론
③ 가정방문
④ 시 범
⑤ 시청각 교실

해설 토론은 2명 이상의 일정한 수의 집단을 대상으로 하는 집단접촉방법으로, 개인접촉방법보다는 효과가 없으나 각자의 의견을 말할 수 있고 전체의 의견을 종합하는 데 효과적이어서 많이 사용하고 있다.

정답 01 ① 　 02 ② 　 03 ②

04 보건교육의 지도방법으로 적합하지 않은 것은?

① 간단하고 알기 쉬운 말을 사용한다.
② 잘 들릴 수 있도록 음성을 조절한다.
③ 단시간에 많은 내용과 설명을 해준다.
④ 요구를 만족시키는 내용을 이야기한다.
⑤ 청중들을 두루 보면서 여유 있게 말을 한다.

해설 단시간에 많은 내용을 주입시키는 것은 좋지 않다.

46회, 38회, 37회 출제유형
05 보건교육방법 중 여러 개의 분단으로 나누어 토론하고 전체회의에서 종합하는 토의방법은?

① 심포지엄　　　　　　　　　　② 버즈세션
③ 패널토의　　　　　　　　　　④ 집단토의
⑤ 세미나

해설 **집단접촉방법**
- 버즈세션(Buzz Session) : 분담토의, 6-6법
- 강연회 : 일방적인 의사전달방법
- 집단토론(Group Discussion) : 10~20명으로 구성되어 각자 의견 종합(가장 효과적임)
- 심포지엄(Symposium) : 여러 전문가가 강연하며 청중도 전문지식 필요(예 학술대회)
- 패널토의(Panel Discussion) : 사회자의 진행 아래 몇 사람의 전문가가 청중 앞에서 자유롭게 토론(예 심야토론)
- 역할극(Role Playing, 실연) : 청중 앞에서 실연함으로써 보건교육의 효과를 얻는 방법 → 시청각 교육방법 중 가장 효율적임

06 간접적인 효과가 가장 큰 보건교육방법은?

① 사회보건　　　　　　　　　　② 보건행정
③ 학교보건교육　　　　　　　　④ 주민교육
⑤ 보건법규

해설 학교는 지역사회의 중심체이고, 학생들은 보건교육의 대상으로서 가장 능률적이며, 학부형에게도 간접적으로 보건교육을 실시할 수 있다.

04 ③　05 ②　06 ③

07 학교보건이 중요시되어야 할 이유로 타당하지 않은 것은?

① 교직원은 그 지역사회의 지도적 입장에 있고 항상 보호자와 접촉하고 있다.
② 학교인구는 지역사회인구의 20% 이상을 차지하고 있다.
③ 학생들은 보건교육대상자로서 능률적이며, 학부형에게도 간접적으로 보건교육을 실시할 수 있다.
④ 학생들은 건강하기 때문에 질병에 감염될 우려가 없다.
⑤ 학교는 지역사회의 중심체 역할을 하고 있다.

> **해설** 학교는 많은 인구가 집단생활을 하고 있으므로 질병에 감염될 가능성이 많다.

08 학교보건사업의 내용과 가장 관계가 먼 것은?

① 학교보건봉사
② 학교보건교육
③ 감염병환자 치료
④ 학교환경위생
⑤ 사고예방과 응급처치

> **해설** 감염병환자 치료 이전에 정기적인 건강검사와 감염병의 예방이 우선되어야 한다.

35회 출제유형

09 초등학교 보건교육에 가장 중요한 역할을 담당하는 사람은?

① 교 의
② 교장 또는 교감
③ 담임교사
④ 체육교사
⑤ 보건교사

> **해설** 초등학교 교육은 담임교사를 중심으로 건강습성의 기초지식 부여와 교과과정을 통한 보건교육 및 전체적인 학교생활교육이 이루어지므로 담임교사의 역할이 크다.

43회 출제유형

10 학교에서 보건교육과 학생들의 건강관리를 담당하는 인력은?

① 체육교사
② 영양사
③ 보건교사
④ 위생사
⑤ 간호사

> **해설** 학교보건법에 따르면 학교에는 보건교육과 학생들의 건강관리를 담당하는 보건교사를 두어야 한다.

정답 07 ④　08 ③　09 ③　10 ③

42회, 39회 출제유형

11 보건교사의 직무 내용으로 옳은 것은?

① 학교보건계획의 수립
② 학생과 교직원의 건강진단과 건강평가
③ 식단 작성
④ 위생·안전·작업관리 및 검식
⑤ 학교에서 사용하는 의약품 및 독극물의 실험·검사

해설   ② 학교의사, ③·④ 영양교사, ⑤ 학교약사의 직무에 해당한다.

12 교실의 보건학상 고려해야 할 점이 아닌 것은?

① 채광, 환기
② 교실의 크기
③ 기류, 기압
④ 온도, 습도
⑤ 책상, 의자의 크기

해설   교실을 보건학적으로 고려할 점
온도, 습도, 책상·의자·칠판의 크기와 높이, 교실의 크기, 채광, 환기, 소음방지 등

13 학교환경의 위생적 관리상 배수 및 환기에 특별히 신경을 써야 할 곳은?

① 체육실
② 보건실
③ 기숙사
④ 실습실
⑤ 교실

해설   실습실은 약품이나 각종 실습재료를 사용하므로 냄새가 날 우려가 있고, 세척·실습 시 물을 사용할 필요가 많기 때문에 배수 및 환기에 신경을 써야 한다.

정답   11 ①   12 ③   13 ④

14 학교보건법상 건강검사를 실시해야 하는 대상은?

① 교직원
② 학교의 장
③ 학생
④ 학생 및 학교의 장
⑤ 학생 및 교직원

> **해설** 학교보건법상 학생과 교직원에 대하여 건강검사를 실시하여야 한다. 다만, 교직원에 대한 건강검사는 국민건강보험법 규정에 따른 건강검진으로 갈음할 수 있다.

46회, 40회 출제유형

15 초등학생의 신체 발달상황은 무엇으로 측정하는가?

① 키와 몸무게
② 병력
③ 식생활
④ 척추
⑤ 허리둘레

> **해설** 학교건강검사 중 신체의 발달상황은 키와 몸무게로 측정한다. 병력과 식생활은 건강조사에 속하며, 척추와 허리둘레는 건강검진에 속한다.

44회 출제유형

16 코로나바이러스감염증-19와 같은 급성감염병 유행 시 국민에게 신속하게 보건교육을 하기 좋은 대중접촉방법은?

① 강의
② 워크숍
③ 세미나
④ 가정방문
⑤ 텔레비전 방송

> **해설** ⑤ 급성감염병 유행 시 대중접촉방법인 텔레비전 방송, 라디오, 신문, 포스터 등을 이용하는 것이 효과적이다.
> ① · ② · ③ 집단접촉방법, ④ 개인접촉방법에 해당한다.

정답 14 ⑤ 15 ① 16 ⑤

43회 출제유형

17 보건교육방법 중 대상자들이 직접 실제상황 중의 한 인물로 연기하면서 그 인물의 감정을 이해하고, 상황을 분석하여 해결방안을 모색하는 것은?

① 버즈세션(Buzz Session)
② 워크숍(Work Shop)
③ 역할극(Role Playing)
④ 심포지엄(Symposium)
⑤ 브레인스토밍(Brainstorming)

해설 역할극(Role Playing)
대상자들에게 접하기 쉽지 않은 상황을 경험해 보도록 하거나 다른 사람의 역할을 실행해 보도록 함으로써 자신이나 타인의 행동에 대한 새로운 통찰을 얻도록 하는 교수방법이다.

45회, 41회, 37회 출제유형

18 교육환경보호구역 중 절대보호구역은 학교출입문으로부터 직선거리로 얼마까지인가?

① 50m
② 100m
③ 150m
④ 200m
⑤ 300m

해설 교육환경법에 의거하여 교육환경보호구역 중 절대보호구역은 학교출입문으로부터 직선거리로 50m까지이고, 상대보호구역은 학교경계등으로부터 200m까지인 지역 중 절대보호구역을 제외한 지역이다.

19 교실의 조명도 기준으로 옳은 것은?

① 300럭스 이상
② 400럭스 이상
③ 500럭스 이상
④ 600럭스 이상
⑤ 700럭스 이상

해설 교실의 조명도는 책상면을 기준으로 300럭스 이상이 되도록 해야 한다.

20 다음 중 교실의 CO_2 허용농도는?

① 10ppm
② 100ppm
③ 300ppm
④ 700ppm
⑤ 1,000ppm

해설 CO_2는 실내공기의 오염지표로 사용되며, 허용농도는 1,000ppm이다.

21 최근 학동기의 이환율이 가장 높을 뿐 아니라 생활수준 향상에 비례하는 질병은?

① 유행성 일본뇌염
② 충 치
③ 백일해
④ 기생충질환
⑤ 결 핵

해설 우리나라 학동의 80% 이상이 충치를 갖고 있으며 충치의 발생 여부는 식습관, 생활환경, 문화의 정도에 따라 달라진다.

22 효과적인 보건교육을 위한 원칙이 아닌 것은?

① 피교육자의 생활상을 반영하는 내용이어야 한다.
② 지식의 향상과 실제 행동능력의 변화를 동시에 달성할 수 있도록 계획한다.
③ 피교육자는 동일한 가치관을 가지고 있다고 가정한다.
④ 피교육자들에게 자신감을 가질 수 있도록 하여야 한다.
⑤ 피교육자는 상이한 태도, 믿음을 가지고 있다고 가정한다.

해설 피교육자는 상이한 가치관, 태도, 믿음을 가지고 있다고 가정하고, 이러한 피교육자의 학습요구를 사정해야 한다.

정답 20 ⑤ 21 ② 22 ③

40회 출제유형

23 보건교육의 평가 중 평가 내용이 보건교육 요구정도, 프로그램 기획의 타당성과 같은 수요분석인 것은?

① 과정평가
② 영향평가
③ 진단평가
④ 성과평가
⑤ 결과평가

해설 진단평가(Pretest Evaluation)
- 사전평가라고도 불리며 일종의 요구사정이라 할 수 있다.
- 진단평가를 하는 목적은 대상자들의 교육에 대한 이해 정도를 파악하고, 교육계획을 수립할 때 무엇을 교육할 것인가를 알아보기 위해 실시한다.
- 진단평가를 통해 대상자의 지식수준, 태도, 흥미, 동기, 준비도 등을 파악할 수 있고, 어떤 내용의 교육이 필요한가를 알 수 있다.
- 또한 학습자의 개인차를 이해하고 이에 알맞은 교수-학습 방법을 모색하는 데 유용하다.
- 그러나 교육자의 진단평가의 중요성에 대한 인식부족, 대상자 수의 과다, 시간적 제한, 행정지원 등의 문제로 잘 실시되지 않고 있다.

43회 출제유형

24 다음 보건교육방법 중 불특정 다수를 대상으로 하는 것은?

① TV 방송
② 전 화
③ 가정방문
④ 진 찰
⑤ 건강상담

해설 보건교육방법
- 개인접촉방법 : 가정방문, 진찰, 건강상담, 예방접종, 전화, 편지 등
- 대중매체방법 : 포스터, TV, 라디오 등

42회 출제유형

25 사회자의 진행 아래 몇 사람의 전문가가 청중 앞에서 자유롭게 토론을 진행하는 방법은?

① 패널토의
② 심포지엄
③ 버즈세션
④ 역할극
⑤ 집단토론

해설 패널토의
패널토의는 집단의 구성원이 많아 각 성원이 그 토론에 참여하기 곤란한 경우 토의할 문제에 대해 사전에 충분한 지식을 가진 소수의 대표자들이 다수의 청중 앞에서 그룹토의를 하는 방법이다. 토의에 참석한 전문가들은 토의의 주제에 관하여 각기 다른 의견을 발표하여 문제를 다각도로 다루고 미래를 예측할 수 있다.

26 산모의 산후회복을 위해 산후체조를 가르치려 한다. 가장 좋은 방법은?

① 시 범
② 강 의
③ 역할극
④ 심포지엄
⑤ 리플릿

해설 시 범
- 시범은 실제 적용해 보거나 나타내 보이는 활동으로 심리운동 영역인 기술교육에 적합한 방법이다.
- 장점 : 학습자의 흥미와 동기유발이 용이하며 배운 내용을 실제에서 쉽게 적용할 수 있다.
- 단점 : 소수에게만 적용이 가능한 점과 교육자가 교육내용을 숙달하기 위해 많은 준비시간이 필요하다.

27 교실 내 환경요건에 적합하지 않은 것은?

① 조도 – 책상면을 기준으로 300럭스 이상
② 환기 – 시간당 21.6m³ 이상
③ 실내온도 – 18℃ 이상 28℃ 이하
④ 소음 – 75dB(A) 이하로 할 것
⑤ 비교습도 – 30% 이상 80% 이하

해설 교실 내의 소음은 55dB(A) 이하로 하여야 한다.

44회 출제유형

28 「교육환경 보호에 관한 법률」상 교육환경보호구역을 설정·고시하여야 하는 자는?

① 학교장
② 교육감
③ 보건소장
④ 교육부장관
⑤ 시장·군수·구청장

해설 ② 교육감은 학교경계 또는 학교설립예정지 경계(이하 "학교경계등"이라 한다)로부터 직선거리 200미터의 범위 안의 지역을 구분에 따라 교육환경보호구역으로 설정·고시하여야 한다.

정답 26 ① 27 ④ 28 ②

CHAPTER 06 보건통계

35회 출제유형

01 산술평균의 표준오차에 대한 설명 중 옳은 것은?

① 산술평균의 표준분포의 분산이다.
② 산술평균의 오차이다.
③ 표본산술평균 간의 차이다.
④ 산술평균의 표본분포의 표준편차이다.
⑤ 모집단과 표본의 산술평균 간의 차이다.

해설
- 산술평균 : 측정치를 전부 합하여 측정치의 총 개수로 나누는 방법이다.
- 표준편차 : 산포도의 대소를 비교하는 경우 가장 잘 사용되는 것으로, 통계집단의 변수의 분산 정도를 표시한다. 산포도에서 편차를 사용하여 편차의 제곱의 평균을 분산이라고 하며, 분산의 제곱근을 표준편차라 한다.
- 표준오차 : 추정량의 표준편차를 표준오차라 하며, 표준오차는 보통 표본평균의 표준편차를 말한다.

45회, 38회 출제유형

02 표준편차를 산술평균에 대한 비 또는 백분율로 나타낸 산포도는?

① 변이계수 ② 범 위
③ 분 산   ④ 평균편차
⑤ 표준오차

해설
② 범위 : 측정자료에서 최대치와 최소치의 차이
③ 분산 : 편차의 제곱을 평균한 값
④ 평균편차 : 편차의 절대치의 평균
⑤ 표준오차 : 표본평균의 표준편차

36회 출제유형

03 모집단이란 무엇인가?

① 표본의 수
② 조사단위의 모든 집합체
③ 어머니들로 이루어진 집단
④ 조사단위를 500명 이상으로 한 집단
⑤ 조사집단의 특정 대상

해설 모집단(Population)이란 어느 집단의 관측이나 조사·연구의 대상 전체를 말한다.

정답 01 ④ 02 ① 03 ②

37회 출제유형

04 산포성은 무엇을 특징 짓는 값인가?

① 분포의 대표성
② 분포의 대칭성
③ 분포의 최빈값
④ 분포의 흩어진 정도
⑤ 분포의 조사수 크기

해설
- 산포도(산포성) : 어떤 집단의 변량의 분산 정도를 계량하는 도수측정치
- 변량 : 측정치가 중심 위치로부터 얼마나 흩어져 있는가를 나타내는 것

35회 출제유형

05 산포도의 대소를 비교할 때 사용하며 분산의 제곱근의 값으로 나타내는 것은?

① 대푯값
② 분 산
③ 변이계수
④ 표준편차
⑤ 평균편차

해설
① 대푯값 : 자료 전체의 특징을 대표적으로 나타내는 값
② 분산 : 편차의 제곱을 평균한 값(산포의 정도)
③ 변이계수 : 표준편차를 평균으로 나눈 값
⑤ 평균편차 : 편차의 절대치의 평균

06 모성사망률 지표의 분모에 해당하는 것은?

① 당해 연도 50세 이상 사망수
② 당해 연도 전체 분만건수
③ 당해 연도 15~49세 가임기 여성수
④ 당해 연도 연간 총 출생수
⑤ 당해 연도 임신, 분만, 산욕으로 인한 모성사망 수

해설 모성사망률

$$\frac{\text{연간 모성 사망수}}{\text{15~49세 가임기 여성수}}$$

07 표준정규분포의 표준편차는 얼마인가?

① -1
② 0
③ 1
④ 0.1
⑤ 2

해설 표준정규분포의 평균은 0, 표준편차는 1이다.

08 정규분포에 대한 설명 중 옳지 않은 것은?

① T-분포보다 곡선부분이 낮다.
② 좌우가 대칭이다.
③ 정규분포의 전체면적은 1이다.
④ 산술평균과 중앙값이 같다.
⑤ 모든 정규분포는 표준정규분포로 고칠 수 있다.

해설 정규분포는 T-분포보다 곡선부분은 높고 꼬리부분은 낮다.

09 정규분포에서 전체면적의 95.4%를 차지하는 범위는?

① $\mu \pm \sigma$
② $\mu \pm 2\sigma$
③ $\mu \pm 3\sigma$
④ $\mu \pm 4\sigma$
⑤ $\mu \pm 5\sigma$

해설 표준정규분포 : 평균 0, 표준편차 1

관측치의 범위	차지하는 비율
$\mu \pm \sigma$	약 68%
$\mu \pm 2\sigma$	약 95.4%
$\mu \pm 3\sigma$	약 99.7%

41회 출제유형

10 도수분포에 있어서 출현도수가 가장 많은 값을 무엇이라 하는가?

① 중앙치
② 최빈치
③ 평 균
④ 변이계수
⑤ 상관계수

해설 최빈치란 도수분포에 있어서 그 변량 중에서 가장 많이 나타나는 것으로 최빈값이라고도 한다.

11 두 변수 사이에 상관이 전혀 없을 때의 표시방법은?

① $1 > r > 0$
② $0 > r > -1$
③ $r = 1$
④ $r = 0$
⑤ $r = -1$

해설 상관계수(r)
- 완전상관 : $r = 1$ 또는 $r = -1$
- 불완전상관 : $r = 0.5$ 또는 $r = -0.5$
- 무상관 : $r = 0$

46회 출제유형

12 측정자료에서 최대치와 최소치의 차이는?

① 범 위
② 변이계수
③ 평균편차
④ 분 산
⑤ 표준편차

해설
② 변이계수 : 표준편차를 산술평균에 대한 비 또는 백분율로 나타낸 값
③ 평균편차 : 편차의 절대치의 평균
④ 분산 : 편차의 제곱을 평균한 값
⑤ 표준편차 : 편차의 제곱의 평균(분산)에 대한 제곱근

정답 | 10 ② 11 ④ 12 ①

42회 출제유형

13 병원체가 감염된 숙주에게 현성질환을 일으키는 능력은?

① 병원력
② 감염력
③ 독 력
④ 전파력
⑤ 면역력

해설 병원력
- 병원체가 숙주에게 현성질환을 일으키는 능력
- 발병자수 / 전체 감염자수

14 α-index가 전보다 커졌다면 어떤 인구에 대한 대책을 세워야 하는가?

① 신생아사망
② 초생아사망
③ 영아사망
④ 유아사망
⑤ 영유아사망

해설 α-index
- 영아사망수 / 신생아사망수
- 신생아 사망의 주된 원인은 선천적 기형에 의한 것이 많고, 환경위생이나 모자보건사업을 통해서는 쉽게 감소되지 않는다.
- α-index가 커지면 신생아기 이후의 사망수가 높은 것이므로 환경상태가 불량하다는 것을 의미한다.

36회 출제유형

15 다음의 α-index 중 가장 선진국에 해당하는 수치로 옳은 것은?

① 0.8
② 0.9
③ 1.2
④ 1.5
⑤ 1.8

해설 알파 인덱스는 선진국일수록 1에 가까우며, 분자에 해당하는 영아사망수가 분모에 해당하는 신생아사망수를 포함하기 때문에 1 이하의 수치는 나올 수 없다.

| 13 ① | 14 ③ | 15 ③ | **정답** |

44회 출제유형

16 보통사망률 산출 시 분자에 해당하는 것은?

① 연앙인구
② 총 인구수
③ 모성사망자수
④ 연간 총 사망자수
⑤ 50세 이상 사망자수

해설 보통사망률(조사망률)
- 사망수준을 나타내는 가장 기본적인 지표로 연간 총 사망자 수를 해당 연도의 연앙인구로 나눈 수치를 1,000분비로 나타낸 비율이다.
- $\dfrac{\text{연간 총 사망자수}}{\text{연앙인구}} \times 1{,}000$

35회 출제유형

17 비례사망지수(PMI)를 구할 때 분모에 해당하는 것은?

① 총 출생수
② 총 사망수
③ 인구수
④ 50세 이상 사망수
⑤ 50세 미만 사망수

해설 PMI(Proportional Mortality Indicator)
$\dfrac{\text{50세 이상 사망수}}{\text{총 사망수}} \times 100$

18 모성사망비의 산출에 사용하는 분모는?

① 모든 여성수
② 20~45세의 임산부
③ 연간 출생아수
④ 사망아수
⑤ 임산부수

해설 모성사망비
$\dfrac{\text{연간 모성사망자수}}{\text{연간 출생아수}} \times 100{,}000$

정답 16 ④ 17 ② 18 ③

36회 출제유형

19 다음 중 백분율로 표시되는 것은?

① 유병률
② 이환율
③ 발생률
④ 치명률
⑤ 조출생률

> **해설** ④ 치명률 = 어떤 질병에 의한 사망자수 / 그 질병의 환자수 × 100
> ① 유병률 = 조사 시점(기간)의 환자수 / 조사 시 인구 × 1,000
> ② 이환율 = 연간 환자수 / 연간 인구 × 1,000
> ③ 발생률 = 어느 기간의 환자 발생수 / 그 지역의 인구수 × 1,000
> ⑤ 조출생률 = 연간 출생아수 / 연앙인구 × 1,000

20 지역사망률을 비교하는 방법은?

① 표준화사망률
② 조사망률
③ 비례사망률
④ 치명률
⑤ 청소년사망률

> **해설** **표준화사망률(Standardized Death Rate)**
> • 보정사망률(Adjust Death Rate)이라고도 한다.
> • 조사망률(보통사망률)의 단점(신뢰성 부족, 전체 인구의 적용에 부적합)을 보완하기 위한 지표이다.
> • 지역별로 사망률을 비교하고자 할 때 지역 간 인구구성이 다르므로 직접 비교하지 않고 표준화사망률로 비교한다.

21 다음 중 2차 발병률을 산출하는 데 분모가 되는 것은?

① 발병위험에 폭로된 수
② 그 기간 내의 총인구수
③ 전체 환자수
④ 환자와의 접촉자수
⑤ 그 기간 내의 총사망수

> **해설** **2차 발병률**
> 환자와 접촉한 사람 중에서 새로 발병한 비율(접촉자 중 기감염자, 면역자는 제외)을 말한다.

19 ④ 20 ① 21 ④ **정답**

45회, 41회 출제유형

22 영아사망률을 계산할 때 분자가 되는 것은?

① 생후 1주일 이내 사망자수
② 생후 4주일 이내 사망자수
③ 생후 4주 이후 1년 이내 사망자수
④ 생후 6개월 이내 사망자수
⑤ 생후 1년 이내 사망자수

해설 영아사망률(IDR)

$$\frac{\text{연간 출생 후 1년 미만의 사망수}}{\text{연간 출생수}} \times 1,000$$

23 일반적으로 한 지역사회의 보건수준을 평가하는 지표로 쓰이는 사망률은?

① 영아사망률
② 모성사망률
③ 주산기사망률
④ 사인별사망률
⑤ 남자사망률

해설 영아사망률

위장염, 폐렴, 인플루엔자, 뇌막염 및 신생아 고유질환 등의 사망원인에 의한 영아사망률은 국가사회나 지역사회의 보건수준을 나타내는 지표가 된다.

43회 출제유형

24 특정 질환에 이환된 자 중 사망한 자를 백분율로 나타낸 것은?

① 유병률
② 2차 발병률
③ 치명률
④ 주산기사망률
⑤ 조사망률

해설 치명률
- 특정 질병에 이환된 사람 중 사망한 사람을 백분율로 나타낸 것이다.
- 치명률 = $\frac{\text{사망수}}{\text{발병자수}} \times 100$

정답 22 ⑤ 23 ① 24 ③

25 일반출산율의 분모는?

① 가임연령의 여자인구
② 출생아수
③ 해당연도의 임산부수
④ 모든 여성수
⑤ 연앙인구

> **해설** 일반출산율
> $$\frac{해당연도\ 총\ 출생아\ 수}{가임연령의\ 여자인구} \times 1,000$$

26 측정값의 산술평균 둘레에 분포되는 분포상태를 표시하는 산포성은 어느 것인가?

① 분 산
② 범 위
③ 중간값
④ 최빈값
⑤ 조화평균

> **해설** 분산은 한 변수의 측정값들이 산술평균의 둘레에 평균 얼마나 떨어져 있는가를 표시하는 값이다.

27 다음 통계자료 중 연속적인 자료에 해당하는 것은?

① 10개의 동전을 동시에 던질 때 앞이 나오는 수
② 10개의 동전을 10번 던질 때 앞이 나오는 수
③ 10가구를 조사한 자녀수
④ 개인 체중을 측정하였을 때 60.0kg 등으로 나타나는 측정값
⑤ 어느 마을의 연간 전입자수

> **해설** 연속자료
> 자료의 임의의 두 값 사이에 다른 값이 존재할 수 있는 자료를 의미한다.
> 예 신장, 체중

정답 25 ① 26 ① 27 ④

42회 출제유형

28 평균수명(Expectation of Life)이란?

① 0세의 평균여명
② 60세의 수명
③ 65세의 수명
④ 77세의 수명
⑤ 80세의 수명

해설
- 평균수명 : 0세의 평균여명
- 평균여명 : X세대가 앞으로 몇 년을 더 살아갈 수 있는지에 대한 기대치

39회 출제유형

29 발단환자를 가진 가구의 감수성 있는 가구원 중에서 이 병원체의 최장 잠복기간에 발병하는 환자의 비율을 뜻하는 것은?

① 발생률
② 유병률
③ 발병률
④ 2차 발병률
⑤ 이환율

해설 2차 발병률

$$\frac{\text{접촉된 사람 중 최대잠복기간 내 발병자수}}{\text{원발환자와 접촉된 감수성자(비면역자) 총수}} \times 100$$

46회, 40회 출제유형

30 α-index의 분자는?

① 신생아사망수
② 영아사망수
③ 연간사망수
④ 연간출생수
⑤ 새로운 환자수

해설 α-index

$$\frac{\text{영아사망수}}{\text{신생아사망수}}$$

정답 28 ① 29 ④ 30 ②

42회 출제유형

31 측정값이 2, 9, 8, 2, 7일 때 7에 해당하는 것은?

① 산술평균　　　　　　　　② 기하평균
③ 최빈치　　　　　　　　　④ 중앙치
⑤ 조화평균

해설　중앙치
통계집단의 변량을 크기의 순서대로 나열했을 때, 중앙에 위치하는 값이다.

43회 출제유형

32 유병률을 산출할 때 분자는 무엇인가?

① 해당 연도에 새로 발생한 환자수　　② 일정기간 내 위험에 노출된 인구수
③ 환자와 접촉한 감수성자수　　　　　④ 특정 질병으로 인한 사망자수
⑤ 조사시점의 환자수

해설　유병률
- 일정 기간 조사대상자 중에서 새 환자뿐만 아니라 계속해서 질환을 앓고 있는 사람을 포함해 아팠던 사람의 비율이다.
- 유병률 = $\dfrac{\text{조사시점(기간)의 환자수}}{\text{조사 시 인구(시점인구)}} \times 1,000$

44회 출제유형

33 보건통계에서 대푯값에 해당하는 것은?

① 범 위　　　　　　　　　② 평균편차
③ 표준편차　　　　　　　　④ 변이계수
⑤ 산술평균

해설　대푯값
자료 전체의 특징을 대표적으로 나타내는 값으로, 평균(산술평균, 기하평균, 조화평균), 중앙값, 최빈값 등이 있다.

정답　31 ④　32 ⑤　33 ⑤

CHAPTER 07 보건영양 및 정신보건

01 다음 중 열량소로만 구성된 것은?

① 탄수화물, 단백질, 지방
② 무기질, 비타민
③ 탄수화물, 비타민
④ 탄수화물, 단백질, 무기질
⑤ 단백질, 무기질

해설　열량소
　　　탄수화물(4kcal), 단백질(4kcal), 지방(9kcal)

02 기초대사율에 대한 설명으로 옳지 않은 것은?

① 체격이 큰 사람은 체격이 작은 사람보다 기초대사율이 더 요구된다.
② 겨울에는 여름보다 기초대사율이 증가한다.
③ 기초대사율은 체표면적에 비례한다.
④ 기초신진대사율이 가장 높은 시기는 1~2세 때이다.
⑤ 정신노동자가 육체노동자보다 기초대사율이 높다.

해설　육체노동자가 정신노동자보다 기초대사율이 높다.

03 기초대사에 대한 설명 중 옳지 않은 것은?

① 자고 일어난 아침시간에 측정한다.
② 기초대사율을 항진시키는 질병으로는 바세도우병이 있다.
③ 체중을 줄이기 위하여 굶거나 불규칙한 식사는 기초대사율을 감소시킨다.
④ 기초신진대사에 호흡작용, 근육긴장, 배설작용 등이 있다.
⑤ 기초대사 에너지 소모는 순수한 근육활동 대사에 필요한 에너지의 양이다.

해설　기초대사란 신체 내에서 생명을 유지하기 위해 무의식적으로 일어나는 여러가지 대사작용으로 심장박동, 체온조절, 호흡을 위해 필요하다.

정답　01 ①　02 ⑤　03 ⑤

04 체중 70kg인 남자의 1일 기초대사량으로 가장 옳은 것은?

① 약 1,340kcal ② 약 1,510kcal
③ 약 1,680kcal ④ 약 1,850kcal
⑤ 약 2,020kcal

> **해설** 기초대사량
> • 남자 = 체중(kg) × 24시간 × 1.0kcal
> • 여자 = 체중(kg) × 24시간 × 0.9kcal

05 결핍 시 불임증, 유산을 유발할 수 있는 비타민은?

① 비타민 A ② 비타민 B_1
③ 비타민 E ④ 비타민 C
⑤ 비타민 K

> **해설** 비타민 E(토코페롤) 결핍 시 불임증, 유산, 노화 등이 발생할 수 있다.

45회, 40회 출제유형

06 결핍 시 각기병을 유발하는 비타민은?

① 비타민 A ② 비타민 C
③ 엽산 ④ 비타민 B_1
⑤ 비타민 B_{12}

> **해설** 비타민 B_1(티아민) 결핍 시 각기병, 식욕저하가 나타난다.

46회 출제유형

07 결핍 시 괴혈병을 발생시키는 비타민은?

① 티아민 ② 리보플라빈
③ 비타민 B_{12} ④ 니아신
⑤ 비타민 C

> **해설** ① 각기병, ② 구순구각염, ③ 악성빈혈, ④ 펠라그라가 나타난다.

정답 04 ③ 05 ③ 06 ④ 07 ⑤

44회 출제유형

08 부족 시 야맹증, 안구건조증 등을 유발하는 비타민은?

① 비타민 A
② 비타민 D
③ 비타민 E
④ 비타민 K
⑤ 비타민 B_{12}

해설
② 비타민 D : 구루병, 골연화증
③ 비타민 E : 불임증, 노화, 유산
④ 비타민 K : 혈액응고 지연, 출혈병
⑤ 비타민 B_{12} : 악성빈혈

09 다음 중 체내에서 인(P)의 기능으로 옳은 것은?

① 혈액 응고
② 산·염기 평형
③ 해독작용
④ 수분 평형
⑤ 삼투압 조절

해설 인(P)은 뼈와 치아 형성, 산·염기 평형의 기능을 담당하며, 결핍 시 골격통증, 식욕감퇴가 발생한다.

41회 출제유형

10 골격과 치아를 형성하며, 혈액 응고에 관여하는 무기질은?

① 칼 슘
② 칼 륨
③ 인
④ 요오드
⑤ 불 소

해설 칼슘은 체내 무기질 중 인체에 가장 많으며, 골격과 치아 형성, 혈액 항상성 유지, 혈액 응고 등에 관여한다. 결핍 시 성장 정지, 골격의 약화, 치아의 기형화, 구루병, 골다공증 등을 유발한다.

정답 08 ① 09 ② 10 ①

11 대한비만학회에서 제시하는 체질량지수(BMI)의 정상 범위는?

① 18.5 미만
② 18.5 ~ 22.9
③ 23 ~ 24.9
④ 25 ~ 29.9
⑤ 30 ~ 34.9

> **해설** 체질량지수(BMI)
> • 성인의 비만판정에 유효함
> • 18.5 미만(저체중), 18.5~22.9(정상), 23~24.9(과체중), 25~29.9(비만 1단계), 30~34.9(비만 2단계), 35 이상(비만 3단계)

12 유아기부터 학령기 전반에 사용하는 신체계측 판정법은?

① Rohrer 지수
② 복부비만
③ Vervaek 지수
④ BMI 지수
⑤ Kaup 지수

> **해설** Kaup 지수는 영유아기부터 학령기 전반까지 사용하는 판정법으로 22 이상이면 비만이다.

43회 출제유형

13 다음에서 설명하는 영양소는?

> • 체조직의 구성물질이며, 4kcal 열량 공급
> • 결핍 시 콰시오커, 마라스무스 발생

① 탄수화물
② 지 방
③ 단백질
④ 무기질
⑤ 수 분

> **해설** 단백질
> • 체조직의 구성물질, 열량 공급
> • 결핍 증상
>   – 콰시오커 : 주로 유아의 단백질 섭취량이 극히 적은 상태가 오랜 기간 계속되었을 때 나타나는 질병으로, 성장 정지, 피부와 머리카락의 색변화, 간의 지방 침윤, 간경변, 영양적 피부염, 부종(moonface)의 증상 발생
>   – 마라스무스 : 주로 에너지와 단백질이 모두 부족한 기아 상태에서 나타나는 질병으로, 애늙은이 얼굴, 근육 쇠퇴, 체지방 감소(피골상접), 신경질적, 잘 놀람 등의 증상 발생

| 11 ② | 12 ⑤ | 13 ③ | **정답** |

14 정신보건의 목적으로 옳지 않은 것은?

① 정신질환의 예방
② 정신질환자의 격리
③ 정신질환의 치료
④ 정신질환자의 인간다운 삶 영위
⑤ 국민의 정신건강증진

해설 정신질환자를 격리시키는 것보다는 포괄적인 서비스를 제공해야 한다.

15 정신보건사업의 원칙으로 옳지 않은 것은?

① 포괄적인 서비스
② 진료의 지속성
③ 환자의 가정과 먼 곳에서 치료
④ 여러 전문인력 간의 팀적 접근
⑤ 지역주민이 정신보건을 잘 이해하도록 교육

해설 환자의 가정과 가까운 곳에서 치료한다.

41회 출제유형

16 정신장애의 3차 예방활동에 해당하는 것은?

① 스트레스원을 피한다.
② 정신병이 발병하지 않도록 미연에 예방한다.
③ 조기발견을 한다.
④ 조기치료하여 만성화를 막는다.
⑤ 사회복귀 후 재발을 막는 활동을 한다.

해설 ① · ② 1차 예방, ③ · ④ 2차 예방에 한다.

정답 14 ② 15 ③ 16 ⑤

42회 출제유형

17 정신보건의 2차 예방활동은?

① 지역사회의 지원체계 구축
② 조기발견, 조기치료
③ 개인습관 변화
④ 재활활동
⑤ 사회생활 복귀훈련

해설 2차 예방
조기발견, 조기치료하여 악화나 만성화를 막는 예방활동

18 정신보건의 1차 예방활동은?

① 스트레스원 피하기
② 조기발견
③ 정신사회재활프로그램 참여
④ 조기치료
⑤ 사회생활 복귀훈련

해설 ② · ④ 2차 예방활동, ③ · ⑤ 3차 예방활동에 해당한다.

43회 출제유형

19 정신장애의 외부적 원인은?

① 성
② 스트레스
③ 유 전
④ 체 질
⑤ 나 이

해설 정신장애의 원인
• 내부적 원인 : 유전, 체질, 나이, 성
• 외부적 원인 : 스트레스

정답 17 ② 18 ① 19 ②

44회 출제유형

20 「정신건강증진 및 정신질환자 복지서비스 지원에 관한 법률」상 기초정신건강복지센터를 설치·운영할 수 있는 자는?

① 보건소장
② 시·도지사
③ 보건복지부장관
④ 행정안전부장관
⑤ 시장·군수·구청장

해설 기초정신건강복지센터

시장·군수·구청장은 관할 구역에서의 정신건강증진사업 등의 제공 및 연계 사업을 전문적으로 수행하게 하기 위하여 보건소에 기초정신건강복지센터를 설치·운영할 수 있다.

46회, 45회 출제유형

21 「정신건강증진 및 정신질환자 복지서비스 지원에 관한 법률」상 정신의료기관에 해당하는 것은?

① 정신요양시설
② 요양병원
③ 정신병원
④ 한방병원
⑤ 정신재활시설

해설 정신의료기관
- 정신병원
- 의료기관 중 정신의료기관의 시설기준에 적합하게 설치된 의원
- 병원급 의료기관에 설치된 정신건강의학과로서 정신의료기관의 시설기준에 적합한 기관

정답 20 ⑤ 21 ③

CHAPTER 08 만성질환 관리

44회 출제유형

01 만성질환의 역학적 특성은?

① 잠복기간이 짧다.
② 직접적인 원인이 있다.
③ 질병의 발생시점이 확실하다.
④ 질병발생과 질병경과가 일치한다.
⑤ 연령 증가에 따른 유병률이 증가한다.

해설 ① 잠복기간이 길다.
② 여러 위험인자들이 복합적으로 작용하여 발생한다.
③ 질병의 발생시점이 불확실하다.
④ 질병발생과 질병경과가 일치하지 않는다.

43회 출제유형

02 만성질환의 위험인자 중 후천적으로 교정할 수 없는 것은?

① 부적절한 식이
② 스트레스
③ 운동 부족
④ 불량한 생활습관
⑤ 유전적 소인

해설 만성질환의 위험인자
- 교정 가능한 위험인자 : 부적절한 식이, 생활습관, 신체활동 부족, 스트레스 등
- 교정 불가능한 위험인자 : 유전적 소인, 연령, 성별 등

43회 출제유형

03 만성질환의 예방대책은?

① 적절하게 체중을 관리한다.
② 고콜레스테롤 음식을 섭취한다.
③ 고염식 식이를 한다.
④ 동물성 지방을 과다 섭취한다.
⑤ 음주와 흡연을 한다.

해설 만성질환의 예방대책
- 적절한 체중관리
- 식단관리 : 저염식 식이, 금주, 동물성 지방·고콜레스테롤 섭취 줄이기
- 정기 건강검진
- 금연

정답 01 ⑤ 02 ⑤ 03 ①

04 다음 설명에 해당하는 만성질환은? [44회 출제유형]

> • '침묵의 살인자'라고 불린다.
> • 어떤 현성질병으로 보기보다는 이로 인해 유발될 질병의 사전예방을 위한 지표로써 의미가 크다.
> • 주요 병발증으로는 뇌졸중, 동맥경화, 신장장애, 망막장애가 있다.

① 암
② 고혈압
③ 부정맥
④ 당뇨병
⑤ 뇌전증

해설 ① 암 : 인체 내의 세포가 각종 원인에 의해 무제한 증식하여 형성되는 악성종양
③ 부정맥 : 심장의 전기자극형성이나 자극전도에 이상이 생겨 심장박동이 불규칙한 증상
④ 당뇨병 : 인슐린의 분비량이 부족하거나 정상적인 기능이 이루어지지 않는 등의 대사
⑤ 뇌전증 : 반복적인 발작을 특징으로 하는 만성적인 뇌장애

---

05 신장질환이나 동맥경화증 등에 의해 2차적으로 발생하는 고혈압은? [43회 출제유형]

① 본태성 고혈압
② 원발성 고혈압
③ 이완기 고혈압
④ 수축기 고혈압
⑤ 속발성 고혈압

해설 고혈압
• 1차성 고혈압(본태성, 원발성 고혈압) : 원인이 불분명함, 90% 이상의 환자가 해당
• 2차성 고혈압(속발성 고혈압) : 원인이 명확함(주로 신장질환, 동맥경화증에 의함), 5~10%의 환자가 해당

---

06 경구당부하검사에서 포도당 경구투여 2시간 후 정맥혈당치가 180mg/dL인 경우 어떤 상태인가?

① 정상
② 제1형 당뇨병
③ 제2형 당뇨병
④ 공복혈당장애
⑤ 내당능장애

해설 당뇨병의 진단
• 정상 : 공복혈당 100mg/dL 미만, 경구당부하 2시간 후 혈당 140mg/dL 미만
• 공복혈당장애 : 공복혈당 100~125mg/dL
• 내당능장애 : 경구당부하 2시간 후 혈당 140~199mg/dL
• 당뇨병 : 공복혈당 126mg/dL 이상, 경구당부하 2시간 후 혈당 200mg/dL 이상

정답 04 ② 05 ⑤ 06 ⑤

45회 출제유형

07 다음 중 만성질환에 해당하는 것은?

① 파상풍
② 유행성이하선염
③ A형간염
④ 성홍열
⑤ 뇌졸중

해설 만성질환에는 고혈압, 당뇨병, 동맥경화증, 뇌졸중, 대사증후군, 암 등이 있다.

45회 출제유형

08 다음 중 정상혈압의 기준은?

① 120/80mmHg 미만
② 120~129/80mmHg 미만
③ 130~139mmHg 또는 80~89mmHg
④ 140~159mmHg 또는 90~99mmHg
⑤ 160/100mmHg 이상

해설 정상혈압의 기준은 수축기 혈압이 120mmHg 미만이고, 이완기 혈압이 80mmHg 미만이어야 한다.

09 제2형 당뇨병을 유발하는 인자는?

① 저혈압
② 체중미달
③ 복부비만
④ 케톤증
⑤ 신부전

해설 제2형 당뇨병은 동일한 비만 정도라 할지라도 복부비만인 경우에서 더욱 증가한다. 복부비만은 당 내성의 악화를 초래하는 인슐린 저항성 증가의 직접적 원인으로 알려져 있다.

42회 출제유형

10 뇌혈관이 막히거나 터져서 뇌세포가 손상되면 발생하는 신경학적 증상은?

① 부정맥
② 뇌졸중
③ 협심증
④ 심근경색증
⑤ 폐부종

해설 뇌졸중
뇌혈관이 막히거나(뇌경색) 출혈되어(뇌출혈) 반신불수, 감각이상, 언어장애, 시각장애, 어지럼증 등이 나타난다.

07 ⑤ 08 ① 09 ③ 10 ② **정답**

11 53세 남성의 건강검진 결과표이다. 이 남성은 어느 경우에 해당되는가?

구 분	검사치
허리둘레	100cm
수축기혈압/이완기혈압	145mmHg/95mmHg
중성지방	180mg/dL
HDL-콜레스테롤	50mg/dL
공복혈당	100mg/dL

① 골다공증
② 대사증후군
③ 고콜레스테롤혈증
④ 동맥경화증
⑤ 당뇨병

해설 대사증후군의 진단
- 허리둘레 : 남자 90cm 이상, 여자 85cm 이상
- 혈압 : 130/85mmHg 이상
- 공복혈당 : 100mg/dL 이상 또는 당뇨병 과거력, 약물복용
- 중성지방(TG) : 150mg/dL 이상
- HDL-콜레스테롤 : 남자 40mg/dL 미만, 여자 50mg/dL 미만

46회, 43회 출제유형

12 2023년 기준 우리나라 사람의 사망률 1위 암은?

① 갑상선암
② 위 암
③ 대장암
④ 폐 암
⑤ 췌장암

해설 2023년 암사망률 통계(2024년 9월 발표)
- 전체 : 폐암 > 간암 > 대장암 > 췌장암 > 위암
- 남자 : 폐암 > 간암 > 대장암 > 위암 > 췌장암
- 여자 : 폐암 > 대장암 > 췌장암 > 유방암 > 간암

정답 11 ② 12 ④

44회 출제유형

13 뇌졸중의 위험인자 중 조절이 가능한 것은?

① 성 별
② 인 종
③ 나 이
④ 흡 연
⑤ 가족력

해설 흡연과 같은 위험인자는 생활방식을 통해서 조절할 수 있으나 성별, 인종, 나이, 가족력과 같은 다른 요인들은 조절할 수 없다.

14 54세 이상 74세 이하의 남녀 중 발생고위험군 중 2년마다 검진을 받아야 하는 국가암검진 종류는?

① 간 암
② 위 암
③ 대장암
④ 폐 암
⑤ 췌장암

해설 국가암검진

종 류	검진대상	검진주기
위 암	40세 이상 남녀	2년
간 암	40세 이상 남녀 중 간암발생고위험군	6개월
대장암	50세 이상 남녀	1년
유방암	40세 이상 여성	2년
자궁경부암	20세 이상 여성	2년
폐 암	54세 이상 74세 이하의 남녀 중 폐암발생고위험군	2년

15 국민 암 예방수칙으로 옳은 것은?

① 매일 한두 잔의 술을 꾸준하게 마신다.
② 자신의 체격에 맞는 건강체중을 유지한다.
③ 음식을 짜게 섭취한다.
④ 채소와 과일을 적게 섭취한다.
⑤ 담배를 피우지 말되 간접흡연은 괜찮다.

해설 ① 암 예방을 위하여 하루 한두 잔의 소량 음주도 피한다.
③ 음식을 짜지 않게 먹고, 탄 음식을 먹지 않는다.
④ 채소와 과일을 충분하게 먹고, 다채로운 식단으로 균형 잡힌 식사를 한다.
⑤ 담배를 피우지 말고, 남이 피우는 담배 연기도 피한다.

13 ④ 14 ④ 15 ② **정답**

제2과목 환경위생학

CHAPTER 01	환경위생학의 개념
CHAPTER 02	대기환경·오염
CHAPTER 03	급수위생
CHAPTER 04	수질오염
CHAPTER 05	폐·하수 및 폐기물처리
CHAPTER 06	산업보건 및 위생
적중예상문제	

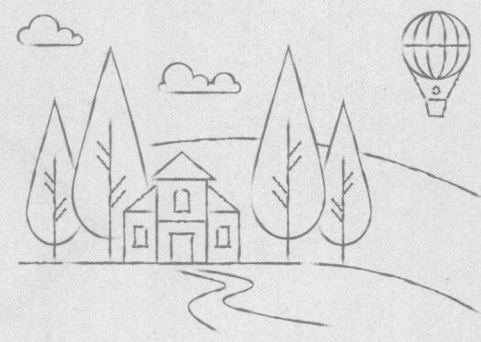

행운이란 100%의 노력 뒤에 남는 것이다.

− 랭스턴 콜먼(Langston Coleman)

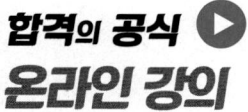

보다 깊이 있는 학습을 원하는 수험생들을 위한
시대에듀의 동영상 강의가 준비되어 있습니다.
www.sdedu.co.kr ➜ 회원가입(로그인) ➜ 강의 살펴보기

01 환경위생학의 개념

1 환경위생학 일반

(1) 환경위생의 정의
인간의 신체발육, 건강 및 생존에 유해한 영향을 미치거나 또는 미칠 가능성이 있는 물질적인 생활환경의 일체의 요소를 억제·조절하는 것을 의미한다.

(2) 환경의 분류
① 자연적 환경
  ㉠ 이화학적 환경
    - 공기(기온, 기습, 기류, 기압, 매연, 가스, 공기조성, 공기이온)
    - 물(강수, 수량, 수질, 지표수, 지하수)
    - 토지(지온, 지균, 토지조성)
    - 빛(광선, 자외선, 적외선, 방사선)
    - 소리(음향, 소음, 잡음)
  ㉡ 생물학적 환경
    - 설치동물(쥐, 다람쥐)
    - 유해곤충(모기, 파리)
    - 절지동물
    - 병원 미생물
② 사회적 환경
  ㉠ 인위적 환경 : 식생활·의복·주택 등의 위생시설, 토지이용관계, 수송, 공업, 도시, 농촌 등
  ㉡ 문화적(사회적) 환경 : 문화수준, 정치, 경제, 종교, 교육, 사회 등

(3) 환경위생사업
① **방역사업** : 예방 의학적 기술을 적용함으로써 질병으로부터 인간을 보호
② **환경위생 개선사업** : 인간집단을 둘러싸고 있는 생활환경을 개선·향상시킴으로써 인간의 건강을 확보
③ 사회안전망 구축사업
④ 의료사업 및 보건관리사업

알아두기

지구를 지키는 4R운동(자원순환원칙)
- *Refuse* : 불필요한 물건을 사지 말자!
- *Reduce* : 쓰레기를 줄이자!
- *Reuse* : 쉽게 버리지 말고 반복해서 사용하자!
- *Recycle* : 재활용을 활성화하자!

핵심 OX

01 방역사업은 환경위생사업에 해당한다. (O, X)

02 4R운동에는 Refuse, Reduce, Reuse, Recycle이 있다. (O, X)

|정답| 01 O 02 O

CHAPTER

02 대기환경·오염

1 공 기

(1) 정상 공기의 조성 ★ [46] [42] [39]

성 분	화학 기호	부피 백분율(%)	중량 백분율(%)
산소(Oxygen)	O_2	20.95	23.01
질소(Nitrogen)	N_2	78.09	75.51
아르곤(Argon)	Ar	0.93	1.286
이산화탄소 (Carbon Dioxide)	CO_2	0.03	0.04
네온(Neon)	Ne	0.0018	0.0012
헬륨(Helium)	He	0.0005	0.00007
크립톤(Krypton)	Kr	0.0001	0.0003
크세논(Xenon)	Xe	0.000009	0.00004
오존(Ozone)	O_3	미 량	미 량
수소(Hydrogen)	H_2	미 량	미 량

(2) 산소(O_2)

① 원자량이 16.00이며 비중은 1.43(산소 밀도) / 1.3(공기 밀도) ≒ 1.1이다.
② 인체는 한 번 호흡할 때마다 4~5%의 산소를 소비한다.
③ 성인의 경우 하루에 600~700L의 산소가 필요하다(1일 필요 공기량 : 약 13kL).
④ 공기 중의 산소가 14% 이하가 되면 폐포 내의 분압이 정상 시 100mmHg에서 46mmHg 이하의 상태가 되어 혈색소(Hb)의 산소포화도가 감소, 저산소증이 발생할 수 있다.
⑤ 산소의 변동범위는 15~27%이며, 10% 이하면 호흡곤란, 7% 이하면 질식한다.
⑥ 산소농도가 60% 이상이거나, 2~3기압 이상의 고압산소를 호흡하면 산소중독이 발생한다. ★ [39]

출제경향 파헤치기

대기 구성요소 각각의 기본적인 내용을 주로 묻는다.

- ☑ 다음 중 이산화탄소의 설명으로 옳은 것은?
- ☑ 산소보다 헤모글로빈의 친화력이 높은 가스는?

알아두기

공기의 자정작용 ★ [45] [42] [39] [37] [36]

대기는 인간의 호흡·생활 활동과 물질의 연소, 발효, 부패, 방사능 물질 등에 의해 오염되지만, 자연의 치유력, 즉 물리적·화학적·생물학적인 작용이 서로 밀접하게 관련하여 조성 자체는 큰 변화가 없다.

- 공기 자체의 희석작용
- 강우, 강설 등에 의한 용해성 가스 및 부유 분진의 세정작용
- 산소(O_2), 오존(O_3), 과산화수소(H_2O_2) 등의 산화작용
- 자외선의 살균작용
- 탄소동화작용에 의한 CO_2와 O_2의 교환작용
- 중력에 의한 침강작용

(3) 질소(N_2) ★ 35

① 공기 중에 가장 많은 양(78.09%)으로 존재한다.
② 비중은 0.967이고 원자량은 14.008이다.
③ 호흡을 통해 단순히 기도를 출입하는 불활성 가스나 고기압 상태에서는 인체에 영향을 미친다.
④ 급격한 감압 시 질소가 지방조직이나 혈액 중에 용해되었다가 기포를 형성하므로 체내의 모세혈관을 차단하여 잠함병을 유발한다. ★ 37
⑤ 이상 기압 : 0.7기압 이하
⑥ 이상 고압 : 1기압

(4) 이산화탄소(CO_2)

① 공기 중의 농도가 0.03%인 기체이다. ★ 38
② 무색·무취의 가스로 약산성을 나타내며 소화제, 청량음료 등에 사용된다.
③ 물체의 연소, 발효, 부패, 호흡작용 등에 의해서 배출된다.
④ 실내공기 오염의 지표로 이용된다. ★ 41
⑤ 적외선을 흡수하여 온실효과를 일으킨다. ★ 37
⑥ 10% 이상이면 질식, 7% 이상이면 호흡곤란을 일으킨다.
⑦ 식물의 탄소동화작용으로 교환되어 동일한 농도를 유지한다.
⑧ 실내공기질 유지기준은 0.1%(1,000ppm)이다. ★ 46 42 39 35

(5) 일산화탄소(CO) ★ 35

① 탄소성분의 불완전연소로 발생하며 무색·무취·무자극성이다.
② 주배출원은 자동차 배기가스이다.
③ 헤모글로빈(Hb)과의 친화력이 산소보다 200~300배 정도 높아 혈액의 산소운반 능력을 감소시킨다. ★ 44 41 39
④ 중독 시 중추신경계의 장애를 유발한다(운동장애, 언어장애, 시력 저하, 지능 저하, 시야 협착 등).
⑤ CO와 Hb의 해리를 촉진하기 위해 고압산소요법을 사용하여 치료한다. ★ 37

(6) 아황산가스(SO_2) ★ 40

① 대기오염의 지표로, 주로 석탄, 석유 등 화석연료의 연소 시 생성된다.
② 허용치는 연평균 0.02ppm 이하이다.
③ 토양의 산성화, 금속과 대리석 부식작용 등 동식물, 건물 등에 피해를 준다.
④ 산성비의 주요 원인이며, 런던 스모그 사건의 원인물질이다.

알아두기

흡기와 호기의 기체조성 ★ 43

구 분	흡기 (들숨)	호기 (날숨)
산소(O_2)	21%	16%
이산화탄소 (CO_2)	0.03%	4%

알아두기

ppm(parts per million) ★ 46 38
1ppm = 1/1,000,000
1% = 1/100
1% = 10,000ppm

알아두기

군집독 ★ 45 42 41 40 39
다수인이 밀집한 실내공간에서 CO_2 증가, O_2 감소, 온도·습도·악취 증가로 불쾌감, 두통, 권태, 현기증 등이 발생하는 것

핵심 OX

01 1%는 10,000ppm이다. (O, X)

02 이산화탄소의 실내공기질 유지기준은 0.1%이다. (O, X)

03 질소는 헤모글로빈과의 친화력이 산소보다 200배 정도 강하다. (O, X)

정답 | 01 O 02 O 03 X

(7) 먼 지
① 인체에 영향을 미치는 입자의 크기는 0.5~5μm이다.
② 알레르기 반응, 진폐증, 감염병 등을 유발한다.

(8) 대기의 환경기준(환경정책기본법 시행령 별표 1)

항 목	기 준
아황산가스(SO_2)	• 연간 평균치 : 0.02ppm 이하 • 24시간 평균치 : 0.05ppm 이하 • 1시간 평균치 : 0.15ppm 이하
일산화탄소(CO)	• 8시간 평균치 : 9ppm 이하 • 1시간 평균치 : 25ppm 이하
이산화질소(NO_2)	• 연간 평균치 : 0.03ppm 이하 • 24시간 평균치 : 0.06ppm 이하 • 1시간 평균치 : 0.10ppm 이하
미세먼지(PM-10)	• 연간 평균치 : 50μg/m³ 이하 • 24시간 평균치 : 100μg/m³ 이하
초미세먼지(PM-2.5)	• 연간 평균치 : 15μg/m³ 이하 • 24시간 평균치 : 35μg/m³ 이하 ★ 42
오존(O_3)	• 8시간 평균치 : 0.06ppm 이하 • 1시간 평균치 : 0.1ppm 이하
납(Pb)	연간 평균치 : 0.5μg/m³ 이하
벤 젠	연간 평균치 : 5μg/m³ 이하

2 온열환경 ★ 36

(1) 기 온
태양의 복사열에 의한 것으로 보통 지상 1.5m의 그늘진 곳에서 측정한 건구온도를 말하며, 온열 요소(기온, 습도, 기류, 복사열) 중 가장 중요하다.

① 온도 측정
  ㉠ 추정 목적에 따라 측정위치, 측정시기, 측정기구 등을 고려한다.
  ㉡ 정확한 기온의 측정을 위해 복사열을 피해야 하므로 보통 알루미늄의 얇은 판으로 차폐한다.
  ㉢ 기온은 보통 1일 6회 관측하지만 3회 관측에 의하여 얻게 된 기온의 산술평균으로 구한다.
  ㉣ 실제 대기온도의 분포는 해발 고도에 따라 차이가 나는데, 보통 지상 100m마다 0.5~0.7℃(약 0.65℃) 정도 낮아진다. ★ 39
  ㉤ 실외에서는 백엽상을 이용한다.

알아두기

백엽상
• 실외기온 측정으로 지상 1.5m에서 측정한다.
• 기상 관측인 경우 백엽상 가운데에 온도계를 고정시킨다.
• 일정한 장소의 기온을 측정하는 데 좋다.
• 다른 장소로 옮겨 기온·기습을 측정할 수 없으므로 이러한 경우에는 아스만통풍건습계를 사용한다.

② 일교차 ★ 39 37
  ㉠ 하루 중 최저온도(일출 30분 전)와 최고온도(오후 2시경)의 차이를 말한다.
  ㉡ 낮은 위도의 지방이 높은 위도의 지방에 비해 일교차가 작다.
  ㉢ 해양·해안에서는 일교차가 작고, 대륙에서는 일교차가 아주 크다.
  ㉣ 구릉·산 등에서는 일교차가 작고, 계곡·분지에서는 일교차가 크다.
  ㉤ 산림의 수목이 많은 곳에서는 일교차가 작다.
  ㉥ 도시의 아스팔트 도로나 사막의 일교차는 크다.
  ㉦ 바다 위에서의 일교차는 극히 작다.
  ㉧ 구름이 많은 날은 일교차가 작다.
  ㉨ 일교차는 열대지방에서 작고, 온대지방에서 비교적 크며, 한대지방에서 가장 크다.

③ 측정기구 ★ 46
  ㉠ 수은온도계 : 그 기간의 최고 기온을 나타내는 최고 온도계로, 보통 사용하며 2분간 측정한다.
  ㉡ 알코올온도계 : 알코올은 −130℃까지 얼지 않기 때문에 최저 기온을 측정하는 온도계로, 3분간 측정한다.
  ㉢ 아스만통풍건습계 : 기온과 기습을 동시에 측정 가능하다.
  ㉣ 카타온도계 : 실내에서 불감기류와 냉각력을 측정한다. ★ 46
  ㉤ 그 밖의 온도계
    • 자기(Bimetal)온도계 : 열팽창계수가 다른 쌍금속편을 밀착시켜 발생하는 곡률의 변화를 이용한다.
    • 전기저항온도계 : 온도의 변화에 따라 도선의 전기저항의 변화를 이용한다.
    • 열전기온도계 : 온도의 변화에 따라 도선에 발생하는 기전력을 이용한다.

(2) 습도(기습)

① 포화습도 : 일정 공기에 함유되어 있는 수증기의 양에는 한계가 있는데 한계에 달했을 때 공기 중에 있는 수증기량(g)이나 수증기장력(mmHg)을 포화습도라 한다.

② 상대습도(비교습도) : 현재 공기 $1m^3$가 포화상태에서 함유할 수 있는 수증기량과 실제 그 속에 존재하는 수증기량과의 비를 %로 표시한 것을 말하며, 그 지역의 기온변화에 반비례한다. ★ 46 43

$$상대습도 = \frac{증기압}{포화증기압} \times 100 = (절대습도 \div 포화습도) \times 100$$

알아두기

건구·습구·적정온도 ★ 38
• 건구온도 : 수은이나 알코올로 만든 가늘고 긴 막대 모양의 온도계로 측정한 온도를 말한다.
• 습구온도 : 기온, 기습, 기류 등의 종합 작용에 기인하는 것으로, 생물학적 의의가 크다. 쾌적 상태에서 건구온도보다 3℃ 정도 낮다.
• 적정온도 : 실내의 적정온도는 18±2℃, 침실 온도는 15±1℃, 병실 온도는 21±2℃이다.

알아두기

아스만통풍건습계
• 기온과 기습을 동시에 측정할 수 있다.
• 건구·습구의 두 가지 온도계가 부속되어 있다.
• 건구 : 보통의 온도계이다.
• 습구 : 온도계의 둥근 부분을 젖은 헝겊으로 싼다.
• 측정법 : 관측하기 직전에 통풍을 시작하여 온도계의 눈금이 정상이 되도록 하며, 눈금은 통풍이 시작된 지 5분 정도 지날 때가 가장 정확하다.

알아두기

섭씨(℃)와 화씨(℉)의 환산식 ★ 42
• 섭씨(℃) → 화씨(℉) = (℃ × 1.8) + 32
• 화씨(℉) → 섭씨(℃) = (℉ − 32) ÷ 1.8

핵심 OX

01 온열요소 4인자는 기온, 습도, 기류, 복사열을 말한다. (O, X)

02 일교차는 오전 10시와 오후 4시의 온도 차이를 말한다. (O, X)

03 대류권에서는 지상 100m마다 약 0.6℃ 정도 낮아진다. (O, X)

|정답| 01 O 02 X 03 O

③ 절대습도 : 수증기량을 단위체적(1m³) 공기 중의 질량으로 표시한 것이다. ★ ㊶
④ 최적습도 : 생활에 가장 알맞은 공기 습도를 말하며, 이는 40~70%이다.
⑤ 포차 : 현재 공기 1m³가 포화상태에서 함유할 수 있는 수증기량과 실제로 존재하는 수증기량과의 차이를 말한다.
⑥ 노점 : 포화습도에 달하지 못한 공기라도 온도가 하강하면 최대 수증기량이 적어져 포화상태에 이르고 더욱 강하되어 이슬이 되는, 즉 현재의 수증기압으로 포화수증기압이 되는 온도이다.
⑦ 측정 기구
  ㉠ 아스만통풍건습계 : 바람을 일으켜 방안 전체의 습도를 측정하기 위하여 사용되며, 정밀한 계산을 위하여 기압의 보정을 한다.
  ㉡ 모발습도계 : 모발의 습도에 대한 정보를 이용하여 자기온도계와 같은 원리의 신축도를 축차적으로 기록한다.
  ㉢ 자기습도계 : 5~20℃ 사이에서는 무관하나 그 외의 온도에서는 다소의 오차가 있으므로 August 건습도계나 아스만통풍건습계로 끊임없이 보정하여야 한다.
  ㉣ August 건습도계 : 동일 한란계 2개(T, T')를 사용하되 T를 건구온도계, T'를 습구온도계라 부르고 건구온도 t, 습구온도 t'를 측정하여 공기의 습도를 구한다.

알아두기

실내 적정온도와 습도 ★ ㊷
실제로 쾌적함을 주는 습도는 온도에 따라 달라진다.

실내온도	적정습도
15℃ 이하	70%
18~20℃	60%
21~23℃	50%
24℃ 이상	40%

(3) 기류(풍속)

① 무풍 : 0.1m/sec
② 쾌적기류
  ㉠ 실내 : 0.2~0.3m/sec
  ㉡ 실외 : 1m/sec 전후 ★ ㊵
③ 불감기류
  ㉠ 주로 0.5m/sec 이하의 피부로 느낄 수 없는 기류이다. ★ ㊶ ㊳
  ㉡ 신진대사, 생식선 발육을 촉진시킨다.
  ㉢ 한랭에 대한 저항력을 강화시킨다.
④ 측정 기구
  ㉠ 카타온도계 : 기류의 냉각력을 이용하여 실내기류 측정에 쓰이며, 알코올이 최상눈금 100°F선에서 최하눈금 95°F선까지 강하한 시간을 4~5회 정도 멈춤시계로 잰 뒤 평균을 측정한다. ★ ㊹ ㊴
  ㉡ 풍차풍속계 : 실외기류 측정에 쓰이며, 풍차의 회전수에 의해 측정하는 것으로 작은 풍속(1~15m/sec)에 사용된다.
  ㉢ 회전형 풍속계 : 기상관측용 풍속계로, 바람에 의해 회전하는 회전수 혹은 속도에서 풍속을 구한다.

(4) 복사열

보통 온도계로 표시되는 것은 대기의 온도를 의미하나 실제로는 태양, 난로 등의 발열체로부터 복사열이 발생하여 그 주위에 있을 경우 실제 온도계에 나타나는 온도보다 더 큰 온감을 느낀다. ★[43]

① 복사온도
- ㉠ 물체나 지면으로부터의 열복사는 온도감각에 영향을 미치는 것이다.
- ㉡ 어떤 발열체 및 열전도 물체에 의하여 실제 기온과 다른 온도 상승 및 고유의 온도를 갖게 된다.

② 복사열의 영향 범위
- ㉠ 발열체와의 거리의 제곱에 비례하여 온도가 감소한다. ★[37]
- ㉡ 사람 주위의 물체 온도가 기온과 큰 차이가 없으면 일정한 거리에서의 물체의 영향은 무시할 수 있다.

③ 흑구온도계 ★[45][40][35]
- ㉠ 구부는 검게 칠한 동판으로 되어 있다.
- ㉡ 목적하는 위치에서 15~20분 측정한 후에 눈금을 읽는다.

[알아두기]

복사열은 발열체로부터 거리의 제곱에 비례해서 온도가 감소한다.

3 온열지수

(1) 감각온도(체감온도 = 실효온도) ★[45][40][39][37]

① 기온, 기습(100%습도 = 포화습도), 기류(무풍)의 3인자에 의해 이루어지는 체감을 말한다.

② 여름철 최호적 감각온도는 71℉, 겨울철 최호적 감각온도는 66℉이다.

(2) 최적온도(지적온도 = 쾌적온도)

① 주관적 쾌적온도 : 감각적으로 가장 쾌적하게 느끼는 온도를 말한다.

② 생산적 쾌적온도 : 노동할 때 생산능률을 최대로 높일 수 있는 작업 온도를 말한다.

③ 생리적 쾌적온도 : 인체의 최소의 에너지 소모로 최대의 활성을 할 수 있는 온도를 말한다.

(3) 쾌감대

① 무풍 안정 시 보통의 착의 상태에서 쾌감을 느끼는 기후의 범위를 말한다.

② 쾌감을 느낄 수 있는 온도는 18±2℃, 습도는 40~70% 정도이다.

③ 여름철 쾌감온도는 64~79℉, 겨울철 쾌감온도는 60~74℉이다.

[알아두기]

기 후 ★[35]
- 일정한 지역에서 장기간에 걸쳐 나타나는 대기현상의 평균적인 상태로 기상은 시시각각 변화하는 순간적인 대기현상이지만 기후는 장기간의 대기현상을 종합한 것
- 기후의 3요소 : 기온, 기류, 기습
- 기후인자 : 위도, 해발고도, 지형, 수륙분포, 토양

핵심 OX

01 최적습도는 40~70%이다. (O, X)

02 0.5m/sec 이하의 기류를 불감기류라 한다. (O, X)

03 복사열은 거리에 제곱에 비례해 온도가 감소한다. (O, X)

|정답| 01 O 02 O 03 O

출제경향 파헤치기

각 지수의 정의를 주로 묻는다.

- ☑ 다음 중 감각온도의 내용으로 옳은 것은?
- ☑ 다음 중 불쾌지수를 구하는 공식으로 옳은 것은?

(4) 불쾌지수(DI ; Discomfort Index) ★ 41

① 습도와 온도의 영향에 의하여 인체가 느끼는 불쾌감을 숫자로 표시한 것으로, 기류 및 복사열 등은 고려되지 않았다.

불쾌지수	불쾌감의 정도
70	10% 정도의 사람이 느낌
75	50% 정도의 사람이 느낌
80	거의 모든 사람이 느낌
85	견딜 수 없는 상태에 이름

② 불쾌지수의 산출공식 ★ 42 37

㉠ DI=[건구온도(℃) + 습구온도(℃)] × 0.72 + 40.6

㉡ DI=[건구온도(℉) + 습구온도(℉)] × 0.4 + 15.0

(5) 등온지수

① 기온, 기습, 기류에 복사열을 가해서 습도 100%의 무풍 상태에서 주위 물체가 기온과 동일온도로 되었을 때의 등온감각을 Bedford에 의해 등온지수라 하였다.

② 기온, 기습, 기류 및 주위 물체 온도(평균 복사온도)에 의해 구해지며, 지적 등온지수는 60.9℉(52.9~68.6℉)이다.

(6) 카타냉각력 ★ 44

① 기온, 기습이 낮고 기류가 클 때는 인체의 체열발산량이 증대하는데 이때 열을 뺏는 힘을 그 공기의 냉각력이라 한다.

② 인간이 더위와 추위를 느끼는 것은 체열 발산량에 의해 결정된다고 생각하고, 알코올주가 37.8℃(100℉)에서 35℃(95℉)까지 하강시간을 반복 측정하여 평균값으로 공기의 냉각력, 즉 단위시간에 단위면적에서 손실되는 열량(cal/cm^2 · sec)으로 표시한다.

(7) 습구흑구온도지수(WBGT ; Wet Bulb Globe Temperature Index)

알아두기

WB : 자연습구온도, GT : 흑구온도(복사온도), DB : 건구온도

① 2차 대전 당시 열대지방에서 작전하는 미군병사들에 대한 고온장애를 방지하기 위해 고안한 것이다.

② 습구흑구온도지수의 산출식

㉠ 태양이 있는 실외 : WBGT=0.7WB+0.2GT+0.1DB

㉡ 실내 또는 태양열이 없는 실외 : WBGT=0.7WB+0.3GT

4 일광(Sunlight)

복사선으로서 원자 내부의 변화에 의하여 방출되는 복사에너지이다. 물리학상으로 전자파라고도 하고, 그 파장에 따라 물리적인 성상과 생물학적 작용도 다르다. 지표에 도착하는 태양광선은 주로 2,900~5,000Å의 파장을 갖고 있는 전자파이다.

(1) 자외선(Ultraviolet Rays) ★ 46 45 44 41 38 37 36

① 2,600~2,800Å의 파장
  ㉠ 살균작용을 하여 미생물을 3~4시간 만에 사멸한다.
  ㉡ 2,650Å의 파장은 가장 강한 살균력이 있어 이 파장을 이용하여 자외선 살균을 한다.

② 2,800~3,150Å의 파장(건강선, 생명선)
  ㉠ 스위스의 도노 알라(Dorno Arla)가 발견하여 도노선(Dorno-ray)이라고 한다.
  ㉡ 소독작용, 비타민 D 형성작용을 한다.
  ㉢ 피부에 홍반, 색소침착, 피부암을 일으킨다.
  ㉣ 강한 자외선에 조사되면 설맹, 설안염, 각막염, 결막염을 일으킨다.

③ 3,200Å의 파장 : 혈액의 재생 기능을 촉진하고 신진대사를 향상시킨다.

④ 3,000~4,000Å의 파장
  ㉠ O_3을 생성한다.
  ㉡ 발생된 O와 O_3은 NO를 NO_2로 변화시켜 탄화수소(HC)와 결합하여 PAN을 형성한다.
  ㉢ 산화력이 강한 옥시던트(Oxidant)를 발생한다.
  ㉣ 광화학 스모그를 발생시켜 대기오염의 문제를 야기한다.

(2) 가시광선(Visible Light) ★ 41 39

① 눈의 망막을 자극하여 명암과 색깔을 구별한다.
② 가시광선 중 적색광선은 온감, 청색광선은 냉감, 검은색은 압박감을 준다.
③ 눈에 적당한 조도는 100~1,000Lux이다.
④ 낮은 조도로 인해 안구진탕증, 안정피로, 시력 저하, 작업능률 저하 등과 같은 장애가 온다.
⑤ 조도의 측정기구는 광전지조도계, 광전관조도계, 멕베스(Macbeth)조도계 등이 있다.
⑥ 5,500Å(550nm)의 빛에서 가장 강하게 느낀다.

출제경향 파헤치기

일광 중 자외선을 주로 묻는다.
☑ 다음 중 건강선의 파장으로 옳은 것은?
☑ 자외선의 파장 중 가장 강한 살균력을 가진 파장은?

알아두기

1Å = 0.1nm

핵심 OX

01 2,650Å의 파장이 살균력이 가장 좋다. (O, X)

02 일광 중 자외선을 받으면 우리 몸은 비타민 D를 형성한다. (O, X)

03 자외선 중 도노선은 건강선, 생명선으로도 불린다. (O, X)

|정답| 01 O 02 O 03 O

> **알아두기**
>
> 복사선의 파장($Å = \frac{1}{10}$ nm) ★ ㊸
>
> | 복사선 | 파장(Å) |
> |---|---|
> | 우주선 | 0.0005 |
> | γ-선 | 0.01 ~ 1.40 |
> | X-선 | 10 ~ 150 |
> | 자외선 | 4,000 |
> | 가시광선 | 4,000 ~ 7,000 |
> | 적외선 | 7,800 이상 |
> | 전 파 | 2.20×10^6 이상 |

(3) 적외선(Infrared Rays)

① 열작용을 나타내므로 열선이라고도 부른다.
② 여름철 머리 부분의 강한 적외선은 중추신경에 장애를 초래하여 일사병의 원인이 되며, 피부장애로 화상과 홍반을 초래할 수 있다.
③ 측정기구는 열전퇴식 복사계, 흑구온도계 등이 있다.
④ 자외선에 의한 홍반과는 달리 색소침착을 일으키지 않는다.
⑤ 태양광선 외에도 전기로, 난로 등의 발광체에서도 방사된다.

4 공중이용시설위생

(1) 실내공간의 오염물질

실내공간의 공기오염의 원인이 되는 가스와 떠다니는 입자상 물질이 해당한다.

① 미세먼지(PM-10)
② 이산화탄소(CO_2 ; Carbon Dioxide)
③ 폼알데하이드(Formaldehyde)
④ 총부유세균(TAB ; Total Airborne Bacteria)
⑤ 일산화탄소(CO ; Carbon Monoxide)
⑥ 이산화질소(NO_2 ; Nitrogen dioxide)
⑦ 라돈(Rn ; Radon)
⑧ 휘발성유기화합물(VOCs ; Volatile Organic Compounds)
⑨ 석면(Asbestos)
⑩ 오존(O_3 ; Ozone)
⑪ 초미세먼지(PM-2.5)
⑫ 곰팡이(Mold)
⑬ 벤젠(Benzene)
⑭ 톨루엔(Toluene)
⑮ 에틸벤젠(Ethylbenzene)
⑯ 자일렌(Xylene)
⑰ 스티렌(Styrene)

> **알아두기**
>
> 중피종 ★ ㊲
> 흉막, 복막, 심막 등 중피에 생기는 종양으로 석면이 원인이다.

(2) 실내공기질 유지기준 ★ 45 44

공중이용시설 내부의 쾌적한 공기질을 유지하기 위한 기준이다.

오염물질 항목 다중이용시설	미세먼지 (PM-10) (μg/m³)	미세먼지 (PM-2.5) (μg/m³)	이산화 탄소 (ppm)	폼알데 하이드 (μg/m³)	총부유 세균 (CFU/m³)	일산화 탄소 (ppm)
지하역사, 지하도상가, 철도역사의 대합실, 여객자동차터미널의 대합실, 항만시설 중 대합실, 공항시설 중 여객터미널, 도서관·박물관 및 미술관, 대규모 점포, 장례식장, 영화상영관, 학원, 전시시설, 인터넷컴퓨터게임시설제공업의 영업시설, 목욕장업의 영업시설	100 이하	50 이하	1,000 이하 ★ 45 ★ 43 ★ 42	100 이하	–	10 이하 ★ 42
의료기관, 산후조리원, 노인요양시설, 어린이집, 실내어린이놀이시설	75 이하	35 이하		80 이하	800 이하	
실내주차장	200 이하	–		100 이하	–	25 이하
실내 체육시설, 실내 공연장, 업무시설, 둘 이상의 용도에 사용되는 건축물	200 이하	–	–	–	–	–

(3) 실내공기질 권고기준

실내공기질 유지기준과는 별도로 쾌적한 공기질을 유지하기 위한 권고기준이다.

오염물질 항목 다중이용시설	이산화질소 (ppm)	라돈 (Bq/m³)	총휘발성 유기화합물 (μg/m³)	곰팡이 (CFU/m³)
지하역사, 지하도상가, 철도역사의 대합실, 여객자동차터미널의 대합실, 항만시설 중 대합실, 공항시설 중 여객터미널, 도서관·박물관 및 미술관, 대규모점포, 장례식장, 영화상영관, 학원, 전시시설, 인터넷컴퓨터게임시설제공업의 영업시설, 목욕장업의 영업시설	0.1 이하	148 이하	500 이하	–
의료기관, 어린이집, 노인요양시설, 산후조리원, 실내 어린이놀이시설	0.05 이하		400 이하	500 이하
실내주차장	0.30 이하		1,000 이하	–

> **알아두기**
>
> 폼알데하이드(Formaldehyde)
> ★ 45 40
> 건축자재에서 방출되어 새집증후군과 아토피 피부염의 원인물질로 작용한다.

> **알아두기**
>
> 라돈(Rn) ★ 46 44 42
> 토양, 암석 등에 함유된 우라늄이 연속 붕괴하면 라듐이 된다. 이 라듐이 붕괴할 때 생성되는 비활성 기체 형태의 무색·무미·무취의 방사성 가스가 라돈이며, 발암성을 보인다.

> **핵심 OX**
>
> 01 적외선은 열선이라고도 한다.
> (O, X)
>
> 02 적외선은 일사병의 원인이 된다.
> (O, X)
>
> 03 실내공기질 유지기준에서 지하역사의 이산화탄소는 1,000ppm 이하이다.
> (O, X)
>
> |정답| 01 O 02 O 03 O

알아두기

실내공기질공정시험기준 ★ 43
농도를 측정하는 주 시험방법은 다음과 같다.
- 라돈 : 알파비적검출법(실내공기), 연속측정방법(신축 공동주택)
- 미세먼지(PM-10, PM-2.5) : 중량법(주 시험방법), 베타선흡수법(부 시험방법)
- 석면 및 섬유상 먼지 : 위상차현미경법
- 석면 : 투과전자현미경법
- 폼알데하이드 : 2,4 DNPH카트리지와 액체크로마토그래프법
- 휘발성유기화합물 : 고체흡착관과 기체크로마토그래프-MS/FID법
- 총부유세균, 부유곰팡이 : 충돌법
- 오존 : 자외선 광도법
- 이산화질소 : 화학발광법, 비분산적외선법, 전기화학식센서법

출제경향 파헤치기

대기오염 사건의 각각의 내용을 정확히 알고 있는지 묻는다.
- ☑ 다음 대기오염 사건 중 가장 먼저 발생한 사건은?
- ☑ 다음 중 공장지대에서 발생한 대기오염 사건은?

알아두기

대기권의 구성
대류권 → 성층권 → 중간권 → 열권

(4) 신축 공동주택의 실내공기질 권고기준

① 폼알데하이드 $210\mu g/m^3$ 이하
② 벤젠 $30\mu g/m^3$ 이하
③ 톨루엔 $1,000\mu g/m^3$ 이하
④ 에틸벤젠 $360\mu g/m^3$ 이하
⑤ 자일렌 $700\mu g/m^3$ 이하
⑥ 스티렌 $148\mu g/m^3$ 이하
⑦ 라돈 $148Bq/m^3$ 이하

(5) 실내공기질 측정기기

① 미세먼지(PM-10) 측정기기
② 초미세먼지(PM-2.5) 측정기기
③ 이산화탄소 측정기기
④ 일산화탄소 측정기기
⑤ 이산화질소 측정기기

5 대기오염의 개요

(1) 대기의 수직 구조

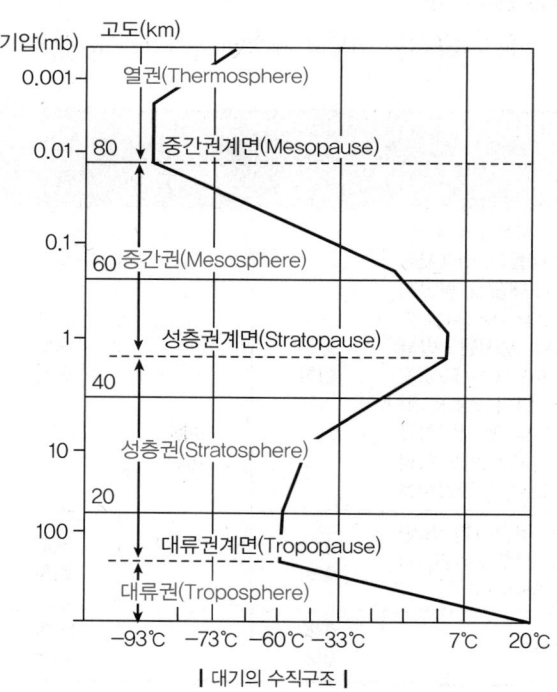

| 대기의 수직구조 |

① 대류권(Troposphere) : 지상 약 11km까지로 기온이 평균 6.5℃/km로 하강한다. 대류운동이 활발하여 기상현상을 일으키고, 대기오염과 밀접한 관계가 있다. ★ 46 37
② 성층권(Stratosphere) : 11~50km까지의 구간으로 30km부터 기온이 상승하며 오존층이 존재한다. ★ 44
  ㉠ 25km에는 O_3이 최대 밀도(10ppm)이고, 이 층을 오존층이라 한다.
  ㉡ 냉장고, 에어컨, 스프레이의 분사제나 발포제로 사용되는 프레온가스가 성층권에서 자외선에 의해 분해되어 염소 원자를 방출하고 이것이 오존층을 파괴하고 있다.
③ 중간권(Mesosphere) : 50~80km까지로 기온이 하강하기 시작하며, 대류권과 비슷한 기류 혼합이 일어난다.
④ 열권(Thermosphere) : 80km 이상의 구간이며, 온도가 상승한다.

(2) 대기오염의 정의

① 세계보건기구(WHO) : 대기 중에 인공적으로 오염물질이 혼입되어 양, 질, 농도, 지속 시간이 상호작용하여 다수의 지역주민에게 불쾌감을 일으키거나 공중 위생상 위해를 끼치며, 인간이나 동·식물의 생활에 해를 주어 도시민의 정당한 권리를 방해받는 상태를 말한다.
② 미국(기술자 총연합회) : 먼지(Dust), 악취(Odor), 가스(Gas), 박무(Mist), 훈연(Fume), 매연(Smoke)과 같은 오염물질이 한 종류 또는 그 이상 대기 중에 존재하여 양, 값, 지속 시간을 불문하고 인간이나 동·식물의 생존을 해하고 재산을 손상시키며, 인류의 쾌적한 번영을 부당하게 저해하는 상태를 말한다.

(3) 각국의 대기오염 실례

① 영국 : 대기오염을 기록상으로 처음 남긴 나라
  ㉠ 1257년 : 최초의 피해에 관한 기록으로 엘리노카 왕비가 매연이 불쾌하여 스코틀랜드로 피신
  ㉡ 1273년 : 의회는 런던 시내에서 석탄연소를 금지하는 법률을 가결(최초의 공해입법)
  ㉢ 1890년 : 그라스고시의 제철공장 매연으로 주민들에게 호흡기질환을 유발
  ㉣ 1952년 : 런던에 5일간 스모그가 계속되어 주로 노인과 1세 이하의 유아 등 약 4,000명 사망
  ㉤ 1956년 : 대기 청정법(Clean Air Act) 제정

알아두기

표준대기압 ★ 43

- 0℃의 상태에서 표준 중력일 때에 높이 760mm의 수은주가 그 밑면에 가하는 압력에 해당하는 기압이며, 이것을 1기압(1atm)으로 한다.
- 1atm = 1013.25hPa = 1013.25mb = 760mmHg

핵심 OX

01 대류운동이 활발하고, 대기오염과 밀접한 관련이 있는 곳은 대류권이다. (O, X)

02 대기오염을 최초로 기록한 나라는 영국이다. (O, X)

03 성층권에는 오존층이 있다. (O, X)

|정답| 01 O 02 O 03 O

② **미국** : 대기오염을 최초로 측정한 나라
  ㉠ 1948년 : 도노라 공업 도시에서 황산화물이 방출되어 약 20명 사망
  ㉡ 1954년 : 로스앤젤레스에서 자동차 배기가스에 의한 광화학 스모그 발생
  ㉢ 1957년 : 공기 청정법(Clean Air Act) 제정
  ㉣ 1964년 : CAMP(Continuous Air Monitoring Program)를 설치하여 SO_X, NO_2, CO, HC, 분진 등 대기오염물질 농도를 측정

③ **일본**
  ㉠ 1946년 : 요코하마시에서 농연무가 발생하여 호흡기장애를 일으킴
  ㉡ 1960년 : 요카이치시(四日市)에서 유해가스 및 매연으로 수백 명의 호흡기 환자가 발생
  ㉢ 1966년 : 대기오염 감시망(NASN) 설치

④ **한국**
  ㉠ 1960년대 : 급진적 경제성장으로 처음에는 대도시에서 대기오염이 중대 과제로 나타나기 시작
  ㉡ 1963년 : '공해방지법' 공포
  ㉢ 1971년 : 수정안 확정
  ㉣ 1978년 : 7월 1일자로 시행한 '환경 보전법'으로 대치
  ㉤ 1980년 : 환경청 발족

⑤ **인도네시아** : 1883년 크라카타우(Krakatau)섬에서 대분화가 발생하여 그 지역 주민의 건강에 막대한 피해를 준 자연적 대기오염 사건

(4) 대기오염 사건

발생지역	시기	환경	원인물질	피해	특징
뮤즈계곡 (벨기에)	1930년 12월	• 계곡의 공장지대(금속·유리·아연·제철) • 무풍상태와 기온역전으로 연무 등이 3일간 계속	• SO_2 • 황산미스트 • 불소화합물 • CO • 미세입자	• 60명 사망(평상시 10배) • 사망자는 만성심폐증의 노인 • 전 연령층(호흡기 자극성 질환으로 대부분 기침과 호흡이 곤란) • 가축, 새, 식물에 치사적 피해	급성적 피해
도노라 (미국) ★46 41	1948년 10월	• 분지의 공업도시(제철·황산공장·아연 정련소) • 무풍상태와 기온역전으로 연무 발생	• SO_2 • 황산미스트	• 전 연령층 • 인구의 43%에 자극 증상 (18명 사망) • 6,000명 환자 발생 • 노인층에 만성심장질환, 기침, 호흡곤란, 흉부압박감 등의 증상	

런던 (영국) ★ 35	1952년 12월	• 하천의 평지, 인구조밀도시 • 무풍과 기온역전	• 매 연 • SO₂ • 분 진	• 평상시의 2.6배 사망률 • 1세 이하와 45세 이상의 심폐성 환자에 중증 • 만성기관지염, 천식기관확장증, 폐섬유증, 폐렴 등을 유발	만성적 피해
로스 앤젤레스 (미국) ★ 43	1954년 이후	• 해안분지로 해안성 안개와 기온역전이 매일 발생 • 인구, 자동차 증가로 인한 연료소비 증가로 회백색의 연무 발생	• 석유계연료 • NOₓ, SOₓ, 올레핀계 탄화수소, 태양광선 중 자외선 (2차 오염물질 생성)	• 눈, 코, 기도, 폐 등의 점막에 지속적 또는 반복적 자극 • 시정 악화, 식물·과실의 손상, 가죽제품의 피해, 건축물의 손상	
포자리카 (멕시코) ★ 45	1950년 11월	• 공업지대의 공장조작사고 • 분지에서의 기온역전	H₂S	• 가스누출에 의해 22,000명 중 320명이 급성중독에 걸려 22명이 사망함 • 기침, 호흡곤란, 점막자극	
도쿄– 요코하마 (일본)	1946년 겨울	• 공업도시 • 무풍상태에서 밤과 이른 새벽 사이에 짙은 연무	불확실, 공업 대기오염물질로 추측	• 기관지염을 앓던 환자의 피해가 심함 • 천식과 기관지염 유발 • 환자가 이곳을 떠나면 완전 회복	

(5) 런던 스모그와 LA 스모그의 비교 ★ 44

구 분	런던 스모그	LA 스모그
발생 시 기온	0~5℃	24~32℃
발생 시 습도	85% 이상	70% 이하
발생하기 쉬운 달	12~1월	8~9월
최다 발생 시간	이른 아침	낮
시정거리	100m 이하	0.8~1.6km 이하
풍 속	무 풍	5m/sec 이하
주 사용연료	석탄과 석유계 연료	석유계(자동차 배기가스)
주 성분	SO₂, CO, 입자상 물질	O₃, NOₓ, HC, 유기물
인체 영향	호흡기, 기관지 자극, 높은 사망률	눈 자극
반응 유형	열 적	광화학적, 열적
화학적 작용	환 원	산 화
역전의 종류	방사성 역전(복사형)	침강성 역전(하강형)

알아두기

광화학 스모그(Smog) ★ 45 40
• 3대 기인요소 : 질소산화물(NOₓ), 탄화수소(HC), 자외선 또는 가시광선
• 발생 조건
  – 일사량이 클 때
  – 대기오염물의 배출량이 많고 공기환기량이 적을 때
  – 안정한 역전이 생겨 수직·수평 방향의 혼합이나 확산이 없을 때

핵심 OX

01 런던 스모그 사건은 이산화황과 관련이 깊다. (O, X)

02 로스앤젤레스 스모그 사건은 질소산화물과 관련이 깊다. (O, X)

03 도노라 사건은 SO₂, 황산미스트가 원인이다. (O, X)

| 정답 | 01 O 02 O 03 O

6 대기오염물질

(1) 1차 오염물질

① 입자상 물질(부유입자, Aerosol) : 대기 속에 미세한 고체나 액체 등이 분산되어 있는 것을 말하며, 대기 중에 존재하는 대부분은 0.01~100μm 이상의 입자들이다.

㉠ 먼지(Dust)
- 대기 중에 떠다니거나 흩날려 내려오는 입자상 물질
- 분쇄나 폭파 등으로 물질이 붕괴될 때 생성되는 입경 1μm 이상의 고체입자
- 강하분진 : 입자가 무거워서 침강하기 쉬운 것($ton/km^2/month$)
- 부유분진 : 입자가 미세하고 가벼워서 침강하기 어려운 것(mg/m^3)

㉡ 매연(Smoke)
- 보통 1μm 이하의 탄소입자
- 연료가 연소할 때 공기 연료비(AFR) 부족으로 생성
- 활발한 브라운(Brown) 운동

㉢ 훈연(Fume) : 승화, 휘발, 연소 또는 화학 반응 등으로 생성된 기체가 응축할 때 형성된 고체입자(0.03~0.3μm) ★44 42 37

㉣ 박무(Mist) ★36 35
- 입자의 핵 주위에 증기가 응축하여 생기는 경우, 액이 붕괴하는 경우에 생기는 액체상의 물질
- 시정 수평거리 1km 이상

㉤ 검댕(Soot) : 연소할 때에 생기는 유리탄소가 응결하여 입자의 지름이 1μm 이상 되는 입자상 물질 ★44

㉥ 안개(Fog)
- 아주 미세하고 많은 물방울이 공기 중에 떠 있는 현상
- 수평거리 1km 이하
- 습도는 100% 또는 그에 가까운 경우

㉦ 연무(Haze)
- 대단히 작고, 많은 건조한 입자가 대기 중에 떠있는 현상
- 시정을 나쁘게 함

출제경향 파헤치기

1차 오염물질과 2차 오염물질의 정의와 분류를 주로 묻는다.

☑ 다음 중 대기오염의 지표로 사용되는 오염물질은?

☑ 2차 오염물질에 해당하는 것은?

알아두기

대기오염물질 발생원 ★42
- 자연적 발생원 : 활화산, 산불, 황사
- 인위적 발생원
  - 점오염원 : 하나의 시설이 대량의 오염물질 배출(발전소, 대규모 공장)
  - 면오염원 : 일정 면적 내에 소규모 발생원 다수가 모여 오염물질 배출(주택)
  - 선오염원 : 이동하면서 오염물질을 연속적으로 배출(자동차, 기차, 비행기, 선박)

알아두기

앤더슨에어샘플러(Andersen air sampler) ★43
부유입자상 물질을 포집판에 관성충돌시켜 입경별로 분리·포집하는 장치이다.

② **가스(기체)상 물질** : 액체나 고체 물질이 기화하여 증기상태로 된 경우 또는 물질의 연소 · 합성 · 분해 시 발생한다.

㉠ 아황산가스(SO_2) ★ 35

- 우리나라 대기오염의 환경기준 물질로 대기오염의 지표
- 발생원은 황산제조공장, 석탄이 연소할 때
- 금속을 가장 잘 부식시킴(무색, 자극성)

㉡ 황화수소(H_2S)

- 계란 썩는 냄새가 나는 맹독성 물질
- 황산화물(SO_X) 중 가장 많이 자연계에 존재(약 84%)
- 산화되어 아황산가스(SO_2)를 생성
- 금속의 표면에 검은 피막(pbs)을 형성시켜 외관상의 피해
- 페인트, 도료 등을 변색시킴

㉢ 질소산화물(NO_X) ★ 46 38

- NO, NO_2, N_2O, N_2O_3, HNO_2, HNO_3 등
- 경유자동차에서 고온 · 고압의 연소 조건으로 인해 다량 배출
- 일산화질소(NO)
  - 무색, 무취 기체로 Hb(Hemoglobin)과의 친화력이 CO보다 수백 배 정도 강함
  - 공기 또는 산소와 반응하여 NO_2로 변함(산소 결핍 유발)
- 이산화질소(NO_2)
  - 적갈색의 자극성 기체로 물과 반응하여 아질산과 질산 또는 그 염이 됨
  - 식물에 극히 유해
  - 광화학 반응의 중요 인자

㉣ 일산화탄소(CO) ★ 40 39 38

- 우리나라의 경우 오염물질의 36%를 차지
- 무색 · 무미 · 무취의 질식성 가스로 Hb과의 친화력이 산소보다 200~300배(약 250배) 강해 연탄가스 중독 등의 피해를 줌

㉤ 탄화수소(HC)

- 자동차 배기가스에서 배출
- 이산화질소와 반응하여 광화학 스모그를 일으킴

㉥ 암모니아(NH_3) : 무색의 자극성 기체로 유기물 부패 시 생성

㉦ 불화수소(HF) ★ 42 35

- 알루미늄 공업(빙정석), 인산비료공업(인광석), 유리공업(불화수소), 초자공업(형석) 등의 업종에서 발생
- 인체보다는 농작물 및 식물, 가축 등에 피해가 큼
- 불소(F_2)와 불화수소(HF)는 유리, 도자기, 금속, 에나멜 등을 부식

핵심 OX

01 대기오염물질인 질소산화물은 가스상 물질이다. (O, X)

02 대기오염의 지표로 사용하는 물질은 CO_2이다. (O, X)

03 일산화탄소는 헤모글로빈과의 친화력이 산소보다 약 250배 강하다. (O, X)

| 정답 | 01 O 02 X 03 O

(2) 2차 오염물질(광화학산화물)

① 개념 ★ 46 37
  ㉠ 배출된 오염물질이 대기 중에서 자외선의 영향을 받아 광화학 반응 등으로 인해 생성된 오염물질
  ㉡ NOCl, H_2O_2, PBN, PAN, O_3, Acrolein 등
  ㉢ 옥시던트(O_3, PAN, PBN)는 태양광선이 있는 낮에 농도 증가

② 광화학산화물의 발생단계

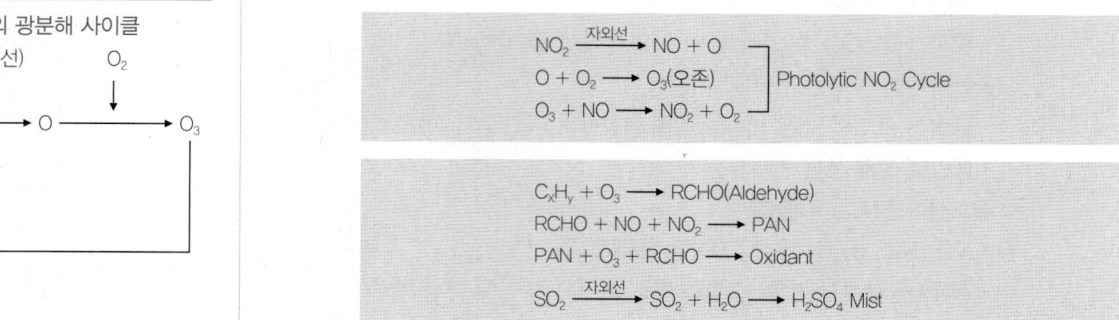

$NO_2 \xrightarrow{자외선} NO + O$	
$O + O_2 \longrightarrow O_3(오존)$	Photolytic NO_2 Cycle
$O_3 + NO \longrightarrow NO_2 + O_2$	

$C_xH_y + O_3 \longrightarrow$ RCHO(Aldehyde)
RCHO + NO + $NO_2 \longrightarrow$ PAN
PAN + O_3 + RCHO $\longrightarrow$ Oxidant
$SO_2 \xrightarrow{자외선} SO_2 + H_2O \longrightarrow H_2SO_4$ Mist

③ 광화학산화물의 종류
  ㉠ PAN(Peroxyacetyl Nitrate) : 인간의 눈이나 목에 자극을 주며 농작물이나 식물에 유해 ★ 42 35
  ㉡ 알데하이드(Aldehyde) ★ 44
    • R-CHO로 결합된 알데유기화합물의 총칭
    • 강한 자극성 냄새가 있어 악취의 공해원
  ㉢ 오존(O_3) ★ 46 45 41 37
    • 대기권 중 성층권에 존재
    • 자외선을 대부분 흡수
    • 살균 및 냄새제거제로 이용
    • 무색, 무미, 해초 냄새(마늘 냄새)
    • 피해 : 고무의 균열과 탄력을 저하(고무제품 손상)하고, 시력장애(눈의 자극), 폐기능을 저하

알아두기

대기 중 NO_2의 광분해 사이클

(3) 대기오염물질 배출원

구분	물질	내용
고정 배출원	아황산가스(SO_2)	• 황성분을 함유한 연료 연소 시 발생 • 제련소, 필름공장, 화력발전소에서 배출
	황화수소(H_2S)	암모니아공장, 석유정제, 코크스 공장, 도시가스제조, 고무공장에서 배출
	일산화질소(NO)	• 고온으로 연소 시 발생, 질소성분 연료 연소 시 발생 • 화학비료공장, 냉동공장, 질산공장에서 배출
	이산화질소(NO_2)	• 일산화질소가 이산화질소로 변환 • 화학비료공장, 냉동공장, 질산공장에서 배출
	일산화탄소(CO)	불완전 연소 시 발생
	탄화수소(HC)	
	불화수소(HF)	• 빙정석, 인광석, 형석, 불화규소 사용 시 발생 • 알루미늄공장, 인산비료공장, 유리공장, 질그릇, 타일공장에서 배출
	프레온가스(CFC_S)	냉매제, 에어졸 분무기, 소화기, 플라스틱 발포제에서 발생
	페놀(C_6H_5OH)	석유공장, 화학공장, 도장공장에서 배출
	카드뮴(Cd)	아연정련 배소로, 동배소로에서 배출
	시안(CN)	코크스공장, 시안공장에서 배출
	수은(Hg)	농약공장, 수은공장에서 배출
	납(Pb)	도료업, 페인트공장, 화장품공장, 장난감공장, 인쇄업에서 배출
이동 배출원 (주로 자동차에서 배출)	일산화탄소(CO)	공회전 시 불완전 연소로 발생
	질소산화물(NO_X)	가속 시 불완전 연소로 발생
	탄화수소(HC)	감속 시 배출
	3·4벤조피렌	• 발암물질 • 디젤(경유)엔진 사용 시 배출

7 대기오염의 피해

(1) 인체의 피해

오염물의 종류, 농도, 폭로시간, 기상조건 등에 따라 다르다. 특히 무풍 시나 기온역전이 많은 날에 피해가 심하고, 둘 이상의 오염물에 장시간 노출되었을 경우 복합작용, 상가작용 및 상승작용으로 피해가 크다.

알아두기

벤조피렌(1급 발암물질) ★ 45 41 36
• 화석연료 등의 불완전연소 과정에서 생성되는 다환방향족탄화수소로 섭취해서 축적될 경우 각종 암을 유발하고 돌연변이를 일으키는 환경호르몬
• 숯불에 구운 고기 등 검게 탄 식품, 담배연기, 자동차 배기가스, 쓰레기 소각장 연기 등에 포함

핵심 OX

01 알데하이드는 2차 대기오염물질이다. (O, X)

02 오존은 1차 대기오염물질이다. (O, X)

03 일산화질소는 고온으로 연소 시 발생한다. (O, X)

|정답| 01 O 02 X 03 O

> **출제경향 파헤치기**
> 피해의 내용과 원인물질의 연결을 주로 묻는다.
> ☑ 다음 질병과 원인물질의 연결로 옳은 것은?
> ☑ 금속을 부식시키고, 시멘트, 대리석 등을 부식시키는 오염물질로 옳은 것은?

① 입자상 물질 ★ ㊻
  ㉠ ┌ 0.5μm 이하 : 폐포까지 침입하나 호흡운동에 의해 밖으로 배출된다.
    ├ 0.5~5.0μm : 인체에 가장 큰 영향을 미치는 크기이다. 폐포를 통해 혈관 또는 임파관으로 침입되며, 침착률이 가장 높다.
    └ 5μm 이상 : 인후 또는 기관지 점막에 침착하여 객담과 함께 배출되거나, 식도를 통해 위 속으로 넘어가 버린다.
  ㉡ 진폐증
    • 광산에서 석영(유리규산)에 의한 규폐증
    • 석면에 의한 석면폐증(용혈작용)
    • 원면 또는 고면에 의한 면폐증 등

② 황산화물(SO_x)
  ㉠ SO_2의 오염이 심한 곳은 상기도, 소화기이며 여성 생식기가 쓰리고, 자극감을 주는 등의 피해가 있다.
  ㉡ 황산미스트의 독성이 SO_2보다 약 10배 정도 강하다.
  ㉢ 만성 피해 : 호흡기계 질환으로, 기관지염, 기관지 천식, 폐기종 등이 생긴다.
  ㉣ 급성 피해 : 기관지 수축, 기도 저항 및 호흡·맥박 증가 등의 피해가 있으며, 심하면 사망에 이른다.

③ 질소산화물(NO_x)
  ㉠ 겨울철에 많고, 여름철에 적다.
  ㉡ NO는 혈액 중의 Hb과 결합하여 NO-Hb을 생성하며, CO보다 친화력이 수백 배 강하다.
  ㉢ NO_2는 NO보다 특성이 5배 정도 강하며 용혈을 일으킨다.
  ㉣ 눈에 대한 자극이 없다는 것을 제외하고, SO_2의 피해와 거의 비슷한 호흡기 질환으로 기관지염, 폐기종, 폐렴 등을 일으키며, 다른 증상으로 만성 기관지염, 폐암 등이 나타난다.

④ 일산화탄소(CO) ★ ㊴
  ㉠ 연탄가스 중독의 원인물질이다.
  ㉡ CO는 산소보다 Hb와의 결합력이 약 250배(200~300배) 정도 강하다.
  ㉢ CO-Hb을 형성해 산소 결핍증을 일으킨다.
  ㉣ 두통, 현기, 권태, 이명, 오심, 구토감이 오고 호흡곤란, 졸도 등을 수반하여 사망에 이르게 되며, 특히 뇌조직과 신경계통에 많은 피해를 준다.

⑤ 카드뮴(Cd) 및 수은(Hg)

㉠ 이타이이타이병

- 카드뮴에 의한 병
- 골연화의 증상, 뼈마디 등 골조직의 통증

㉡ 미나마타병 ★ 44 39 37

- 유기수은에 의한 병
- 언어장애, 난청, 보행장애, 운동장애, 지각장애, 정신장애 등을 유발

⑥ 납(Lead, 연, Pb)

㉠ 자동차의 배출가스, 페인트, 농약, 인쇄공장 등에서 방출되어 중독된다.

㉡ 체외 자연배설이 안 되어 질환을 유발한다.

㉢ 무기연(Pb) : 안면창백, 사지의 신경마비, 신경염 등

㉣ 유기연(R-Pb) : 빈혈, 불면증, 두통, 근육통, 혈압 저하 등

(2) 동 · 식물의 피해

① 동물의 피해

㉠ 불소에 의해 소와 양의 치아가 손상된다.

㉡ 일산화탄소의 지표동물은 카나리아이다.

㉢ 동물에 피해를 입히는 오염물질 : 불소, 비소, 납, 몰리브덴, SO_2

② 식물의 피해

㉠ 햇빛이 강한 낮(식물은 탄소동화작용을 하므로 동화작용 시 폐쇄 인자로 작용)이나, 습도가 높은 날에 피해가 크다.

㉡ 식물에 피해를 주는 순서 : HF > Cl_2 > SO_2 > NO_2 > CO > CO_2

(3) 재산상의 피해

① 금속 부식

㉠ SO_2, H_2S 등이 Fe, Al, Ni, Cu, Zn, Mg과 같은 금속을 부식시킨다.

㉡ 습도가 80% 이상일 때 부식 정도가 심각하다.

㉢ SO_2의 피해가 가장 크다.

② 건축재료

㉠ 매연, 타르 등은 건축물을 퇴색시킨다.

㉡ SO_2는 탄산염을 함유한 석회석, 대리석, 시멘트 등을 부식시킨다(화강암, 사암 제외).

③ 도 료

㉠ 납 성분을 함유한 도료는 H_2S에 의해 쉽게 변색된다.

㉡ 매연은 그림물감, 유화 등에 피해를 준다.

㉢ SO_2는 유지, 수지의 엷은 피막과 양피지, 그림물감 등에 피해를 준다.

[알아두기]

지표식물

- 지표식물 : 오염물에 대해 민감하게 반응하는 식물로 오염 정도를 빨리 감지하고 환경파괴의 정도를 알리는 식물
- 지표식물과 반점

구 분	지표식물	반 점
SO_2	알팔파 (자주개나리), 참깨	잎맥 사이 반점 (황갈색, 회백색)
O_3	담 배	엽록 반점 전면(회백색)
불소 및 화합물	글라디올러스	엽록 반점 (상아색, 갈색)
PAN	강낭콩	잎맥 사이 반점 (백색)
염 소	장 미	엽선단 · 엽록 반점(담황색)

핵심 OX

01 미나마타병은 카드뮴 중독병이다. (O, X)

02 SO_2는 대리석이나 시멘트를 부식시킨다. (O, X)

03 0.5~5.0μm 입자상 물질은 침착률이 가장 크다. (O, X)

| 정답 | 01 X 02 O 03 O

④ 피혁 및 섬유
  ㉠ 소량의 SO_2에서도 가죽이 약화된다.
  ㉡ 양모, 면, 나일론 등의 각종 섬유는 황산화물에 의해 탈색 및 퇴색되며 인장력이 감소된다.
⑤ O_3에 의한 피해
  ㉠ 착색된 각종 섬유의 염료를 퇴색시킨다.
  ㉡ 고무제품의 균열 및 노화를 일으키므로 자동차의 타이어, 전선 피복 등에 피해를 준다.
⑥ 유리, 도자기 등 : F_2와 HF는 유리, 도자기, 금속, 에나멜 등을 부식시킨다.

출제경향 파헤치기

용어의 이해도를 묻는 문제가 주로 출제된다.
- ☑ 높새바람에 대한 설명으로 옳은 것은?
- ☑ 복사성 역전에 대한 설명으로 옳은 것은?

8 오염물질의 확산

대기오염물질의 이동을 좌우하는 요인은 인간의 활동, 지리적 조건, 기상조건 등을 들 수 있는데 이 중에서 확산에 가장 큰 영향을 미치는 것은 바람이다.

(1) 바람

① **바람** : 공기의 수평 방향의 움직임을 말한다.
② **대류** : 공기의 수직 방향의 움직임을 말한다.
③ **풍배도(Wind Rose)**
  ㉠ 풍향별로 관측된 바람의 발생빈도와 풍속을 16방향의 막대기형으로 표시한 기상도형을 말한다.
  ㉡ 풍향에서 가장 빈도수가 큰 바람을 주풍이라 한다.
  ㉢ 주풍을 알면 오염의 확산도를 예측할 수 있어 공업지역 위치를 결정할 때 중요한 자료가 된다.
④ **바람의 종류**
  ㉠ 해륙풍 : 해륙풍이 발생하는 원인은 바다와 육지의 비열차 때문이다.
    - 해풍 : 낮에 바다에서 육지로 부는 바람
    - 육풍 : 밤에 육지에서 바다로 부는 바람
  ㉡ 산곡풍
    - 곡풍 : 낮에 햇빛에 의해 경사면이 산 아래보다 더 빨리 가열되면 상승기류가 발생하여 산 아래에서 산 위로 부는 바람
    - 산풍 : 밤이 되면 경사면이 빨리 냉각되어 산 위에서 산 아래로 부는 바람
  ㉢ 전원풍 : 열섬효과로 도시의 중심부가 고온이 되어 상승기류가 발생하면서 시골(전원)에서 도시로 부는 바람이다.

㉣ 푄풍(높새바람) ★ ㊱

- 습윤한 바람이 산을 넘으면 온도가 상승하고 고온 건조해지는 현상
- 바람이 불기 시작하는 곳과 불어오는 곳의 기온은 상당히 다름

(2) 기온역전 ★ ㊺ ㊹ ㊵ ㉟

기온이 높아지는 비정상적인 상태를 역전이라 하고, 이때의 공기층을 역전층이라 하며, 과거 대기오염 사건은 대부분 역전 상태에서 발생되었다. 기온역전이란 지면의 열이 식어지면 근처의 하층의 공기가 상층의 공기보다 온도가 낮아지는 현상을 말한다.

① 복사성 역전(방사성 역전) ★ ㊴

㉠ 바람이 적고, 구름이 없는 맑은 날, 습도가 적은 자정부터 새벽에 잘 일어나 안개가 발생하기 쉽다.

㉡ 지면이 대기층보다 급속히 냉각되어 일어나는 역전을 방사성 역전이라 한다.

㉢ 넓은 시골 벌판에서 잘 형성된다.

예 런던 스모그 사건

② 침강성 역전

㉠ 고기압의 중심에서는 상공으로부터 공기가 침강한다.

㉡ 저기압에서는 반대로 상승기류가 되는데, 이 상승 기류는 단열팽창에 의해 공기가 냉각된다.

㉢ 고기압권 내에서는 침강되는 공기가 단열압축되어 기온이 상승하게 된다.

예 로스앤젤레스 스모그 사건

③ 전선성 역전 : 온난전선에서는 난기가 한기 위를 덮고, 한랭전선에서는 냉기가 난기의 밑으로 형성되기 때문에 역전이 발생한다.

④ 지형성 역전

㉠ 계곡이나 분지 내에서 방사냉각에 의해 생긴 무거운 냉기가 경사면을 따라 밑으로 내려가기 때문에 골짜기의 밑은 기온이 낮아져 역전층이 생긴다.

㉡ 방사성 역전과 겹치게 되면 역전층은 더욱 강하게 형성된다.

예 Meuse valley 사건

핵심 OX

01 푄풍은 습윤한 바람이 산을 넘으며 고온 건조해지는 현상이다. (O, X)

02 산풍은 산 위에서 산 아래로 부는 바람이다. (O, X)

03 복사성 역전의 예로 로스앤젤레스 스모그 사건이 있다. (O, X)

|정답| 01 O 02 O 03 X

(3) 대기의 안정도와 연기의 형태(Plume ; 플룸)

연기의 형	대기상태	특 징	굴뚝연기의 분산 형태
Looping (환상형)	불안정	여름철 낮에 발생하기 쉬우며, 연기가 급속히 확산해 버리지만 경우에 따라서 오염 최대 농도거리가 짧을 수 있다.	
Conning (원추형)	약안정 (중립)	겨울철 또는 구름이 낀 낮에 잘 나타나며, 수평방향의 확산이 크므로 연기는 타원형이 되고, 최대 농도 지점은 멀다.	
Fanning (부채형)	강안정 (역전)	하층 전체에 역전층이 있으므로 연기는 수평방향으로 넓게 확산되고, 오염농도 추정이 곤란하다.	
Lofting (지붕형)	상불안정 하안정	일몰의 전후에 잘 나타나고, 연기는 불안정한 상태인 위로만 올라가며 스모그와 관계가 있다.	
Fumigation (훈증형)	상안정 하불안정	지붕형과는 반대로 연기의 확산은 밑으로만 되기 때문에 오염이 심한 경우가 있다(일몰 후 특히 오염이 심해진다).	
Trapping (함정형, 구속형)	침강역전 복사역전	두 역전층 사이에 연기가 갇히게 된 형태로 그 부분에서의 오염이 심하다.	

(4) 장애물에 대한 플룸의 영향

① 다운 워시(Down Wash)
  ㉠ 연기의 배출속도가 풍속보다 적을 경우 바람이 불어오는 반대쪽 굴뚝 위에 발생하는 소용돌이에 의해 연기가 말려 들어가는 현상이다.
  ㉡ $V_s < V$ (V_s : 연기의 배출속도, V : 굴뚝 높이에서의 평균풍속)
  ㉢ 이를 방지하기 위해 배출속도를 평균풍속의 2배 이상으로 하여 연기의 확산을 원활하게 한다.

② 다운 드래프트(Down Draught)
  ㉠ 바람이 불어오는 쪽의 건물과의 압력차로 연기가 건물 뒤의 소용돌이로 말려 들어가는 현상이다.
  ㉡ 다운 드래프트를 방지하는 데는 굴뚝 높이를 건물 높이의 2~2.5배로 하는 것이 유효하다.

(5) 매연 농도의 측정과 개선

① 링겔만 스모크 차트법

㉠ 무풍일 때, 연기의 흐름에 직각인 위치에서 태양광선을 측면으로 받는 방향으로부터 농도표를 측정자 앞 16m에 놓고, 굴뚝에서 40m 떨어진 위치에 서서 배출구로부터 30~45cm 떨어진 곳의 농도를 관측 비교한다.

㉡ 배출구 허용 기준농도는 링겔만 비탁표로 2도 이하이다(0~5도까지 6종으로 구분).

② **높은 굴뚝에 의한 배출** : 굴뚝을 높여 배기가스를 넓은 지역에 확산하여 농도를 낮춘다. 지표면에 도달하는 착지 농도는 서튼(Sutton)식을 이용한다.

$$C_m = \frac{2Q \cdot C}{\pi \cdot e \cdot U \cdot He^2}\left(\frac{\sigma_z}{\sigma_y}\right)$$

- C_m : 최대 착지 농도
- e : 자연대수의 밑수(2.72)
- He : 유효 굴뚝높이
- σ_y : 수평방향의 확산계수
- Q : 오염물 배출량(Sm^3/sec)
- U : 풍속(m/sec)
- σ_z : 수직방향의 확산계수
- C : 오염물질 농도

상기식에 의하면,

㉠ 오염물질의 착지 농도는 오염물의 배출률에 정비례한다.

㉡ 오염물질의 착지 농도는 풍속에 반비례한다.

㉢ 오염물질의 착지 농도는 유효 굴뚝 높이의 제곱에 반비례한다.

㉣ 오염물질의 최대 농도는 대기 안정도가 증가함에 따라 굴뚝 가까이에 형성한다.

9 대기오염의 변화 추세

(1) 이산화탄소의 배출과 지구온난화

① 이산화탄소 농도는 연간 1.0~1.5ppm 정도씩 꾸준하게 증가하고 있다.

② 우리나라의 이산화탄소 농도 역시 가속적인 상승곡선을 그리고 있다.

③ 기상학자들의 조사에 의하면 약 100년 전인 19세기 후반 무렵의 이산화탄소 농도는 280ppm 수준이었고, 이와 같은 이산화탄소의 농도변화는 최근 100년간 지구 온도를 0.5℃ 정도 상승시켰다고 한다.

④ 온실가스 감축을 위해 1992년 리우회의 협약(구속력 ×), 2005년 교토의정서(구속력 ○) 발효가 되었다.

알아두기

링겔만 차트에 의한 매연농도(%) 계산

농도(%) = 총(도수×횟수) / 총횟수

출제경향 파헤치기

지구온난화의 원인물질과 그에 따른 현상의 이해를 주로 묻는다.

☑ 오존을 파괴하는 물질로 옳은 것은?

☑ 온실효과의 원인물질 중 가장 큰 것은?

핵심 OX

01 대기오탁은 기온역전이 나타날 때 잘 발생한다. (O, X)

02 링겔만 스모크 차트법은 매연 농도 측정에 사용한다. (O, X)

03 온실가스 감축을 위한 교토의정서는 구속력이 있다. (O, X)

|정답| 01 O 02 O 03 O

⑤ 이산화탄소 농도가 상승하는 이유
  ㉠ 석탄이나 석유 같은 화석연료 때문에 이산화탄소의 농도가 증가하고 있다.
  ㉡ 석유·천연가스 등의 에너지 소비 증가와 비례한다고 볼 수 있다.
  ㉢ 지구 전체로 보면 화석연료의 연소로 인해 연간 54억 톤의 이산화탄소가 방출되고 있으며, 벌채하여 태우는 과정에서도 19억 톤가량의 이산화탄소가 나온다.

(2) 오존층의 파괴

① 오존의 생성 단계
  ㉠ 태양의 자외선은 산소와 오존에 의해 흡수된다.
  ㉡ 산소는 약 240nm 이하 파장의 자외선을 흡수하며 오존은 360nm 이하 파장의 자외선을 각각 흡수한다.
  ㉢ 산소 분자는 자외선을 흡수하여 해리반응을 일으켜 산소 원자가 된다.
  O_2 + 240nm 이하의 자외선 → $O + O$
  ㉣ 산소 원자는 주위의 산소 분자와 결합하여 산소 원자 세 개가 결합한 오존 분자(O_3)를 생성한다.
  $O_2 + O + N_X → O_3 + N_X$
  ㉤ 오존은 360nm 이하 파장의 자외선을 흡수하여 산소 원자와 산소 분자는 해리된다.
  O_3 + 242~290nm 자외선 → $O_2 + O$

② 오존의 생성의 원인물질
  ㉠ 오존 생성에 결정적 영향을 미치는 것은 질소산화물(NO_X)과 휘발성 유기화합물(VOC_S)이다.
  ㉡ 질소산화물은 주로 버스, 트럭 등 대형 경유차가 배출한다.
  ㉢ 휘발성 유기화합물은 유기용제 사용과 생산공정에서 배출한다.

③ 오존의 역할 : 성층권 내에서도 25~30km 부근에 오존이 밀집되어 있는 층을 오존층이라 하며, 유해한 자외선을 차단하여 지구상의 생명을 보호한다.

④ 오존의 피해
  ㉠ 대도시 오존은 호흡기 질환 등을 유발한다.
  ㉡ 감염병(허피스, 말라리아)을 유발하고, 피부암, 안질환, 백내장(실명)을 유발한다.
  ㉢ 미생물 감소로 물의 정화 능력을 감소시킨다.
  ㉣ 오존이 0.1ppm 증가할 경우 사망자수가 9% 늘어난다는 연구 결과도 있다.

알아두기

오존이 발생하기 쉬운 기상조건
- 기온이 25℃ 이상일 때
- 상대습도가 75% 이하일 때
- 구름이 없는 쾌청한 날씨가 지속될 때
- 풍속 4m/s 이하의 약풍이 지속될 때
- 일출 후 정오까지 총 일사량이 6.4MJ/m^2일 때

⑤ 오존층 파괴물질

㉠ 프레온가스(CFC_S) : 화장품 등 스프레이 제품의 가스, 냉장고나 냉각기의 냉매, 소화제, 반도체 등 전자제품이나 정밀기계의 제조용 세정제 등에 폭넓게 사용되는 물질이다. 프레온가스가 자외선에 의해 분해되면 염소원자가 발생, 그 염소가 오존층을 파괴하게 된다. ★[45][42]

㉡ 할론(Halon)가스 : 오존층 파괴물질로서 최근에는 규제대상 물질로 되어 있다. 할론가스는 프레온가스와 비슷한 물질로, 프레온가스에 함유된 염소 대신 브롬이 함유되어 있다. 할론 1분자당 오존 파괴능력은 최고 프레온가스의 경우보다 10배 정도 많다.

㉢ 4염화탄소, 메틸클로로포름 : 프레온가스에 필적하는 오존층 파괴능력을 갖고 있고, 규제대상이 되어 있는 물질이다.

⑥ **몬트리올 의정서** : 오존층 파괴물질의 생산 및 사용의 규제를 위해 1987년에 몬트리올 의정서가 체결되었다.

(3) 온실효과(Green House Effect) ★[37]

① **온실효과** : 지구 표면에서 나오는 복사에너지가 대기를 빠져나가기 전에 흡수되어, 그 에너지가 대기에 남아 기온이 올라가는 현상이다.

② **6대 온실가스** : 이산화탄소(CO_2), 메탄(CH_4), 아산화질소(N_2O), 수소불화탄소(HFC_S), 과불화탄소(PFC_S), 육불화황(SF_6) ★[42]

③ 이산화탄소(CO_2)는 온난화지수가 가장 낮지만 산업혁명 이후 급증한 화석연료의 사용으로 전체 온실가스 배출량의 77%를 차지하며, 대기 중 농도가 급속히 증가하여 지구온난화의 주요 원인으로 지목되고 있다. ★[44][43]

(4) 열섬 현상(Heat Island)

건물이 밀집 · 포장이 되어 있는 도시에서는 시내의 기온이 교외보다 높으며, 이로 인하여 시내의 공기는 상승하고 주위의 공기가 시내로 유입되는 현상이다.

① 열섬 현상(Heat Island)의 인자

㉠ 도시는 시골보다 열 보전 능력이 크다(아스팔트, 콘크리트벽 등이 많음).

㉡ 인공열이 많고, CO_2가 많다.

㉢ 바람이 적고, 물 증발에 의한 열 소비가 적다.

② 열섬 현상이 주로 발생하는 때

㉠ 고기압의 영향으로 하늘이 맑고 바람이 약할 때 발생한다.

㉡ 여름부터 초가을에 발생한다.

㉢ 밤에 발생한다.

[알아두기]

지구온난화

사람의 활동에 수반하여 발생하는 온실가스가 대기 중에 축적되어 온실가스 농도를 증가시킴으로써 지구 전체적으로 지표 및 대기의 온도가 추가적으로 상승하는 현상이다.

[알아두기]

지구온난화 지수 ★[45]

이산화탄소와 비교했을 때 다른 온실가스가 가둘 수 있는 상대적인 열의 양을 나타내는 지수로, 보통 20년, 50년, 100년에 걸친 기간의 자료로 계산한다.

핵심 OX

01 열섬 현상은 교외에서 일어난다. (O, X)

02 지구온난화에 가장 큰 기여를 하는 것은 오존이다. (O, X)

03 오존층을 파괴하는 주요물질은 프레온가스이다. (O, X)

|정답| 01 X 02 X 03 O

(5) 산성비 ★ 43 41 40 37

① 공장, 자동차 등으로 대기 중에 방출된 황산화물(SO_x)과 질소산화물(NO_x)이 수분과 결합하여 황산(H_2SO_4)과 질산(HNO_3)이 되고 이들이 우수에 용해되어 pH 5.6 이하의 강수가 되는 것을 말한다.
② 원인물질 : 황산 65%, 질산 30%, 염산 5%
③ 피 해
 ㉠ 식물·꽃가루의 수정을 저하시키고 잎을 말려 죽인다.
 ㉡ 인체에는 피부질환, 안질환 등을 유발한다.
 ㉢ 물고기 알의 부화 저하 등으로 생태계를 파괴한다.

(6) 엘니뇨

① 적도 부근 동태평양 해수면의 온도가 평년보다 0.5℃ 이상 높게 6개월 이상 지속되는 상태이다.
② 폭풍, 홍수, 가뭄, 저온 등 각종 재난을 일으키는 이상 기후 현상이다.
③ 비교적 자주 일어나는 현상이다.

(7) 라니냐

① 엘니뇨와 반대로 해수면의 온도가 0.5℃ 이상 낮아지는 현상이다.
② 무역풍이 평소보다 강해지면서 적도 동태평양에서 차가운 바닷물이 솟아올라 저수온 현상이 강화되는 기후 현상이다.
③ 비교적 드물게 일어나는 현상이다.

(8) 열대야

① 최저기온이 25℃ 이상인 한여름의 밤을 뜻한다.
② 최저기온이 30℃ 이상이면 초열대야라 부른다.
③ 열대야로 인해 열대야증후군(피로감, 집중력 저하, 두통 등)과 수면부족이 발생한다.

10 대기오염 방지 및 대책

(1) 먼지 입자의 특성

먼지 입자의 크기는 집진장치의 성능 및 설계의 중요한 변수로 작용한다.
① 입자의 크기 표시 : 직경으로 표시
② 입자의 크기 : 0.001마이크로 ~ 수백 마이크로의 크기로 다양하게 분포
③ 입경이 작은 것 : 집진이 어렵고, 비싼 설치 비용

알아두기

엘니뇨는 스페인어로 '아기 예수' 또는 '남자 아이'를 뜻하는 말로, 1525년 페루의 어민들이 처음 이름을 붙인 것으로 기록되어 있다. 라니냐는 스페인어로 '여자 아이'라는 뜻이다.

출제경향 파헤치기

각 집진방식의 특색과 차이점을 주로 묻는다.
☑ 공기의 원심력을 이용해 입자를 분리하는 방식의 집진장치로 옳은 것은?
☑ 가스를 여포에 통과시켜 분리·집진하는 집진방식으로 옳은 것은?

(2) 중력 집진장치

① 침강실
  ㉠ 배기가스 중의 입자를 자연 침강에 의해 분리·포집하는 장치이다.
  ㉡ 50μm 이상의 입자 제거에 사용되는 1단계적 제거 방법이다.
  ㉢ 다단 침강실을 이용하거나, 가스의 흐름이 균일하고 느릴수록 효과가 좋다.
② 입자가 구형이고, 입경이 3~100μm 범위에서 스토크스(Stokes)법칙이 성립된다.
③ 함진농도 : 단위 체적의 가스 중에 포함된 먼지입자의 중량(mg/Sm^3)을 말한다.

(3) 관성력 집진장치

함진가스를 방패판에 충돌시켜 기류의 급격한 방향 전환을 일으켜 입자의 관성력에 의하여 분리·포집하는 방법이다.

(4) 원심력 집진장치 : 사이클론(Cyclone) ★ ③⑦

① 원심력을 이용하여 입자를 가스로부터 분리하는 장치이다.
② 배기관경이 작을수록, 처리가스의 속도가 클수록, 여러 대를 직렬로 설치할수록 효율이 좋다.
③ Blow Down 방법 적용 시 효율이 좋다.
④ 점착성이 있는 먼지나 딱딱한 입자의 처리에는 적당하지 않다.

(5) 세정 집진장치 : 스크러버(Scrubber) ★ ㊻㊸

① 액적, 액막, 기포 등을 이용하여 가스를 세정시킴으로써 입자의 부착 또는 응집을 일으키게 하여 먼지를 분리하는 장치이다.
② 입자상 물질과 가스상 물질을 동시에 제거할 수 있다.
③ 유수식, 가압식, 회전식이 있다.
④ 가압수식의 벤츄리 스크러버(Venturi Scrubber)가 집진율도 좋고 광범위하게 사용된다.
⑤ 집진율의 향상 방안으로 다량의 액적, 액막, 기포를 형성하여 가스와의 접촉을 높여 기액 분리의 기능을 증가시키는 방법이 있다.

알아두기

Blow Down 효과
- 더스트 박스(Dust Box) 또는 호퍼(Hopper)로부터 처리 가스량의 5~10%를 흡인함으로써 선회 기류의 흐트러짐을 방지하고 분리된 먼지가 빠져나가지 않도록 하는 집진율 향상책
- 재비산 방지, 난류억제, 사이클론 효율 향상

알아두기

벤츄리 스크러버(Venturi Scrubber)
벤츄리관의 목(Throat)부에서 유속을 70~100m/sec 정도로 빠르게 하여 가스를 통과시키고 노즐을 통해 물을 분사시키면 물방울과 입자가 충돌하여 제거된다.

핵심 OX

01 열대야는 최저기온이 30℃ 이상인 한여름 밤을 뜻한다. (O, X)

02 사이클론 집진장치는 원심력을 이용해 입자를 분리하는 장치이다. (O, X)

03 관성력 집진장치는 함진가스를 물로 세정시키는 방법으로 먼지를 분리한다. (O, X)

|정답| 01 X 02 O 03 X

(6) 여과장치

① 함진가스를 여포에 통과시켜 입자를 분리·포집하는 장치로 집진율이 아주 우수하다.
② 1μm 정도의 미세한 입자의 분리도 가능하다.
③ 여포는 내열성이 약하므로 가스 온도가 250℃를 넘지 않도록 주의한다.
④ 냉각 시에는 산노점 이상으로 유지하여야 한다.
⑤ 여과 속도가 작을수록 미세한 입자의 포집에 효율이 좋다.
⑥ 처리 가스에 맞는 여재를 선택한다.

(7) 전기집진기

① 코로나 방전에 의해 입자를 하전하여 전기력으로 입자를 분리·포집하는 장치이다.
② 전기저항률이 $10^4 \sim 10^{10} \Omega-cm$의 범위에서 이상적인 전기집진이 된다.
③ 용량이 커서 대량의 가스를 처리할 수 있다.
④ 0.1μm 이하의 미세한 입자도 포집한다.
⑤ 최대 99.9%의 높은 효율을 얻을 수 있다.
⑥ 시설비가 비싸고, 설치면적이 많이 소요된다.
⑦ 변화하는 상황에 쉽게 적응할 수 없다.

(8) 자동차 배기가스의 방지법

① 배기가스 성분에는 CO_2, HC, NO_X, 옥시던트(Oxidant), SO_2 및 부유분진 등이 있다.
② CO, HC, NO_X가 주된 유해물질이다.
③ 디젤자동차는 악취와 검은 매연, 그리고 배기 중에 함유된 3,4-Benzo pyrene은 기관지 점막에 대해 발암작용을 한다.
④ 가솔린 중에는 안티노킹(Antiknocking)제(4에틸납)를 첨가하는데, 그 속에 납성분이 함유되었다가 배기 중에 무기납으로 70~80%가 배출된다.
⑤ 자동차 배기가스의 발생 방지
  ㉠ HC는 충분한 공기비를 공급하여 발생을 억제시킨다.
  ㉡ NO_X는 고온, 고압, 정전기 등에 의해서 생성되므로 이를 피하여 반응시킨다.
  ㉢ CO의 경우 엔진에 공급되는 혼합가스의 공기비를 충분히 하여 연소시킨다.

알아두기

자동차의 운행 조건과 배출량

배출량	HC	CO	NO_X
많음 (多)	감속	공전	가속, 정속
적음 (少)	정속, 가속	정속, 가속	공전, 감속

CHAPTER

03 급수위생

1 물과 환경

(1) 물의 순환 ★[43][38]

지구상에서 물은 증발, 강수, 차단, 증산, 침투, 침루, 유출의 순환 과정을 되풀이한다.

① **증발** : 물이 수증기로 변하여 공기 중으로 날아가는 현상
② **강수** : 수증기가 응축하여 땅에 내리는 현상
③ **차단** : 지표면에 분포된 식생계 및 낙엽 등에 의한 차단
④ **증산** : 식물에 흡수된 물이 식물 잎의 표면에서 빠져나가는 현상
⑤ **침투** : 지표면에서 흙 속으로 물이 침입하는 현상
⑥ **침루** : 물이 중력의 영향으로 지하까지 흘러서 도달하는 현상
⑦ **유출** : 유역에서 집수 또는 저류된 물이 하천을 따라 흘러나오는 현상

(2) 물의 특성 ★[45]

① **밀도** : 4℃에서 최대이다.
② **점성** : 수온이 낮아지면 점성이 증가한다.
③ **부피** : 액체 → 고체로 변하면 부피가 증가한다.
④ **표면장력** : 물분자 사이의 수소결합으로 표면장력이 크다.
⑤ **비열** : 분자량이 유사한 다른 화합물에 비해 비열이 크다.

(3) 물의 자정작용

① **물리적 작용** : 희석, 확산, 혼합, 여과, 침전, 흡착 등의 물리적 성질에 의해 오염물질의 농도가 감소한다. ★[40][39][35]
② **화학적 작용** : 중화, 응집 외에 산화 · 환원작용이 있으며, 산화 · 환원작용은 순수 화학적으로 수행되는 것은 드물고 주로 생물 화학적 산화 · 환원작용에 의한다.
③ **생물학적 작용** : 주로 호기성 미생물에 의한 유기물질의 분해작용으로 여러 가지 생물은 생존을 위하여 호흡 · 섭식을 하는데, 그 결과 수중의 물질이 산화 · 환원을 받아 안정된 물질이 되고 이것은 다시 생물체에 흡수 제거된다. ★[43]

출제경향 파헤치기

물의 자정작용을 주로 묻는다.

☑ 물의 자정작용에 해당하는 것은?
☑ 물의 자정작용 중 물리적 작용은?

알아두기

물의 순환과 이용 ★[46][43]
- 수자원의 총량 : 해수 97%, 담수 3%
- 바다 : 강수량 < 증발량
- 육지 : 강수량 > 증발량
- 수자원 이용현황 : 농업용수 > 유지용수 > 생활용수 > 공업용수

핵심 OX

01 물의 스스로 깨끗해지는 능력을 자정작용이라 한다. (O, X)

02 물은 증발, 강수, 침투, 유출의 순환 과정을 되풀이한다. (O, X)

03 희석, 확산, 여과 등에 의해 물의 오염물질이 줄어드는 것을 생물학적 작용이라 한다. (O, X)

| 정답 | 01 O 02 O 03 X

> **알아두기**
>
> 하천의 자정작용 ★ 46
> • 겨울보다 여름에 활발하다.
> • 수심이 얕고, 급류인 곳에서 활발하다.
> • 하천바닥이 거칠고, 바닥구배가 클수록 활발하다.
> • 자정작용이 진행될수록 BOD가 감소한다.
> • 생물학적 작용이 수중의 유기물 제거에 큰 영향을 준다.

(4) 하천의 자정작용 ★ 46 36

오염물질 유입에 따른 하천의 수질변화 상태를 Whipple의 4지대로 구분하여 설명한다.

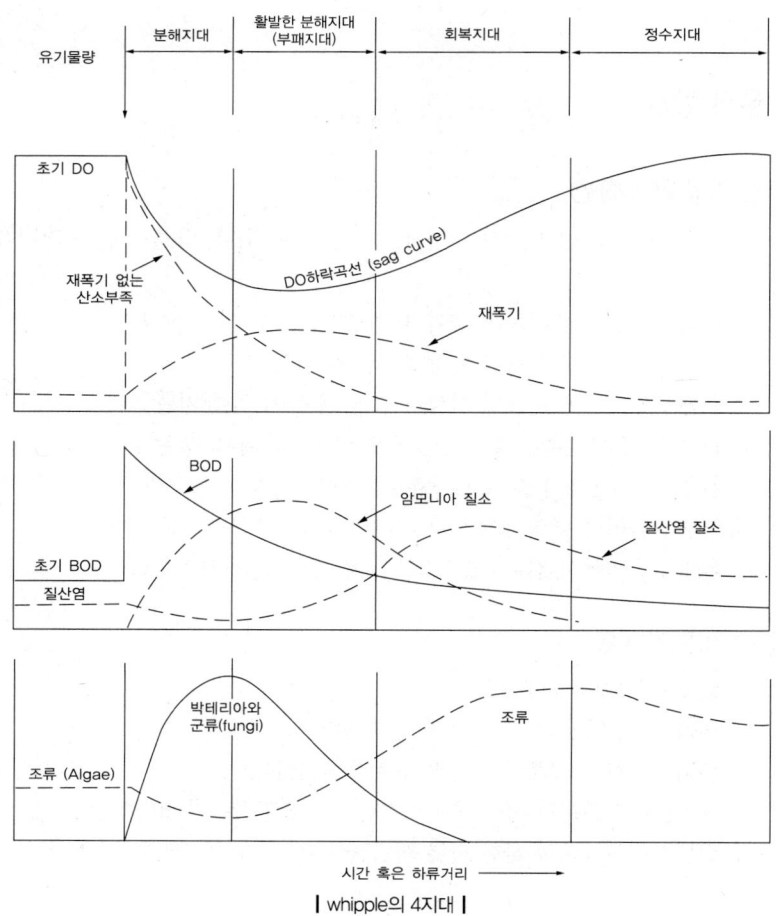

| whipple의 4지대 |

① **분해지대**
  ㉠ 하천의 물리·화학적 질이 나빠지며 오염에 약한 고등생물이 오염에 강한 미생물로 대체된다.
  ㉡ DO량이 감소하고 CO_2가 증가한다.
  ㉢ 유기물질 분해로 곰팡이류(Fungi)가 증가한다.

② **활발한 분해지대** ★ 37
  ㉠ 용존산소의 고갈로 H_2S에 의한 악취가 발생한다.
  ㉡ 혐기성 분해로 CO_2와 암모니아성 질소가 증가한다.
  ㉢ 혐기성 세균에 의해 곰팡이류가 사라진다.

③ 회복지대
   ㉠ 분해지대와 반대현상이 일어나고 DO량의 증가로 물이 깨끗해진다.
   ㉡ 용존산소가 포화농도까지 증가하고 NO_2^-, NO_3^-의 농도가 증가한다.
   ㉢ 혐기성 세균이 호기성 세균 및 원생동물로 교체된다.
④ 정수지대
   ㉠ 물고기의 번식이 시작된다.
   ㉡ 물의 탁도 및 색도가 사라지고 냄새가 없다.

(5) 물의 이용
① 신체 구성요소일 뿐만 아니라 생리적 작용을 한다.
② 체중의 60~70%를 차지한다.
③ 인체 구성량의 10%를 상실하면 생리적 이상을 초래한다.
④ 인체 구성량의 30%를 상실하면 생명을 잃게 된다.

(6) 물의 보건
① 수인성 감염병 및 기생충의 감염원으로 작용한다.
② 중금속의 오염으로 공해질병의 발생원이 된다.
③ 수인성 질병은 소화기계 감염병이 대부분이다.

2 물과 질병

(1) 수인성 질병의 종류 ★ 45
① **생물학적 병원체 질환** : 장티푸스, 파라티푸스, 세균성이질, 콜레라, 유행성간염 등이 있다.
② **수인성 기생충 질환** : 폐디스토마, 간디스토마, 주혈흡충병, 긴촌충, 회충, 편충, 구충 등이 있다.
③ **수인성 유독물의 질환**
   ㉠ 불소가 많이 함유된 물을 오랫동안 사용하면 반상치가 될 수 있다. ★ 37 35
   ㉡ 불소가 너무 적은 물을 오랫동안 먹으면 충치가 발생된다.
   ㉢ 질산성 질소를 많이 함유한 물을 마시면 메트헤모글로빈혈증으로 알려진 청색아(Blue Baby)가 발병하며 때로는 사망하기도 한다. ★ 42
   ㉣ 황산마그네슘이 250mg/L 이상 함유된 물을 마시면 설사를 일으킬 수 있다.

출제경향 파헤치기

수인성 질병의 원인물질과 특징을 주로 묻는다.

☑ 메트헤모글로빈혈증을 유발하는 것은?
☑ 수인성 감염병의 특징은?

핵심 OX

01 활발한 분해지대에서는 혐기성 세균에 의해 곰팡이류가 사라진다. (O, X)

02 수인성 질병은 호흡기계 감염병이 대부분이다. (O, X)

03 불소가 많이 함유된 물을 오랫동안 사용하면 반상치가 될 수 있다. (O, X)

|정답| 01 O 02 X 03 O

(2) 수인성 감염병의 특징 ★ [40]

① 유행 지역과 음료수 지역이 일치한다(경계가 명확하다).
② 계절에 관계없이 발생하나 여름에 반발한다.
③ 이환율, 치명률, 발병률, 2차 감염률이 낮다.
④ 모든 계층과 연령에서 발생한다.
⑤ 여과 및 염소소독에 의한 처리로 환자 발생을 크게 줄일 수 있다.

출제경향 파헤치기

지하수와 지표수를 비교하여 주로 묻는다.

☑ 지표수의 특징은?

☑ 지하수의 특징은?

3 수원의 종류

(1) 천 수 ★ [45]

① 지표나 해양 등에서 증발한 수증기가 응축하여 떨어지는 비, 눈, 우박 등 강우를 총칭해서 천수라고 한다.
② 천수 중의 대부분은 우수로 되어 있다.
③ 실제로는 증류수이지만 지상에 낙하하는 동안 공기 중의 가스, 먼지, 세균 같은 불순물을 혼입하여 오염된다.
④ 석탄이나 중유의 연소에 의해 생기는 아황산가스, 탄산가스 등의 영향으로 pH가 저하된다.
⑤ 해안부근에서는 염분을 다량 함유하고 있어 천수를 직접 수원으로 하는 경우는 매우 적으나 지표수, 지하수는 모두 우수에 의한다.

(2) 지표수 ★ [42] [41] [39]

① 상수도의 원수로 이용된다.
② 호소수, 저수지수, 하천수 등을 포함한다.
③ 원수는 우수에 의존한다.
④ 오염되기 쉬운 미생물과 세균이 다량 번식한다.
⑤ 부식성이 있고, 부유성 유기물을 다량 함유하고 있다.
⑥ 구성성분이 유동적이고, pH 변화가 심하다.
⑦ 경도와 알칼리도가 낮다.

알아두기

수소이온농도(pH) ★ [45]

- 용액 1L 속에 존재하는 수소이온의 몰수를 의미한다.
- 산성(pH 7 미만), 중성(pH 7), 염기성(pH 7 초과)
- pH 1의 차이는 실제 수소이온의 수가 10배 차이를 보이는 것이다.

(3) 지하수 ★ [43] [41] [39] [38] [35]

① 광화학 반응이 일어나지 못하는 이유는 태양광선을 접하지 못하기 때문이다.
② 세균에 의한 유기물의 분해로 생물학적 작용을 한다.
③ 연중 수온이 거의 일정하다.
④ 경도와 알칼리도가 높고 유속이 느리다.
⑤ 자정속도가 느리고 오염물이 적다.
⑥ 농촌의 간이상수도에서 가장 많이 사용한다.

⑦ 종류 ★ ㊻
  ㉠ 천층수
    • 지표수에 가까운 물로 우물을 사용하여 취수한다.
    • 하수, 폐수 등으로부터 쉽게 오염되므로 위생상 위험이 크다.
  ㉡ 심층수 ★ ㊸
    • 대지의 정화작용으로 무균에 가깝다.
    • 연중 수온이 일정하다.
    • 위생상 안전하고 성분 변화가 적다.
  ㉢ 복류수 ★ ㊻
    • 하천이나 호수의 저부 또는 측면 모래층에 포함된 지하수를 말한다.
    • 지표수에 비해 수질이 양호하다.
  ㉣ 용천수
    • 지하에서 솟아 나오는 물을 말한다.
    • 용출하기 전에 취수하는 것이 좋다

⑧ 지표수와 지하수의 비교 ★ ㊻ ㊷ ㊶

구 분	지표수	지하수
DO 농도	높 음	낮 음
세균·미생물	존재 가능성이 높음	존재 가능성이 낮음
유기물질	많 음	적 음
유 속	빠 름	느 림
수온 변화	심 함	약 함
경 도	낮 음	높음(철, 망간)
탁 도	높 음	낮 음
알칼리도	낮 음	높 음

(4) 해 수

① **해수의 주성분** : Cl^-, Na^+, SO_4^{2-} 등의 성분이 많다.
② 해수·호수의 오염도 측정은 COD로 나타난다.
③ 해수의 용존산소 포화도는 담수보다 적다.
④ 해수에 녹아 있는 각종 물질의 농도의 종합을 염분이라 한다.

핵심 OX

01 천수는 지상에 낙하하는 동안 불순물을 혼입한다. (O, X)

02 지하수보다 지표수의 DO 농도가 높다. (O, X)

03 천층수, 심층수, 하천수는 지하수에 속한다. (O, X)

|정답| 01 O 02 O 03 X

> **출제경향 파헤치기**
> 각 처리 단계의 목적과 방법을 정확히 이해하는지에 대해 주로 묻는다.
> ☑ 조류의 번식을 방지하는 방법으로 옳은 것은?
> ☑ 수질을 개선하기 위해 물 속에 공기를 주입하는 이유로 옳은 것은?

4 정수법

(1) 응집(Coagulation)

진흙, 입자, 유기물, 세균, 조류, 색소, 콜로이드 등 탁도를 유발하는 불순물을 제거하기 위해 사용되며, 맛과 냄새의 제거도 가능하다.

① 원리 : 수중에 현탁되어 있는 입자에 화학약품을 가해서 전기적 중화에 의한 반발력을 감소시키고 입자를 충돌시켜 입자끼리 뭉치게 하여 침전시킨다.

② 응집 과정
  ㉠ 응집제의 수중 첨가
  ㉡ 수중에서의 응집제의 확산
  ㉢ 응집제와 입자와의 접촉을 위한 교반(급속 교반)
  ㉣ 입자를 크고 무거운 덩어리로 하기 위한 교반(완속 교반)

③ 응집의 영향
  ㉠ 교반의 영향 : 입자끼리의 충돌 횟수를 높이기 위해 응집제 주입 직후에는 급속 교반을 하고, 응집이 진행됨에 따라 완속 교반을 한다.
  ㉡ pH의 영향 : pH는 응집을 시작하기 전에 가장 먼저 고려해야 할 중요한 인자로서 적정 pH를 선택해야 한다.
  ㉢ 응집교반시험(Jar Test) : 각각의 폐수에 맞는 응집제와 응집보조제를 선택한 후 적정 pH를 찾고, 최적 주입량을 선택하는 시험이다.

④ 응집제
  ㉠ 무기응집제 ★ 42 41 39 38

품 명	장 점	단 점	응집 적정(pH)
황산 알루미늄 (황산반토)	• 여러 폐수에 작용 • 결정은 부식성, 자극성이 없음 • 철염과 같이 시설을 더럽히지 않음 • 저렴·무독성 때문에 취급이 용이하고 대량 첨가가 가능	• 응집 pH 범위가 좁음 • Floc이 가벼움	pH 5.5~8.5
PAC (폴리염화 알루미늄)	• Floc 형성 속도가 빠름 • 성능이 좋음(Al의 3~4배) • 저온 열화하지 않음	높은 가격	–
황산 제1철 (녹반)	• Floc이 무겁고 침강이 빠름 • 저렴한 가격 • pH가 높아도 용해되지 않음	• 산화 필요 • 철 이온이 잔류 • 부식성이 강함	pH 9~11
염화 제2철	• 응집 pH 범위가 넓음 • Floc이 무겁고 침강이 빠름	부식성이 강함	pH 4~12

ⓒ 유기응집제
- 고분자 응집제, 양이온 계면활성제, 음이온 계면활성제 등이 있다.
- 고분자 응집제는 황산알루미늄만으로 처리하기 어려운 폐수에 유효하고 공존 염류, pH, 온도의 영향을 잘 받지 않으며, 발생 오니량이 황산반토에 비해 적다.

ⓒ 응집보조제
- 응집제의 응집 효과를 증가시키기 위하여 사용된다.
- 산, 알칼리, 활성 실리카, 폴리일렉트로라이트, 점토 등이 있다.

(2) 침전(Sedimentation)

침전이란 물보다 무거운 부유입자가 중력에 의해 물로부터 분리되는 것으로, 그 형태는 다음과 같다.

① 침전 형태

㉠ I형 침전(독립 침전)
- 부유물 농도가 낮은 상태에서 응결되지 않는 독립입자이다.
- 침전은 단지 유체나 입자의 특성에 의해 영향을 받는다.
- 비중이 크고 무거운 독립입자의 침전이 해당되며 스토크스(Stokes' Law) 법칙이 적용된다.

㉡ II형 침전(응집 침전)
- 현탁입자가 침전하는 동안 응결과 병합을 일으켜 입자의 질량이 증가한다.
- 침전속도가 빨라진다.

㉢ III형 침전(지역, 방해 침전)
- 현탁 고형물의 농도가 큰 경우 가까이 위치한 입자들이 서로 침전을 방해하여 침전속도가 점점 감소한다.
- 침전물과 상등수 간에 뚜렷한 경계면이 생긴다.

㉣ IV형 침전(압축 침전) : 침전된 입자들이 그 자체의 무게로 계속 압축이 되어 물이 빠져나가고 계속 농축이 되는 현상이다.

알아두기

상수처리 ★ 42 40 39
- 정수법 : 응집, 침전, 폭기, 여과, 소독, 특수정수법 등
- 상수처리 과정 : 취수 → 도수 → 정수 → 송수 → 배수 → 급수
- 상수의 처리 계통도
  취수 → 스크린 → 염소 전처리 → 침사지 → 응집제(약품) 투입 → 교반 → 침전지 → 모래 여과 → 염소 후처리 → 정수지 → 송수(송수펌프) → 배수 → 급수

핵심 OX

01 상수처리 방법 중 희석법은 정수과정에 포함되지 않는다. (O, X)

02 수질을 개선하기 위해 물속에 공기를 주입하는 것을 응집이라 한다. (O, X)

03 응집제 중 황산반토는 Floc이 무겁고 침강이 좋다는 장점이 있다. (O, X)

|정답| 01 O 02 X 03 X

② 침전 이론 및 관계식

㉠ 스토크스의 침강이론 : 입자의 침강속도(V_S)는 입자와 액체와의 밀도차와 입자직경의 제곱에 비례하고 점성계수에 반비례한다. ★[46][45]

$$V_S = \frac{g(P_S - P_W)d^2}{18\mu}$$

- V_S : 입자의 침강속도(cm/sec)
- g : 중력 가속도(980cm/sec^2)
- P_W : 액체의 밀도(g/cm^3)
- P_S : 입자의 밀도(g/cm^3)
- d : 입자의 직경(cm)
- μ : 액체의 점성계수(g/cm · sec)

㉡ 표면적 부하

$$\text{표면적 부하} = \text{수면적 부하} = \frac{\text{유입수량}(m^3/day)}{\text{표면적}(m^2)} = \frac{Q}{A}$$

침전지에서 침강입자가 완전히 침강되려면

$$V_S \geq \frac{Q}{A}$$

[단, V_S : 침강속도(m/day), Q/A : 표면적 부하($m^3/m^2/day = m/day$)]

㉢ 침전처리효율 : 침전지에서 침전효율은 침전지의 깊이에는 관계없고 표면적(A)에 의해서 좌우된다. 일정한 크기를 가진 입자 중에서 제거되는 부분은 다음 식과 같다.

$$E = \frac{V_S}{V_O} = \frac{V_S}{Q/A}$$

(단, E : 침전처리효율, V_S : 침강속도, Q/A : 표면적 부하)

(3) 폭기(Aeration) ★[41]

수질을 개선하기 위하여 물속에 공기, 즉 산소를 주입시키는 방법이다.

① 맛과 냄새를 제거한다. ★[37]

② 이산화탄소(CO_2), 메탄(CH_4), 황화수소(H_2S)와 같은 가스류를 제거한다.

③ 이산화탄소의 제거에 의해 pH가 높아진다.

④ 철, 망간을 제거한다. ★[42]

⑤ 물의 온도를 냉각한다.

(4) 여과(Filtration) ★44

부유물질(SS)을 처리하는 것이다.

① 완속 여과 ★43

㉠ 물이 모래판 내를 천천히 흘러가면서 틈 사이 불순물을 제거한다.

㉡ 여과효과는 모래층 표면의 생물막에서 일어난다.

㉢ 화학적 전처리가 요구되지 않는 저탁도 원수에서 사용된다.

㉣ 여과속도는 3~5m/day 정도이다.

㉤ 여과, 흡착, 생물학적 응결작용 등으로 이루어진다.

㉥ 박테리아, 탁도, 색깔 등이 효과적으로 제거된다.

㉦ 시공비가 높고 토지 소요가 많다.

② 급속 여과

㉠ 완속 여과에 비해 빠른 속도로 여과되기 때문에 약품침전을 한다.

㉡ 여재 : 모래, 자갈, 안트라사이트, 무연탄, 규조토, 세밀한 섬유

㉢ 도시급수를 위해 사용되는 여과시설이다.

㉣ 여과, 응결, 침전에 의해 이루어진다.

③ 여과속도에 영향을 주는 인자

㉠ 모래입자 크기

㉡ 물의 점성도

㉢ 모래층의 두께

④ 손실 수두에 영향을 주는 인자

㉠ 입자지름

㉡ 여과속도

㉢ 여액점도

㉣ 여과지 깊이

⑤ 완속 여과와 급속 여과의 비교

항 목	완속 여과	급속 여과
여과속도	3~5m/day	120~150m/day
침전법	보통침전법	약품침전법
모래층 청소	사면대치	역류세척
손실수두	작 음	큼
세균 제거율	98~99%	95~98%
건설비	비 쌈	저 렴
유지 · 관리비	적 음	많음(약품 사용)
수질과의 관계	저탁도에 적합	고탁도, 고색도, 조류가 많을 때에 적합
여재 세척	시간과 인력이 소요	자동시스템으로 적게 듦

알아두기

밀스 라인케(Mills–Reincke) 현상 ★46 36

물의 여과 및 소독으로 인한 환자의 감소 현상을 말한다. 실례로 미국의 경우 물을 여과한 후 장티푸스 환자가 10,000명에서 1,500명으로 낮아졌고, 염소소독을 한 후에는 200명 정도로 환자 발생수가 감소하였다.

알아두기

표면적은 여과속도에 영향을 주지 않는다.

알아두기

여과면적은 손실수두에 영향을 주지 않는다.

핵심 OX

01 여과처리는 부유물질을 제거하기 위해 한다. (O, X)

02 급속 여과의 여과속도는 3~5m/day이다. (O, X)

03 급속 여과는 도시급수를 위해 사용되는 여과시설이다. (O, X)

|정답| 01 O 02 X 03 O

(5) 소독

① 염소 처리(Chlorination)법 ★ ㊸

㉠ 염소의 형태
- 음용수의 정수 처리나 방류수의 소독에 가장 많이 이용되는 살균제이다.
- 기체 상태의 염소는 20℃, 1기압에서 7.160mg/L 정도 용해된다.
- 염소소독 시 수중의 반응은 다음과 같다.
  - $Cl_2 + H_2O \rightarrow HOCl + H^+ + Cl^-$ (낮은 pH)
  - $HOCl \rightarrow H^+ + OCl^-$ (높은 pH)
  - Cl_2 : pH < 5
- 낮은 pH에서는 HOCl의 생성이 많고 높은 pH에서는 OCl^-가 더 많이 존재한다.

㉡ 염소의 살균력 ★ ㊹
- 염소의 살균력은 $HOCl > OCl^- >$ Chloramine 순이다.
- HOCl이 OCl^-보다 약 80배 이상 강하다.
- pH가 낮고, 온도가 높고, 염소농도가 높을수록 살균력이 강하다.
- 반응시간이 길수록 살균력은 강해진다.

㉢ 잔류염소 및 염소요구량
- 유리잔류염소 : 물속에서 HOCl이나 OCl^- 형태로 존재하는 염소이다.
- 결합잔류염소 : 염소가 암모니아나 유기성 질소화합물과 반응하여 존재하는 것으로, 클로라민(Chloramine)이 있다.
- 염소요구량 : 물에 가한 일정량의 염소와 일정한 기간 후에 남아 있는 유리잔류염소 및 결합잔류염소와의 차를 말한다.
- 부활 현상 : 염소, 표백분 등으로 소독할 때 일단 사멸되었다고 본 세균이 시간의 경과에 따라 재차 증식하는 현상으로, 염소는 포자를 갖는 균에 효력이 없어 포자가 후에 증식하는 것으로 본다.

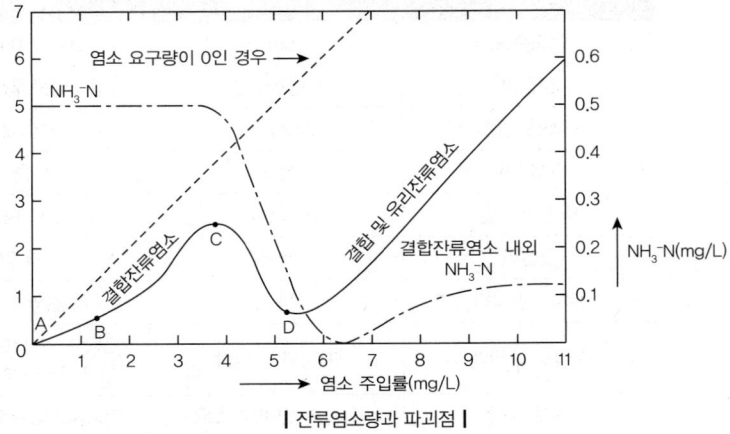

| 잔류염소량과 파괴점 |

알아두기

잔류염소량 측정은 O-tolidine Test에 의한다.
- 황색 : 잔류염소량이 0.2~0.3mg/L 정도이다.
- 진한 오렌지색 : 염소 주입량이 많은 것을 가리킨다.
- 청색 : 물의 알칼리도가 높다.

• 그림에서 D점을 파괴점(Break Point) 또는 불연속점이라 한다.
• 주입 염소량에 비례하여 유리잔류염소가 증가하게 되는데, 파괴점 이상으로 염소를 주입하여 살균하는 것을 파괴점 염소 주입이라 한다.
• D점 이상으로 염소를 주입하면 물의 이취미도 제거되고 소독 효과도 좋아진다.

② 클로라민(Chloramine)법
㉠ 물에 페놀이 존재하는 경우 암모니아를 염소의 전후에 가해 소독하는 방법을 클로라민법 또는 암모니아 염소법이라 한다.
㉡ 첨가 순서는 반드시 암모니아를 먼저 가해야 한다.
㉢ pH 7.2 이상에서의 급속살균에는 효과가 없다.
㉣ 장점 : 잔류성이 크고 냄새가 적다.
㉤ 단점 : 살균력이 약하다.

③ 오존(O_3) 처리법 ★ 41 35
㉠ 산소 원자 3개로 되어 있으며 제3원자가 결합력이 약해 발생기 산소를 내고, 이것에 의해 소독이 된다.
㉡ 장 점
• 물에 염소와 같은 취미와 화학물질을 남기지 않으며, 유기물에 의한 이취미가 제거된다.
• THM(발암물질)을 생성하지 않는다.
㉢ 단 점
• 소독의 잔류효과가 없다.
• 복잡한 오존 발생장치가 필요하다.
• 비용이 많이 소요된다.

④ 자외선 소독법
㉠ 석영유리로 된 수은 등에 직류 220V, 3.5A의 전류를 통해 얻는 짧은 파장의 광선이다.
㉡ 수심 120mm 이내에서 살균효과를 가진다.
㉢ 물의 탁도와 색도가 높으면 투과성이 나쁘므로 효율이 떨어진다.

⑤ 염소 처리법과 오존 처리법의 비교 ★ 46

구 분	염소 처리법	오존 처리법
장 점	• 처리비용이 저렴하다. • 소독력이 강하다. • 잔류효과가 있다.	• pH 변화와 상관없이 살균력이 좋다. • THM이 생성되지 않는다. • 맛과 냄새가 발생하지 않는다.
단 점	• 불쾌한 맛과 냄새가 발생한다. • THM이 생성된다.	• 처리비용이 비싸다. • 잔류효과가 없다.

[알아두기]
염소주입량 = 염소요구량 + 잔류염소량

[알아두기]
THM의 생성 특성
• pH가 증가할수록 THM의 생성량은 증가한다.
• 온도가 증가할수록 THM의 생성량은 증가한다(25℃보다 30℃에서 약 2배).
• 전구물질의 농도가 높을수록 생성량은 증가한다.
• THM의 생성반응은 느리다.
• 염소주입량 20ppm까지 THM 생성이 급속하게 증가하지만 그 이후 서서히 증가한다.

핵심 OX
01 물의 소독 중 클로라민법은 가장 많이 이용되는 방법이다. (O, X)
02 염소소독은 불연속점 이상으로 염소를 주입해야 한다. (O, X)
03 오존 처리법은 THM을 생성한다는 단점이 있는 소독법이다. (O, X)
|정답| 01 X 02 O 03 X

(6) 특수 정수법

보통의 침전 · 여과 · 소독법만으로 좋은 음용수를 얻을 수 없을 경우 경도가 높을 때, 철 · 망간을 다량 함유했을 때, 취미의 제거 등을 위해 특수한 처리법이 필요하다.

① 철, 망간의 제거

㉠ 철, 망간은 지질에 따라 형성된다.

㉡ 수중에는 중탄산제1염, 황산제1염, 유기 화합물로 존재한다.

㉢ 방 법

- 폭기법 : 철, 망간이 중탄산제1염으로 되어 있는 경우에 유효한 방법으로, 노즐에서 물을 무상으로 분출시켜 공기 중의 산소로 철, 망간을 산화시킨 후 급속 여과로 수산화철을 제거한다.
- 알칼리 제거법 : 소석회, 소다회 등의 알칼리제와 황산반토를 동시에 가하여 응집 · 침전시켜 제거한다.
- 염소법 : 염소를 주입하여 산화하는 방법으로 망간 제거에 유효하며, 원수 중의 철 · 망간 함유량이 적은 경우에 사용한다.
- 과망간산칼륨법 : 과망간산칼륨($KMnO_4$)의 산화력을 이용하는 방법으로 망간 제거에 유효하다.
- 접촉 산화법 : MnO_2를 인공적으로 부착시킨 망간사나 MnO_2를 함유한 연망간석(Pyrolusite)을 여과사로 하여 여과하는 방법이다.
- 촉매 산화법
  - 이온 형태의 철, 망간에 유효한 방법이다.
  - 망간 제올라이트(Zeolite)를 사용하는 방법으로 자연에 존재하는 그린샌드 제올라이트(Green Sand Zeolite)의 표면에 MnO_2를 피복시켜 제거한다.
  - MnO_2는 철과 망간을 산화시키는 촉매로 사용된다.

② 물의 연화(Softening) ★ [44] [40] [35]

㉠ 연수화란 물속의 경도 성분인 Ca^{2+}, Mg^{2+} 등을 제거하여 경수를 연수로 바꾸는 것이다.

㉡ 경수는 보일러나 수관에 Scale을 형성하고, 세탁용수나 공업용수에 나쁜 영향을 미친다.

㉢ 방 법

- 자비법
  - 가열에 의해 일시경도를 소규모로 간단히 처리할 수 있는 방법이다.
  - 대규모 처리에는 부적당하다.

- 석회–소다법 ★[41]
  - 탄산가스(CO_2)와 탄산경도는 소석회를 사용한다.
  - 비탄산경도는 소다회와 소석회를 사용하여 Ca^{2+}는 $CaCO_3$로, Mg^{2+}는 $Mg(OH)_2$로 침전 제거된다.
  - $Mg(OH)_2$의 형성은 높은 pH를 요구하므로 $Ca(OH)_2$가 많이 투입되어 처리 후 여분의 석회가 존재하기 때문에 소다회나 CO_2 주입이 필요하다.
  - $Ca(OH)_2 + CO_2 \rightleftarrows CaCO_3 + H_2O$
- 이온교환법 : 이온교환수지 충진탑에 경수를 통과시켜 Ca^{2+}나 Mg^{2+} 등이 수지 내 Na^+과 교환되어 통과수는 경도 성분이 제거된 상태로 나옴으로써 처리된다.
- 제올라이트(Zeolite)법
  - 반응원리는 이온교환법과 같다.
  - 성분 조성은 $Na_2O \cdot Al_2O_3 \cdot 6H_2O$로 나타낼 수 있다.
  - 이온교환법과 제올라이트(Zeolite)법은 비용이 많이 드는 것이 흠이나, 전경도를 제거할 수 있고, 침전물이 생기지 않는 등 효과가 좋다.

③ **조류 관리**

㉠ 조류(Algae)는 흔히 플랑크톤이라고 불리며 탄소동화작용을 하고, 무기물을 섭취한다.

㉡ 조류의 번성은 물에 갖가지 맛과 냄새를 발생시킨다.

㉢ 색도를 유발하며, 부영양화 및 적조현상 같은 심각한 문제를 일으킨다.

㉣ 조류의 광합성 반응

- 광합성 반응에서 가장 중요한 것은 빛의 세기이다.
- 40℃까지 온도 상승에 비례한다.
- CO_2의 농도가 높을수록 광합성량이 증가한다.

$$CO_2 + H_2O \xrightarrow{\text{빛}} (CH_2O) + O_2\uparrow$$

(CH₂O) ↑ 생성된 조류

㉤ 조류의 번식 방지법 ★[38][37]

- 조류의 영양분이 되는 유기물이 저수지에 유입되지 않도록 한다.
- 일광의 차단을 위한 조치를 취한다.
- 황산구리($CuSO_4$)나 분말활성탄을 뿌려 조류를 제거한다.

핵심 OX

01 폭기는 맛과 냄새를 제거하는 방법이다. (O, X)

02 연수화란 물속의 경도 성분인 Ca^{2+}, Mg^{2+}를 제거하는 것이다. (O, X)

03 석회 소다법은 연수화 방법이다. (O, X)

| 정답 | 01 O 02 O 03 O

④ 맛, 냄새의 제거

㉠ 폭 기 ★[37]

- 폭기로 이취미를 유발하는 물질을 제거하는 방법이다.
- 유기물 오염에 의한 취미에는 별로 효과가 없다.

㉡ 염소 · 오존법

- 이취미를 유발하는 물질을 산화하여 제거한다.
- 염소는 ClO_2를 병용하여 사용하면 효과가 좋다.
- 이산화염소(ClO_2)는 페놀에 대해 클로로페놀을 생성함이 없어 페놀 처리에 유효하다.

㉢ 활성탄 흡착법★[46][45]

- 활성탄은 현재 가장 많이 사용되는 흡착제이다.
- 정수장에서는 주로 원수의 맛과 냄새나 색도, 탁도, 기타 유독성 유기물의 제거에 사용된다.
- 폐수 처리장에서는 생물학적 처리를 한 처리수 내의 미처리 유기물을 철저히 제거하기 위해 사용된다.
- 입상활성탄
  - 취급이 용이하고, 분말에 비해 재생이 쉽다.
  - 흡착 속도가 느리고 흡착탑 등을 이용해야 하는 단점이 있다.
- 분말활성탄
  - 흡착 속도가 빠르고, 복잡한 장치가 필요하지 않다.
  - 취급이 불편하고 재생이 어렵다는 단점이 있다.

상수의 급수 계통과 급수 계통도

- 상수의 급수 계통
  - 집수 및 취수시설 : 적당한 수질을 가진 수원에서 현재나 장래의 수요량에 대하여 충분한 양만큼 집수하고 취수하는 시설
  - 도수 시설 : 수원에서 취수한 물을 정수장까지 보내는 시설
  - 정수 시설 : 수질을 요구하는 정도로 정화하는 시설
  - 송수 시설 : 정수된 물을 배수지까지 보내는 데 필요한 시설
  - 배수 시설 : 배수지로부터 배수관까지의 시설
  - 급수 시설 : 배수관에서 분지하여 각 소비자의 급수전까지의 사이에 존재하는 시설
- 급수 계통도 ★[39]

수원 ⟶ 집수 및 취수(원수) —도수⟶ 정수장 —송수⟶ 배수지 —배수⟶ 배수관 —급수⟶ 소비자(급수전)

04 수질오염

1 수질오염원

(1) 수질오염의 정의
인위적 요인에 의해서 자연수자원이 오염되어 이용 가치가 저하되거나 피해를 주는 현상을 총칭한다.

(2) 점오염원과 비점오염원 ★ 44 42 41

비교	점오염원(점배출원)	비점오염원
정의	• 일정한 장소에서 배출되는 것 • 배출구 및 배출단위 파악 가능	• 일정한 장소 없이 사방에서 배출되는 것 • 배출구 및 배출단위 파악이 불가능한 오염원
특징	• 고농도로서 한 점에서 집중적으로 배출 • 인위적인 활동에 의함 • 생활특성, 시간변화, 일간에 따라 변화가 있음	• 일간·계절 간 배출량 변화가 큼 • 기상조건·지질·지형의 영향이 큼 • 발생량의 예측과 정량화가 어려움 • 인위적인 활동과 자연적 활동이 복합적으로 나타남 • 빗물, 지하수 등에 의하여 희석되거나 확산되면서 넓은 장소로부터 배출됨
영향	지표수의 유출이 거의 없는 갈수 시 하천수의 수질악화에 영향을 미침	지표수의 유출이 많은 홍수 시 하천수의 수질악화 원인이 됨
발생원	가정하수, 축산폐수, 산업폐수 등	대지, 도로, 논, 밭, 임야 등

(3) 하수의 발생 ★ 45

① 생활하수
  ㉠ 전체폐수의 약 60%로 가장 높은 비율을 차지한다.
  ㉡ 가정의 부엌, 화장실, 욕실 등에서 생기는 각종 액체성 또는 고체성 오물이 물에 섞인 것이다.
  ㉢ 세탁 및 식용배수, 분뇨, 음식찌꺼기 등이 포함되어 유기화합물이 많다.

② 산업폐수
  ㉠ 생활하수보다 더 강한 독성이나 오염도를 가진다.
  ㉡ 생산공정에 따라 고농도의 중금속이 함유될 수 있다.

출제경향 파헤치기

오염물질과 그 피해의 연결을 주로 묻는다.

☑ 다음 중 카네미 유증을 일으킨 오염물질로 옳은 것은?
☑ 자동차 배기가스의 성분 중 피부와 눈에 자극을 주고, 백혈병을 일으키는 물질은?

핵심 OX

01 먹는물의 정수과정에서 불쾌한 맛·냄새를 제거하는 데 입상활성탄이 사용된다. (O, X)

02 산업폐수는 비점오염원에 해당한다. (O, X)

03 생활하수는 전체 폐수 중 가장 높은 비율을 차지한다. (O, X)

|정답| 01 O 02 X 03 O

③ 축산폐수
  ㉠ 주요성분으로 질소, 인, 유기물 함량이 매우 높다.
  ㉡ 여러 종류의 침전물과 부유물이 포함된다.

(4) 오염물질의 배출원과 피해

① **무기물** : 식염($NaCl$), 인산염(PO_4^{3-}), 질산염(NO_3^-), 암모늄염(NH_4^+), 철분 등이 하천과 해수에 유입되어 부영양화와 적조현상을 일으켜 어패류의 폐사 및 유독화를 초래한다.

② **유기물** : 중성세제(ABS) 및 연성세제(LAS)가 배출되어 하천 표면에 포막을 형성하여 자정작용을 방해하고 DO를 감소시킨다. 또한 하수 내 유기물질은 수계의 DO를 감소시켜 부패를 일으킨다.

③ **유류** : 수면의 유막을 형성하여 생물의 폐사 및 생육에 지장을 준다.

④ **분뇨** : BOD 증가, COD 증가, DO 감소, 부영양화 현상, 부패, 악취의 원인이다. 각종 기생충과 수인성 감염병을 유발한다.

⑤ **중금속** : 수은(Hg), 카드뮴(Cd), 비소(As), 납(Pb) 등이 먹이 연쇄를 통해 유독성을 나타낸다.

  예 미나마타병 : 수은(Hg) 중독으로, 일본의 미나마타 만에서 어패류를 먹은 어민들이 신경계통의 장애를 일으켜 수족마비, 감각마비, 난청, 언어장애, 이상보행, 호흡마비로 111명 중 47명이 사망했다. ★ ㊵ ㊴ ㊲

  예 이타이이타이병 : 카드뮴(Cd) 중독으로, 일본 찐스강 유역에서 40세 이상의 여성, 특히 다산부에 심한 요통, 척통, 고통, 관절통 등을 일으켰으며, 동요성 보행, 보행 불능 및 사지골과 늑골 골절 등으로 208명 중 128명이 사망했다(칼슘대사장애, 골연화증).

⑥ **농약** : DDT, PCP, 엔드린(Endrin), 디엘드린(Dieldrin), 파라티온(Parathion), PCB 등이 하천이나 해수에 유입되어 수서생물을 죽이고 먹이사슬을 통해 인체나 동물에 피해를 입힌다. ★ ㊲

  예 카네미 유증 : 일본의 카네미 창고 주식회사에서 열매체로 사용하던 PCB가 식용유(미강유)에 혼입되어 유통됨으로써 이를 섭취한 주민 중 1,400여 명이 피부장애, 간장장애, 시력감퇴, 탈모, 칼슘대사장애, 권태 증세를 일으킨 사건이다.

오염물질	배출원	피해 및 영향
BOD	식품 · 주정 · 펄프 · 피혁공장, 도살장, 도시하수, 낙농업 등	• 용존산소 소모로 혐기성 분해 • H_2S, CH_4 등 발생
부유물질(SS)	양조장, 펄프 · 제지 · 피혁 · 식품가공공장 등	탁도, 색도, 조류 동화작용 방해, 악취 등
페놀(Phenol)	도료, 석유정제, 약품 · 화학 · 금속공장 등	• 페놀이 함유된 물에 염소소독 시 심한 악취 발생 • 구토, 경련, 간장 · 신장장애 등
N-헥산 추출물질	피혁 · 섬유 · 석유화학공장, 사진제판시설 등	수산물 냄새, 수중 식물의 질식 등
시안(CN)	도금 · 가스 · 피혁제품공장, 사진제판시설 등	호흡계 · 소화계장애, 흡입 시 질식
카드뮴(Cd) ★ 41	아연 · 카드뮴 · 도금 · 석유화학공장 등	골연화증(이타이이타이병), 위장장애, 내분비장애 등
아연(Zn)	광련제련, 아연공장 등	발열, 흡입 시 구토 등
구리(Cu)	금속 · 카드뮴 · 도금 · 석유화학공장 등	중독증상이 별로 나타나지 않음
크롬(Cr)	도금 · 피혁 · 염료공장, 석유정제	피부부식, 독성이 강한 Cr^{6+}
PCB	전기기기공장, 접착제, 인쇄잉크	카네미유증, 피부장애 등
수은(Hg)	농약 · 의약 · 전해소다공장 등	• 중추 · 말초신경계 이상 • 언어 · 시각장애, 시야협착 • 미나마타병 등
납(Pb)	축전지 · 안료제조공장, 인쇄소, 요업 · 페인트공장 등	빈혈, 구토, 두통, 복통 등
불소(F)	인산비료 · 유리 · 살충제 공장 등	• 불소 부족으로 충치 • 불소 과다로 골연화증
벤젠(Benzene) ★ 43 42 39 35	자동차 배기가스, 석유 저장시설, 유기합성공업공장	• 피부와 눈에 자극 • 조혈기능 이상(백혈병)
라돈(Rn) ★ 46 42 40 39 37 36	화강암, 석고보드, 시멘트, 석면 등의 건축자재, 침대	1급 발암물질로 폐암, 위암, 소아백혈병

| 오염물질의 배출원과 그 영향 |

> **알아두기**
>
> 수질오염의 피해 정도를 측정하는 단위 ★ 35
>
> • TLM(Tolerance Limit Median) : 일정한 시간이 경과한 후 시험용 물고기의 50%가 생존할 수 있는 농도를 말하며, Incipient TLM이란 보통 96hr TLM을 뜻하고, 48hr TLM을 뜻할 때도 있다.
>
> 급성(Acute)은 $\dfrac{\text{Incipient TLM}}{100}$
>
> 만성은 $\dfrac{\text{96hr TLM}}{100}$으로 구한다.
>
> • LC_{50}(Lethal Concentration for 50%) : TLM과 같은 의미로, 50% 치사농도를 말한다.
>
> • LD_{50}(Lethal Dose for 50%) : 시험체인 생체 내에 실제로 받아들인 독성물질의 중간치사량을 말한다.

> **알아두기**
>
> 생물농축
>
> • 저농도의 오염물이 먹이연쇄를 거치며 고농축되는 것
> • 하위먹이사슬생물보다 상위먹이사슬생물의 농축이 심해짐
> • 농축물질 : 중금속, DDT, 유기염소제, BHC 등의 농약, 그리고 벤젠, 수은, PCB 등의 화합물
> • 미나마타병, 이타이이타이병 등 발생

핵심 OX

01 카드뮴은 골연화증을 유발한다. (O, X)

02 벤젠은 백혈병을 유발한다. (O, X)

03 라돈은 화강암, 시멘트에서 배출된다. (O, X)

| 정답 | 01 O 02 O 03 O

2 부영양화와 적조현상

(1) 부영양화 ★ 46 45 44 43

① **부영양화** : 정체수역(호소, 하천 등)에 생활하수나 산업폐수, 가축의 배설물 등의 유기물질이 유입되면 물속에 질소와 인 등의 영양물질이 많아진다. 영양물질이 늘어나면 조류나 플랑크톤이 대량증식하게 되는데, 이 현상을 부영양화라 한다.

② **유발물질** : 조류의 영양분인 질소(0.2~0.3mg/L 이상), 인(0.01~0.02mg/L 이상), 탄소 등이 호소에 축적되고 유입될 때 발생한다. ★ 42 39 38
  ㉠ 목장지역 동물의 분뇨
  ㉡ 농지에서 사용되는 질소비료나 인산질비료
  ㉢ 가정하수, 공장폐수 등의 유입
  ㉣ 산림지대 등에 있는 썩은 식물
  ㉤ 합성세제

③ **영향 및 피해**
  ㉠ 사멸된 조류의 분해작용에 의한 DO 결핍
  ㉡ COD 증가
  ㉢ 변화된 생태계는 오염된 호수의 원인
  ㉣ 혐기성 분해로 인한 냄새, 변미
  ㉤ 투명도 저하 및 착색
  ㉥ 현탁물질의 증가
  ㉦ 수소이온농도(pH) : 중성 또는 약알칼리성

④ **방지 대책**
  ㉠ 저수지 내 질소(N), 인(P) 등의 유입을 막거나 농도를 감소
  ㉡ 인(P)을 함유하는 합성세제의 사용을 금지하거나 농도를 감소
  ㉢ 질소, 인의 제거를 위해 고도 처리(3차 처리)
  ㉣ 조류가 번식할 경우 황산구리($CuSO_4$)나 활성탄을 뿌려서 제거 ★ 38 37
  ㉤ 일광을 차단하여 조류의 번식을 억제
  ㉥ 하수, 분뇨, 공장폐수 등의 처리기술을 증강시켜 영양염류의 유입을 사전에 줄이기

출제경향 파헤치기

부영양화와 적조의 원인과 대책을 주로 묻는다.

☑ 부영양화를 일으키는 원인으로 옳은 것은?

☑ 부영양화로 인해 조류가 번식할 경우 이를 제거하는 방법으로 옳은 것은?

(2) 적조현상(Red Tide) ★ 41

① 해수 중에서 부유하는 식물성 플랑크톤이 단시간 내에 증식하여 물을 변색시키는 현상이다.

② 발생 요인 ★ 44 39 37

㉠ N, P, C 등이 풍부한 부영양화 상태

㉡ 생활폐수, 산업폐수

㉢ 일사량, 수온, 염분, pH 등이 생물 성장조건에 유리할 경우

㉣ 정체성 수역

㉤ 플랑크톤 성장에 필요한 Si, Ca, Mg 등의 존재

③ 영향 및 피해

㉠ DO의 부족으로 수중의 생물이 생존에 위협을 받음

㉡ 적조 생물이 어패류의 아가미에 부착해서 질식사를 일으킴

㉢ 독성을 갖는 편모조류가 치사성의 독소를 분비하여 어패류를 폐사시킴

㉣ 황화수소(H_2S)나 부패독과 같은 유해물질이 발생되어 어패류를 폐사시킴

④ 방지 대책

㉠ 질소(N), 인(P) 등의 유입을 막거나 농도를 감소

㉡ 인(P)을 함유하는 합성세제의 사용을 금지하거나 농도를 감소

㉢ 조류가 번식할 경우 황산구리($CuSO_4$)나 활성탄을 뿌려서 제거

㉣ 하수, 분뇨, 공장폐수 등의 처리기술을 증강시켜 영양염류의 유입을 사전에 줄이기

3 수질의 영향 인자

(1) BOD(생물화학적 산소요구량, Biochemical Oxygen Demand) ★ 35

① 물속의 유기굴질이 호기성 미생물에 의해 분해되어 안정화되는 과정에서 소비되는 산소량을 말한다.

② 실험실에서는 관습적으로 20℃, 5일간 시료를 배양했을 때 소모된 산소량을 측정하여 mg/L(ppm)으로 나타낸다.

③ 측정 목적

㉠ 어떤 시료 내의 유기물질의 종류는 매우 많기 때문에 이들을 일일이 분석하기는 거의 불가능하므로 유기물질의 함량을 간접적으로 나타내는 지표인 BOD를 이용한다.

㉡ BOD가 높다는 것은 유기물질의 양이 많다는 것을 의미하고 이러한 수역은 용존산소의 소비가 많아 혐기성 분해가 발생하여 부패되며 생물의 생존에 악영향을 미친다. ★ 42

[알아두기]

성층현상 ★ 42 38 35

- 성층현상이란 온도의 변화가 적은 여름과 겨울철에 많이 발생하며, 호수나 저수지의 오염을 가중시키는 것
- 수온에 의해 물의 밀도차가 생겨 물에 층이 생기게 됨, 안정도가 높음
- 표수층은 용존산소농도가 높아서 호기성 상태
- 심수층(하층부분)은 용존산소가 없어서 혐기성 상태
- 퇴적물이 정체되어 가라앉아 영양염(암모니아, 질산염, 인산염, 황화물, 규산염, 철 및 망간화합물)이 쌓이게 됨
- 봄, 가을에는 수직혼합이 이루어지므로 부영양화 발생
- 겨울보다는 여름에 정체가 심함

핵심 OX

01 부영양화는 호소나 하천에 조류의 영양분이 유입되어 축적되는 현상이다. (O, X)

02 부영양화가 발생하면 DO는 증가하고 COD는 감소한다. (O, X)

03 조류가 번식할 경우 황산구리나 활성탄을 뿌려서 제거한다. (O, X)

|정답| 01 O 02 X 03 O

출제경향 파헤치기

각 용어의 정의 및 차이점을 이해하고 있는지에 대해 주로 묻는다.

☑ 다음 중 BOD에 대한 설명으로 옳은 것은?

☑ 다음 중 대장균군을 병원균의 존재 유무를 추정하는 데 이용하는 이유로 옳은 것은?

알아두기

BIP(Biological Index of Pollution)

★

- 수중에 생존하는 생물을 관찰하여 수질을 판정하는 방법이다.
- 일반적으로 엽록체 생물은 청정한 수역에 많고, 무엽록체 생물은 오탁수역에 많이 살고 있다는 사실로부터 전(全)생물수에 대한 무엽록체 생물수의 백분율을 나타내는 것으로, 값이 클수록 오염이 심하다.

④ BOD의 구분
  ㉠ 1단계 BOD(Carbonaceous BOD)
    • 탄소화합물을 호기성 조건에서 분해하는 데 요하는 산소량
    • 보통 20일 정도 소요
  ㉡ 2단계 BOD(Nitrogenous BOD)
    • 주로 질소화합물의 산화에 소비되는 산소량
    • 7~10일경에 시작되며, NOD라고도 함(보통 100일 이상 소요)

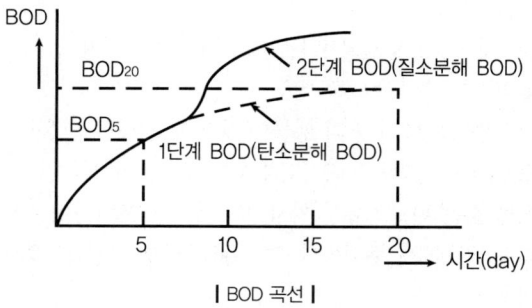

| BOD 곡선 |

(2) COD(화학적 산소요구량, Chemical Oxygen Demand)

① BOD와 더불어 주로 유기물질을 간접적으로 나타내는 지표이다.
② 산화제를 이용하여 배수 중의 피산화물을 산화하는 데 요구되는 산소량을 mg/L(ppm) 단위로 표현한다.
③ BOD로 측정이 불가능한 무기물을 함유하고 있는 공장폐수를 측정한다.
④ 짧은 시간에 측정이 가능하다.
⑤ COD 측정에 사용되는 산화제의 종류
  ㉠ 망간($KMnO_4$)법 ★ ㊹
    • 20℃에서 산화했을 경우 그 소비량에 의해 피산화물의 양, 즉 하수나 폐수의 유기물량을 측정하는 방법이다. 과망간산칼륨은 유기물의 약 60% 정도를 분해한다.
    • 시약 자체의 불안정성, 산화의 불완전, 반응조건에 의한 영향이 크다는 결점이 있다.
    • 짧은 시간(30분)에 간편하게 측정할 수 있기에 공정시험법에서 채택하고 있다.
  ㉡ 크롬($K_2Cr_2O_7$)법
    • 측정 시간은 2시간 정도가 소요된다.
    • 과망간산칼륨이 유기물의 약 60% 정도를 분해하는 데 비해 중크롬산칼륨은 약 80% 이상을 분해하여 COD를 나타낸다.

(3) DO(용존산소량) ★[40]

① 액체 또는 수중에 녹아있는 분자상의 산소로, 유기물질의 오염 정도를 나타낸다.

② 용존산소가 부족하면 혐기성 분해가 발생하기 때문에 수질이 오염된다.

③ DO 포화도

㉠ 순수한 물 20℃, 1기압에서 9.17ppm이다.

㉡ 0℃에서 14.62ppm, 30℃에서 7.63ppm이다.

㉢ 온도에 반비례하고 기압(산소 분압)이 높을수록 증가한다. ★[35]

㉣ 염류의 농도가 낮을수록 증가한다.

④ 허용한도

㉠ DO가 2ppm 이상이면 악취의 발생은 없다.

㉡ 물고기 생존에 필요한 허용한도는 5ppm 이상이다.

⑤ 임계점 : 용존산소의 농도가 가장 부족한 지점이다.

⑥ 변곡점 : 산소의 복귀율이 가장 큰 지점이다.

(4) SS(부유물질, Suspended Solids) ★[38]

① 현탁물질이라고도 하며 시료를 여과 또는 원심분리에 의해 분리시킬 때 제거되는 고형물 입자(0.1μm 이상)이다.

② 탁도를 유발하는 원인물질이다.

③ 수계에서 어패류의 호흡, 일광의 수중 투과, 조류의 동화작용 등을 방해한다.

(5) 질소화합물

① 질산화 반응(호기성) : 생하수 내에 질소는 주로 유기성 질소화합물과 암모니아로 존재한다. 질산화 과정은 분뇨나 하수의 단백질이 하천에 유입 시 오염 후 경과시간, 오염지점, 오염진행상태, 오염시기 등을 나타내는 지표로 이용된다.

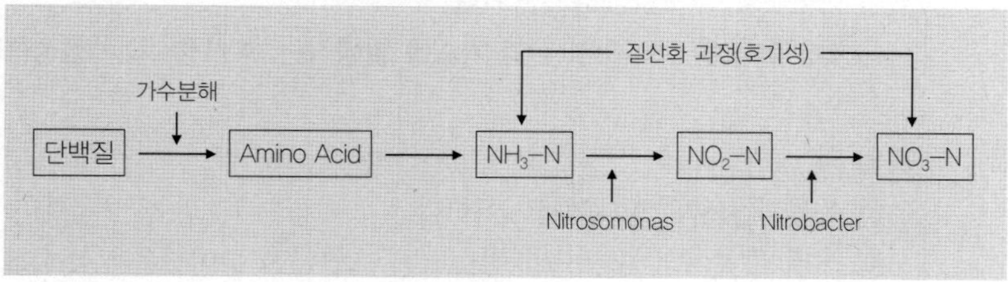

알아두기

수질오염도를 판단하는 생물등급의 생물지표종 ★[45]

생물 등급	생물지표종
매우 좋음 ~ 좋음	옆새우, 가재, 뿔하루살이, 민하루살이, 강도래, 물날도래, 광택날도래, 띠무늬우묵날도래, 바수염날도래, 산천어, 금강모치, 열목어, 버들치
좋음 ~ 보통	다슬기, 넓적거머리, 강하루살이, 동양하루살이, 등줄하루살이, 등딱지하루살이, 물삿갓벌레, 큰줄날도래, 쉬리, 갈겨니, 은어, 쏘가리
보통 ~ 약간 나쁨	물달팽이, 턱거머리, 물벌레, 밀잠자리, 피라미, 끄리, 모래무지, 참붕어
약간 나쁨 ~ 매우 나쁨	왼돌이물달팽이, 실지렁이, 붉은깔따구, 나방파리, 꽃등에, 붕어, 잉어, 미꾸라지, 메기

핵심 OX

01 SS는 탁도를 유발한다. (O, X)

02 BOD는 20℃에서 5일간 배양한 후 측정한다. (O, X)

03 공장폐수는 무기물의 함유량이 많아 BOD보다 COD로 측정한다. (O, X)

|정답| 01 ○ 02 ○ 03 ○

㉠ 암모니아성 질소(NH_3-N)
- 암모늄염, 유리 암모니아를 질소량으로 나타낸 것이다.
- 질소질 유기물 분해 시 제1차로 생성되는 질소이다.
- 수중에 암모니아성 질소가 검출된다는 것은 최근에 오염되었음을 의미한다.
- 오염된 시간이 짧기 때문에 소화기계 감염병의 병원균이 생존해 있을 위험성이 높으므로 수질오염의 중요한 지표로 삼고 있다.
- 암모니아성 질소와 페놀과의 반응에 의해 생성되는 인도페놀을 측정하는 암모니아성 질소의 측정법을 인도페놀법이라 한다. ★㉟

㉡ 아질산성 질소(NO_2-N)
- 아질산염을 질소량으로 나타낸 것으로 신속하게 질산성 질소로 전환된다.
- 아질산성 질소의 검출은 암모니아성 질소의 산화에 의해 생긴 것이므로 음료수로는 부적당하다.

㉢ 질산성 질소(NO_3-N)
- 질산염(초산염)을 그 질소량으로 나타낸 것이다.
- 질소의 가장 안정된 형태이며 더 이상 산화가 진행되지 않는 질소 화합물의 최종생성물이다.
- NO_3-N의 검출은 오래된 오염의 흔적을 나타내는 것으로서 위생적으로 문제가 되지 않으나, 질산성 질소 자체가 인체에 유해하여 청색아(메트헤모글로빈혈증)를 일으키는 원인이 된다. ★㊳

② 탈질소화(혐기성)
㉠ 용존산소가 없는 경우 일어나는 것으로 유기질소의 감소요인이 된다.
㉡ 과정 : 질산성 질소(NO_3-N) → 아질산성 질소(NO_2-N) → 질소(N_2) 가스

(6) 대장균(E. coli)

① 정 의 ★㉟
㉠ 그람음성, 무포자성의 간균이다.
㉡ 젖당(유당)을 분해하여 산과 가스를 발생하는 호기성 또는 통성혐기성균이다.

② 의 의
㉠ 동물과 사람의 장내에서 서식한다.
㉡ 어떤 수계에서 대장균이 검출되면 오염이 이루어졌음을 뜻하고, 수인성 감염병균의 존재 가능성을 시사해 준다.
㉢ 분변성 오염의 지표로서 병원균의 존재 유무를 추정하는 데 이용된다.

③ 특 성
  ㉠ 병원균보다 물속에서 오래 생존하고 저항력이 강하다.
  ㉡ 검출이 용이하고 검사법이 간단하다.
  ㉢ 바이러스보다는 소독에 대한 저항력이 약하다.
  ㉣ 대장균이 검출되지 않으면 설령 병원균에 의한 오염이 있었다 해도 이미 사멸되었음을 뜻한다.

(7) 경도(Hardness)

2가의 금속이온(칼슘, 마그네슘 등)의 양을 이것에 대응하는 탄산칼슘($CaCO_3$)의 밀리그램당 양으로 나타낸 것으로, 경도가 높은 물은 비누의 효과가 나빠 가정용수로서 좋지 않다. ★ ㊷

① 일시경도(탄산경도)
  ㉠ 유발물질 $Ca(HCO_3)_2$, $Ca(OH)_2$, $Mg(HCO_3)_2$, $Mg(OH)_2$
  ㉡ 끓이면 경도를 제거할 수 있다.
② 영구경도(비탄산경도)
  ㉠ 유발물질 : $MgCl_2$, $MgSO_4$, $CaSO_4$, $Mg(NO_3)_2$
  ㉡ 끓여도 경도를 제거할 수 없다.

4 수질검사

(1) 세균학적 기준

먹는물 수질기준에서 질소 성분에 대한 규제는 사실상 동물의 배설물에 의한 오염을 뜻한다. 과망간산칼륨($KMnO_4$)의 소비량은 오염 정도를 나타내나 세균과는 직접적인 관계가 없다.

① 대장균군 ★ ㊸
  ㉠ 대장균군 중 동물의 배설물에서 발견되는 주종은 E.coli로서 검출이 쉽고 병원균보다 저항력이 강해 분변성 오염의 지표로 이용된다.
  ㉡ 최확수(MPN ; Most Probable Number) : 이론상 가장 가능한 수치를 말하며, 동일 희석배수의 시험용액을 배지에 접종하여 대장균군의 존재 여부를 시험하고 그 결과로부터 확률론적인 대장균군의 수치를 산출한다.
  ㉢ 우리나라 먹는물 기준에는 100mL 중 검출되지 않아야 한다.
② 일반세균(G.C)
  ㉠ 보통한천배지에 집락을 형성하는 균의 총수를 뜻한다.
  ㉡ 우리나라 먹는물 기준은 1mL당 100개 이하이다. ★ ㊴

핵심 OX

01 아질산성 질소는 질산화 과정의 최종생성물이다. (O, X)

02 질산성 질소는 청색아를 유발한다. (O, X)

03 영구경도는 끓이면 제거될 수 있다. (O, X)

|정답| 01 X 02 O 03 X

(2) 물리적 기준

① 위해성의 제거보다는 미관이나 기분을 위해 설정된다.
② 색도, 탁도, 냄새, 맛 등이 포함된다.
③ 우리나라의 먹는물 기준에서는 탁도 1NTU, 색도 5도를 넘지 말아야 한다.
④ 냄새나 맛은 소독으로 인한 것 외에 존재해서는 안 된다.

(3) 화학적 기준

① **시안화합물(CN)** : KCN, NaCN이 대표적이고, 이들이 체내로 들어가면 위액에 의해 HCN을 유리하여 중독작용이 일어난다.
② **수은(Hg)**
  ㉠ 사람이나 동물의 체내에 축적성이 높고 신경계통의 장애를 준다. ★ 41
  ㉡ 무기수은보다 유기수은의 독성이 강하다.
  ㉢ 일본에서 발병된 미나마타병의 유발물질이다. ★ 39 37
③ **구리(Cu)** ★ 40 36
  ㉠ 조류, 종자식물, 물고기 등에 강한 독성을 나타내지만 척추동물에 대해서는 100mg/L 정도까지는 무해하다.
  ㉡ 구리는 청수의 색깔을 띤다.
④ **철(Fe) · 망간(Mn)**
  ㉠ 철과 망간은 물의 맛을 나타낸다.
  ㉡ 철은 적수의 색깔, 망간은 흑수의 색깔을 띤다. ★ 39
⑤ **불소(F)**
  ㉠ 영구치가 형성되는 어린이에 중요한 영향을 미친다.
  ㉡ 불소가 1mg/L 이상 함유된 물을 계속 마시면 치아의 에나멜을 파괴시켜 반점이 생기는 반상치가 된다. ★ 37
  ㉢ 불소가 적은 물을 마시면 충치가 발생한다.
  ㉣ 먹는물 중의 적당한 불소농도는 0.8~1mg/L이다.
⑥ **납(Pb)** : 급성 독성을 일으키기에는 약한 독물이나 축적성이 있어 미량의 섭취에도 만성 중독을 일으킨다.
⑦ **아연(Zn)**
  ㉠ 아연이 비정상적으로 높게 검출된 경우에는 카드뮴에 의한 오염이 우려되므로 주의한다.
  ㉡ 아연은 백수의 색깔을 띤다.

⑧ 크롬(Cr) : Cr^{3+}는 독성이 별로 없으나, Cr^{6+}는 심장병 등의 원인이 되는 등 독성이 아주 강하다.

⑨ Phenol류 화합물 : 맛과 냄새가 심하며 특히 염소소독 후에는 맛과 냄새가 더욱 심해진다.
  ㉠ 페놀이 함유된 물에 염소를 첨가하면 클로로페놀이라는 발암성 물질이 생성되며, 시간이 지나도 강한 냄새가 사라지지 않는다.
  ㉡ 낙동강 페놀오염 사건이 대표적이다. ★ ㊳

⑩ 황산염(SO_4^{2-})
  ㉠ 염화물(Cl^-), 총고형물이 많이 함유된 경우는 설사를 일으킨다.
  ㉡ 경수가 되어 부식성이 강해지며, 먹는물에 맛을 나타낸다.

⑪ 카드뮴(Cd) ★ ㊺ ㊶ ㊵
  ㉠ 세포질에 축적되어 강한 독성을 나타낸다.
  ㉡ 일본에서 발생된 이타이이타이병의 원인물질이다.

⑫ 세제(음이온 계면활성제)
  ㉠ 약 50mg/L까지도 인체에 독성이 없으나, 먹는물에서 규제하는 이유는 맛과 거품 때문이다.
  ㉡ ABS 경우 미생물 분해가 어려워 오랜 시간이 지나야 소멸이 가능하다.

⑬ 비소(As)
  ㉠ 발암물질로서 인체에 독성이 강하며, 흑피증을 유발한다.
  ㉡ 농약, 살충제, 염료, 의약품 등의 제조공장에서 배출된다.

⑭ 유기인계 농약
  ㉠ 해충에 광범위하게 효과가 있고 잔류성도 좋아 많이 사용된다.
  ㉡ 축적성이나 독성이 높아 인간에게 직접적인 피해를 주며 생태계에도 크게 영향을 미친다.

⑮ 트리할로메탄(THM ; trihalomethane) ★ ㊹ ㊸ ㊳
  ㉠ 정수과정에서 물이 함유하고 있는 유기물질과 살균제로 사용되는 염소가 서로 반응하여 생기는 발암물질로 클로로포름($CHCl_3$), 디브로모클로로메탄($CHBr_2Cl$), 브로모디클로로메탄($CHBrCl_2$), 브로모포름($CHBr_3$) 등이 있다.
  ㉡ 클로로포름(Chloroform, $CHCl_3$)이 발암성의 위험도가 높다.
  ㉢ 클로라민 살균법 또는 오존 처리법 등이 검토되고 있다.

핵심 OX

01 수은은 신경계통의 장애를 일으킨다. (O, X)

02 구리는 백수의 색깔을 띤다. (O, X)

03 불소가 적은 물을 마시면 충치가 발생한다. (O, X)

|정답| 01 O 02 X 03 O

ㄹ 생성 요인
- 상수원에 유기물질이 많을수록 생성량은 증가한다.
- pH가 증가할수록 생성량은 증가한다.
- 온도가 증가할수록 생성량은 증가한다(25℃보다 30℃에서 약 2배).
- 전구물질의 농도가 높을수록 생성량은 증가한다.
- THM의 생성반응은 느리다.
- 살균과정이 길수록 생성량은 증가한다.
- 송수관에 물이 오래 머물수록 생성될 가능성이 높다.
- 배수관말에서 THM이 생성될 가능성이 높다.
- 염소주입량 20ppm까지 THM 생성이 급속하게 증가하지만 그 이후 서서히 증가한다.

5 먹는물 수질기준

(1) 미생물에 관한 기준

① 일반세균은 1mL 중 100CFU(Colony Forming Unit)를 넘지 아니할 것. 다만, 샘물 및 염지하수의 경우에는 저온일반세균은 20CFU/mL, 중온일반세균은 5CFU/mL를 넘지 아니하여야 하며, 먹는샘물, 먹는염지하수 및 먹는해양심층수의 경우에는 병에 넣은 후 4℃를 유지한 상태에서 12시간 이내에 검사하여 저온일반세균은 100CFU/mL, 중온일반세균은 20CFU/mL를 넘지 아니할 것 ★ ④⓪ ③⑨

② 총 대장균군은 100mL(샘물·먹는샘물, 염지하수·먹는염지하수 및 먹는해양심층수의 경우에는 250mL)에서 검출되지 아니할 것. 다만, 매월 또는 매 분기 실시하는 총 대장균군의 수질검사 시료 수가 20개 이상인 정수시설의 경우에는 검출된 시료 수가 5퍼센트를 초과하지 아니하여야 한다. ★ ④③

③ 대장균·분원성 대장균군은 100mL에서 검출되지 아니할 것. 다만, 샘물·먹는샘물, 염지하수·먹는염지하수 및 먹는해양심층수의 경우에는 적용하지 아니한다. ★ ③⑦

④ 분원성 연쇄상구균·녹농균·살모넬라 및 쉬겔라는 250mL에서 검출되지 아니할 것(샘물·먹는샘물, 염지하수·먹는염지하수 및 먹는해양심층수의 경우에만 적용한다)

⑤ 아황산환원혐기성포자형성균은 50mL에서 검출되지 아니할 것(샘물·먹는샘물, 염지하수·먹는염지하수 및 먹는해양심층수의 경우에만 적용한다)

⑥ 여시니아균은 2L에서 검출되지 아니할 것(먹는물공동시설의 물의 경우에만 적용한다)

출제경향 파헤치기

수질의 기준 전체에 대해서 묻지는 않고, 중요한 몇몇 가지의 기준을 주로 묻는다.

☑ 먹는물의 미생물에 관한 기준으로 옳은 것은?
☑ 먹는물의 무기물질에 관한 기준으로 옳은 것은?

(2) 건강상 유해영향 무기물질에 관한 기준 ★ ③⑦

① 납은 0.01mg/L를 넘지 아니할 것
② 불소는 1.5mg/L(샘물·먹는샘물 및 염지하수·먹는염지하수의 경우에는 2.0mg/L)를 넘지 아니할 것
③ 비소는 0.01mg/L(샘물·염지하수의 경우에는 0.05mg/L)를 넘지 아니할 것
④ 셀레늄은 0.01mg/L(염지하수의 경우에는 0.05mg/L)를 넘지 아니할 것
⑤ 수은은 0.001mg/L를 넘지 아니할 것
⑥ 시안은 0.01mg/L를 넘지 아니할 것
⑦ 크롬은 0.05mg/L를 넘지 아니할 것
⑧ 암모니아성 질소는 0.5mg/L를 넘지 아니할 것
⑨ 질산성 질소는 10mg/L를 넘지 아니할 것
⑩ 카드뮴은 0.005mg/L를 넘지 아니할 것
⑪ 붕소는 1.0mg/L를 넘지 아니할 것(염지하수의 경우에는 적용하지 아니한다)
⑫ 브롬산염은 0.01mg/L를 넘지 아니할 것(수돗물, 먹는샘물, 염지하수·먹는염지하수, 먹는해양심층수 및 오존으로 살균·소독 또는 세척 등을 하여 음용수로 이용하는 지하수만 적용한다)
⑬ 스트론튬은 4mg/L를 넘지 아니할 것(먹는염지하수 및 먹는해양심층수의 경우에만 적용한다)
⑭ 우라늄은 30μg/L를 넘지 아니할 것(수돗물, 샘물, 먹는샘물, 먹는염지하수 및 먹는물공동시설의 물의 경우에만 적용한다)

(3) 건강상 유해영향 유기물질에 관한 기준 ★ ③⑨

① 페놀은 0.005mg/L를 넘지 아니할 것
② 다이아지논은 0.02mg/L를 넘지 아니할 것
③ 파라티온은 0.06mg/L를 넘지 아니할 것
④ 페니트로티온은 0.04mg/L를 넘지 아니할 것
⑤ 카바릴은 0.07mg/L를 넘지 아니할 것
⑥ 1,1,1-트리클로로에탄은 0.1mg/L를 넘지 아니할 것
⑦ 테트라클로로에틸렌은 0.01mg/L를 넘지 아니할 것
⑧ 트리클로로에틸렌은 0.03mg/L를 넘지 아니할 것
⑨ 디클로로메탄은 0.02mg/L를 넘지 아니할 것
⑩ 벤젠은 0.01mg/L를 넘지 아니할 것
⑪ 톨루엔은 0.7mg/L를 넘지 아니할 것
⑫ 에틸벤젠은 0.3mg/L를 넘지 아니할 것

핵심 OX

01 불소는 1.5mg/L을 넘지 않아야 한다. (O, X)

02 먹는물은 일반세균이 1mL 중 100CFU를 넘지 않아야 한다. (O, X)

03 먹는물은 대장균이 100mL에서 검출되지 않아야 한다. (O, X)

|정답| 01 O 02 O 03 O

⑬ 크실렌은 0.5mg/L를 넘지 아니할 것
⑭ 1,1-디클로로에틸렌은 0.03mg/L를 넘지 아니할 것
⑮ 사염화탄소는 0.002mg/L를 넘지 아니할 것
⑯ 1,2-디브로모-3-클로로프로판은 0.003mg/L를 넘지 아니할 것
⑰ 1,4-다이옥산은 0.05mg/L를 넘지 아니할 것

(4) 소독제 및 소독부산물질에 관한 기준(샘물·먹는샘물·염지하수·먹는염지하수·먹는해양심층수 및 먹는물공동시설의 물의 경우에는 적용하지 아니한다)

① 잔류염소(유리잔류염소를 말한다)는 4.0mg/L를 넘지 아니할 것
② 총트리할로메탄은 0.1mg/L를 넘지 아니할 것
③ 클로로포름은 0.08mg/L를 넘지 아니할 것
④ 브로모디클로로메탄은 0.03mg/L를 넘지 아니할 것
⑤ 디브로모클로로메탄은 0.1mg/L를 넘지 아니할 것
⑥ 클로랄하이드레이트는 0.03mg/L를 넘지 아니할 것
⑦ 디브로모아세토니트릴은 0.1mg/L를 넘지 아니할 것
⑧ 디클로로아세토니트릴은 0.09mg/L를 넘지 아니할 것
⑨ 트리클로로아세토니트릴은 0.004mg/L를 넘지 아니할 것
⑩ 할로아세틱에시드(디클로로아세틱에시드, 트리클로로아세틱에시드 및 디브로모아세틱에시드의 합으로 한다)는 0.1mg/L를 넘지 아니할 것
⑪ 폼알데하이드는 0.5mg/L를 넘지 아니할 것

(5) 심미적 영향물질에 관한 기준

① 경도는 1,000mg/L(수돗물의 경우 300mg/L, 먹는염지하수 및 먹는해양심층수의 경우 1,200mg/L)를 넘지 아니할 것. 다만, 샘물 및 염지하수의 경우에는 적용하지 아니한다.
② 과망간산칼륨 소비량은 10mg/L를 넘지 아니할 것
③ 냄새와 맛은 소독으로 인한 냄새와 맛 이외의 냄새와 맛이 있어서는 아니할 것. 다만, 맛의 경우는 샘물, 염지하수, 먹는샘물 및 먹는물공동시설의 물에는 적용하지 아니한다.
④ 동은 1mg/L를 넘지 아니할 것 ★㊱
⑤ 색도는 5도를 넘지 아니할 것 ★㊸
⑥ 세제(음이온 계면활성제)는 0.5mg/L를 넘지 아니할 것. 다만, 샘물·먹는샘물, 염지하수·먹는염지하수 및 먹는해양심층수의 경우에는 검출되지 아니하여야 한다.

알아두기

색도 및 탁도

• 색도
– 색의 정도를 나타낸 것
– 백금 1mg을 포함한 색도 표준액을 증류수 1L에 용해시켰을 때의 색상이 색도 1도
– 색도가 5도 이하이면 완속여과로 대부분 제거되고, 급속여과 시는 황산알루미늄으로 응집 침전시킨 경우에 거의 제거됨

• 탁도
– 물의 탁한 정도를 나타낸 것
– 빛의 투과에 대한 저항도
– 백도로 1mg이 증류수 1L에 포함되어 있을 때가 1도 또는 1ppm

⑦ 수소이온농도는 pH 5.8 이상 pH 8.5 이하이어야 할 것. 다만, 샘물, 먹는샘물 및 먹는물공동시설의 물의 경우에는 pH 4.5 이상 pH 9.5 이하이어야 한다.

⑧ 아연은 3mg/L를 넘지 아니할 것 ★③⑧

⑨ 염소이온은 250mg/L를 넘지 아니할 것(염지하수의 경우에는 적용하지 아니한다)

⑩ 증발잔류물은 수돗물의 경우에는 500mg/L, 먹는염지하수 및 먹는해양심층수의 경우에는 미네랄 등 무해성분을 제외한 증발잔류물이 500mg/L를 넘지 아니할 것

⑪ 철은 0.3mg/L를 넘지 아니할 것. 다만, 샘물 및 염지하수의 경우에는 적용하지 아니한다.

⑫ 망간은 0.3mg/L(수돗물의 경우 0.05mg/L)를 넘지 아니할 것. 다만, 샘물 및 염지하수의 경우에는 적용하지 아니한다.

⑬ 탁도는 1NTU(Nephelometric Turbidity Unit)를 넘지 아니할 것. 다만, 지하수를 원수로 사용하는 마을상수도, 소규모급수시설 및 전용상수도를 제외한 수돗물의 경우에는 0.5NTU를 넘지 아니하여야 한다. ★④⑥

⑭ 황산이온은 200mg/L를 넘지 아니할 것. 다만, 샘물, 먹는샘물 및 먹는물공동시설의 물은 250mg/L를 넘지 아니하여야 하며, 염지하수의 경우에는 적용하지 아니한다.

⑮ 알루미늄은 0.2mg/L를 넘지 아니할 것

(6) 방사능에 관한 기준(염지하수의 경우에만 적용한다)

① 세슘(Cs-137)은 4.0mBq/L를 넘지 아니할 것

② 스트론튬(Sr-90)은 3.0mBq/L를 넘지 아니할 것

③ 삼중수소는 6.0Bq/L를 넘지 아니할 것

핵심 OX

01 총트리할로메탄은 0.1mg/L를 넘지 아니할 것 (O, X)

02 동은 1mg/L를 넘지 아니할 것 (O, X)

03 색도는 3도를 넘지 아니할 것 (O, X)

|정답| 01 O 02 O 03 X

(7) 먹는 샘물 등 제조업자의 자가품질 검사 기준 ★ ㊵

구 분	검사항목	검사주기
먹는 샘물 · 먹는 염지하수	냄새, 맛, 색도, 탁도, 수소이온농도(5개 항목)	매일 1회 이상
	일반세균(저온균 · 중온균), 총대장균군, 녹농균(4개 항목)	매주 2회 이상 3~4일 간격으로 실시
	분원성연쇄상구균, 아황산환원혐기성포자형성균, 살모넬라, 쉬겔라(4개 항목)	매월 1회 이상
	먹는물 수질기준 및 검사 등에 관한 규칙에서 정하는 모든 항목	매반기 1회 이상
샘물 · 염지하수	일반세균(저온균 · 중온균), 총대장균군, 분원성연쇄상구균, 녹농균, 아황산환원혐기성포자형성균(6개 항목)	매주 1회 이상
	먹는물 수질기준 및 검사 등에 관한 규칙에서 정하는 모든 항목	매반기 1회 이상

05 폐·하수 및 폐기물처리

1 물리적 처리(예비처리) ★ ④

폐수란 공장 등에서 배출하는 것이고, 하수란 가정이나 도시상가에서 배출하는 것이다. 폐·하수 처리방법은 물리적·화학적·생물학적 처리로 분류한다.

(1) 스크린(Screening)

① 목적 : 정수장이나 폐수처리의 첫 처리 단계로서 비교적 큰 부유물질이나 협잡물을 배수관로에서 제거하는 방법으로 사용한다. ★ ㊻

② 스크린의 형태에 따른 분류
  ㉠ 망(Fine) 스크린 : 간격 13mm 이하
  ㉡ 격자(Gration) 스크린 : 간격 13~50mm
  ㉢ 봉(Rack Bar) 스크린 : 간격 50mm(보통 40mm), 가장 많이 사용

③ 스크린의 설계
  ㉠ 스크린은 침사지 전후에 설치할 수 있으나 대부분 전방에 설치한다.
  ㉡ 경사각은 기계식 청소장치의 경우 수평에 대해 70°, 인력으로 청소할 때는 45~60° 정도로 설치한다.
  ㉢ 하수처리장 스크린의 경우는 보통 6cm 이하의 조망을 사용한다.
  ㉣ 통과유속은 0.75m/sec 이하이다.

(2) 침사지

① 목적 : 하수에는 자갈, 모래, 무기물질 등의 무거운 입자들이 포함되어 있는데, 이들은 처리장의 기계나 펌프를 손상시키므로 이들을 제거하기 위하여 설치한다. ★ ㊹ ㊵

② 유속 : 침사지(수평류 장방형 침사지)의 평균유속은 0.2~0.3m/sec이다.

③ 침사지 효율 : 표면적에 따라 결정된다.

(3) 침전지

① 목적 : 중력에 의해서 제거될 수 있는 침전성 고형물을 제거하는 것이다. 1차 침전지, 생물학적 처리 후의 2차 침전지, 농축조 등이 있고, 정화 또는 농축이라고도 한다.

② 1차 침전지 : 부유성 고형물질(SS) 제거율은 약 50~60%이고, BOD 제거율은 약 30% 정도 된다.

출제경향 파헤치기

물리적 처리에 해당하는 과정과 각 과정의 목적을 묻는다.
- ☑ 하수처리 과정의 물리적 처리에 해당하는 것은?
- ☑ 침사지의 목적은?

알아두기

유속을 0.2~0.3m/sec로 하는 이유는 침사지에서 사석을 제거하고 유기물의 침전을 막아 생물학적 분해가 일어나지 않도록 하기 위해서이다.

알아두기

침사지에 정류판을 설치하는 이유는 난류 방지, 침전 효율 증대를 위한 것이다.

핵심 OX

01 침사지의 평균 유속은 0.2~0.3m/sec이다. (O, X)

02 먹는 샘물 제조업자는 냄새, 맛, 색도 등을 매일 1회 이상 자가 검사해야 한다. (O, X)

03 먹는 샘물 제조업자는 총대장균군을 매월 1회 이상 자가 검사해야 한다. (O, X)

|정답| 01 O 02 O 03 X

알아두기

소화조로 보내지는 이유는 1차 침전지에서 침전된 슬러지는 평균 4%(2~7%) 정도의 고형물질을 함유하고 있으므로 농축시킬 필요 없이 소화조로 바로 유입시키기 때문이다.

알아두기

스토크스(Stokes) 법칙

$$V_s = \frac{g(\rho_s - \rho_w)d^2}{18\mu}$$

V_s : 입자의 침강속도(종속도)(cm/sec)
g : 중력 가속도(980cm/sec²)
ρ_s : 입자의 밀도(g/cm³)
ρ_w : 물의 밀도(g/cm³)
d : 입자의 직경(cm)
μ : 점성 계수(동점성 계수)(g/cm·sec)
※ 비중이 1인 경우에는 점성 계수는 동점성 계수이다.

출제경향 파헤치기

호기성 처리법과 혐기성 처리법을 비교하여 학습한다.
☑ 활성오니법의 처리 방법은?
☑ 하수의 혐기성 처리법에 해당하는 것은?

③ 1차 침전지에서 발생한 슬러지 제거 : 1차 침전지에서 제거되는 슬러지는 소화조로 보내진다.
④ 1차 침전지의 침전 효율을 높이기 위한 방법
  ㉠ 응집 : 입자성 물질, 유기물, 조류, 색소, Colloid 등을 제거하기 위하여 명반(정수 처리), 철염(폐수 처리) 등을 사용한다.
  ㉡ 예비 포기 : 유입되는 폐수의 예비 포기의 목적은 냄새 제거, 부유물질(SS)의 Floc 형성, BOD와 SS의 제거율 증가, 후처리시설에 용존산소 공급 등이 있다.
  ㉢ 경사판 설치 : 침전은 침전지의 수면적에 의하여 결정되므로 경사판을 설치하여 유효면적을 증가시킨다.

(4) 부상지

① 목적 : 폐수 내에 물보다 가벼운 부상물질이 많은 경우에 사용한다. 침전법과 반대의 개념으로, 부유물의 비중이 물보다 작은 것이나 혹은 부유물에 미세한 기포를 부착시켜 부유물의 비중을 작게 하여 물의 표면에 부상시켜 분리하는 방법이다. ★ ㊸
② 부상 분리법과 응집 침전법의 비교

구 분	부상 분리법	응집 침전법
처리 능력	4~6m³/m²/hr	2~3m³/m²/hr
체류 시간	10~40분	1~2시간
처리수의 효율	나 쁨	좋 음

2 생물학적 처리(본처리)

(1) 생물학적 처리에 관련된 미생물

① 증식온도에 따른 분류
  ㉠ 저온균 : 최적 온도는 10℃ 내외이고, 발육 가능한 온도는 0~20℃이다.
  ㉡ 중온균 : 최적 온도는 25~37℃이고, 발육 가능한 온도는 20~40℃이다.
  ㉢ 고온균 : 최적 온도는 60~70℃이고, 발육 가능한 온도는 40~75℃이다.
② 산소 존재 여부에 따른 분류
  ㉠ 호기성균 : 산소가 존재하는 상태에서만 증식 가능한 균을 말한다.
  ㉡ 혐기성균 : 산소가 없을 때 증식하는 균을 말한다.
  ㉢ 통성혐기성균 : 산소 존재 여부에 관계없이 증식 가능한 균을 말한다.

③ 유기물 분해
  ㉠ 호기성 분해 : 유기물+O_2 → CO_2+H_2O+에너지
  ㉡ 혐기성 분해
④ 미생물의 종류
  ㉠ 세균(Bacteria)
    • 수처리의 핵심적인 역할을 하는 균이다.
    • 호기성 박테리아($C_5H_7O_2N$), 혐기성 박테리아($C_5H_9O_3N$) 등이 있다.
    • 박테리아는 세포분열을 한다.
  ㉡ 곰팡이(Fungi) : 사상균으로, 활성슬러지 처리에서 슬러지 팽화(Sludge Bulking)을 일으킨다.
  ㉢ 로티퍼(Rotifer)
    • 물에 나타나면 물의 상태가 양호함을 뜻한다(자정작용이 끝난 상태).
    • 활성슬러지조의 효율이 가장 좋을 때 관찰되는 지표생물이다.
  ㉣ 오염된 상류로부터 자정작용이 끝날 때까지 나타나는 미생물 순서 :
    세균(Bacteria) → 원생동물(Protozoa) → 고등동물(Rotifer)
⑤ 미생물 성장곡선

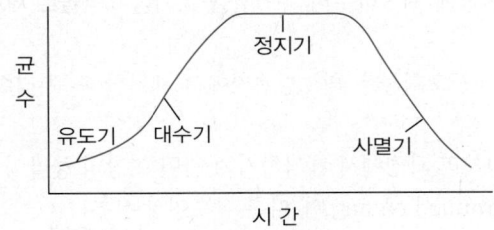

  ㉠ 유도기 : 분열·증식을 준비하는 시기
  ㉡ 대수기
    • 영양분이 충분하며 미생물이 최대율로 번식하는 단계
    • 충분한 영양으로 미생물에 의한 분해율이 최대
  ㉢ 정지기
    • 미생물 원형질의 무게가 더 큰 단계
    • 미생물이 엉켜 플록이 형성되기 시작하는 단계
    • 침전성이 양호해지는 단계
  ㉣ 사멸기
    • 미생물이 원형질을 분해시켜 전체 무게가 감소
    • 침전효율이 가장 좋은 단계(슬러지 침강성이 양호하므로)
    • 하수처리에 이용되는 미생물을 이용

핵심 OX

01 스크린, 침사지, 침전지는 하수처리 설비 중 전처리에 해당한다. (O, X)

02 대수기는 미생물이 최대로 번식하는 단계이다. (O, X)

03 저온균의 최적온도는 10℃ 내외이다. (O, X)

| 정답 | 01 O 02 O 03 O

알아두기

조류(Algae)
- $C_5H_8O_2N(C_{106}H_{263}O_{110}N_{16}P)$
- 모두 엽록소를 가지며 광합성 능력이 있다.
- 광합성에 의한 산소방출을 통하여 박테리아와 공생관계를 유지한다.
- 죽은 조류는 수원의 색, 맛, 불쾌한 냄새 유발, pH 저하, 여과지의 막힘 등 각종 악영향을 미친다.
- 대기로부터 질소 고정능력이 있는 남조류는 용존 질소물질을 필요로 하지 않는다.

(2) 호기성 처리법

① **산화지법(Oxidation Pond)**
  ㉠ 오염된 하수를 한곳에 모아서 물속의 미생물을 이용하여 정화시키는 방법이다.
  ㉡ 유기물은 호기성 세균(박테리아)에 의해 산화·분해된다.
  ㉢ CO_2, H_2O 등을 생성한다(생성된 CO_2를 조류가 광합성에 이용하여 산소를 생성). ★ 43
  ㉣ 호기성 박테리아와 조류는 수중에서 공생관계를 갖는다.
  ㉤ 조류의 광합성과 산소 공급으로 호기성 상태를 유지한다.
  ㉥ 처리 효율을 높이려면 부지 면적을 넓게 한다.
  ㉦ 연못의 수심이 깊으면 혐기성 상태가 되며 처리효율도 떨어진다.
  ㉧ 박테리아 : 정화수 처리에 중요한 생물이다.
  ㉨ 조류 : 탄소동화작용을 한다.
  ㉩ 일광 : 조류는 햇빛과 이산화탄소를 이용하여 산화지에 산소를 조달한다.

② **살수여상법** ★ 44
  ㉠ 여재를 채운 여상에 폐·하수의 유기물을 호기성 미생물로 제거하는 방법이다.
  ㉡ 폐수에 함유된 큰 고형물은 최초침전지에서 제거한 후 처리수를 여상에 유입한다.
  ㉢ 큰 고형물을 전처리 과정에서 제거하지 못하면 여상의 공극이 막힌다.
  ㉣ 수리부하(Hydraulic Loading)에 따른 살수여상 분류
  - 저속여상(표준살수여상) : 수리학적 부하 $1\sim4m^3/m^2 \cdot day$
  - 고속여상(고율살수여상) : 수리학적 부하 $10\sim30m^3/m^2 \cdot day$ ★ 39

  ㉤ 여재
  - 직경은 표면적과 공극량을 결정, 크기는 여상의 조건에 따라 달라짐
  - 종류 : 플라스틱(가장 많이 사용), 쇄석, 자갈, 무연탄
  - 선택인자 : 직경, 비표면적, 공극률, 단가, 내구성 등

  ㉥ 장점
  - 슬러지 팽화의 문제가 없음
  - 수량의 변동에 민감하지 않음
  - 안정된 처리수를 얻음
  - 폭기를 하지 않음(유지비 저렴)
  - 저렴한 건설비

  ㉦ 단점
  - 생물막 탈락, 여상 폐쇄(Ponding)
  - 파리 번식, 악취 발생

③ 활성오니법(활성슬러지법) ★ ③⑦
  ㉠ 활성슬러지법(활성오니법) 계통도 ★ ㊷

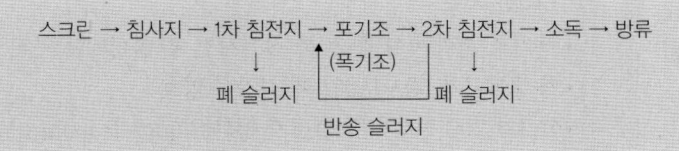

  • 1차 처리(물리적 처리=예비 처리) : 스크린 ~ 1차 침전지
  • 2차 처리(본처리) : 포기조 ~ 2차 침전지
  ㉡ 원리
  • 주요 공정은 폭기조, 침전조, 슬러지 반송조 등으로 구성
  • 일반적으로 폐수는 최초 침전지에서 현탁 고형물이 제거된 후 폭기조에서 용존 유기물질이 미생물(호기성)에 의해 섭취 분해 ★ ㊻ ㊷ ㊴
  • 성장한 미생물은 종말 침전지에서 응결 침전되어 폭기조로 일부 반송
  ㉢ 처리 조건
  • 미생물을 이용한 처리방법이므로 미생물이 잘 자랄 수 있는 조건을 유지하는 것이 중요
  • 영양소 : 미생물은 C, H, O, N, P, S 등으로 세포를 구성하므로 이와 같은 물질이 있어야 하며, 일반적으로 폭기조 유입수의 BOD : N : P=100 : 5 : 1의 분포가 미생물 대사 및 처리에 적당
  • 용존산소(DO) : 최저 0.5mg/L 이상 유지해야 하고 가장 적당한 DO 농도는 2.0mg/L 정도로 유지
  • 온도 : 미생물 종류에 따라 적합한 온도를 유지함이 좋으며, 보통 25~30℃로 유지
    예 보티셀라(Voticella) : 25℃, 애스피디스카(Aspidisca) : 30℃
  • pH : 폭기조 적정 pH는 6~8 정도로 이보다 낮은 경우 슬러지 팽화 현상이 발생
  • 독성물질 : 미생물의 활동이나 성장에 방해가 되지 않을 정도로 제거
  ㉣ 폭기조에 필요한 산소량 : 제거되는 BOD량이 많을수록, 폭기조 내에 존재하는 활성 슬러지량이 많을수록 필요 산소량은 많아진다.

$$O_2 = aLr + bSa$$

  • O_2 : 소비되는 산소량(kg/d)
  • Lr : 저거된 BOD량(kg/d)
  • Sa : 활성 슬러지량(kg)
  • a : Lr 중 산화 분해되는 비율(보통 0.5)
  • b : 슬러지 자기 산화속도 계수(보통 0.08)

알아두기

슬러지 팽화(Sludge Bulking)
폭기조 내의 DO, pH, BOD 부하, 영양분, 온도 등이 정상적인 미생물 성장에 부적합해서 실 모양의 미생물이 많이 번식하든지 혹은 분산성장 단계에 있어 침전지에서 쉽게 침전하지 않는 것을 말한다.

알아두기

포기조(Aeration Tank=폭기조) ★ ㊸
• 포기조에 공기를 공급하는 목적
 - 산소를 공급하여 미생물의 성장을 도모
 - 원활한 혼합을 도모하고 처리수의 부패를 방지
• 산소 요구량 결정(폭기량 결정)
 - 처리수의 BOD 또는 BOD 제거량
 - 포기 시간과 고형물 체류 시간
 - 포기조 내의 MLSS 중 미생물 농도(혼합액 중 활성슬러지량)
※ MLSS : 포기조 혼합액의 부유물질, 포기조의 미생물

핵심 OX

01 산화지법은 혐기성 처리법이다. (O, X)

02 활성오니법은 호기성 처리법이다. (O, X)

03 호기성 처리를 했을 때 가장 많이 발생하는 가스는 CO_2이다. (O, X)

|정답| 01 X 02 O 03 O

ⓜ 슬러지 용량 지표(SVI)
- SVI란 폭기조에서 성장한 미생물이 2차 침전지에서의 침강 농축성을 나타내는 지표
- 폭기조 혼합액 1L를 30분 침전시킨 후 형성되는 부피
- 통상 SVI가 50~150일 때 침강성 양호
- SVI가 200 이상이면 슬러지 팽화(Sludge Bulking) 발생

$$SVI = \frac{SV(mL/L) \times 10^3}{MLSS농도(mg/L)} = \frac{SV(\%) \times 10^4}{MLSS농도(mg/L)} = \frac{SV(\%)}{MLSS농도(\%)}$$

ⓑ 슬러지 일령(Sludge Age)
- 고형물 체류시간(SRT) : 슬러지가 포기조에 머무는 시간
- 고형물 체류시간(SRT)이 길어지면 산소 이전속도가 감소
- 고형물 체류시간(SRT)을 결정하는 인자 : 반송 슬러지의 농도, 처리수의 SS 농도, 폐슬러지의 농도

ⓢ 핀 플록(Pin Floc)
- 슬러지 일령이 너무 길어 세포가 활성을 잃고 플록 형성이 잘 안 되는 것
- 원인 : 과도한 포기, 독성물질 유입, 혐기성 상태, 장기포기 등

ⓞ 플록 파괴(Floc의 해체)
- 분산되면서 잘 침전하지 않고 상등수와 함께 유실되는 현상
- 원인 : 과부하, 혐기성 상태, 질소와 인의 부족, 독성물질 존재 등

④ 회전원판법(RBR 공법)
㉠ 미생물 점막이 형성된 원판을 여러 개 수직으로 고정하여 회전시키면서 처리하는 방법이다.
㉡ 원판이 하수면 아래에 있을 때 용존 유기물이 침투 또는 흡착한다.
㉢ 하수면 위에 위치할 때 산소의 공급을 받아 미생물에 의해 섭취 분해한다.
㉣ 장 점
- 별도의 폭기 장치 및 슬러지 반송이 필요 없다.
- 슬러지 발생량이 적다.
- 다단식이므로 BOD 부하 변동에 강하다.
- pH 변화에 잘 적응한다.
㉤ 단 점
- 온도의 영향에 민감하며, 회전축이 파열될 우려가 있다.
- 폐수의 성상에 따른 처리 효율의 영향이 크다.
- 미생물량의 조절이 어렵다.

⑤ 호기성 처리법의 비교

구 분	산화지법	살수여상법	회전원판법	활성오니법
BOD 제거율	70~80%	80%	80~90%	90%
슬러지 발생량	적음	적음	적음	비교적 많음
소요 동력	없음	반송률에 의함	적음	많음
유지 관리	쉬움	조금 어려움	어려움	어려움
소요 면적	매우 넓음	보통	작음	보통
단 점	• 자연적인 처리에 의하므로 소요 면적이 크고 적정 처리가 어려움 • 모기 등의 발생 • 악취 발생 • 겨울철 동결 문제 발생	• 여재가 잘 막히고 악취 발생 • 체류시간이 짧아 적정 처리가 어려움 • 처리 정도를 결정하기 힘들고 후일 교정하기가 어려움	• 13℃ 이상의 보온이 필요 • 고농도폐수 처리가 힘듦 • 기계의 파열이 우려	• 출력 소비량이 많음 • 슬러지의 양이 많음 • 운전에 전문적인 지식이 필요

(3) 혐기성 처리법

① 혐기성 소화(메탄발효법) : 유기물을 환원적으로 분해하여 소화시키므로 혐기성 소화법 혹은 소화에 의해 메탄과 이산화탄소가 생성되어 메탄발효법이라고도 한다. ★ ㊷

㉠ 혐기성 소화조
- 1차 소화조 : 소화·농축·상등액의 형성이 모두 동시에 이루어져 소화가 진행되어 감에 따라 혼합이 잘 안 되고 층이 형성되므로 효율이 낮다.
- 2차 소화조 : 첫 번째 조는 가열되며 혼합하는 것이 주목적이고 두 번째 조는 소화된 슬러지의 저장·농축·비교적 깨끗한 상등액의 형성을 위해 사용된다.

㉡ 혐기성 반응의 원리

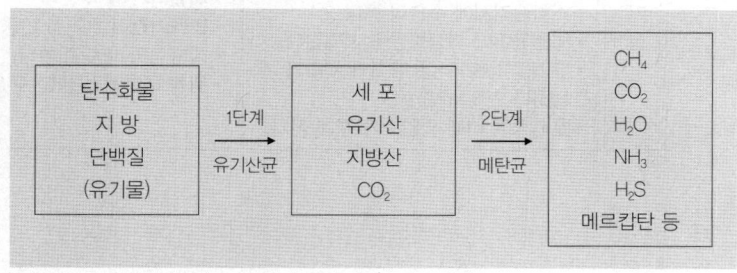

핵심 OX

01 활성오니법은 호기성 미생물에 의한 분해작용(산화)을 이용한다. (O, X)

02 활성슬러지법은 도시하수 처리에 이용한다. (O, X)

03 SVI가 100 이상이면 슬러지 팽화가 발생한다. (O, X)

|정답| 01 O 02 O 03 X

ⓒ 혐기성 처리의 조건
- BOD 농도가 10,000mg/L 이상이어야 한다.
- BOD 농도가 높고 가능하면 단백질, 지방 함량 및 온도가 높은 것이 좋다.
- 미생물에 필요한 무기성 영양소가 충분히 있어야만 한다.
- 독성물질이 없어야 하고, 알칼리도가 적당해야 한다.

② 임호프탱크(Imhoff Tank) ★ ㊺
㉠ 두 개의 층이며 상부에는 침전이, 하부에는 슬러지 소화가 진행된다.
㉡ 스컴이 발생하면 교반을 한다.
㉢ 침전과 소화가 한 탱크 안에서 일어난다.
㉣ 침전실, 소화실, 스컴실로 구성된다.

③ 부패조
㉠ 침전실과 소화실이 한 탱크 내에 있어 침전과 소화가 동시에 진행된다.
㉡ 하부에는 슬러지가 가라앉고 상부에는 스컴(Scum)이 모여 있어 실제로 유효한 체적은 매우 적다.
㉢ 하수는 스컴(Scum) 및 슬러지가 항상 접촉하여, 솟아오르는 가스에 의해 슬러지가 교환되므로 유출수는 미세한 부유물을 함유한다.
㉣ 색깔이 검고 냄새가 날 뿐 아니라 BOD값도 높다.
㉤ 공공 하수도가 없는 주택이나 학교 등의 정화조로 많이 이용되었으나 현재는 거의 사용하지 않는다.

(4) 호기성 처리와 혐기성 처리 비교

구 분	장 점	단 점
호기성	• 냄새가 발생하지 않는다. • 비료 가치가 크다(퇴비화). • 시설비(시설투자비)가 적게 든다. • 혐기성보다 반응기간이 짧다. • 상징(처리)수의 BOD · SS 농도가 낮다.	• 산소 공급을 하여야 한다. • 운전비가 많이 든다. • 많은 동력비가 든다. • 슬러지 생성량이 많다. • 소화슬러지의 수분이 많다.
혐기성	• 산소 공급이 필요 없다. • 운전비가 적게 든다. • 소규모인 경우 동력시설이 필요 없다. • 슬러지 생성량이 적다. • 소화슬러지에 수분이 적다. • 병원균이나 기생충란을 사멸한다. • 유기물 농도가 큰 폐수의 처리가 가능하다(연속처리). • 호기성에 비해 영양소가 적게 든다.	• 냄새가 심하다. • 비료 가치가 적다. • 시설비가 많이 든다. • 반응기간이 호기성 반응보다 길다. • 상등액의 BOD가 높다. • 위생 해충이 발생할 수 있다.

알아두기

식품가공 폐수, 제지펄프 폐수, 증류주 공장 폐수 등은 혐기성 소화에 적합하며, 석유 정제 폐수, 청량음료 제조공장 폐수는 혐기성 소화처리가 불가능하다.

3 화학적 처리

(1) 중화 처리(pH를 조절하는 방법)
① 산 중화제
  ㉠ 가성소다(NaOH), 탄산소다($NaCO_3$)
   • 산과의 반응속도가 빠르다.
   • 슬러지의 생성량이 적다.
   • 생석회나 소석회보다 가격이 비싸다.
  ㉡ 석회[CaO, $CaCO_3$, 소석회($Ca(OH)_2$)]
   • 값이 싸서 일반적으로 많이 사용된다.
   • 반응속도가 느리고 슬러지 생성량이 많다.
② 알칼리 중화제 : H_2SO_4, HCl, CO_2 등

(2) 화학적 응집
① 정의 : 화학약품을 첨가하여 전기적 중화에 의해 반발력을 감소시키고 입자를 충돌시켜 입자끼리 뭉치게 하는 방법이다.
② 응집(Coagulation)
  ㉠ 입자상 물질, 유기물, 조류(Algae), 색도, Colloid 등을 제거하는 것이다. ★ 42
  ㉡ 때로는 맛과 냄새를 제거하는 등 각종 폐수 처리에 사용된다.
③ 응집제
  ㉠ Zeta 전위(반발력)를 감소시키기 위해 첨부하는 화학약품을 말한다.
  ㉡ Zeta 전위가 작을수록 입자 간 응집력은 커진다.
  ㉢ 무기응집제
   • 황산알루미늄($Al_2(SO_4)_3 \cdot 18H_2O$) ★ 46 39 38
    – 응집의 최적 pH 범위 : 5.5~8.5
    – 정수 처리에 사용
    – Floc이 가벼움
    – 명반 = 황산반토, 저렴
   • 염화제2철($FeCl_3$)
    – 최적 pH : 3.5 이상(적정 pH는 5.5)
    – Floc이 무겁고 침강속도가 빠름
   • 황산제1철, 황산제2철, 폴리염화알루미늄
  ㉣ 응집보조제
   • 응집의 효율을 증가시키기 위하여 소량 사용한다.
   • 종류 : Clay, 산, 염기, Polyelectrolytes, 활성규사 등

핵심 OX

01 혐기적 소화는 메탄발효법이라고도 한다. (O, X)

02 혐기적 처리법은 청량음료 제조공장 폐수 처리에 적당하다. (O, X)

03 임호프탱크의 상부에는 침전, 하부에는 슬러지 소화가 진행된다. (O, X)

|정답| 01 O 02 X 03 O

④ 응집의 영향

㉠ 교반 영향

• 급속교반 : 입자끼리의 충돌을 높이기 위해 사용한다.

• 완속교반 : 응집된 입자의 플록화를 촉진하기 위해 사용한다.

㉡ pH 영향 : 응집의 양부 고찰 시 가장 먼저 고려할 인자이다.

㉢ 응집교반시험(Jar Test)

• 최적 주입량은 반드시 응집교반시험에 의해서 결정된다.

• 응집제 투여량을 결정하기 위한 조작순서

– 6개의 비커에 물 채우기

– 짧은 시간 내에 응집제 주입

– 응집제를 섞기 위한 급속교반

– 플록 형성을 위한 완속교반(10~30분 정도)

– 플록이 생기는 시간 기록

(3) 산화 및 환원

① 산화 처리

㉠ 산화 : 산화수의 증가, 산소와의 결합, 전자가의 감소 등

㉡ 산화제 : 염소가스, 염소화합물(NaClO, $CaOCl_2$ 등), 오존 등 ★[37]

㉢ 산화 처리의 대표적 처리 : 시안폐수의 알칼리 염소처리법 등

② 환원 처리

㉠ 환원 : 산화의 역과정

㉡ 환원제 : 아황산염($NaSO_3$, $NaHSO_3$), 아황산가스(SO_2), 황산제1철($FeSO_4$) 등

㉢ 환원 처리의 대표적 처리 : Cr^{6+} 함유 폐수, 동 이온을 함유하는 폐수 등

㉣ 극히 좁은 범위에서 이용된다.

(4) 폐수특성별 처리 방법

① 시 안

㉠ 알칼리성 염소 주입 방법 : 가장 보편적인 방법

㉡ 오존 산화법 : pH 11~12

㉢ 전기 분해법

㉣ 폭기법

② 크 롬

㉠ 배출원 : 도금공장, 화장품공장, 피혁공장, 안료공장 등

㉡ 처리 방법 : 활성탄 흡착법, 이온교환 수지법, 전해 환원법, 환원침전법 등

ⓒ 단위조작
- Cr^{6+}을 Cr^{3+}로 환원시킨 후 수산화물로 침전시키는 방법을 가장 많이 사용한다.
- Cr^{6+} 함유 폐수를 처리 : 환원 → 중화 → 침전
- Cr^{6+} → Cr^{3+}으로 환원하기 위하여 환원제를 사용 시 반응속도는 pH에 영향을 크게 받는다.
- 경제적으로 이용하려면 환원 반응의 적정 pH는 2~3(pH 3 이하), Cr^{3+} 침전의 적정 pH는 9이다.

4 오니(슬러지)의 처리

(1) 슬러지의 처리 목표

① **안정화(소화)** : 슬러지 중의 유기 고형물질이 부패균에 의해 더 부패되더라도 주위 환경에 악영향을 미치지 않는 상태가 되도록 유기물을 제거해야 한다.

② **안전화(살균)** : 각종 병원균, 기생충란 등은 슬러지 이용에 지장을 주므로 살균에 의해 안전하게 이용할 수 있도록 한다.

③ **감량화(부피의 감소)** : 슬러지 처리의 1차적 목적으로 처분이 쉽고, 비용이 절감된다.

④ **처분의 확실성** : 슬러지 처분은 편리하고 안전하게 해야 한다.

(2) 슬러지의 부피 산출

① 슬러지 비중이 1인 경우

$$V_1(100 - P_1) = V_2(100 - P_2)$$

- V_1 : 수분이 P_1%일 때 슬러지 부피(농축, 탈수 전 부피)
- V_2 : 수분이 P_2%일 때 슬러지 부피(농축, 탈수 후 부피)

② 슬러지 비중이 각각 다른 경우 : $V_1 \cdot S_1 \cdot (100 - P_1) = V_2 \cdot S_2 \cdot (100 - P_2)$

출제경향 파헤치기

처리 과정의 목적과 목표, 이유 등을 이해하고 있는지를 주로 묻는다.

☑ 슬러지의 처리 순서로 옳은 것은?
☑ 슬러지의 처리 과정 중 개량의 목적으로 옳은 것은?

핵심 OX

01 크롬의 배출원은 도금공장, 피혁공장 등이 있다. (O, X)

02 Cr^{6+}보다 Cr^{3+}의 독성이 강하다. (O, X)

03 슬러지 안전화란 유기물을 제거하는 것이다. (O, X)

|정답| 01 O 02 X 03 X

(3) 슬러지의 처리과정 ★ ㊻ ㊹ ㊱

```
                                        소독      건조
                                         ↓        ↓
슬러지 → 농축   →  안정화(소화) → 개량(조정) → 탈수   →  처분
         중력식     혐기성 소화      세척(수색)    진공여과    매립
         부상식     호기성 소화      약품처리     가압여과    토양살포
                   습식 산화        열처리       원심분리    퇴비화
                   임호프탱크                    벨트프로세스  소각 후 매립
```
※ 슬러지 처리공정 순서는 바뀌지 않고 종류에 따라 거치지 않는 공정이 있다.

① 농 축
  ㉠ 중력에 의한 방법과 용존 공기부상에 의한 방법이 있다.
  ㉡ 슬러지량의 감량으로 투자비용이 감소된다.
  ㉢ 소화조의 필요 용적이 감소된다.
  ㉣ 개량에 요구되는 약품량이 적게 들어 처리비용이 절감된다.

② 안정화(소화 ; Digestion) ★ ㊷
  ㉠ 슬러지에 포함된 유기물을 소화하여 안정시킨다.
  ㉡ 일반적으로 혐기성 소화와 같다.
  ㉢ 1차 슬러지는 평균 4%의 고형물질을 함유하기 때문에 농축하지 않고 바로 혐기성 소화조로 보낸다.
  ㉣ 양호한 슬러지는 황갈색이며, 좋은 흙냄새가 난다.
  ㉤ 산화되지 않은 슬러지는 회색이다.

③ 개량(조정)
  ㉠ 슬러지의 탈수성을 개선하기 위하여 실시한다. ★ ㊴ ㊸
  ㉡ 세 척
    • 슬러지 개량에서 가장 많이 사용된다.
    • 알칼리성이 강한 소화슬러지를 세척하면서 알칼리도를 낮춘다.
    • 응집제의 사용을 줄일 수 있다.
  ㉢ 약품처리
    • 여과탈수 촉진을 위해 화학약품을 사용하여 응집한다.
    • 정수처리 : 명반(황산알루미늄) 사용한다.
    • 폐수처리 : 각종 철염을 사용한다.
    • 진공여과기로 탈수시키기 전에 염화제2철과 석회를 주로 사용한다.
  ㉣ 열처리
    • 탈수의 전처리로 이용된다.
    • 탈수성과 침강성이 높아진다.

④ 탈 수 ★40

㉠ 진공여과
- 진공펌프로 여포에 흡착시켜 압력차를 이용하는 방법이다.
- 생슬러지나 소화슬러지의 탈수에 이용된다.

㉡ 가압여과
- 여과막을 통해 슬러지를 압력으로 탈수하는 방법이다.
- 슬러지는 막에 남고 물은 여과된다.

㉢ 원심분리법 : 원심력을 이용해서 수분과 고형물질을 분리 · 탈수한다.

㉣ 여액은 포기조로 반송시켜 재처리 후 방류한다.

⑤ 처 분

㉠ 슬러지를 사용하지 못하거나, 매립 처분이 제한될 때 소각 처분한다.

㉡ 탈수 케이크를 소각하면 대폭 감량된다. ★36

㉢ 미생물을 모두 사멸시킨다(병원균 포함).

㉣ 비용이 많이 소요되며, 대기오염을 유발한다.

5 고도 처리

(1) 고도의 처리 목적

무기성 영양염류(N, P)와 중금속(Fe, Mn, Cu) 등이 처리수에 함유되어 방류되면 부영양화를 유발하거나 환경 생태계에 악영향을 끼친다. 이것을 사전에 예방하기 위해 고도의 처리를 한다.

① 2차 처리 유출수의 영양염류(N, P)를 제거

② 유가(有價)물질의 회수

③ 독성물질의 하천 유입을 방지

④ 처리수에 존재하는 색도 및 미량 중금속을 제거

⑤ 폐수의 재이용이 필요한 경우

(2) 처리 방법 ★37

① 활성탄 처리법 : 흡착

② 이온교환막법 : 투석

③ 역삼투법 : 삼투

④ 포말분리법 : 흡착

핵심 OX

01 개량을 하는 이유는 슬러지의 탈수성을 좋게하기 위함이다. (O, X)

02 처분된 슬러지는 반드시 매립을 해야 한다. (O, X)

03 농축은 슬러지 처리의 1단계 과정이다. (O, X)

|정답| 01 O 02 X 03 O

6 산업폐수의 처리 방법

구 분	처리 방법	처리 원리	처리 장치와 특성
물리적 처리	체분리(Screening)	입자의 크기	Bar Screen, Rotary Screen, 진동체
	여과		청등여과(사여과, Microstrainer), 탈수여과(진공여과, 원심분리)
	초미분여과		Membrane Filter
	투석		
	침강법	입자의 크기, 밀도차	침사지 원심분리
	자선법	입자의 자성	철분 제거
	부상법	계면 특성	가압부상분리
	증류법	상대 휘발도	증류장치
	증발법	증기압차(비점)	다중효용증발기
화학적 처리	중화법	산, 알칼리 중화반응	교반반응기
	산화환원법	산화환원반응	
	분해법	복분해, 가수분해	
	응집법	계면 전위(친수성), 계면 특성	응집, 침전, 응집 부상분리, 응집 여과
	흡착법	흡착 특성	활성탄 흡착, 합성 흡착제의 사용
	추출법	분배 계수	용제추출법
	포말부선 분리법	계면 흡착	포말부선장치
	이온교환법 (수지 흡착, 전기 투석)	이온성	이온교환장치, 이온교환막, 전기투석 장치
	스트리핑(Stripping)	흡수성	탈기탑
	연소, 소각법	산화반응	연소(수중 연소, 습식 공기 산화), 소각(다단로, 유동층 소각로, Rotary Kiln)
생물학적 처리 ★ 37	호기성 생물 처리	생물 산화분해	활성슬러지법, 살수여상법, 산화지법, 회전원판법, 접촉산화법 등
	혐기성 생물 처리	생물 환원분해	소화법(메탄발효법), 부패조, 임호프조

알아두기

부상분리 ★ 42
기름이나 미세부유물질 등을 효과적으로 분리하는 공정이다.

7 분뇨 처리

(1) 분뇨 처리의 목표

분뇨 처리의 목표는 슬러지 처리 목표와 같다.
① 생물화학적 안정화
② 위생적 안전화
③ 최종 생성물의 감량화
④ 처분의 확실성

(2) 분뇨 처리 방법

① 1차 처리 : 혐기성 소화, 고온습식화, 호기성 소화, 임호프조, 부패조 등
② 2차 처리 : 활성오니법, 살수여상법, 회전원판법 등
③ 1·2차 처리 방법은 폐·하수처리의 원리와 동일하다.
④ 분뇨 정화조의 구조 : 부패조 → 예비여과조 → 산화조 → 소독조
⑤ 혐기성 소화 방식의 장단점
  ㉠ 연속적인 처리가 가능하다.
  ㉡ 유지 관리비가 적게 들고 관리가 용이하다.
  ㉢ 유용한 CH_4 가스를 얻어 열원으로 이용할 수 있다.
  ㉣ 기생충란이나 병원균을 사멸시킨다.
  ㉤ 호기성 처리 방법에 비하여 소화속도가 느리다.
  ㉥ 분뇨의 안정화를 도모할 수 있다.

(3) 분뇨 처리 시 악취의 발생

① 악취 발생의 원인이 되는 NH_3, H_2S 등이 발생한다. ★ ④
② 소화슬러지의 색깔이 검정색을 띠는 것은 소화가스 중의 H_2S(황화수소)가 슬러지 속의 철염과 결합하여 황화철이 되기 때문이다.

알아두기

분뇨의 위생적 처리목적
소화기계 감염병 관리, 기생충 질병 관리, 세균성 감염병 관리, 하수의 오염방지 등이다.

알아두기

습식산화법
습식산화법은 Zimpro 방식이라고도 하는데 고온(170~250℃), 고압(70~80기압)하에서 충분한 산소를 공급하여 소각하는 방법이다.
• 장 점
  – 슬러지의 질에 관계없이 잘 처리된다.
  – 부지면적이 적게 소요된다.
  – 재(Ash)의 양이 소량이다.
  – 병원균과 기생충이 완전 사멸된다 (위생적으로 처리).
• 단 점
  – 시설의 수명이 짧다.
  – 질소의 제거율이 낮다.
  – 고도의 운전기술이 필요하다.
  – 건설에 대한 투자비와 유지비가 많이 든다.

핵심 OX

01 분뇨 처리 시 발생하는 악취는 NH_3, H_2S 등의 가스가 원인이다. (O, X)

02 혐기성 소화 방식은 호기성 방식에 비해 속도가 느리다는 단점이 있다. (O, X)

03 활성오니법, 임호프조는 분뇨의 2차 처리에 해당한다. (O, X)

|정답| 01 O 02 O 03 X

8 하수도 분류

(1) 합류식
우수(빗물)와 오수(가정하수) 등 모든 하수를 합쳐서 처리한다.
① 장 점
  ㉠ 건설비가 적게 든다.
  ㉡ 빗물에 의해 하수관이 자연히 청소가 된다.
  ㉢ 하수관이 크기 때문에 수리 · 점검 · 청소가 간단하다.
  ㉣ 빗물에 의해 하수가 희석되므로 하수처리가 용이하다.
② 단 점
  ㉠ 맑은 날이 계속되면 빗물이 적기 때문에 하수관에 침전물이 부패되어 악취를 생성한다.
  ㉡ 빗물이 너무 많을 때는 하수처리 능력보다 하수량이 많아 불완전한 처리나 방류하게 된다.

(2) 분류식
우수(빗물)와 오수(가정하수)를 전혀 다른 계통의 하수관으로 흐르게 한다.

(3) 혼합식
우수(빗물)와 오수(가정하수)의 일부를 함께 운반한다.

9 폐기물 처리

(1) 폐기물의 정의
폐기물이라 함은 쓰레기, 연소재, 오니, 폐유, 폐산, 폐알칼리, 동물의 사체 등으로서 사람의 생활이나 사업 활동에 필요하지 않은 물질을 말한다.

(2) 폐기물의 분류
① **생활폐기물** : 사업장 폐기물 외의 폐기물 ★ ㊸
② **사업장 폐기물** : 대기환경보전법, 물환경보전법 또는 소음 · 진동관리법에 따라 배출시설을 설치 · 운영하는 사업장이나 그 밖에 대통령으로 정하는 사업장에서 발생되는 폐기물

출제경향 파헤치기

주로 의료폐기물에 대해서 묻는다.
☑ 다음 의료폐기물 중 손상성폐기물은?
☑ 다음 중 일반의료폐기물은?

③ **지정폐기물** : 사업장 폐기물 중 폐유 · 폐산 등 주변 환경을 오염시킬 수 있거나 의료폐기물 등 인체에 위해를 줄 수 있는 해로운 물질 ★ 45 44 43 39

㉠ 특정시설에서 발생되는 폐기물
- 폐합성 고분자화합물 : 폐합성 수지, 폐합성 고무
- 오니류 : 수분함량이 95% 미만이거나 고형물함량이 5% 이상인 것(폐수처리 오니, 공정 오니) ★ 42
- 폐농약

㉡ 부식성 폐기물 : 폐산(pH 2.0 이하), 폐알칼리(pH 12.5 이상)

㉢ 유해물질함유 폐기물 : 광재, 분진, 폐주물사 및 샌드블라스트 폐사, 폐내화물 및 재벌구이 전에 유약을 바른 도자기 조각, 소각재, 안정화 또는 고형화 · 고화 처리물, 폐촉매, 폐흡착제 및 폐흡수제

㉣ 폐유기용제, 폐페인트 및 폐래커(용적 $5m^3$ 이상의 도장시설에서 발생되는 것), 폐유(기름성분을 5% 이상 함유한 것), 폐석면, 폴리클로리네이티드비페닐 함유 폐기물, 폐유독물질, 의료폐기물, 수은폐기물, 천연방사성제품폐기물

④ **의료폐기물** ★ 46 45 43 42 39 37 36

㉠ 격리의료폐기물 : 감염병예방법의 감염병으로부터 타인을 보호하기 위하여 격리된 사람에 대한 의료행위에서 발생한 일체의 폐기물

㉡ 위해의료폐기물
- 조직물류폐기물 : 인체 또는 동물의 조직 · 장기 · 기관 · 신체의 일부, 동물의 사체, 혈액 · 고름 및 혈액생성물(혈청, 혈장, 혈액제제)
- 병리계폐기물 : 시험 · 검사 등에 사용된 배양액, 배양용기, 보관균주, 폐시험관, 슬라이드, 커버글라스, 폐배지, 폐장갑
- 손상성폐기물 : 주사바늘, 봉합바늘, 수술용 칼날, 한방침, 치과용침, 파손된 유리재질의 시험기구
- 생물 · 화학폐기물 : 폐백신, 폐항암제, 폐화학치료제
- 혈액오염폐기물 : 폐혈액백, 혈액투석 시 사용된 폐기물, 그 밖에 혈액이 유출될 정도로 포함되어 있어 특별한 관리가 필요한 폐기물

㉢ 일반의료폐기물
- 혈액이 함유되어 있는 탈지면, 붕대, 거즈, 일회용 기저귀, 생리대, 일회용 주사기 또는 수액세트
- 혈액이 함유되지 않은 다음의 폐기물
  - 체액, 분비물
  - 체액 · 분비물 · 배설물이 함유되어 있는 탈지면, 붕대, 거즈, 일회용 기저귀, 생리대, 일회용 주사기 또는 수액세트

[알아두기]

가연성 폐기물 ★ 42
- 소각로 등에서 연소할 수 있는 폐기물
- 종류 : 폐지, 폐목재, 폐섬유, 폐합성수지 등

[알아두기]

의료폐기물의 수집 · 운반차량의 차체는 흰색으로 색칠하여야 한다. ★ 44

핵심 OX

01 합류식 하수도는 건설비가 적게 든다. (O, X)

02 혈액이 묻은 생리대는 일반의료폐기물이다. (O, X)

03 지정폐기물은 환경을 오염시킬 수 있거나 인체에 위해를 줄 수 있는 유해한 물질을 말한다. (O, X)

| 정답 | 01 O 02 O 03 O

[알아두기]

폐기물관리 원칙의 우선순위 ★44
발생 억제 → 재사용 → 재활용 → 소각 → 매립

[알아두기]

폐기물 수거노선 설정 시 유의사항
- 길 양 옆 폐기물 동시 수거
- 교통신호를 적게 받는 노선 선택
- 출퇴근 시간 피하기
- 반복운행 피하기
- 고지대에서 저지대로 하향수거 노선 선택
- 출발점은 차고와 가까운 곳

[알아두기]

폐기물을 분쇄·파쇄하는 목적 ★46
- 용적의 감소
- 겉보기 비중의 증가
- 취급의 용이 및 운반비의 감소
- 유용자원의 회수
- 비표면적의 증가
- 입경분포의 균일화
- 매립, 소각을 위한 전처리

[알아두기]

다이옥신(Dioxin) ★42
- 염소를 함유하고 있는 유기화합물을 소각할 때 생성
- 850℃ 이하 온도 소각 시 불완전 연소에 의해 생성

(3) 폐기물 처리 계통도 ★40

발생원 → 배출 → 수거 → 적환 및 수송 → 중간처리 → 최종처리

① 수거 : 폐기물 관리체계에서 비용이 가장 많이 드는 공정 ★43
② 중간처리 : 압축, 파쇄, 선별, 소각, 퇴비화
③ 최종처리
㉠ 매립방법 : 단순매립, 위생매립, 안전매립
㉡ 매립위치 : 내륙매립, 해안매립
㉢ 매립구조 : 혐기성매립, 혐기성위생매립, 개량혐기성위생매립, 준호기성매립, 호기성매립
㉣ 매립공법 : 내륙매립공법(샌드위치공법, 셀공법, 압축매립공법, 도랑형공법), 해안매립공법(수중투기공법, 순차투입공법, 박층뿌리공법)

(4) 폐기물 처리 방법

① 소 각 ★46 44 43 42 35
㉠ 장 점
- 기후에 영향을 많이 받지 않는다.
- 매립에 비해 넓은 토지를 필요로 하지 않는다.
- 폐열을 회수하여 재이용이 가능하다.
- 의료폐기물의 처리에 사용한다.
- 도시의 중심부에 설치가 가능하다.
- 가장 위생적인 방법이다.
- 폐기물의 감량화·안정화에 유리하다.

㉡ 단 점
- 건설비가 비싸다.
- 대기오염물질이 발생한다.
- 숙련공이 필요하다.
- 소각장 부지 선정이 어렵다(주민 반대).

㉢ 성분 : CO, 분진, SO_X, NO_X, 염화수소 발생

② **퇴비화** ★ 45 41

㉠ 도시주변에서 4~5개월 발효시켜서 퇴비로 이용한다.

㉡ 퇴비화의 조건

- 공기공급 : 호기성
- 최적온도 : 65~75℃
- 수분 : 50~70%
- pH : 6~8
- C/N : 30 내외(30 : 1)

③ **가축사료** : 폐기물을 동물의 먹이로 주는 방법

④ **위생적 매립법** ★ 37

㉠ 장소 : 인가에서 멀고 수질오염이 없는 곳, 많은 토지 필요

㉡ 방 법

- 경사식 : 30° 경사면에 폐기물을 쌓은 후 복토
- 도랑식 : 도랑을 2.5~7m가량 파고 폐기물을 묻은 후 복토
- 지역식 : 폐기물을 살포시키고 다진 후 복토(흙은 타지역에서 가져옴)

㉢ 폐기물 매립 시 복토하는 이유 : 미관상, 위생충의 발생방지, 침출수 유출방지 등

㉣ 복토의 두께

- 일일복토 : 매립작업 후 15cm 이상의 두께로 복토
- 중간복토 : 7일 이상 중단되는 때 30cm 이상 두께로 다져 기울기 2% 이상이 되도록 복토
- 최종복토
  - 시설 사용 후 최종복토층을 기울기가 2% 이상 되도록 설치
  - 가스배제층 : 두께 30cm 이상
  - 차단층 : 점토 · 점토광물혼합토 등으로 두께 45cm 이상
  - 배수층 : 모래 · 재생골재 등으로 두께 30cm 이상
  - 식생대층 : 양질의 토양으로 두께 60cm 이상

㉤ 사후처리 : 침출수 처리, 가스배출장치, 해충 · 쥐 등의 번식 방지, 악취제거장치

알아두기

재활용 ★ 45 42

- 폐기물 중에서 재활용 가능한 것을 회수 혹은 선별하여 재이용하거나 제품의 원료로 재생이용하는 것이다.
- 폐기물은 소각, 매립 등의 처분을 하기보다는 우선적으로 재활용함으로써 자원생산성의 향상에 이바지하도록 하여야 한다.

핵심 OX

01 수거는 폐기물 처리과정 중 비용이 가장 많이 든다. (O, X)

02 소각은 남은 열 회수가 가능하다. (O, X)

03 위생적 매립법은 적은 토지가 필요하다. (O, X)

| 정답 | 01 O 02 O 03 X

06 산업보건 및 위생

1 산업보건의 개요

(1) 산업보건의 의의

근로자의 건강과 행복을 전제로 하여 근로자들이 건강한 심신으로 높은 작업 능률을 유지하면서 오랜 시간 동안 일을 할 수 있고, 생산성을 높이기 위하여 근로방법과 생활조건을 어떻게 정비해 나갈 것인가를 연구하는 것이다.

(2) 작업 강도에 따른 작업 관리

육체적 작업 강도의 지표로서 에너지 대사율(RMR ; Relative Metabolic Rate)이 사용된다. ★ 42

① RMR = $\dfrac{\text{작업 시 소비에너지} - \text{안정 시 소비에너지}}{\text{기초대사량}}$ = $\dfrac{\text{근로대사량}}{\text{기초대사량}}$

② RMR의 구분 ★ 38

RMR	작업 강도	실 례
0~1	경노동	주로 앉아서 하는 작업 (사무작업)
1~2	중등노동	지속작업
2~4	강노동	동작·속도가 작은 작업
4~7	중노동	동작·속도가 큰 작업
7 이상	격노동	과격한 작업

2 근로와 영양

(1) 작업 종류에 따른 영양 공급

① 고온 작업 : 식염 및 비타민 A, B_1, C
② 저온 작업 : 지방질, 비타민 A, B_1, C, D
③ 소음 작업 : 비타민 B_1
④ 중노동자 : 비타민 B_1, Ca 강화식품(된장, 우유, 간장, 강화미, 음료 등)

알아두기

우리나라 관련법 ★ 44 35
- 근로기준법 제정·공포 : 1953년
- 산업재해보상보험법 제정·공포 : 1963년
- 산업안전보건법 제정·공포 : 1981년
- 산업재해예방 및 산업안전보건정책을 관장하는 행정부처는 고용노동부이다.

알아두기

인체에서 열을 가장 많이 생산하는 부위는 골격근이다. ★ 45 43

출제경향 파헤치기

근로와 영양을 단편적으로 묻기보다는 직업병과 산업피로를 연관지어 묻는다.

(2) 직업성 중독에 따른 영양 공급

① **벤젠 중독** : 급성 중독에는 비타민 B_1, 만성 중독에는 비타민 B_6
② **암모니아 중독** : 비타민 C
③ **일산화탄소 중독** : 비타민 B_1
④ **염화탄소 중독** : 비타민 B_2, 4염화탄소(CCl_4)는 비타민 E
⑤ **아황산탄소 중독** : 비타민 B_2
⑥ **아연 중독** : 철, 동, 대두 단백 등

3 산업재해

(1) 산업재해의 의의

산업장에서 발생하는 돌발적인 사고로, 귀중한 인명의 피해와 막대한 경제적 손실을 가져올 뿐만 아니라 생산능률을 감소시킨다.

(2) 산업재해의 원인

① **환경 요인** : 시설물의 미비와 불량, 부적절한 공구, 조명 불량, 고온, 저온, 소음, 진동, 유해가스 등
② **인적 요인** : 작업 미숙, 작업지식 부족, 불량한 복장, 허약한 체력 등

(3) 산업재해 지수

① **건수율** : 산업재해 발생 상황을 총괄적으로 파악할 수 있는 지표

$$건수율 = \frac{재해건수}{평균\ 실근로자수} \times 10^3$$

② **강도율** : 재해 발생의 심각성을 나타내는 지표 ★[45][40]

$$강도율 = \frac{손실작업일수}{연\ 근로시간수} \times 10^3$$

③ **도수율** : 재해 발생 상황을 파악하기 위한 표준적 지표 ★[43][35]

$$도수율 = \frac{재해건수}{연\ 근로시간수} \times 10^6$$

④ **중독률** : 평균 손실일수

$$중독률 = \frac{손실근로일수}{재해건수} \times 10^3$$

[알아두기]

산업재해의 대책(하인리히의 법칙)
- 현성재해(1) : 불현성재해(29) : 잠재성 재해(300)
- 현성재해는 1/330에 불과하다. 따라서 큰 재해는 항상 사소한 것들을 방치할 때 발생한다.

핵심 OX

01 고온 작업 시 식염 섭취가 필요하다. (O, X)

02 강도율은 재해 발생의 심각성을 나타내는 지표이다. (O, X)

03 RMR 3은 강노동에 해당한다. (O, X)

|정답| 01 O 02 O 03 O

4 산업피로

(1) 산업피로의 의의

수면이나 휴식을 취하지 못한 채 과로 등이 누적되어 작업을 계속할 경우 정신기능 및 작업수행 능력이 저하되는 것을 말한다.

(2) 산업피로의 원인

① **작업적 요인** : 작업환경 불량, 근로시간 연장, 휴식시간 부족, 작업방법 및 작업조건의 불합리 등

② **신체적 요인** : 신체적으로 부적합한 노동이나 수면 부족, 과음 등으로 인한 체력 저하, 불건강 등

③ **심리적 요인** : 작업에 대한 불안, 작업의욕 상실, 인간관계의 마찰이나 가정불화 등

(3) 산업피로의 방지 대책 ★ 35

① 정신적 · 신체적 특성에 따른 적정 배치를 한다.

② 충분한 수면과 휴식으로 건강을 유지한다.

③ 작업환경의 안정화, 작업방법의 합리화를 도모한다.

④ 작업강도와 시간의 적정 분배를 도모한다.

⑤ 음주와 약제의 남용을 억제한다.

5 직업병

(1) 잠함병(감압병) ★ 45 41 38 37

① **원인** : 이상 고압환경에서의 작업으로 질소(N_2) 성분이 체외로 배출되지 않고 체내에서 질소 기포를 형성, 신체 각 부위에 공기 전색증을 일으킨다.

② **직업** : 해저공, 교량공, 잠수부 등에 발생한다.

③ **예방 대책**

㉠ 1기압 감압 시마다 20분 이상이 걸리도록 서서히 감압한다.

㉡ 고압환경에서의 작업시간을 단축하고 충분한 휴식을 취한다.

㉢ 감압 후 혈액순환을 원활히 하기 위한 적당한 운동을 한다.

㉣ 적임자를 취업시키고, 고지방성 음식과 음주를 금지한다.

[알아두기]

작업환경 개선의 원칙 ★ 46 44

- 대치 : 물질 변경, 공정 변경, 시설 변경
- 격리 : 물리적 장벽, 보호구
- 환기 : 전체환기, 국소환기

[출제경향 파헤치기]

직업병의 원인과 증상을 주로 묻는다.

☑ **고온 작업환경에서 비타민 B_1의 결핍으로 발생하는 질병은?**

☑ **다음 중 진동공구를 사용하는 노동자에게 발생하는 질병은?**

[알아두기]

직업병이란 특정한 직업에 종사하는 자에게 나타나는 질환을 말한다. 산업재해는 급격히 오는 데 반해서 직업병은 만성으로 오는 경우가 많다.

(2) 열중증 ★ 46 44 40 37

① 원인 : 고온·고습의 환경에서 작업 시 발생한다.

② 종류
- ㉠ 열사병(울열증)
  - 원인 : 체온조절중추의 기능 상실로, 체온 또는 뇌온이 상승하여 중추신경장애가 생기고 심할 경우 사망에 이른다.
  - 치료 : 냉실에 안정시킨 다음 두부를 차게 한다. 시원한 음료수를 공급하고, 생리적 식염수 정맥주사를 투여한다.
- ㉡ 열허탈증(열피로) : 말초신경의 이상으로 혈액 순환계가 정상기능을 하지 못하여 혈관신경의 부조절, 심박출량의 감소, 피부 혈관의 확장, 탈수 등이 발생한다.
- ㉢ 열경련증 : 심한 발한(수분과 염분의 손실)에 의한 근육경련이 발생한다.
- ㉣ 열쇠약증 : 고온 작업환경에서 비타민 B_1의 결핍으로 만성적인 열 소모 시 발생한다. ★ 37

③ 예방 대책 ★ 35
- ㉠ 비만자, 순환기 장애자, 음주자는 고온작업을 금지한다.
- ㉡ 근로자를 적정 배치하고, 작업·휴식시간을 적정 배분한다.
- ㉢ 열작용의 방지를 위한 적절한 환기 및 송풍설비를 설치한다.
- ㉣ 충분한 휴식과 수면을 취하도록 한다.
- ㉤ 음료수를 충분히 공급하고, 식염, 비타민 B, 비타민 C를 섭취하게 한다.

(3) 진폐증

① 먼지가 폐 속에 침착하여 호흡기능을 저하시키는 각종 폐질환이다.

② 가장 영향을 미치는 입자 크기는 0.5~5μm이다.

③ 종류
- ㉠ 규폐증 : 진폐증 가운데서 폐조직의 섬유화를 일으키는 대표적인 것으로 작업 시에 유리규산(SiO_2)의 흡입으로 발생한다.
- ㉡ 석면폐증 : 소화용제, 절연체, 내화직물, 타일생산 등에 쓰이는 석면에 의해 발생한다.
- ㉢ 탄폐증 : 경력 10~20년의 광부에게 탄가루에 의해서 많이 발생한다.
- ㉣ 면폐증 : 솜 저장실, 솜의 가공, 직물 생산 등에서 발생되는 만성 호흡기 질환이다.

핵심 OX

01 열중증은 체온조절의 부조화로 일어난다. (O, X)

02 진폐증에 가장 영향을 미치는 입자 크기는 0.5~5μm이다. (O, X)

03 잠함병은 질소가 주원인이다. (O, X)

|정답| 01 O 02 O 03 O

알아두기

^{60}Co ★ 43
방사능 오염과 관련한 감마(γ)선의 대표 핵종이다.

알아두기

방사선 ★ 44
- 전리방사선 : 알파선, 베타선, 감마선, 중성자선, 엑스선
- 비전리방사선 : 자외선, 가시광선, 적외선

알아두기

라돈(Rn) ★ 43
자연 속 우라늄이 붕괴하며 강한 방사선을 방출하는 물질로, 무색 · 무취 · 무미의 기체 형태이다. 세계보건기구(WHO)에서는 1급 발암물질로 지정했으며 라돈을 폐암의 주요 원인 가운데 하나로 정의한다.

(4) 방사선 장애

① **전리방사선** : 인체에 유해하며, 주로 체외에서 작용한다. 일반적으로 α선, β선은 투과력이 작고 전리작용은 강하며 X선, γ선은 투과력은 크지만 자체의 전리작용은 없다.

② **전리방사선의 장애**
㉠ 백혈병, 악성종양 및 돌연변이
㉡ 피부의 건조 및 피부점막의 궤양
㉢ 조혈기능 및 생식기능의 장애
㉣ X-선 백내장(수정체의 혼탁 현상)
㉤ 염색체와 유전자에 축적작용

③ **발생 직업** : X-ray, 라듐, 동위원소를 사용 · 조사 · 치료를 하는 직업과 X선 촬영 기사, X선 및 전리방사선을 이용하는 실험실 업무 등

(5) 직업성 난청

① **원인** : 두부 외상 또는 각종 공업중독, 공업하의 작업, 재해사고의 결과 및 소음작업

② **건강한 사람이 들을 수 있는 음역** : 20~20,000Hz

③ **소음성 난청의 초기증상 음역** : 4,000Hz(C5-dip) ★ 41 35

④ **소음성 난청 음역** : 3,000~6,000Hz ★ 43 39

⑤ **8시간 기준 작업장 소음 허용한계** : 90dB

⑥ 소음 차단은 귀마개보다 귀덮개가 효과가 좋다. ★ 36

(6) 진동 장애

① **직 업**
㉠ 착암기, 병타기, 연마기 등을 사용하는 직업에 국소적 장애(레이노 현상)가 발생한다.
㉡ 교통기관의 승무원, 분쇄기 사용자 및 발전소 등의 직업에는 전신적 장애가 발생한다.

② **레이노 현상(Raynaud's Phenomenon)** ★ 45 44 42 41 37 36 35
㉠ 진동공구 사용 시 발생되는 현상이다.
㉡ 사지, 특히 손가락의 국소성 혈관경련에 의한 동통 및 지각이상을 초래한다.
㉢ 증상 : 손가락의 간헐적인 창백 현상인 청색증(Cyanosis)

(7) 금속 장애

① 망간(Mn) 중독

㉠ 직업 : 망간광의 채굴 작업 및 분쇄 작업, 강철 및 건전지의 제조

㉡ 증상 : 안면이 무표정하게 변하고, 보행장애의 증상

② 카드뮴(Cd) 중독

㉠ 직업 : 카드뮴의 정련 및 가공업, 도금 작업, 카드뮴 전지, 합성수지, 도료, 안료 등의 제조

㉡ 증상 : 이타이이타이병 ★ 40

③ 비소(As) 중독

㉠ 직업 : 살충제, 제초제, 도료, 의약품 및 유리공장 작업

㉡ 증상 : 흑피증 ★ 41

④ 크롬(Cr^{6+}) 중독 ★ 42 40 38 36

㉠ 직업 : 크롬 도금 작업, 크롬산염을 촉매로 취급하는 작업

㉡ 증상 : 폐기종, 진폐증, 만성 카타르, 폐충혈, 기관지염, 비중격천공증

⑤ 연(납, Pb, Lead) 중독

㉠ 직업 : 자동차의 배출가스, 노후 페인트, 농약, 인쇄소, 용접 작업

㉡ 증 상

- 무기연의 피해 : 안면창백 현상, 사지의 신경마비 등
- 유기연의 피해 : 빈혈, 불면증, 체온 저하, 혈압 저하 등

⑥ 수은(Hg) 중독 ★ 39 37

㉠ 직업 : 온도계, 폭약, 수은램프, 전기제품 및 전기 제조, 의약품 작업

㉡ 증상 : 중추신경 마비, 말초신경 마비, 신경염, 고혈압, 미나마타병 등

(8) 기 타

① **부적절한 조명** : 근시(조도가 낮을 때), 안구진탕증(탄광부)

② 적외선에 의한 백내장 ★ 35

핵심 OX

01 4,000Hz에서 초기 난청을 발견할 수 있다. (O, X)

02 레이노 현상은 진동장애이다. (O, X)

03 적외선에 의해 백내장이 발생한다. (O, X)

| 정답 | 01 O 02 O 03 O

6 소음과 진동

(1) 음의 세기 단위
① 측정단위 : dB(Decibel)
② 소리의 세기 기준치 : $10^{-12} W/m^2$

(2) 소음 측정법
① 귀의 감도가 비슷한 청감보정회로가 들어 있는 지시소음계를 사용하여 측정한 음압레벨을 소음레벨이라 한다.
② 단위로는 데시벨(dB) 또는 폰(Phon)이 쓰인다.
③ 청감보정회로에는 A, B, C의 3가지 특성이 있기 때문에 사용한 회로에 따라 dB(A), dB(B), dB(C) 등으로 표시하는데, 일반적으로 A 특성을 많이 사용한다.
　㉠ A곡선은 소리의 세기보다 감각에 대한 특성을 나타낸 것이다.
　㉡ C곡선은 녹음을 하는 경우에 사용한다.
　㉢ B곡선은 별로 사용하지 않는다.

(3) 소음 측정 시 고려사항
① 소음계와 측정자의 거리의 간격은 0.5m로 한다.
② 손으로 소음계를 잡고 측정 시 측정자의 몸으로부터 되도록 멀리한다.
③ **소음 측정 시 소음계의 위치** : 소음계의 마이크로폰은 지면에서 1.2~1.5m 높이에서 측정한다.
④ 공장이나 사업장 주변의 소음 측정은 공장부지 경계선에서 소음이 제일 높은 지점을 측정한다.

(4) 작업장 소음 허용기준(충격음이 아닌 경우) ★ ③⑦

(산업안전보건기준에 관한 법칙)

하루의 폭로 시간[hr]	허용 음압 수준[dB(A)]
8	90
4	95
2	100
1	105
1/2(30분)	110
1/4(15분)	115

(5) 진 동

① 전신적인 진동보다 국소적인 진동에 의한 피해가 크다.

② 국소적인 진동장애에는 레이노병이 있다.

③ 진동의 단위 : dB(V) ★35

7 주거 위생

(1) 주택 부지 ★40

① 여름은 시원하고 겨울에는 따뜻한 곳으로 남향이나 동남향이 좋다.

② 공기가 맑고 교통이 편리하며 공해의 위험이 없는 곳이 좋다.

③ 지하수위는 1.5~3m 정도인 곳이 좋다.

④ 사적지가 좋다.

⑤ 작은 언덕의 중간이 좋다.

⑥ 폐기물 매립 후 30년이 경과되어야 주택지로 사용한다.

⑦ 1인당 침실의 면적 : $4m^2$

⑧ 1인당 침실의 소요 체적 : $10m^3$

(2) 환 기

① 자연환기

㉠ 창문이나 문틈을 통해 실외공기가 교환되는 것이다.

㉡ 기체의 확산이나 외기풍력의 영향을 받는다. ★38

㉢ 보통 5℃ 이상의 온도차에서 환기가 촉진된다.

㉣ 중성대(Neutral Zone) : 공기 중앙에 압력이 0인 면이 생기는 부분으로, 천장 가까이 형성되면 환기량이 많고, 낮게 형성되면 환기량이 적다. ★38

㉤ 환기에 필요한 면적 : 그 거실 바닥면적에 대해 20분의 1 이상

㉥ 필요한 환기량 : 실내 거주자 1명당 $30 \sim 50m^3/h$ ★37

㉦ 종 류

- 중력환기 : 주로 실내외의 온도차에 의한다. 실내외의 온도차는 공기의 밀도차를 만들고, 공기밀도의 차로 인해 압력차가 생기고, 이 압력의 차이로 환기가 형성된다. ★43 41 39 37
- 풍력환기 : 풍력에 의한 환기가 형성된다.

② 인공환기 ★45

㉠ 기계적인 힘을 이용하는 환기이다.

㉡ 배기식 환기법, 송기식 환기법, 평형식 환기법 등이 있다.

출제경향 파헤치기

기본적인 이론과 수치에 대해 주로 묻는다.

☑ 자연환기의 장점은?

☑ 생활공간과 적절한 온도 · 습도의 연결로 옳은 것은?

핵심 OX

01 주택 부지는 남향이나 동남향으로 작은 언덕의 중간이 좋다. (O, X)

02 풍력환기는 실내외의 온도차에 의한 환기 방법이다. (O, X)

03 진동의 단위는 dB(V)이다. (O, X)

| 정답 | 01 O 02 X 03 O

(3) 온도 조절 ★ [46] [38]

① 온도는 18±2℃, 습도 40~70%, 풍속 0.5m/sec 이하가 적당하다.

② 실내 온도

㉠ 침실 : 12~15℃

㉡ 거실, 사무실, 학교, 작업실 : 18~20℃

㉢ 욕실 : 20~22℃

㉣ 병실 : 22℃

㉤ 체조장, 대합실 : 10~15℃

(4) 난 방

① **국소 난방** : 난로, 화로 등을 이용한 난방을 말한다.

② **중앙 난방**

㉠ 열원장치가 중앙에 집중되어 있어서 관리하기 쉽다.

㉡ 화재 방지에 좋다.

㉢ 온수를 손쉽게 사용할 수 있다.

㉣ 시설비 및 연료비 · 유지비가 비싸다.

㉤ 정전 시에 작동할 수 없는 단점이 있다.

㉥ 온풍 난방, 온수 난방, 증기 난방 등이 있다.

③ **지역 난방** ★ [37]

㉠ 아파트, 학교, 병원 등의 지역 내에 있는 많은 건물에 열원으로서 증기나 온수를 보내는 방법이다.

㉡ 19세기 말 미국, 독일에서 실시된 것으로 화력발전소의 폐열수를 이용하였다.

(5) 냉 방

① **방법** : 에어컨, 선풍기 등

② **주의사항** : 실내외 온도차 5~7℃로, 26~29℃ 이상일 때 냉방 사용

③ **냉방병** : 실내외 온도차가 10℃ 이상일 때

[알아두기]

냉방 시 주의사항

실내공기를 너무 냉각시키면 불쾌감 · 피로감과 함께 신체의 저항력이 떨어져 냉방병에 걸린다. 보통 실내외 온도차는 5~7℃ 정도로 유지하는 것이 좋으며, 10℃ 이상의 온도차는 냉방병의 원인이 된다.

[8] 채광 및 조명

(1) 빛의 단위

① **광속** : 광원으로부터 단위시간당 단위면적에서 나오는 빛의 양으로 단위를 루멘(Lumen)이라고 한다. ★[43]

② **조도** : 빛에 조사되는 단위면적의 밝기로, 1Lux는 1촉광의 광원이 1m의 거리에 떨어져 있을 때 광원에 직각으로 평면을 비치는 밝기와 같다.

③ **광도(촉광)** : 빛의 강도 단위로 사용되며, 지름 1inch의 촛불이 수평 방향으로 비칠 때를 대략 1촉이라 한다.

④ **휘도** : 광원의 단위면적당의 광도이다.

⑤ **시속도 및 시력** : 일정한 조도하에서 물체를 식별할 수 있는 속도를 시속도라 하며, 눈으로 물체를 식별하는 능력을 시력이라 한다. 시속도와 시력은 조도에 비례한다.

(2) 주택에 있어서의 자연조명

① **창의 방향** : 남향이 좋고, 조명이 평등한 북향은 작업상 좋은 경우도 있다.

② **창의 면적** : 거실 면적의 1/7~1/5(14~20%)이 좋다. ★[44][35]

③ **거실의 안쪽 길이** : 창틀 상단 높이의 1.5배 이하가 좋다.

④ **개각과 입사각**★[46][45][42][38][35]

㉠ 개각 : 보통 4~5°가 좋고, 개각이 클수록 실내는 밝다.

㉡ 입사각 : 보통 28° 이상이 좋고, 입사각이 클수록 실내는 밝다.

(3) 인공조명

① **직접 조명** : 조명기구에서 직사광으로 비치는 조명으로 조명 효율이 크다.

② **간접 조명**

㉠ 빛의 전부를 천장이나 벽면에 투사하여 그 반사광으로 조명하는 방법이다.

㉡ 실내는 모두 산광 상태가 되어 온화한 조명을 얻을 수 있고 음영이나 현휘도 생기지 않는다. ★[39]

㉢ 설비비가 많이 들고, 조명 효율도 낮다.

③ **반간접 조명** : 반사량과 직사량을 병행해서 비치는 조명을 말한다.

④ **적정 조명(실내 조도 기준, 단위 : Lux)**

㉠ 세면장, 화장실 : 60~150

㉡ 식당, 강당(집회장) : 150~300

㉢ 교실, 현관, 복도, 층계, 실험실(일반) : 300~600

㉣ 도서실, 정밀작업 : 600~1,500

출제경향 파헤치기

기본적인 이론과 수치에 대해 주로 묻는다.

☑ 자연조명에 좋은 창문에 대한 설명으로 옳은 것은?

☑ 직접 조명과 인공조명의 차이로 옳은 것은?

알아두기

현 휘

물체의 광휘도가 지나치게 크고 눈이 이것에 순응할 수 없을 때 또는 빛과 주위와의 사이에 휘도차가 너무 큰 경우에 생기며, 광선의 과도한 자극에 의하여 명시를 방해받는 감각을 말한다.

알아두기

인공조명 사용 시 고려사항 ★[45]

- 조명도를 균등히 유지할 것
- 경제적이며 취급이 용이할 것
- 폭발성 또는 발화성이 없으며 유해가스를 발생하지 않을 것
- 가급적 간접조명이 되도록 설치할 것
- 광색은 주광색에 가까울 것

핵심 OX

01 입사각이 클수록, 개각이 작을수록 실내는 밝아진다. (O, X)

02 직접 조명은 온화한 조명을 얻을 수 있다. (O, X)

03 창의 면적은 거실 면적의 1/7~1/5이 좋다. (O, X)

|정답| 01 X 02 X 03 O

⑤ 백열등과 형광등, LED등의 비교 ★ [36]

구 분	백열등	형광등	LED등
장 점	• 가격이 저렴하다. • 배광을 제어하기가 쉽다. • 스위치를 넣으면 순간 점등된다. • 비교적 좁은 장소에서 엑센트 조명으로 사용이 편리하다.	• 눈부심이 적다. • 발광효율이 높다. • 희망하는 광색을 얻을 수 있다. • 전원 전압의 변동에 비하여 광속 변동이 적다. • 수명이 7,000시간 정도로 백열전구보다 길다.	• 소비전력이 적다. • 수명이 5만 시간 정도로 길어 가장 경제적이다. • 발광효율이 가장 좋다. • RGB 색상을 이용하기 때문에 다양한 색상이 구현 가능하다. • 작고 내구성이 좋으며, 친환경적이다.
단 점	• 수명이 짧다. • 발광효율이 떨어진다(사용 전기 중 95%는 열, 5%는 빛으로 방출). • 휘도가 높아 눈이 부시다. • 대형으로 사용이 불가능하다. • 배광색이 사람들에게 불쾌감을 준다.	• 음향제품에 영향을 준다. • 깜박거림이 일어나기 쉽다. • 주위 온도의 영향을 받는다. • 백열전구보다 설비비가 많이 든다. • 기준값 이하의 낮은 전압에서는 불이 켜지지 않는다. • 빛을 내기까지는 2초 이상의 시간이 걸린다. • 폐형광등에서 수은의 유출 위험이 있다.	• 가격이 비싸다. • 반도체라 열에 약하다. • 플리커현상이 나타날 수 있다. • 휘도가 높아 눈이 부시다.

9 의복 위생

(1) 의복의 목적

① 체온을 일정하게 조절해준다.

② 신체의 청결을 유지해준다.

③ 신체를 외상이나 열, 해충 등으로부터 보호해준다.

④ 사회활동(교복, 예복, 운동복 등)의 편의를 제공해준다.

(2) 방한력 ★ [43] [36] [35]

① 의복의 방한력 단위 : CLO

② 기온이 8.8℃ 하강할 때마다 1CLO의 피복이 필요하다.

(3) 함기량

① 보온성, 통기성, 흡습성 및 방습성과도 관계가 있다.
② 모피(98%) > 모직(90%) > 무명(70~80%) > 견직(60~70%) > 마직(50%)
③ 함기량(%) = $\dfrac{\text{섬유의 비중} - \text{재료의 겉보기 비중}}{\text{섬유의 비중}} \times 100$
④ 재료의 겉보기 비중(g/cm³) = $\dfrac{\text{평면무게(g/cm}^3\text{)}}{\text{두께(mm)}}$

(4) 압축성(신축성)

① 압축성 공식
  ㉠ 피복의 단위면적에 대해 일정한 힘을 가했을 때 그 부피를 축소시킬 수 있는 성능을 말한다.
  ㉡ 압축성이 큰 의복은 동작의 자유를 주며, 각종 충격을 완화시킨다.

$$\text{압축도(\%)} = \dfrac{\text{원래의 두께(mm)} - \text{가압 시의 두께(mm)}}{\text{원래의 두께(mm)}} \times 100$$

② 재료에 따른 압축성
  ㉠ 모직물의 압축성이 가장 크다.
  ㉡ 견직물, 면·마·화학섬유로 된 것은 압축성이 적다.
  ㉢ 압축성이 큰 의복은 보온성도 크며, 탄력성도 커지므로 주름이 잘 지지 않는다.

(5) 함수량

습도 60% 정도일 때 함수량의 순위는 모직 > 견직 > 마직 > 화학섬유이다.

(6) 의복의 소독 ★ 44

① **일광 소독** : 건조작용과 자외선살균 작용에 의한 소독으로 가장 간단한 방법이며 소독, 살균작용 외에 함기성 및 통기성을 높일 수 있다.
② **열탕소독** : 세균에 오염된 의복을 100℃에서 30분간 자비소독한다.
③ **약물소독** : 3% 리졸(Lysol), 석탄산에 15~20분 이상 담근다.
④ **고압증기소독** : 121℃에서 20분간 살균한다.
⑤ **세탁법** : 희석작용을 한다.

알아두기

의복에 의한 체온 조절
외기온의 범위는 10~26℃ 정도이며, 기온이 10℃ 이하일 경우는 난방을, 기온이 26℃ 이상일 때에는 냉방을 필요로 한다.

알아두기

안정 시 쾌적함을 느낄 수 있는 의복기후 ★ 44
• 기온 32±1℃
• 상대습도 50±10%
• 기류 25±15cm/sec

핵심 OX

01 백열등은 형광등보다 수명이 길다. (O, X)

02 의복의 방한력 단위는 CLO이다. (O, X)

03 모직물의 압축성이 가장 크다. (O, X)

|정답| 01 X 02 O 03 O

출제경향 파헤치기
수질기준에 대해 주로 묻는다. ☑ 다음 중 풀장의 수질기준으로 옳은 것은? ☑ 다음 중 공중 목욕장의 수질기준으로 옳은 것은?

10 집합소 위생

(1) 해수욕장

① 해수욕장 오염인자 : 분뇨의 해양 투기, 오염하천의 유입, 연안배수에 의한 오염, 입영자에 의한 오염

② 수질등급(100mL당 대장균수 기준)
  ㉠ A급 : 0 ~ 50
  ㉡ B급 : 51 ~ 500
  ㉢ C급 : 501 ~ 1,000
  ㉣ D급(불량) : 1,000 이상

(2) 인공 수영장(풀장)의 위생

① 풀장의 오염인자
  ㉠ 사용수 자체의 오염
  ㉡ 외부환경에 의한 오염
  ㉢ 입영자에 의한 오염
    • 수영복의 고초균과 분변 : 대장균, 장티푸스균, 이질균 및 장내세균과 각종 기생충란의 오염
    • 객담 : 결핵균 및 아데노바이러스(Adenovirus)의 오염
    • 피부 : 포도상구균, 연쇄상구균, 임균, 사상균, 화농균의 오염
    • 안질환자의 눈 : 트라코마바이러스, 아데노바이러스 등의 오염

② 풀장의 수질기준 ★ ㊱
  ㉠ 유리잔류염소 : 0.4 ~ 1.0mg/L
  ㉡ 수소이온농도 : 5.8 ~ 8.6
  ㉢ 탁도 : 1.5NTU 이하
  ㉣ 과망간산칼륨의 소비량 : 12mg/L 이하
  ㉤ 총대장균군 : 10밀리리터들이 시험대상 욕수 5개 중 양성이 2개 이하
  ㉥ 비소 0.05mg/L 이하, 수은 0.007mg/L 이하, 알루미늄 0.5mg/L 이하
  ㉦ 결합잔류염소 : 최대 0.5mg/L 이하

③ 풀장의 소독법
  ㉠ 주입식 연속 소독법 ★ ㊳
    • 표백분, 차아염소산나트륨, 차아염소산칼슘 정제 등을 이용한다.
    • 설비비 및 유지비도 적게 들고, 세균학적 청정도 기대되나, 물리화학적 오탁의 제거는 어렵다.
  ㉡ 표백분의 표면 살포법
    • 잔류염소의 유지를 위해서는 매시간 1회의 표백분을 살포한다.
    • 현실적으로 곤란하다.

(3) 공중 목욕탕 위생

① 오염원
  ㉠ 감염병균 : 피부병, 안질, 트리코모나스 등이 있으며, 대장균 또는 일반세균도 적지 않다.
  ㉡ 물리화학적 오탁 : 입욕자 수의 증가에 따라 탁도, 암모니아성 질소, 염소 이온, 과망간산칼륨 소비량, 투시도, 증발 잔류물, 일반세균수, 대장균수 등이 증가한다.

② 공중 목욕장의 수질기준(공중위생관리법 시행규칙) ★ 37

구 분	원 수	욕조수
과망간산칼륨 소비량	10mg/L 이하	25mg/L 이하
총대장균군 및 대장균군	총대장균군은 100mL 중에서 검출되지 아니할 것	대장균군은 1mL 중에서 1개를 초과하여 검출되지 아니할 것
탁 도	1NTU 이하	1.6NTU 이하
수소이온농도(pH)	5.8 ~ 8.6	–
색 도	5도 이하	–

③ 해수를 욕수로 하는 경우

화학적 산소 요구량(COD) (mg/L)		수소이온농도 (pH)	총대장균군 (총대장균군 수/100mL)
원 수	욕조수		
2 이하	4 이하	7.8 ~ 8.3	1,000 이하

11 악 취

① 악취 : 황화수소, 메르캅탄류, 아민류, 그 밖에 자극성이 있는 물질이 사람의 후각을 자극하여 불쾌감과 혐오감을 주는 냄새
② 지정악취물질 : 암모니아, 메틸메르캅탄, 황화수소, 다이메틸설파이드, 다이메틸다이설파이드, 트라이메틸아민, 아세트알데하이드, 스타이렌, 프로피온알데하이드, 뷰틸알데하이드, n-발레르알데하이드, i-발레르알데하이드, 톨루엔, 자일렌, 메틸에틸케톤, 메틸아이소뷰틸케톤, 뷰틸아세테이트, 프로피온산, n-뷰틸산, n-발레르산, i-발레르산, i-뷰틸알코올 ★ 42

핵심 OX

01 수영장의 유리잔류염소의 기준은 0.4~1.0mg/L 범위 내 유지이다.
(O, X)

02 수영장의 과망간산칼륨소비량 기준은 12mg/L 이하이다.
(O, X)

03 수영장의 소독법으로는 주입식 연속 소독법을 주로 사용하고 있다.
(O, X)

|정답| 01 O 02 O 03 O

> **출제경향 파헤치기**
> 각 소독 방법의 소독 대상을 주로 묻는다.
> - ☑ 포자를 멸균하기 위해 사용하는 소독법은?
> - ☑ 식기, 도자기, 의류, 주사기 등의 소독에 사용하는 소독법은?

12 소 독

(1) 정 의 ★ 45 42
① 소독 : 비교적 약한 살균력을 이용하여 병원미생물의 성장을 억제하거나 파괴하여 감염의 위험성을 없애는 것을 말한다.
② 멸균 : 세균의 포자를 포함한 생활력 있는 모든 종류의 미생물을 완전히 사멸시키는 것을 말한다.

(2) 물리적 소독법(이학적 소독법)
① 화염멸균법
 ㉠ 알코올 램프와 같은 화염에 물체를 직접 접촉시켜 표면에 부착된 미생물을 멸균시키는 방법이다.
 ㉡ 백금이, 유리(초자)기구, 금속기구, 도자기 등 불연성 기구와 소각하여 버릴 물건들의 멸균에 이용된다.

② 건열멸균법
 ㉠ 건열멸균기 속에서 160~170℃로 1~2시간 두면 세균은 멸살한다.
 ㉡ 유리(초자)기구, 주사침 등의 멸균에 이용된다.

③ 자비멸균법 ★ 45 35
 ㉠ 소독하려는 물품을 100℃의 끓는 물에서 15~20분간 가열 처리하는 간단한 방법이다.
 ㉡ 완전 멸균은 기대할 수 없으나 보통 영양형 병원균은 사멸한다.
 ㉢ 각종 식기, 도자기, 의류, 주사기 등에 이용된다.
 ㉣ 1~2%의 중조를 물에 첨가하면 살균작용이 강해지고, 금속의 부식도 방지할 수 있다.
 ㉤ 간염바이러스균, 포자형성균은 사멸시키지 못한다.

④ 저온살균법
 ㉠ 결핵균, 소유산균, 살모넬라균, 구균 등과 같이 포자를 형성하지 않는 세균을 죽이는 멸균법이다.
 ㉡ 파스퇴르(Pasteur)가 고안했다.
 ㉢ 보통 63~65℃에서 30분간 또는 75℃에서 15~30분간 실시한다.
 ㉣ 우유와 같이 열에 감수성이 있는 식품류에 이용된다.

⑤ 고압증기멸균법 ★ 46 41 37
 ㉠ 포자형성균을 멸균하는 가장 좋은 방법이다.
 ㉡ 의류, 유리(초자)기구, 고무제품, 약품 등에 이용된다.
 ㉢ 고압증기멸균기에서 가압되어 인치 평방당 15파운드의 증기압(121℃)에서 15~20분간 멸균하면 모든 미생물은 사멸한다.

⑥ 유통증기(간헐)멸균법 ★[45]

㉠ 100℃의 유통증기로 30분간 가열하는 방법이다.
㉡ 고압증기멸균법이 부적당한 경우에 이용된다.
㉢ 보통 1일 간격으로 3회 실시한다.

⑦ 자외선살균법 ★[43][37]

㉠ 살균작용이 강한 265nm(2,650Å)의 자외선을 이용한다.
㉡ 공기, 물, 식품, 기구, 용기, 수술실, 제약실 및 실험대 등을 살균한다.
㉢ 표면만 소독되며, 피부암을 유발시키는 단점이 있다.
㉣ 결핵균이나 디프테리아균은 2~3시간이면 살균된다.

⑧ 방사선살균법

㉠ 동위원소에서 방사되는 전리방사선을 식품에 조사하여 미생물을 살균한다.
㉡ 살균력 · 투과력이 강한 파장 : γ선 > β선 > α선

⑨ 여과멸균법

㉠ 화학 물질이나 열을 이용할 수 없는 경우, 즉 조직 배양액 멸균, 바이러스 여과, 혈청 및 아미노산 여과 등에 이용하는 방법이다.
㉡ 미생물체를 파괴하지는 못하지만 불필요한 미생물을 제거할 수 있다.

⑩ 희석법

㉠ 오염물질을 무한히 희석하여 질병의 감염 기회를 저하시킨다.
㉡ 세균 자체의 생육을 억제하는 방법이다.

⑪ 전기 및 진동 : 실생활에 적용되는 소독법은 아니나 전류와 매초 8,800Cycle의 음파는 살균작용이 있다.

(3) 화학적 소독법

① 소독제의 구비 조건 ★[45][44][38]

㉠ 높은 살균력(높은 석탄산 계수를 가질 것)
㉡ 안정성이 있을 것
㉢ 용해도가 높을 것
㉣ 침투력이 강할 것
㉤ 인체에 대한 독성이 약할 것
㉥ 부식성 및 표백성이 없을 것
㉦ 방취력이 있을 것
㉧ 가격이 저렴하고 구입이 용이할 것
㉨ 사용방법이 간단할 것

핵심 OX

01 포자형성균을 멸균하기 가장 좋은 방법은 고압증기멸균법이다. (O, X)

02 수술실이나 제약실 등의 살균 방법은 자외선살균법이다. (O, X)

03 소독제는 높은 석탄산 계수를 가져야 한다. (O, X)

|정답| 01 O 02 O 03 O

② **소독작용의 기전** : 다음 반응 중 2가지 이상 동시 복합작용의 기전에 의하여 살균작용이 이루어진다.
  ㉠ 산화작용 : 염소와 그 유도체, H_2O_2, $KMnO_4$, O_3
  ㉡ 가수분해 : 강산, 강알칼리, 끓는 물 등
  ㉢ 균체 단백의 응고작용 : 석탄산, 승홍, 알코올, 크레졸, 포르말린
  ㉣ 균체 효소계의 침투작용 : 석탄산, 알코올, 역성비누, 중금속염
  ㉤ 삼투압의 변화 : 설탕, 식염, 알코올
  ㉥ 중금속염의 형성작용 : 승홍, 머큐로크롬

③ **화학적 소독제**
  ㉠ 석탄산(Phenol) ★ 46 45 43 42 41 39 38
    - 살균작용은 단백질의 응고 및 용해작용 또는 효소의 저지작용에 의한다.
    - 소독액의 농도는 3~5% 수용액이다.
    - 의류, 용기, 실험대, 배설물 등의 소독에 이용된다.
    - 산성도가 높을수록, 고온일수록 살균력이 강하나 피부 점막에 심한 자극을 주고 금속제품을 부식시킨다.
    - 석탄산 계수(Phenol Coefficient)
      - 소독약의 살균력을 비교하기 위하여 순수한 석탄산(Phenol)을 표준으로 한다.
      - 몇 배의 효력을 나타내는가를 표시하는 계수이다.
      - 장티푸스균과 포도상구균을 사용하여 일정 시간에 살균을 보이는 최대 희석배수의 비를 말한다.
      - 석탄산 계수 = $\dfrac{살균약의\ 희석배수}{석탄산의\ 희석배수}$
      - 20℃에서 10분에 사멸할 수 있는 순수한 석탄산 희석배율은 40배이다.
      - 120배로 희석한 실험소독약이 동일한 조건에서 석탄산과 동일한 살균력을 가졌다면, 이때의 석탄산 계수는 3이 된다.
  ㉡ 알코올 ★ 46 43 37
    - 포자를 형성하는 세균에는 효과가 없고 포자를 형성하지 않는 세균에 이용된다.
    - 에틸알코올(Ethyl Alcohol)은 70%의 수용액에서 살균력이 강하다.
    - 손, 피부, 기구 등의 소독에 사용된다.
    - 에틸알코올의 대용으로 이소프로필알코올이 사용되는데, 휘발성이 적고 30~70%에서 살균력이 강하다.

㉢ 크레졸 ★ 42 35

- 3종의 이성체(O, M, P-Cresol)가 있으며, M-크레졸(M-Cresol)의 살균력이 가장 강하고 독성은 가장 약하다.
- 소독에 사용되는 농도는 3% 수용액으로 기구, 천, 분변, 객담의 소독에 사용된다.
- 크레졸 3% 용액 만드는 비율 : 크레졸 비누액 3% + 물 97%
- 독성은 약하고 살균력은 페놀보다 강하다.
- 석탄산 계수는 2이다.

㉣ 승홍(Mercury Bichloride) ★ 42

- 가장 넓게 쓰이는 소독제이다.
- 살균력이 대단히 강하다.
- 0.1% 수용액(1,000배 희석)의 농도로서 손 소독에 사용된다.
- 금속을 부식시키고, 점막에 대하여 자극성이 강하다.
- 단백질과 결합해 침전을 일으키며, 잘못 마시면 체내에 축적되어 신염을 일으킨다.

㉤ 생석회(CaO)

- 물에 넣으면 수산화칼슘[$Ca(OH)_2$]으로 변한다.
- 용액은 수렴작용과 강력한 살균작용으로 창면, 궤양, 습성, 피부 질환의 소독법으로 사용된다.
- 석회유는 변소나 하수 등에 사용된다.

㉥ 과산화수소(H_2O_2) ★ 46 40 35

- 2.5~3.5%의 수용액 농도로 자극이 적다.
- 인두염, 구내염, 입안 세척 등의 소독에 이용되고 화농성 창상 감염에도 사용된다.

㉦ 염소화합물

- 염소가스(Chlorine Gas) : 염소는 강력한 살균력을 가지고 있으나 자극성과 부식성이 강해 상수도 및 하수의 소독과 같은 대규모 외에는 사용되지 않는다. 수돗물의 경우 0.2ppm 이상의 잔류염소가 존재하여야 한다.
- 표백분($CaOCl_2$) : 5%의 수용액 농도로서 음료수나 수영장 소독 등에 쓰이며, 물을 가하면 염소가스를 발생하고 수산화칼슘이 남는다. ★ 36
- 차아염소산나트륨(NaOCl) : 분해되기 쉬우므로 안정제를 넣어 사용하며, 용액 중에서 발생되는 염소이온에 의해 살균작용을 한다.

㉧ 머큐로크롬(Mercurochrome)

- 특성이 적고 강력한 살균력을 가지고 있다.
- 1~2%의 수용액으로 점막, 피부의 외상 등에 사용된다.

핵심 OX

01 구내염과 인두염, 입안 세척 등에 사용하는 소독제는 승홍이다. (O, X)

02 피부 소독에 사용하며 금속을 부식시키는 소독제는 승홍이다. (O, X)

03 상수도나 하수의 소독에는 염소가스를 사용한다. (O, X)

| 정답 | 01 X 02 O 03 O

ⓧ 포르말린(Formalin)
- 35%의 폼알데하이드(Formaldehyde)를 함유하고 있다.
- 높은 희석 농도에서 단백질에 작용한다.
- 포자에 대해서 살균력이 강하다.

ⓧ 역성비누(양이온비누) ★ ㊹ ㊸ ㊶ ㊵
- 4급 암모늄염의 유도체로서 보통비누와 반대로 해리하여 양이온이 비누의 주체가 되므로 역성비누라고 한다.
- 무미·무해한 역성비누는 0.05~0.1% 농도로 손가락과 점막 소독, 0.01~0.1% 농도로 식품 소독에 사용된다.
- 자극성 및 독성이 없고, 세척력은 약하나 침투력과 살균력이 강하다.
- 보통비누와는 길항적으로 작용한다.

④ 소독 대상에 따른 소독법
  ㉠ 분뇨, 토사물, 배설물
  - 승홍이나 포르말린수는 효력이 적다.
  - 대상물과 동량의 석탄산수, 크레졸수, 1/30의 생석회, 1/5 이상의 석회유를 가하여 2시간 정도를 방치하여 소독한다.
  ㉡ 섬유제품 및 침구
  - 일광에 의한 살균, 증기 또는 자비소독한다.
  - 석탄산수나 크레졸수 등에 2시간 정도 담가 소독한다.
  - 모직이나 면제품 및 깃털제품은 폼알데하이드(Formaldehyde) 가스를 사용하여 소독한다.
  ㉢ 초자기구, 도자기, 광제품, 목죽제품
  - 석탄산수, 크레졸수, 승홍수, 포르말린수에 담그거나 뿌려서 소독한다.
  - 식기나 완구에는 승홍수를 사용할 수 없다.
  ㉣ 고무, 피혁, 칠기, 모피제품 및 셀룰로이드 제조품, 병실
  - 석탄산수, 크레졸수, 포르말린수를 뿌리거나 닦아서 소독한다.
  ㉤ 변소, 정화조, 쓰레기통
  - 변소에는 석탄산수, 크레졸수, 포르말린수를 분무하여 소독한다.
  - 정화조에는 생석회, 석회유 등을 뿌려서 소독한다.
  - 쓰레기통은 석회유 및 크롬석탄산수를 뿌려 소독한다.

⑤ 감염병 종류에 따른 소독법
  ㉠ 장티푸스, 파라티푸스, 콜레라, 이질 : 경구감염으로 소화기계에 의해 감염되므로 환자의 의류, 침구, 배설물, 식기, 쓰레기통, 하수구 등을 철저히 소독한다.
  ㉡ 천연두, 성홍열 : 환자 신체의 모든 배출물, 접촉기구 및 환자와의 접촉자 등에 소독한다.
  ㉢ 디프테리아, 유행성 뇌척수막염 : 환자의 콧물, 객담과 이들에 의해 오염된 각종 기구 및 환자의 사용물과 간호인의 의류, 신체 등에 소독한다.
  ㉣ 폴리오 : 발병 초기에는 디프테리아 소독에 준하여 실시하고, 후에는 이질의 소독에 준한다.

> **대상별 소독법**
> - 유리그릇, 도자기 : 증기, 자비, 건열, 자외선, 각종 약액 소독, 가스 소독
> - 금속제품 : 승홍수, 석탄산, 염소수, 요오드수와 같은 산화제는 부적당
> - 종이제품 : 불필요한 종이는 소각하고 폼알데하이드가 소독에 적당
> - 가죽제품 : 폼알데하이드가스 소독, 소독용 에탄올, 역성비누, 자외선
> - 수지 : 1~2%의 크레졸이나 석탄산수, 0.1%의 승홍수, 역성비누 원액 1~5mL
> - 헝겊류 : 증기, 자비소독
> - 하수구, 쓰레기통 : 생석회, 석회유
> - 배설물 : 3%의 크레졸수와 석탄산수
> - 미용실바닥 : 포르말린 > 크레졸 > 석탄산

핵심 OX

01 포르말린은 포자에 대해서 살균력이 약하다. (O, X)

02 역성비누는 손 소독, 식품 소독에 이용된다. (O, X)

03 정화조 소독에 생석회를 사용한다. (O, X)

|정답| 01 X 02 O 03 O

2과목 적중예상문제

CHAPTER 01 환경위생학의 개념

01 환경위생사업에 해당하지 않는 것은?
① 방역사업
② 환경위생 개선사업
③ 사회안전망 구축사업
④ 지역사회 질병관리사업
⑤ 의료사업 및 보건관리사업

해설 환경위생사업
- 방역사업
- 환경위생 개선사업
- 사회안전망 구축사업
- 의료사업 및 보건관리사업

02 다음 내용 중 옳지 않은 것은?
① 환경 – 자연적 환경, 사회적 환경
② 자연적 환경 – 이화학적 환경, 생물학적 환경
③ 이화학적 환경 – 주택 등의 위생시설, 토지 이용 관계 등
④ 문화적(사회적) 환경 – 문화 수준, 정치, 경제, 종교, 교육, 사회 등
⑤ 이화학적 환경 – 공기, 물, 빛, 토지, 소리 등

해설 인위적 환경
식생활·의복·주택 등의 위생시설, 토지 이용 관계, 수송, 공업, 도시, 농촌 등

정답 01 ④ 02 ③

CHAPTER 02 　대기환경·오염

42회 출제유형

01 정상 공기 중 미량원소를 제외한 산소(O_2) : 질소(N_2)의 부피 백분율은?

① 50 : 49
② 80 : 19
③ 21 : 78
④ 32 : 67
⑤ 11 : 88

해설 정상 공기는 산소 21%, 질소 78%, 기타 성분 1%로 구성되어 있다.

42회 출제유형

02 온열인자의 요소는?

① 기온, 기습, 기류, 복사열
② 기온, 기습, 기류, 기압
③ 기온, 기습, 복사열, 지형
④ 기온, 기류, 기압, 일조량
⑤ 기온, 기류, 복사량, 지형

해설 온열인자의 요소
　　　기온, 기습, 기류, 복사열

40회, 39회, 37회 출제유형

03 기온, 기습, 기류의 3가지 인자에 의해 이루어지는 체감을 무엇이라 하는가?

① 감각온도
② 복사온도
③ 온열온도
④ 쾌적온도
⑤ 지적온도

해설 감각온도란 기온, 기습(100%), 기류(무풍)의 3가지 인자에 의해 이루어지는 체감온도를 말한다. 예를 들어 기온 18℃, 기습 100%, 두기류에서의 감각온도는 18℃이다.

정답 01 ③　02 ①　03 ①

44회 출제유형

04 카타냉각력에 대한 설명으로 옳은 것은?
① 외부환경에 의한 의복의 기후조절량
② 환기 시 수증기와 함께 배출되는 총열량
③ 기습, 기류가 작용하여 인체가 느끼는 불쾌감
④ 쾌적함을 느끼도록 냉각하는 데 걸리는 시간
⑤ 기온, 기습, 기류의 종합적인 작용에 의한 인체 표면의 체열발산량

해설 카타냉각력
실내생활이 쾌적하기 위해서는 기온, 기습, 기류가 적당한 관계에 있고, 체온 유지에 필요한 열량 이외의 열량을 원활하게 방출해야만 한다. 따라서 실내공기의 쾌적함을 측정하는 수단으로서, 주위의 공기가 인체 표면의 단위면적에서 단위시간에 어느 정도 체열을 빼앗는가를 측정하면 된다. 이 체열의 방출률을 공기의 냉각력이라 하고, 이 측정에 있어 인체의 한 모델로서 카타온도계를 0 용해 측정한 경우의 냉각력을 카타냉각력이라 한다.

43회 출제유형

05 온열인자 중 발열체가 주위에 있을 때 체온 변화에 영향을 주는 것은?
① 감각온도   ② 기 습
③ 기 온   ④ 기 류
⑤ 복사열

해설 복사열
태양열이나 난로 등 발열체가 주위에 있을 때 온도계에 나타나는 실제온도보다 큰 온감을 느끼게 하는 것이다.

46회 출제유형

06 기온은 높이에 따라 약 6.5℃/km의 비율로 감소하고, 기상현상이 발생하는 대기권은?
① 외기권   ② 열 권
③ 중간권   ④ 대류권
⑤ 성층권

해설 대기권
• 대류권 : 고도가 높아질수록 기온이 낮아지고 기상현상이 일어난다.
• 성층권 : 11~50km까지의 구간으로 30km부터 기온이 상승하며 오존층이 존재한다.
• 중간권 : 성층권과 열권 사이에 위치하며, 온도는 고도에 따라 낮아진다.
• 열권 : 고도가 80km 이상인 영역으로, 고도가 올라갈수록 온도가 높아진다.
• 외기권 : 대기권의 최외곽을 형성하는 대기층이다.

04 ⑤   05 ⑤   06 ④

46회 출제유형

07 실내의 적당한 지적온도 및 습도는?

① 18±2℃, 40~70%
② 20±2℃, 30~60%
③ 20±2℃, 60~80%
④ 22±2℃, 60~80%
⑤ 16±2℃, 40~70%

해설 최호적 지적온도 및 습도
가장 이상적인 보건학적 온도는 18±2℃이고 습도는 40~70%로서, 습도가 30% 이하가 되면 건조한 상태가 된다.

39회, 37회 출제유형

08 일교차에 대한 설명 중 옳은 것은?

① 일출 30분 전의 온도와 14시경 온도와의 차이이다.
② 일출 2시간 전의 온도와 16시경 온도와의 차이이다.
③ 일교차는 산악의 분지에서는 작고 산림 속에서는 크다.
④ 일교차는 내륙이 해양보다 작다.
⑤ 일출 30분 후의 온도와 14시경의 온도와의 차이이다.

해설 일교차란 하루의 최저기온인 일출 30분 전과 최고기온인 오후 2시의 온도 차이를 뜻한다. 1년 동안 최저기온인 1월과 최고기온인 7월의 온도 차이를 연교차라고 한다. 내륙이 해양보다 크며, 산악의 분지는 크고 산림은 작다.

09 다음 중 상대습도를 나타낸 것은?

① 일정 온도의 공기 중에 포함될 수 있는 수증기의 상태
② 일정 공기가 포화상태로 함유할 수 있는 수증기량
③ 현재 공기 $1m^3$ 중에 함유한 수증기량
④ (절대습도 ÷ 포화습도) × 100
⑤ 포화습도 − 절대습도

해설 상대(비교)습도
현재 공기 $1m^3$가 포화상태에서 함유할 수 있는 수증기량과 그중에 함유되어 있는 수증기량과의 비를 %로 표시한 것을 말한다. 보통 공기 중의 절대습도는 절대온도의 상승에 따라 상승하나 상대(비교)습도는 기온 변화와 반비례한다.

43회 출제유형

10 호기(날숨)의 이산화탄소(CO_2) 농도는 약 몇 %인가?

① 0.1%
② 1%
③ 4%
④ 10%
⑤ 16%

해설 흡기과 호기의 기체조성
- 흡기(들숨) : 산소 21%, 이산화탄소 0.03%
- 호기(날숨) : 산소 16%, 이산화탄소 4%

42회 출제유형

11 지하역사, 영화상영관, 도서관 등에서 일산화탄소(CO)의 실내공기질 유지기준은?

① 10ppm 이하
② 20ppm 이하
③ 30ppm 이하
④ 40ppm 이하
⑤ 50ppm 이하

해설 ① 지하역사, 영화상영관, 도서관 등에서 일산화탄소(CO)의 실내공기질 유지기준은 10ppm 이하이다.

46회, 39회 출제유형

12 공기의 정상 화학적 성분의 체적 백분율로 옳은 것은?

① O_2 - 78.09%
② CO_2 - 0.0018%
③ N_2 - 20.95%
④ Ar - 0.93%
⑤ Ne - 0.03%

해설 정상 공기의 조성
체적 백분율로 질소(N_2)가 78.09%로 가장 많이 존재하며, 산소(O_2) 20.95%, 아르곤(Ar) 0.93%, 이산화탄소(CO_2) 0.03%, 네온(Ne) 0.0018% 순으로 공기 중에 존재한다.

37회 출제유형

13. 다음 중 불쾌지수를 구하는 방법으로 옳은 것은?

① (건구온도 × 습구온도)℃ × 0.72 + 40.6
② (건구온도 × 습구온도)℃ + 0.72 + 40.6
③ (건구온도 + 습구온도)℃ × 0.72 + 40.6
④ (건구온도 × 습구온도)℃ ÷ 0.72 + 40.6
⑤ (건구온도 − 습구온도)℃ × 0.72 + 40.6

해설 불쾌지수
- (건구온도 + 습구온도)℃ × 0.72 + 40.6
- (건구온도 + 습구온도)℉ × 0.4 + 15.0

41회 출제유형

14. 불쾌지수(DI)가 얼마 이상이면 견딜 수 없는가?

① 70　　　　　　　　　　② 75
③ 80　　　　　　　　　　④ 60
⑤ 85

해설 불쾌지수
습도와 온도의 영향에 의하여 인체가 느끼는 불쾌감을 숫자로 표시한 것이다.
- 불쾌지수 70 : 10%의 사람이 불쾌감을 느낀다.
- 불쾌지수 75 : 50%의 사람이 불쾌감을 느낀다.
- 불쾌지수 80 : 거의 모든 사람이 불쾌감을 느낀다.
- 불쾌지수 85 : 견딜 수 없는 상태이다.

44회 출제유형

15. 다중이용시설의 실내공기질 유지기준 물질은?

① 라돈　　　　　　　　　② 곰팡이
③ 아황산가스　　　　　　④ 이산화질소
⑤ 폼알데하이드

해설 다중이용시설의 실내공기질 유지기준 물질
미세먼지(PM-10), 미세먼지(PM-2.5), 이산화탄소, 폼알데하이드, 총부유세균, 일산화탄소

정답 13 ③　14 ⑤　15 ⑤

45회, 42회 출제유형

16 군집독 시 나타나는 현상은?

① CO_2 증가, O_2 감소, 실온 상승, 습도 상승
② CO_2 증가, O_2 증가, 실온 상승, 습도 하강
③ CO_2 감소, O_2 감소, 실온 하강, 습도 상승
④ CO_2 감소, O_2 감소, 실온 상승, 습도 하강
⑤ CO_2 감소, O_2 증가, 실온 상승, 습도 하강

해설 군집독
다수인이 밀집한 실내공간에서 CO_2 증가, O_2 감소, 실온 상승, 습도 상승으로 불쾌감, 두통, 권태, 현기증 등이 발생하는 것이다.

43회 출제유형

17 실내공기질공정시험기준에서 다중이용시설의 미세먼지 농도 측정을 위한 주 시험방법은?

① 화학발광법
② 투과전자현미경법
③ 중량법
④ 베타선흡수법
⑤ 자외선 광도법

해설 실내공기 중 미세먼지(PM-10, PM-2.5) 농도 측정을 위해 중량법은 주 시험방법으로 사용되고, 베타선흡수법은 부 시험방법으로 사용된다.

46회, 38회, 36회 출제유형

18 자외선의 가장 대표적인 광선인 도노선(Dorno-ray)의 파장은?

① 180~240nm
② 280~315nm
③ 350~420nm
④ 480~540nm
⑤ 600~700nm

해설 도노선(Dornc-ray)
자외선 중 2,800~3,150Å의 전자파로서 강한 광화학 작용을 일으키며, 피부의 모세혈관을 확장시켜 홍반을 일으키고, 표피의 기저 세포층에 존재하는 멜라닌 색소를 증대시켜 색소침착을 가져온다. 피부암이 유발되기도 하며, 안구에 작용하면 일시적인 시력장애를 일으킨다.
※ 2,300~3,150Å = 280~315nm

45회, 44회 출제유형

19 자외선에 관한 설명으로 옳은 것은?

① 열선이라고도 한다.
② 비타민 D 형성에 관여한다.
③ 파장이 가시광선보다 길다.
④ 일사병의 직접적인 원인이다.
⑤ 인체의 피부온도를 상승시킨다.

해설 ① · ④ · ⑤ 적외선에 해당하는 내용이다.
③ 자외선의 파장이 가시광선의 파장보다 짧다.

45회, 40회, 35회 출제유형

20 다음 중 복사열 측정에 이용되는 기구는?

① 열선풍속계
② 흑구온도계
③ 카타온도계
④ 아스만통풍건습계
⑤ 아우구스트건습계

해설 ① 풍속을 측정하기 위한 것이다.
③ 실내기류와 냉각력을 측정하기 위한 것이다.
④ · ⑤ 습도 측정을 위한 것으로 이외에도 자기습도계가 있다.

42회 출제유형

21 공기 자체의 희석, 강우 · 강설에 의한 세정으로 설명할 수 있는 현상은?

① 공기의 자정작용
② 온난화 현상
③ 복사성 역전
④ 침강성 역전
⑤ 기온역전 현상

해설 공기의 자정작용
• 공기 자체의 희석작용
• 강우, 강설 등에 의한 용해성 가스 및 부유 분진의 세정작용
• 산소, 오존, 과산화수소 등의 산화작용
• 자외선의 살균작용
• 탄소동화작용에 의한 CO_2와 O_2의 교환작용
• 중력에 의한 침강작용

정답 19 ② 20 ② 21 ①

42회 출제유형

22 다음 중 2차 대기오염물질에 해당하는 것은?

① CO
② CO₂
③ PAN
④ 먼 지
⑤ HF

해설 2차 대기오염물질에는 O₃, NOCl, H₂O₂, PBN, PAN, Acrolein 등이 있다.

44회 출제유형

23 미생물을 살균하여 물과 공기의 자정작용을 돕는 태양복사에너지는?

① 감마선   ② 초음파
③ 엑스선   ④ 자외선
⑤ 가시광선

해설 ① 감마선 : 투과력이 강한 전자기파
② 초음파 : 주파수가 커서 인간이 청각을 이용해 들을 수 없는 음파
③ 엑스선 : 감마선과 자외선의 중간 파장(0.001~10나노미터)에 해당하는 전자기파
⑤ 가시광선 : 사람의 눈에 보이는 전자기파

45회 출제유형

24 공기의 자정작용 중 자외선에 의한 것은?

① 응축작용
② 확산작용
③ 교환작용
④ 살균작용
⑤ 세정작용

해설 **공기의 자정작용**
인간의 호흡작용과 활동, 물질의 연소, 부패 등으로 CO₂는 자연계로 배출된다. 식물에서는 반대로 대기 중의 CO₂를 탄소동화작용을 이용하여 O₂를 방출하는 등의 작용으로 대기는 다음과 같은 자정작용이 일어난다.
• 희석작용
• 강우에 의한 세정작용
• 산소(O₂), 오존(O₃) 및 과산화수소(H₂O₂) 등에 의한 산화작용
• 태양광선 중 자외선에 의한 살균작용
• 식물의 탄소동화작용에 의한 CO₂와 O₂의 교환작용
• 중력에 의한 침강작용

22 ③ 23 ④ 24 ④ **정답**

38회 출제유형

25 무색, 무취이며 공기 중의 농도가 0.03%인 기체는?

① CO_2
② CO
③ O_2
④ N_2
⑤ SO_2

해설 CO_2는 무색, 무취, 무자극성으로 공기보다 가볍고 물체가 완전 연소할 때 발생하며 공기 중의 농도는 0.03%이다.

46회, 36회 출제유형

26 이산화탄소가 공기 중에 0.04%일 때 몇 ppm인가?

① 0.4ppm
② 4ppm
③ 40ppm
④ 400ppm
⑤ 4,000ppm

해설 1ppm = 1/1,000,000
     1% = 1/100
     1% = 10,000ppm

27 다음의 제진장치(분진 제거시설) 중 제진 효율이 가장 좋은 집진장치는?

① 관성력 집진장치
② 원심력 집진장치
③ 세정 집진장치
④ 중력 집진장치
⑤ 전기 집진장치

해설 집진장치의 제진 효율
- 중력 집진장치 : 40~60%
- 관성력 집진장치 : 50~70%
- 원심력 집진장치 : 85~95%
- 세정 집진장치 : 85~95%
- 여과 집진장치 : 90~99%
- 전기 집진장치 : 90~99.9%

정답 25 ① 26 ④ 27 ⑤

28 대기오염물질 중에서 고등식물에 독성이 강한 순서로 나열된 것은?

① $HF > Cl_2 > SO_2 > NO_2 > CO > CO_2$
② $Cl_2 > HF > CO > NO_2 > SO_2 > CO_2$
③ $SO_2 > Cl_2 > HF > CO > NO_2 > CO_2$
④ $NO_2 > SO_2 > Cl_2 > HF > CO > CO_2$
⑤ $CO > Cl_2 > SO_2 > NO_2 > HF > CO_2$

해설 식물에 독성이 강한 순서
$HF > Cl_2 > SO_2 > NO_2 > CO > CO_2$

36회 출제유형

29 다음 대기오염물질 중 액상의 물질로 옳은 것은?

① 먼 지
② 분 진
③ 박 무
④ 매 연
⑤ 훈 연

해설 박무(Mist)
- 입자의 핵 주위에 증기가 응축하여 생기는 경우, 액이 붕괴하는 경우에 생기는 액체상의 것
- 시정 수평거리가 1km 이상인 경우

41회, 36회 출제유형

30 다음 중 산성비를 일으키는 주요 대기오염물질로 옳은 것은?

① O_3
② SO_4
③ CO
④ CO_3
⑤ 먼 지

해설 산성비
- 공장, 자동차 등으로 대기 중에 방출된 황산화물(SO_x)과 질소산화물(NO_x)이 수분과 결합하여 황산(H_2SO_4)과 질산(HNO_3)이 되고 이들이 우수에 용해되어 pH 5.6 이하의 강수가 되는 것을 말한다.
- 원인물질 : 황산 65%, 질산 30%, 염산 5%

정답 28 ① 29 ③ 30 ②

36회 출제유형

31 대기오염물질 중 가스상 물질은?

① CO
② 먼 지
③ 훈 연
④ 연 무
⑤ 안 개

해설 ② · ③ · ④ · ⑤ 입자상 물질이다.

45회, 42회 출제유형

32 성층권에서 오존층을 파괴하는 주요 물질은?

① 황화수소(H_2S)
② 프레온가스(CFC_s)
③ 일산화탄소(CO)
④ 물(H_2O)
⑤ 이황화탄소(CS_2)

해설 프레온가스(CFCs, 염화불화탄소)
오존층 파괴에 가장 큰 영향을 주는 주요 물질로, 냉매제, 에어졸 분무기, 소화기, 플라스틱 발포제에서 발생한다.

37회, 36회 출제유형

33 대기 중의 함량이 높아질 경우 온실효과(Greenhouse Effect)를 일으키는 기체는?

① CO_2
② CO
③ SO_2
④ NO_2
⑤ O_3

해설 온실효과
이산화탄소(CO_2)는 수증기와 같이 적외선 복사를 흡수한다. 태양 복사는 대부분 파장이 짧은 복사이므로 그대로 투과시키고 지구 복사는 적외선 복사이므로 대부분 CO_2에 의해서 흡수된다. 따라서 CO_2의 증가는 지구가 온실 속에 갇힌 것처럼 기온의 상승을 뜻한다.

42회 출제유형

34 온실가스에 해당하는 것은?

① 아르곤(Ar)
② 질소(N_2)
③ 산소(O)
④ 메탄(CH_4)
⑤ 수소(H_2)

해설 온실가스
이산화탄소(CO_2), 메탄(CH_4), 아산화질소(N_2O), 수소불화탄소(HFC_s), 과불화탄소(PFC_s), 육불화황(SF_6)

정답 31 ① 32 ② 33 ① 34 ④

44회 출제유형

35 용접 시 발생하는 금속의 증기가 응축되어 형성하는 고체 입자는?

① 검댕(soot)
② 훈연(fume)
③ 미스트(mist)
④ 스모그(smog)
⑤ 에어로졸(aerosol)

해설
① 검댕(soot) : 연소할 때에 생기는 유리탄소가 응결하여 입자의 지름이 1㎛ 이상이 되는 입자상 물질
③ 미스트(mist) : 대기 속에 부유하는 미립자 중에서 액체로 된 것
④ 스모그(smog) : 도시의 매연을 비롯하여 대기 속의 오염물질이 안개 모양의 기체가 된 것
⑤ 에어로졸(aerosol) : 대기 중에 부유하는 고체 또는 액체의 미립자

45회, 43회, 42회, 39회, 35회 출제유형

36 다음 중 이산화탄소의 실내공기질 유지기준은?

① 0.03% 이하
② 0.3% 이하
③ 0.1% 이하
④ 0.01% 이하
⑤ 0.001 이하

해설 이산화탄소의 실내공기질 유지기준은 0.1%(1,000ppm) 이하이다.

39회, 35회 출제유형

37 겨울철에 많이 발생하는 일산화탄소 중독의 원인은?

① CO가 자극성 가스이므로 호흡장애를 주기 때문이다.
② CO_2가 CO로 환원되고 헤모글로빈과 결합하기 때문이다.
③ CO는 헤모글로빈과의 결합력보다 인체 호흡과 관계가 깊기 때문이다.
④ CO_2는 O_2보다 헤모글로빈과의 결합력이 250배 강하기 때문이다.
⑤ CO는 O_2보다 헤모글로빈과의 결합력이 250배 강하기 때문이다.

해설 일산화탄소 중독의 이중작용
CO의 Hb에 대한 결합력은 O_2에 비해 200~300배나 강하며, Hb이 O_2와 결합하는 것을 방해하여 혈중 C_2농도가 저하됨으로써 조직 세포에 공급할 O_2의 부족을 초래한다.

35 ② 36 ③ 37 ⑤ **정답**

44회, 43회, 36회 출제유형

38 지구온난화의 주요 원인인 온실가스는?

① 육불화황(SF_6)
② 수소불화탄소(HFCs)
③ 아산화질소(N_2O)
④ 과불화탄소(PFCs)
⑤ 이산화탄소(CO_2)

해설 이산화탄소(CO_2)
온난화지수가 가장 낮지만 산업혁명 이후 급증한 화석연료의 사용으로 전체 온실가스 배출량의 77%를 차지하며, 대기 중 농도가 급속히 증가하여 지구온난화의 주요 원인으로 지목되고 있다.

42회 출제유형

39 대기오염물질의 자연적 발생원은?

① 소각장
② 대규모 공장
③ 주 택
④ 활화산
⑤ 발전소

해설 대기오염물질 발생원
- 자연적 발생원 : 활화산, 산불, 황사
- 인위적 발생원
  – 점오염원 : 하나의 시설이 대량의 오염물질 배출(발전소, 대규모 공장)
  – 면오염원 : 일정 면적 내에 소규모 발생원 다수가 모여 오염물질 배출(주택)
  – 선오염원 : 이동하면서 오염물질을 연속적으로 배출(자동차, 기차, 비행기, 선박)

35회 출제유형

40 대기오염의 일반적인 지표로서 가장 많이 쓰이는 것은?

① CO_2
② O_2
③ SO_2
④ N_2
⑤ CO

해설 아황산가스(SO_2)
- 우리나라 대기오염의 환경기준물질로 대기오염의 지표이다.
- 환경기준 : 0.02ppm 이하(연간 평균치), 0.05ppm 이하(24시간 평균치)
- 환원성 표백제이며, 무색의 자극성이 강하고 액화하기 쉽다.
- 분진이나 미스트 등과 동시에 흡입되면, 황산미스트가 되어 독성이 약 10배 증가한다.
- 동물, 식물(지표식물 – 알파파)에 피해를 주고, 건물이나 금속을 부식시킨다.

정답 38 ⑤ 39 ④ 40 ③

44회 출제유형

41 탄소화합물이 불완전 연소될 때 발생하는 입자의 지름이 1㎛ 이상인 입자상 물질은?

① 안개(fog)
② 검댕(soot)
③ 매연(smoke)
④ 증기(vapor)
⑤ 에어로졸(aerosol)

해설 ① 안개(fog) : 아주 미세하고 많은 물방울이 공기 중에 떠 있는 현상
③ 매연(smoke) : 연소할 때에 생기는 유리탄소가 주가 되는 미세한 입자상 물질
④ 증기(vapor) : 상온에서 액체나 고체상태인 물질이 기체상태가 된 것
⑤ 에어로졸(aerosol) : 대기 중에 부유하는 고체 또는 액체의 미립자

46회 출제유형

42 실내공기질 관리를 위한 시간당 환기횟수 계산 시 지표가 되는 물질은?

① 오 존
② 일산화탄소
③ 이산화탄소
④ 아황산가스
⑤ 폼알데히드

해설 이산화탄소는 대기 중에 약 400ppm 함유되어 있으며, 그 자체는 인간의 건강에 영향을 미치지 않는다. 하지만 이산화탄소가 증가하는 환기불량 상태에서는 온열조건의 악화나 타 오염인자의 증가를 나타내는 경우가 많아 실내의 환기 상태를 평가하는 지표로 사용되고 있다. 실내에서의 허용기준은 1,000ppm으로 적절한 실내환기량을 확보하기 위해 건물의 환기횟수 또는 필요 환기량을 제시하는 데 활용하고 있다.

44회 출제유형

43 인체에 해로운 자외선을 흡수하는 오존층이 있는 대기권역은?

① 열 권
② 외기권
③ 중간권
④ 대류권
⑤ 성층권

해설 ① 열권 : 고도가 80km 이상인 영역으로, 고도가 올라갈수록 온도가 높아진다.
② 외기권 : 대기권의 최외곽을 형성하는 대기층이다.
③ 중간권 : 성층권과 열권 사이에 위치하며, 온도는 고도에 따라 낮아진다.
④ 대류권 : 대기권의 가장 아래층으로, 공기가 활발한 대류를 일으켜 기상현상이 발생한다.

정답 41 ② 42 ③ 43 ⑤

45회 출제유형

44 다음에서 설명하는 역사적인 대기오염 사건은?

> • 원인 : 공장에서 황화수소(H_2S) 가스가 대량으로 누출되어 마을주민 다수가 급성중독으로 사망
> • 증상 : 기침, 호흡곤란

① 벨기에 뮤즈계곡 사건
② 일본 요코하마 사건
③ 미국 도노라 사건
④ 멕시코 포자리카 사건
⑤ 영국 런던 스모그 사건

해설 ① 벨기에 뮤즈계곡 사건 : 금속·유리·아연·제철 공장에서 배출된 아황산가스, 황산미스트, 불소화합물, 일산화탄소, 미세먼지 등이 원인이 된 사건이다.
② 일본 요코하마 사건 : 원인은 명확하지 않으나, 공업지대에서 배출된 대기오염물질로 추정된다.
③ 미국 도노라 사건 : 제철·황산공장, 아연정련소에서 배출된 아황산가스 및 황산미스트가 원인이 된 사건이다.
⑤ 영국 런던 스모그 사건 : 석탄 연소로 인해 대기 중에 배출된 아황산가스 및 분진 등이 짙은 안개와 합쳐져 스모그를 형성한 사건이다.

44회 출제유형

45 로스앤젤레스 스모그에 대한 설명으로 옳은 것은?

① 겨울철 새벽에 발생한다.
② 원인물질은 SO_2이다.
③ 복사역전을 보인다.
④ 발생 시 습도가 85% 이상이다.
⑤ 발생원인은 석유연소이다.

해설 런던과 로스앤젤레스 스모그의 차이점

구 분	런던 스모그	로스앤젤레스 스모그
발생 시 기온	0~5℃	24~32℃
발생 시 습도	85% 이상	70% 이하
계절 및 시간	겨울(아침 일찍)	여름(주간)
풍 속	무풍	5m/sec 이하
주 사용연료	석탄과 석유계 연료	석유계 연료(자동차 배기가스)
주 오염 성분	SO_2, CO, 입자상 물질	O_3, HC, NO_x, PAN
역전 종류	방사성 역전(복사형)	침강성 역전(하강형)

정답 44 ④ 45 ⑤

36회 출제유형

46 런던 스모그 사건에 대한 설명으로 옳은 것은?

① 분지에서의 기온역전으로 발생했다.
② 원인물질은 SO_2이다.
③ 광화학 스모그로 분류한다.
④ 여름철에 발생했다.
⑤ 1차 오염물질과 자외선이 2차 오염물질을 만들었다.

해설 런던 스모그 사건
- 1952년 12월에 발생했다.
- 하천의 평지, 인구조밀 도시, 무풍 및 기온역전과 같은 상황에서 발생했다.
- 원인물질 SO_2, CO, 입자상 물질
- 간성기관지염, 천식기관 확장증, 폐섬유증, 폐렴 등의 피해를 발생시켰다.

45회 출제유형

47 대류권에서 고도가 높아짐에 따라 기온이 증가하는 기상현상은?

① 열섬효과
② 기온순환
③ 기온하강
④ 온실효과
⑤ 기온역전

해설 기온역전
대류권의 공기는 보통 위로 갈수록 기온이 낮아지나 경우에 따라서는 위로 갈수록 기온이 높아지는 경우도 있다. 이처럼 기온이 위로 갈수록 높아지는 현상을 기온역전이라 한다.

42회 출제유형

48 40°C를 화씨(°F)로 환산하면 몇 °F인가?

① 75°F
② 82°F
③ 96°F
④ 100°F
⑤ 104°F

해설 섭씨(°C)와 화씨(°F)의 환산식
- 섭씨(°C) → 화씨(°F) = (°C × 1.8) + 32
- 화씨(°F) → 섭씨(°C) = (°F − 32) ÷ 1.8

46 ② 47 ⑤ 48 ⑤ **정답**

42회 출제유형

49 라돈에 대한 설명으로 옳은 것은?

① 노란색이다.
② 자극적인 냄새가 난다.
③ 비발암성이다.
④ 원소 기호는 Rd이다.
⑤ 비활성 기체이다.

해설 라돈(Rn)
토양, 암석 등에 함유된 우라늄이 연속 붕괴하면 라듐이 된다. 이 라듐이 붕괴할 때 생성되는 비활성 기체 형태의 무색·무미·무취의 방사성 가스가 라돈이며, 발암성을 보인다.

45회, 40회, 38회, 35회 출제유형

50 광화학 스모그는 자동차 등으로부터 대기 중에 배출되는 탄화수소와 (   )이/가 태양광선을 받아 반응한 결과로 생긴다. 괄호 안에 알맞은 것은?

① 일산화탄소(CO)
② 질소산화물(NO_x)
③ 황화수소(H_2S)
④ 메탄가스(CH_4)
⑤ 이산화탄소(CO_2)

해설 광화학 스모그
- 자동차가 많은 도시에서 자동차 배출가스인 올레핀계 탄화수소와 질소산화물이 햇빛 속의 자외선과 반응하여 생성된 회백색의 옥시던트(Oxidant) 등이 광화학 스모그 현상을 일으킨다.
- 발생 조건
  - 일사량이 클 때(자외선 강도가 클 때)
  - 대기오염물의 배출량이 많을 때
  - 안정한 역전이 생겨 대기의 혼합이 없을 때

44회 출제유형

51 여름철 도시지역에서 광화학 반응에 의해 생성되는 2차 대기오염물질은?

① 암모니아
② 황화수소
③ 이산화황
④ 일산화탄소
⑤ 알데하이드

해설 ①·②·③·④ 1차 대기오염물질에 해당한다.

정답 49 ⑤ 50 ② 51 ⑤

43회 출제유형

52 산성비의 수소이온농도(pH) 기준은?

① 4.8 이하
② 5.6 이하
③ 6.3 이하
④ 6.8 이하
⑤ 7.0 이하

해설   산성비란 대기 중에 방출된 산성 물질들이 강우와 함께 내려 pH 5.6 이하의 비를 말한다.

44회 출제유형

53 역사적인 대기오염 사건에서 공통적으로 나타나는 기상조건은?

① 저기압
② 고기압
③ 기온역전
④ 비가 내린 후
⑤ 눈이 내린 후

해설   기온역전
최악의 피해를 남긴 역사적 대기오염 사건의 상당수가 기온역전과 연관됐다. 기온역전이란 지면의 열이 식으면 근처 하층의 공기가 상층의 공기보다 온도가 낮아지는 현상으로, 공기의 수직 확산이 일어나지 않아 대기오염의 피해를 가중시킨다.

45회, 41회, 36회 출제유형

54 고기를 구울 때 검게 탄 부분에 생성되는 1급 발암물질로 옳은 것은?

① 질소산화물   ② 일산화탄소
③ 타 르   ④ 벤조피렌
⑤ 디클로로메탄

해설   벤조피렌
• 화석연료 등의 불완전연소 과정에서 생성되는 다환방향족탄화수소로 섭취해서 축적될 경우 각종 암을 유발하고 돌연변이를 일으키는 환경호르몬이다.
• 숯불에 구운 고기 등 검게 탄 식품, 담배연기, 자동차 배기가스, 쓰레기 소각장 연기 등에 포함된다.

46회 출제유형

55 여름철 도시지역 대기 중에서 광화학산화물을 생성하는 데 관여하는 것은?

① 매연, 가시광선
② 질소산화물, 자외선
③ 이산화탄소, 적외선
④ 일산화탄소, 적외선
⑤ 황산미스트, 자외선

해설 광화학산화물(Photochemical Oxidants)
이산화질소가 탄화수소와 결합하여 새로운 산화성 물질, 즉 오존, Aldehyde, PAN 등을 생성하는데, 이를 광화학산화물이라고 한다.

NO_x(질소산화물)
HC(올레핀계 탄화수소) ──자외선──▶ O_3, PAN, H_2O_2, NOCl, HCHO, PBN 등
유기물

42회 출제유형

56 식물에 강한 독성 피해를 주는 물질은?

① 산소(O_2)
② 이산화탄소(CO_2)
③ 헬륨(He)
④ 불화수소(HF)
⑤ 아르곤(Ar)

해설 불화수소(HF)
자극적인 냄새가 나는 기체로 물에 잘 녹고 격렬하게 반응을 하여 독성(자극성, 부식성)을 생성한다. 불화수소에 노출될 때 식물의 잎에는 갈색이나 회백색 반점이 생기고 끝이 말린다.

46회 출제유형

57 고무의 균열과 탄력을 저하시키는 2차 대기오염물질은?

① 오 존
② 아황산가스
③ 황화수소
④ 일산화탄소
⑤ 불화수소

해설 ② · ③ · ④ · ⑤ 1차 대기오염물질이다.
오존(O_3)
오존은 주로 자동차 배기가스로부터 발생되는 질소산화물이 햇빛과 반응하여 생성되며, 1차로 생성된 오염물질로부터 생성되므로 2차 오염물질이라고 한다. 이러한 지상의 오존은 플라스틱, 금속, 섬유, 고무제품을 부식시키고 섬유제품을 탈색시키며, 식물잎의 반점, 표백 등으로 성장을 저해한다.

44회, 39회 출제유형

58 대류권에서 고도가 100m 상승함에 따라 기온이 평균 몇 ℃씩 감소하는가?

① 0.65℃
② 1℃
③ 4℃
④ 3℃
⑤ 5℃

> **해설** 대류권
> 지상에서부터 약 11km까지를 말하며, 이 대류권에서는 일반적으로 고도가 높아질수록 기온이 평균 0.65℃/100m의 율로 감소한다.

59 링겔만 비탁표에서 2도란 몇 %의 매연 농도를 말하는가?

① 20%
② 40%
③ 60%
④ 80%
⑤ 100%

> **해설** 링겔만 비탁표
>
> | 번호 | 백색 부분 | 매연 농도 | 번호 | 백색 부분 | 매연 농도 |
> |---|---|---|---|---|---|
> | No. 0(0도) | 100% | 0% | No. 3(3도) | 40% | 60% |
> | No. 1(1도) | 80% | 20% | No. 4(4도) | 20% | 80% |
> | No. 2(2도) | 60% | 40% | No. 5(5도) | 0% | 100% |

46회, 44회 출제유형

60 지하공간의 실내공기질 관리를 위해 지하수의 누수나 벽의 균열 여부를 확인해야 하는 오염물질은?

① 라 돈
② 미세먼지
③ 이산화질소
④ 일산화탄소
⑤ 포름알데히드

> **해설** 라 돈
> 라돈은 땅속에서 있는 자연 방사성 물질인 우라늄이 붕괴하면서 기체 형태로 발생하기 때문에 땅 위에서보다는 지하에 더 농도가 높아질 수 있고, 더 많이 쌓일 수 있다. 라돈의 대부분은 건물바닥이나 벽의 갈라진 틈을 통해 들어오며, 지하수에 녹아있던 라돈이 실내로 유입되기도 한다.

61 Ringelmann Chart를 사용하여 어느 굴뚝의 매연 농도를 측정한 결과 5도 8회, 4도 12회, 3도 35회, 2도 45회, 1도 60회, 0도 180회였다면 이 매연의 농도는 몇 도인가?

① 1도(약 20%)
② 2도(약 40%)
③ 3도(약 60%)
④ 4도(약 80%)
⑤ 5도(약 100%)

해설 링겔만 차트에 의한 매연 농도 계산

$$도(\%) = \frac{총(도수 \times 횟수)}{총횟수} = \frac{(5 \times 8)+(4 \times 12)+(3 \times 35)+(2 \times 45)+(1 \times 60)}{340} \fallingdotseq 1$$

46회, 43회 출제유형

62 입자상 물질과 가스상 물질을 동시에 제거할 수 있는 집진장치는?

① 원심력 집진장치
② 세정 집진장치
③ 중력 집진장치
④ 여과 집진장치
⑤ 관성력 집진장치

해설 세정 집진장치

액적, 액막, 기포 등을 이용하여 가스를 세정시킴으로써 입자의 부착 또는 응집을 일으키게 하여 먼지를 분리하는 장치로, 입자상 물질과 가스상 물질을 동시에 처리하는 장점이 있다.

42회 출제유형

63 초미세먼지(PM-2.5)의 대기환경기준(24시간 평균치)은?

① $20\mu g/m^3$ 이하
② $35\mu g/m^3$ 이하
③ $45\mu g/m^3$ 이하
④ $50\mu g/m^3$ 이하
⑤ $55\mu g/m^3$ 이하

해설 초미세먼지(PM-2.5)
- 연간 평균치 : $15\mu g/m^3$ 이하
- 24시간 평균치 : $35\mu g/m^3$ 이하

정답 61 ① 62 ② 63 ②

43회 출제유형

64 산성비가 미치는 환경적 영향은?

① 광화학 스모그 발생
② 해수면 상승
③ 기온 상승
④ 엘니뇨 발생
⑤ 식물의 성장·생육 방해

해설 산성비가 미치는 환경적 영향에는 식물의 성장·생육 방해, 플랑크톤·어류·수중식물에 피해, 토양 미산물종의 감소, 토양 중 양이온 용출 등이 있다.

43회 출제유형

65 표준대기압과 같은 값은?

① 24.9inchHg
② 1.0236kg/m^2
③ 760mmHg
④ 1023.6mmH$_2$O
⑤ 1.023×10^{6}N/m^2

해설 표준대기압
- 0℃의 상태에서 표준 중력일 때에 높이 760mm의 수은주가 그 밑면에 가하는 압력에 해당하는 기압이며, 이것을 1기압(1atm)으로 한다.
- 1atm = 1013.25hPa = 1013.25mb = 760mmHg

66 태평양 적도 인근 해수온도가 낮아지면서 생기는 이상기후 현상은?

① 엘니뇨
② 황 사
③ 라니냐
④ 온실효과
⑤ 태 풍

해설 라니냐
동태평양의 적도 지역에서 해수면 온도가 평년보다 0.5℃ 이상 낮은 저수온 현상이 5개월 이상 일어나 생기는 이상현상이다.

64 ⑤ 65 ③ 66 ③ **정답**

67 건물 밀집, 아스팔트, 인공열의 방출 등의 이유로 도시의 기온이 교외보다 높은 현상은?

① 열섬 현상
② 온난화 현상
③ 이상기후
④ 기온역전 현상
⑤ 엘니뇨 현상

> **해설** 열섬 현상(Heat Island)
> 건물이 밀집·포장이 되어 있는 도시에서는 시내의 기온이 교외보다 높으며, 이로 인하여 시내의 공기는 상승하고 주위의 공기가 시내로 유입되는 현상이다.

46회, 44회 출제유형

68 실내에서 0.5m/s 이하의 기류를 측정할 수 있는 기구는?

① 습구온도계
② 건구온도계
③ 흑구온도계
④ 수은온도계
⑤ 카타온도계

> **해설** 카타(Kata)온도계는 일반풍속계로는 측정이 곤란한 불감기류(0.5m/sec 이하)와 같은 미풍을 카타냉각력을 이용하여 측정하도록 고안된 것이다.

46회 출제유형

69 고온·고압상태에서 연소하는 방식으로 인해 경유자동차에서 다량 배출되는 대기오염물질은?

① 불화수소
② 질소산화물
③ 오 존
④ 아황산가스
⑤ 일산화탄소

> **해설** 경유 자체에는 질소 성분이 없지만 고온·고압상태에서 연소하는 방식으로 공기 중의 질소(N)와 산소(O)가 반응해 질소산화물이 생성된다. 반면 휘발유차는 이러한 질소산화물 생성 기회가 적어 질소산화물 배출이 적은 편이다.

정답 67 ① 68 ⑤ 69 ②

70 실외 쾌적기류인 것은? **40회 출제유형**

① 0.2~0.3m/sec ② 1m/sec
③ 0.5m/sec ④ 0.1m/sec
⑤ 2m/sec

> **해설** ② 실외 쾌적기류 : 1m/sec, ① 실내 쾌적기류 : 0.2~0.3m/sec, ③ 불감기류 : 0.5m/sec, ④ 무풍 : 0.1m/sec

71 군집독의 해결 방법으로 옳은 것은? **41회, 40회 출제유형**

① O_2 농도를 낮춘다. ② CO_2 농도를 높인다.
③ CO_2 농도를 낮춘다. ④ 환기는 자주 하지 않는다.
⑤ 소독을 한다.

> **해설** 군집독을 해결하기 위해서는 O_2 농도를 높이고 CO_2 농도를 낮추며 환기는 자주 해야 한다.

72 실내공기가 오염되었을 때 관리하는 방법은? **42회 출제유형**

① 건 조 ② 환 기
③ 조 명 ④ 냉 방
⑤ 난 방

> **해설** 환기란 신선한 바깥공기를 도입하여 실내의 오염된 공기를 외부로 배출하는 것이다.

73 대기오염물질 중 입자상 물질은? **42회 출제유형**

① 질소산화물(NO_X) ② 불화수소(HF)
③ 황화수소(H_2S) ④ 퓸(fume)
⑤ 일산화탄소(CO)

> **해설** ①·②·③·⑤ 가스상 물질에 해당한다.
> 대기오염물질의 입자상 물질
> 먼지(dust), 매연(smoke), 퓸(fume), 미스트(mist), 검댕(soot), 안개(fog), 연무(haze)

정답 70 ② 71 ③ 72 ② 73 ④

43회 출제유형

74 대기 중 입자상 물질을 입경별로 분리·포집하는 기구는?

① 미생물에어샘플러(Bio air sampler)
② 데포지 게이지(Deposit gauge)
③ 피에조밸런스분진계(Piezobalance)
④ 광산란계(Light scattering detector)
⑤ 앤더슨에어샘플러(Andersen air sampler)

해설 앤더슨에어샘플러(Andersen air sampler)
부유입자상 물질을 포집판에 관성충돌시켜 입경별로 분리·포집하는 장치이다.

43회 출제유형

75 절대습도가 $20g/m^3$이고, 포화습도가 $40g/m^3$일 때 상대습도는?

① 10%
② 20%
③ 30%
④ 40%
⑤ 50%

해설 상대습도

$$상대습도 = \frac{절대습도}{포화습도} \times 100 = \frac{20}{40} \times 100 = 50\%$$

46회 출제유형

76 다중이용시설의 실내공기질 기준에서 입자상 물질에 해당하는 것은?

① 라돈
② 이산화질소
③ 일산화탄소
④ 폼알데하이드
⑤ 초미세먼지

해설 ①·②·③·④ 기체상 물질에 해당한다.

46회 출제유형

77 대기오염물질에 의한 질환의 주된 감염경로는?

① 소화기
② 호흡
③ 생식기
④ 피부점막
⑤ 눈

해설 대기오염물질에는 가스상 오염물질과 입자상 오염물질이 있는데, 이러한 유해물질은 호흡을 통해 우리 몸속으로 침입하여 호흡기 질환을 유발한다.

정답 74 ⑤ 75 ⑤ 76 ⑤ 77 ②

43회 출제유형

78 파장이 가장 긴 태양광선은?

① 가시광선　　　　　　　　② X-선
③ 자외선　　　　　　　　　④ γ-선
⑤ 적외선

해설 태양광선의 파장
γ-선 < X-선 < 자외선 < 가시광선 < 적외선

43회 출제유형

79 다음의 대기오염 사건은?

- 1954년 여름에 발생함
- 주 원인 : 낮 시간대에 자동차 배출가스
- 주 원인물질 : 오존, 질소산화물, 탄화수소
- 광화학 반응에 의한 2차 오염 발생

① 포자리카 사건　　　　　　② 도쿄-요코하마 사건
③ 로스앤젤레스 사건　　　　④ 뮤즈계곡 사건
⑤ 도노라 사건

해설 1954년 로스안젤레스에서 다량의 자동차로부터 배출되는 질소산화물과 탄화수소는 광화학 반응을 통하여 대기 중에 오존을 포함한 각종 광산화물을 발생시켰다.

44회 출제유형

80 헤모글로빈과의 결합력이 산소에 비해 250~300배 정도 높아 혈액의 산소운반 능력을 감소시키는 기체상 물질은?

① 암모니아　　　　　　　　② 황화수소
③ 이산화황　　　　　　　　④ 이산화탄소
⑤ 일산화탄소

해설 ① 암모니아(NH_3) : 무색의 자극성 기체로 유기물 부패 시 생성
② 황화수소(H_2S) : 달걀 썩는 냄새가 나는 맹독성 물질
③ 이산화황(SO_2) : 대기오염의 지표
④ 이산화탄소(CO_2) : 지구온난화의 주요 원인

45회 출제유형

81 지구온난화지수(온실가스의 적외선 흡수능력을 의미) 산정 시 기준이 되는 물질은?

① 메탄(CH_4) ② 이산화탄소(CO_2)
③ 육불화황(SF_6) ④ 과불화탄소(PFC_S)
⑤ 수소불화탄소(HFC_S)

> **해설** 지구온난화지수
> 이산화탄소와 비교했을 때 다른 온실가스가 가둘 수 있는 상대적인 열의 양을 나타내는 지수로, 보통 20년, 50년, 100년에 걸친 기간의 자료로 계산한다.

45회 출제유형

82 「실내공기질 관리법」상 다중이용시설의 실내공기질 유지기준에서 총부유세균의 단위는?

① CFU/m^3 ② ppm
③ $\mu g/m^3$ ④ Bq/m^3
⑤ Sv

> **해설** ② ppm : 실내공기질 유지기준 중 일산화탄소 단위
> ③ $\mu g/m^3$: 실내공기질 유지기준 중 폼알데하이드 단위
> ④ Bq/m^3 : 실내공기질 권고기준 중 라돈 단위
> ⑤ Sv : 전리방사선의 등가선량 단위

45회 출제유형

83 건축재료에 포함된 성분으로 새집증후군을 유발하고, 아토피 피부염의 원인물질로 작용하는 휘발성유기화합물은?

① 폼알데하이드
② 이산화질소
③ 일산화탄소
④ 이산화황
⑤ 라 돈

> **해설** 폼알데하이드
> 무색의 자극적인 냄새가 나는 기체이다. 건축자재에서 방출되어 두통, 피로, 호흡곤란, 천식, 비염, 피부염 등의 증상을 나타내는 새집증후군을 유발하고, 아토피 피부염의 원인물질로 작용한다.

정답 81 ② 82 ① 83 ①

CHAPTER 03 급수위생

01 불연속점(Break Point) 염소 처리에 대한 설명으로 옳은 것은?
① 유리형 잔류염소 출현 시까지 처리
② 잔류염소 파괴점 이상으로 염소 처리
③ 잔류염소 최상승점 이상으로 염소 처리
④ 간헐적으로 염소 처리
⑤ 불연속적으로 염소 처리

해설 염소소독은 파괴점(Break Point) 이상으로 염소를 주입한다.

44회, 40회, 36회 출제유형

02 다음 중 물의 자정작용 중 물리적 작용은?
① 중 화
② 산 화
③ 식 균
④ 환 원
⑤ 침 전

해설 **물의 자정작용**
하천이나 호수가 하수, 공장폐수 등이 오탁되어도 그대로 상당 기간 동안 방치해 두면 자연의 치유력, 즉 물리적·화학적·생물학적인 작용이 서로 밀접하게 관련하여 원래의 깨끗한 상태로 되는 현상이다.
- 물리적 작용 : 오염물질이 희석, 확산, 혼합, 여과, 침전, 흡착 등으로 농도 감소
- 화학적 작용 : 오염물질이 산화, 환원, 중화, 응집에 의해 농도 감소
- 생물학적 작용 : 주로 호기성 미생물에 의한 유기물질의 분해작용

01 ② 02 ⑤ 정답

37회, 36회 출제유형

03 하천의 하수유입으로 인한 자정작용의 4단계의 순서로 옳은 것은?

① 분해지대 → 활발한 분해지대 → 정수지대 → 회복지대
② 분해지대 → 활발한 분해지대 → 회복지대 → 정수지대
③ 활발한 분해지대 → 분해지대 → 회복지대 → 정수지대
④ 분해지대 → 회복지대 → 활발한 분해지대 → 정수지대
⑤ 분해지대 → 정수지대 → 활발한 분해지대 → 회복지대

해설 Whipple의 4지대
Whipple은 하수의 유입에 따른 자정작용을 분해지대 → 활발한 분해지대 → 회복지대 → 정수지대로 구분하여 설명하였다.

46회 출제유형

04 하천의 자정작용에 대한 설명으로 옳은 것은?

① 하천바닥이 거칠고, 바닥구배가 클수록 활발하게 일어난다.
② 겨울철에 활발하게 일어난다.
③ 자정작용이 진행될수록 BOD가 증가한다.
④ 물리적 작용이 수중의 유기물 제거에 큰 영향을 준다.
⑤ 수심이 깊고, 급류가 없는 곳에서 활발하게 일어난다.

해설 ② 겨울철보다 여름철에 활발하게 일어난다.
③ 자정작용이 진행될수록 BOD가 감소한다.
④ 생물학적 작용이 수중의 유기물 제거에 큰 영향을 준다.
⑤ 수심이 얕고, 급류인 곳이 공기와의 접촉이 활발하므로 자정작용의 효과가 크다.

42회, 39회 출제유형

05 수원지에서부터 가정까지의 급수 계통을 나타낸 것으로 옳은 것은?

① 취수 → 도수 → 정수 → 송수 → 배수 → 급수
② 취수 → 도수 → 송수 → 정수 → 배수 → 급수
③ 취수 → 도수 → 소독 → 정수 → 배수 → 급수
④ 취수 → 송수 → 정수 → 도수 → 배수 → 급수
⑤ 취수 → 도수 → 정수 → 배수 → 송수 → 급수

해설 급수 계통
취수 → 도수 → 정수 → 송수 → 배수 → 급수

정답 03 ② 04 ① 05 ①

40회 출제유형

06 수인성 감염병의 특징이 아닌 것은?

① 여과 및 염소소독에 의한 처리로써 환자 발생을 크게 줄일 수 있다.
② 모든 계층과 연령에서 발생한다.
③ 치명률·발병률이 높다.
④ 2차 감염률이 낮다.
⑤ 환자 발생은 급수구역에 한정되며 경계가 명확하다.

해설 수인성 감염병은 치명률·발병률이 낮다.

44회 출제유형

07 원수를 두꺼운 모래층에 통과시켜 부유물을 제거하는 공정은?

① 여 과
② 중 화
③ 부 상
④ 응 집
⑤ 소 독

해설 여과는 부유물질(SS)을 처리하는 과정으로, 완속 여과와 급속 여과로 나뉜다.

43회 출제유형

08 정수과정의 완속 여과에 대한 설명으로 옳은 것은?

① 역세척이 이루어져야 한다.
② 여과 속도는 120~150m/day이다.
③ 고탁도 원수에 적합하다.
④ 건설비가 급속여과보다 저렴하다.
⑤ 여과효과는 모래층 표면에 형성되는 생물막에서 일어난다.

해설 ① 역세척이란 급속여과에서 여과수를 빠른 속도로 역류시켜 더럽혀진 모래를 세척하는 것이다.
② 여과 속도는 3~5m/day이다.
③ 저탁도 원수에 적합하다.
④ 급속여과에 비해 상대적으로 건설비가 비싸다.

06 ③ 07 ① 08 ⑤ **정답**

37회 출제유형

09 상수 처리에서 폭기작용에 의해 일어나지 않는 것은?

① 물의 pH 상승
② 산화에 의한 냄새 제거
③ 살 균
④ CO_2 가스 제거
⑤ 메탄가스 제거

해설 폭기의 목적
- 이산화탄소를 제거하여 물의 pH를 높인다.
- 맛과 냄새를 제거한다.
- 이산화탄소, 메탄, 황화수소와 같은 가스류를 제거한다.
- 고온의 깊은 우물물을 냉각시킨다.

10 상수의 정수과정에 해당되지 않는 것은?

① 침 전
② 여 과
③ 폭 기
④ 희 석
⑤ 응 집

해설 상수의 정수과정

응집 → 침전 → 폭기 → 여과 → 염소소독
- 응집 : 침전을 용이하게 하기 위해서 콜로이드 입자를 모아 덩어리로 하는 것을 의미한다.
- 침전 : 물보다 비중이 큰 부유물을 중력에 의해 가라앉혀 제거하는 방법이다.
- 폭기 : 수질의 개선을 위하여 물과 공기를 밀접하게 접촉시키는 방법이다.
- 여과 : 공극이 있는 매개층을 통하여 물을 통과시켜 부유물을 제거하는 방법이다.
- 염소소독 : 지표수가 응집 · 침전 및 여과가 되었다 하더라도 소독을 하지 않으면 질병의 원인이 되는 세균은 처리수 중에 존재하므로 반드시 소독을 실시해야 한다.

정답 09 ③ 10 ④

38회, 37회 출제유형

11 상수 처리에서 황산구리를 사용하는 목적은?

① 무기질의 감소
② 세균의 감소
③ 유기질의 감소
④ 조류의 제거
⑤ 무기질, 유기질의 감소

해설 조류(Algae)
조류는 극히 작은 물체로 엽록소를 가진 식물이며 단일 또는 같은 종류의 것과 무리를 지어서 존재한다. 특히 일광이나 영양분의 조건이 좋은 경우에는 조류가 많이 번식하여 물을 혼탁시키거나 색을 나타내어 좋지 않으므로 영양원의 공급을 줄이거나 약품을 주입하여 사멸시켜야 하는데, 이때 사용되는 약품이 황산구리($CuSO_4$)이다.

43회 출제유형

12 하천의 생물학적 자정작용은?

① 응 집
② 희 석
③ 분 해
④ 중 화
⑤ 혼 합

해설 물의 자정작용
- 물리적 작용 : 오염물질이 희석, 확산, 혼합, 여과, 침전, 흡착 등으로 농도 감소
- 화학적 작용 : 오염물질이 산화, 환원, 중화, 응집에 의해 농도 감소
- 생물학적 작용 : 주로 호기성 미생물에 의한 유기물질의 분해작용

44회, 36회 출제유형

13 염소 처리에 사용하는 염소 중 살균력이 가장 높은 것은?

① Chloramine
② $Ca(OCl)_2$
③ OCl^-
④ HOCl
⑤ NaOCl

해설 염소의 살균력
- 염소의 살균력은 HOCl > OCl^- > Chloramine 순이다.
- HOCl이 OCl^-보다 약 80배 이상 강하다.
- pH가 낮고, 온도가 높고, 염소의 농도가 높을수록 살균력이 강하다.
- 반응시간이 길수록 살균력은 강해진다.

11 ④　12 ③　13 ④　**정답**

45회 출제유형

14 다음 중 수인성 감염병은?

① 발진티푸스　　② 브루셀라증
③ 인플루엔자　　④ 디프테리아
⑤ 세균성이질

해설　수인성 감염병
장티푸스, 파라티푸스, 이질, 유행성간염, 콜레라와 같은 장 계통의 것과 수종의 기생충도 물에 의해서 매개된다. 이들은 환자나 보균자의 배설물에 존재하며, 물에 들어간 미생물에 의해서 발병한다.

46회 출제유형

15 정수처리 과정에서 염소소독에 대한 내용으로 옳은 것은?

① 소독력이 약하고 잔류효과가 없다.
② THM이 생성된다.
③ pH 변화와 상관없이 살균력이 좋다.
④ 오존처리법보다 처리비용이 비싸다.
⑤ 맛과 냄새가 거의 없다.

해설　염소 처리법과 오존 처리법의 비교

구 분	장 점	단 점
염소 처리법	• 처리비용이 저렴하다. • 소독력이 강하다. • 잔류효과가 있다.	• 불쾌한 맛과 냄새가 발생한다. • THM이 생성된다.
오존 처리법	• pH 변화와 상관없이 살균력이 좋다. • THM이 생성되지 않는다. • 맛과 냄새가 발생하지 않는다.	• 처리비용이 비싸다. • 잔류효과가 없다.

36회 출제유형

16 지표수와 지하수의 비교 중 옳은 것은?

① 지하수에서는 광화학 반응이 활발히 일어난다.
② 지표수는 연중 수온이 거의 일정하다.
③ 지표수의 원수는 지하수에 의존한다.
④ 심층수란 지하에서 솟아 나오는 물을 말한다.
⑤ 지표수가 지하수보다 유기물을 많이 함유하고 있다.

해설　지표수는 상수도의 원수로 사용하고 있으며 원수는 우수에 의존한다. 지하수와 다르게 연중 수온의 변화가 크다. 지하수는 태양광선을 접하지 못하기에 광화학 반응이 일어나지 않고, 지하에서 솟아 나오는 물은 용천수이다.

정답 | 14 ⑤　15 ②　16 ⑤

17 상수의 처리 과정 중 급속 여과에 대한 설명으로 옳지 않은 것은?

① 1일 처리 수량이 완속 여과에 비해 크다.
② 역세척을 실시하여 모래를 재생한다.
③ 약품에 의해 응집 침전시킨 후 여과한다.
④ 유지 관리비가 적게 든다.
⑤ 탁도가 높은 물의 처리에 적합하다.

해설 급속 여과는 약품을 이용하기 때문에 유지 관리비가 많이 든다.

42회, 41회 출제유형

18 다음 중 물의 냄새나 철(Fe)을 제거하기 위한 방법은?

① 폭 기
② 응 집
③ 여 과
④ 스크린
⑤ 살 균

해설 폭기는 맛과 냄새·가스류·철·망간을 제거하기 위해, 물의 pH값을 상승시키기 위해, 고온의 우물을 냉각시키기 위해 사용된다.

46회, 45회, 36회 출제유형

19 먹는물의 정수처리에서 불쾌한 맛과 냄새를 유발하는 물질을 제거하는 데 효과적인 흡착제는?

① 황산제1철
② 황산제2철
③ 폴리염화알루미늄
④ 염화제2철
⑤ 입상활성탄

해설 활성탄 흡착법
• 활성탄은 현저 가장 많이 사용되는 흡착제이다.
• 정수장에서는 주로 원수의 맛과 냄새나 색도, 탁도, 기타 유독성 유기물의 제거에 사용된다.
• 폐수 처리장에서는 생물학적 처리를 한 처리수 내의 미처리 유기물을 철저히 제거하기 위해 사용된다.

정답 17 ④ 18 ① 19 ⑤

46회, 45회 출제유형

20 스토크스의 법칙(Stokes' law)에서 유체 중 구형입자의 침강속도를 증가시키는 요인은?

① 입자의 밀도와 물의 밀도 차이 감소
② 입자의 밀도 감소
③ 중력가속도 감소
④ 물의 점도 감소
⑤ 입자의 직경 감소

해설 스토크스(Stokes)의 법칙

- 공식 : $V_S = \dfrac{g(P_s - P_w)d^2}{18\mu}$

  여기서, V_S : 입자의 침강속도(cm/sec), g : 중력가속도($980cm/sec^2$), P_w : 액체의 밀도(g/cm^3), P_s : 입자의 밀도(g/cm^3), d : 입자의 직경(cm), μ : 액체의 점성계수(g/cm · sec)이다.
- 물의 점성계수(점도)가 작은 경우, 입자의 밀도가 큰 경우, 입자의 직경이 큰 경우, 입자와 물의 밀도차가 큰 경우, 중력가속도가 큰 경우 침강속도가 빨라진다.

21 정수장에서 THM(Trihalomethane) 생성을 방지하기 위한 대책이 아닌 것은?

① 원인 유기물질을 제거한다.
② 오존 처리법으로 대체한다.
③ 클로라민 살균법을 이용한다.
④ 저농도의 염소를 주입한다.
⑤ 양호한 수질의 원수를 이용한다.

해설 ④ 염소 주입은 병원균의 살균과 더불어 잔류염소를 하기 위한 것이므로 저농도 염소 주입은 적당하지 않다.

THM(Trihalomethane)
정수과정에서 물이 함유하고 있는 유기물질과 살균제로 사용되는 염소가 서로 반응하여 생기는 발암물질로 클로로포름($CHCl_3$), 디브로모클로로메탄($CHBr_2Cl$), 브로모디클로로메탄($CHBrCl_2$), 브로모포름($CHBr_3$) 등이 있다.

THM의 생성 억제방법
- 오존(O_3) 처리법 : 오존은 산소원자 3개로 되어 있으며 제3원자가 결합력이 약해 발생기 산소를 내는데, 이것이 소독작용을 한다.
  - 장점 : 물에 화학물질을 남기지 않고, 염소와 같은 취미를 남기지 않으며, 유기물에 의한 이취미가 제거된다.
  - 단점 : 가격이 고가이며, 소독의 잔류효과가 없고, 복잡한 오존발생장치가 필요하다.
- 클로라민(Chloramine)법 : 물에 페놀이 존재할 경우에는 염소 주입 전에 암모니아를 가하여 클로로페놀의 이취미를 방지할 수가 있다.

정답 20 ④   21 ④

46회, 43회 출제유형

22 물의 순환과 이용에 관한 설명으로 옳은 것은?

① 생활용수는 우리나라의 수자원 이용에서 가장 큰 비중을 차지한다.
② 지구상의 수자원 총량 중 담수는 3% 정도이다.
③ 유출이란 지표면에서 흙 속으로 물이 침입하는 현상이다.
④ 증발이란 식물에 흡수된 물이 식물 잎의 표면에서 빠져나가는 현상이다.
⑤ 해양에서는 강수량이 증발량보다 많다.

해설　② 지구상의 수자원 총량 중 해수는 97%, 담수는 3% 정도이다.
　　　① 우리나라의 수자원 이용은 농업용수 > 유지용수 > 생활용수 > 공업용수 순이다.
　　　③ 유출이란 유역에서 집수 또는 저류된 물이 하천을 따라 흘러나오는 현상이다.
　　　④ 증발이란 물이 수증기로 변하여 공기 중으로 날아가는 현상이다.
　　　⑤ 육지에서는 강수량이 증발량보다 많고, 해양에서는 증발량이 강수량보다 많다.

46회, 45회 출제유형

23 지표나 해양 등에서 증발한 수증기가 응결하여 떨어지는 비, 눈, 우박 등의 강수를 총칭하는 용어는?

① 심층수
② 용천수
③ 지하수
④ 천 수
⑤ 복류수

해설　① 심층수 : 태양광이 도달되지 않는 수심이 깊은 영역인 심층(심해층)의 물이다.
　　　② 용천수 : 피압면의 대수층에서 지하수가 누출되는 압력으로 인해 땅에서 솟아나는 물이다.
　　　③ 지하수 : 땅속의 지층이나 암석 사이의 빈틈을 채우고 있거나 흐르는 물이다.
　　　⑤ 복류수 : 하천이나 호수의 저부 또는 측면 모래층에 포함된 물이다.

43회 출제유형

24 먹는물의 세균을 효과적으로 제거할 수 있는 소독법은?

① 폭기법
② 염소법
③ 자외선법
④ 중크롬산칼륨법
⑤ 석회소다법

해설　염소소독은 염소의 강력한 살균력에 기반하는 것으로, 짧은 시간 내에 여과수의 세균을 빠르게 사멸시킬 수 있다.

22 ②　23 ④　24 ②

25 물 1kL를 40%의 유효염소를 함유한 표백분을 사용하여 0.2ppm 농도로 염소소독할 때 필요한 표백분의 양은?

① 30mg
② 40mg
③ 50mg
④ 400mg
⑤ 500mg

해설 약품량(mg) = $\dfrac{\text{수량(L)} \times \text{주입농도(ppm)}}{\text{약품농도(\%)}}$

∴ 표백분의 양 = $\dfrac{1,000 \times 0.2}{0.4} = \dfrac{200}{0.4}$ = 500mg

26 물의 염소요구량이 10mg/L이고 또 잔류염소가 0.4mg/L라면 1일 50,000m³의 물을 소독하는 데 필요한 염소의 양은 몇 kg인가?

① 5.2kg
② 52kg
③ 520kg
④ 570kg
⑤ 57,000kg

해설 염소주입량
= 염소요구량 + 잔류염소량
= (10 + 0.4)mg/L × 50,000m³
= 520,000g = 520kg

46회 출제유형

27 지하수에 해당하는 수원은?

① 호소수
② 저수지수
③ 천층수
④ 하천수
⑤ 해 수

해설 수원의 종류
- 천수 : 비, 눈, 우박 등
- 지표수 : 호소수, 저수지수, 하천수 등
- 지하수 : 천층수, 심층수, 복류수, 용천수
- 해수 : 바닷물

46회, 36회 출제유형

28 물의 여과 및 소독으로 인한 수인성 질병 환자의 감소 현상을 뜻하는 것은?

① 하노버열 현상
② 다운 워시 현상
③ 밀스 라인케 현상
④ 자정 현상
⑤ 부활 현상

해설 밀스 라인케 현상은 물의 여과 및 소독으로 인한 환자의 감소 현상을 말한다. 실례로 미국의 경우 물을 여과한 후 장티푸스 환자가 10,000명에서 1,500명으로 낮아졌고, 염소소독을 한 후에는 200명 정도로 환자 발생수가 감소하였다.

46회, 41회, 39회 출제유형

29 다음 중 지하수의 특징으로 옳은 것은?

① 미생물과 세균번식이 활발하다.
② 수온 변화가 심하다.
③ 유기물이 적고 경도가 높다.
④ 용존산소가 많다.
⑤ 탁도가 높다.

해설 지하수의 특징
• 광화학 반응이 일어나지 못하는 이유는 태양광선을 접하지 못하기 때문이다.
• 세균에 의한 유기물의 분해로 생물학적 작용을 한다.
• 연중 수온이 거의 일정하다.
• 경도가 높고 유속이 낮다.
• 자정속도가 느리고 오염물이 적다.
• 농촌의 간이상수도에서 가장 많이 사용한다.

44회 출제유형

30 물의 경도를 낮추기 위해 연수화 과정에서 제거해야 하는 물질은?

① 불소(F)
② 칼슘(Ca)
③ 크롬(Cr)
④ 아연(Zn)
⑤ 알루미늄(Al)

해설 연수화란 물속의 경도 성분인 칼슘이나 마그네슘 등을 제거하여 경수를 연수로 바꾸는 것이다.

42회 출제유형

31 다음 중 지표수의 특징으로 옳은 것은?

① 부유성 유기물이 적다.
② 경도가 낮다.
③ 수온변화가 적다.
④ 알칼리도가 높다.
⑤ 미생물과 세균번식이 적다.

해설 지표수의 특징
- 상수도의 원수로 이용된다.
- 호소수, 저수지수, 하천수 등을 포함한다.
- 원수는 우수에 의존한다.
- 오염되기 쉬운 미생물과 세균이 다량 번식한다.
- 부식성이 있고, 부유성 유기물을 다량 함유하고 있다.
- 비교적 심한 수질 변동을 갖는다.
- 구성성분이 유동적이다.
- 경도와 알칼리도가 낮다.

45회 출제유형

32 수중의 pH가 7에서 6으로 되었을 때 수소이온의 농도 변화는?

① 2배 감소　　　　　　② 10배 감소
③ 2배 증가　　　　　　④ 5배 증가
⑤ 10배 증가

해설 수소이온농도(pH)
- 용액 1L 속에 존재하는 수소이온의 몰수를 의미한다.
- 산성(pH 7 미만), 중성(pH 7), 염기성(pH 7 초과)
- pH 1의 차이는 실제 수소이온의 수가 10배 차이를 보이는 것이다.

42회 출제유형

33 원수 처리의 단위 조작 중 부유물질을 처리하는 공정은?

① 응 집　　　　　　② 용 해
③ 환 원　　　　　　④ 산 화
⑤ 중 화

해설 응집은 입자상 물질, 유기물, 조류(Algae), 색도, Colloid 등을 제거하는 것이다.

정답 31 ②　32 ⑤　33 ①

46회, 42회 출제유형

34 상수처리 시 약품 침전에 사용하는 응집제로 가장 적절한 것은?

① 황산알루미늄
② 활성탄
③ 황산망간
④ 염 소
⑤ 황산마그네슘

해설 응집제로 황산알루미늄, PAC, 황산제1철, 염화제2철 등이 사용된다.

43회 출제유형

35 일반적으로 물의 경도(Hardness)가 가장 높은 것은?

① 천 수
② 호소수
③ 지표수
④ 지하수
⑤ 해 수

해설 경도(Hardness)는 물속에 용해되어 있는 Ca^{2+}, Mg^{2+} 등의 2가 양이온 금속이온에 의하여 발생하며 이에 더응하는 $CaCO_3$ppm 으로 환산 표시한 값으로, 물의 세기를 나타낸다. 물의 경도는 주로 토양과 암석층을 통과한 물에서 얻어지므로, 지하수는 일반적으로 지표수보다 경도가 높다.

45회 출제유형

36 물의 특성에 관한 설명으로 옳은 것은?

① 수온이 낮아지면 점성도 낮아진다.
② 분자량이 유사한 다른 화합물에 비해 비열이 작다.
③ 밀도는 4℃에서 최대이다.
④ 고체에서 액체로 변하면 부피가 증가한다.
⑤ 수소결합에 의해 분자 간의 인력이 크기 때문에 표면장력이 작다.

해설 물의 특성
- 점성 : 수온이 낮아지면 점성이 증가한다.
- 비열 : 분자량이 유사한 다른 화합물에 비해 비열이 크다.
- 밀도 : 4℃에서 최대이다.
- 부피 : 액체 → 고체로 변하면 부피가 증가한다.
- 표면장력 : 물분자 사이의 수소결합으로 표면장력이 크다.

CHAPTER 04　수질오염

42회 출제유형

01 호소(湖沼)의 성층현상을 유발하는 요인은?

① 탁 도
② 표면장력
③ 경 도
④ 미생물
⑤ 수 온

해설 성층현상

수온에 의해 물의 밀도차가 생겨 물에 층이 생기게 되는 것으로, 온도의 변화가 적은 여름과 겨울철에 많이 발생하며, 호수나 저수지의 오염을 가중시킨다.

02 폐수 중 유기화합물의 화학적 산소요구량(COD)을 측정할 때 사용하는 산화제는?

① 황산마그네슘($MgSO_4$)
② 황산제일철($FeSO_4$)
③ 과산화수소(H_2O_2)
④ 과망간산칼륨($KMnO_4$)
⑤ 황산알루미늄($(Al_2(SO_4)_3)$)

해설 COD(Chemical Oxygen Demand)는 화학적 산소요구량으로 물속의 피산화성 물질을 산화제인 중크롬산칼륨($K_2Cr_2O_7$) 또는 과망간산칼륨($KMnO_4$)을 이용하여 화학적으로 산화시킬 때 소비되는 산소량을 보통 ppm 단위로 표시한다.

03 BOD의 증가요인이 되는 것은?

① 유기물 농도가 높을 때
② 유기물 농도가 낮을 때
③ 온도가 낮을 때
④ 온도가 높을 때
⑤ 기압이 높을 때

해설 생물화학적 산소요구량(Biochemical Oxygen Demand ; BOD)

물속의 유기물질이 호기성 미생물에 의해 분해되어 안정화되는 데 소비하는 산소량을 말한다. 실험실에서는 관습적으로 20℃에서 5일간 시료를 배양했을 때 소모된 산소량을 측정하며 그 값을 5일 BOD 또는 BOD_5라고 하며 mg/L(ppm) 단위로 표시한다.

정답 01 ⑤　02 ④　03 ①

45회 출제유형

04 수질의 오염도를 판단하는 생물등급(약간 나쁨~매우 나쁨)의 생물지표종은?

① 실지렁이
② 물달팽이
③ 다슬기
④ 옆새우
⑤ 가재

해설 수질오염도를 판단하는 생물등급의 생물지표종

생물등급	생물지표종
매우 좋음~좋음	옆새우, 가재, 뿔하루살이, 민하루살이, 강도래, 물날도래, 광택날도래, 띠무늬우묵날도래, 바수염날도래, 산천어, 금강모치, 열목어, 버들치
좋음~보통	다슬기, 넓적거머리, 강하루살이, 동양하루살이, 등줄하루살이, 등딱지하루살이, 물삿갓벌레, 큰줄날도래, 쉬리, 갈겨니, 은어, 쏘가리
보통~약간 나쁨	물달팽이, 턱거머리, 물벌레, 밀잠자리, 피라미, 끄리, 모래무지, 참붕어
약간 나쁨~매우 나쁨	왼돌이물달팽이, 실지렁이, 붉은깔따구, 나방파리, 꽃등에, 붕어, 잉어, 미꾸라지, 메기

05 BOD 곡선에 대한 설명으로 바르지 않은 것은?

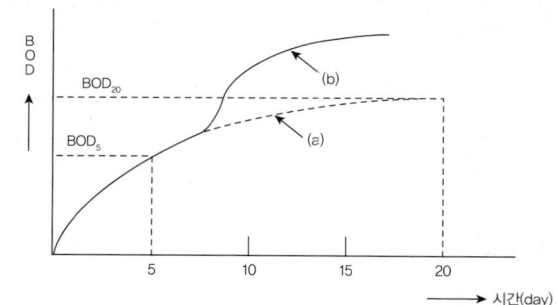

① 1단계 BOD는 보통 20일 정도 시간이 소요된다.
② 2단계 BOD는 보통 100일 이상 시간이 소요된다.
③ (a)는 탄소화합물이 산화될 때 소비되는 산소량을 말한다.
④ (b)는 질소화합물이 산화될 때 소비되는 산소량을 말한다.
⑤ (a)는 2단계 BOD 곡선이고 (b)는 1단계 BOD 곡선이다.

해설 (a)는 1단계 BOD 곡선이고 (b)는 2단계 BOD 곡선이다.

45회 출제유형

06 생활하수의 하천 유입으로 영양염류가 증가하여 조류가 급속히 증식하는 수질오염 현상은?

① 석회화
② 성층화
③ 전 도
④ 부영양화
⑤ 안정화

해설 부영양화
호소나 하천에 생활하수나 산업폐수, 가축의 배설물 등의 유기물질이 유입되어 물속의 질소와 인과 같은 영양물질이 많아진다. 영양물질이 늘어나면 영양소의 순환속도가 빨라져 조류(algae)의 광합성량이 급격히 증가하여 그 성장과 번식이 매우 빠르게 진행되고 최종적으로 대량증식하게 되는데, 이 현상을 부영양화라 한다.

46회 출제유형

07 주로 봄, 가을철에 물의 전도현상으로 부영양화가 발생하게 되는 수원은?

① 천층수
② 호소수
③ 복류수
④ 용천수
⑤ 심층수

해설 호소수의 전도현상(Turnover)으로 심층부의 영양염류가 상승하게 됨에 따라 표층부에 규조류가 번성하게 되어 부영양화가 촉진된다.

42회, 39회, 38회 출제유형

08 부영양화 현상을 유발하는 원인물질은?

① 카드뮴, 수은
② 농약, 살충제
③ 수중 세균, 아메바
④ 용존산소, 메탄가스
⑤ 인, 질소

해설 부영양화의 원인물질
질소(N), 인(P), 탄소(C) 등은 조류의 영양분이 되며, 호소나 하천에 축적되고 유입될 때 부영양화 현상이 일어난다. 원인물질의 유래는 다음과 같다.
- 자연의 산림지대 등에 있는 썩은 식물
- 농지에서 사용되는 비료(질소 비료, 인산질 비료)
- 목장지역 동물의 분뇨
- 합성세제
- 처리되지 않은 가정 하수 · 공장폐수 등의 유입

정답 06 ④ 07 ② 08 ⑤

09 일반적으로 물속의 용존산소(DO)의 농도가 증가하는 경우는?

① 수온이 낮고 기압이 높을 때
② 수온이 낮고 기압이 낮을 때
③ 수온이 높고 기압이 높을 때
④ 수온이 높고 기압이 낮을 때
⑤ 수온이 높고 염류농도가 높을 때

> **해설** DO(Dissolved Oxygen)
> 물속에 용하되어 있는 산소량을 mg/L(ppm) 단위로 표시한 것이다. 수온이 낮을수록, 기압(산소 분압)이 높을수록 증가하며, 염류의 농도가 높을수록 감소한다. 순수한 물 20℃, 1기압에서 DO 포화도는 9.17ppm이다. 하천 상류에서는 거의 포화에 가까운 용존산소가 함유되어 있으나 하수나 공장폐수 등의 오염에 의해 DO가 소비되므로 DO의 양은 유기물질의 오염정도를 지시한다고 할 수 있다.

10 심하게 오염된 하천의 분해지대에서 생기는 질소화합물의 형태는 어느 것인가?

① NO_3^-
② NO_2^-
③ N_2
④ NH_3
⑤ HNO_3

> **해설** NO_3^-는 자정작용이 양호한 지대에서 발생하고, NH_3는 오염된 분해지대에서 발생한다.

11 혐기성 상태에서 탈질소화 반응 과정의 순서는?

① 질산성 질소 → 아질산성 질소 → 질소 가스
② 질산성 질소 → 질소 가스 → 아질산성 질소
③ 아질산성 질소 → 질산성 질소 → 질소 가스
④ 아질산성 질소 → 암모니아성 질소 → 질산성 질소
⑤ 암모니아성 질소 → 아질산성 질소 → 질산성 질소

> **해설** 탈질소화 반응
> 질산성 질소(NO_3–N) → 아질산성 질소(NO_2–N) → 질소(N_2) 가스

12 다음 중 오염물질과 피해 형태의 연결이 옳은 것은?

① 카드뮴 – 미나마타병
② 수은 – 반상치
③ 납 – 이타이이타이병
④ PCB – 카네미유증
⑤ 불소 – 빈혈

해설 오염물질의 배출원과 그 영향

오염물질	배출원	피해 및 영양
카드뮴(Cd)	아연공장, 카드뮴공장, 도금공장, 석유화학공장 등	골연화증(이타이이타이병), 위장장애, 내분비장애 등
아연(Zn)	아연공장, 광련제련 등	흡입 시 구토, 발열 등
구리(Cu)	금속공장, 카드뮴공장, 도금공장, 석유화학공장 등	중독증상이 별로 없음
크롬(Cr)	도금공장, 피혁공장, 염료공장, 석유정제 등	피부부식, Cr^{6+}이 Cr^{3+}보다 독성이 강함
PCB	전기기공장, 인쇄잉크, 접착제 등	피부장애, 카네미유증 등
수은(Hg)	농약공장, 의약공장, 전해소다공장 등	중추신경·말초신경계 이상, 언어장애, 시각장애, 시야협착, 미나마타병 등
납(Pb)	축전지제조공장, 안료제조공장 등	빈혈, 복통, 두통, 구토 등
유기인(P)	농약공장 등	청력장애, 언어장애, 시력감퇴 등
불소(F)	인산비료공장, 살충제공장, 유리공장 등	충치(불소 부족), 반상치·골연화증(불소 과다)
온 배수	발전소 냉각수 등	수중 생태계 변화, 이상 번식 등
BOD	주정공장, 식품공장, 피혁공장, 펄프공장, 도살장, 도시하수, 낙농업 등	용존산소 소모로 혐기성 분해가 되어 H_2S, CH_4 등 발생
부유물질(SS)	양조장, 펄프·제지공장, 식품가공공장, 피혁공장 등	탁도, 색도, 조류 동화작용 방해, 악취 등
페놀(Phenol)	도로, 석유정제, 약품공장, 화학공장, 금속공장 등	페놀이 함유된 물에 염소소독을 하면 악취가 심함. 구토, 경련, 간장, 신장장애 등
N-헥산 추출물질	피혁공장, 섬유공장, 석유화학공장, 사진제판시설 등	수산물 냄새, 수중식물의 질식 등
시안(CN)	도금공장, 가스공장, 피혁제품공장, 사진제판 등	흡입 시 질식, 호흡계 및 소화계장애 등

정답 12 ④

13 다음 중 대장균의 특징이 아닌 것은?

① 통성혐기성균
② 무포자균
③ 막대균
④ 그람양성균
⑤ 유당을 이용하여 산 및 가스를 생성하는 균

> **해설** 대장균(E-coli)
> 그람음성, 무포자성의 간균(막대 모양)으로, 유당을 분해하여 산과 가스를 형성하는 호기성 또는 통성혐기성균을 말한다.

14 수질검사에서 최확수(MPN)와 관계있는 것은?

① 일반세균
② 대장균군
③ 염소 요구량
④ 생물 지수
⑤ 생물화학적 산소 요구량

> **해설** MPN(Most Probable Number)
> 최확수 또는 최적수라고도 하며, 대장균군의 수치를 계산하는 방법이다.

15 이타이이타이병에 대한 설명으로 옳은 것은?

① 중금속인 카드뮴(Cd)의 중독병이다.
② 중금속인 수은(Hg)의 중독병이다.
③ 언어장애, 난청, 보행장애 등이 유발된다.
④ 일본의 미나마타 만에서 어패류를 먹은 어민들에게 발생했다.
⑤ 중독증상이 나타나지 않는 특성이 있다.

> **해설** 이타이이타이병
> - 카드뮴 중독병
> - 골연화증 발생
> - 요통, 척통, 고통, 관절통 등을 일으켜 동요성 보행, 보행 불능 및 사지골과 늑골 골절

정답 13 ④ 14 ② 15 ①

42회 출제유형

16 질소화합물의 최종분해 산화물질로 메트헤모글로빈혈증을 유발하는 것은?

① 암모니아성 질소
② 아질산성 질소
③ 질산성 질소
④ 아미노산
⑤ 단백질

해설 질산성 질소는 더 이상 산화가 진행되지 않는 질소화합물의 최종생성물로, 청색아(메트헤모글로빈혈증)를 일으킨다.

46회, 36회 출제유형

17 대장균 검출을 수질오염의 생물학적 지표로 이용하는 이유는?

① 휘발성 유기물질 오염을 의미한다.
② 방사능 오염을 의미한다.
③ 고농도의 중금속 오염을 의미한다.
④ 분변오염을 의미한다.
⑤ 농약오염을 의미한다.

해설 대장균(E-coil)
대장균의 검출은 다른 미생물이나 분변오염을 추측할 수 있다. 대장균의 오염이 분변의 오염과 반드시 일치한다고 볼 수는 없으나, 검출방법이 간편하고 정확하기 때문에 대표적인 지표 미생물로 삼고 있다.

18 광합성 작용으로 산소를 방출함으로써 주간에 연못이나 호수 등에 DO의 과포화상태를 일으키는 미생물은?

① 로티퍼
② Virus
③ 조 류
④ 박테리아
⑤ Fungi

해설 조류는 광합성을 한다.

정답 16 ③ 17 ④ 18 ③

19 다음 중 물의 일시경도 유발물질은?

① $MgSO_4$
② $Ca(HCO_3)_2$
③ $MgCl_2$
④ $CaSO_4$
⑤ $Mg(NO_3)_2$

> **해설** 일시경도(탄산경도)
> $Ca(HCO_3)_2$, $Ca(OH)_2$, $Mg(HCO_3)_2$, $Mg(OH)_2$
> 영구경도(비탄산경도)
> $MgCl_2$, $MgSO_4$, $CaSO_4$, $Mg(NO_3)_2$

46회, 38회, 37회 출제유형

20 조류의 번식을 방지하기 위해 주입하는 약품은?

① 명반
② 염화제2철
③ 황산마그네슘
④ 황산구리
⑤ 황산제2철

> **해설** 조류는 주로 부영양화 상태에서 발생하는 것으로, 살조제인 황산구리($CuSO_4$)나 분말활성탄을 사용해 제거한다.

21 음용수의 수질검사에서 $KMnO_4$의 소비량이 많다는 것은 무엇을 뜻하는가?

① 물의 경도가 높다.
② 대장균이 많다.
③ 유기물이 많다.
④ 혐기성 부패가 일어나고 있다.
⑤ 물이 깨끗하다.

> **해설** 과망간산칼륨($KMnO_4$)
> 화학적 산소요구량(COD)의 측정에 사용되는 산화제로, 20℃에서 산화했을 경우 그 소비량에 의해 피산화물의 양, 즉 하수나 폐수의 유기물량을 측정하는 방법이다. $KMnO_4$는 유기물의 약 60% 정도를 분해한다.

정답 19 ② 20 ④ 21 ③

42회 출제유형

22 물의 경도를 유발하는 원인물질은?

① 칼슘(Ca)
② 비소(As)
③ 크롬(Cr)
④ 불소(F)
⑤ 칼륨(K)

해설 경 도
물속에 용해되어 있는 Ca^{2+}, Mg^{2+}, Mn^{2+}, Fe^{2+}, Sr^{2+} 등의 2가 양이온이 원인이 되며, 이들의 양을 탄산칼슘($CaCO_3$)으로 환산하여 나타낸다.

23 먹는물에서 불쾌한 냄새를 유발하는 주요 물질은?

① 칼 슘
② 카드뮴
③ 알루미늄
④ 페 놀
⑤ 수 은

해설 페놀은 물속에 미량으로 존재하여도 염소소독 시 강한 냄새를 일으킨다.

43회 출제유형

24 먹는물에서 100mL당 총 대장균군의 수질기준은?

① 10CFU 이하
② 20CFU 이하
③ 50CFU 이하
④ 100CFU 이하
⑤ 불검출

해설 먹는물에서 총 대장균군은 100mL(샘물·먹는샘물, 염지하수·먹는염지하수 및 먹는해양심층수의 경우에는 250mL)에서 검출되지 아니하여야 한다.

정답 22 ① 23 ④ 24 ⑤

36회 출제유형

25 다음 중 먹는물 수질기준으로 옳은 것은?

① 수은 – 0.1mg/L 이하
② 일반세균 – 150CFU/mL 이하
③ 페놀 – 0.008mg/L 이하
④ 구리 – 1mg/L 이하
⑤ 색도 – 6 이하

해설　① 수은 – 0.001mg/L 이하
　　　　② 일반세균 – 100CFU/mL 이하
　　　　③ 페놀 – 0.005mg/L 이하
　　　　⑤ 색도 – 5 이하

43회 출제유형

26 먹는물 기준 중 색도 기준에 해당하는 것은?

① 5도를 넘지 아니할 것
② 4도를 넘지 아니할 것
③ 3도를 넘지 아니할 것
④ 2도를 넘지 아니할 것
⑤ 1도를 넘지 아니할 것

해설　음용수 색도 기준은 5도 이하이다.

27 물의 색도를 제거하기 위하여 가장 적당한 방법은?

① 보통 침전법
② 약품 침전법
③ 완속 여과법
④ 급속 여과법
⑤ 자외선 살균법

해설　색 도
　　　　색의 정도를 표시하는 것으로, 표준 단위는 Pt 1mg/L이며 보통 알루미늄 또는 철과 같은 3가 금속 이온을 가진 염을 첨가하여 응집한 후 침전시키는 방법으로 쉽게 제거할 수 있다.

정답　25 ④　26 ①　27 ②

44회 출제유형

28 발암성 물질로 알려진 염소소독의 부산물은?

① 톨루엔
② 자일렌
③ 파라티온
④ 다이아지논
⑤ 트리할로메탄(THM)

해설 트리할로메탄(THM)
정수과정에서 물이 함유하고 있는 유기물질과 살균제로 사용되는 염소가 서로 반응하여 생기는 발암물질로 클로로포름($CHCl_3$), 디브로모클로로메탄($CHBr_2Cl$), 브로모디클로로메탄($CHBrCl_2$), 브로모포름($CHBr_3$) 등이 있다.

29 먹는물에서 질산성 질소를 규제(10mg/L 이하)하는 이유는?

① 나쁜 냄새를 낸다.
② 세균의 번식을 초래한다.
③ 분뇨의 오염지표가 된다.
④ 청색아로 알려진 질병을 유발시킨다.
⑤ 위장장애를 가져온다.

해설 청색증이란 거의 신생아에게서 발견되는 질병으로 질산성 질소가 혈액 속의 헤모글로빈과 결합해 산소 공급을 방해해 생기는 것으로 산소포화도가 떨어져 온몸이 파랗게 변하게 된다. 입술과 손 끝, 귀 등 말초부위에서 쉽게 관찰된다.

30 DO(용존산소)가 낮다는 것은 무엇을 의미하는가?

① 유기물이 적다.
② 자정작용이 잘 이뤄지고 있다.
③ 어류가 생존하기에 적합하다.
④ 오염도가 높다.
⑤ 오염도가 낮다.

해설 DO(용존산소)는 물에 녹은 산소량을 의미하는 것으로, DO가 낮다는 것은 오염도가 높음을 의미한다.

정답 28 ⑤ 29 ④ 30 ④

45회 출제유형

31 수중의 현미경적 생물을 대상으로 '전체 생물수' 중 '무엽록체 생물수'를 백분율로 나타낸 것은?

① DO
② COD
③ BOD
④ SS
⑤ BIP

해설 BIP(Biologica Index of Pollution)
- 수중에 생존하는 생물을 관찰하여 수질을 판정하는 방법이다.
- 일반적으로 엽록체 생물은 청정한 수역에 많고, 무엽록체 생물은 오탁수역에 많이 살고 있다는 사실로부터 전(全) 생물수에 대한 무엽록체 생물수의 백분율을 나타내는 것으로, 값이 클수록 오염이 심하다.

32 수온에 의해 물의 밀도차가 생겨 물에 층이 생기게 되는 현상을 무엇이라 하는가?

① 밀스 라인케 현상
② 열섬현상
③ 성층현상
④ 전도현상
⑤ 대류현상

해설 성층현상
수온에 의해 물의 밀도차가 생겨 물에 층이 생기게 되는 것으로, 온도의 변화가 적은 여름과 겨울철에 많이 발생하며, 호수나 저수지의 오염을 가중시킨다.

42회 출제유형

33 하·폐수의 비점오염원에 해당하는 것은?

① 발전소
② 농경지
③ 가정하수
④ 폐 광
⑤ 축산농가

해설 비점오염원은 배출지점이 불특정·불명확하며, 희석·확산되면서 넓은 지역으로 배출된다. 발생원으로는 대지, 도로, 논, 밭, 임야 등이 있다.

31 ⑤ 32 ③ 33 ②

37회, 36회, 34회 출제유형

34 수중에 불소가 너무 많으면(1ppm 이상) 어떤 현상이 일어나는가?
① 반상치
② 우 치
③ 충 치
④ 무 관
⑤ 정상치

해설 수중 불소의 적정량은 0.5~1.0ppm 정도이며, 1ppm 이상의 경우 반상치가 발생하고, 낮은 농도에서는 충치가 우려된다.

35 적조의 발생요인으로 옳지 않은 것은?
① 수온의 저하
② 정체성 수역
③ Si, Ca, Mg 등의 존재
④ 생활폐수
⑤ 영양염류 증가

해설 수온의 상승은 적조를 일으킨다.

46회 출제유형

36 먹는물 수질검사에서 탁도의 기준치와 단위는?
① 3mg/L
② 1NTU
③ 4.0mBq/L
④ 5도
⑤ 1,000ppm

해설 먹는물 수질기준 중에서 탁도의 단위는 NTU(Nephelometric Turbidity Unit)이며, 1NTU가 기준치이다.

정답 34 ① 35 ① 36 ②

40회, 39회 출제유형

37 먹는물의 수질기준 중 일반세균 기준으로 옳은 것은?

① 1mL 중 불검출
② 1mL 중 10CFU
③ 1mL 중 20CFU
④ 1mL 중 50CFU
⑤ 1mL 중 100CFU

해설 먹는물의 수질기준 중 일반세균
- 일반세균은 1mL 중 100CFU를 넘지 아니할 것
- 샘물 및 염지하수의 경우에는 저온일반세균은 20CFU/mL를 넘지 아니할 것
- 샘물 및 염지하수의 경우에는 중온일반세균은 5CFU/mL를 넘지 아니할 것

44회, 41회, 39회 출제유형

38 미나마타병의 원인물질로, 신경계통의 장애를 일으키는 것은?

① 유기수은
② 연
③ 카드뮴
④ DDT
⑤ PCB

해설 미나마타병은 유기수은 중독에 의해 발생하는 질환으로 일본의 미나마타 만에서 어패류를 먹은 어민들이 신경계통의 장애를 일으켜 수족마비, 감각마비, 난청, 언어장애, 이상보행, 호흡마비로 111명 중 47명이 사망했다.

44회, 41회, 39회 출제유형

39 질소, 인 등 영양물질이 다량 함유된 하수가 바다로 유입되어 나타나는 현상은?

① 성층현상
② 생활농축
③ 적조현상
④ 자정작용
⑤ 비점오염

해설 적조현상
- 해역의 부영양화와 관련 있고, 식물성 플랑크톤의 이상 증식으로 발생
- 정체 수역 + 수온의 상승 + 영양염류의 증가 시 발생
- 조류의 독소 방출로 수중생물의 위협
- 황산구리, 활성탄, 황토 등을 뿌려 방지

37 ⑤ 38 ① 39 ③ **정답**

44회, 41회 출제유형

40 다음 중 점오염원에 해당하는 것은?

① 농경지
② 도 로
③ 산 지
④ 축 사
⑤ 해 안

해설 점오염원은 가정하수 · 산업폐수 · 축산폐수 등 오염의 발생원을 특정할 수 있는 경우를 말한다.

41 생물농축이란 먹이연쇄를 통해 하위 영양단계에서 상위 영양단계로 이동하면서 오염물질이 농축되어 가는 것을 말하는데, 다음 중 생물농축이 되지 않는 물질은?

① Hg
② Na
③ Cd
④ PCB
⑤ Pb

해설 나트륨(Na)은 농축되지 않고, 수중에 분해된다.

45회 출제유형

42 산업폐수에 관한 설명으로 옳은 것은?

① 전체폐수 중 가장 높은 비율을 차지한다.
② 작업공정에 따라 고농도의 중금속이 함유될 수 있다.
③ 생활용수로 사용된 물이다.
④ 화장실에서 배출된 세척수, 분뇨 등을 의미한다.
⑤ 조리와 세탁 시에 발생한다.

해설 산업폐수
생활하수 · 축산폐수와 함께 수질오염을 일으키는 3대 점오염원 가운데 하나로, 생활하수 다음으로 높은 비율을 차지한다. 생활하수보다 더 강한 독성이나 오염도를 보이며, 생산공정에 따라 고농도의 중금속이 함유될 수 있다.

정답 40 ④ 41 ② 42 ②

43 다음 중 우물물의 소독제는?

① 염화제2철
② 명 반
③ 황산반토
④ 황산구리
⑤ 표백분

해설 우물물의 소독제는 표백분을 사용한다.

44 정수과정에서 수중의 유기물질과 살균제로 사용되는 염소가 반응하여 생성되는 트리할로메탄(THM)은?

① 벤 젠
② 톨루엔
③ 카바릴
④ 클로로포름
⑤ 자일렌

해설 트리할로메탄(THM)
정수과정에서 물이 함유하고 있는 유기물질과 살균제로 사용되는 염소가 서로 반응하여 생기는 발암물질로 클로로포름($CHCl_3$), 디브로모클로로메탄($CHBr_2Cl$), 브로모디클로로메탄($CH-BrCl_2$), 브로모포름($CHBr_3$) 등이 있다.

45 수질오염 현상인 부영양화의 특징은?

① 플랑크톤 수가 많다.
② pH는 강산성이다.
③ 질소와 인의 농도가 낮다.
④ 투시거리가 길다.
⑤ 현탁물질이 적다.

해설 ① · ③ 질소와 인이 풍부하기 때문에 식물플랑크톤이 과다 증식하게 된다.
② 수소이온농도(pH)는 중성 또는 약알칼리성이다.
④ 물의 투명도가 감소하므로 투시거리가 짧다.
⑤ 플랑크톤 및 그 사체에 의한 현탁물질이 많다.

CHAPTER 05 폐·하수 및 폐기물처리

36회 출제유형

01 하수처리 과정을 바르게 연결한 것은?

① 예비처리 → 본처리 → 오니처리
② 예비처리 → 소독 → 오니처리 → 본처리
③ 예비처리 → 오니처리 → 소독 → 본처리
④ 본처리 → 예비처리 → 소독
⑤ 소독 → 예비처리 → 오니처리 → 본처리

해설 하수처리
- 예비처리
  - 스크린(Screen) : 비교적 큰 부유물질은 펌프나 기계설비 등에 손상을 주므로 스크린을 이용하여 제거한다. 스크린은 보통 침사지 전방에 유속 0.75m/sec 이하, 경사각 45~60°로 설치한다.
  - 침사지(Grit Chamber) : 모래, 자갈, 기타 금속물질 등을 제거해서 펌프나 기계의 마모를 막고, 침전지나 슬러지 소화조 내에 축적되는 것을 방지하기 위해 설치한다.
  - 침전지 : 물보다 비중이 큰 부유물을 중력에 의해 가라앉혀 제거하는 것으로, 입자의 침강 속도는 Stokes의 법칙에 적용된다.
  - 부상지 : 부유물을 물의 표면에 부상시켜 분리하는 방법이다.
- 본처리
  - 호기성 처리 : 살수여상법, 활성오니법, 산화지법, 회전원판법
  - 혐기성 처리 : 부패조, 임호프탱크, 메탄발효법
- 오니처리 : 농축 → 안정화 → 개량 → 탈수 → 처분

46회 출제유형

02 폐·하수의 물리적 처리법에서 스크린에 의해서 제거할 수 있는 것은?

① 대장균군
② 페놀
③ 질산성 질소
④ 협잡물
⑤ 일반세균

해설 스크린은 유입되는 폐·하수 중 비교적 큰 부유물질이나 협잡물을 제거하여 펌프 등의 손상과 폐쇄를 방지함과 동시에 다음 단계의 처리시설을 보호하여 폐·하수처리를 용이하게 한다.

정답 01 ① 02 ④

46회, 44회, 36회 출제유형

03 폐수의 슬러지 처리과정으로 옳은 것은?

① 농축 → 개량 → 탈수 → 건조 → 소각
② 탈수 → 건조 → 농축 → 소각 → 개량
③ 개량 → 농축 → 건조 → 탈수 → 소각
④ 소각 → 농축 → 건조 → 탈수 → 개량
⑤ 건조 → 소각 → 개량 → 농축 → 탈수

해설 폐수의 슬러지 처리과정
슬러지 → 농축 → 안정화(소화) → 개량(세척, 약품처리, 열처리) → 소독 → 탈수 → 건조 → 처분(매립, 소각, 퇴비화)

04 활성슬러지의 계통도를 바르게 나열한 것은?

① 스크린 → 침사지 → 1차 침전지 → 포기조 → 2차 침전지 → 소독 → 방류
② 침사지 → 스크린 → 1차 침전지 → 포기조 → 2차 침전지 → 소독 → 방류
③ 스크린 → 침사지 → 포기조 → 1차 침전지 → 2차 침전지 → 소독 → 방류
④ 스크린 → 1차 침전지 → 침사지 → 포기조 → 2차 침전지 → 소독 → 방류
⑤ 스크린 → 침사지 → 1차 침전지 → 포기조 → 소독 → 2차 침전지 → 방류

해설 활성슬러지법(활성오니법)의 계통도
스크린 → 침사지 → 1차 침전지 → 포기조 → 2차 침전지 → 소독 → 방류
　　　　　　　　　　↓　　　　　↑　　　　　↓
　　　　　　　　　폐 슬러지　반송 슬러지　폐 슬러지

05 다음은 하수처리 계통도이다. 괄호 안에 들어갈 내용으로 바르게 나열된 것은?

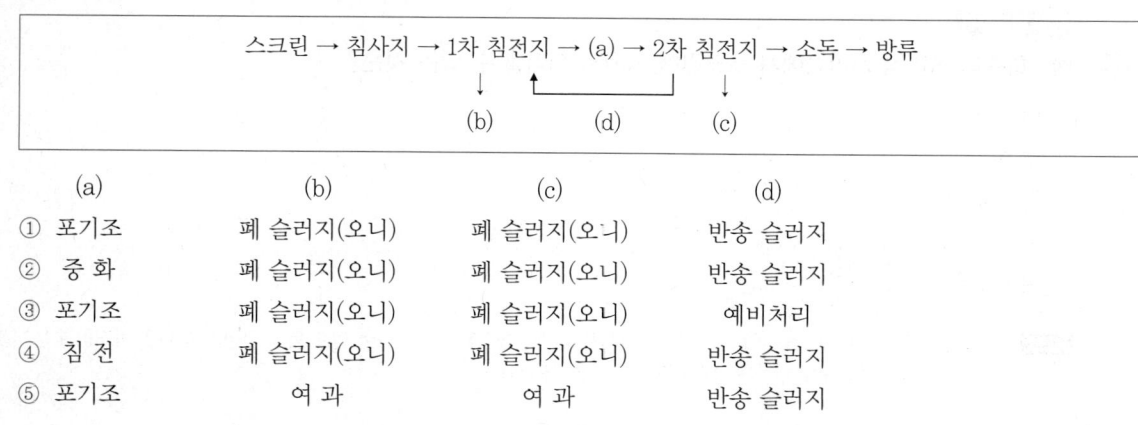

06 활성오니법에 이용되는 미생물의 성장조건 중 BOD : N : P의 비는?

① 100 : 5 : 1
② 1 : 5 : 1
③ 10 : 5 : 1
④ 5 : 100 : 1
⑤ 1 : 5 : 100

해설 BOD : N : P = 100 : 5 : 1

43회 출제유형

07 「폐기물관리법」상 의료폐기물 중 손상성 폐기물은?

① 붕 대
② 일회용 기저귀
③ 수술용 칼날
④ 폐백신
⑤ 거 즈

해설 손상성폐기물
주사바늘, 봉합바늘, 수술용 칼날, 한방침, 치과용침, 파손된 유리재질의 시험기구

08 활성오니법에서 슬러지일령(SA ; Sludge Age)이란 무엇을 뜻하는가?

① 포기조 내의 부유물질 부하량
② 포기조 내의 슬러지의 체류시간
③ 포기조 내의 BOD 부하량
④ 포기조 내의 부유물질 농도
⑤ 포기조 내의 폐수의 평균시간

해설 슬러지일령
슬러지가 포기조에 머무는 시간을 말한다(고형물 체류시간).

정답 06 ① 07 ③ 08 ②

43회 출제유형

09 폐수처리 공정 중 폐수에 함유된 입자에 미세한 기포를 부착하여 겉보기 비중을 낮추어 입자를 제거하는 것은?

① 중화
② 산화
③ 부상
④ 침전
⑤ 확산

해설 부상
부유물의 비중이 물보다 작은 것이나 혹은 부유물에 미세한 기포를 부착시켜 부유물의 비중을 작게 하여 물의 표면에 부상시켜 분리하는 방법이다.

46회 출제유형

10 하수처리법 중 폭기(Aeration)를 통해 호기성 미생물이 번식하게 함으로써 오염물질을 줄이는 것은?

① 활성오니법
② 임호프탱크
③ 부패조
④ 중화법
⑤ 포말부선분리법

해설 활성오니법
주요 공정은 폭기조, 침전조, 슬러지 반송설비 등으로 구성되는 호기성 과정이다. 일반적으로 최초 침전지에서 현탁 고형물이 제거된 후 폭기조에서 용존 유기물질이 호기성 미생물에 의해 산화분해되어 깨끗한 상등액이 유출수가 되는 생물학적 처리 방법이다.

42회 출제유형

11 하수처리에서 활성오니법이 해당되는 것은?

① 하수의 물리적 처리
② 하수의 화학적 처리
③ 하수의 호기성 처리
④ 하수의 염기성 처리
⑤ 하수의 기계적 처리

해설 하수의 호기성 처리법
활성오니법, 산화지법, 살수여상법, 회전원판법 등이 있다.

45회 출제유형

12 하수의 혐기성 처리법에 해당하는 것은?

① 활성오니법
② 임호프탱크법
③ 산화지법
④ 살수여상법
⑤ 회전원판법

해설 하수의 혐기성 처리법
부패조 및 임호프탱크법, 혐기성 소화법 등이 있다.

39회 출제유형

13 하수의 호기성 처리법이 아닌 것은?

① 활성오니법
② 소화법
③ 살수여상법
④ 산화지법
⑤ 회전원판법

해설 소화법
슬러지나 분뇨 중의 유기물질을 미생물의 활동에 의해 환원 분해하는 생물학적인 기능과 고형물과 액체를 분리하는 물리적인 방법을 동시에 이용하는 혐기성 처리법이다.

43회 출제유형

14 하수를 호기성 처리했을 때 가장 많이 발생하는 가스는?

① CO
② CO_2
③ H_2S
④ CH_4
⑤ NH_3

해설 호기성 처리
가장 많이 발생하는 생성물은 CO_2이다.
- 유기물 + O_2
  → CO_2 + H_2O + Energy
- 세포물질 + O_2
  → CO_2 + H_2O + Energy
※ 혐기성 분해 : 초기에는 CO_2의 함량이 많고 후기로 갈수록 CH_4의 함량이 증가한다.

정답 | 12 ② 13 ② 14 ②

45회 출제유형

15 호기성 미생물에 의해 유기물 분해과정 중 열과 가스가 발생하는 처리방법은?

① 파 쇄
② 매 립
③ 투 기
④ 소 각
⑤ 퇴비화

해설 퇴비화
폐기물을 퇴적하여 인위적으로 조절된 조건에서 호기성 미생물을 이용하여 재료 중에 함유된 불안정한 유기물질, 악취성분, 생육 저해물질 등을 분해시키며 성분적으로는 안정화, 무해화하는 부숙 과정이다. 유기물이 분해되는 과정에서 열을 발생시키며 가스도 나오기도 한다.

41회 출제유형

16 유기물 부패 시 가장 많이 나오는 가스는?

① 일산화탄소
② 메탄가스
③ 이산화탄소
④ 수 소
⑤ 암모니아 가스

해설 유기물 부패
혐기성 분해를 뜻하며, 최종산물은 메탄균에 의한 이산화탄소, 메탄가스, H_2S, NH_3 등이다. 1kg의 COD나 BOD가 분해·제거될 때 약 $0.35m^3$의 CH_4 가스가 생산된다.

43회 출제유형

17 「폐기물관리법」상 일반의료폐기물은?

① 폐항암제
② 배양용기
③ 혈액이 함유되어 있는 탈지면
④ 혈액생성물
⑤ 주사바늘

해설 일반의료폐기물
- 혈액이 함유되어 있는 탈지면, 붕대, 거즈, 일회용 기저귀, 생리대, 일회용 주사기 또는 수액세트
- 혈액이 함유되지 않은 다음의 폐기물
  - 체 액
  - 분비물
  - 체액·분비물·배설물이 함유되어 있는 탈지면, 붕대, 거즈, 일회용 기저귀, 생리대, 일회용 주사기 또는 수액세트

정답 15 ⑤ 16 ② 17 ③

18 미생물의 성장곡선 단계로 옳은 것은?

① 대수기 → 유도기 → 사멸기 → 정지기
② 대수기 → 정지기 → 사멸기 → 유도기
③ 정지기 → 유도기 → 대수기 → 사멸기
④ 유도기 → 대수기 → 정지기 → 사멸기
⑤ 유도기 → 정지기 → 대수기 → 사멸기

해설 미생물 성장곡선
유도기 → 대수기(대수성장 단계) → 정지기(감소성장 단계) → 사멸기(내생성장 단계)

19 합류식 하수도에 대한 설명으로 옳지 않은 것은?

① 우기에는 용량이 급증함
② 비경제적
③ 수리, 시공이 용이함
④ 자연적인 청소
⑤ 하수의 희석

해설 합류식 하수도
• 장 점
 – 건설비가 적게 듦
 – 빗물에 의해 하수관이 자연히 청소됨
 – 하수관이 크기 때문에 수리·점검·청소하는 데 간단함
 – 빗물에 의해 하수가 희석되므로 하수처리가 용이함
• 단 점
 – 맑은 날이 계속되면 빗물이 적기 때문에 하수관에 침전물이 부패되어 악취를 생성함
 – 빗물이 너무 많을 때는 하수처리 능력보다 하수량이 많아 불완전한 처리나 방류하게 됨

20 살수여상법에 대한 설명으로 옳은 것은?

① 수량 변동에 민감하다.
② 건설비가 비싸다.
③ 슬러지 팽화의 문제가 없다.
④ 냄새가 발생하지 않는다.
⑤ 유지비가 비싸다.

해설 살수여상법
• 슬러지 팽화의 문제가 없다.
• 수량의 변동에 민감하지 않다.
• 안정된 처리수를 얻을 수 있다.
• 폭기를 하지 않는다(유지비 저렴).
• 건설비가 저렴하다.

정답 18 ④ 19 ② 20 ③

21 정화조의 구조상 처리순서가 바른 것은?

① 부패조 → 예비여과조 → 산화조 → 소독조
② 부패조 → 산화조 → 예비여과조 → 소독조
③ 산화조 → 부패조 → 소독조 → 예비여과조
④ 산화조 → 예비여과조 → 부패조 → 소독조
⑤ 예비여과조 → 산화조 → 소독조 → 부패조

해설 　분뇨 정화조의 구조
부패조 → 예비여과조 → 산화조 → 소독조

43회 출제유형

22 하수처리 과정 중 공기를 공급하는 시설은?

① 환원시설
② 침전시설
③ 포기(폭기)시설
④ 중화시설
⑤ 소독시설

해설 　포기(폭기)시설
공기를 넣어 미생물을 활성화시키고 오염물질을 미생물이 먹도록 한다. 하수처리장에서 가장 중요한 시설로서 유기물질(하수)을 미생물에 의해 분해하는 공정으로 최종방류수의 수질을 좌우한다.

41회 출제유형

23 분뇨처리 시 냄새를 유발하는 기체는?

① NH_3와 CH_4
② CH_4
③ CH_4와 H_2S
④ NH_3와 H_2S
⑤ H_2S와 CO

해설 　NH_3, H_2S 등이 악취 발생의 주원인이 된다.

| 21 ① | 22 ③ | 23 ④ | 정답 |

46회 출제유형

24 매립지에서 유기성 폐기물이 혐기성 미생물에 의해 분해될 때 발생하는 가연성 가스성분은?

① 메 탄
② 아르곤
③ 오 존
④ 프레온
⑤ 질 소

해설 매립지에서는 유기성 폐기물(음식물 찌꺼기, 목재, 카드, 종이 등)이 산소가 없는 상태에서 미생물에 의해 분해될 때 가연성 가스인 메탄이 배출된다. 메탄은 강력한 온실가스로, 매립지는 전세계 전체 메탄 배출량의 약 20%를 차지하는 것으로 추정되고 있다.

42회 출제유형

25 슬러지 처리공정 중 공기가 존재하지 않는 조건하에서 환원반응으로 진행되는 것은?

① 건 조　　　　　　② 소 독
③ 농 축　　　　　　④ 소 화
⑤ 탈 수

해설 소 화
- 슬러지에 포함된 유기물을 소화하여 안정시킨다.
- 일반적으로 혐기성 소화와 같다.

45회 출제유형

26 지정폐기물의 종류에 관한 설명으로 옳은 것은?

① 폐산 - 수소이온 농도지수가 12.5 이상인 것이다.
② 오니류 - 수분함량이 95% 미만이거나 고형물함량이 5% 이상인 것이다.
③ 폐알칼리 - 수소이온 농도지수가 2.0 이하인 것이다.
④ 폐유 - 기름성분을 4% 미만 함유한 것이다.
⑤ 폐페인트 및 폐래커 - 용적 $2m^3$ 이상의 도장시설에 발생된 것이다.

해설 ① 폐산 - 수소이온 농도지수가 2.0 이하인 것이다.
③ 폐알칼리 - 수소이온 농도지수가 12.5 이상인 것이다.
④ 폐유 - 기름성분을 5% 이상 함유한 것이다.
⑤ 폐페인트 및 폐래커 - 용적 $5m^3$ 이상의 도장시설에 발생된 것이다.

정답 24 ① 25 ④ 26 ②

46회 출제유형

27 폐기물을 중간처리에서 분쇄 및 파쇄하는 주요 목적은?

① 용적의 감소 및 겉보기 비중의 감소
② 용적의 감소 및 운반비의 감소
③ 비표면적의 감소 및 유용자원의 회수
④ 비표면적의 감소 및 입경분포의 균일화
⑤ 취급의 용이 및 용적의 증가

해설 폐기물을 분쇄·파쇄하는 목적
- 용적의 감소
- 겉보기 비중의 증가
- 취급의 용이 및 운반비의 감소
- 유용자원의 회수
- 비표면적의 증가
- 입경분포의 균일화
- 매립, 소각을 위한 전처리

42회 출제유형

28 가연성 폐기물에 해당하는 것은?

① 폐 지   ② 폐금속
③ 폐도자기   ④ 폐유리
⑤ 폐타일

해설 가연성 폐기물
- 소각로 등에서 연소할 수 있는 폐기물
- 종류 : 폐지, 폐목재, 폐섬유, 폐합성수지 등

43회 출제유형

29 폐기물처리에서 비용이 가장 많이 드는 공정은?

① 선 별   ② 파 쇄
③ 수 거   ④ 적 환
⑤ 퇴비화

해설 폐기물 관리체계 공정은 '발생원 → 배출 → 수거 → 적환 및 수송 → 중간처리(압축, 파쇄, 선별, 소각, 퇴비화) → 최종처리'이며, 수거가 가장 비용이 많이 든다.

27 ② 28 ① 29 ③ **정답**

44회 출제유형

30 폐수의 생물학적 처리법은?

① 흡착처리법
② 중력침전법
③ 약품처리법
④ 살수여상법
⑤ 부상분리법

해설 ① · ③ 화학적 처리법, ② · ⑤ 물리적 처리법에 해당한다

43회 출제유형

31 폐기물의 감량화 및 안정화에 가장 유리한 위생처리법은?

① 퇴비화
② 육상투기
③ 해양투기
④ 사료화
⑤ 소 각

해설 소각법

폐기물의 감량화, 안정화는 물론 소각 시 발생하는 폐열을 산업용 난방 또는 건조시스템으로의 연계로 이용하는 등 대체 에너지로서의 활용성도 높다. 2차 오염물질의 발생 또한 완벽한 방지시설을 갖춰 무해화하여 배출함으로써 환경오염 방지에도 기여할 수 있다.

44회, 43회 출제유형

32 「폐기물관리법」상 지정폐기물에 해당하는 것은?

① 폐산, 폐알칼리
② 연소재
③ 건설폐기물
④ 생활폐기물
⑤ 방치폐기물

해설 지정폐기물

사업장폐기물 중 폐유 · 폐산 등 주변 환경을 오염시킬 수 있거나 의료폐기물 등 인체에 위해를 줄 수 있는 해로운 물질이다.
폐산과 폐알칼리는 지정폐기물 내에서도 부식성 폐기물에 해당한다.

정답 30 ④ 31 ⑤ 32 ①

44회 출제유형

33 「폐기물관리법」상 폐기물관리 원칙의 우선순위로 옳은 것은?

① 재활용 → 재사용 → 소각 → 발생 억제 → 매립
② 재사용 → 매립 → 소각 → 발생 억제 → 재활용
③ 발생 억제 → 매립 → 재활용 → 소각 → 재사용
④ 발생 억제 → 매립 → 재활용 → 재사용 → 소각
⑤ 발생 억제 → 재사용 → 재활용 → 소각 → 매립

해설 폐기물 관리의 기본원칙(폐기물관리법 제3조의2)
- 사업자는 제품의 생산방식 등을 개선하여 폐기물의 발생을 최대한 억제하고, 발생한 폐기물을 스스로 저활용함으로써 폐기물의 배출을 최소화하여야 한다.
- 폐기물은 소각, 매립 등의 처분을 하기보다는 우선적으로 자활용함으로써 자원생산성의 향상에 이바지하도록 하여야 한다.

36회 출제유형

34 메탄가스의 성질로 옳은 것은?

① 무색, 악취, 폭발성
② 무색, 무취, 폭발성
③ 회색, 무취, 안정
④ 회색, 악취, 안정
⑤ 무색, 무취, 안정

해설 메탄가스의 성질은 무색, 무취, 폭발성이다.

37회, 35회 출제유형

35 위생적 매립방법의 가장 큰 단점은?

① 토지 요구량이 크다.
② 파리나 쥐가 서식한다.
③ 인건비가 많이 든다.
④ 폐기물의 분류가 선행되어야 한다.
⑤ 종이, 먼지의 비산이 많다.

해설 위생적 매립방법의 가장 큰 단점은 많은 토지를 필요로 한다는 것이다.

46회 출제유형

36 우리나라에서 의료폐기물을 처리하는 주요 방법은?

① 퇴비화
② 재활용
③ 분 쇄
④ 소 각
⑤ 매 립

해설 ④ 2024년 기준 우리나라에서 전체 의료폐기물의 97.5%를 소각하는 방식으로 처리하였다.

폐기물 처리법
- 투기 : 적당한 지면이나 바다에 버리는 비위생적인 방법
- 가축사료 : 부엌 쓰레기를 가축의 사료로 사용하는 방법
- 소각 : 태울 수 있는 것은 모두 태우는 가장 위생적인 방법
- 매립 : 저습지나 얕은 해안을 한쪽부터 순차로 매립해 가는 방법
- 위생적 매립 : 쓰레기의 두께를 3m가 넘지 않을 정도로 매립하고 흙을 덮는 방법
- 퇴비화 : 유기성 물질을 호기성 내지 반호기성 조건으로 퇴적하여 미생물에 의해 부패시켜 퇴비로 이용하는 방법
- Grinder : 가정 또는 작업장에서 진개를 분쇄하여 하수구에 투입하는 방법

46회, 44회, 42회, 35회 출제유형

37 폐기물 소각법의 장점으로 옳은 것은?

① 소각장 부지 선정이 용이하다.
② 건설비 및 유지비가 많이 든다.
③ 정상운전 시 숙련된 기술이 필요하다.
④ 폐열을 회수하여 재이용이 가능하다.
⑤ 저온연소 시 다이옥신이 발생할 수 있다.

해설 **소 각**
연소 처리는 일반적으로 쓰레기인 가연성 물질을 함유한 폐기물을 소각 처리하는 것으로, 가장 효력이 크고 위생적인 처분방법이다.
- 장 점
  - 적은 부지면적이 소요된다.
  - 시의 중심부에 설치가 가능하여 쓰레기의 운반거리가 짧아진다.
  - 기후에 영향을 받지 않아 운전에 융통성이 있다.
  - 폐열을 이용할 수 있고, 가장 위생적이다.
  - 최종산물이 소량이며, 독성이 없어 처분이 쉽다.
- 단 점
  - 건설비 및 운전비가 비싸다.
  - 소각로의 운전이나 관리에 숙련공이 필요하다.
  - 대기오염 발생이 우려된다.
  - 소각장 부지 선정이 어렵다(주민 반대).

43회 출제유형

38 「폐기물관리법」상 생활폐기물의 정의는?

① 배출시설을 설치·운영하는 사업장에서 발생하는 폐기물
② 사업장에서 발생되는 폐기물
③ 사업장폐기물 외의 폐기물
④ 사업장폐기물 중 폐유·폐산 등 주변 환경을 오염시킬 수 있는 물질
⑤ 연소재, 오니, 폐유 등으로서 사람의 생활에 필요하지 않은 물질

해설 생활폐기물이란 사업장폐기물(대기환경보전법, 물환경보전법 또는 소음·진동관리법에 따라 배출시설을 설치·운영하는 사업장이나 그 밖에 대통령으로 정하는 사업장에서 발생되는 폐기물) 외의 폐기물을 말한다.

44회, 40회 출제유형

39 하수처리에서 침사지의 설치 목적은?

① 부유성 슬러지 농축을 위해
② 응집성 물질에 약품처리를 위해
③ 용존성 유기물을 제거하기 위해
④ 용존성 무기질을 제거하기 위해
⑤ 토사류를 제거하기 위해

해설 침사지
하수 중 모래, 자갈, 금속과 같은 입자들이 처리장의 기계나 펌프를 손상시키고 관에 막히는 경우가 있어 이를 제거할 목적으로 설치한다.

43회, 39회 출제유형

40 슬러지의 처리 과정 중 슬러지의 탈수성을 개선하기 위해 실시하는 것은?

① 농 축
② 안정화
③ 개 량
④ 소 화
⑤ 매 립

해설 개량(조정)은 슬러지의 탈수성을 개선하기 위하여 실시하는 것으로, 세척, 약품처리, 열처리의 방법이 있다.

38 ③ 39 ⑤ 40 ③ **정답**

42회 출제유형

41 슬러지의 혐기성 처리 과정에서 발생하는 물질은?

① 벤젠(C_6H_6)
② 부탄(C_4H_{10})
③ 메탄(CH_4)
④ 아세틸렌(C_2H_2)
⑤ 프로페인(C_3H_8)

해설 하수 슬러지의 혐기성 처리는 슬러지를 감량화하고 슬러지에 존재하는 유용한 자원을 회수할 수 있는 방법으로, 최종적으로 메탄(CH_4)을 생성한다.

45회, 42회 출제유형

42 우리나라에서 자원생산성의 향상을 위해 우선적으로 하는 폐기물관리 방법은?

① 소각
② 매립
③ 퇴비화
④ 재활용
⑤ 해양투기

해설 재활용
- 폐기물 중에서 재활용 가능한 것을 회수 혹은 선별하여 재이용하거나 제품의 원료로 재생이용하는 것이다.
- 폐기물은 소각, 매립 등의 처분을 하기보다는 우선적으로 재활용함으로써 자원생산성의 향상에 이바지하도록 하여야 한다.

45회, 41회 출제유형

43 분뇨를 퇴비화시킬 때 최적 C/N비는 얼마인가?

① 20 : 1
② 30 : 1
③ 40 : 1
④ 50 : 1
⑤ 60 : 1

해설 분뇨를 퇴비화시킬 때 최적 C/N비는 30 : 1 정도이다.

정답 41 ③ 42 ④ 43 ②

45회 출제유형

44 「폐기물관리법」상 위해의료폐기물 중 주사바늘, 봉합바늘, 수술용 칼날의 분류는?

① 혈액오염폐기물
② 손상성폐기물
③ 생물·화학폐기물
④ 병리계폐기물
⑤ 조직물류폐기물

해설 손상성폐기물
주사바늘, 봉합바늘, 수술용 칼날, 한방침, 치과용침, 파손된 유리재질의 시험기구

42회 출제유형

45 하·폐수에 대한 설명으로 옳은 것은?

① 부영양화가 발생하면 수질이 좋아진다.
② 유기물의 농도가 높아지면 BOD가 상승한다.
③ 조류(algae)가 증가하면 수질이 좋아진다.
④ DO가 높다는 것은 수질 악화를 의미한다.
⑤ COD가 높다는 것은 좋은 수질을 의미한다.

해설 ① 부영양화가 발생하면 수질이 나빠진다.
③ 조류(algae)가 증가하면 수질이 나빠진다.
④ DO가 높다는 것은 좋은 수질을 의미한다.
⑤ COD가 높다는 것은 수질 악화를 의미한다.

42회 출제유형

46 사업장 폐기물 중 수분함량이 95% 미만이거나 고형물 함량이 5% 이상인 지정폐기물은?

① 폐촉매
② 소각재
③ 오니류
④ 폐유기용제
⑤ 폐합성 수지

해설 오니류는 수분함량이 95% 미만이거나 고형물함량이 5% 이상인 지정폐기물로, 폐수처리 오니, 공정 오니가 해당한다.

42회 출제유형

47 위해의료폐기물 중 인체 또는 동물의 장기 · 기관 · 신체의 일부는 어떤 폐기물에 해당하는가?

① 조직물류폐기물
② 병리계폐기물
③ 손상성폐기물
④ 생물 · 화학폐기물
⑤ 혈액오염폐기물

해설 조직물류폐기물
인체 또는 동물의 조직 · 장기 · 기관 · 신체의 일부, 동물의 사체, 혈액 · 고름 및 혈액생성물(혈청, 혈장, 혈액제제)

42회 출제유형

48 지정폐기물 중 특정시설에서 발생되는 폐기물로 옳은 것은?

① 폐합성 고분자화합물
② 폐석면
③ 폐촉매
④ 폐알칼리
⑤ 폐유기용제

해설 지정폐기물 중 특정시설에서 발생되는 폐기물에는 폐합성 고분자화합물, 오니류, 폐농약이 있다.

46회, 42회 출제유형

49 염소를 함유하고 있는 쓰레기를 소각할 때 생성되는 유독물질은?

① 메탄올
② 다이옥신
③ 암모니아
④ 트리메틸아민
⑤ 니트로사민

해설 다이옥신(Dioxin)
- 염소를 함유하고 있는 유기화합물을 소각할 때 생성
- 850℃ 이하 온도 소각 시 불완전 연소에 의해 생성

정답 47 ① 48 ① 49 ②

42회 출제유형

50 폐수에 함유된 기름 성분을 분리하는 공정법은?

① 고도처리법
② 이온교환법
③ 활성오니법
④ 부상분리법
⑤ 회전생물접촉법

해설 부상분리법
기름이나 미세부유 물질 등의 저비중 물질을 수계에서 효과적으로 분리하기 위하여 많이 사용되고 있다.

46회 출제유형

51 「폐기물관리법」상 위해의료폐기물의 종류가 아닌 것은?

① 조직물류폐기물
② 병리계폐기물
③ 손상성폐기물
④ 격리의료폐기물
⑤ 혈액오염폐기물

해설 의료폐기물의 종류
• 격리의료폐기물
• 위해의료폐기물 : 조직물류폐기물, 병리계폐기물, 손상성폐기물, 생물·화학폐기물, 혈액오염폐기물
• 일반의료폐기물

45회 출제유형

52 「폐기물관리법」상 위해의료폐기물 중 시험·검사 등에 사용된 배양액, 배양용기, 보관균주, 폐시험관의 분류는?

① 손상성폐기물
② 혈액오염폐기물
③ 생물·화학폐기물
④ 병리계폐기물
⑤ 조직물류폐기물

해설 병리계폐기물
시험·검사 등에 사용된 배양액, 배양용기, 보관균주, 폐시험관, 슬라이드, 커버글라스, 폐배지, 폐장갑

| 50 ④ | 51 ④ | 52 ④ | **정답** |

CHAPTER 06 산업보건 및 위생

01 [44회 출제유형]

산업재해 예방 및 산업안전 보건정책을 담당하는 중앙행정기관은?

① 환경부
② 국토교통부
③ 고용노동부
④ 보건복지부
⑤ 산업통상자원부

해설
① 환경부 : 자연환경, 생활환경의 보전, 환경오염방지, 수자원의 보전·이용·개발 및 하천에 관한 사무를 관장한다.
② 국토교통부 : 국토종합계획의 수립·조정, 국토의 보전·이용 및 개발, 도시·도로 및 주택의 건설, 해안 및 간척, 육운·철도 및 항공에 관한 사무를 관장한다.
④ 보건복지부 : 생활보호·자활지원·사회보장·아동·노인·장애인·보건위생·의정 및 약정에 관한 사무를 관장한다.
⑤ 산업통상자원부 : 상업·무역·공업·통상, 통상교섭 및 통상교섭에 관한 총괄·조정, 외국인 투자, 중견기업, 산업기술 연구개발정책 및 에너지·지하자원에 관한 사무를 관장한다.

02 [40회 출제유형]

다음 중 강도율을 구하는 공식은?

① $\dfrac{\text{재해건수}}{\text{평균실근로자수}} \times 10^3$

② $\dfrac{\text{손실작업일수}}{\text{연근로시간수}} \times 10^3$

③ $\dfrac{\text{재해건수}}{\text{연근로시간수}} \times 10^6$

④ $\dfrac{\text{재해건수}}{\text{연근로일수}} \times 10^3$

⑤ $\dfrac{\text{손실근로일수}}{\text{재해건수}} \times 10^3$

해설 강도율
- 근로시간 합계 1,000시간당 요양재해로 인한 근로손실일수를 말하며, 다음 계산식에 따라 산출한다.
- 강도율 = $\dfrac{\text{손실작업일수}}{\text{연근로시간수}} \times 10^3$

정답 01 ③ 02 ②

42회 출제유형

03 산업보건에서 근로자의 육체적 작업강도 지표로 사용되는 것은?

① 도수율
② 기초대사율
③ 작업밀도량
④ 중독률
⑤ 에너지 대사율

해설 육체적 작업강도의 지표로서 에너지 대사율(RMR ; Relative Metabolic Rate)이 사용된다.

46회, 44회 출제유형

04 물리적 장벽을 이용하여 작업자의 유해물질 노출량을 줄이는 방법은?

① 환 기
② 조 정
③ 대 치
④ 교 육
⑤ 격 리

해설 작업환경 개선의 원칙
- 대치(Substtution) : 물질 변경, 공정 변경, 시설 변경
- 격리(Ioslation) : 물리적 장벽, 보호구
- 환기(Ventilation) : 전체환기, 국소환기

37회 출제유형

05 다음 중 고온환경과 관계없는 질병은?

① 열허탈증
② 열사병
③ 열경련
④ 열쇠약
⑤ 진폐증

해설 열중증
매우 고온·고습한 환경에서의 작업이나 복사열이 강하게 인체에 작용하는 경우, 열방산이 적은 조건에서 발생한다.
- 급성 증상 : 열경련, 열사병, 열허탈증
- 만성적 증상 : 열쇠약

06 산업피로의 예방대책 중 옳지 않은 것은?

① 적재적소의 배치
② 음주, 약제의 남용 억제
③ 충분한 수면시간
④ 적당한 휴식
⑤ 절반 이상의 작업시간 단축

해설 ⑤ 절반 이상의 작업시간을 단축한다는 것은 산업피로를 예방하는 데 큰 도움이 되지 않으며, 근로손실이 너무 크므로 좋지 않다.

산업피로 대책
- 근로자에 대한 대책 : 정신적·신체적 특성에 따라 적정배치를 해야 하고, 피로회복 대책으로 휴식이나 운동 등을 취할 수 있도록 하며 음료수, 영양, 수면 등을 관리할 수 있도록 한다.
- 작업 환경에 대한 대책 : 작업환경의 안정화와 위생적 관리, 작업시간과 휴식시간의 적정분배, 작업방법의 합리화, 오락시설의 설치 등이 필요하다.

40회, 35회 출제유형

07 열경련의 주요 원인은?

① 중추신경 마비
② 염분 배출량이 많을 때
③ 순환기계 이상
④ 뇌 온도 상승
⑤ 의식상실

해설 열경련은 탈수로 인한 수분 부족과 염분 배출량이 많을 때 발생한다.

08 고기압 상태에서 일어나는 신체장애가 아닌 것은?

① 치 통
② 고막과 중이의 진행성 병변
③ 마취작용과 도취감
④ 고산병
⑤ 현기증

해설 ④ 고산병은 저기압으로 인해 발생한다.

고기압 상태로 인한 신체장애
- 기계적 장애 : 치통, 고막 내외의 압력차에 의한 불쾌감
- 화학적 장애
  - 질소(N_2) : 마취작용
  - 산소(O_2) : 손발의 마비, 현기증, 시력장애
  - 이산화탄소(CO_2) : 산소의 독성과 질소의 마취작용을 증가시켜 동통성 관절장애 현상

09 규폐증을 일으키는 원인물질과 가장 관계가 깊은 것은?

① 매 연
② 암석분진
③ 일반 부유분진
④ 석탄분진
⑤ 금속 Fume

해설　**규폐증**
진폐증의 대표적인 것으로, 유리규산(Free Silica, SiO_2)의 분진 흡입에 의해 폐에 만성의 섬유증식을 일으키는 질환이다. 규산은 널리 분포되어 있어 암석의 분쇄, 채광, 선광, 금속이나 암석의 연마, 분사 등 토석의 분진을 원료로 하는 작업에서는 규산진의 흡입을 면할 수 없다.

39회, 37회, 36회 출제유형

10 다음 중 1급 발암물질인 라돈이 가장 많이 발생하는 것은?

① 페인트
② 목 재
③ 플라스틱
④ 축전지
⑤ 화강암

해설　**라돈(Rn)**
・화강암, 석고코드, 시멘트, 석면 등에서 발생하고 그중 화강암에서 가장 많이 발생한다.
・1급 발암물질로 폐암, 위암, 소아 백혈병을 유발한다.

40회 출제유형

11 다음 중 특히 폐암과 관계있는 것은?

① 석 면
② 칼 슘
③ 규 소
④ 흑 연
⑤ 납

해설　**폐암발생 물질**
석면, 라돈, Cr^{6+}, 3, 4-벤조피렌 등

09 ② 　10 ⑤ 　11 ① 　정답

46회 출제유형

12 인체에 가장 큰 영향을 미치는 먼지의 입자 크기는?

① 0.1μm 이하
② 0.5 ~ 5μm
③ 5 ~ 10μm
④ 10 ~ 20μm
⑤ 20 ~ 50μm

해설 먼지의 크기에 따른 침착률
- 0.5μm 이하 : 폐포에까지 들어갔더라도 호흡운동에 의해 다시 나온다.
- 0.5~5.0μm : 인체에 가장 큰 영향을 미치는 크기이다. 폐포를 통해 흡입되어 혈관 또는 임파관으로 침입되며, 진폐증을 유발시킬 수 있다.
- 5.0μm 이상 : 인후 또는 기관지 점막에 침착하여 객담과 함께 배출된다.

35회 출제유형

13 다음 중 잠함병을 일으키는 원인물질은?

① 산소 기포
② 수소 기포
③ 탄소 기포
④ 일산화탄소 기포
⑤ 질소 기포

해설 잠함병의 원인
고압에서의 작업 후에 감압이 급속히 이루어졌을 때 체내에 용류된 질소(N_2)가 유리하여 신체 각부에 공기 전색을 일으키는 것이 원인이다.

35회 출제유형

14 라듐(Radium) 취급자에게 올 수 있는 질병은?

① 결 핵
② 잠함병
③ 항공병
④ 규폐증
⑤ 백혈병

해설 라 듐
우라늄계에 속하며 우라늄 자신과 우라늄에서의 계열 붕괴로 생성된다. 라듐을 이용하여 진단·치료하는 작업은 백혈병 및 악성 종양을 일으킨다.

정답 12 ② 13 ⑤ 14 ⑤

45회 출제유형

15 4기압 이상의 고압환경에서 감압(주변의 압력이 감소하는 현상) 없이 정상기압으로 복귀할 때 발생하는 장해는?

① 열경련
② 고산병
③ 참호족
④ 감압병
⑤ 항공병

해설 감압병(잠함병)
물속 깊이 잠수했다가 감압(주변의 압력이 감소하는 현상) 없이 급격히 상승할 때 기압차 때문에 발생하는 병을 말한다. 보통 감압 없이 상승할 때 발생하므로, 이를 예방하기 위해서는 물속에서 천천히 상승하면서 감압하는 과정이 반드시 필요하다.

45회 출제유형

16 100℃ 끓는 물에서 15~20분간 가열처리하여 소독하는 방법은?

① 자비소독
② 약물소독
③ 일광소독
④ 염소소독
⑤ 화염소독

해설 자비소독
소독하려는 물품을 100℃의 끓는 물에서 15~20분간 가열처리하는 간단한 방법으로, 완전 멸균은 기대할 수 없으나 보통 영양형 병원균은 사멸한다.

42회, 40회, 38회, 36회 출제유형

17 다음 중 비중격천공증을 일으키는 중금속으로 옳은 것은?

① 망 간
② 크 롬
③ 비 소
④ 아 연
⑤ 주 석

해설 크롬에 중독되면 손톱바닥, 손등, 안면 등에 발진과 구진이 나타나며, 발진이 궤양으로 발전한다. 특히 분진이나 미스트로 접촉하기가 쉬워 비출혈과 가피형성을 반복하게 되고 심해지면 비중격천공증이 나타난다.

15 ④ 16 ① 17 ② **정답**

42회 출제유형

18 벤젠에 중독된 근로자에게 나타날 수 있는 직업병은?

① 백혈병
② 구내염
③ 흑피증
④ 카네미유증
⑤ 골연화증

해설 벤젠에 낮은 농도로 오랫동안 지속적으로 노출되면 혈액에 문제가 생겨 빈혈이나 백혈병에 걸릴 위험이 높아지게 된다.

46회, 41회, 35회 출제유형

19 방사선 장애에 있어 투과력의 순서를 바르게 나열한 것은?

① α선 > β선 > γ선
② α선 > γ선 > β선
③ β선 > γ선 > α선
④ β선 > α선 > γ선
⑤ γ선 > β선 > α선

해설 투과력의 순서 : γ선 > β선 > α선

44회 출제유형

20 비전리방사선에 해당하는 것은?

① 알파선
② 베타선
③ 감마선
④ 가시광선
⑤ 엑스선

해설 방사선
• 전리방사선 : 알파선, 베타선, 감마선, 중성자선, 엑스선
• 비전리방사선 : 자외선, 가시광선, 적외선

정답 18 ① 19 ⑤ 20 ④

44회, 40회 출제유형

21 다음 중 전리방사선에 대한 감수성이 가장 높은 장기는?

① 근육조직
② 골 수
③ 신 경
④ 피 부
⑤ 혈 액

해설 전리방사선의 장애
개인 간의 차이가 있으며, 또 동일체라도 조직·장기에 따라 감수성이 다르게 나타나는데, 일반적으로 신생능력이 큰 세포가 감수성이 높다. 즉 골수, 임파조직, 기타의 조혈장기, 생식기 등의 장애가 강하고 다음으로 피부, 폐, 간이며 근육, 성숙된 골, 신경 세포 등은 장애를 적게 받는다.

43회 출제유형

22 광원으로부터 단위시간당 단위면적에서 나오는 빛의 양을 나타내는 단위는?

① 광속발산도(Radlux)
② 광도(Candela)
③ 휘도(Luminance)
④ 광속(Lumen)
⑤ 조도(Illumination)

해설 광속은 광원으로부터 단위시간당 단위면적에서 나오는 빛의 양으로 단위를 루멘(Lumen)이라고 한다.

41회, 35회 출제유형

23 청력검사 시 직업성 난청을 조기발견할 수 있는 주파수는?

① 1,000Hz
② 2,000Hz
③ 3,000Hz
④ 4,000Hz
⑤ 5,000Hz

해설 소음성(직업성) 난청
초기 소견으로 4,000cycle/sec에 대한 청력 손실만이 뚜렷하기 때문에 조기발견할 수 있다.

21 ② 22 ④ 23 ④ **정답**

24 소독약의 희석배수가 150이고, 석탄산의 희석배수가 75일 때 석탄산 계수는?

① 1.0
② 2.0
③ 3.0
④ 4.0
⑤ 5.0

해설 석탄산 계수

석탄산 계수 = $\dfrac{\text{살균약의 희석배수}}{\text{석탄산의 희석배수}} = \dfrac{150}{75} = 2.0$

25 건강한 사람이 들을 수 있는 음역의 범위는?

① 10 ~ 2,000Hz
② 20 ~ 2,000Hz
③ 20 ~ 20,000Hz
④ 50 ~ 20,000Hz
⑤ 100 ~ 2,000Hz

해설 주파수의 범위
- 낮은 주파수 범위(Infrasonic 주파수) : 들을 수 없는 주파수 범위
- 높은 주파수 범위(Ultrasonic 주파수) : 젊은이를 기준으로 하였을 때 들을 수 있는 범위로, 20~20,000Hz

26 두 소리가 동시에 들릴 때 큰 소리만 듣고 작은 소리는 들을 수 없는 현상은?

① Annoyance
② Masking
③ 레이노 현상
④ 도플러 효과
⑤ Noy

해설
② Masking : 큰 소리와 작은 소리가 동시에 들릴 때 큰 소리만 들리는 현상이다.
① Annoyance(시달림) : 소음에 의한 불쾌감과 음에 수반하여 생기는 불쾌감을 종합한 것이다.
③ 레이노 현상 : 진동기구 사용에 의한 국소적인 질병이다.
④ 도플러 효과 : 정지 상태에서의 움직임과 관측할 때의 진동수가 다르게 느껴지는 현상이다.
⑤ 노이(Noy) : 항공기 소음에 사용되며 PNL 계산의 기초자료가 된다. 1,000Hz에서 40Phon의 음과 같은 시끄러움이 1Noy이고, 그보다 2배 시끄러운 것이 2Noy, 10배 시끄러운 것이 10Noy이다.

45회, 41회, 37회, 36회 출제유형

27 국소적인 진동장애로 생기는 질병으로 옳은 것은?

① 진폐증
② 연중독
③ 직업성 천식
④ 접촉성 피부염
⑤ 레이노병

> **해설** 레이노병(Raynaud's disease)
> 추위나 진동, 스트레스 등에 노출되었을 때 말초혈관이 과하게 수축되고, 조직에 산소공급이 원활하지 않아 손발이 차다 못해 피부색이 변하고 통증이 생기는 병을 말한다.

28 데시벨(Decibel)은 무엇을 나타내는 단위인가?

① 음의 강도
② 연 음
③ 음의 질
④ 약 음
⑤ 음향과 파장

> **해설** 데시벨(Decibel)
> 소음의 크기를 나타내는 단위로서 음의 강도를 뜻한다. 음의 강도 대신에 강도의 레벨을 사용하며 레벨이란, 어느 양을 데시벨 척도로 표시한 것을 의미한다.

41회, 37회 출제유형

29 무풍 시 실내 자연환기의 작용은 주로 무엇에 의해 일어나는가?

① 실내외의 습도차
② 실내외의 기온차
③ 기압차
④ 기체의 확산
⑤ 실내외의 불감 기류차

> **해설** 자연환기
> 실내는 인공적으로 환풍기를 달지 않더라도 창문, 문틈을 통해서 외기와 교환되는데, 이것을 환기라고 한다. 주로 실내외 온도차에 의하고, 기체의 확산이나 외기의 풍력과도 관계가 있다. 실내온도가 외부기온보다 높을 때는 실내외 공기 밀도의 차로 인해 압력차가 생기고, 거실의 하반부에는 공기가 들어오고 상반부에서는 나가는 실내 기류현상이 일어난다.

27 ⑤ 28 ① 29 ② **정답**

40회 출제유형

30 주택 부지의 조건으로 옳지 않은 것은?

① 남향이나 동남향이 좋다.
② 택지는 작은 언덕의 중간이 좋다.
③ 사적지가 좋다.
④ 지하수위는 1.5~3m 정도인 곳이 좋다.
⑤ 폐기물 매립 후 10년이 경과되어야 한다.

해설 주택 부지의 조건
- 여름에는 서늘하고, 겨울에는 따뜻할 수 있도록 남향이나 동남향이 좋다.
- 택지는 작은 언덕의 중간이 좋다.
- 지하수위는 1.5~3m 정도인 곳이 좋다.
- 폐기물 매립 후 30년이 경과되어야 주택지로 사용한다.
- 단층주택의 공지와 전 대지와의 비는 3 : 10이 좋다.
- 모래지(사적지)가 좋다.
- 인근에 공해 발생이 없는 곳이 좋다.

31 의복재료의 함기량이 높은 순서로 옳은 것은?

① 마직 > 모직 > 무명 > 견직 > 모피
② 무명 > 모직 > 모피 > 견직 > 마직
③ 모직 > 모피 > 무명 > 마직 > 견직
④ 모피 > 견직 > 모직 > 무명 > 마직
⑤ 모피 > 모직 > 무명 > 견직 > 마직

해설 의복재료의 함기량
모피(98%) > 모직(90%) > 무명(70~80%) > 견직(60~70%) > 마직(50%)
→ 함기량이 높은 재료는 열전도율이 낮아 방한력이 커진다.

46회, 45회, 42회, 38회, 35회 출제유형

32 자연채광을 위한 창문의 개각 및 입사각은 몇 도로 하는 것이 좋은가?

① 개각 2° 이상, 입사각 20° 이상
② 개각 5° 이상, 입사각 20° 이상
③ 개각 5° 이상, 입사각 28° 이상
④ 개각 3° 이상, 입사각 30° 이상
⑤ 개각 1° 이상, 입사각 28° 이상

해설 개각은 4~5° 입사각은 28° 이상으로, 개각과 입사각이 클수록 채광이 밝다.

36회 출제유형

33 다음 중 의복의 설명으로 틀린 것은?

① 방한력의 단위는 FP이다.
② 인체의 생리위생상 신체보호가 가장 큰 목적이다.
③ 압축성이란 의복의 부피를 축소시킬 수 있는 성능이다.
④ 견직보다 모직의 흡수성이 크다.
⑤ 일광소독은 함기성과 통기성을 높일 수 있다.

해설 의복의 방한력의 단위는 클로(CLO)이다. 기온이 8.8℃ 하강할 때마다 1CLO의 피복이 필요하다.

46회, 40회, 35회 출제유형

34 다음 중 구내염, 인두염 등과 같은 입안 세척 및 상처 소독에 알맞은 소독제는?

① 석탄산
② 크레졸
③ 알코올
④ 과산화수소
⑤ 승홍

해설 과산화수소(H_2O_2)는 2.5~3.5%의 수용액 농도로 자극이 적어서 인두염 및 구내염, 화농성 창상감염 등의 소독에 이용된다.

32 ③ 33 ① 34 ④

35 공중 목욕장 원수의 수질기준 검사항목이 아닌 것은?

① 과망간산칼륨 소비량
② 탁도
③ 총대장균군
④ 유리잔류염소
⑤ 수소이온농도

해설 공중 목욕장의 수질기준 항목
- 원수 : 과망간산칼륨 소비량, 총대장균군, 탁도, pH(수소이온농도), 색도
- 욕조 : 과망간산칼륨 소비량, 대장균군, 탁도

36 다음 중 동일 면적과 동일 방향의 측창으로 채광효과를 높일 수 있는 가장 좋은 조건은?

① 창의 수가 많아야 한다.
② 창이 상하로 길어야 한다.
③ 창의 위치가 낮아야 한다.
④ 창의 위치가 높아야 한다.
⑤ 창이 가로로 길어야 한다.

해설 세로로 된 높은 창이 채광효과가 좋다.

37 산업재해로 인한 근로손실 정도를 나타내어 재해의 심한 정도를 나타내는 지표는?

① 발생률
② 천인율
③ 도수율
④ 건수율
⑤ 강도율

해설 강도율
발생한 재해의 강도를 나타내는 것으로, 근로시간 1,000시간당 재해에 의해 상실된 근로손실일수를 말한다.

정답 35 ④ 36 ② 37 ⑤

37회 출제유형

38 다음 중 화력발전소의 폐열수를 이용한 난방법은?

① 국부난방
② 중앙난방
③ 증기난방
④ 온수난방
⑤ 지역난방

해설 지역난방(District Heating)
하나 혹은 여러 장소의 보일러 플랜트에서 광범위한 지역 내에 있는 많은 건물로 증기나 온수를 보내는 방법이다.

36회 출제유형

39 다음 중 수영장의 수질검사 항목으로 옳지 않은 것은?

① 수소이온농도
② 총대장균군
③ 탁 도
④ 과망간산칼륨의 소비량
⑤ BOD

해설 수영장의 수질기준 항목
유리잔류염소, 수소이온농도, 탁도, 과망간산칼륨의 소비량, 총대장균군, 비소, 수은, 알루미늄, 결합잔류염소

40 수영장의 유리잔류염소량으로 적당한 것은?

① 0.2 ~ 0.4mg/L
② 1.4 ~ 1.6mg/L
③ 4.0 ~ 6.0mg/L
④ 0.4 ~ 1.0mg/L
⑤ 2.4 ~ 2.6mg/L

해설 수영장의 유리잔류염소량은 0.4~1.0mg/L여야 한다.

38회 출제유형

41 자연환기가 잘 되기 위한 중성대의 위치는?

① 방바닥 가까이
② 방 중앙
③ 천장 가까이
④ 방바닥과 방 중앙의 중간
⑤ 위치와 무관

해설 **자연환기**
자연환기의 작용은 주로 실내외 온도차에 의하고, 기체의 확산이나 외기의 풍력에도 영향을 받는다. 또한 중성대가 실내의 하부에 있을수록 실내의 환기는 불량하며, 천장 가까이 있을수록 환기량은 커진다.
※ 중성대(Neutral Zone) : 실내에 들어오는 공기는 하반부일수록 힘이 강하고 그 중앙에는 압력이 0인 면이 생기는데, 이 부분을 중성대라고 한다.

45회 출제유형

42 인공환기에 대한 설명으로 옳은 것은?

① 기계를 사용하여 환기하는 방법이다.
② 비용이 들지 않는다.
③ 창문을 통한 공기의 확산에 의한다.
④ 실내외의 온도차에 의해 발생한다.
⑤ 중력환기와 풍력환기가 있다.

해설 **환 기**
• 자연환기 : 실내공기가 자연스럽게 벽의 기공이나 창문, 문 등의 틈을 통해서 외기와 교환되는 상태로, 그 환기의 원동력은 실내외의 온도차, 기체의 확산, 외기의 풍력 등이다. 풍력을 이용한 풍력환기와 실내외의 온도차를 이용한 중력환기가 있다.
• 인공환기 : 환기장치를 설치하여 실내공기를 외부공기와 교환하는 것을 말한다.

43 다음 중 부적당한 조명으로 인해 주로 나타나는 피해는?

① 식욕부진과 피로
② 정신적 흥분과 충돌
③ 안정피로와 작업능률 저하
④ 심리적 갈등과 재해 억제
⑤ 안정피로와 작업능률 상승

해설 부적당한 조명으로 인해 안구진탕증, 안정피로, 시력 저하, 작업능률 저하 등과 같은 장애가 온다.

44 백열등과 형광등에 대한 설명 중 옳은 것은?

① 형광등이 백열등보다 저렴하다.
② 백열등이 형광등보다 눈부심이 적다.
③ 형광등이 백열등보다 휘도가 높다.
④ 백열등이 형광등보다 설비비가 많이 든다.
⑤ 형광등이 백열등보다 수명이 길다.

해설 백열등과 형광등

구 분	백열등	형광등
장 점	• 가격이 저렴하다. • 배광을 제어하기가 쉽다. • 스위치를 넣으면 순간 점등된다. • 비교적 좁은 장소에서 엑센트 조명으로 사용이 편리하다.	• 눈부심이 적다. • 발광효율이 높다. • 희망하는 광색을 얻을 수 있다. • 전원 전압의 변동에 비하여 광속 변동이 적다. • 수명이 7,000시간 정도로 백열전구보다 길다(경제적).
단 점	• 수명이 짧다. • 발광효율이 떨어진다(사용 전기 중 95%는 열, 5%는 빛으로 방출). • 휘도가 높아 눈이 부시다. • 대형으로 사용이 불가능하다. • 배광색이 사람들에게 불쾌감을 준다.	• 음향제품에 영향을 준다. • 깜박거림이 일어나기 쉽다. • 주위 온도의 영향을 받는다. • 백열전구보다 설비비가 많이 든다. • 기준값 이하의 낮은 전압에서는 불이 켜지지 않는다. • 빛을 내기까지는 2초 이상의 시간이 걸린다. • 폐형광등에서 수은의 유출 위험이 있다.

45 여름철 실내의 냉방 시, 실내외 온도차가 몇 도 이내일 때 위생학적으로 적당한가?

① 1~2℃ 이내
② 2~4℃ 이내
③ 3~5℃ 이내
④ 4~6℃ 이내
⑤ 5~7℃ 이내

해설 냉 방

보통 실내외 온도차는 5~7℃ 정도가 적당하며, 10℃ 이상의 차를 가져오는 것은 신체의 저항력을 저하시키고, 냉방병을 유발할 수 있다.

44 ⑤ 45 ⑤

44회 출제유형

46 주택에 있어서 채광에 필요한 창의 면적은 거실의 바닥면적의 얼마 정도가 이상적인가?

① 5~10%
② 14~20%
③ 25~30%
④ 35~40%
⑤ 45~50%

해설 채광에 필요한 창의 면적
거실의 종류 및 창의 높이에 따라 다르나 일반적인 창의 면적은 주택의 경우 거실 바닥면적의 1/7~1/5(14~20%) 정도가 이상적이다.

45회, 42회 출제유형

47 아포(포자)를 포함한 모든 미생물을 파괴시키는 것은?

① 방 부
② 멸 균
③ 소 독
④ 정 균
⑤ 부 패

해설 멸 균
세균의 아포를 포함한 생활력 있는 모든 종류의 미생물을 완전히 사멸시키는 것이다.

48 다음 중 소독약과 그 사용농도의 연결이 잘못된 것은?

① 석탄산 – 3% 수용액
② 과산화수소 – 3% 수용액
③ 승홍 – 0.1% 용액
④ 에틸알코올 – 95% 용액
⑤ 크롤칼키 – 5% 수용액

해설 에틸알코올은 70% 수용액에서 살균력이 강하다.

정답 46 ② 47 ② 48 ④

49 다음 중 백금이, 유리막대 등의 일반적인 멸균방법은?

① 자외선살균법　　　　　　② 화염멸균법
③ 건열멸균법　　　　　　　④ 고압증기멸균법
⑤ 알코올소독법

> **해설** 화염멸균법
> 알코올 램프와 같은 화염에 물체를 직접 접촉시켜 표면에 부착된 미생물을 멸균시키는 방법이다.

41회 출제유형

50 식기 및 도마, 주사기 등에 널리 사용되는 소독법은?

① 고압증기소독법　　　　　② 석탄산소독법
③ 자비멸균법　　　　　　　④ 간헐멸균법
⑤ 화염멸균법

> **해설** 자비멸균법
> 대상 물품을 100℃가 넘지 않는 물에서 15~20분간 처리하는 방법이다. 끓는 물이 100℃를 넘지 않으므로 완전 멸균을 기대할 수는 없는 이학적 소독법이다.

45회, 44회 출제유형

51 소독제가 갖추어야 할 조건은?

① 석탄산 계수가 높을 것
② 안정성이 없을 것
③ 부식성이 있을 것
④ 물에 잘 녹지 않을 것
⑤ 인체에 미치는 독성이 높을 것

> **해설** 소독제의 구비 조건
> • 높은 살균력(높은 석탄산 계수를 가질 것)
> • 안정성이 있을 것
> • 용해도가 높을 것
> • 침투력이 강할 것
> • 인체에 대한 독성이 약할 것
> • 부식성 및 표백성이 없을 것
> • 방취력이 있을 것
> • 가격이 저렴하고 구입이 용이할 것
> • 사용 방법이 간단할 것

정답 49 ② 50 ③ 51 ①

52 소독약의 구비조건으로 옳지 않은 것은?
① 높은 살균력을 가질 것
② 인축에 해가 없을 것
③ 사용이 간편하고 가격이 저렴할 것
④ 침투력이 강할 것
⑤ 안정성이 있고 기름, 알코올 등에 잘 용해될 것

해설 안정성이 있고 물에 잘 용해되어야 한다. 이외의 구비조건으로 부식성과 표백성이 없고, 식품을 사용한 후에도 수세가 가능해야 한다.

46회, 45회 출제유형

53 석탄산 계수 산정에 사용되는 시험균주는?
① 백일해균
② 결핵균
③ 웰치균
④ 바실러스 세레우스균
⑤ 장티푸스균

해설 석탄산 계수
주로 장티푸스균과 포도상구균을 20℃에서 5분 내에는 죽이지 않고 10분 내에 죽이는 희석배수를 말하며, 소독약의 지표로 사용된다.

54 석탄산 계수가 2이고 석탄산의 희석 배수가 30인 경우, 실제 소독약품의 희석배수는?
① 15배
② 28배
③ 32배
④ 60배
⑤ 120배

해설 석탄산 계수

$$\frac{소독약품의\ 희석배수}{석탄산의\ 희석배수}$$

$$\therefore 2 = \frac{x}{30}, \ x = 2 \times 30 = 60$$

정답 52 ⑤ 53 ⑤ 54 ④

55 다음 중 소독약제의 살균력 측정시험 시 표준으로 사용되는 것은?

① 크레졸
② 석탄산
③ 알코올
④ 승홍
⑤ 역성비누

해설 석탄산 계수의 특징
- 소독제의 살균력 지표로 다른 소독약의 소독력 평가 시 사용한다.
- 시험균은 장티푸스균과 포도상구균을 이용한다.
- 시험균은 5분 이내 죽지 않고 10분 이내 죽이는 희석배수를 말한다.
- 석탄산 계수가 높을수록 살균력이 좋고 살균력은 20℃에서 나타낸다.

56 실내에서 페인트와 접착제 등의 유기용제에 노출될 때 발생할 수 있는 현상은?

① 잠함병
② 신경장애
③ 흑피증
④ 진폐증
⑤ 비중격천공

해설 유기용제로는 클로로폼 · 벤젠 · 톨루엔 · 가솔린 등이 있다. 기름때나 지방을 잘 녹이는 성질이 있어 피부에 묻으면 지방질을 녹이며, 몸에 잘 흡수되고, 쉽게 증발하기 때문에 호흡기를 통해 흡수된다. 노출 시 두통, 흥분성과 운동부조화 등이 나타나며, 심한 경우에는 혼수상태 및 발작이 나타나고 사망할 수도 있다.

57 고압증기멸균법의 압력과 처리시간으로 옳은 것은?

① 10Lbs – 15분간
② 15Lbs – 20분간
③ 20Lbs – 20분간
④ 20Lbs – 30분간
⑤ 30Lbs – 30분간

해설 고압증기멸균법
포자를 형성하는 미생물을 멸살하는 데 가장 좋은 방법이다. 15Lbs, 121℃에서 15~20분간 멸균하면 모든 미생물은 멸살하게 된다.

55 ② 56 ② 57 ②

58 인공조명 사용 시 고려사항은?

① 반드시 직접조명이 되도록 설치할 것
② 가격이 비쌀 것
③ 발화성이 있을 것
④ 유해가스가 발생하지 않을 것
⑤ 광색은 푸른색에 가까울 것

해설 인공조명 사용 시 고려사항
- 조명도를 균등히 유지할 것
- 경제적이며 취급이 용이할 것
- 폭발성 또는 발화성이 없으며 유해가스를 발생하지 않을 것
- 가급적 간접조명이 되도록 설치할 것
- 광색은 주광색에 가까울 것

59 다음 중 고압증기멸균법을 사용할 수 없는 것은?

① 의 류
② 약 액
③ 유리기구
④ 도자기류
⑤ 고무제품

해설 ④ 도자기류는 자비멸균법 또는 화염멸균법으로 소독한다.
고압증기멸균법
포자를 형성하는 미생물을 멸살하는 데 제일 좋은 방법으로 의류, 유리(초자)기구, 고무제품, 약품 등에 이용된다.

60 포자형성균 사멸에 가장 좋은 소독법은?

① 일광소독
② 자비소독
③ 고압증기멸균
④ 알코올소독
⑤ 건열멸균

해설 포자형성균은 열과 화학물질에 대한 저항성이 매우 높아 100℃에서 몇 시간이 지나도 파괴되지 않으며, 소독제에 대해서도 저항성이 강하지만 고압증기멸균법으로 완전히 사멸시킬 수 있다.

정답 58 ④ 59 ④ 60 ③

46회, 43회, 40회, 37회 출제유형

61 살균력이 강한 Ethyl Alcohol 농도는?

① 50%
② 60%
③ 70%
④ 80%
⑤ 90%

해설 Alcohol류
　　Alcohol은 포자를 형성하는 세균에는 무효하며 포자를 형성하지 않는 세균에 이용되는데, 주로 Ethyl Alcohol은 70% 수용액에서 살균력이 강하며, 무수 알코올은 효과가 없다. Isoporpyl Alcohol은 30~70%에서 살균력이 강하다.

43회 출제유형

62 소음성 난청이 발생하는 주파수 대역은?

① 500~1,000Hz
② 1,000~2,000Hz
③ 2,000~3,000Hz
④ 3,000~6,000Hz
⑤ 7,000~9,000Hz

해설 소음성 난청은 3,000~6,000Hz의 고주파 음역에서 발생하며 특히 4,000Hz에서 가장 크게 나타난다.

39회 출제유형

63 실내 조명방법으로 가장 좋은 것으로, 시력 보호에 좋은 방법은?

① 직접 조명
② 반직접 조명
③ 간접 조명
④ 반간접 조명
⑤ 굴절조명

해설 조 명
　　• 간접 조명 : 빛의 전부를 천장이나 벽면에 투사하여 그 반사광으로 조명하는 방법이다. 눈의 피로가 가장 적으며, 온화한 조명을 얻을 수 있고, 음영이나 현휘도 생기지 않는다.
　　• 직접 조명 : 밝기 면에서는 효과가 좋으나, 눈의 피로도가 높다.

61 ③　62 ④　63 ③

41회, 36회 출제유형

64 손과 식품에 사용되는 소독제로 옳은 것은?

① 역성비누
② 석탄산
③ 크레졸
④ 생석회
⑤ 과산화수소

해설 역성비누는 소독력이 매우 강한 표면활성제로서 공장이나 종업원의 손, 용기 및 기구를 소독할 때 사용한다.

43회 출제유형

65 의복의 방한력을 나타내는 단위는?

① Sv
② Bq
③ Gy
④ CLO
⑤ R

해설 의복의 방한력 단위는 CLO로, 기온이 8.8℃ 하강할 때마다 1CLO의 피복이 필요하다.

46회 출제유형

66 뇌온상승에 의한 중추신경장애를 보이는 열중증 질환은?

① 열허탈증
② 열경련증
③ 열쇠약증
④ 열피로
⑤ 열사병

해설 열사병
• 원인 : 체온조절중추의 기능 상실로, 체온 또는 뇌온이 상승하여 중추신경장애가 생김
• 치료 : 냉실에 안정시킨 다음 두부를 차게 하고, 시원한 음료수 공급, 생리적 식염수 정맥주사 투여

정답 64 ① 65 ④ 66 ⑤

43회 출제유형

67 조혈기계장애를 유발하는 물질은?

① 벤 젠
② 불 소
③ 아 연
④ 코발트
⑤ 산화규소

해설 벤젠 중독
주변 환경 또는 직업적으로 벤젠에 노출되어 일어나는 모든 종류의 중독증상을 일컫는다. 만성중독의 경우는 직업병의 하나로 알려져 있으며, 조혈기능장애가 벤젠중독의 특이한 중독 상태이다.

43회 출제유형

68 환기법 중 실내외 온도차로 발생하는 공기의 흐름을 이용하는 것은?

① 공기조절법
② 풍력환기법
③ 중력환기법
④ 송기식 환기법
⑤ 배기식 환기법

해설 중력환기법
주로 실내외의 온도차에 의한 것이다. 실내외의 온도차는 공기의 밀도차를 만들고, 공기밀도의 차로 인해 압력의 차가 생기고, 이 압력의 차이로 환기가 형성된다.

44회 출제유형

69 미생물의 발육을 저지 또는 정지하는 방법은?

① 분 해
② 소 독
③ 멸 균
④ 세 척
⑤ 방 부

해설 ① 분해 : 하나의 화합물이 두 가지 이상의 간단한 물질로 변하는 것이다.
② 소독 : 비교적 약한 살균력을 이용하여 병원미생물의 성장을 억제하거나 파괴하여 감염의 위험성을 없애는 것을 말한다.
③ 멸균 : 세균의 포자를 포함한 생활력 있는 모든 종류의 미생물을 완전히 사멸시키는 것을 말한다.
④ 세척 : 유해한 미생물, 오물, 불필요물 등을 제거하기 위해서 물로 씻는 조작이다.

정답 67 ① 68 ③ 69 ⑤

43회 출제유형

70 방사능 오염과 관련한 감마선의 대표 핵종은?

① ^3H
② ^{129}I
③ ^{240}Pu
④ ^{60}CO
⑤ ^{90}Sr

해설 ^{60}Co
방사능 오염과 관련한 감마(γ)선의 대표 핵종이다.

71 강노동의 RMR(에너지 대사율)은?

① 0~1
② 1~2
③ 2~4
④ 4~7
⑤ 7 이상

해설 RMR(Relative Metabolic Rate, 에너지 대사율)
경노동(0~1), 중등노동(1~2), 강노동(2~4), 중노동(4~7), 격노동(7 이상)

43회 출제유형

72 분자 중에 양이온이 활성화되어 살균력이 강해지는 소독제는?

① 석탄산
② 승 홍
③ 포르말린
④ 과산화수소
⑤ 역성비누

해설 역성비누
4급 암모늄염의 유도체로서 보통비누와 반대로 해리하여 양이온이 비누의 주체가 되므로 역성비누라고 한다. 살균력은 강하나 세정력은 약하다.

정답 70 ④ 71 ③ 72 ⑤

73 의복에 의한 체온조절이 가능한 기온범위는?

① 0 ~ 10℃   ② 5 ~ 30℃
③ 10 ~ 26℃   ④ 10 ~ 40℃
⑤ 15 ~ 35℃

> **해설** 의복에 의한 체온 조절이 가능한 기온은 10~26℃ 정도이며, 기온이 10℃ 이하일 경우는 난방을, 기온이 26℃ 이상일 때에는 냉방을 필요로 한다.

44회 출제유형

74 다음의 설명에 해당하는 화학적 소독제는?

- 제4급 암모늄염의 유도체이다.
- 계면활성제의 일종이다.
- 살균력이 강하나 세척력은 약하다.

① 표백분   ② 크레졸
③ 역성비누   ④ 에틸알코올
⑤ 과산화수소

> **해설** ① 표백분 : 5%의 수용액 농도로 음료수나 수영장 소독 등에 쓰인다.
> ② 크레졸 : 3% 수용액으로 기구, 천, 분변, 객담의 소독에 사용된다.
> ④ 에틸알코올 : 70% 수용액에서 살균력이 강하며, 손, 피부, 기구 등의 소독에 사용된다.
> ⑤ 과산화수소 : 2.5~3.5%의 수용액 농도로 자극이 적어서 인두염 및 구내염, 화농성 창상감염 등의 소독에 이용된다.

43회 출제유형

75 라돈으로 발생하는 직업병은?

① 비중격천공증
② 레이노현상
③ 규폐증
④ 진폐증
⑤ 폐 암

> **해설** 라돈(Rn)
> 자연 속 우라늄이 붕괴하며 강한 방사선을 방출하는 물질로, 무색·무취·무미의 기체 형태이다. 세계보건기구(WHO)에서는 1급 발암물질로 지정했으며 라돈을 폐암의 주요 원인 가운데 하나로 정의한다.

73 ③   74 ③   75 ⑤   **정답**

42회 출제유형

76 살균력이 강하여 1,000배 희석(0.1% 수용액)하여 사용하는 소독제는?

① 승 홍
② 생석회
③ 과산화수소
④ 크레졸
⑤ 알코올

해설 승홍은 가장 넓게 쓰이는 소독제이며, 0.1% 수용액으로서 피부소독에 쓰인다. 또한 금속을 부식시키고, 점막에 대하여 자극성이 강하다.

42회 출제유형

77 손가락의 혈관이 수축하고 피가 잘 흐르지 않아 피부가 창백해지는 현상의 원인은?

① 소 음
② 진 동
③ 방사선
④ 이상고압
⑤ 고 온

해설 레이노 현상(Raynaud's Phenomenon)
- 추위나 진동, 스트레스 등에 노출되었을 때 발생되는 현상
- 사지, 특히 손가락의 국소성 혈관 경련에 의한 동통 및 지각 이상을 초래

45회, 42회 출제유형

78 소독방법 중 습열멸균에 해당하는 것은?

① 화염멸균법
② 방사선멸균법
③ 고압증기멸균법
④ 일광소독
⑤ 자외선멸균법

해설 습열멸균
자비멸균법, 고압증기멸균법, 간헐멸균법, 저온소독법, 초고온순간멸균법

정답 76 ① 77 ② 78 ③

42회 출제유형

79 화학적 소독제로 사용되는 크레졸의 농도는?

① 1%   ② 3%
③ 5%   ④ 10%
⑤ 30%

해설 크레졸
- 소독에 사용되는 농도는 3% 수용액으로 기구, 천, 분변, 객담의 소독에 사용된다.
- 크레졸 3% 용액 만드는 비율 : 크레졸 비누액 3% + 물 97%

42회 출제유형

80 「악취방지법」상 지정악취물질에 해당하는 것은?

① 이산화질소   ② 불화수소
③ 암모니아   ④ 메탄가스
⑤ 일산화탄소

해설 지정악취물질

암모니아, 메틸메르캅탄, 황화수소, 다이메틸설파이드, 다이메틸다이설파이드, 트라이메틸아민, 아세트알데하이드, 스타이렌, 프로피온알데하이드, 뷰틸알데하이드, n-발레르알데하이드, -발레르알데하이드, 톨루엔, 자일렌, 메틸에틸케톤, 메틸아이소뷰틸케톤, 뷰틸아세테이트, 프로피온산, n-뷰틸산, n-발레르산, i-발레르산, i-뷰틸알코올

42회 출제유형

81 실내온도 18~20℃에서의 적정습도는?

① 0~10%   ② 10~15%
③ 15~20%   ④ 20~30%
⑤ 55~65%

해설 실내 적정온도와 습도
실제로 쾌적함을 주는 습도는 온도에 따라 달라진다.

실내온도	적정습도
15℃ 이하	70%
18~20℃	60%
21~23℃	50%
24℃ 이상	40%

정답 79 ② 80 ③ 81 ⑤

45회, 43회 출제유형

82 인체에서 열을 가장 많이 생산하는 장기는?

① 뇌
② 간
③ 신장
④ 심장
⑤ 골격근

해설 우리 몸에서 가장 많은 열을 생산하는 곳은 골격근(근육)이다. 골격근은 뼈에 붙어 있는 근육으로, 전체 열 생산량 중 가장 많은 부분을 차지하고, 그다음으로는 간이 차지한다.

43회 출제유형

83 도수율에 대한 설명으로 옳은 것은?

① 연 근로시간 합계 1,000,000시간당 발생하는 재해건수
② 연 근로시간 합계 100시간당 발생하는 재해자수
③ 연 근로시간 1,000시간당 재해로 잃어버린 근로손실일수
④ 재직근로자 10,000명당 1년간 발생하는 사고건수
⑤ 재직근로자 100,000명당 1년간 발생하는 재해자수

해설 도수율
- 1,000,000 근로시간당 요양재해발생 건수를 말하며, 다음 계산식에 따라 산출한다.
- 도수율 = $\dfrac{\text{재해건수}}{\text{연 근로시간수}} \times 10^6$

43회 출제유형

84 다음에 해당되는 살균법은?

- 살균에 효과적인 파장인 265nm을 이용한다.
- 디프테리아균이나 결핵균은 2~3시간이면 살균된다.
- 식당, 제약실, 수술실, 무균실에서 주로 사용한다.

① 건열살균법
② 저온살균법
③ 자비멸균법
④ 방사선살균법
⑤ 자외선살균법

해설 자외선살균법은 식품의 품질에 영향을 거의 미치지 않고 잔류효과가 없어서 널리 사용되는 살균법이다.

정답 82 ⑤ 83 ① 84 ⑤

44회 출제유형

85 고온다습한 작업장에서 일하는 근로자에게 발생할 수 있는 직업병은?

① 참호족
② 잠함병
③ 열중증
④ 면폐증
⑤ 규폐증

해설
① 참호족 : 발을 오랜 시간에 걸쳐 축축하고, 비위생적이며 차가운 상태에 노출함으로써 일어나는 질병이다.
② 잠함병 : 갑작스러운 압력저하로 인해 여러 장기에 발생하는 공기색전증이다.
④ 면폐증 : 면의 먼지 흡입으로 인하여 생기는 폐질환이다.
⑤ 규폐증 : 규산성분의 폐침착으로 발생하는 폐질환이다.

44회 출제유형

86 레이노병(Raynaud's disease)이 발생하기 쉬운 신체부위는?

① 등
② 발목
③ 허리
④ 어깨
⑤ 손가락

해설 레이노병(Raynaud's disease)
추위나 진동, 스트레스 등에 노출되었을 때 말초혈관이 과하게 수축되고, 조직에 산소공급이 원활하지 않다 손발이 차다 못해 피부색이 변하고 통증이 생기는 병을 말한다.

44회 출제유형

87 세균에 오염된 의복을 소독하는 방법은?

① DDT로 소독한다.
② 가시광선으로 살균한다.
③ 세제가 없이 냉수로 손세탁한다.
④ 121.5℃에서 1분간 공기소독한다.
⑤ 100℃ 물에서 30분간 열탕소독한다.

해설 대부분의 세균은 100℃ 물에서 죽기 때문에 세균에 오염된 의복은 100℃ 물에서 30분간 열탕소독하도록 한다.

44회 출제유형

88 실내에서 안정 시 쾌적함을 느낄 수 있는 의복기후는?

① 0~10℃
② 15~20℃
③ 21~25℃
④ 31~33℃
⑤ 40~45℃

해설 안정 시 쾌적함을 느낄 수 있는 의복기후
기온 32±1℃, 상대습도 50±10%, 기류 25±15cm/sec

정답 85 ③ 86 ⑤ 87 ⑤ 88 ④

제3과목
식품위생학

CHAPTER 01	식품위생의 개념
CHAPTER 02	식품미생물
CHAPTER 03	식중독 및 감염병
CHAPTER 04	식품첨가물
CHAPTER 05	GMO와 방사선조사식품
CHAPTER 06	식품안전관리기준(HACCP)

적중예상문제

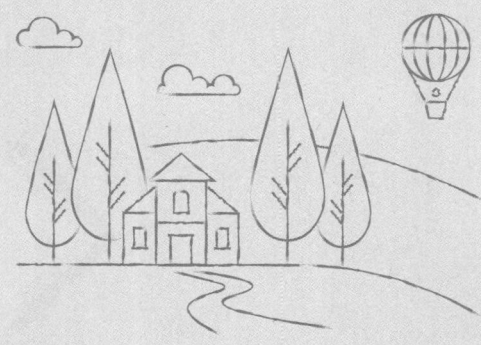

행운이란 100%의 노력 뒤에 남는 것이다.

— 랭스턴 콜먼(Langston Coleman)

CHAPTER

01 식품위생의 개념

1 식품위생 일반

(1) 식품위생의 정의 ★ [45] [44] [40]

① **세계보건기구(WHO)의 정의** : 식품의 생육, 생산, 제조에서부터 최종적으로 사람에게 섭취되기까지의 모든 단계에 있어서 식품의 안전성, 건전성 및 완전무결성을 확보하기 위한 모든 수단

② **식품위생법상의 정의** : '식품 · 식품첨가물 · 기구 또는 용기 · 포장'을 대상으로 하는 음식물에 관한 위생

(2) 식품위생의 목적

식품으로 인한 위생상의 위해를 방지하고, 식품영양의 질적 향상을 도모함으로써 국민 보건의 향상과 증진에 이바지함을 목적으로 한다.

(3) 식품의 위해요소 ★ [46] [45] [44] [43] [42] [41] [39] [38] [35]

① **내인성** : 식품 자체에 함유되어 있는 유해 · 유독물질

㉠ 자연독

- 동물성 : 복어독, 패류독, 시구아테라독 등
- 식물성 : 버섯독, 시안배당체, 식물성 알칼로이드 등

㉡ 생리작용 성분 : 식이성 알레르겐, 항비타민 물질, 항효소성 물질 등

② **외인성** : 식품 자체에 함유되어 있지 않으나 외부로부터 오염 · 혼입된 것

㉠ 생물학적 : 식중독균, 경구감염병, 곰팡이독, 기생충

㉡ 화학적 : 방사성 물질, 유해첨가물, 잔류농약, 포장재 · 용기 용출물

③ **유기성(유인성)** : 식품의 제조 · 가공 · 저장 · 운반 등의 과정 중에 유해물질이 생성되거나 섭취 후 체내에서 생성되는 유해물질(아크릴아마이드, 벤조피렌, 나이트로사민, 지질과산화물)

출제경향 파헤치기

식품위생의 개념과 위해요소를 주로 묻는다.

☑ 식품위생의 정의로 옳은 것은?

☑ 식품의 내인성 위해요소에 해당하는 것은?

알아두기

식품위생의 뜻 ★ [35]

- 뜻 : 식품 건전성
- 영국 : Food Hygiene
- 미국 : Food Sanitation
- 장자 : 위생이란 말을 처음 사용

핵심 OX

01 '식품위생'이란 식품, 식품첨가물, 기구 또는 용기 · 포장을 대상으로 하는 음식에 관한 위생을 말한다. (O, X)

02 곰팡이독은 외인성 위해요소이다. (O, X)

03 지질과산화물은 내인성 위해요소이다. (O, X)

| 정답 | 01 O 02 O 03 X

알아두기

식품 보관 장소
- 통조림 : 상온 보관
- 간장, 식초, 액젓 : 서늘한 곳
- 올리브유, 들기름 : 냉장실, 직사광선이 닿지 않는 어둡고 서늘한 곳
- 마요네즈 : 여름 – 냉장실, 다른 계절 – 상온 보관
- 빵, 떡, 밥 : 냉동실
- 열대과일 : 서늘한 곳
- 뿌리채소 : 구멍 뚫린 당에 담아 서늘한 곳

(4) 위생적인 식품 취급

① 일반적 사항

㉠ 취급하는 원료보관실 · 포장실 · 제조가공실 등의 내부는 청결하게 관리한다.

㉡ 보관 · 운반 · 진열 시에는 보존 및 보관기준에 적합하도록 한다.

㉢ 냉동 · 냉장시설 및 운반시설은 정상적으로 작동시킨다.

㉣ 제조 · 가공 또는 포장에 직접 종사하는 자는 위생모를 착용한다.

㉤ 제조 · 가공 · 조리에 사용되는 기계 · 기구 · 음식기는 사용 후 살균 · 세척하여 항상 청결하게 유지한다.

㉥ 칼 · 도마 · 행주 등은 미생물 권장규격에 적합하도록 관리한다.

㉦ 식품저장고에는 해충을 방지하고 동물 사육을 금지한다.

㉧ 채소는 흐르는 물에 5회 이상 씻고, 채소 → 육류 → 어류 순으로 세척한다. ★38

㉨ 식품에 이물질이 들어가지 않도록 밀봉한다.

㉩ 유지식품은 일광을 차단하고 저온으로 보존한다.

② 개인위생

㉠ 조리 전에는 반드시 손 소독을 깨끗이 한다(역성비누). ★36 35

㉡ 손톱은 짧게 자른다.

㉢ 화농성질환자나 소화기계 감염병환자 등은 조리 행위를 금지한다. ★38

㉣ 위생복, 위생모, 마스크 등을 착용한다.

㉤ 이물질로 식품을 오염시킬 수 있으므로 손에 액세서리 착용을 금지한다.

출제경향 파헤치기

식품을 위생적으로 처리하는 방법에 대해 주로 묻는다.

☑ 다음 중 식재료의 위생적인 보관 · 가공에 대한 내용으로 옳은 것은?

☑ 식재료의 관리방법에 대한 내용 중 옳은 것은?

2 식품의 보관방법 및 감별방법

(1) 물리적 처리법

① 냉동 · 냉장법 ★36

㉠ 냉장고 내부에 온도계를 비치한다.

㉡ 식품은 전체 용량의 80% 정도만 저장한다.

㉢ 냉장고 문은 자주 열지 않는 것이 좋다.

㉣ 깨끗하게 청소하여야 세균의 오염을 막을 수 있다.

㉤ 냉장고는 벽에서 10cm 정도 떨어진 곳에 설치한다.

㉥ 냉장은 자가소화 지연, 미생물 증식 저지, 변질 지연, 식품 신선도 단기간 유지를 목적으로 한다.

㉦ 냉동실(영하 18℃ 이하)에는 육류 · 건조한 김 등을 보관한다.

㉧ 냉장실(0~10℃)에는 육류 · 어류(상단 0~3℃), 유지가공품(중간 5℃ 이하), 과일 · 채소류(하단 7~10℃ 이하) 등을 보관한다.

② 가열살균법

분류	저온살균법	고온단시간 살균법	고온살균법	초고온순간 살균법
가열 방법	63~65℃, 30분	72~75℃, 15~20초	100℃ 이상으로 가열 살균	130~150℃, 0.5~5초
식품	우유, 과즙, 맥주, 청주 등	우유, 과즙 등	통조림	우유

③ **탈수건조법** ★ ㊳
  ㉠ 미생물의 생육에 반드시 필요한 수분을 제거(수분 15% 이하)·건조시킴으로써 부패를 방지하여 보존하는 방법이다.
  ㉡ 자연건조법과 인공건조법(열풍, 분무, 피막, 동결, 감압)이 있다.
④ **자외선 조사** : 태양광선 중 자외선을 조사하여 살균 후 보관한다(단, 식품 내부까지는 살균이 되지 않음).
⑤ **방사선 조사** : 방사선 β선이나 γ선을 조사하여 미생물을 살균 후 보관하는 방법으로 안전성 문제가 제기된다.
⑥ **밀봉법** : 밀봉용기에 식품을 넣고 수분의 증발과 흡수, 해충의 침범, 공기(산소)의 통과 등을 막아 보존하는 방법이다(통조림).

(2) 화학적 처리법 ★ ㊸

① **염장법** : 10% 정도의 소금에 절이는 방법으로, 보통의 미생물은 10% 정도의 소금 농도에서 발육이 억제된다(해산물, 채소, 육류 등).
② **당장법** : 미생물의 증식을 방지하여 보존성을 높이는 방법으로, 설탕 농도가 50% 이상이어야 방부 효과가 높다(젤리, 잼 등).
③ **산저장법** : 미생물 생육에 필요한 pH 범위를 벗어나게 하는 것으로, 초산, 젖산, 구연산 등을 이용한다.
④ **화학물질 첨가**
  ㉠ 방부제 : 데히드로초산(DHA), 안식향산나트륨, 프로피온산나트륨, 프로피온산칼슘
  ㉡ 산화방지제 : 디부틸히드록시톨루엔(BHT), 부틸히드록시아니솔(BHA), 몰식자산프로필, DL-α-토코페롤 ★ ㊳ ㊱

(3) 생물학적 처리법

특수한 미생물을 발육시켜 그 식품에 유해한 미생물이 번식하는 것을 방지하는 방법이다(김치, 치즈 등).

핵심 OX

01 식재료는 채소→육류→어류 순으로 씻어야 한다. (O, X)

02 화농성질환자는 조리 행위를 금지해야 한다. (O, X)

03 육류와 어류는 냉장실 상단(0~3℃)에서 보관한다. (O, X)

|정답| 01 O 02 O 03 O

(4) 감별 방법

① 우 유

㉠ 침전물이 생기지 않은 것이 신선한 우유

㉡ 정상 성분

- 수분 : 82%
- 유당 : 3.5~6.0%
- 유지방 : 2.5~8.0%(3.7%)
- 유단백 : 2.5~5%(3.4%)
- pH : 6.6~6.8
- 비중 : 1.032

② 어 류 ★[38][36]

㉠ 광택이 나고 투명한 눈의 빛깔과 돌출된 안구

㉡ 선홍색의 아가미, 다물어진 입

㉢ 탄력 있는 육질, 광택이 나는 비늘

㉣ pH 5.5 전후

㉤ 휘발성 염기질소 5~10mg%

㉥ 중성(pH 7.3) → 사후강직(pH 5.5~5.6) → 강직해제 → 자가소화(숙성) → 부패(pH 11)

※ 육질류 변화과정 또한 같다.

출제경향 파헤치기

변질에 대한 내용의 차이를 아는지, 수분활성도를 이해하고 있는지를 주로 묻는다.

☑ 다음 설명 중 부패에 대한 설명으로 옳은 것은?

☑ 생육 최저 수분활성도의 연결로 옳은 것은?

3 식품의 변질

(1) 변 질

자연 상태의 식품이 미생물, 빛, 산소, 효소, 수분 등의 변화에 의하여 성분이 변화되고 손상이 되는 상태를 말한다.

① **부패** : 단백질이 혐기적인 조건에서 미생물에 의해 변질되어 아민, 암모니아, 악취 등이 발생하는 현상이다. ★[44][42][40][38][36]

② **변패** : 탄수화물, 지방 등이 미생물에 의해 변질되는 현상이다.

③ **산패** : 지방의 산화로 알데하이드, 케톤, 알코올 등이 생성되는 현상이다. ★[46][43][39]

④ **발효** : 탄수화물이 산소가 없는 상태에서 분해되어 유기산, 알코올 등을 생성하는 현상이다. ★[37]

⑤ **유지의 자동산화** : 상온에서 산소가 존재하면 자연스럽게 나타나는 현상으로, hydroperoxide가 생성되어 식품에 악영향을 끼친다.

(2) 수분활성도(수분량 = Aw ; Water Activity)
① 미생물이 이용 가능한 수분을 나타내는 지표이다.
② 밀폐용기 내 수증기압과 최대 증기압의 비례로 표시
  $A_w = P/P_0$
  (P : 식품을 넣는 밀폐용기 내 수증기압, P_0 : 온도에서 최대 증기압)
③ 미생물 생육에 필요한 최저 수분활성도(A_w) ★ 44 38 37
  ㉠ 세균 : 0.90
  ㉡ 효모 : 0.88
  ㉢ 곰팡이 : 0.80
  ㉣ 내삼투압성 효모 : 0.60
④ 미생물의 생육을 저지할 수 있는 수분함량은 14% 이하, A_w는 0.6 이하이다.

(3) 식품의 Microflora
① 유산균이 많은 당류 함유 산성식품
② 호염균이 많이 번식하는 염장식품
③ 곰팡이보다 먼저 서식하는 세균
④ 비병원성 식품미생물이 많이 서식하는 일반식품
⑤ 수분이 많은 곳 : 세균
⑥ 수분이 적은 곳 : 곰팡이

(4) 부패의 판정(초기 부패) ★ 46 39
① **관능 검사** : 시각, 촉각, 미각, 후각 등으로 검사하는 방법이다. ★ 41
② **물리적 검사** : 식품의 경도 · 점성, 탄력성, 전기저항 등을 측정하는 방법으로 짧은 시간에 간단히 결과를 얻을 수 있다.
③ **생물학적 검사** : 일반세균수를 측정하여 선도를 측정하는 방법으로 식품 1g 또는 1mL당 10^7~10^8이면 초기 부패로 본다. 10^5 이하는 안전하다. ★ 42 35
④ **화학적 검사**
  ㉠ 휘발성 염기질소(VBN) : 단백질 식품은 신선도 저하와 함께 Amine이나 NH_3 등을 생성한다(30~40mg%). ★ 43 41
  ㉡ 트리메틸아민(TMA) : 어패류의 Trimethylamine Oxide가 환원되어 Trimethylamine을 생성한다(3~4mg%, 비린내 원인물질). ★ 37
  ㉢ 히스타민 : 세균에 의해서 생성된 히스티딘이 탈탄산작용에 의해 히스타민으로 되어 어육 중에 축적된다.
  ㉣ K값 : 뉴클레오티드의 분해 생성물(ATP, ADP, AMP, IMP, Hypoxanthine 등)을 측정하여 계산한다(어패류의 초기 변화를 조사).
  ㉤ pH : 부패로 인해 염기성 물질이 생성되어 중성 또는 알칼리성으로 이행한다(pH 6.0~6.2).

알아두기

식용유지의 산패 측정 지표 ★ 42
산가, 과산화물가, TBA가, 카르보닐가

핵심 OX

01 미생물에 의해 단백질이 분해되는 것을 부패라 한다. (O, X)

02 탄수화물이 혐기적 상태에서 분해되면 발효라 한다. (O, X)

03 식품 1g당 세균수가 10^5이면 초기 부패로 본다. (O, X)

|정답| 01 O 02 O 03 X

(5) 식품별 주요 변패 미생물

① **과일, 채소** : 펙틴 분해력이 있는 미생물(Mucor, Aspergillus, Penicillium)

② **육 류**

㉠ 단백질 분해력이 강한 세균(Bacillus putrificus, Bacillus subtilis, Proteus vulgaris, Clostridium sporogenes)

㉡ 적색 색소를 생성하는 세균(Serratia marcescens)

③ **어패류** : 저온성 수중세균(Pseudomonas, Flavobacterium, Achromo bacter 등)

④ **우 유** ★ [37]

㉠ 시게 변패(Streptococcus lactis)

㉡ 점질화, 알칼리화(Alcaligens viscolactis)

㉢ 분홍색 변패(Serratia marcescens)

㉣ 청회색 변패(Pseudomonas syncyanea)

㉤ 황색 변패(Pseudomonas synxantha)

㉥ 녹색 변패(Pseudomonas fluorescens)

㉦ 청색 변패(Pseudomonas aeruginosa)

⑤ **통조림** : Flat sour 변패(Bacillus stearothermophilus, Bacillus coagu lans)

⑥ **달걀** : 흑색 변패(Proteus melanovogenes)

⑦ **잼** : 내삼투압성 효모(Saccharomyces rouxii, Torulopsis bacillaris)

⑧ **밥** : 포자형성균(Bacillus subtilis)

⑨ **빵** : Rope 변패(Bacillus subtilis, Bacillus mesentericus), 적색 변패(Serratia marcescens)

[알아두기]

어떤 세균이 우유를 어떻게 변질시키는지 알아야 합니다.

4 세균증식 측정법

(1) 세균의 분류
① 증식온도

구 분	최적 온도	발육 가능 온도
저온균	10℃ 내외	0~20℃
중온균	25~37℃	20~40℃
고온균	60~70℃	40~75℃

② 산소 여부
  ㉠ 호기성균 : 산소가 존재하는 상태에서만 증식한다.
  ㉡ 혐기성(편성혐기성)균 : 산소가 없을 때 증식한다.
  ㉢ 통성혐기성균 : 산소 여부와 관계없이 증식한다. ★ 38

(2) 측정 방법
① 총균수 측정법 : 현미경으로 관찰한다.
② 생균수 측정법
  ㉠ 살아있는 균 수를 측정한다.
  ㉡ 획선도말법, 혼합희석배양법, 멤브레인필터법
  ㉢ 균종에 따라 정확한 수를 구할 수 없다.

(3) 세균의 증식곡선
유도기 → 대수기(대수성장기) → 정지기(감소성장단계) → 사멸기(내호흡단계)

5 세균학적 검사

(1) 총균수(직접현미경법 ; Breed method)
주로 원유 중 오염된 세균을 측정하기 위하여 일정량의 원유를 슬라이드그라스 위에 일정 면적으로 도말하고 건조시켜 염색 후 현미경으로 검경하고 염색된 세균수를 측정한다. 측정된 세균수를 현미경 시야 면적과의 관계에 따라 검체 중에 존재하는 세균수를 측정하는 방법이다.

(2) 일반세균수(표준평판법) ★ 45
표준한천배지에 검체를 혼합 응고시켜 배양 후 발생한 세균 집락수를 계수하여 검체 중의 생균수를 산출하는 방법이다.

알아두기

세균의 증식곡선 ★ 46

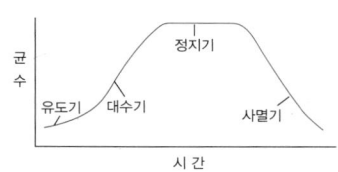

핵심 OX

01 우유를 분홍색으로 변패시키는 미생물은 Serratia marcescens 이다. (O, X)

02 통조림은 flat sour 변패가 일어난다. (O, X)

03 통성혐기성균은 산소의 여부 상관없이 증식한다. (O, X)

|정답| 01 O 02 O 03 O

출제경향 파헤치기

시험의 방법과 순서에 대해서 주로 묻는다.

☑ LB발효관배지를 이용한 시험의 순서로 옳은 것은?

(3) 대장균군 ★ ㊺ ㊴ ㊲ ㊱

① 그람음성, 무포자성, 단간균

② 유당(젖당)을 분해하여 산과 가스 생성

③ 호기성 또는 통성혐기성균

④ 대장균이 검출되는 음료수=오염수(병원미생물이 생존할 가능성 때문에)

⑤ 시험 방법

㉠ 정성시험 : 대장균군의 유무를 검사한다(유당배지법, BGLB배지법, 데스옥시콜레이트유당한천배지법). ★ ㊳ ㊲ ㉟

• 유당배지(LB ; Lactose Broth)법

– 추정시험 : 시험용액을 접종한 유당배지를 35~37℃에서 24±2시간 배양한 후 발효관 내에 가스가 발생(가스발생 없으면 48±3시간까지 관찰)하면 추정시험 양성이다.

– 확정시험 : 추정시험에서 가스가 발생한 유당배지발효관으로부터 BGLB배지에 접종하여 35~37℃에서 24±2시간 동안 배양한 후 가스발생 여부를 확인(가스 발생 없으면 48±3시간까지 관찰)한다. 가스발생을 보인 BGLB배지로부터 Endo한천배지 또는 EMB한천배지에 분리 배양한다. 35~37℃에서 24±2시간 배양 후 전형적인 집락이 발생되면 확정시험 양성으로 한다. BGLB배지에서 35~37℃로 48±3시간 동안 배양하였을 때 배지의 색이 갈색으로 되었을 때에는 가스생성 여부와 관계없이 반드시 완전시험을 실시한다.

– 완전시험 : 확정시험의 Endo한천배지나 EMB한천배지에서 전형적인 집락 1개 또는 비전형적인 집락 2개 이상을 보통한천배지 또는 Tryptic Soy한천배지에 접종하여 35~37℃에서 24±2시간 동안 배양한다. 보통한천배지 또는 Tryptic Soy한천배지의 집락에 대하여 그람음성, 무아포성 간균이 증명되면 완전시험은 양성이며 대장균군 양성으로 판정한다.

㉡ 정량시험 : 대장균군의 수를 산출한다(최확수법, 데스옥시콜레이트유당한천배지법, 건조필름법, 자동화된 최확수법).

6 살균과 소독

(1) 정 의

① **소독** : 비교적 약한 살균력을 이용하여 병원미생물의 성장을 억제하거나 파괴하여 감염의 위험성을 없애는 것이다.

② **멸균** : 세균의 포자를 포함한 생활력 있는 모든 종류의 미생물을 완전히 사멸시키는 것이다. ★[41]

③ **살균** : 세균 · 효모 · 곰팡이 등 미생물의 영양세포를 불활성화하여 감소시키는 것이다.

(2) 방 법

① **물리적 소독법**

㉠ 비가열 살균법★[43]

일광소독	1~2시간 의류 및 침구소독
자외선살균법 ★(44)(42)	• 물, 공기의 소독 • 무균실, 수술실 및 제약실 등의 구조물 소독 • 살균력이 강한 파장 : 2,400~2,800Å(253.7nm의 살균등) • 15W 살균등은 20cm 직하에서 대장균이 1분 이내 사멸 • 모든 균종에 효과적 • 간단한 사용방법 • 균에 내성을 주지 않음 • 식품의 품질에 영향을 거의 미치지 않음 • 침투력이 약해서 표면 살균만 가능, 잔류효과 없음 • 유기물 존재 시 살균력 감소 • 피부점막 장애 가능성
방사선살균법 ★(46)(37)(36)(35)	• 동위원소에서 방사되는 전리방사선을 식품에 조사하여 미생물을 살균 • 저온살균법(방사선 동위원소에서 나오는 방사선을 이용) • 살균력 · 투과력이 강한 순서 : γ선 > β선 > α선 • ^{60}Co-γ선, ^{137}Cs-γ선, ^{90}Sr-γ선 등 • 목적 : 살균, 살충, 생육 억제, 품질 개량 • 안전성을 비롯한 여러 가지 문제점 있음 • 대량으로 처리 가능 - 강한 침투성으로 밀봉된 식품 그대로 조사 가능 • 단위 : 그레이(Gy), 1그레이는 식품 1kg당 흡수한 에너지양이 1줄(J)

출제경향 파헤치기

소독법의 정의와 사용방법을 주로 묻는다.

☑ **방사선살균법에 사용되는 방사선으로 옳은 것은?**

☑ **물품을 불꽃 속에 접촉시켜 멸균시키는 방법으로 옳은 것은?**

핵심 OX

01 유당배지법을 이용한 시험은 추정시험→확정시험→완전시험 순으로 진행한다. (O, X)

02 자외선 살균법은 식품의 내부까지 살균이 가능하다. (O, X)

03 γ선은 β선보다 살균력과 투과력이 강한 방사선이다. (O, X)

| 정답 | 01 O 02 X 03 O

㉡ 열처리법

• 건열멸균법

화염멸균법 ★ ㊱	• 물품을 불꽃 속에 접촉시켜 표면에 부착된 미생물을 멸균시키는 방법 • 가스버너, 알코올램프 등을 이용하여 백금이, 유리 등 소독
건열멸균법	• 160~170℃의 건열멸균기로 1~2시간 처리하여 미생물 사멸 • 유리(초자)기구(페트리디쉬, 피펫), 주사침, 유지, 글리세린, 분말, 금속류, 자기류

• 습열멸균법 ★ 42 41

자비멸균법 (자비소독법)	• 가장 간단하여 널리 사용 • 식기 및 도마, 주사기, 의류 등을 100℃ 끓는 물에서 15~20분간 처리 • 100℃를 넘지 않아서 완전멸균은 불가능 • 1~2% 중조를 물에 첨가하면 살균작용과 금속의 부식 방지 • 포자형성균, 간염바이러스균은 사멸 불가능
고압증기 멸균법 ★ ㊲㊱	• Autoclave에서 121℃, 15Lb, 15~20분간 실시 • 포자형성균의 멸균 • 유리(초자)기구, 의류, 고무제품, 자기류, 거즈, 배지
간헐멸균법 ★ ㉟	• 1일 1회 100℃의 증기로 30분씩 3일간 실시 • 포자 완전멸균
저온살균법	63~65℃, 30분간 처리
초고온순간 멸균법	130~135℃, 0.5~5초간 처리

② 화학적 소독법

㉠ 가열할 수 없는 기구에 소독력을 갖고 있는 약제를 이용해서 세균을 죽이는 방법

㉡ 소독약의 조건 ★ 45

• 살균력이 클 것
• 침투력이 강할 것
• 안정성이 있을 것
• 사용방법이 간편할 것
• 수세가 가능할 것
• 저렴하고 구입하기 쉬울 것
• 석탄산 계수가 높을 것
• 인체에 무해할 것
• 용해성이 높을 것
• 부식성이 없을 것
• 표백성이 없을 것

ⓒ 소독약의 살균력 측정

석탄산 계수(Phenol Coefficient) = $\dfrac{\text{소독약의 희석배수}}{\text{석탄산의 희석배수}}$ ★ ㊵

ⓓ 석탄산 계수의 특징
- 다른 소독약의 소독력을 평가하는 데 사용
- 석탄산 계수가 높을수록 좋은 살균력
- 20℃에서 나타나는 살균력
- 장티푸스균과 포도상구균을 이용한 시험균
- 시험균 : 5분 내 죽지 않고 10분 내에 죽이는 희석배수

ⓔ 소독약의 종류 ★ ㊵
- 3~5% 석탄산 : 실내벽, 실험대, 기차, 선박 등
- 3% 크레졸 : 배설물 소독
- 생석회(CaO) : 화장실 소독
- 0.1% 승홍 : 손소독
- 2.5~3.5% 과산화수소 : 상처 소독, 구내염, 인두염, 입안 세척 등
- 70~75% 알코올 : 건강한 피부

(3) 우유 살균

① 유해한 균만 살균하고 영양성분이 파괴되지 않도록 한다.

② **식품공전에 따른 살균법** ★ ㊻ ㊺ ㊹ ㊸
  ㉠ 저온 장시간 살균법 : 63~65℃에서 30분간
  ㉡ 고온 단시간 살균법 : 72~75℃에서 15~20초간
  ㉢ 초고온 순간 처리법 : 130~150℃에서 0.5~5초간

③ **우유의 가열도 검사** ★ ㊱
  ㉠ 우유에 본래 함유되어 있는 효소는 가열에 의해 활성을 잃게 되므로 효소활성을 측정함으로써 살균처리가 제대로 되었는지 혹은 생유가 혼입되었는지 여부를 판정한다.
  ㉡ Phosphatase 시험 : 우유 중 포스파타아제(Phosphatase)는 61.7℃, 30분 가열로 대부분 활성을 잃으며, 62.8℃, 30분 가열로는 완전히 활성을 잃는다. 이 조건이 우유 살균효과와 대략 일치하므로 Phosphatase 시험으로 음성이면 저온살균이 완전하게 되었다는 것을 의미한다.
  ㉢ Peroxidase 시험 : 우유 중의 Peroxidase는 80℃, 2.5초(또는 75℃, 2분) 정도의 가열로 불활성화되므로 고온살균 판정에 이용된다.
  ㉣ Reductase 시험 : Schardinger법으로 포화메틸렌블루, 알코올용액과 포르말린용액으로 처리하면 탈색정도로 우유의 신선도를 가늠할 수 있다.

핵심 OX

01 간헐멸균법은 63~65℃에서 처리한다. (O, X)

02 석탄산 계수가 낮을수록 좋은 살균력이다. (O, X)

03 우유의 살균지표는 Phosphatase이다. (O, X)

|정답| 01 X 02 X 03 O

우유의 살균법 ★ 35

열처리를 통해 원유 속에 있는 해로운 세균과 우유의 영양성분을 븐해하여 식중독을 일으키거나 맛, 냄새 등을 나쁘게 하여 상품가치를 떨어뜨리는 미생물 및 효소들을 최대로 사멸시켜 우유를 위생적으로 안전하게 마실 수 있도록 하는 것이다.

- 저온 장시간 살균법(LTLT)
  - 우유의 풍미와 색, 영양가에 변화를 주지 않고 살균만 하는 방법
  - 63~65℃에서 30분간 가열하는 것이 일반적
  - 프랑스의 세균학자인 파스퇴르가 유해균만을 줄이기 위해 개발
  - 우유 살균방법 중 가장 오래된 방법
  - 저온살균으로 만든 우유는 유산균이 살아 있고, 단백질이 변성되지 않으며, 비타민류의 파괴를 최소화할 수 있음
  - 젖소를 청결하게 관리해야 하고 취급도 까다로워 제조비용이 비쌈
- 고온 단시간 살균법(HTST)
  - 저온살균 방법보다 더 능률화하고 우유의 살균을 합리화한 방법
  - 72~75℃에서 15~20초간 살균하는 방법
  - 저온 장시간 살균법의 결점을 보완하기 위해 개발된 방법
  - 원유질의 변화를 최소화하며 좋은 품질의 살균우유를 생산할 수 있고 대량처리가 가능
  - 장점 : 유산균과 단백질이 일부 파괴되지만 유통기간이 길고 제조비용이 저렴함
- 초고온 순간 살균법(UHT)
  - 130~150℃에서 0.5~5초간 살균하는 방법
  - 대량 생산과 살균효과를 극대화시킨 방법으로 현재 국내에서 가장 많이 이용하는 방법
  - 원유의 품질이 나쁘거나 냉장고 보급이 안 된 시절에 보존식품 및 조리용 · 가공용 · 개발도상국의 수출용으로 사용된 우유의 열처리 방식
  - 무균에 가까운 살균력
  - 열처리 온도에 따라 우유의 영양성분이 변화해 유청 단백질, 비타민, 칼슘 등이 몸에 흡수되기 어려운 상태로 되거나 감소되며 가열에 의해 단백질이 타서 고소한 맛 생성

02 식품미생물

1 미생물

(1) 미생물의 종류

① 바이러스(Virus) ★ ③⑤
  ㉠ 형태와 크기가 일정하지 않다.
  ㉡ 살아있는 세포에만 증식(핵산으로서 DNA와 RNA 중 하나만 보유)하며 순수배양이 불가능하다.
  ㉢ 미생물 중에서 크기가 가장 작으며 세균여과기를 통과하는 여과성 미생물이다.
  ㉣ 경구감염병의 원인이 되기도 한다.

② 세균(Bacteria)
  ㉠ 형태에 따라 구균(구형, coccus)과 간균(막대형, bacillus), 나선균(spirillum)으로 구분된다.
  ㉡ 세포벽의 염색성을 따라 그람양성균과 그람음성균으로 구분된다.
  ㉢ 분열증식으로 대수적인 증식을 한다(대장균의 세대시간은 20분).
  ㉣ 중성 pH에서 잘 자라고 산성에서는 억제된다.
  ㉤ 균사와 외생포자를 만드는 종류도 있다(방선균).
  ㉥ 편모라는 운동기관을 가진 것도 있다.
  ㉦ 내열성과 내건성이 높은 휴면 상태의 포자(아포)를 형성하는 것도 있다.
  ㉧ 산소를 필요로 하는 호기성균과 그렇지 않은 혐기성균이 있다.
  ㉨ 요구르트, 김치, 청국장, 식초 등의 발효식품 제조에 이용되는 것도 있다.
  ㉩ 수분이 많은 식품을 잘 변질시키며, 식중독을 유발하는 것도 있다.

③ 리케치아(Rickettsia)
  ㉠ 세균과 바이러스의 중간에 속한다.
  ㉡ 형태는 원형과 타원형이다.
  ㉢ 2분법으로 증식하며 세포 속에서만 증식한다.
  ㉣ 운동성이 없다.
  ㉤ 발진티푸스, 발진열 등의 병원체가 된다.

출제경향 파헤치기

각 미생물의 내용을 정확히 이해하고 있는지를 주로 묻는다.

☑ 다음 세균에 대한 내용 중 옳은 것은?

☑ 식품과 그 식품 제조에 이용되는 미생물의 연결로 옳은 것은?

핵심 OX

01 바이러스는 미생물 중 크기가 가장 작다. (O, X)

02 세균은 중성 pH에서 잘 자라지만 산성에서는 억제된다. (O, X)

03 편모라는 운동기관을 가진 세균도 있다. (O, X)

|정답| 01 O 02 O 03 O

④ 곰팡이(Mold)
　㉠ 균사체를 발육기관으로 하는 것을 사상균 또는 곰팡이라고 한다.
　㉡ 균사를 만들고 그 끝에 포자를 형성하며, 증식은 균사 또는 포자에 의한다.
　㉢ 세균보다 생육 속도가 느리다.
　㉣ 공기를 좋아하는 호기성으로 약산성 pH 4.0에서 가장 잘 자라고 내산성이 높다.
　㉤ 장류, 주류, 치즈 등의 발효식품 제조에 이용되는 것도 있다.
　㉥ 건조식품을 잘 변질시킨다(수분 10%의 식품이 외부에 노출 시).
　㉦ 곰팡이독을 생성하는 것도 있다.
　㉧ 고농도의 당·식염을 함유한 탄수화물 식품에서 잘 번식한다.
　㉨ 세균보다 저온에서 발육하고 낮은 온도에서 저항이 크다.
　㉩ 식품공업에 이용하기도 하고 항생물질을 만들어 질병 치료에 이용되기도 한다.

⑤ 효모(Yeast)
　㉠ 구형, 달걀형, 타원형, 소시지형 등의 형태가 있다.
　㉡ 출아법으로 증식하며 균사를 만들지 않는다.
　㉢ 공기의 여부와 무관하게 자란다(통성혐기성).
　㉣ 약산성 pH에서 잘 자라고 내산성이 높다.
　㉤ 술, 발효빵 등의 발효식품 제조에 이용되는 것도 있으나 버터, 치즈, 요구르트, 김치 등의 발효식품을 변질시킬 수도 있다.
　㉥ 세균과 곰팡이의 중간 크기로 발육 최적온도는 25~30℃이며, 40℃ 이상이면 죽는다.
　㉦ 토양, 물, 식품 등에 생식하며 유용한 균이 많다.
　㉧ 유기영양을 이용하여 살아가는 종속영양균으로 진핵생물의 하나이다(자낭균류와 불완전균류).
　㉨ Saccharomyces속 : 빵, 효모, 맥주, 포도주, 알코올 등의 제조에 이용된다. ★ 46 36
　㉩ Saccharomyces cerevisiae : 맥주, 포도주 등 주류 제조에 이용된다.

⑥ 스피로헤타(Spirochaetales)
　㉠ 나선형 형태이다.
　㉡ 단세포 생물과 다세포 생물의 중간이다.
　㉢ 운동성이 있다.
　㉣ 매독의 병원체가 된다.

(2) 미생물의 발육에 필요한 조건

① 영양소
- ㉠ 탄소원(당질)
- ㉡ 질소원(아미노산, 무기질소)
- ㉢ 무기물
- ㉣ 비타민

② 수 분
- ㉠ 미생물 몸체의 주성분이며 생리 기능을 조절하는 데 필요하다.
- ㉡ 각 미생물의 종류에 따라 요구 수분량은 다르나 일반적으로 세균의 발육을 위해서는 약 50%의 수분이 필요하며 16% 이상에서는 곰팡이가 잘 번식한다.
- ㉢ 건조한 환경에서의 발육 능력 : 곰팡이 > 효모 > 세균(간균이 구균보다 더 억제)
- ㉣ 미생물의 생세포는 건조한 환경에서 어느 정도 견디며, 포자는 휴면 상태로 오래 견딜 수 있다.
- ㉤ 소금물과 당액에서는 요구 수분량의 부족으로 미생물 생육이 억제된다.
- ㉥ 수분함량을 13% 이하로 하면 세균과 곰팡이의 발육을 억제할 수 있다.

③ 온 도
- ㉠ 미생물은 온도에 따라 저온균, 중온균, 고온균으로 나눌 수 있다.
- ㉡ 0℃ 이하 및 70℃ 이상에서는 생육할 수 없다.

④ 산소요구량
- ㉠ 호기성 미생물
  - 반드시 산소가 있어야 발육
  - 곰팡이, Bacillus, Micrococcus, 방선균 등
- ㉡ 혐기성 미생물
  - 산소를 요구하지 않고, 있더라도 이용하지 않는 통성혐기성균(Escherichia, 효모)
  - 산소를 절대적으로 기피하는 편성혐기성균(Clostridium, Bifidobacterium 등)

⑤ 수소이온농도 ★ ㊱
- ㉠ 곰팡이와 효모는 pH 4~6의 약산성 상태에서 가장 잘 발육한다.
- ㉡ 세균은 pH 6.5~7.5의 중성 또는 약알칼리성 상태에서 가장 잘 발육한다.

알아두기

미생물 생육에 관여하는 요인 ★ ㊸
- 물리적 요인 : 온도, 광선, 압력
- 화학적 요인 : 수분, 산소, 이산화탄소, 영양소, 수소이온농도(pH)

핵심 OX

01 효모 중에는 술이나 발효빵 등의 식품 제조에 이용하는 것도 있다. (O, X)

02 수분함량을 50% 이하로 하면 세균과 곰팡이의 발육을 억제할 수 있다. (O, X)

03 호기성 미생물은 반드시 산소가 있어야 발육한다. (O, X)

|정답| 01 O 02 X 03 O

출제경향 파헤치기

각 세균의 정의와 특성을 주로 묻는다.

☑ 청국장 제조에 이용되는 미생물은?

☑ 그람양성 호기성 구균으로 내염성이 있는 미생물은?

알아두기

세균의 외부형태 및 특징 ★ 46 41
- 비브리오콜레라균 : 그람음성, 단모균, 콤마형 간균
- 장티푸스균 : 그람음성, 간균, 주모성 편모가 있어 활발한 운동
- 디프테리아균 : 그람양성, 무포자, 곤봉형 간균
- 세균성이질균 : 그람음성, 간균, 무편모
- 장염비브리오균 : 그람음성, 간균, 단모균, 무포자
- 살모넬라균 : 그람음성, 무포자, 간균, 주모균
- 병원성대장균 : 그람음성, 무포자, 간균, 주모균
- 웰치균 : 그람양성, 간균, 포자 형성
- 포도상구균 : 그람양성, 구균, 무편모
- 보툴리누스균 : 그람양성, 간균, 주모균, 포자 형성
- 바실러스균 : 그람양성, 간균
- 장구균 : 그람양성, 구균
- 리스테리아균 : 그람양성, 간균
- 캠필로박터균 : 그람음성, 나선형 간균
- 여시니아균 : 그람음성, 간균
- 탄저균 : 그람양성, 간균, 포자 형성
- 돈단독균 : 그람양성, 무포자, 간균

2 세 균

(1) 식품위생상 중요한 세균

① Bacillus속 ★ 46 43 42 41 40 37 36 35
  ㉠ 그람양성, 호기성 또는 통성혐기성, 간균이다.
  ㉡ 내열성 포자(아포)를 형성한다.
  ㉢ 편모가 있다.
  ㉣ 탄수화물과 단백질의 분해력이 강하다.
  ㉤ Bacillus natto : 청국장 제조에 이용되는 미생물이다.
  ㉥ 자연에 가장 많이 분포되어 있다(유기물이 많은 토양의 표층에서 서식).
  ㉦ 가열식품의 주요 부패균이다.
  ㉧ 식중독의 원인이 되는 것(B. Cereus)도 있다.

② Micrococcus속
  ㉠ 비수용성인 황색 또는 백색 색소를 생성한다.
  ㉡ 그람양성, 호기성, 구균이다.
  ㉢ 내염성이 강하다.
  ㉣ 동물의 표피와 토양에 분포한다.
  ㉤ Bacillus 다음으로 많이 분포되어 있다.
  ㉥ 육류 및 어패류와 이들 가공품의 주요 부패균이다.

③ Pseudomonas속 ★ 43 40 37
  ㉠ 편모를 가진 그람음성, 호기성, 간균이다.
  ㉡ 수용성 황록색의 형광 색소를 생성한다.
  ㉢ 단백질, 유지의 분해력이 강하다.
  ㉣ 방부제에 대한 저항성이 강하다.
  ㉤ Pseudomonas fluorescens : 겨울철 생유에 발생하며 고미유(苦味乳)의 원인이 되는 세균이다. 우유를 녹색으로 변화시키는 부패균이다.
  ㉥ Pseudomonas aeruginosa : 우유를 청색으로 변화시키는 부패균이다.
  ㉦ 물을 중심으로 자연에 널리 분포되어 있다.
  ㉧ 저온에서 잘 자란다.
  ㉨ 어패류의 대표적인 부패균이다.

④ Vibrio속
  ㉠ Vibrio vulnificus : 비브리오패혈증을 일으킨다.
  ㉡ 편모를 가진 그람음성, 통성혐기성, 만곡형, 간균이다.
  ㉢ 물에 서식하며 식중독을 일으키는 것(V. parahaemoliticus)이 있다.
  ㉣ 콜레라를 일으키는 것(V. cholerae)이 있다.

⑤ Staphylococcus속
㉠ 그람양성, 통성혐기성, 구균이다.
㉡ 내염성이 강하다.
㉢ 균의 배열형태가 포도송이처럼 불규칙적이다.
㉣ 사람을 포함한 동물의 표피에서 서식한다.
㉤ 식중독의 원인이 되는 것(Stp. aureus)이 있다.

⑥ Escherichia속 ★ 39 36
㉠ 그람음성, 무포자성, 간균이다.
㉡ 유당과 포도당을 분해하여 가스를 생성하는 호기성 또는 통성혐기성균이다.
㉢ 식중독의 원인이 되는 것(E. coli O157)도 있다.
㉣ 동물의 대장 내에 서식(대장균)한다.
㉤ 분변을 통하여 토양 · 물 · 식품 등을 오염시키므로 식품위생의 지표(병원성 미생물의 존재 가능성)로 삼는다.

⑦ Clostridium속
㉠ 그람양성, 편성혐기성, 간균이다.
㉡ 식품의 부패 시 악취는 Clostridium균에 의한 것이다.
㉢ 유기물이 많은 토양 심층과 동물 대장에 서식한다.
㉣ 식중독의 원인이 되는 것(Cl. botulinum, Cl. perfringens)이 있다.

⑧ Salmonella속
㉠ 가축 · 가금류 · 쥐 등의 장내에 서식한다.
㉡ 식중독을 일으키는 것(Sal. enteritidis)이 있다.
㉢ 장티푸스를 일으키는 것(Sal. typhi)이 있다. ★ 42 38 37

⑨ Proteus속
㉠ 그람음성, 운동성, 간균이다.
㉡ 장내세균에 속하며 요소를 분해한다.
㉢ 동물성 식품의 대표적인 호기성 부패균으로 상온의 상태에서 부패시키는 세균이다.

⑩ Enterococcus속 ★ 45
㉠ 그람양성, 구균이다.
㉡ 냉동식품과 건조식품의 오염지표균이다.

핵심 OX

01 자연에 가장 많이 분포되어 있는 세균은 Bacillus속이다. (O, X)

02 어패류의 대표적인 부패균은 Pseudomonas속이다. (O, X)

03 장티푸스의 속명은 Salmonella이다. (O, X)

| 정답 | 01 O 02 O 03 O

출제경향 파헤치기

각 곰팡이의 정의와 특성을 주로 묻는다.

☑ 다음 중 누룩을 만드는 미생물은?

☑ 과일의 연부병의 원인으로 알려져 있는 곰팡이로 옳은 것은?

[3] 곰팡이

(1) 식품위생상 중요한 곰팡이

① Aspergillus속 ★ [44]

㉠ Aspergillus flavus : 곡류 등에 번식하며 Aflatoxin을 생성하여 발암(간암)물질을 생성한다. ★ [39] [38]

㉡ Aspergillus oryzae : 누룩(麴)을 만드는 황록색의 균종이다(청주, 감주, 간장, 된장 등의 누룩제조에 사용). ★ [37] [36]

㉢ Aspergillus niger : 과일이나 채소의 흑변 현상을 일으키는 곰팡이다.

㉣ 생육조건 : 온도 25~30℃, 습도 80% 이상, 수분 16% 이상, pH 4.0, 고탄수화물

㉤ 누룩과 메주 등 발효식품의 제조에 이용된다.

㉥ 건조식품을 변패시키고 독소를 만드는 것도 있다.

② Fusarium속

㉠ 식물의 병원균이다.

㉡ 곡물에 번식하여 독소를 생성한다.

③ Penicillium속 ★ [42] [37] [36]

㉠ Penicillium expansum : 과일의 연부병의 원인으로 알려져 있다.

㉡ Penicillium citrinium : Mycotoxin인 Citrinin을 생성한다.

㉢ Penicillium islandicum : Islanditoxin과 Luteoskyrin을 생성한다.

㉣ 페니실린 · 항생 물질 · 유지 제조, 치즈 발효 등에 이용된다.

㉤ 과일과 건조식품을 변패시키고 독소를 만드는 것도 있다.

④ Rhizopus 속

㉠ 빵, 곡류, 과일 등에 번식한다.

㉡ 알코올 발효공업에 이용된다.

㉢ 원예작물(딸기, 귤, 채소 등)에 증식하는 변패의 원인균이다(거미줄 곰팡이로 격막이 없다).

CHAPTER 03 식중독 및 감염병

1 식중독

(1) 식중독의 의의
① 정의 : 미생물, 유독물질, 유해 화학물질 등이 음식물에 첨가되거나 오염되어 발생하는 것이다.
② 발생 시기 : 세균의 발육이 왕성하여 식품이 부패되기 쉬운 6~9월 사이
③ 원인 : 식중독 세균에 노출(부패)된 음식물을 섭취하여 발생하며, 전체 식중독 중 세균성 식중독이 80% 이상 차지한다.
④ 환자의 증상 : 일반적으로 설사와 복통, 그 밖에 구토, 발열, 두통 등

(2) 식중독의 분류

분류		종류
세균성 식중독	감염형	살모넬라, 장염비브리오, 병원성대장균, 캠필로박터, 여시니아, 리스테리아
	독소형	포도상구균, 보툴리누스, 바실러스 세레우스
	중간형	웰치균
화학성 식중독		유해성 금속물질, 농약, 유해성 첨가물
자연독 식중독		동물성, 식물성, 곰팡이독

2 세균성 식중독

(1) 감염형 식중독
① 살모넬라 식중독 ★ ㊺ ㊵ ㊴ ㊱
  ㉠ 원인균 : Salmonella typhimurium, Sal. enteritidis 등
    • 그람음성, 무포자, 간균, 주모성 편모, 통성혐기성
    • 돼지, 소, 닭, 쥐, 개, 고양이 등의 장내세균
    • 생육 최적온도 37℃, 최적pH 7~8
  ㉡ 원인식품 : 육류 및 그 가공품, 우유 및 유제품, 채소, 샐러드, 달걀 등
  ㉢ 잠복기 및 증상 : 12~24시간, 설사, 복통, 구토, 발열
  ㉣ 예방 : 60℃에서 약 20분간 가열하여 섭취, 식품의 저온보존

핵심 OX

01 Aspergillus flavus는 Aflatoxin을 생성한다. (O, X)

02 Penicillium expansum는 과일 연부병의 원인이다. (O, X)

03 살모넬라 식중독은 독소형 식중독이다. (O, X)

|정답| 01 O 02 O 03 X

> **출제경향 파헤치기**
> 감염형, 독소형 등 분류에 해당하지 않는 것이나, 감염경로·원인식품을 주로 묻는다.
> ☑ 독소형 식중독을 일으키는 균은?
> ☑ 여름철 어패류의 생식으로 감염되는 식중독은?

② **장염비브리오 식중독** ★ 44 42 40 37
  ㉠ 원인균 : Vibrio parahaemolyticus
    • 해수세균의 일종(3~5% 소금물 생육)
    • 그람음성, 무포자, 간균, 통성혐기성, 단모성 편모, 호염성
    • 최적온도에서 세대시간은 약 10~12분(증식 속도 가장 빠름)
    • 생육 최적온도 30~37℃, 최적pH 7~8
  ㉡ 원인식품 : 어패류(주로 하절기)
  ㉢ 잠복기 및 증상 : 10~18시간, 구토, 복통, 설사(혈변), 약간의 발열
  ㉣ 예방 : 여름철 어패류 생식 금지, 60℃에서 30분 가열, 냉장보관, 민물세척, 교차오염방지

③ **병원성대장균 식중독** ★ 46 43 42 40 39
  ㉠ 원인균 : 가축이나 인체에 서식 하는 Escherichia coli 중에서 인체에 감염되어 나타나는 균주
    • 그람음성, 무포자, 간균, 주모성 편모, 호기성 또는 통성혐기성
    • 유당을 분해하여 산과 가스를 생성
    • 장관출혈성 대장균(EHEC, Verotoxin 생성, 용혈성요독증후군 유발, E.coli O157 : H7균 해당)
    • 장관독소원성 대장균(ETEC, 장독소 생성)
    • 장관침투성 대장균(EIEC)
    • 장관응집성 대장균(EAEC)
    • 장관병원성 대장균(EPEC)
  ㉡ 원인식품 : 우유(주원인), 햄버거, 샐러드, 소고기 등
  ㉢ 증상 : 설사(혈변), 복통, 두통, 발열
  ㉣ 예방 : 식품과 음료수의 철저한 살균처리, 환자와 가축을 잘 관리하여 식품과 물이 오염되지 않도록 주의

④ **캠필로박터 식중독** ★ 46 44 43
  ㉠ 원인균 : Campylobacter jejuni
    • 그람음성, 무포자, 나선형 간균, 미호기성, 편모
    • 생육 최적온도 42~43℃
    • 수백 정도의 소량 균수로도 식중독 유발
  ㉡ 원인식품 : 오염된 육류나 살균하지 않은 우유
  ㉢ 잠복기 및 증상 : 2~7일, 설사, 복통, 두통, 발열(38~39℃), 길랭-바레증후군 증상을 동반할 수 있음
  ㉣ 예방 : 적절한 가열살균이 가장 중요

⑤ **여시니아 식중독** ★ 44 42

㉠ 원인균 : Yersinia enterocolitica
- 장내세균, 그람음성, 무포자, 간균, 주모성 편모, 통성혐기성
- 저온조건 및 진공포장 상태에서도 증식 가능

㉡ 원인식품 : 오염된 식육이나 우유, 보균동물의 배설물에 의한 2차오염 식품, 음료수 등

㉢ 잠복기 및 증상 : 2~3일, 패혈증, 복통, 설사, 관절염 등

㉣ 예방 : 식육의 교차오염 방지, 65℃ 이상의 가열

⑥ **리스테리아 식중독** ★ 43 32

㉠ 원인균 : Listeria monocytogenes
- 그람양성, 간균, 주모성 편모, 통성혐기성
- 저온(5℃) 및 염분이 높은 조건에서도 증식 가능

㉡ 원인식품 : 치즈, 아이스크림, 핫도그, 식육 및 그 가공품

㉢ 잠복기 및 증상 : 2일~3주, 발열, 구토, 뇌수막염, 패혈증, 유산

㉣ 예방 : 충분한 가열, 2차오염 방지

(2) 독소형 식중독

① **황색포도상구균 식중독** ★ 46 45 44 42 41 39 37

㉠ 원인균 : Staphylococcus aureus
- 화농성질환의 대표적인 원인균
- 그람양성, 무포자, 통성혐기성, 내염성, 비운동성
- 장독소(enterotoxin) 생성(내열성이 강해 120℃에서 30분간 처리해도 파괴가 안 됨)
- 생육 최적온도 30~37℃

㉡ 원인식품 : 유가공품, 김밥, 도시락, 식육제품 등

㉢ 잠복기 및 증상 : 1~6시간(평균 3시간으로 세균성 식중독 중 가장 짧음), 구토, 복통, 설사, 발열이 거의 없음

㉣ 예방 : 화농성 질환자의 식품취급 금지, 저온보관, 청결유지

② **보툴리누스 식중독** ★ 45 43 42 40 39 38 37

㉠ 원인균 : Clostridium botulinum
- 그람양성, 간균, 주모성 편모, 내열성의 포자 형성, 편성혐기성
- 신경독소(neurotoxin) 생성(열에 약하여 100℃에서 1~2분, 80℃에서 30분 이내 가열하면 비활성화)

㉡ 원인식품 : 불충분하게 가열살균 후 밀봉 저장한 식품(통조림, 소시지, 병조림, 햄 등)

㉢ 잠복기 및 증상 : 12~36시간, 신경계 마비, 높은 치명률(40% 내외)

㉣ 예방 : 충분한 가열 · 살균, 위생적 보관 · 가공

핵심 OX

01 장염비브리오 식중독은 어패류가 원인이다. (O, X)

02 O157 : H7은 장관출혈성 대장균에 속한다. (O, X)

03 황색포도상구균 식중독은 장독소를 생성한다. (O, X)

|정답| 01 O 02 O 03 O

③ 바실러스 세레우스 식중독 ★[45]

㉠ 원인균 : Bacillus cereus
- 그람양성, 간균, 주모성 편모, 통성혐기성
- 내열성 포자 형성
- 장독소(enterotoxin) 생성(설사독소와 구토독소)

㉡ 원인식품 : 동 · 식물성 단백질 식품, 수프, 소스(설사형), 전분질 식품(구토형)

㉢ 잠복기 및 증상 : 8~16시간, 복통, 설사(설사형), 1~5시간, 메스꺼움, 구토(구토형)

㉣ 예방 : 식품 즉시 섭취, 냉장 또는 60℃ 보온 유지

(3) 기타 세균성 식중독 ★[38][36][35]

① 웰치균 식중독(감염독소형, 중간형 식중독) ★[46][44][42]

㉠ 원인균 : Clostridium perfringens
- 그람양성, 간균, 포자 형성, 편성혐기성, 무편모, 비운동성
- 가스괴저균
- A, B, C, D, E, F의 형 중 A, F형이 식중독의 원인균
- 가열조리 후에도 식품에 증식하기 쉬움

㉡ 원인식품 : 단백질성 식품

㉢ 잠복기 및 증상 : 8~20시간, 복통, 설사

㉣ 예방 : 식품 즉시 섭취, 2차오염 방지

② 알레르기성 식중독 ★[45][44][42]

㉠ 원인균 : Morganella morganii
- 사람이나 동물의 장내에 상주
- Histidine decarboxylase 생성 → Histidine 분해 → Histamine 생성 → 알레르기 유발 ★[42][41][38]

㉡ 원인식품 : 등푸른 생선(꽁치, 고등어, 정어리, 참치 등)

㉢ 잠복기 및 증상 : 30분 전후, 안면홍조 및 발진(두드러기)

㉣ 예방 : 신선한 등푸른 생선 구입, 상온에 생선 오래 방치하지 않기

③ 장구균 식중독 ★[41]

㉠ 원인균 : Enterococcus faecalis

㉡ 원인식품 : 치즈, 우유, 소시지, 햄, 곡류

㉢ 잠복기 및 증상 : 5~10시간, 설사, 복통, 구토

㉣ 냉동식품과 건조식품의 오염지표균

(4) 세균성 식중독의 특징 ★ [39]

① 많은 양의 세균이나 독소에 의해 발생한다.
② 2차감염이 없다.
③ 식품에서 사람으로 최종 감염된다(식중독은 종말감염).
④ 감염형 식중독은 세균 자체에 의한 것이고, 대부분 급성위장염 증상이 많다.
⑤ 감염형 식중독은 원인식품에 기인하고 균의 양이 발병에 영향을 준다.
⑥ 면역이 생기지 않는다.
⑦ 잠복기가 짧다(경구감염병보다 잠복기가 짧음).
⑧ 세균의 적온은 25~37℃이다.

3 화학성 식중독

(1) 중금속에 의한 식중독 ★ [46] [44] [42] [41] [38] [35]

유해 중금속	특 징
수은 (Hg)	• 콩나물 재배 시의 소독제(유기수은제) • 수은을 포함한 공장폐수로 인한 어패류의 오염 • 미나마타병 : 지각이상, 시야협착, 보행곤란
납 (Pb)	• 통조림의 땜납, 도자기나 법랑용기의 안료 • 납 성분이 함유된 수도관, 납 함유 연료의 배기가스 등 • 빈혈, 구토, 복통, 사지마비(급성), 피로, 지각상실, 시력장애, 체중감소
카드뮴 (Cd)	• 도자기, 법랑용기의 안료 • 도금합금 공장, 광산 폐수에 의한 어패류와 농작물의 오염 • 이타이이타이병 : 신장장애, 폐기종, 골연화증, 단백뇨 등
비소 (As)	• 식품첨가물 중 불순물로 혼입, 도자기, 법랑용기의 안료 • 1955년 일본 조제분유사건의 원인 중금속 • 급성 중독 : 발열, 구토, 복통, 경련 • 만성 중독 : 흑피증, 피부각질화, 중추신경장애
구리 (Cu)	• 구리로 만든 식기, 주전자, 냄비 등의 부식(녹청) • 채소류 가공품에 엽록소 발색제(황산구리)를 남용 시
아연 (Zn)	• 아연 도금한 조리기구나 통조림으로 산성식품을 취급 시 • 간세포 괴사, 구토, 현기증
주석 (Sn)	• 주석 도금한 통조림통에 산성 과일제품을 담을 시 • 구토, 복통, 설사
6가크롬 (Cr^{6+})	• 도금공장 폐수나 광산 폐수에 오염된 물을 음용 시 • 비중격천공, 폐기종
안티몬 (Sb)	• 에나멜 코팅용 기구, 법랑용기 • 구토, 설사, 복통, 호흡곤란

출제경향 파헤치기

화학물질과 중독 증상, 중독 경로를 주로 묻는다.

☑ 미나마타병을 일으키는 중금속은?

☑ 도자기나 법랑 용기의 안료로 식품에 오염되는 것은?

핵심 OX

01 알레르기성 식중독 원인은 histamine이다. (O, X)

02 장구균은 냉동식품의 오염지표균이다. (O, X)

03 6가크롬은 비중격천공을 유발한다. (O, X)

|정답| 01 O 02 O 03 O

(2) 농약에 의한 식중독 ★ 46 45 44 42

농약	특징
유기인제	• 파라티온, 마라티온, 다이아지논, EPN • 신경증상, 혈압상승, 근력감퇴, 전신경련 • 콜린에스테라제의 저해작용
유기염소제	• DDT, BHC, aldrin 등의 살충제와 2,4-D, PCP 등의 제초제 • 잔류성이 큰 농약으로 신경중추의 지방조직에 축적되어 신경계의 이상 증상, 복통, 설사, 구토, 두통, 시력감퇴, 전신권태, 손발의 경련
유기수은제	• 종자소독용 농약 • 중추신경장애 증상인 경련, 시야축소, 언어장애
유기불소제	• 쥐약, 깍지벌레·진딧물의 살충제 • 체내의 아코니타아제(aconitase)의 활성 저해 → 구연산의 체내 축적에 따른 심장장애와 중추신경 이상 증상
비소제	• 비산납, 비산석회 등의 농약 • 목구멍과 식도의 수축, 위통, 구토, 설사, 혈변, 소변량 감소, 갈증
카바메이트제	• 살충제 및 제초제 농약 → 유기염소제 대체용 • 콜린에스테라제의 작용억제에 따른 신경자극의 비정상 작용

알아두기

농약에 의한 식중독 예방법
• 살포 시 흡입 주의
• 과일은 유기인제 농약 살포 후 1개월 이후에, 채소는 15일 이후에 수확
• 산성 용액으로 세척한 후 섭취

(3) 유해성 식품첨가물에 의한 식중독 ★ 46 45 43 42 40 39 38

유해성 식품첨가물		특징
유해성 착색료	아우라민 (auramine)	• 황색의 염기성 타르색소 • 과자, 단무지, 카레가루 등 • 두통, 구토, 사지마비, 맥박 감소, 두근거림
	로다민 B (rhodamine-B)	• 분홍색의 염기성 타르색소 • 어묵, 과자, 토마토케첩, 얼음과자 등 • 색소뇨와 전신착색, 오심, 구토, 설사, 복통
	파라니트로아닐린 (p-nitroaniline)	• 황색의 지용성 색소 • 혈액독, 신경독, 두통, 혼수, 황색뇨 배설
	실크스칼렛 (Silk scalet)	적색의 수용성 타르색소
유해성 감미료	둘신 (dulcin)	• 설탕의 약 250배 감미도 • 혈액독, 간장·신장장애
	시클라메이트 (cyclamate)	• 설탕의 40~50배 감미도 • 발암성(방광암)
	에틸렌글리콜 (Ethylene glycol)	엔진의 부동액
	파라니트로올소톨루이딘 (p-nitro-o-toluidine)	설탕의 약 200배 감미도, 살인당, 원폭당
	페릴라틴 (perillartine)	설탕의 약 2,000배 감미도, 신장염

유해성 표백제	롱갈리트 (Rongalite)	• 발암성 • 아황산이 유리되어 나오므로 강한 표백력 • 물엿, 연근의 표백 • 상당량의 Formaldehyde가 유리되어 신장을 자극
	삼염화질소	과거 밀가루 표백과 숙성에 사용
	형광표백제	과거 국수나 어육제품의 표백에 사용
유해성 보존료	붕산	• 햄, 베이컨, 마가린 • 대사장애, 소화장애
	불소화합물	• 육류, 우유, 알코올 음료 • 구토, 복통, 경련, 호흡장애
	승홍	• 주류 • 구토, 복통, 신장장애
	폼알데하이드 (HCHO)	• 주류, 장류 • 단백질 불활성화, 두통, 구토, 식도괴사

(4) 식품의 가공·조리·저장 시 생성되는 유해물질 ★ 40 39 38 36 35

종류	특징
메탄올 (methanol)	• 과실주 및 정제가 불충분한 증류주에 미량 함유 • 두통·현기증·구토, 심할 경우 정신이상, 시신경에 염증을 일으켜 실명하거나 사망에 이르게 됨
Nitroso 화합물	• 소시지, 햄의 발색제인 아질산염과 식품 중의 2급아민이 반응하여 생성 • 발암성(nitrosamine)
다환 방향족 탄화수소 (PAH)	• 석탄, 석유, 목재 등을 태울 때 불완전한 연소로 생성 • 300℃ 이상 고온에서 촉진 • 태운 식품이나 훈제품에 함량이 높음(벤조피렌의 발암성이 문제)
Heterocyclic amine류	• 아미노산이나 단백질의 열분해에 의하여 여러 종류가 생성 • 볶은 콩류와 곡류, 구운 생선과 육류 등에서 다량 발견 • 발암성
지질의 산화생성물	• hydroperoxide는 급성중독증을 유발 • malonaldhyde는 발암성 물질로서 장기간 지나치게 가열을 받은 유지에서 다량 검출됨
아크롤레인 (acrolein)	산패 및 지질의 가열 시 생성
에틸카바메이트 (ethyl carbamate)	• 식품의 저장·숙성 중 화학적인 원인으로 자연 발생 • 알코올음료, 발효식품
아크릴아마이드	감자나 식빵 같은 탄수화물을 굽거나 튀길 때 발생(일반적으로 120℃ 이상)

알아두기

열경화성 수지 ★ 46 42
페놀수지, 멜라민수지, 요소수지가 있다. 뜨거운 음식을 담았을 때 폼알데하이드가 용출되는 위생상 문제점이 있다.

알아두기

아크릴아마이드 ★ 35
• 1997년 스웨덴에서 철도터널공사 노동자들에게 공해병으로 처음 발생
• 음식물에서 발견된 화학물질 중 가장 발암성이 높음
• 감자나 식빵같은 탄수화물을 굽거나 튀길 때 발생(일반적으로 120℃ 이상)

핵심 OX

01 핑크색의 염기성 타르색소로 어묵이나 과자에 사용해 식중독을 일으킨 식품첨가물은 로다민 B이다. (O, X)

02 설탕보다 약 250배의 감미가 있지만 혈액독을 유발시켜 사용이 금지된 식품첨가물은 둘신이다. (O, X)

03 Rongalite는 유해표백제로 사용이 금지됐다. (O, X)

|정답| 01 O 02 O 03 O

알아두기

내분비교란물질 ★ 43
- 환경에 배출된 일부 화학물질이 체내에 들어가 마치 호르몬처럼 작용하여, 내분비계(호르몬)의 정상적인 기능을 방해하는 것으로 알려진 물질이다.
- 성호르몬의 기능에 많은 영향을 주기 때문에 수컷의 암컷화, 생식력 감소, 생식기관 및 신체 기형 유발 등을 통해 생물군의 개체수를 감소시킬 수 있다.
- 대부분의 내분비 장애물질은 생체 내에서 반감기가 길어 쉽게 분해되지 않는다.

알아두기

호르몬 봉쇄작용 ★ 44
내분비계교란물질이 수용체 결합 부위를 차단함으로써 정상호르몬이 수용체에 접근하는 것을 막아 기능을 발휘하지 못하도록 하는 것이다.

출제경향 파헤치기

자연독의 이름과 증상을 주로 묻는다.
- ☑ 섭조개나 굴 등에 함유되어 있는 조개류 자연독은?
- ☑ 황변미 중독을 일으키는 독성분으로 옳은 것은?

(5) 내분비교란물질에 의한 식품오염

① 비스페놀 A(bisphenol A) ★ 43
  ㉠ 에폭시수지, 폴리카보네이트 등 플라스틱 제조의 주원료로 사용
  ㉡ 통조림 캔·수도관 내장 코팅제, 종이영수증, 치과레진, 생수용기 등에 포함된 물질

② PCB(polychlorinated biphenyl) ★ 40
  ㉠ 일본에서 발생한 미강유 오염사고의 원인물질로, 피부발진, 관절통 등의 증상을 수반
  ㉡ 인체의 지방조직에 축적되며 배설속도가 느림

③ 다이옥신(dioxine) ★ 46
  ㉠ 물에는 녹지 않으나 유기용매(지방)에는 잘 녹음
  ㉡ 자동차 배출가스, 각종 PVC 제품 등 쓰레기의 소각과정에서 생성, 월남전 고엽제 성분

④ 프탈레이트(phthalate) : 염화비닐수지(폴리염화비닐)를 주성분으로 하는 합성수지제의 기구 및 용기에 사용 ★ 43

4 자연독에 의한 식중독

(1) 동물성 식중독

① 복어독 ★ 44 41 39 38 36 35
  ㉠ 독성물질 : 테트로도톡신(Tetrodotoxin)
    - 복어의 알과 생식선(난소·고환), 간, 내장, 피부 등에 함유
    - 독성이 강하고 물에 녹지 않으며 열에 안정
    - 복어의 독은 내인성
  ㉡ 중독 증상
    - 식후 30분~5시간 만에 발병
    - 중독 증상이 단계적으로 진행(혀의 지각마비, 구토, 감각둔화, 보행곤란)
    - 골격근의 마비, 호흡곤란, 의식혼탁, 의식불명, 호흡이 정지되어 사망
    - 진행 속도가 빠르고 해독제가 없어 높은 치사율(60%)
  ㉢ 예방법
    - 전문조리사만이 요리하도록 함
    - 난소·간·내장 부위는 먹지 않도록 함
    - 독이 가장 많은 산란 직전(5~6월)에는 특히 주의하도록 함
    - 유독부의 폐기를 철저히 하도록 함

② 조개류독 ★ [45] [44] [43] [40] [37] [36]

독성물질	베네루핀(Venerupin)	삭시톡신(Saxitoxin)
조개류	모시조개, 바지락, 굴	대합조개, 섭조개, 홍합
독 소	열에 안정한 간 독소	열에 안정한 마비성 패독소
치사율	50%	10%
유독 시기	2~4월	5~9월
중독 증상	출혈 반점, 간 기능 저하, 토혈, 혈변, 혼수	혀 · 입술의 마비, 호흡 곤란

③ 기타 어패류독 ★ [44]

㉠ 테트라민 중독 : 육식성 고둥의 타액선에 들어 있는 테트라민(Tetramine)을 제거해야 함

㉡ 수랑 중독 : 수루가톡신(Surugatoxin), 네오수루가톡신(Neosurugatoxin)

㉢ 시구아테라 중독 : 열대나 아열대 해역에 사는 어패류의 시구아톡신(Ciguatoxin), 시구아테린(Ciguaterin) 독성분에 의함

(2) 식물성 식중독

① 독버섯

㉠ 독버섯의 독성분 : 일반적으로 무스카린(Muscarine)에 의한 경우가 많고, 그 밖에 무스카리딘(Muscaridine), 팔린(Phaline), 아마니타톡신(Amanitatoxin), 콜린(Choline), 뉴린(Neurine) 등 ★ [46] [43] [38] [37] [35]

㉡ 중독 증상

- 위장염 증상(구토, 설사, 복통) : 무당버섯, 화경버섯
- 콜레라 증상(경련, 헛소리, 탈진, 혼수상태) : 알광대버섯, 독우산광대버섯, 흰알광대버섯
- 뇌 및 중추신경 장애증상(광증, 침 흘리기, 땀 내기, 근육경련, 혼수상태) : 마귀광대버섯, 광대버섯, 땀버섯

㉢ 특 징

- 색이 아름답고 선명함
- 매운맛이나 쓴맛이 있음
- 유즙을 분비하고 점성이 있음
- 공기 중에서 변색하고 악취가 발생

㉣ 독버섯 감별법 ★ [38]

- 세로로 잘 찢어지지 않음
- 은수저를 문지르면 검게 변함

[알아두기]

설사성 조개류독

- 큰가리비, 백합, 모시조개 등에서 발생
- 독성물질 : 오카다산(Okadaic acid), 펙테노톡신(Pectenotoxin)

[알아두기]

시구아톡신 ★ [44]

온도감각 이상, 설사, 메스꺼움 등의 증상이 나타난다.

핵심 OX

01 PCB는 지방조직에 축적된다. (O, X)

02 복어독의 원인은 테트로도톡신이다. (O, X)

03 베네루핀은 모시조개, 바지락, 굴에서 발생한다. (O, X)

| 정답 | 01 O 02 O 03 O

② 감 자

㉠ 독성물질 ★[44][39][38]

- 솔라닌(Solanine)으로 감자의 발아 부위와 녹색 부위에 많이 함유
- Cholinesterase의 작용을 억제하여 독작용
- 썩은 감자에는 셉신(Sepsine)이 생성되어 중독

㉡ 중독 증상 : 구토, 설사, 복통, 두통, 발열(38~39℃), 팔다리 저림

③ 기타 식물성 자연독 ★[46][45][43][42][41][40][39][38][37][35]

㉠ 목화씨(면실유) : 고시폴(Gossypol)

㉡ 피마자 : 리신(Ricin), 리시닌(Ricinine), 알레르겐(Allergen)

㉢ 청매 : 아미그달린(Amygdalin, 시안배당체)

㉣ 대두, 팥 : 사포닌(Saponin)

㉤ 미치광이풀 : 아트로핀(Atropine)

㉥ 오디, 부자, 초오 : 아코니틴(Aconitine)

㉦ 맥각 : 에르고톡신(Ergotoxin)

㉧ 벌꿀 : 안드로메도톡신(Andromedotoxin)

㉨ 독맥(독보리) : 테물린(Temuline)

㉩ 독미나리 : 시큐톡신(Cicutoxin)

㉪ 고사리 : 프타퀼로시드(Ptaquiloside)

㉫ 소철 : 사이카신(Cycasin)

㉬ 붓순나무 : 시키민(Shikimin), 시키미톡신(Shikimitoxin)

㉭ 꽃무릇 : 리코린(Lycorine)

㉮ 수수 : 듀린(Dhurrin, 시안배당체)

(3) 곰팡이독(mycotoxin)

① 아플라톡신(Aflatoxin) 중독 ★[43][41][39][38][37]

㉠ 아스퍼질러스 플라버스(Aspergillus flavus) 곰팡이

㉡ 쌀 · 보리 등의 탄수화물이 풍부한 곡류와 땅콩 등의 콩류에 침입하여 아플라톡신 독소를 생성

㉢ 수분 16% 이상, 습도 80% 이상, 온도 25~30℃인 환경일 때 전분질 성 곡류에서 생산

㉣ 인체에 간장독(간암) 발병

㉤ $B_1 > M_1 > G_1 > M_2 > B_2 > G_2$ 순으로 독성이 강함

㉥ 자외선, 방사선에 불안정

㉦ 아세톤이나 클로로포름에 녹고, 강산 · 강알칼리에 의해 분해

㉧ 열에 대해서는 안정하여 270~280℃ 이상 가열하지 않으면 분해되지 않아 식품가공과정의 열처리에 의해서 남아 있는 독성

② 황변미 중독 ★ [46] [44] [43] [42] [41] [40] [39] [38] [36] [35]

㉠ 페니실리움(Penicillium)속 푸른곰팡이가 저장 중인 쌀에 번식

㉡ 시트리닌(Citrinin – 신장독), 시트레오비리딘(Citreoviridin – 신경독), 이슬란디톡신(Islanditoxin – 간장독), 루테오스카이린(Luteoskyrin – 간장독) 등의 독소를 생성

㉢ 쌀 저장 시 습기가 차면 생성

③ 맥각 중독 ★ [45] [42] [39]

㉠ 맥각균(Claviceps purpurea)이 보리 · 밀 · 호밀 등의 씨방에 기생

㉡ 에르고톡신(Ergotoxin) · 에르고타민(Ergotamine) 등의 독소를 생성

㉢ 인체에 간장독 발병

㉣ 많이 섭취할 경우 구토 · 복통 · 설사를 유발

㉤ 임산부에게는 유산 · 조산 일으킴

④ 붉은곰팡이(Fusarium)독 ★ [46] [44] [43]

㉠ 맥류나 옥수수에 Fusarium속의 곰팡이가 기생하면 붉은곰팡이병 발생

㉡ Sporofusarin(식중독성 무백혈구증 유발), Zearalenone(발정증후군), T-2 Toxin(피부독), Fumonisin(말의 뇌백질연화증, 돼지의 폐수종, 사람의 식도암 유발) 등의 독소 함유

⑤ 기타 곰팡이독 ★ [45]

㉠ Aspergillus versicolor : Sterigmatocystin(간장독) 생산

㉡ Asp. ochraceus가 : Ochratoxin(간장독) 생산

㉢ Penicillium rubrum : Rubratoxin(간장독) 생산

㉣ Pen. patulum : Patulin(신경독) 생산

[알아두기]

곰팡이독의 분류

- 신장독 : Penicillium속(Citrinin)
- 신경독 : Aspergillus속(Maltoryzine), Penicillium속(Citreoviridin, Patulin)
- 간장독 : Aspergillus속(Aflatoxin, Ocharatoxin, Sterigmatocystin), Penicillium속(Rubratoxin, Islanditoxin, Luteoskyrin)

[알아두기]

파툴린(Patulin) ★ [45]

Penicillium속이 생산하는 독소로서 사과 주스에 잔류기준이 설정되어 있다.

5 경구감염병

(1) 경구감염병의 의의

① 정의 : 물이나 음식물이 전염의 매체가 되어 경구적으로 병원균이 침입하여, 사람에게 여러 가지 질병을 일으키는 것

② 경구감염병의 조건

㉠ 병원소 : 환자 · 보균자 · 환자와 접촉한 사람, 매개물, 토양, 오염된 음식

㉡ 전파양식 : 거의 모든 식품이 전파제 역할 담당(음식물, 물)

㉢ 숙주의 감수성 : 개개인의 면역에 대한 저항력 유무에 따라 발병 여부가 좌우

핵심 OX

01 대두에서 사포닌을 생성한다. (O, X)

02 감자에서 생성되는 독소는 아미그달린이다. (O, X)

03 황변미 중독은 페니실리움속 푸른 곰팡이의 독소로 발생한다. (O, X)

| 정답 | 01 O 02 X 03 O

> **출제경향 파헤치기**
>
> 경구감염병을 일으키는 균과 감염경로를 주로 묻는다.
>
> ☑ 성홍열을 일으키는 독소를 만드는 균은?
> ☑ 장티푸스의 감염경로로 옳은 것은?

(2) 경구감염병의 분류(병원체의 종류에 따라)

① 세균에 의한 것 : 세균성이질, 장티푸스, 파라티푸스, 콜레라, 성홍열, 디프테리아, 브루셀라증
② 바이러스(Virus)에 의한 것 : 감염성설사증, 유행성간염, 급성회백수염(폴리오)
③ 원생동물에 의한 것 : 아메바성이질
④ 리케치아에 의한 것 : Q열, 발진열, 발진티푸스, 쯔쯔가무시증

(3) 경구감염병의 예방 방법

① 병원체의 제거
  ㉠ 환자의 분비물과 환자가 사용한 물품을 철저히 소독·살균
  ㉡ 철저한 음료수 소독
  ㉢ 생식은 가능한 한 금지
② 병원체 전파의 차단
  ㉠ 환자와 보균자의 조기발견
  ㉡ 쥐, 파리, 바퀴 등의 매개체 구제
  ㉢ 식품과 음료수의 철저한 위생관리
③ 인체의 저항력 증강
  ㉠ 예방접종
  ㉡ 충분한 영양 섭취와 휴식

(4) 주된 경구감염병

① 장티푸스 ★ 44 41 39 38 37 35
  ㉠ 병원체 : 장티푸스균(Salmonella typhi)
    • 열에 약함
    • 발육 최적온도는 37℃ 정도
    • 최적 pH는 7.0 정도
  ㉡ 감염경로
    • 환자나 보균자의 배설물·타액·유즙이 감염원(보균자의 담낭에서 서식)
    • 오염된 물이나 음식물, 파리, 생과일, 채소 등의 매개물 또는 환자나 보균자와의 접촉에 의해서 감염
  ㉢ 잠복기 : 1~3주
  ㉣ 증상 : 고열(40℃ 전후, 1~2주간), 장미진(피부 발진)
  ㉤ 예방법
    • 보균자 격리, 예방접종
    • 물·음식물·곤충 등의 위생관리 철저

② 콜레라 ★[46][45][40][38][35]

㉠ 병원체 : 비브리오 콜레라균(Vibrio cholerae)

- 콤마 모양, 그람음성, 간균, 무포자, 단모성 편모, 통성혐기성
- 가열(56℃에서 15분)에 의해 사멸
- 저온에서는 저항력이 있어 20~27℃에서 40~60일 정도 생존

㉡ 감염경로

- 환자의 대변과 구토물을 통하여 균이 배출되어 물을 오염시킴으로써 경구적으로 감염
- 환자나 보균자의 손 그리고 파리 등에 의해 간접 감염

㉢ 잠복기 : 수 시간~5일

㉣ 증 상

- 심한 위장장애
- 쌀뜨물 같은 설사(수양변)를 1일에 10~30회 정도
- 구토, 맥박 저하, 탈수, 피부건조, 체온 저하, Cyanosis(청색증) 등

㉤ 예방법

- 철저한 검역
- 콜레라 발생지역의 출입 금지

③ 세균성이질 ★[44][43][40][39][38][37][36][35]

㉠ 병원체 : 이질균(Shigella dysenteriae)

- 그람음성 간균으로 호기성이며 운동성이 없고 포자와 협막 없음
- 열에 약하여 60℃에서 10분간 가열로 사멸

㉡ 감염경로

- 환자와 보균자의 분변, 장내세균
- 파리 등의 매개체

㉢ 잠복기 : 2~7일

㉣ 증상 : 잦은 설사(점액 · 혈액 · 고름 수반), 권태감, 식욕부진, 38~39℃의 고열, 복통 등

㉤ 예방법

- 식사 전에 오염된 손과 식기류의 철저한 소독
- 충분한 식품의 가열

핵심 OX

01 세균성이질은 그람음성이다. (O, X)

02 콜레라는 쌀뜨물 같은 수양변을 일으킨다. (O, X)

03 장티푸스는 환자의 오줌이나 대변 같은 배설물로부터 감염될 수 있다. (O, X)

|정답| 01 O 02 O 03 O

④ 아메바성이질
　㉠ 병원체 : 이질아메바(Entamoeba histolytica)
　㉡ 감염경로
　　• 환자나 보균자의 분변, 환자의 손, 바퀴벌레, 파리 등이 물이나 음식을 오염시킴으로써 경구적으로 감염
　　• 위생환경이 좋지 않은 곳
　㉢ 잠복기 : 2~4주
　㉣ 증 상
　　• 복통 및 설사, 혈변
　　• 화장실을 자주 들락거리게 됨
　㉤ 예방법
　　• 개인위생과 식기류의 철저한 소독
　　• 충분한 식품의 가열

⑤ 폴리오(소아마비, 급성회백수염, 급성척수전각염) ★ ㊺ ㊸ ㊷
　㉠ 병원체 : 폴리오 바이러스(Polio virus)
　㉡ 감염경로 : 환자의 분변, 인후분비물, 오염된 식품
　㉢ 잠복기 : 7~12일(영유아나 소아에게 잘 감염됨)
　㉣ 증 상
　　• 주로 불현성 감염으로 나타남
　　• 감기 증상을 보이며 2~3일 후에는 열이 내려가면서 근육통, 피부 지각 이상 등의 신경증상
　　• 갑자기 사지마비 증세가 나타남
　㉤ 예방법 : 세이빈 백신(Sabin Vaccine, 생백신)에 의한 예방접종

⑥ 파라티푸스 ★ ㊻ ㊺ ㊶
　㉠ 병원체 : 파라티푸스균(Salmonella paratyphi A, B, C)
　㉡ 잠복기 : 1~3주
　㉢ 증상 : 장티푸스와 유사하지만 경증이며 경과기간도 짧음

⑦ 유행성간염(A형간염) ★ ㊹ ㊷ ㊱
　㉠ 병원체 : A형간염 바이러스(Hepatitis A virus)
　㉡ 감염경로
　　• 환자의 분변에 오염된 음식물과 물의 섭취를 통한 전파
　　• 주사기를 통한 감염이나 혈액제제를 통한 전파
　　• 성접촉
　㉢ 잠복기 : 평균 28일
　㉣ 증 상
　　• 발열, 황달, 식욕부진, 구토, 암갈색 소변, 복부불쾌감
　　• 6세 미만은 무증상이 대부분, 성인은 황달이 동반되는 경우가 많음

⑧ 성홍열 ★ 46 43 37
  ㉠ 병원체 : 베타용혈성연쇄구균(Group A β-hemolytic Streptococci)
  ㉡ 감염경로 : 비말감염과 인후 분비물의 식품오염을 통해서 전파
  ㉢ 잠복기 : 4~7일(5~10세 어린이에게 잘 감염됨)
  ㉣ 증 상
    • 40℃ 내외의 발열과 편도선 종양
    • 붉은 발진이 온몸에 나타남
⑨ 디프테리아(Diphtheria) ★ 45 44
  ㉠ 병원체 : 독소형 디프테리아균(Corynebacterium diphtheriae)
  ㉡ 감염경로
    • 체외독소를 분비하여 혈류를 통해 신체 각 부분에 질병을 유발
    • 환자의 코와 인후 분비물, 기침 등을 통하여 전파
  ㉢ 잠복기 : 3~5일
  ㉣ 제1급감염병으로 발생 또는 유행 즉시 신고해야 함

알아두기
세균성 식중독과 경구감염병

구 분	세균성 식중독	경구감염병
발병 원인	대량 증식된 균	미량의 병원체
발병 경로	식중독균에 오염된 식품 섭취	감염병균에 오염된 물 또는 오염된 식품 섭취
2차 감염	거의 없음	2차 감염이 됨
잠복기	짧은 잠복기	비교적 긴 잠복기
면 역	면역이 안 됨	면역이 됨

6 인수공통감염병

(1) 인수공통감염병의 의의
① 사람과 동물이 같은 병원체에 의하여 발생하는 질병 또는 감염 상태
② **식용동물에 발병되는 인수공통감염병** : 탄저, 브루셀라증(Brucellosis), 결핵, 돈단독, 야토병, 렙토스피라증(Leptospirosis) 등
③ 예방법
  ㉠ 병에 걸린 동물의 조기발견과 격리치료 및 예방접종을 철저히 하여 감염병 유행 예방
  ㉡ 병에 걸린 동물의 사체와 배설물의 소독 철저
  ㉢ 탄저병일 경우에는 고압살균 또는 소각 처리
  ㉣ 우유의 살균 처리(브루셀라증, 결핵, Q열의 예방상 중요)
  ㉤ 병에 걸린 가축의 고기, 뼈, 내장, 혈액의 식용을 삼갈 것
  ㉥ 수입 가축이나 고기 · 유제품의 검역 및 감시를 철저히 할 것

핵심 OX
01 소아마비는 폴리오 바이러스가 원인이다. (O, X)

02 A형간염은 식품을 통해서 감염될 수 있다. (O, X)

03 디프테리아는 세이빈 백신으로 예방이 가능하다. (O, X)

|정답| 01 O 02 O 03 X

출제경향 파헤치기

인수공통감염병의 감염경로와 병원체를 주로 묻는다.

☑ 소, 돼지, 양 등에 감염되어 유산을 일으키는 질환은?

☑ 목축업자, 도살업자, 피혁업자의 피부 상처를 통해 감염되는 인수공통감염병은?

(2) 인수공통감염병의 종류

① 탄저(Anthrax)★ 45 38

㉠ 병원체 : 탄저균(Bacillus anthracis)

㉡ 소, 돼지, 양, 산양 등에서 발병하는 질병

㉢ 목축업자, 도살업자, 피혁업자 등에게 피부 상처를 통하여 감염

㉣ 잠복기 : 4일 이내

㉤ 피부탄저 : 피부를 통해 감염되어 악성 농포를 만들고 주위에 침윤, 부종, 궤양을 일으킴

㉥ 폐탄저 : 포자를 흡입하여 폐렴 증상을 보임

㉦ 장탄저 : 감염된 수육을 먹어 구토와 설사 등을 일으킴

② 브루셀라증(Brucellosis, 파상열) ★ 46 43 42 39 38

㉠ 병원체

- Brucella melitensis : 양, 염소에 감염되어 유산을 일으키는 병원체
- Brucella abortus : 소에 감염되어 유산을 일으키는 병원체
- Brucella suis : 돼지에 감염되는 병원체

㉡ 브루셀라균군이 사람에게 열성 질환

㉢ 소, 돼지, 양, 염소 등에 감염성 유산을 일으키는 질환

㉣ 잠복기 : 14~30일 정도

㉤ 증상 : 불규칙한 발열(파상열), 발한, 근육통, 불면, 관절통 등

㉥ 사람에는 불현성 감염이 많고 간이나 비장이 붓고 패혈증 발생

③ 결핵(Tuberchlosis) ★ 44 43 42 41 40 39 37

㉠ 병원체 : 결핵균(Mycobacterium tuberculosis)

㉡ 사람, 소, 조류 등에 감염되어 결핵

㉢ 소의 결핵균은 살균이 되지 않은 우유를 통하여 사람에게 쉽게 감염

㉣ 잠복기 : 불분명

㉤ 예방법

- 정기적으로 투베르쿨린검사(PPD) 실시, BCG 접종
- 오염된 식육과 우유의 식용을 금지
- 결핵균은 저온살균에 의해 사멸되므로 철저한 우유의 살균 필요

④ 돈단독

㉠ 병원체 : 돈단독균(Erysipelothrix rhusiopathiae)

㉡ 돼지의 감염병으로 패혈증(소, 말, 양, 닭에서도 볼 수 있음)

㉢ 사람의 감염은 주로 피부 상처를 통해서 이루어짐

㉣ 잠복기 : 10~20일

㉤ 증상 : 병원균 침입 부위가 빨갛게 붓고 발열과 임파절에 염증을 일으킴

㉥ 예방법 : 이환 동물의 조기발견, 격리치료 및 철저한 소독과 예방접종

⑤ 야토병 ★[43][42][39][37]

㉠ 병원체 : 야토균(Francisella tularensis)

㉡ 산토끼나 설치류 동물 사이에 유행하는 감염병

㉢ 감염된 산토끼나 동물에 기생하는 진드기, 벼룩, 이 등에 의해 사람에게 감염

㉣ 잠복기 : 1~10일(보통 3~4일)

㉤ 증상 : 두통, 오한, 전열, 발열

㉥ 예방법

- 토끼 고기를 조리할 때는 충분하게 가열하기
- 유원지에서 생수를 마시지 않기
- 상처에 주의하기

⑥ 렙토스피라증(Leptospirosis = Weil병)

㉠ 병원체 : 렙토스피라균(Leptospira species)

㉡ 소, 개, 돼지, 쥐 등이 감염

㉢ 사람은 감염된 쥐의 오줌으로 오염된 물, 식품 등에 의해 경구적으로 감염

㉣ 잠복기 : 5~7일

㉤ 증상 : 39~40℃ 정도의 고열과 오한, 두통, 근육통과 심장 · 간 · 신장 장애

㉥ 예방법 : 사균백신과 손 · 발의 소독 및 쥐의 구제

⑦ Q열 ★[45]

㉠ 병원체 : Ccxiella burnetii

㉡ 잠복기 : 2~4주

㉢ 증상 : 고열, 오한, 두통, 중증 시 폐에 반점, 황달 등의 증상

㉣ 예방 : 진드기 등 흡혈곤충 박멸, 유제품 살균 등

⑧ 리스테리아증(Listeriosis) ★[39][38][36]

㉠ 병원체 : Listeria monocytogenes, 4~5℃ 이하에서도 생존 · 번식

㉡ 가축류, 가금류, 사람에게 질병을 전파

㉢ 사람은 동물과 직접 접촉하거나 오염된 식육, 유제품 등을 섭취하여 감염

㉣ 오염된 먼지를 흡입하여 감염

㉤ 잠복기 : 3일~수 주일

㉥ 증상 : 뇌척수막염, 임산부의 자궁 내 패혈증, 태아 사망

㉦ 신생아는 감염되면 높은 사망률

핵심 OX

01 사람과 동물이 같은 병원체에 의해 발생하는 질병을 인수공통감염병이라 한다. (O, X)

02 사람에게 열성 질환을 일으키고, 소나 돼지에게 감염성 유산을 일으키는 질환은 브루셀라증이다. (O, X)

03 우형 결핵균은 우유를 통해 사람에게 감염된다. (O, X)

| 정답 | 01 O 02 O 03 O

> **출제경향 파헤치기**
> 기생충의 증상과 감염경로 및 중간숙주를 주로 묻는다.
> ☑ 다음 기생충 중 경피감염이 되는 것은?
> ☑ 다음 기생충의 중간숙주의 연결로 옳은 것은?

7 식품과 기생충

(1) 채소류에서 감염되는 기생충

① 회 충 ★ 36
  ㉠ 대변에서 나온 충란이 감염
  ㉡ 음식과 함께 인체로 들어가서 장에서 약 15시간 안에 탈피하여 장간막을 뚫고 간으로 침입, 소장에 기생
  ㉢ 증상 : 심한 때에는 복통, 권태, 피로감, 두통, 발열
  ㉣ 어린이는 이미증을 나타내며, 맹장이나 수담관 등에 침입하여 장폐색증, 복막염 발생
  ㉤ 예방법 : 채소의 세정, 손의 청결, 집단구충 등

② 십이지장충(구충) ★ 44 43 42 38 35
  ㉠ 경구감염이 주된 경로이지만 유충이 경피적으로 침입하여 발생할 수 있음
  ㉡ 유충이 입 또는 피부를 통하여 혈관, 림프관을 타고 폐로 당도
  ㉢ 기낭에 들어간 후 기관지, 인두를 거쳐 작은창자의 점막층에 부착 기생
  ㉣ 직접 흡혈하는 기생충
  ㉤ 증상 : 채독증(메스꺼움, 구토, 기침), 심한 빈혈, 두근거림, 전신권태, 부종, 피부건조, 손톱의 변화 등
  ㉥ 예방법 : 경피감염되므로, 밭이나 논에 맨발로 다니지 않기

③ 편 충
  ㉠ 흙속의 충란이 감염형으로 변함, 채찍 같은 모양
  ㉡ 음식과 함께 경구적으로 감염되고 소장상부에서 부화하여 대장, 특히 맹장 부위에 정착
  ㉢ 증상 : 무증상이나 빈혈, 신경증상, 맹장염 등
  ㉣ 예방법 : 회충과 같음

④ 요 충 ★ 45 39 35
  ㉠ 자가감염, 집단감염
  ㉡ 성충은 장에서 나와 항문 주위에 산란하는데 주로 밤에 출몰(주로 맹장 주위에 기생)
  ㉢ 증상 : 항문 주위의 가려움, 긁힘, 습진, 피부염, 불면증, 신경증
  ㉣ 가족이 모두 구충을 실시하고 손·항문 근처·속옷 등을 깨끗하게 유지
  ㉤ 검사 : Scatch Tape 검출법 사용

⑤ 동양모양선충
  ㉠ 구충보다 피부감염력은 약하며 작은창자에 기생
  ㉡ 소화기계 증상과 빈혈
  ㉢ 예방법 : 십이지장충과 같음

(2) 육류에서 감염되는 기생충

① **무구조충(민촌충)** ★[46][41]

㉠ 소고기로부터 감염

㉡ 증상 : 복통, 소화불량, 오심, 구토 등 소화기계 증상

㉢ 예방법 : 소고기를 충분히 익혀서 섭취

② **유구조충(갈고리촌충)** ★[45]

㉠ 돼지고기로부터 감염

㉡ 증상 : 성충 감염에 의한 증상은 소화불량, 설사, 영양불량 등

㉢ 예방법 : 돼지고기의 생식 금지

③ **선모충** ★[44][41][35]

㉠ 돼지, 쥐, 고양이, 사람 등 다숙주성 기생충

㉡ 덜 익힌 돼지고기 등의 섭취를 통해 감염

㉢ 설사, 고열, 구토가 생기고 유충이 근육에 이행

㉣ 증상 : 부종, 고열, 근육통, 호흡장애 등이 생기고 횡격막이나 심근을 침해할 때는 사망

㉤ 예방법 : 돼지고기의 생식 금지

(3) 어패류에서 감염되는 기생충 ★[36]

① **간디스토마(간흡충, 피낭유충)** ★[45][40][39][35]

㉠ 제1중간숙주 : 민물에 사는 왜우렁이, 제2중간숙주 : 담수어(참붕어, 잉어)

㉡ 사람이 유충이 있는 어육을 생식하면 감염

㉢ 인체의 십이지장에서 탈낭하여 유약충이 되며 이것은 총수담관을 거쳐 담관에 기생

㉣ 증상 : 간비대, 복수, 황달, 야맹증, 간경화, 위장장애, 담즙색소 양성 등

㉤ 예방법 : 담수어와 제2중간숙주의 생식 금지

② **폐디스토마(폐흡충, 피낭유충)**

㉠ 제1중간숙주 : 다슬기, 제2중간숙주 : 게나 가재 등 갑각류

㉡ 사람이 생식하면 십이지장에서 탈낭하여 복강 내로 들어왔다가 횡격막을 거쳐 폐에 들어가 작은 기관지 부근에서 성충으로 발전

㉢ 증상 : 전신경련, 발작, 실어증, 시력장애 등

㉣ 예방법 : 게나 가재의 생식을 금지하고 유행 지역의 생수음용 금지

[알아두기]

주요 기생충 감염의 원인 식품

원인 식품		관련 기생충
어류	붕어, 잉어 등	간디스토마
	은 어	요코가와흡충
	연어, 송어	광절열두조충
	오징어, 대구 등	아니사키스
	가물치, 메기 등	유극악구충
	갑각류 참게, 가재	폐디스토마
육류	돼지고기	유구조충, 선모충
	소고기	무구조충
채소류	채소, 과일	회충, 편충, 십이지장충, 동양모양선충

핵심 OX

01 선모충은 돼지고기로부터 감염된다. (O, X)

02 밭이나 논에 맨발로 다닐 경우 감염되기 쉬운 기생충은 구충이다. (O, X)

03 회충에 감염되면 항문 주위의 소양감이 나타난다. (O, X)

|정답| 01 O 02 O 03 X

알아두기

종말숙주가 사람이 아닌 것에는 아니사키스, 유극악구충, 만손열두조충이 있다.

③ 요코가와흡충 ★ 46 43 36
㉠ 제1중간숙주 : 다슬기, 제2중간숙주 : 잉어, 붕어, 은어 등 담수어
㉡ 사람이 담수어를 생식하면 감염되고 공장(空腸) 상부에 기생
㉢ 증상 : 복통, 설사, 식욕 이상, 두통, 신경증세, 만성장염 등
㉣ 예방법 : 담수어, 은어의 생식 금지

④ 광절열두조충(긴촌충) ★ 44 41
㉠ 제1중간숙주 : 물벼룩, 제2중간숙주 : 연어, 송어, 농어 등 담수어
㉡ 인체의 소장 상부에 기생하며 열에는 약해서 50℃에서 몇 분 후 사멸
㉢ 증상 : 복통 · 설사 등의 소화기장애, 빈혈, 영양장애 등
㉣ 예방법 : 농어, 연어 등의 반담수어나 담수어의 생식을 피하고 완전히 익혀 먹기

⑤ 유극악구충 ★ 43 38
㉠ 제1중간숙주 : 물벼룩, 제2중간숙주 : 민물어류(가물치, 메기 등), 최종숙주 : 개, 고양이
㉡ 사람은 제2중간숙주에 의해 감염
㉢ 증상 : 피하조직에 이동하여 피부 종양, 복통, 구토, 발열 등
㉣ 예방법 : 가물치나 메기 등의 생식 금지
㉤ 특징 : 종말숙주는 개, 고양이 등이며, 사람에게 유충이 기생하더라도 종말숙주가 아니므로 성충이 되지 못함

⑥ 아니사키스(고래회충) ★ 42 35
㉠ 제1중간숙주 : 크릴새우 등 소갑각류, 제2중간숙주 : 고등어, 대구, 오징어 등, 최종숙주 : 바다포유류
㉡ 예방법 : 해산 어류의 생식을 금하며 유충은 저온에서 저항력이 약하므로 냉동 처리도 효과적

⑦ 만손열두조충(스파르가눔)
㉠ 제1중간숙주 : 물벼룩, 제2중간숙주 : 개구리, 뱀, 조류, 최종숙주 : 개, 고양이
㉡ 예방법 : 뱀, 개구리의 생식 금지

(4) 예방법

① 분변오염을 막고, 주기적인 구충검사 실시
② 기생충에 감염된 식품을 검사하고, 육류와 어패류는 충분히 가열 후 섭취
③ 채소류는 흐르는 물에 씻어 섭취
④ 도마와 칼 등 조리기구의 청결 및 열탕소독

CHAPTER 04 식품첨가물

1 식품첨가물의 정의와 조건

(1) 식품첨가물의 정의

식품을 조리·가공 또는 제조과정에서 식품의 상품적 가치의 향상, 식욕 증진, 보존성, 영양 강화 및 위생적 가치를 향상시킬 목적으로 식품에 첨가하는 화학적 합성품을 말하며 식품공업의 발달과 더불어 식품첨가물의 이용은 점차 증가 추세에 있다.

① 세계식량기구(FAO)와 세계보건기구(WHO)의 합동전문위원회의 정의 : 식품의 외관·향미·조직 또는 저장성을 향상시키기 위한 목적으로 소량으로 식품에 첨가되는 비영양물질이다.

② 미국의 국립과학학술원과 국립연구협의회 산하의 식품보호위원의 정의 : 생산·가공·저장 또는 포장의 어떤 국면에서 식품 중에 첨가되는 기본적인 식량 이외의 물질 또는 물질들의 혼합물로서 여기에는 우발적인 오염물은 포함되지 않는다.

③ 우리나라 식품위생법에서 정의 : 식품첨가물이란 식품을 제조·가공·조리 또는 보존하는 과정에서 감미, 착색, 표백 또는 산화방지 등을 목적으로 식품에 사용되는 물질을 말한다. 이 경우 기구·용기·포장을 살균·소독하는 데에 사용되어 간접적으로 식품으로 옮아갈 수 있는 물질을 포함한다.

(2) 식품첨가물의 구비 조건

식품의 대량 생산, 영양가치 향상, 보존기간 증가, 기호성 향상, 품질 향상 등을 목적으로 사용하나 그 안전성이 문제시되는 경우가 많으므로 충분히 검토하여 다음의 조건을 갖추어야 한다.
① 사용방법이 간편해야 한다.
② 독성이 적거나 없으며 인체에 유해한 영향을 미치지 않아야 한다.
③ 물리적·화학적 변화에 안정적이어야 한다.
④ 값이 저렴해야 한다.
⑤ 미량으로도 충분한 효과가 있어야 한다.

> **출제경향 파헤치기**
> 식품첨가물의 구비 조건은 실기에서 자주 출제되는 내용입니다.

> **핵심 OX**
> 01 요코가와흡충은 소고기로부터 감염된다. (O, X)
> 02 아니사키스는 해산 어류로부터 감염된다. (O, X)
> 03 식품첨가물은 미량으로도 충분한 효과가 있어야 한다. (O, X)
>
> |정답| 01 X 02 O 03 O

> **알아두기**
>
> **식품첨가물의 기준 및 규격 중 일반 사용기준**
> - 식품 중에 첨가되는 식품첨가물의 양은 물리적, 영양학적 또는 기타 기술적 효과를 달성하는 데 필요한 최소량으로 사용하여야 한다.
> - 식품첨가물은 식품제조·가공과정 중 결함있는 원재료나 비위생적인 제조방법을 은폐하기 위하여 사용되어서는 아니 된다.
> - 식품 중에 첨가되는 영양강화제는 식품의 영양학적 품질을 유지하거나 개선시키는 데 사용되어야 하며, 영양소의 과잉 섭취 또는 불균형한 섭취를 유발해서는 아니 된다.

(3) 식품첨가물의 안정성 평가

① 급성 독성시험 ★ ㊹ ㊸ ㊷ ㊶ ㊴
   - ㉠ 실험대상 동물에게 실험물질을 1회만 투여하여 단기간에 독성의 영향 및 급성 중독증상 등을 관찰하는 시험방법이다.
   - ㉡ LD_{50}이란 실험대상 동물 50%가 사망할 때의 투여량을 말한다.
   - ㉢ LD_{50}의 수치가 낮을수록 독성이 강하다.

② 아급성 독성시험 : 실험대상 동물 수명의 10분의 1 정도의 기간에 걸쳐 치사량 이하의 여러 용량으로 연속 경구투여하여 사망률 및 중독증상을 관찰하는 시험방법이다.

③ 만성 독성시험 ★ ㊽ ㊹ ㊵
   - ㉠ 식품첨가물의 독성평가를 위해 가장 많이 사용되고 있다.
   - ㉡ 시험물질을 장기간 투여했을 때 일어나는 장애나 중독을 알아보는 시험이다.
   - ㉢ 만성 중독시험은 식품첨가물이 실험대상 동물에게 어떠한 영향도 주지 않는 최대의 투여량인 최대무작용량을 구하는 데 목적이 있다.
   - ㉣ 최대무작용량(MNEL ; Maximum No Effect Level) : 실험대상 동물에 시험물질을 장기간 투여했을 때 어떤 중독증상도 나타나지 않는 최대용량 = 최대무해용량(NOAEL)
   - ㉤ 일일 섭취허용량(ADI ; Acceptable Daily Intake) : 사람이 일생 동안 매일 섭취하더라도 아무런 독성이 나타나지 않을 것으로 예상되는 1일 섭취허용량 ★ ㊶

   ADI = 최대무작용량 × 안전계수(1/100) × 평균체중

> **출제경향 파헤치기**
>
> 식품첨가물의 정의와 종류를 주로 묻는다.
> - ☑ 소포제란 무엇인가?
> - ☑ 호료로 사용할 수 있는 것은?

2 식품첨가물의 분류와 종류

(1) 식품첨가물의 분류

① 식품의 변질·변패를 방지하는 첨가물 : 보존료, 살균제, 산화방지제, 피막제

② 식품의 기호성을 높이고 관능을 만족시키는 첨가물 : 조미료, 산미료, 감미료, 착색료, 착향료, 발색제, 표백제

③ 식품의 품질 개량·품질유지에 사용되는 첨가물 : 밀가루개량제, 품질개량제, 호료, 유화제, 이형제, 용제

④ 식품의 영양강화에 사용되는 첨가물 : 영양강화제

⑤ 식품 제조에 필요한 첨가물 : 팽창제, 소포제, 추출제, 껌기초제

⑥ 기타 : 여과보조제, 산제, 중화제, 흡착제, pH조정제, 가수분해제

(2) 식품첨가물의 종류

① **보존료(방부제)** : 식품저장 중 미생물의 증식에 의해 일어나는 부패나 변질을 방지하기 위해 사용되는 물질로, 살균작용보다는 부패미생물에 대하여 정균작용 및 효소의 발효억제작용을 한다. ★46 42

㉠ 데히드로초산나트륨 ★35

- 허용된 보존료 중에서 독성이 가장 높다.
- 해리가 잘 되므로 중성 부근에서도 효력이 높다.
- 모든 미생물(특히 곰팡이나 효모)에 대하여 발육억제작용이 강하다.
- pH가 낮을수록 효과가 증대된다.
- 치즈류 · 버터류 · 마가린(0.5g/kg 이하)

㉡ 소르브산, 소르브산칼륨, 소르브산칼슘

- 미생물 발육억제작용이 그다지 강하지 않다.
- 체내에서 대사되므로 안전성이 매우 높다.
- 세균, 효모, 곰팡이에 모두 유효하지만 젖산균과 Clostridium속의 세균에는 효과가 없다.
- pH가 낮을수록 효과가 크나, 안식향산과는 다르게 pH 6~7에서도 효력은 나타낸다.
- 치즈류, 식육가공품, 젓갈류, 된장, 고추장, 간장, 절임식품, 케첩, 탄산음료, 잼류, 발효음료류(살균한 것은 제외) 등

㉢ 안식향산, 안식향산나트륨 ★37

- 인체에 섭취하여도 소변을 통하여 체외로 배출되므로 안전성이 높다.
- pH 4 이하에서 효력이 높게 나타나지만, 중성 부근에서는 효력이 없다.
- 살균작용과 발육저지 작용이 있다.
- 온수에 녹여서 사용해야 한다.
- 흡습성이 있으므로 밀폐용기에 보존해야 한다.
- 과일 · 채소류음료, 탄산음료, 인삼 · 홍삼음료, 간장, 마요네즈, 잼류, 마가린, 절임식품 등

㉣ 파라옥시안식향산메틸, 파라옥시안식향산에틸 ★36

- 체외로 배설이 잘 되므로 안전성이 매우 높다.
- 에스테르의 탄소수가 많을수록 방부력이 강해지고, 인체에 대한 안전성이 높아진다.
- 모든 미생물에 대하여 유효하게 작용한다.
- 캡슐류, 잼류, 망고처트니, 간장, 식초, 인삼 · 홍삼음료, 소스, 과일류 · 채소류의 표피부분 등

핵심 OX

01 만성 중독시험은 최대무작용량을 구하는 데 목적이 있다. (O, X)

02 부패나 변질을 방지하기 위해 보존료를 사용한다. (O, X)

03 데히드로초산은 치즈, 버터, 마가린에 사용하는 보존료이다. (O, X)

| 정답 | 01 O 02 O 03 O

㉤ 프로피온산, 프로피온산나트륨, 프로피온산칼슘 ★44 40 38 35

- 체내에서 대사되므로 안전성이 높다.
- 효모에는 효력이 거의 없으나 세균에는 유효하다.
- 빵류(2.5g/kg 이하), 치즈류(3.0g/kg 이하), 잼류(1.0g/kg 이하)에 한하여 사용하여야 한다.

② **살균제** : 식품의 부패미생물 및 감염병 등의 병원균을 사멸시키기 위해 사용되는 첨가물이다.

㉠ 차아염소산나트륨 ★43

- 과일류, 채소류 등 식품의 살균 목적에 한하여 사용하여야 하며, 최종식품의 완성 전에 제거하여야 한다.
- 참깨에 사용하여서는 아니 된다.

㉡ 차아염소산수, 오존수, 이산화염소(수) : 과일류, 채소류 등 식품의 살균 목적에 한하여 사용하여야 하며, 최종식품의 완성 전에 제거하여야 한다.

③ **산화방지제(항산화제)** : 유지의 산패 및 식품의 변색이나 퇴색을 방지하기 위해 사용하는 첨가물로서, 수용성인 것은 주로 색소의 산화방지제로, 지용성인 것은 유지를 다량 함유한 식품의 산화방지제로 사용된다. ★45 41 38 35

㉠ 디부틸히드록시톨루엔(BHT), 부틸히드록시아니솔(BHA) : 식용유지류(모조치즈, 식물성크림 제외), 버터류, 어패건제품, 어패염장품, 어패냉동품의 침지액, 추잉껌, 체중조절용 조제식품, 시리얼류, 마요네즈에 한하여 사용하여야 한다.

㉡ 터셔리부틸히드로퀴논 : 식용유지류(모조치즈, 식물성크림 제외), 버터류, 어패건제품, 어패염장품, 어패냉동품의 침지액, 추잉껌에 한하여 사용하여야 한다.

㉢ 에리소르브산 · 에리소르브산나트륨 : 산화방지제 목적에 한하여 사용하여야 한다.

㉣ 몰식자산프로필 : 식용유지류(모조치즈, 식물성크림 제외), 버터류에 한하여 사용하여야 한다.

㉤ 토코페롤(비타민 E) : 비타민의 일종으로 영양강화제의 목적으로 사용하고 유지의 산화방지제로서도 사용된다.

㉥ 아스코르브산(비타민 C) : 식육제품의 변색 방지, 과일통조림의 갈변 방지, 기타 식품의 풍미 유지에 사용한다.

④ **착색료** : 식품에 색을 부여하거나 색을 복원하는 물질이다.
  ㉠ 타르색소
   - 모두 수용성이므로 물에 용해시켜 착색시키는 것이다.
   - 착색료 중 가장 사용빈도가 높다.
   - 적색 제3호·제102호, 적색 제2호·제40호(알루미늄레이크), 청색 제1호·제2호(알루미늄레이크), 황색 제4호·제5호(알루미늄레이크), 녹색 제3호(알루미늄레이크)
   - 타르색소의 사용 제한 식품 : 면류, 겨자류, 다류, 과일주스, 잼, 케첩, 벌꿀, 특수영양식품, 식빵, 장류, 젓갈, 식초, 소스, 고춧가루, 후춧가루, 햄, 식용유, 버터, 마가린 등
   - 알루미늄레이크는 내광성, 내열성을 보인다.
  ㉡ 베타카로틴
   - 카로티노이드계의 대표적인 색소로서 비타민 A의 효력을 갖고 있으며 색소의 일정화 면에서 우수하다.
   - 천연식품, 다류, 커피, 고춧가루, 실고추, 김치류, 고추장, 조미고추장, 식초 등에 사용하여서는 아니 된다.
  ㉢ 이산화티타늄 : 천연식품, 식빵, 카스텔라, 코코아, 잼류, 유가공품, 식육가공품, 면류, 커피, 두유류, 식초 등에 사용하여서는 아니 된다.
  ㉣ 동클로로필, 캐러멜색소, 카카오색소, 치자황색소, 치자청색소, 비트레드, 카민 등

⑤ **조미료(정미료)**
  ㉠ 식품의 가공·조리 시에 식품 본래의 맛을 한층 돋우거나 기호에 맞게 조절하여 맛과 풍미를 좋게 하기 위하여 첨가하는 것이다.
  ㉡ 사용 기준이 규정되지 않아 대상 식품이나 사용량의 제한을 받지 않는다.
  ㉢ 구연산나트륨, 사과산나트륨, 주석산나트륨, 알라닌, 호박산, 글리신산 등

⑥ **산미료** ★ ㊱
  ㉠ 식품에 적합한 신맛을 부여하고 미각에 청량감과 상쾌한 자극을 주기 위하여 사용되는 첨가물이다.
  ㉡ 향미료, pH 조절을 위한 완충제, 산성에 의한 식품보존제, 항산화제나 갈변 방지에 있어서의 Synergist(상승제), 제과·제빵에서의 점도조절제 등의 목적으로도 사용되고 있으며 사용 제한은 없다.
  ㉢ 인산, 빙초산, 구연산, 글루콘산, 사과산, 피틴산, 호박산, 황산칼륨, 이초산나트륨 등

> **알아두기**
> 캐러멜색소는 간장을 양조할 때 흔히 사용하는 색소이며, 고추장에는 사용해서는 안 된다.

> **핵심 OX**
> 01 알루미늄레이크는 내광성을 보인다. (O, X)
> 02 과일이나 채소음료에는 방부제로 프로피온산을 사용해야 한다. (O, X)
> 03 유지의 산패 및 식품의 변색을 방지하기 위해 산화방지제를 사용한다. (O, X)
>
> |정답| 01 O 02 X 03 O

알아두기

스테비올 배당체 ★ 35
- 국화과 식물인 스테비아에서 추출한 감미료로 당도가 설탕의 300배 정도 되며 뒷맛이 좋고 쓴맛이 없다.
- 설탕, 포도당, 물엿, 벌꿀류에는 사용하여서는 아니 된다.
- 인체 유해 여부를 놓고 논쟁이 있다.

⑦ **감미료** ★ 45 44 41 39 35

㉠ 식품에 단맛을 주고 식욕을 돋우기 위하여 사용되는 첨가물로, 용량에 따라서는 인체에 해로운 것도 있어 사용기준이 정해져 있다.

㉡ 설탕은 가장 널리 쓰이는 천연감미료이다.

㉢ 사카린나트륨, 글리실리진산이나트륨, D-소르비톨, D-리보오스, 아스파탐, 수크랄로스, 스테비올배당체, 네오탐, 감초추출물, 락티톨 등

㉣ 사카린나트륨은 젓갈류, 절임류, 조림류, 김치류, 음료류, 어육가공품, 시리얼류, 뻥튀기 등에 한하여 사용하여야 한다.

⑧ **착향료**

㉠ 식품 자체 내의 냄새를 없애거나 냄새를 변화시키고 강화하기 위해 사용한다.

㉡ 개미산, 계피산, 낙산, 바닐린, 스모크향 등

⑨ **발색제(색소고정제)** ★ 46 42 39

㉠ 그 자체에는 색이 없으나 식품 중의 색소 단백질과 반응하여 식품 자체의 색을 고정(안정화)시키고, 선명하게 하거나 발색되게 하는 물질이다.

㉡ 아질산나트륨, 질산나트륨, 질산칼륨은 식육가공품(식육추출가공품 제외)에서 0.07g/kg 이상 남지 아니하도록 사용하여야 한다.

⑩ **표백제** ★ 46

㉠ 식품 본래의 색을 없애거나 퇴색 · 변색 또는 잘못 착색된 식품에 대하여 화학 분해로 무색이나 백색으로 만들기 위하여 사용하는 첨가물이다.

㉡ 과산화수소, 메타중아황산칼륨, 무수아황산, 아황산나트륨, 산성아황산나트륨, 차아황산나트륨

⑪ **밀가루(소맥분)개량제** ★ 44 39

㉠ 제분된 밀가루의 표백과 숙성기간을 단축시키고 제빵 효과의 저해 물질을 파괴시켜 분질(粉質)을 개량한다.

㉡ 산화작용에 의한 표백작용과 숙성작용이지만, 표백작용은 없고 숙성작용만 갖는 것도 있다.

㉢ 과산화벤조일(희석), 과황산암모늄, 아조디카르본아미드, 염소, L-시스테인염산염 등

⑫ **품질개량제(결착제)** : 식품의 결착성을 높여서 씹을 때 식욕 향상, 변색 및 변질 방지, 맛의 조화, 풍미 향상, 조직의 개량 등을 위하여 사용하는 첨가물이다.

⑬ **호료(증점제)** ★ 43 38 35

㉠ 식품의 점도를 높이고 유화 안정성을 향상시키는 첨가물이다.

㉡ 알긴산, 메틸셀룰로스, 카복시메틸셀룰로스나트륨, 폴리아크릴산나트륨, 카제인, 잔탄검 등

⑭ 유화제 ★ [45] [42] [40]

㉠ 물과 기름 등 섞이지 않는 두 가지 또는 그 이상의 상(phases)을 균질하게 섞어주거나 유지시키는 첨가물이다.

㉡ 글리세린지방산에스테르, 소르비탄지방산에스테르, 자당지방산에스테르, 프로필렌글리콜지방산에스테르, 레시틴 등

⑮ 이형제 ★ [44]

㉠ 식품의 형태를 유지하기 위해 원료가 용기에 붙는 것을 방지하여 분리하기 쉽도록 하는 첨가물이다.

㉡ 유동파라핀

⑯ 안정제 ★ [45]

㉠ 두 가지 또는 그 이상의 성분을 일정한 분산 형태로 유지시키는 첨가물이다.

㉡ 글리세린, 프로필렌글리콜 등

⑰ 영양강화제 ★ [36]

㉠ 식품의 영양을 강화하는 데 사용되는 첨가물이다.

㉡ 비타민류와 필수 아미노산을 위주로 한 아미노산류, 그리고 칼슘제, 철제 등의 무기염류가 강화제로서 첨가된다.

⑱ 팽창제 ★ [43] [35]

㉠ 빵, 과자 등을 만드는 과정에서 CO_2, NH_3 등의 가스를 발생시켜 부풀게 함으로써 연하고 맛을 좋게 하는 동시에 소화되기 쉬운 상태가 되게 하기 위하여 사용하는 첨가물이다.

㉡ 이스트(효모)와 같은 천연품과 탄산수소나트륨, 염화암모늄, 황산암모늄 등

⑲ 소포제(거품제거제) ★ [43] [41] [40] [37]

㉠ 식품의 제조공정에서 생기는 거품이 품질이나 작업에 지장을 주는 경우에 거품을 소멸 또는 억제시키기 위해 사용하는 첨가물이다.

㉡ 규소수지, 이산화규소 등

⑳ 추출용제 ★ [45]

㉠ 유용한 성분 등을 추출하거나 용해시키는 첨가물이다.

㉡ 헥산, 이소프로필알코올 등

㉑ 껌기초제 ★ [36]

㉠ 껌에 적당한 점성과 탄력성을 유지하는 데 중요한 역할을 한다.

㉡ 에스테르검, 폴리부텐, 폴리이소부틸렌, 초산비닐수지 등

㉒ 피막제 ★ [41] [38] [37]

㉠ 과일이나 채소류의 선도를 오랫동안 유지하기 위해 표면에 피막을 만들어 호흡작용과 증산작용을 억제시킨다.

㉡ 모르폴린지방산염, 초산비닐수지 등

핵심 OX

01 육류 발색제로는 질산나트륨 등이 사용된다. (O, X)

02 표백제는 색을 안정화시키고 선명하게 만드는 식품첨가물이다. (O, X)

03 이형제는 원료가 용기에 붙는 것을 방지하여 분리하기 쉽게 한다. (O, X)

| 정답 | 01 O 02 X 03 O

㉓ **고결방지제**
  ㉠ 식품의 입자 등이 서로 부착되어 고형화되는 것을 감소시키는 첨가물이다.
  ㉡ 결정셀룰로스, 규산마그네슘 등
㉔ **분사제**
  ㉠ 용기에서 식품을 방출시키는 가스 첨가물이다.
  ㉡ 산소, 아산화질소
㉕ **효소제**
  ㉠ 특정한 생화학 반응의 촉매 작용을 하는 첨가물이다.
  ㉡ 국, β-글루카나아제, α-글루코시다아제 등
㉖ **습윤제** ★ ㊻
  ㉠ 식품이 건조되는 것을 방지하는 첨가물이다.
  ㉡ 글리세린, 락티톨 등
㉗ **표면처리제**
  ㉠ 식품의 표면을 매끄럽게 하거나 정돈하기 위해 사용되는 첨가물이다.
  ㉡ 탤크
㉘ **제조용제**
  ㉠ 식품의 제조·가공 시 촉매, 침전, 분해, 청징 등의 역할을 하는 보조제 첨가물이다.
  ㉡ 수산, 질소 등
㉙ **충전제**
  ㉠ 산화나 부패로부터 식품을 보호하기 위해 식품의 제조 시 포장 용기에 의도적으로 주입시키는 가스 첨가물이다.
  ㉡ 수소, 아산화질소 등
㉚ **청관제** : 식품에 직접 접촉하는 스팀을 생산하는 보일러 내부의 결석, 물때 형성, 부식 등을 방지하기 위하여 투입하는 첨가물이다.

05 GMO와 방사선조사식품

1 유전자변형식품

(1) 유전자변형식품(GMO ; Genetically Modified Organism) ★ 46 41 37 36
① GMO란 생산량 증대나 유통 또는 가공을 위해 유전자를 조작 또는 재조합한 농산물을 말한다.
② 생물체의 유전자 중 유용한 유전자를 취하여 그 유전자를 갖고 있지 않은 생물체에 삽입하여 유용한 성질을 나타나게 한 것으로 교배를 통해 개량하는 육종과는 다르다.
③ 최초의 GMO는 1994년 개발된 무르지 않는 토마토이며, 현재 GMO 농산물로는 콩, 옥수수, 면화, 유채 등이 있다.
④ 국내규정에 의해 3% 이하 혼입은 비의도적 혼입 허용치로, GMO 표시 면제이다. 3% 이상 혼입이 되었을 경우 GMO 표시 대상물이다.

(2) 유전자변형생물체(LMO ; Living Modified Organism)
① 생물다양성협약(CBD)회의에서 명명한 카르타헤나 의정서에는 의도적으로 현대의 생명공학기술을 이용하여 얻어진 새로운 유전물질의 조합을 포함하고 있는 모든 살아있는 생물체로 정의한다.
② LMO는 GMO보다 광의의 개념이다.

2 방사선조사

(1) 방사선조사 식품 ★ 43
① 발아의 억제, 숙도 지연, 보존성 향상, 식중독균의 살균과 같은 유익한 현상을 일으키기 위해 어떤 종류의 방사선 에너지를 처리한다.
② 식품에 사용된 방사선은 열로 변하거나 통과해 잔류하지 않는다.
③ 한 번 조사처리한 식품은 다시 조사해서는 안 된다.

(2) 조사하는 방사선 ★ 46 42
① 동위원소에서 방사되는 전리방사선을 식품에 조사하여 미생물을 살균한다.
② Co-60의 감마선(γ)을 이용한다.

출제경향 파헤치기

GMO가 무엇인지, GMO를 사용하는 이유, GMO에 대한 국내규정 등을 주로 묻는다.

알아두기

유전자총(입자총, Particle bombardment)법 ★ 36
금 또는 텅스텐 등 금속미립자에 유용한 유전자를 코팅하고 고압가스의 힘으로 식물의 잎 절편 또는 세포 덩어리에 투입하여 유용 유전자가 물리적으로 식물 세포의 염색체에 접촉하도록 함으로써 직접 식물세포 내로 도입하는 방법이다.

핵심 OX

01 고결방지제는 식품의 입자 등이 서로 부착되어 고형화되는 것을 감소시킨다. (O, X)

02 Co-60는 식품의 살균처리에 사용된다. (O, X)

03 GMO란 생산량 증대와 유통 또는 가공의 편의를 위해 유전자를 재조합한 농산물이다. (O, X)

|정답| 01 O 02 O 03 O

> **알아두기**
>
> 킬로그레이(kGy) ★ ㊺
> 「식품공전」상 식품조사처리(방사선조사) 기준의 '허용대상 식품별 흡수선량'에 사용되는 단위이다.

③ 식품의 방사능 오염에서 문제되는 핵종 : Cs-137, Sr-90, I-131
④ 살균력·투과력이 강한 순서 : γ선 > β선 > α선
⑤ 전리도가 강한 순서 : α선 > β선 > γ선
⑥ 방사선을 쬐는 동안 에너지를 흡수하는 정도를 나타내는 단위는 그레이(Gy)로, 국내는 10kGy(10,000Gy)까지 규정한다.

(3) 방사선조사의 장점
① 식품에 조사한 방사선이 열로 변하는 것을 사용한 저온살균법이다.
② 대량처리가 가능하고, 냉살균이 가능하다.
③ 침투성이 강해 밀봉된 식품에도 사용 가능하다.
④ 검역 관리의 매우 효과적인 방법이다.

(4) 방사선조사의 단점
안정성에 문제 제기

(5) 방사성 물질 반감기 ★ ㊱
① Xe-133 : 9시간
② Rn-222 : 3.8일
③ I-131 : 8일, 갑상샘장애
④ Cs-134 : 2년
⑤ Co-60 : 5.3년
⑥ Sr-90 : 30년, 뼈에 침착하여 골수암이나 백혈병 유발
⑦ Cs-137 : 30년, 생식세포장애
⑧ Ra-226 : 1,600년
⑨ Pu-239 : 24,300년
⑩ U-238 : 45억년

(6) 방사능과 방사선 단위

구 분	과거 단위	국제단위계
방사능	퀴리(Ci)	베크렐(Bq)
조사선량	Coulomb/kg	렌트겐(R)
흡수선량	라드(Rad)	그레이(Gy)
등가선량	렘(Rem)	시버트(Sv)

06 식품안전관리기준(HACCP)

(1) HACCP(Hazard Analysis and Critical Control Point)의 개요
① 정의 : 식품의 원재료 생산에서부터 제조·가공·보존·유통단계를 거쳐 최종 소비자가 섭취하기 전까지의 각 단계에서 발생할 우려가 있는 위해요소를 규명하고, 이를 중점적으로 관리하기 위한 중요관리점을 결정하여 자주적이며 체계적이고 효율적인 관리로 식품의 안전성을 확보하기 위한 과학적인 위생관리체계
② 식품의약품안전처에서의 HACCP 번역 : 식품안전관리인증기준

(2) 용어의 정의(식품 및 축산물 안전관리인증기준 제2조)
① 위해요소(Hazard) : 인체의 건강을 해할 우려가 있는 생물학적, 화학적 또는 물리적 인자나 조건
② 위해요소분석(Hazard Analysis) : 식품·축산물 안전에 영향을 줄 수 있는 위해요소와 이를 유발할 수 있는 조건이 존재하는지의 여부를 판별하기 위하여 필요한 정보를 수집하고 평가하는 일련의 과정 ★ ④
③ 중요관리점(Critical Control Point) : HACCP을 적용하여 식품의 위해요소를 예방·제어하거나 허용수준 이하로 감소시켜 당해 식품의 안전성을 확보할 수 있는 중요한 단계·과정 또는 공정 ★ ㊸㊷
④ 한계기준(Critical Limit) : 중요관리점에서의 위해요소 관리가 허용 범위 이내로 충분히 이루어지고 있는지 여부를 판단할 수 있는 기준이나 기준치
⑤ 모니터링(Monitoring) : 중요관리점에 설정된 한계기준을 적절히 관리하고 있는지 여부를 확인하기 위하여 수행하는 일련의 계획된 관찰이나 측정하는 행위
⑥ 개선조치(Corrective Action) : 모니터링 결과 중요관리점의 한계기준을 이탈할 경우에 취하는 일련의 조치
⑦ 검증(Verification) : HACCP 관리계획의 유효성과 실행 여부를 정기적으로 평가하는 일련의 활동 ★ ㊻

출제경향 파헤치기

HACCP의 제1단계인 위해요소분석(HA)이나 제1절차인 해썹팀 구성을 주로 묻는다.

☑ 다음 중 식품안전관리인증기준(HACCP)의 제1단계는?

☑ 다음에 해당하는 HACCP 용어는?

알아두기

위해요소 ★ ㊻㊺㊹
- 생물학적 : 바이러스, 식중독균, 곰팡이독, 기생충 등
- 화학적 : 잔류농약, 살균소독제 등
- 물리적 : 유리조각, 금속성 이물 등

핵심 OX

01 I-131은 갑상샘장애를 일으킨다. (O, X)

02 Sr-90 반감기는 8일이다. (O, X)

03 HACCP 12절차 중 첫 번째는 해썹팀을 구성하는 것이다. (O, X)

| 정답 | 01 O 02 X 03 O

(3) HACCP 7원칙 12절차 ★ 46 44 43 42 41 40 39 38 37 36 35

① **HACCP팀 구성** : 업소 내에서 HACCP Plan 개발을 주도적으로 담당할 해썹팀을 구성

② **제품설명서 작성** : 제품명, 제품유형, 성상, 작성연월일, 성분 등 제품에 대한 전반적인 취급 내용이 기술되어 있는 설명서를 작성

③ **용도 확인** : 예측 가능한 사용방법과 범위, 그리고 제품에 포함될 잠재성을 가진 위해물질에 민감한 대상 소비자(어린이, 노인, 면역관련 환자 등)를 파악

④ **공정흐름도 작성** : 업소에서 직접 관리하는 원료의 입고에서부터 완제품의 출하까지 모든 공정단계들을 파악하여 공정흐름도 및 평면도를 작성

⑤ **공정흐름도 현장확인** : 작성된 공정흐름도 및 평면도가 현장과 일치하는지를 검증하는 것

⑥ **위해요소분석(원칙 1)** : 원료, 제조공정 등에 대하여 위해요소분석 실시 및 예방책을 명확히 함

⑦ **중요관리점(CCP) 결정(원칙 2)** : 중요관리점의 설정(안정성 확보단계, 공정결정, 동시통제)

⑧ **CCP 한계기준 설정(원칙 3)** : 위해허용한도의 설정

⑨ **CCP 모니터링체계 확립(원칙 4)** : CCP를 모니터링하는 방법을 수립하고 공정을 관리하기 위해 모니터링 결과를 이용하는 절차를 세움

⑩ **개선조치방법 수립(원칙 5)** : 모니터링 결과 설정된 한계기준에서 이탈되는 경우 시정조치 사항을 만듦

⑪ **검증절차 및 방법 수립(원칙 6)** : HACCP이 제대로 이행되고 있다는 사실을 검증할 수 있는 절차를 수립

⑫ **문서화, 기록유지방법 설정(원칙 7)** : 기록의 유지관리체계 수립

3과목 적중예상문제

CHAPTER 01 식품위생의 개념

44회 출제유형

01 세계보건기구(WHO)가 정의한 식품위생에서 ( ) 안에 들어갈 내용은?

> 식품위생이란 식품의 생육, 생산, 제조에서부터 최종적으로 사람에게 섭취되기까지의 모든 단계에 있어서 식품의 ( ), 건전성 및 완전무결성을 확보하기 위한 모든 수단을 말한다.

① 안전성
② 영양성
③ 보건성
④ 기능성
⑤ 기호성

해설 세계보건기구(WHO)가 정의한 식품위생
식품위생이란 식품의 생육, 생산, 제조에서부터 최종적으로 사람에게 섭취되기까지의 모든 단계에 있어서 식품의 안전성, 건전성 및 완전무결성을 확보하기 위한 모든 수단을 말한다.

45회 출제유형

02 「식품공전」상 유가공품의 일반적인 '초고온 순간 처리법'의 온도와 시간은?

① 63~65℃에서 30분간
② 72~75℃에서 15~20초간
③ 100℃에서 1~5초간
④ 130~150℃에서 0.5~5초간
⑤ 150~180℃에서 1초간

해설 식품공전에 따른 살균법
- 저온 장시간 살균법 : 63~65℃에서 30분간
- 고온 단시간 살균법 : 72~75℃에서 15~20초간
- 초고온 순간 처리법 : 130~150℃에서 0.5~5초간

정답 01 ① 02 ④

45회 출제유형

03 「식품위생법」상 '식품위생'의 정의로 옳은 것은?

① 농업과 수산업을 대상으로 하는 음식에 관한 위생
② 공유주방을 대상으로 하는 음식에 관한 위생
③ 식품, 합성세제, 완구품을 대상으로 하는 음식에 관한 위생
④ 식품, 식품첨가물, 기구 또는 용기 · 포장을 대상으로 하는 음식에 관한 위생
⑤ 집단급식소를 대상으로 하는 음식에 관한 위생

해설 '식품위생'이란 식품, 식품첨가물, 기구 또는 용기 · 포장을 대상으로 하는 음식에 관한 위생을 말한다(식품위생법 제2조 제11호).

46회, 43회 출제유형

04 비가열 살균법에 해당하는 것은?

① 화염멸균법
② 고압증기멸균법
③ 자외선살균법
④ 자비소독법
⑤ 건열멸균법

해설 비가열 살균법
일광소독, 자외선살균법, 방사선살균법

46회, 45회, 43회 출제유형

05 식품의 지방 성분이 변질되는 현상은?

① 산 패
② 부 패
③ 분 산
④ 발 효
⑤ 열 화

해설 산 패
지방의 산화로 알데하이드, 케톤, 알코올 등이 생성되는 현상이다.

03 ④ 04 ③ 05 ①

45회 출제유형

06 「식품공전」상 일반세균수의 집락을 측정하는 시험방법은?

① 유당배지법
② BGLB 배지법
③ 직접현미경법
④ 표준평판법
⑤ 데스옥시콜레이트 유당한천 배지법

해설 표준평판법
표준한천배지에 검체를 혼합 응고시켜 배양 후 발생한 세균 집락수를 계수하여 검체 중의 생균수를 산출하는 방법이다.

46회 출제유형

07 세균의 증식곡선에 있어서 생균수가 최대에 도달하게 되는 시기는?

① 유도기
② 정지기
③ 적응기
④ 사멸기
⑤ 대수기

해설 세균의 증식곡선

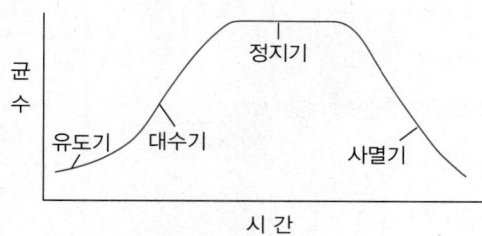

41회 출제유형

08 식인성 질환의 내인성 인자로 옳은 것은?

① 솔라닌
② 유해감미료
③ 잔류농약
④ PCB
⑤ 기생충

해설 ① 내인성 인자는 식품 자체에 함유되어 유해·유독물질로, 식물성 자연독인 솔라닌이 해당한다.
②·③·④·⑤ 외부로부터 오염·혼입된 외인성 인자에 해당한다.

09 식품보관 방법 중 물리적 방법에 해당하는 것은?

① 저온살균법
② 염장법
③ 당장법
④ 산저장법
⑤ 방부제 처리

해설 물리적 방법에는 냉동·냉장법, 가열살균법, 탈수건조법, 자외선 조사, 방사선조사, 밀봉법 등이 있다.

43회 출제유형

10 식품보존을 위한 화학적 방법은?

① 수소이온농도(pH) 조절법
② 가열살균법
③ 자외선 조사
④ 냉동·냉장법
⑤ 탈수건조법

해설 화학적 보존법에는 염장법, 당장법, 산저장법(pH 조절), 화학물질 첨가 등이 있다.

44회 출제유형

11 저온살균법(Pasteurization)은 몇 ℃에서 몇 분간 가열하는가?

① 63℃, 30분간 가열
② 90℃, 50분간 가열
③ 100℃, 30분간 가열
④ 120℃, 30분간 가열
⑤ 121℃, 30분간 가열

해설 저온살균법(Pasteurization)이란 고온에서 변질되기 쉬운 영양소가 들어 있는 식품을 63℃에서 30분간 가열·살균하는 방법이다.

정답 09 ① 10 ① 11 ①

46회 출제유형

12 「식품공전」상 유가공품의 일반적인 '고온 단시간 살균법'의 온도와 시간은?

① 63~65℃에서 30분간
② 72~75℃에서 15~20초간
③ 100℃에서 1~5초간
④ 130~150℃에서 0.5~5초간
⑤ 150~180℃에서 1초간

> **해설** 식품공전에 따른 살균법
> • 저온 장시간 살균법 : 63~65℃에서 30분간
> • 고온 단시간 살균법 : 72~75℃에서 15~20초간
> • 초고온 순간 처리법 : 130~150℃에서 0.5~5초간

40회 출제유형

13 미생물의 번식으로 단백질이 분해되어 발생하는 식품 변질은?

① 발 효
② 변 패
③ 갈 변
④ 부 패
⑤ 산 패

> **해설** ① 발효 : 탄수화물이 산소가 없는 상태에서 분해
> ② 변패 : 탄수화물, 지방 등이 미생물에 의해 변질되는 현상
> ③ 갈변 : 식품이 효소나 비효소적인 영향으로 갈색으로 변하는 현상
> ⑤ 산패 : 지방의 산화 현상

14 신선한 어류에 관한 설명은?

① 아가미색이 갈색이다.
② 어류 특유의 냄새가 난다.
③ 손으로 눌렀을 때 자국이 생긴다.
④ 휘발성 염기질소가 100mg% 이상이다.
⑤ 눈이 흐리고 각막이 눈 속으로 내려 앉았다.

> **해설** ① 아가미색이 선홍색이다.
> ③ 손으로 눌렀을 때 단단하며 탄력성이 있어야 한다.
> ④ 휘발성 염기질소가 5~10mg%이다.
> ⑤ 눈은 투명하고 광채가 있으며 돌출되어 있어야 한다.

정답 12 ② 13 ④ 14 ②

15 식품 중의 생균수 안전한계는 얼마인가?

① $10/g$
② $10^2/g$
③ $10^3/g$
④ $10^4/g$
⑤ $10^5/g$

해설 생균수가 스품 1g 또는 1mL당 10^5인 때를 안전한계, $10^{7\sim8}$인 때를 초기부패 단계로 본다.

16 식품 중의 생균수를 측정하는 목적은?

① 감염병균의 여부를 알기 위하여
② 식중독균의 여부를 알기 위하여
③ 분변세균의 오염 여부를 알기 위하여
④ 신선도의 여부를 알기 위하여
⑤ 식품의 산패 여부를 알기 위하여

해설 식품 중의 생균수를 측정하는 이유는 식품의 부패정도, 신선도 및 오염도를 측정할 수 있기 때문이다.

42회 출제유형

17 유지의 산패를 측정하는 지표로 이용되는 것은?

① 폴렌스케가
② 요오드가
③ 카르보닐가
④ 헤너가
⑤ 라이헤르트마이슬가

해설 ① · ② · ④ · ⑤ 유지의 화학적 특성을 나타낸다.
식용유지의 산패 측정 지표
산가, 과산화물가, TBA가, 카르보닐가

15 ⑤ 16 ④ 17 ③

18 어류의 사후변화 순서로 옳은 것은?

① 강직해제 – 사후강직 – 자가소화 – 부패
② 강직해제 – 자가소화 – 부패 – 사후강직
③ 사후강직 – 부패 – 강직해제 – 자가소화
④ 사후강직 – 강직해제 – 자가소화 – 부패
⑤ 사후강직 – 자가소화 – 부패 – 강직해제

> **해설** 어류의 사후변화
> 사후강직(pH 5.5~5.6) → 강직해제 → 자가소화(숙성) → 부패(pH 11)

42회 출제유형

19 식품의 분변오염 지표로 이용되는 균은?

① 보툴리누스균
② 바실러스 세레우스균
③ 콜레라균
④ 웰치균
⑤ 대장균군

> **해설** 대장균군은 식품의 분변오염 지표균으로 이용되며, 식품의 일반적인 위생상태를 알아볼 수 있는 척도이다.

41회 출제유형

20 부패의 판정방법 중 화학적 시험항목에 해당하는 것은?

① 냄새의 발생유무
② 경도 측정
③ Histamine 생성유무
④ 색깔의 변화상태
⑤ 불쾌한 맛의 발생유무

> **해설** ① · ④ · ⑤ 관능 검사 항목, ② 물리적 검사 항목에 해당한다.

정답 18 ④ 19 ⑤ 20 ③

21 트리메틸아민(TMA), K값 등을 측정하여 식품의 부패 여부를 판정하는 방법은?

① 화학적 검사
② 관능 검사
③ 생물학적 검사
④ 물리적 검사
⑤ 급성 독성검사

해설 화학적 검사
트리메틸아민(TMA), K값, 휘발성 염기질소(VBN), 히스타민, pH

22 단백질 식품의 부패 시 생성되는 물질은?

① 케톤(ketone)
② 아마니타톡신(amanitatoxin)
③ 알코올(alcohol)
④ 아민(amine)
⑤ 엔테로톡신(enterotoxin)

해설 단백질 식품의 부패 시 아민류, 암모니아, 황화수소, 인돌, 스카톨 등이 발생한다.

23 식품 1g당 세균수가 얼마이면 초기 부패로 판정하는가?

① $10^{2\sim4}$
② $10^{3\sim4}$
③ $10^{5\sim6}$
④ $10^{7\sim8}$
⑤ $10^{9\sim15}$

해설 초기 부패로 판정할 수 있는 세균수는 식품 1g당 $10^{7\sim8}$이다.

44회 출제유형

24 다음의 설명에 해당하는 물리적 소독법은?

> • 비가열처리 살균이다.
> • 살균효과가 표면에 한정된다.
> • 살균의 잔류효과가 없다.

① 자비살균
② 건열멸균
③ 간헐멸균
④ 자외선조사
⑤ 고압증기멸균

해설
① 자비살균 : 식기 및 도마, 주사기, 의류 등을 100℃ 끓는 물에서 15~20분간 처리
② 건열멸균 : 160~170℃의 건열멸균기로 1~2시간 처리하여 미생물 사멸
③ 간헐멸균 : 1일 1회 100℃의 증기로 30분씩 3일간 실시
⑤ 고압증기멸균 : Autoclave에서 121℃, 15Lb, 15~20분간 실시하여 포자형성균 멸균

42회 출제유형

25 자외선살균에 대한 설명으로 옳은 것은?

① 살균등의 파장은 2537Å(253.7nm)이다.
② 잔류효과가 있다.
③ 유기물이 있으면 살균력이 증가한다.
④ 특정 균종에만 효과적이다.
⑤ 침투력이 강하다.

해설 자외선살균
• 잔류효과가 없다.
• 유기물 존재 시 살균력이 감소한다.
• 모든 균종에 효과적이다.
• 침투력이 약해서 표면 살균만 가능하다.

26 당장법은 당의 농도가 몇 %이어야 하는가?

① 20%
② 30%
③ 50%
④ 70%
⑤ 10%

해설 미생물의 생육을 억제시킬 수 있는 당의 농도는 50%이다.

정답 24 ④ 25 ① 26 ③

27 다음 중 삼투압 원리를 이용한 식품 저장법은?

① 건조법
② 가열법
③ 염장법
④ 냉동법
⑤ 보존료 첨가법

해설 염장법은 10% 정도의 소금에 절이는 방법으로 삼투압 원리를 이용한다.

28 어패류의 신선도 저하 시 비린내를 생성하는 물질은?

① 암모니아
② 메탄올
③ 히스타민
④ 아세톤
⑤ 트리메틸아민

해설 트리메틸아민(TMA)은 신선도가 저하된 어패류에서 발생하는 비린내 성분으로, 물로 씻으면 냄새가 약해진다.

45회, 37회, 36회 출제유형

29 대장균군에 대한 내용으로 옳은 것은?

① 그람양성
② 편성혐기성균
③ 구 균
④ 유당 분해
⑤ 포자 형성

해설 대장균군
- 수질오염과 일반미생물의 중요한 오염지표로 이용된다.
- 유당을 분해해서 산과 가스를 만든다.
- 그람음성의 무포자성 단간균이다.
- 호기성 또는 통성혐기성균이다.
- 먹는물 100mL에서 검출되지 않아야 한다.

27 ③ 28 ⑤ 29 ④

46회 출제유형

30 식품의 물리적 부패 판정기준으로 옳은 것은?

① 트리메틸아민
② 경 도
③ 휘발성 염기질소
④ 일반세균수
⑤ pH

해설 식품의 부패 판정기준
- 관능 검사 : 시각, 촉각, 미각, 후각
- 물리적 검사 : 식품의 경도·점성, 탄력성, 전기저항 등
- 생물학적 검사 : 일반세균수(1g당 $10^7 \sim 10^8$)
- 화학적 검사 : 휘발성 염기질소(30~40mg%), 트리메틸아민(3~4mg%), 히스타민 K값, pH

41회, 36회 출제유형

31 식품의 유기성(유인성) 위해물질은?

① 패류독
② 황색포도상구균
③ 아플라톡신
④ 유해첨가물
⑤ 아크릴아마이드

해설 ① 내인성 위해물질, ②·③·④ 외인성 위해물질에 해당한다.

41회, 36회 출제유형

32 보통한천배지에서 배양하는 균으로 옳은 것은?

① 인플루엔자균
② 일반세균
③ 임 균
④ 이질균
⑤ 콜레라균

해설 보통한천배지
보통액체배지 1,000mL에 한천을 15.0g을 가해 겔화시킨 고형배지이다. 평판, 사면, 고층으로 일반세균의 분리, 순수배양, 균주의 보존검사 등에 사용되며, 혈액한천배지 등 특수배지의 기초배지가 된다.

33 중온균의 발육 최적온도는?
① 5~15℃
② 25~37℃
③ 40~60℃
④ 70~80℃
⑤ 85~90℃

> **해설** 저온균 10℃ 내외, 중온균 25~37℃, 고온균 60~70℃

43회 출제유형

34 미생물 중 수분활성도가 가장 낮은 조건에서 생장 가능한 것은?
① Salmonella속
② Proteus속
③ Aspergillus속
④ Escherichia속
⑤ Staphylococcus속

> **해설** 세균 > 효모 > 곰팡이 순으로 높은 수분활성을 필요로 한다.
> ③ 곰팡이, ① · ② · ④ · ⑤ 세균에 해당한다.

42회 출제유형

35 식중독의 외인성 위해요소는?
① 복어독
② 식물성 알칼로이드
③ 시안배당체
④ 방사성물질
⑤ 벤조피렌

> **해설** ① · ② · ③ 내인성 위해요소, ⑤ 유기성 위해요소에 해당한다.

36회 출제유형

36 우유의 가열도 시험 중 저온살균이 완전히 되었는지를 판단하는 시험은?
① Peroxidase 시험
② Phosphatase 시험
③ Reductase 시험
④ 항균제제 검사
⑤ 경도 검사

> **해설** Phosphotase 시험
> 우유 중 포스파타아제(phosphatase)는 61.7℃, 30분 가열로 대부분 활성을 잃으며, 62.8℃, 30분 가열로는 완전히 활성을 잃는다. 이 조건이 우유 살균효과와 대략 일치하므로 phosphatase 시험으로 음성이면 저온살균이 완전하게 되었다는 것을 의미한다.

정답 33 ② 34 ③ 35 ④ 36 ②

45회 출제유형

37 유인성 위해요소에 해당하는 것은?

① 가열 산화된 유지
② 농약이 잔류하는 딸기
③ 유해착색료로 착색된 단무지
④ 살모넬라균에 오염된 달걀
⑤ 곰팡이독에 오염된 전분가루

해설 ② · ③ · ④ · ⑤ 외인성 위해요소에 해당한다.

44회 출제유형

38 미생물이 생장하는 데 수분활성이 영향을 준다. 높은 수분활성을 필요로 하는 것부터 순서대로 표시한 것은?

① 세균 > 곰팡이 > 효모
② 세균 > 효모 > 곰팡이
③ 곰팡이 > 효모 > 세균
④ 효모 > 세균 > 곰팡이
⑤ 곰팡이 > 세균 > 효모

해설 미생물 생육에 필요한 최저 수분활성도(A_w)
세균 (0.90) > 효모(0.88) > 곰팡이(0.80)

39 미생물의 생육을 완전히 저지할 수 있는 조건으로 옳은 것은?

① 수분함량 14% 이하, A_w 0.60
② 수분함량 20% 이하, A_w 0.80
③ 수분함량 23% 이하, A_w 0.60
④ 수분함량 28% 이하, A_w 0.88
⑤ 수분함량 32% 이하, A_w 0.80

해설 미생물의 생육을 저지할 수 있는 수분함량은 14% 이하, Aw는 0.6 이하이다.

정답 37 ① 38 ② 39 ①

44회 출제유형

40 식품의 외인성 위해요소는?

① 복어독
② 잔류농약
③ 버섯독
④ 지질과산화물
⑤ 나이트로사민

해설 ①·③ 내인성 위해요소, ④·⑤ 유기성 위해요소에 해당한다.

46회, 44회 출제유형

41 내인성 위해요소가 포함되어 있는 식품은?

① 덜 익은 매실
② 숯불에 탄 고기
③ 맥각이 혼입된 보리
④ 가열 처리한 튀김유지
⑤ 농약이 묻어 있는 과일

해설 ① 덜 익은 매실에는 시안배당체의 일종인 아미그달린이 함유되어 있다. 아미그달린은 내인성 위해요소에 해당한다.
②·④ 유기성 위해요소, ③·⑤ 외인성 위해요소에 해당한다.

44회 출제유형

42 부패의 정의로 옳은 것은?

① 비타민이 분해되어 저분자 물질이 된다.
② 지방이 공기 중의 산소에 의해 변질된다.
③ 무기질이 수소이온농도의 변화에 의해서 변질된다.
④ 단백질이 혐기적인 조건에서 미생물에 의해 변질된다.
⑤ 탄수화물이 미생물의 작용을 받아 알코올을 생성한다.

해설 부 패
식품 중 단백질과 질소화합물을 함유한 식품성분이 혐기적인 조건에서 미생물의 작용으로 분해되어 악취와 유해물질을 생성하여 식품 가치를 잃어버리는 현상이다.

40 ② 41 ① 42 ④

CHAPTER 02　식품미생물

01 미생물과 관련이 없는 것은?

① 단백질 억제효과
② 부 패
③ 발 효
④ 자가소화
⑤ 변 패

해설　자가소화는 조직효소인 카텝신(Cathepsin)에 의한 것이지 미생물에 의한 것이 아니다.

43회 출제유형

02 바실러스(Bacillus)속에 대한 내용으로 옳은 것은?

① 편성혐기성균이다.
② 그람음성 구균이다.
③ 편모가 없다.
④ 포자(아포)를 형성한다.
⑤ 탄수화물과 단백질 분해력이 약하다.

해설　바실러스(Bacillus)속
- 그람양성, 호기성 또는 통성혐기성, 간균이다.
- 편모가 있다.
- 내열성 포자(아포)를 형성한다.
- 탄수화물과 단백질의 분해력이 강하다.

03 곰팡이의 발육을 저지할 수 있는 일반적인 수분 함량은?

① 14% 이하
② 16% 이하
③ 20% 이하
④ 25% 이하
⑤ 30% 이하

해설　곰팡이의 발육을 저지할 수 있는 수분함량은 식품에 따라 다르지만 일반적으로 14%이다.

정답　01 ④　02 ④　03 ①

43회 출제유형

04 식품미생물 중 세균에 해당하는 것은?

① Saccharomyces속
② Pseudomonas속
③ Aspergillus속
④ Penicillium속
⑤ Rhizopus속

해설 ① 효모, ③ · ④ · ⑤ 곰팡이에 해당한다.

46회 출제유형

05 그람양성균에 해당하는 것은?

① 장티푸스균
② 비브리오균
③ 병원성대장균
④ 살모넬라균
⑤ 보툴리누스균

해설 그람음성균과 그람양성균
- 그람음성균 : 살모넬라균, 장티푸스균, 비브리오균, 병원성대장균, 세균성이질균, 캠필로박터균, 여시니아균
- 그람양성균 : 웰치균, 포도상구균, 보툴리누스균, 돈단독균, 바실러스균, 장구균, 리스테리아균

37회, 36회 출제유형

06 다음 중 간장, 된장 등에 사용되는 누룩을 만드는 곰팡이로 옳은 것은?

① Aspergillus flavus
② Aspergillus niger
③ Aspergillus oryzae
④ Penicillium citrinium
⑤ Penicillium expansum

해설 청주, 된장, 간장 양조용의 Aspergillus oryzae와 간장누룩균 Asp. sojae를 가리킨다. 이들은 강력한 중성과 알칼리성 단백질분해 효소를 분비하여 콩의 단백질을 분해한다.

46회, 36회 출제유형

07 다음 중 주류제조에 사용되는 것으로 옳은 것은?

① Aspergillus
② Fusarium
③ Rhizopus
④ Erwinia
⑤ Saccharomyces

해설 맥주나 와인 등에 사용되는 효모는 알코올 발효 능력이 뛰어난 Saccharomyces속의 효모다. 그중에서 Saccharomyces cerevisiae는 사카로미세스 속의 대표적인 것으로 당을 알코올로 전환시키는 능력이 강하다.

44회 출제유형

08 다음의 설명에 해당하는 곰팡이 속은?

- 누룩곰팡이 또는 국균이라고도 한다.
- 아플라톡신을 생성하는 균주가 있다.

① Mucor
② Rhizopus
③ Fusarium
④ Penicillium
⑤ Aspergillus

해설
① Mucor : 털곰팡이
② Rhizopus : 접합균류에 속하는 곰팡이의 일종
③ Fusarium : 붉은곰팡이
④ Penicillium : 푸른곰팡이

44회, 42회, 41회, 40회, 35회 출제유형

09 다음의 설명에 해당하는 미생물 속은?

- 그람양성의 호기성 또는 통성혐기성 간균이다.
- 내열성 포자를 형성한다.
- 단백질과 전분의 분해력이 강해 어육제품, 쌀밥 등의 부패균이다.

① Proteus
② Bacillus
③ Salmonella
④ Clostridium
⑤ Vibrio

해설 Bacillus
그람양성, 호기성 또는 통성혐기성, 간균으로 내열성 포자를 형성한다. 유기물이 많은 토양의 표층에서 서식하므로 토양을 중심으로 자연에 널리 분포되어 있다. 탄수화물과 단백질의 분해력이 강하며, 가열식품의 주요 부패균이다.

정답 07 ⑤ 08 ⑤ 09 ②

37회 출제유형

10 부패세균으로 우유를 녹색으로 변화시키는 균은?

① Pseudomonas fluorescens
② Acetobacter aceti
③ Pseudomonas synxantha
④ Pseudomonas syncyanea
⑤ Lactobacillus lactis

해설 Pseudomonas fluorescens는 우유를 녹색으로, Pseudomonas aeruginosa는 청색으로 변화시키는 부패세균이다.

42회 출제유형

11 식품에 존재하는 미생물 중 곰팡이에 속하는 것은?

① Penicillium속
② Bacillus속
③ Escherichia속
④ Staphylococcus속
⑤ Pseudomonas속

해설 ② · ③ · ④ · ⑤ 세균에 속한다.

40회 출제유형

12 저온성 수중세균으로 어패류의 부패와 관계있는 세균은?

① Bacillus속
② Penicillium속
③ Clostridium속
④ Pseudomonas속
⑤ Saccharomyces속

해설 저온성 수중세균으로 어패류의 부패와 관계있는 세균
- Pseudomonas속
- Achromobacter속
- Flavobacterium속
- Vibrio속
- Aeromonas속
- Alcaligenes속

정답 10 ① 11 ① 12 ④

13 토양세균속에 해당하지 않는 것은?

① Bacillus속
② Micrococcus속
③ Rhizopus속
④ Pseudomonas속
⑤ Clostridium속

해설 ①·②·④·⑤ 외에 Corynebacterium속, Mycobacterium속 등이 있다.

45회, 42회, 41회, 38회, 35회 출제유형

14 히스타민을 생성하여 알레르기성 식중독을 유발하는 세균은?

① Vibrio cholerae
② Pseudomonas aeruginosa
③ Pseudomonas fluorescens
④ Morganella morganii
⑤ Bacillus cereus

해설 Morganella morganii는 Histidine decarboxylase를 가지고 있어 Histidine을 분해시켜 Histamine을 축적한다. 축적된 Histamine은 알레르기성 식중독을 유발한다.

15 Aflatoxin을 생성하는 균주는?

① Aspergillus oryzae
② Aspergillus flavus
③ Penicillium expansum
④ Penicillium citrinium
⑤ Penicillium islandicum

해설 Aspergillus flavus는 곡류 등에 번식하며 발암물질은 Aflatoxin을 생성한다.

16 과일이나 채소의 흑변 현상을 일으키는 곰팡이는?

① Aspergillus niger
② Aspergillus oryzae
③ Penicillium islandicum
④ Penicillium expansum
⑤ Rhizopus

해설 Aspergillus niger는 식품에서 흔히 볼 수 있는 곰팡이로, 과일이나 채소의 흑변 현상을 일으킨다.

정답 13 ③ 14 ④ 15 ② 16 ①

17 진균독의 원인이 되는 미생물은?

① 세 균
② 원생동물
③ 바이러스
④ 효모생성균
⑤ 곰팡이

해설　진균독은 곰팡이에 있는 독으로 아플라톡신, 시트리닌, 파툴린 등이 있다.

43회 출제유형

18 미생물의 생육에 관여하는 물리적 요인은?

① 수소이온농도
② 수 분
③ 영양소
④ 온 도
⑤ 산 소

해설　미생물 생육에 관여하는 요인
- 물리적 요인 : 온도, 광선, 압력
- 화학적 요인 : 수분, 산소, 이산화탄소, 영양소, 수소이온농도(pH)

45회 출제유형

19 그람양성 구균이며, 냉동식품의 오염지표 미생물은?

① Aspergillus속
② Enterococcus속
③ Fusarium속
④ Clostridium속
⑤ Vibrio속

해설　Enterococcus속
- 그람양성, 구균이다.
- 냉동식품과 건조식품의 오염지표균이다.

17 ⑤　18 ④　19 ②　정답

CHAPTER 03　식중독 및 감염병

44회 출제유형

01 다음의 설명에 해당하는 식중독균은?

> • 나선형 간균이다.
> • 길랭-바레증후군을 동반할 수 있다.
> • 수백 정도의 소량 균수로도 식중독을 유발한다.

① Morganella morganii
② Salmonella enteritidis
③ Campylobacter jejuni
④ Vibrio parahaemolyticus
⑤ Pathogenic Escherichia coli

해설
① Morganella morganii : 알레르기성 식중독균
② Salmonella enteritidis : 살모넬라 식중독균
④ Vibrio parahaemolyticus : 장염비브리오 식중독균
⑤ Pathogenic Escherichia coli : 병원성대장균 식중독균

36회 출제유형

02 통조림 부패와 가장 관계가 깊은 세균은?

① Lactobacillus bulgaricus
② Leuconostoc nesenteroides
③ Pseudomonas fluorescens
④ Serratia marcescens
⑤ Clostridium botulinum

해설 통조림 부패균
• Clostridium butylicum
• Clostridium pasteurianum
• Clostridium botulinum
• Bacillus coagulans

정답 01 ③　02 ⑤

42회, 40회 출제유형

03 Escherichia coli O157 : H7균이 해당하며, 용혈성요독증후군을 유발하는 병원성대장균은?

① 장관출혈성 대장균(EHEC)
② 장병원성 대장균(EPEC)
③ 장독소원성 대장균(ETEC)
④ 장관흡착성 대장균(EAEC)
⑤ 장침입성 대장균(EIEC)

해설 장관출혈성 대장균(EHEC)
• Verotoxin을 생성하며, 용혈성요독증후군을 유발한다.
• Escherichia coli O157 : H7균이 해당한다.

40회 출제유형

04 다음 중 달걀에 오염되어 식중독을 일으키는 물질은?

① Vibrio parahaemolyticus
② Salmonella enteritidis
③ Staphylococcus aureus
④ Clostridium botulinum
⑤ Yersinia enterocolitica

해설 Salmonellosis의 원인 식품으로는 우유, 돼지고기, 달걀 등이 있다.

42회 출제유형

05 다음의 설명에 해당하는 식중독균은?

• 잠복기 : 평균 3시간
• 증상 : 구토, 발열은 거의 없음
• 원인식품 : 도시락, 유제품, 식육제품

① Listeria monocytogenes
② Campylobacter jejuni
③ Vibrio cholerae
④ Staphylococcus aureus
⑤ Clostridium botulinum

해설 ④ 황색포도상구균 식중독의 원인균인 Staphylococcus aureus에 대한 설명이다.

03 ① 04 ② 05 ④ **정답**

43회 출제유형

06 병원성대장균 O157 : H7이 생성하는 독소는?

① 이슬란디톡신(Islanditoxin) ② 뉴로톡신(Neurotoxin)
③ 아마니타톡신(Amanitatoxin) ④ 에르고톡신(Ergotoxin)
⑤ 베로톡신(Verotoxin)

해설 병원성대장균 O157 : H7은 장출혈성 대장균의 일종으로, 1982년 미국의 햄버거 식중독 사건의 원인균으로 보고된 바 있다. 사람의 장관에 감염되면 장관 내에서 증식하여 Verotoxin이라는 강력한 독소를 생산하며, 이 독소는 용혈성요독증후군을 유발한다.

07 식중독과 원인균 및 독소가 바르게 연결된 것은?

① 장염비브리오 식중독 – Vibrio parahaemolyticus
② 보툴리누스 식중독 – Escherichia coli
③ 알레르기성 식중독 – Staphylococcus aureus, enterotoxin
④ 병원성대장균 식중독 – Clostridium botulinum, neurotoxin
⑤ 포도상구균 식중독 – Morganella morganii

해설 ② 보툴리누스 식중독 – Clostridium botulinum, neurotoxin
③ 알레르기성 식중독 – Morganella morganii
④ 병원성대장균 식중독 – Escherichia coli
⑤ 포도상구균 식중독 – Staphylococcus aureus, enterotoxin

44회 출제유형

08 다음의 설명에 해당하는 식중독균은?

- 그람양성의 비운동성 통성혐기성균이다.
- 내열성 독소를 생성한다.
- 화농균이다.

① Vibrio cholerae ② Escherichia coli
③ Clostridium botulinum ④ Staphylococcus aureus
⑤ Listeria monocytogenes

해설 ① Vibrio cholerae : 콜레라균
② Escherichia coli : 대장균
③ Clostridium botulinum : 보툴리누스균
⑤ Listeria monocytogenes : 리스테리아균

정답 06 ⑤ 07 ① 08 ④

46회 출제유형

09 세균성 식중독을 일으키는 균은?

① Salmonella typhi
② Yersinia enterocolitica
③ Vibrio cholerae
④ Shigella dysenteriae
⑤ Hepatitis A virus

해설 ② Yersinia enterocolitica : 여시니아 식중독(세균성 식중독 중 감염형)
① Salmonella typhi : 장티푸스(경구감염병)
③ Vibrio cholerae : 콜레라(경구감염병)
④ Shigella dysenteriae : 세균성이질(경구감염병)
⑤ Hepatitis A virus : A형간염(경구감염병)

39회 출제유형

10 잠복기가 짧고 손에 상처가 있는 식품취급자를 통하여 감염되기 쉬운 식중독은?

① 살모넬라균 식중독
② 장염비브리오 식중독
③ 보툴리누스균 식중독
④ 포도상구균 식중독
⑤ 프로테우스 식중독

해설 포도상구균은 화농성 질환의 대표적인 원인균으로 엔테로톡신을 생성해 식중독을 일으킨다. 화농성 질환자는 식품취급을 절대로 금지해야 한다.

43회 출제유형

11 우유가 매개체가 되는 감염병은?

① 발진티푸스
② 신증후군출혈열
③ 야토병
④ 결 핵
⑤ 돈단독

해설 결핵은 인수공통감염병으로, 소결핵균에 감염된 소에서 나온 살균되지 않은 우유를 생식으로 섭취하게 되면 사람도 감염되므로 철저한 우유 살균이 필요하다.

09 ② 10 ④ 11 ④

36회 출제유형

12 닭가슴살을 제대로 가열하지 않고 섭취한 지 하루가 지난 후 설사, 고열, 복통 등이 나타났을 때 식중독으로 옳은 것은?

① 병원성대장균
② 살모넬라
③ 장염비브리오
④ 포도상구균
⑤ 보툴리누스균

해설 **살모넬라**
- 돼지, 소, 닭, 쥐, 개, 고양이 등의 정상적인 장내세균
- 외부 형태 : 그람음성, 무포자 간균, 주모균
- 생육 최적온도 37℃, 최적pH 7~8
- 원인 식품 : 육류 및 그 가공품, 우유 및 유제품, 채소, 샐러드, 조육 및 알 등
- 잠복기 : 식후 12~24시간

35회 출제유형

13 포도상구균 식중독의 설명으로 옳은 것은?

① 치명률은 40% 정도이다.
② 마비성 중독을 일으킨다.
③ 혐기성 상태의 식품을 섭취할 때 발생한다.
④ 독소는 80℃에서 30분 정도 가열할 때 파괴된다.
⑤ 6℃ 이하에서는 독소의 생성이 억제된다.

해설 **포도상구균 식중독**
- Staphylococcus aureus이며 그람양성, 통성혐기성균이다.
- 식중독 증상의 원인이 되는 것은 Enterotoxin이다. 이것은 내열성이 강하여 218~248℃에서 30분 이상 가열하여야 파괴되기 때문에 일반 가열조리법으로는 파괴되지 않는다.
- 식품을 6℃ 이하에서는 4주, 9℃에서는 7일, 25~30℃에서는 5시간 저장하면 독소의 생성이 억제된다.
- 잠복기는 1~6시간(평균 3시간)이고 증상은 구역질, 구토, 복통, 설사이며 열은 거의 없다.
- 일반적으로 증상이 가볍고 경과가 빨라 1~3일이면 회복되어 사망하는 경우는 거의 없다.

43회, 40회 출제유형

14 치사율이 가장 높고 신경증상을 나타내는 식중독 원인균은?

① 살모넬라균
② 보툴리누스균
③ 포도상구균
④ 비브리오균
⑤ 대장균

해설 보툴리누스균은 신경독소를 생성하여 신경계 마비를 일으키고 높은 치사율을 보인다.

정답 | 12 ② 13 ⑤ 14 ②

46회, 43회 출제유형

15 곰팡이독소 중 신장독을 일으키는 것은?

① 말토리진(Maltoryzine)
② 루브라톡신(Rubratoxin)
③ 스테리그마토시스틴(Sterigmatocystin)
④ 시트리닌(Citrinin)
⑤ 루테오스카이린(Luteoskyrin)

해설 곰팡이독의 분류
- 신장독 : Penicillium속(Citrinin)
- 신경독 : Aspergillus속(Maltoryzine), Penicillium속(Citreoviridin, Patulin)
- 간장독 : Aspergillus속(Aflatoxin, Ochratoxin, Sterigmatocystin), Penicillium속(Rubratoxin, Islanditoxin, Luteoskyrin)

44회, 37회 출제유형

16 3~5%의 식염에서 잘 발육하는 식중독균은?

① Salmonella typhimurium
② Staphylococcus aureus
③ Vibrio cholerae
④ Clostridium botulinum
⑤ Vibrio parahaemolyticus

해설 Vibrio parahaemolyticus는 호염성 세균으로, 장염비브리오 식중독을 일으킨다.

42회 출제유형

17 감염독소형 식중독을 일으키는 균은?

① Clostridium perfringens
② Salmonella typhimurium
③ Vibrio parahaemolyticus
④ Campylobacter jejuni
⑤ Staphylococcus aureus

해설 ②·③·④ 감염형 식중독, ⑤ 독소형 식중독에 해당한다.

15 ④ 16 ⑤ 17 ① **정답**

40회 출제유형

18 장염비브리오균의 식중독에 관한 설명으로 옳은 것은?

① 원인균은 열에 대한 적응력이 강하다.
② 3~5월에 가장 많이 발생한다.
③ 여름철 어패류를 생식하는 경우 발생되기 쉽다.
④ 독소형으로 치사율이 높다.
⑤ 3~5% 식염에서 살 수 없다.

해설 장염비브리오 식중독
- 식중독의 원인균은 Vibrio parahaemolyticus로 3~5% 식염농도에서 잘 발육하며 그람음성의 무포자 간균, 통성혐기성균이다.
- 감염형 식중독으로 7~9월에 집중적으로 발생하며, 원인식품은 해산어패류로 생선회나 초밥 등이다.
- 주증상은 복통과 설사이며, 37~39℃의 열이 나는 경우가 많고 경과는 일반적으로 좋지만 사망할 수도 있다.

45회 출제유형

19 다음에서 설명하는 인수공통감염병은?

- 병원체 : Bacillus anthracis
- 증상 : 발열, 패혈증
- 감염경로 : 감염된 고기 섭취, 상처 및 호흡기

① 탄 저   ② 결 핵
③ 야토병   ④ 브루셀라증
⑤ 렙토스피라증

해설 탄저는 탄저균(Bacillus anthracis) 감염에 의해 발생하는 급성전염성 감염 질환이다.

44회 출제유형

20 등푸른 생선의 알레르기성 식중독의 원인물질은?

① Ammonia
② Histamine
③ Formaldehyde
④ Tyrosine
⑤ Indole

해설 Morganella morganii 등의 미생물이 고등어와 같은 등푸른 생선에 작용하여 일으키는 알레르기성 식중독은 히스티딘 탈탄산 효소에 의하여 생성되는 히스타민이 생체 내에서 작용하여 발생한다.

정답 18 ③ 19 ① 20 ②

45회, 42회 출제유형

21 다음의 설명에 해당하는 식중독균은?

- 그람양성으로 내열성 포자를 형성한다.
- 장독소(enterotoxin)를 생성한다.
- 구토형 혹은 설사형 식중독을 유발한다.
- 식육제품이나 전분질 식품에 의한 경우가 많다.

① Bacillus cereus
② Escherichia coli
③ Vibrio parahaemolyticus
④ Campylobacter jejuni
⑤ Clostridium perfringens

해설 ① 바실러스 세레우스 식중독의 원인균인 Bacillus cereus에 대한 설명이다.

45회 출제유형

22 파라티푸스 원인균의 속명은?

① Escherichia속
② Salmonella속
③ Proteus속
④ Clostridium속
⑤ Vibrio속

해설 파라티푸스
파라티푸스균(Salmonella Parathphi A, B, C) 감염에 의한 급성 전신성 발열성 질환이다.

46회 출제유형

23 장독소를 생성하는 독소형 식중독균은?

① Yersinia enterocolitica
② Campylobacter jejuni
③ Listeria monocytogenes
④ Vibrio parahaemolyticus
⑤ Staphylococcus aureus

해설 독소형 식중독균
- Staphylococcus aureus, Bacillus cereus : 장독소(enterotoxin) 생성
- Clostridium botulinum : 신경독소(neurotoxin) 생성

46회, 43회 출제유형

24 다음 설명에 해당하는 식중독균은?

- 염분이 높거나 저온(5℃) 환경에서도 증식할 수 있다.
- 그람양성 통성혐기성 간균이다.
- 감염 시 유산되거나 패혈증에 걸릴 수 있다.

① Vibrio parahaemolyticus
② Bacillus cereus
③ Listeria monocytogenes
④ Staphylococcus aureus
⑤ Campylobacter jejuni

해설 리스테리아 식중독의 원인균인 Listeria monocytogenes에 대한 설명이다.

46회, 44회 출제유형

25 포자를 형성하는 편성혐기성균으로, 가열조리 후에도 식품에 증식하기 쉬운 식중독균은?

① Clostridium perfringens
② Campylobacter jejuni
③ Listeria monocytogenes
④ Vibrio vulnificus
⑤ Salmonella typhimurium

해설
② Campylobacter jejuni : 캠필로박터 식중독균
③ Listeria monocytogenes : 리스테리아균
④ Vibrio vulnificus : 비브리오패혈증균
⑤ Salmonella typhimurium : 쥐티푸스균

45회 출제유형

26 채소를 통하여 매개되며, 항문 주위에 산란하여 가려움증을 유발하는 기생충은?

① 선모충
② 광절열두조충
③ 요코가와흡충
④ 요 충
⑤ 유극악구충

해설 요 충
- 자가감염, 집단감염
- 성충은 장에서 나와 항문 주위에 산란하는데 주로 밤에 출몰(주로 맹장 주위에 기생)
- 증상 : 항문 주위의 가려움, 긁힘, 습진, 피부염, 불면증, 신경증
- 검사 : Scatch Tape 검출법 사용

정답 24 ③ 25 ① 26 ④

43회 출제유형

27 제1중간숙주-물벼룩이고, 제2중간숙주-민물고기인 기생충은?

① 간디스토마
② 유구조충
③ 아니사키스
④ 폐흡충
⑤ 유극악구충

해설　유극악구충
- 제1중간숙주 : 물벼룩
- 제2중간숙주 : 민물고기(가물치, 메기 등)
- 최종숙주 : 개, 고양이

42회 출제유형

28 Vibrio parahaemolyticus에 대한 설명으로 옳은 것은?

① 그람양성의 나선균이다.
② 60℃에서 30분간 가열하면 사멸한다.
③ 주모성 편모이다.
④ 편성혐기성균이다.
⑤ 포자를 형성한다.

해설　Vibrio parahaemolyticus
그람음성, 간균, 무포자, 통성혐기성, 단모성 편모

46회, 43회 출제유형

29 요코가와흡충의 제1중간숙주는?

① 고등어
② 새우
③ 물벼룩
④ 다슬기
⑤ 크릴새우

해설　요코가와흡충
- 제1중간숙주 : 다슬기
- 제2중간숙주 : 잉어, 붕어, 은어 등 담수어

정답　27 ⑤　28 ②　29 ④

43회 출제유형

30 다음 설명에 해당하는 것은?

> 체내의 생식·발달, 항상성 유지 등을 조절하는 호르몬의 합성·분비·이동·대사·분해 등을 간섭하는 체외물질이다.

① 효소
② 석면
③ 적외선
④ 내분비교란물질
⑤ 이산화탄소

해설 내분비교란물질
환경에 배출된 일부 화학물질이 체내에 들어가 마치 호르몬처럼 작용하여, 내분비계(호르몬)의 정상적인 기능을 방해하는 것으로 알려진 물질이다.

31 세균성 식중독의 특징으로 옳은 것은?

① 면역성이 있다.
② 잠복기는 경구감염병보다 길다.
③ 균의 양이 미량으로는 나타나지 않는다.
④ 2차 감염이 빈번하게 일어난다.
⑤ 독력이 강하다.

해설 경구감염병과 세균성 식중독의 차이

구분	경구감염병	세균성 식중독
균의 양	미량이라도 감염	다량이어야 발생
독력	강함	약함
2차 감염	많고, 파상적	거의 없고, 최종 감염은 사람
잠복기	긺	비교적 짧음
면역성	있는 경우가 많음	일반적으로 없음
음료수와의 관계	흔히 일어남	비교적 관계 없음

정답 30 ④ 31 ③

44회 출제유형

32 장티푸스의 원인균은?

① Staphylococcus aureus
② Yersinia enterocolitica
③ Salmonella typhi
④ Vibrio parahaemolyticus
⑤ Pseudomonas fluorescens

해설
① Staphylococcus aureus : 황색포도상구균 식중독의 원인균
② Yersinia enterocolitica : 여시니아 식중독의 원인균
④ Vibrio parahaemolyticus : 장염비브리오 식중독의 원인균
⑤ Pseudomonas fluorescens : 우유를 녹색으로 변화시키는 부패세균

43회 출제유형

33 유해성 착색료에 해당하는 것은?

① 승 홍
② 아우라민
③ 롱갈리트
④ 삼염화질소
⑤ 페릴라틴

해설 ① 유해성 보존료, ③·④ 유해성 표백제, ⑤ 유해성 감미료에 해당한다.

35회 출제유형

34 두통, 현기증, 구토, 설사 등과 시신경 염증을 초래하여 실명의 원인이 되는 화학물질은?

① 사에틸납
② 메탄올
③ 롱갈리트
④ 비소화합물
⑤ 유기인제

해설 메탄올
• 과일주의 알코올 발효과정 중에 펙틴으로부터 생성되며, 과일주 및 정제가 불충분한 증류주에 미량 함유되어 있다.
• 중독 증상은 급성일 때 두통, 현기증, 구토, 복통, 설사 등을 일으키고 시신경에 염증을 일으켜 실명하거나 사망에 이른다.

46회, 45회 출제유형

35 유기염소계 농약은?

① 디디티(DDT)
② 말라티온(Malathion)
③ 다이아지논(Diazinon)
④ 파라티온(Parathion)
⑤ 벤디오카브(Bendiocarb)

해설 유기염소제
잔류성이 가장 큰 농약이다. 그중에서도 토양에의 잔류성은 DDT가 가장 길며, 지방과의 친화력이 강하여 체내에서 분해되지 않아 지방층에 잔류되어 고지혈증, 지방간 등을 유발한다.

46회, 42회, 39회, 35회 출제유형

36 폼알데하이드가 용출될 우려가 있는 열경화성 수지는?

① 염화비닐수지
② 폴리아세탈수지
③ 폴리에틸렌수지
④ 멜라민수지
⑤ 아크릴수지

해설 열경화성 수지인 페놀수지, 요소수지, 멜라민수지는 제조 시 가열·가압조건이 부족할 때 미반응원료인 페놀, 폼알데하이드가 용출된다.

44회 출제유형

37 콜린에스터라아제(cholinesterase) 저해제로 독성이 강한 유기인제 농약은?

① BHC
② DDT
③ aldrin
④ parathion
⑤ bendiocarb

해설 ① BHC : 유기염소계 농약
② DDT : 유기염소계 농약
③ aldrin : 유기염소계 농약
⑤ bendiocarb : 카바메이트계 농약

정답 35 ① 36 ④ 37 ④

43회 출제유형

38 캠필로박터 식중독균의 특징은?

① 편성혐기성이다.
② 구균이다.
③ 편모가 없다.
④ 그람음성이다.
⑤ 포자를 형성한다.

> **해설** 캠필로박터 식중독균(Campylobacter jejuni)
> 그람음성, 무포자, 나선균, 미호기성, 편모

46회, 43회 출제유형

39 붉은곰팡이(Fusarium)속이 생성하는 독소로 가축의 이상발정 증세를 초래하는 것은?

① 오크라톡신(Ocharatoxin)
② 루브라톡신(Rubratoxin)
③ 제랄레논(Zearalenone)
④ 말토리진(Maltoryzine)
⑤ 파툴린(Patulin)

> **해설** 제랄레논(Zearalenone)
> 붉은곰팡이(Fusarium)속에 의해 생성되는 독소로, 주로 옥수수나 보리에서 발견된다. 에스트로겐과 비슷한 성질을 가지고 있어 발정효과를 나타내는데 특히, 돼지에게 민감하게 작용하여 발정증후군, 성장발육 저해, 생식기능 저해, 불임증 및 난소 위축 등을 유발한다.

36회 출제유형

40 여시니아 식중독에 대한 설명으로 옳은 것은?

① 여시니아속 균은 그람양성, 간균이다.
② Yersinia pestis 균이 주로 사람 장질환을 일으킨다.
③ 돼지고기를 날것 또는 덜 익힌 것을 먹었을 때 감염될 수 있다.
④ 진공포장을 하면 여시니아속 균의 증식을 막을 수 있다.
⑤ 냉장보관을 하면 세균의 증식을 막을 수 있다.

> **해설** 여시니아(Yersinia)속 균
> - 그람음성, 무포자 간균, 주모성 편모, 통성혐기성
> - Yersinia enterocolitica가 주로 사람에게 다양한 장질환 유발
> - 호저온성 장내병원세균, 진공포장에서도 증식 가능
> - 주로 덜 익힌 돼지고기나 날것의 돼지고기에서 감염

정답 38 ④ 39 ③ 40 ③

46회, 43회 출제유형

41 경구감염병 중 용혈성연쇄상구균이 병원체인 것은?

① 장티푸스
② 디프테리아
③ 성홍열
④ 파라티푸스
⑤ 콜레라

해설　성홍열은 베타용혈성연쇄구균(Group A β-hemolytic Streptococci)의 발열성 외독소에 의한 급성발열성 질환이다.

45회, 42회 출제유형

42 체내에서 아코니타아제(aconitase)의 활성을 저해하여 독성을 나타내는 농약은?

① 유기인제
② 유기염소제
③ 유기수은제
④ 유기불소제
⑤ 비소제

해설　유기불소제
- 쥐약, 깍지벌레·진딧물의 살충제
- 체내의 아코니타아제(aconitase)의 활성 저해 → 구연산의 체내 축적 → 심장장애, 중추신경 이상

41회 출제유형

43 냉동식품의 오염지표로 이용되는 미생물은?

① 보툴리누스균
② 살모넬라균
③ 콜레라균
④ 장구균
⑤ 포도상구균

해설　장구균은 냉동식품, 건조식품의 오염지표균으로 이용된다.

정답　41 ③　42 ④　43 ④

37회 출제유형

44 다음의 자연독 중 시안배당체에 해당하는 자연독은?

① 베네루핀
② 테트로도톡신
③ 아마니타톡신
④ 아미그달린
⑤ 옥살산

해설 시안배당치는 청산배당체라고도 불리는 자연독으로 청색증을 유발하고 심할 경우 사망에 이르게 된다. 주로 벚나무과나 콩과 식물에 함유되어 있고, 아미그달린, 비신, 듀린 등이다.

41회, 39회 출제유형

45 다음 빈칸에 들어갈 알맞은 것으로 연결된 것은?

> 복어에 있는 독성물질인 (㉠)은 내인성 독으로, 독성이 강하고 물에 녹지 않으며 열에 안정하다. 특히 (㉡)에 독성분이 가장 많다.

① ㉠ 베네루핀, ㉡ 간
② ㉠ 베네루핀, ㉡ 내장
③ ㉠ 테트로도톡신, ㉡ 난소
④ ㉠ 솔라닌, ㉡ 머리
⑤ ㉠ 테트로도톡신, ㉡ 피부

해설 테트로도톡신(Tetrodotoxin)은 산란철인 5~6월의 가장 강하며, 복어의 생식기, 창자, 간, 피부 등에 함유되어 있다. 그중 난소(알)에 함유량이 가장 많다.

45회, 42회 출제유형

46 청매의 유독물질로 옳은 것은?

① 고시폴(Gossypol)
② 아미그달린(Amygdalin)
③ 리신(Ricin)
④ 사포닌(Saponin)
⑤ 에르고톡신(Ergotoxin)

해설 ① 면실유, ③ 피마자, ④ 대두·팥, ⑤ 맥각의 유독물질에 해당한다.

44 ④ 45 ③ 46 ② 정답

47 [43회 출제유형] 목화씨에 함유된 독성물질은?

① 시큐톡신(Cicutoxin)
② 셉신(Sepsine)
③ 사포닌(Saponin)
④ 고시폴(Gossypol)
⑤ 콜린(Choline)

해설 ① 독미나리, ② 썩은 감자, ③ 대두·팥, ⑤ 독버섯에 함유된 독성물질이다.

48 [46회, 41회 출제유형] 유기수은에 오염된 식품을 섭취할 때 발생하는 질병은?

① 카네미유증
② 이타이이타이병
③ 미나마타병
④ 흑피증
⑤ 비중격천공

해설 ① PCB, ② 카드뮴, ④ 비소, ⑤ 6가크롬에 의한다.

49 [43회 출제유형] 통조림 캔·수도관 내장 코팅제에 포함된 물질은?

① 납
② 자일렌
③ 아세톤
④ 비스페놀 A
⑤ 톨루엔

해설 비스페놀 A(bisphenol A)
- 에폭시수지, 폴리카보네이트 등 플라스틱 제조의 주원료로 사용한다.
- 통조림 캔·수도관 내장 코팅제, 종이영수증, 치과레진, 생수용기 등에 포함된 물질이다.

정답 47 ④ 48 ③ 49 ④

46회, 42회 출제유형

50 유해성 인공감미료에 해당하는 것은?

① 시클라메이트
② 아우라민
③ 로다민 B
④ 실크스칼렛
⑤ 승 홍

해설 유해성 감미료
둘신, 시클라메이트, 에틸렌글리콜, 파라니트로올소토루이딘, 페릴라틴

38회 출제유형

51 식품에 사용이 금지된 유해성 표백제는?

① 과산화수소
② 아황산나트륨
③ 롱갈리트
④ 둘 신
⑤ 아우라민

해설 유해성 식품첨가제
- 유해 감미료 : 둘신(설탕의 250배 감미, 혈액독, 간장장애), 시클라메이트(설탕의 40~50배 감미, 발암성), 파라니트로올소톨루이딘(설탕의 200배 감미, 위통, 식욕부진, 메스꺼움, 권태), 페릴라틴(설탕의 2,000배, 신장염), 에틸렌글리콜
- 유해 착색료 : 아우라민, 로다민 B, 파라니트로아닐린, 실크스칼렛
- 유해 보존료 : 붕산, 폼알데하이드, 불소화합물, 승홍
- 유해 표백제 : 롱갈리트, 삼염화질소(NCl_3), 형광표백제

42회 출제유형

52 다음 중 보툴리누스균이 생성하는 독소로 옳은 것은?

① 엔테로톡신(Enterotoxin)
② 뉴로톡신(Neurotoxin)
③ 아플라톡신(Aflatoxin)
④ 아마니타톡신(Amanitatoxin)
⑤ 시큐톡신(Cicutoxin)

해설 뉴로톡신은 보툴리누스균이 생성하는 신경독소로 신경마비, 호흡곤란, 연하곤란 등이 나타나고, 치명률이 높다.

50 ① 51 ③ 52 ②

44회 출제유형

53 내분비계교란물질이 호르몬 수용체 결합부위를 봉쇄하여 정상호르몬이 수용체에 접근하는 것을 막아 내분비계의 기능을 발휘하지 못하도록 하는 것은?

① 촉발작용
② 흡수작용
③ 유사작용
④ 모방작용
⑤ 봉쇄작용

해설 호르몬 봉쇄작용
호르몬 수용체 결합부위를 봉쇄함으로써 정상호르몬이 수용체에 접근하는 것을 막아 내분비계가 기능을 발휘하지 못하도록 하는 것이다. 대표적인 예로서 DDE(DDT의 분해산물)의 경우 정소의 안드로겐 호르몬의 기능을 봉쇄하는 것으로 보고되고 있다.

45회, 44회, 38회, 35회 출제유형

54 이타이이타이병의 원인물질은?

① 수 은
② 아 연
③ 카드뮴
④ 구 리
⑤ 나트륨

해설 카드뮴 중독 시 이타이이타이병(신장장애, 폐기종, 골연화증, 단백뇨 등)이 발생한다.

44회 출제유형

55 진공포장 상태 및 저온조건에서도 증식할 수 있는 식중독균은?

① Bacillus subtilis
② Yersinia enterocolitica
③ Escherichia coli
④ Clostridium botulinum
⑤ Vibrio parahaemolyticus

해설 ① Bacillus subtilis : 고초균
③ Escherichia coli : 대장균
④ Clostridium botulinum : 보툴리누스균
⑤ Vibrio parahaemolyticus : 장염비브리오균

정답 53 ⑤ 54 ③ 55 ②

42회 출제유형

56 이타이이타이병의 특징에 해당하는 것은?

① 골연화증
② 빈 혈
③ 정신장애
④ 비중격천공
⑤ 언어장애

해설 카드뮴 중독에 의한 이타이이타이병은 골연화, 골조직의 통증을 유발한다.

45회, 43회 출제유형

57 모시조개, 바지락, 굴이 발생시키는 간장독 식중독의 원인물질은?

① 오카다산(Okadaic acid)
② 네오수르가톡신(Neosurugatoxin)
③ 베네루핀(Venerupin)
④ 리신(Ricin)
⑤ 아마니타톡신(Amanitatoxin)

해설 ① 설사성 조개, ② 수랑, ④ 피마자, ⑤ 독버섯 식중독의 원인물질에 해당한다.

45회 출제유형

58 다음 설명에 해당하는 곰팡이독소는?

- Penicillium속이 생산하는 독소이다.
- 사과주스에 기준규격이 설정되어 있다.

① 오크라톡신(Ochratoxin)
② 아플라톡신(Aflatoxin)
③ 파튤린(Patulin)
④ 제랄레논(Zearalenone)
⑤ 시트리닌(Citrinin)

해설 **파튤린(Patulin)**
- 푸른곰팡이(Penicillium)가 생산하는 신경독이다.
- 사과의 부패곰팡이인 Penicillium expansum으로부터 대량으로 생산되어, 부패한 과실이나 그 가공품인 과실주스에서 검출 예가 보고되고 있다.

정답 56 ① 57 ③ 58 ③

38회, 37회, 35회 출제유형

59 다음 중 독버섯의 독성분은?

① Choline
② Gossypol
③ Cicutoxin
④ Saponin
⑤ Amygdalin

해설 독버섯의 유독성분
- Muscarine : 맹독성. 땀버섯에 가장 많고 광대버섯, 마귀광대버섯(파리버섯) 등에도 함유되어 있다. 부교감신경을 흥분시켜 섭취 1.5~2시간 후에 군침과 땀이 나고 맥박이 느려지며 각종 체액의 분비항진, 호흡곤란, 구토, 설사, 위장의 경련성 수축, 방광 및 자궁 수축 등을 일으킨다.
- Muscaridine : 뇌증상, 산동 등을 일으킨다.
- Choline : 싯갓외대버섯 등 많은 독버섯에 들어 있으며 Muscarine과 비슷한 작용이 있다.
- Amanitatoxin : 알광대버섯, 독우산광대버섯, 흰알광대버섯 등에 함유되어 있고, 생리 및 화학적 성상에 의해 Amatoxin군과 Phallotoxin군 등으로 구분된다. Amatoxin군은 RNA 생합성을 저해하고 단백질 생합성의 저해작용으로 간장·신장의 조직을 파괴한다.

41회 출제유형

60 탄저(Anthrax)의 병원체로 옳은 것은?

① Brucella abortus
② Bacillus anthracis
③ Mycobacterium tuberculosis
④ Francisella tularensis
⑤ Corynebacterium diphtheriae

해설 탄저(Anthrax)는 Bacillus anthracis 감염에 의해 발생하는 인수공통감염병이다.

44회, 37회, 36회 출제유형

61 유독화된 섭조개와 홍합이 갖고 있는 독소의 성분은?

① Tetrodotoxin
② Solanine
③ Muscarin
④ Saxitoxin
⑤ Cicutoxin

해설
- 홍합·섭조개 : 삭시톡신(Saxitoxin)
- 바지락 : 베네루핀(Venerupin)

정답 59 ① 60 ② 61 ④

44회 출제유형

62 다음의 설명에 해당하는 기생충은?

- 경구감염과 경피감염이 일어난다.
- 채소류를 통하여 감염된다.
- 경구감염으로 채독증을 일으킨다.

① 요 충
② 편 충
③ 회 충
④ 무구조충
⑤ 십이지장충

해설
① 요충 : 채소류 감염, 집단감염, 스카치테이프 검출법
② 편충 : 채소류 감염, 경구감염, 채찍 모양
③ 회충 : 채소류 감염, 경구감염
④ 무구조충 : 육류(소고기) 감염

46회, 45회, 40회, 37회, 35회 출제유형

63 식품과 식중독과의 연결이 옳은 것은?

① 바지락 – Temuline
② 청매 – Solanine
③ 면실유 – Muscarine
④ 감자 – Amygdalin
⑤ 독미나리 – Cicutoxin

해설 **식물성 자연독의 종류**
- 감자독 : Solanine(감자의 발아부위), Sepsine(부패된 감자)
- 면실유 : Gossypol
- 피마자 기름 : Ricin, Ricinine, Allergen
- 청매 : Amygdalin
- 수수 : Dhurrin
- 미얀마콩(오색두) : Phaseolunatin(일명 Linamarin)
- 독미나리 : Cicutoxin
- 독공목 : Tutin, Coriamyrtin
- 붓순나무 : Shikimine, Shikimitoxin, Hananomine
- 미치광이풀, 가시독말풀 : Hyoscyamine, Atropine, Scopolamine
- 바꽃(오두) : Aconitine, Mesaconitine
- 꽃무릇 : Lycorine
- 독보리 : Temuline
- 디기탈리스 : Digitoxin

62 ⑤ 63 ⑤ **정답**

43회 출제유형

64 디프테리아의 병원체는?

① Brucella melitensis
② Mycobacterium tuberculosis
③ Francisella tularensis
④ Coxiella burnetii
⑤ Corynebacterium diphtheriae

해설 ① 브루셀라증, ② 결핵, ③ 야토병, ④ 큐열의 병원체이다.

46회, 43회 출제유형

65 독버섯의 유독성분에 해당하는 것은?

① 고시폴(Gossypol)
② 사포닌(Saponin)
③ 아미그달린(Amygdalin)
④ 아코니틴(Aconitine)
⑤ 무스카린(Muscarine)

해설 ① 목화씨(면실유), ② 대두·팥, ③ 청매, ④ 오디·부자·초오의 유독성분에 해당한다.

44회 출제유형

66 발아된 감자의 자연독 성분은?

① Solanine
② Sepsine
③ Gossypol
④ Amygdaline
⑤ Cicutoxin

해설 감자
- 발아부위와 녹색부위에 함유된 독소 : Solanine
- 부패한 부위에 함유된 독소 : Sepsine

정답 64 ⑤ 65 ⑤ 66 ①

43회 출제유형

67 원인식품과 그 독성분의 연결이 옳은 것은?

① 고사리 – 시쿠톡신(Cicutoxin)
② 복어 – 베네루핀(Venerupin)
③ 독보리 – 테뮬린(Temuline)
④ 독미나리 – 프타퀼로시드(Ptaquiloside)
⑤ 청매 – 시구아테린(Ciguaterin)

해설
① 고사리 – 프타퀼로시드(Ptaquiloside)
② 복어 – 테트로도톡신(Tetrodotoxin)
④ 독미나리 – 시쿠톡신(Cicutoxin)
⑤ 청매 – 아미그달린(Amygdalin)

43회 출제유형

68 이질균에 대한 설명으로 옳은 것은?

① 혐기성균이다.
② 포자를 형성한다.
③ 그람음성이다.
④ 협막을 형성한다.
⑤ 운동성이 있다.

해설 이질균(Shigella dysenteriae)
그람음성 간균으로 호기성이며, 운동성이 없고 아포(포자)와 협막이 없다.

41회 출제유형

69 다음 중 독미나리의 유독물질로 옳은 것은?

① Venerupin
② Amygdalin
③ Solanine
④ Cicutoxin
⑤ Muscarine

해설 ① 조개류, ② 청매, ③ 감자, ⑤ 독버섯에 해당한다.

67 ③ 68 ③ 69 ④ **정답**

39회 출제유형

70 자연독 식중독과 병인물질과의 연결이 옳은 것은?

① 감자 중독 - Solanine
② 버섯 중독 - Venerupin
③ 조개 중독 - Tetrodotoxin
④ 복어 중독 - Erogotoxin
⑤ 독미나리 중독 - Sepsine

해설 ② 버섯 중독 : Muscarine, Muscaridine, Phaline, Amanitatoxin, Choline, Neurine, Coprin, Lampterol
③ 조개 중독 : Venerupin, Saxitoxin
④ 복어 중독 : Tetrodotoxin
⑤ 독미나리 중독 : Cicutoxin

45회 출제유형

71 세균성 식중독균에 의해 생성되는 독소는?

① 테물린(Temuline)
② 아미그달린(Amygdalin)
③ 엔테로톡신(Enterotoxin)
④ 수루가톡신(Surugatoxin)
⑤ 시트리닌(Citrinin)

해설 ③ 엔테로톡신(Enterotoxin) : 황색포도상구균(Staphylococcus aureus), 바실러스 세레우스균(Bacillus cereus) 등이 생산하는 독소이다.
① 테물린(Temuline) : 독맥(독보리)
② 아미그달린(Amygdalin) : 청매
④ 수루가톡신(Surugatoxin) : 수랑
⑤ 시트리닌(Citrinin) : 황변미

44회 출제유형

72 온도감각 이상(dryice sensation)의 증상이 나타날 수 있는 독소는?

① 테트라민(tetramine)
② 삭시톡신(saxitoxin)
③ 베네루핀(venerupin)
④ 시구아톡신(ciguatoxin)
⑤ 오카다산(okadaic acid)

해설 ① 테트라민(tetramine) : 육식성 고둥의 타액선에 들어 있는 독소이다.
② 삭시톡신(saxitoxin) : 대합조개, 섭조개, 홍합에 들어 있는 마비성 패독소이다.
③ 베네루핀(venerupin) : 모시조개, 바지락, 굴에 들어 있는 간독소이다.
⑤ 오카다산(okadaic acid) : 설사성 조개류 독소이다.

정답 70 ① 71 ③ 72 ④

44회, 41회, 36회 출제유형

73 복어독의 원인 독소는?

① 베네루핀
② 삭시톡신
③ 솔라닌
④ 무스카린
⑤ 테트로도톡신

해설 복어독
- 독성물질 : 테트로도톡신(Tetrodotoxin)
- 복어의 알과 생식선(난소 · 고환), 간, 내장, 피부 등에 함유
- 독성이 강하고 물에 녹지 않으며 열에 안정
- 복어의 독은 내인성이다.

36회, 35회 출제유형

74 식품과 그 독성분의 연결이 옳은 것은?

① 독미나리 - Saxitoxin
② 모시조개 - Solanine
③ 섭조개 - Cicutoxin
④ 감자 - Venerupin
⑤ 면실유 - Gossypol

해설
① 독미나리 - Cicutoxin
② 모시조개 - Venerupin
③ 섭조개 - Saxitoxin
④ 감자 - Solanine

41회, 38회 출제유형

75 Aflatoxin을 생성하는 곰팡이는?

① Aspergillus flavus
② Penicillium toxicarium
③ Aspergillus niger
④ Penicillium islandicum
⑤ Penicillium toxicarium

해설 Aflatoxin
- Aspergillus flavus, Asp. parasiticus에 의하여 생성되는 형광성 물질로 간암을 유발하는 발암물질이다.
- 기질수분 16% 이상, 상대습도 80% 이상, 온도 25~30℃인 봄 · 여름 또는 열대지방 환경의 전분질 곡류에서 잘 생성된다.
- 열에 안정하여 270~280℃ 이상 가열 시에 분해된다.
- 유형은 자외선하에서 보여주는 형광색에 따라 B(blue), G(green)형이 있으며 생체 내에서 대사되어 생기는 M형도 있다.

73 ⑤ 74 ⑤ 75 ① **정답**

46회 출제유형

76 녹청을 유발하는 중금속은?

① 구 리
② 수 은
③ 안티몬
④ 카드뮴
⑤ 주 석

> **해설** 구리를 습기가 많은 곳에 오랫동안 놓아두면 푸른색이나 녹색의 녹이 생기는데, 이것을 녹청이라고 한다. 녹청은 구리가 물이나 이산화탄소, 이산화황 등과 반응할 때 생기며, 독성이 있고 물에 녹지 않지만 산에는 녹는다.

43회 출제유형

77 마비성 조개 중독의 원인독소는?

① 삭시톡신(Saxitoxin)
② 듀린(Dhurrin)
③ 무스카린(Muscarine)
④ 테트라민(Tetramine)
⑤ 펙테노톡신(Pectenotoxin)

> **해설** ② 수수, ③ 독버섯, ④ 소라고동, ⑤ 가리비 중독의 원인독소에 해당한다.

43회 출제유형

78 폴리염화비닐(PVC) 소재의 식품포장재에서 검출될 수 있는 내분비교란물질은?

① 롱갈리트
② 니트로소아민
③ 페릴라틴
④ 폼알데하이드
⑤ 프탈레이트계 화합물

> **해설** 프탈레이트(phthalate)
> 염화비닐수지(폴리염화비닐)를 주성분으로 하는 합성수지제의 기구 및 용기에 사용하지만 내분비교란물질로서 정자 생산과 출산을 방해하며, 자궁내막증 등을 유발한다.

정답 76 ① 77 ① 78 ⑤

45회, 42회 출제유형

79 맥각균(Claviceps purpurea)이 생성하는 곰팡이독소는?

① 오크라톡신(Ochratoxin)
② 파툴린(Patulin)
③ 시트레오비리딘(Citreoviridin)
④ 시트리닌(Citrinin)
⑤ 에르고톡신(Ergotoxin)

해설 맥각 중독
맥각균(Claviceps purpurea)이 보리·밀·호밀 등의 씨방에 기생하여, 에르고톡신(Ergotoxin)·에르고타민(Ergotamine) 등의 독소를 생성한다.

43회 출제유형

80 강한 독성과 발암성으로 식품위생상 가장 문제가 되는 아플라톡신은?

① B_1
② B_2
③ G_1
④ G_2
⑤ M_2

해설 아플라톡신 독성 순서
$B_1 > M_1 > G_1 > M_2 > B_2 > G_2$

44회 출제유형

81 황변미 중독의 원인독소로, 신경장애를 일으키는 것은?

① 제랄레논(zearalenone)
② 시트레오비리딘(citreoviridin)
③ 이슬란디톡신(islanditoxin)
④ 루테오스카이린(luteoskyrin)
⑤ 에르고타민(ergotamine)

해설
① 제랄레논(zearalenone) : 붉은곰팡이(Fusarium)속이 생성하는 독소로 가축의 이상발정 증세를 초래한다.
③ 이슬란디톡신(islanditoxin) : 황변미 중독의 원인독소로, 간장독을 일으킨다.
④ 루테오스카이린(luteoskyrin) : 황변미 중독의 원인독소로, 간장독을 일으킨다.
⑤ 에르고타민(ergotamine) : 맥각균(Claviceps purpurea)이 생성한 독소이다.

정답 79 ⑤ 80 ① 81 ②

46회, 43회 출제유형

82 다음 설명에 해당하는 식중독은?

- 원인균은 그람음성, 무포자, 간균이다.
- 원인균은 유당을 분해하여 산과 가스를 생성한다.

① 황색포도상구균　　　　　　　② 클로스트리듐 보툴리눔
③ 여시니아 엔테로콜리티카　　　④ 바실러스 세레우스
⑤ 병원성대장균

해설　그람음성의 무포자성 간균으로서 유당을 분해하여 산과 가스를 생산하며, 식품위생검사와 가장 밀접한 관계가 있는 병원성대장균에 대한 설명이다.

46회, 42회 출제유형

83 인수공통감염병에 해당하는 것은?

① 파라티푸스　　　　② A형간염
③ 야토병　　　　　　④ 세균성이질
⑤ 콜레라

해설　**야토병**
- 병원체 : Francisella tularensis
- 토끼류와 설치류가 야토균에 감수성이 높다.
- 감염동물의 가죽 벗기기, 고기요리를 할 때 주의해야 한다.

45회, 44회 출제유형

84 발생 또는 유행 즉시 신고해야 하는 감염병은?

① 디프테리아
② 장티푸스
③ A형간염
④ 세균성이질
⑤ 콜레라

해설　**제1급감염병**
- 생물테러감염병 또는 치명률이 높거나 집단 발생의 우려가 커서 발생 또는 유행 즉시 신고하여야 하고, 음압격리와 같은 높은 수준의 격리가 필요한 감염병을 말한다.
- 에볼라바이러스병, 마버그열, 라싸열, 크리미안콩고출혈열, 남아메리카출혈열, 리프트밸리열, 두창, 페스트, 탄저, 보툴리눔독소증, 야토병, 신종감염병증후군, 중증급성호흡기증후군(SARS), 중동호흡기증후군(MERS), 동물인플루엔자 인체감염증, 신종인플루엔자, 디프테리아

정답　82 ⑤　83 ③　84 ①

85 다음 중 브루셀라증의 병원균은?

① Brucella melitensis
② Bacillus anthracis
③ Mycobacterium tuberculosis
④ Francisella tularensis
⑤ Salmonella typhi

해설 동물에게는 유산, 사람에게는 열병을 일으키는 브루셀라증(Brucellosis)의 원인균은 Brucella melitensis이다.

45회, 37회 출제유형

86 다음에서 설명하는 인수공통감염병은?

- 제3급감염병이다.
- 증상 : 고열, 오한, 두통
- 병원체 : Coxiella burnetii

① 야토병
② 브루셀라증
③ 탄 저
④ 백일해
⑤ Q 열

해설 Q열은 리케치아 일종인 Coxiella burnetii에 의한 열성 질환으로 인수공통감염병이다.

42회 출제유형

87 황변미 중독의 원인독소는?

① 이슬란디톡신(Islanditoxin)
② 에르고톡신(Ergotoxin)
③ 오크라톡신(Ochratoxin)
④ 엔테로톡신(Enterotoxin)
⑤ 아마니타톡신(Amanitatoxin)

해설 황변미 중독의 원인독소
- 시트리닌(Citrinin, 신장독)
- 시트레오비리딘(Citreoviridin, 신경독)
- 이슬란디톡신(Islanditoxin, 간장독)
- 루테오스카이린(Luteoskyrin, 간장독)

정답 85 ① 86 ⑤ 87 ①

40회 출제유형

88 황색의 염기성 타르색소로 단무지에 사용하였던 유해성 착색료는?

① 로다민 B
② 아우라민
③ 파라니트로아닐린
④ 실크스칼렛
⑤ 시클라메이트

> **해설** 아우라민(auramine)은 황색의 염기성 타르색소로, 과거 단무지에 사용하였으며, 두통, 구토, 사지마비, 맥박감소, 두근거림, 의식 불명의 증상을 나타낸다.

89 설탕의 약 250배 감미도를 가진 유해성 감미료는?

① 파라니트로올소토루이딘
② 페릴라틴
③ 에틸렌글리콜
④ 시클라메이트
⑤ 둘 신

> **해설** 둘신(dulcin)은 설탕의 약 250배 감미도로, 혈액독, 간장·신장장애 등을 일으킨다.

90 가축이나 가금류뿐 아니라 사람에게도 감염되며, 수막염과 패혈증을 수반하는 경우가 많고 임산부에게는 자궁 내 염증을 유발하여 태아 사망을 초래하는 인수공통감염병은?

① 장티푸스
② 콜레라
③ 브루셀라증
④ 리스테리아증
⑤ 결 핵

> **해설** 리스테리아증(Listeriosis)
> • 소, 양 및 가금류에 많이 감염
> • 병원체 : Listeria monocytogenes
> • 감염 : 오염된 식육, 유제품, 사람은 감염 동물과의 직접 접촉에 의해 감염
> • 증상 : 수막염, 림프종
> • 예방과 치료 : 사람의 경우는 Penicillin, Tetracycline으로 임상적 치유가 가능

정답 88 ② 89 ⑤ 90 ④

45회 출제유형

91 살모넬라 식중독균의 특징은?

① 무편모
② 나선균
③ 그람양성
④ 포자 형성
⑤ 통성혐기성

해설 살모넬라 식중독균
그람음성, 무포자, 간균, 주모성 편모, 통성혐기성

42회 출제유형

92 다음의 설명에 해당하는 식중독균은?

- 그람음성, 간균으로 장내세균과에 속한다.
- 4℃ 이하의 냉장온도에서도 성장할 수 있다.
- 돼지고기의 냉장·냉동 과정에서 주의가 필요하다.

① Vibrio parahaemolyticus
② Escherichia coli
③ Campylobacter jejuni
④ Yersinia enterocolitica
⑤ Staphylococcus aureus

해설 ④ 여시니아 식중독의 원인균인 Yersinia enterocolitica에 대한 설명이다.

46회 출제유형

93 1955년 일본 조제분유사건의 원인물질로, 만성 중독 시 흑피증과 피부각질화를 일으키는 중금속은?

① 수 은   ② 비 소
③ 크 롬   ④ 카드뮴
⑤ 주 석

해설 비소(As)
- 1955년 일본 조제분유사건의 원인 중금속
- 급성 중독 : 발열, 구토, 복통, 경련
- 만성 중독 : 흑피증, 피부각질화, 중추신경 장애

정답 91 ⑤ 92 ④ 93 ②

42회, 40회, 35회 출제유형

94 다음의 특징을 보이는 경구감염병은?

> • 쌀뜨물 같은 묽은 설사, 구토를 보인다.
> • 심한 탈수 증상을 보인다.

① A형간염 ② 디프테리아
③ 콜레라 ④ 성홍열
⑤ 파라티푸스

해설 콜레라(Cholera)
- 병원체 : Vibrio cholerae
- 증상 : 잠복기는 10시간~5일로 보통 1~3일이다. 설사(쌀뜨물 모양), 구토, 탈수에 의한 구갈, 근육통, 피부건조, 무뇨, 체온의 저하 등이다.
- 감염 대상 : 치명률은 60%로 노년과 유년층일수록 높아진다.
- 감염 : 감염원은 환자의 구토물과 환자나 보균자의 분변으로 인해 오염된 음식물, 음료수 등에 의해서 감염이 일어난다.
- 예방 및 치료 : 외래감염병이기 때문에 검역을 철저히 하여 국내에 침입되지 않도록 하여야 한다. 사균백신에 의한 예방접종이 이용된다.

44회, 42회 출제유형

95 바이러스성 경구감염병에 해당하는 것은?

① 장티푸스 ② A형간염
③ 성홍열 ④ 디프테리아
⑤ 콜레라

해설 ①・③・④・⑤ 세균성 경구감염병에 해당한다.

45회, 42회 출제유형

96 대변에 오염된 음식물을 통해서도 전파 가능하며, 주로 불현성 감염으로 나타나는 바이러스성 감염병은?

① 브루셀라증 ② 성홍열
③ 폴리오 ④ 디프테리아
⑤ 콜레라

해설 폴리오
- 폴리오바이러스(Polio virus)에 의하여 급성 이완성 마비를 일으키는 질환이다.
- 불현성 감염이나 비특이적 열성 질환이 대부분이며, 드물게 뇌수막염, 마비성 폴리오가 나타난다.

정답 94 ③ 95 ② 96 ③

46회, 43회 출제유형

97 다음 설명에 해당하는 인수공통감염병은?

- 불규칙한 발열이 특징으로, 파상열이라고도 한다.
- 가축 유산의 원인이 되기도 한다.

① 탄 저
② 돈단독
③ 살모넬라병
④ 브루셀라증
⑤ 야토병

해설 브루셀라증은 소, 돼지, 양, 염소, 낙타와 같은 가축들이 주요 감염원이고, 사람은 살균처리되지 않은 원유 및 유제품 섭취 등으로 감염된다.

45회 출제유형

98 보툴리누스 식중독에 대한 설명으로 옳은 것은?

① 원인균은 포자를 형성하지 않는다.
② 치사율이 매우 낮다.
③ 신경독에 의해 식중독이 발생한다.
④ 원인균은 그람음성, 구균이다.
⑤ 원인균은 호기성이다.

해설 보툴리누스 식중독
- 원인균 : Clostridium botulinum
  - 그람양성, 간균, 주모성 편모, 내열성의 포자 형성, 편성혐기성
  - 신경독소(neurotoxin) 생성
- 세균성 식중독 중 치사율이 가장 높다.

42회 출제유형

99 장티푸스의 속명은 무엇인가?

① Salmonella
② Proteus
③ Clostridium
④ Staphylococcus
⑤ Vibrio

해설 장티푸스는 살모넬라(Salmonella)속에 속하며, Salmonella typhi 감염에 의한다.

100 다음 중 경구감염병의 특징으로 옳은 것은?

① 잠복기간이 짧다.
② 2차감염이 잘 되지 않는다.
③ 예방접종의 효과가 없다.
④ 미량의 균에 감염되어도 발병한다.
⑤ 균의 증식을 막으면 예방할 수 있다.

> **해설** 경구감염병의 특징
> - 병원체는 사람의 체내에서 잘 자란다.
> - 미량의 균에 감염되어도 발병한다.
> - 잠복기간이 길다.
> - 2차감염이 잘 된다(쉽게 감염).
> - 예방접종의 효과가 있다.
> - 파상적으로 전파되어 불가항력적이다.
>
> 세균성 식중독(감염형)의 특징
> - 병원체는 인체 내에서 자랄 수 있으나, 사람이 고유숙주는 아니다.
> - 다량의 균에 감염되어야 발병한다.
> - 잠복기간이 비교적 짧다.
> - 2차감염이 잘되지 않는다.
> - 예방접종의 효과가 없다.
> - 균의 증식을 막으면 예방할 수 있다.

44회 출제유형

101 다음의 설명에 해당하는 경구감염병은?

- 원인균 : Shigella dysenteriae
- 증상 : 38~39℃의 고열을 일으키며 변에 혈액과 고름이 섞여 나옴

① 콜레라
② 폴리오
③ B형간염
④ 파라티푸스
⑤ 세균성이질

> **해설** ① 콜레라 : Vibrio cholerae
> ② 폴리오 : Poliovirus
> ③ B형간염 : Hepatitis B virus
> ④ 파라티푸스 : Salmonella paratyphi A, B, C

정답 100 ④ 101 ⑤

43회 출제유형

102 급성회백수염의 병원체는?

① Salmonella typhi
② Entamoeba histolytica
③ Hepatitis A virus
④ Poliomyelitis virus
⑤ Salmonella paratyphi

해설 ① 장티푸스, ② 아메바성이질, ③ A형간염, ⑤ 파라티푸스의 병원체이다.

36회 출제유형

103 사람의 손을 통해 감염되거나, 식기, 소주잔, 컵을 함께 사용할 때 주로 감염될 수 있는 것은?

① A형간염
② B형간염
③ 뇌 염
④ 세균성이질
⑤ 콜레라

해설 유행성간염(A형간염)
- 병원체 : A형간염 바이러스(Hepatitis A virus)
- 감염경로
  - 환자의 분변에 오염된 음식물과 물의 섭취를 통한 전파
  - 주사기를 통한 감염이나 혈액제제를 통한 전파
  - 성접촉
- 잠복기 : 평균 28일
- 증 상
  - 발열, 황달, 식욕부진, 구토, 암갈색 소변, 복부불쾌감
  - 6세 미만은 무증상이 대부분, 성인은 황달이 동반되는 경우가 많음

42회 출제유형

104 결핵의 병원체로 옳은 것은?

① Bacillus anthracis
② Francisella tularensis
③ Mycobacterium tuberculosis
④ Coxiella burnetii
⑤ Erysipelothrix rhusiopathiae

해설 ① 탄저, ② 야토병, ④ Q열, ⑤ 돈단독의 병원체에 해당한다.

102 ④ 103 ① 104 ③

44회 출제유형

105 붉은곰팡이속이 생성하는 독소는?

① 파툴린(patulin)
② 말토리진(maltoryzine)
③ 푸모니신(fumonisin)
④ 루브라톡신(rubratoxin)
⑤ 오크라톡신(ochratoxin)

해설
① 파툴린(patulin) : Penicillium속이 생성하는 신경독이다.
② 말토리진(maltoryzine) : Aspergillus속이 생성하는 신경독이다.
④ 루브라톡신(rubratoxin) : Penicillium속이 생성하는 간장독이다.
⑤ 오크라톡신(ochratoxin) : Aspergillus속이 생성하는 간장독이다.

35회 출제유형

106 간디스토마의 제1중간숙주와 제2중간숙주에 각각 해당하는 것은?

① 왜우렁이, 붕어
② 게, 잉어
③ 다슬기, 가재
④ 물벼룩, 왜우렁이
⑤ 돼지, 소

해설 기생충의 중간숙주
- 간디스토마 : 제1중간숙주 → 왜우렁이, 제2중간숙주 → 민물고기(붕어, 잉어, 모래무지)
- 폐디스토마 : 제1중간숙주 → 다슬기, 제2중간숙주 → 가재, 게
- 광절열두조충 : 제1중간숙주 → 물벼룩, 제2중간숙주 → 민물고기(농어, 연어, 숭어)
- 무구조충 : 중간숙주 → 소
- 유구조충 : 중간숙주 → 돼지

35회 출제유형

107 어패류를 통해 감염되는 기생충으로 가장 적절한 것은?

① 이질아메바
② 개회충
③ 광절열두조충
④ 무구조충
⑤ 톡소플라스마

해설 어패류에 의해 감염되는 기생충들로는 간디스토마, 폐디스토마, 아니사키스, 요코가와흡충, 광절열두조충, 유극악구충 등이 있다.

정답 105 ③ 106 ① 107 ③

44회 출제유형

108 광절열두조충의 제1중간숙주는?

① 참 게
② 가 재
③ 담수어
④ 크릴새우
⑤ 물벼룩

> **해설** 광절열두조충(긴촌충)
> • 제1중간숙주 : 물벼룩, 제2중간숙주 : 연어, 송어, 농어 등 담수어
> • 인체의 소장 상부에 기생하며 열에는 약해서 50℃에서 몇 분 후 사멸한다.

43회 출제유형

109 주로 경구적으로 감염되지만 유충이 경피적으로 침입하여 발생할 수 있는 기생충 감염병은?

① 간흡충증
② 회충증
③ 폐흡충증
④ 편충증
⑤ 구충증

> **해설** 구충증
> 십이지장충증이라고도 하며, 경구감염이 주된 경로이지만 유충이 경피적으로 침입하여 발생할 수 있으므로 예방을 위해 밭에 맨발로 들어가지 않는 것이 좋다.

44회, 41회 출제유형

110 다음 중 육류로부터 감염되는 기생충에 해당하는 것은?

① 회 충
② 편 충
③ 간흡충
④ 선모충
⑤ 아니사키스

> **해설** 육류로부터 감염되는 기생충은 무구조충(소고기), 유구조충(돼지고기), 선모충(돼지고기) 등이 있다.

44회 출제유형

111 인수공통감염병은?

① 세균성 이질
② 결 핵
③ 콜레라
④ 장티푸스
⑤ 급성회백수염

> **해설** ② 결핵은 인수공통감염병으로, 소결핵균에 감염된 소에서 나온 살균되지 않은 우유를 생식으로 섭취하게 되면 사람도 감염되므로 철저한 우유 살균이 필요하다.

정답 108 ⑤ 109 ⑤ 110 ④ 111 ②

46회, 45회 출제유형

112 콜레라균에 대한 특징으로 옳은 것은?

① 포자 형성
② 구 균
③ 무편모
④ 통성혐기성
⑤ 그람양성

해설 　콜레라균
　　　그람음성, 간균, 무포자, 단모성 편모, 통성혐기성

45회, 35회 출제유형

113 가열이 불충분한 돼지고기를 섭취할 때 감염될 수 있는 기생충은?

① 유구조충
② 십이지장충
③ 무구조충
④ 편 충
⑤ 광절열두조충

해설 　돼지고기의 섭취로 감염되는 기생충에는 톡소플라스마, 선모충, 유구조충 등이 있다.

45회 출제유형

114 식품의 유해성 보존료는?

① 로다민 B
② 시클라메이트
③ 폼알데하이드
④ 에틸렌글리콜
⑤ 아우라민

해설 　유해성 보존료
　　　붕산, 불소화합물, 승홍, 폼알데하이드

42회 출제유형

115 채소에 의해 감염될 수 있는 기생충은?

① 유구조충
② 광절열두조충
③ 간흡충
④ 선모충
⑤ 십이지장충

해설 　채소류에서 감염되는 기생충
　　　회충, 구충(십이지장충), 편충, 요충, 동양모양선충 등이다.

정답　112 ④　113 ①　114 ③　115 ⑤

38회 출제유형

116 채소밭을 맨발로 걸어갈 때 피부로 감염되며, 빈혈을 유발하는 기생충은?

① 선모충 ② 요 충
③ 편 충 ④ 구 충
⑤ 회 충

해설 구충(십이지장충)
피부로 감염(경피감염)되며, 빈혈을 유발한다.

45회, 41회, 39회 출제유형

117 다음 중 제1중간숙주가 왜우렁이, 제2중간숙주가 담수어인 기생충은?

① 간흡충 ② 광절열두조충
③ 폐흡충 ④ 무구조충
⑤ 요코가와흡충

해설 간흡충 감염경로
물속의 유충 → 제1중간숙주(왜우렁이의 간에서 포자낭충, Redia 상태를 거쳐 유미자충이 되어 이동) → 제2중간숙주(붕어, 잉어, 피라미) 기생 → 사람 생식

42회 출제유형

118 오징어, 고등어 등 해산어류를 생식으로 섭취했을 때 감염될 수 있는 기생충은?

① 무구조충 ② 유극악구충
③ 유구조충 ④ 아니사키스
⑤ 요코가와흡충

해설 ① 소고기, ② 가물치·메기, ③ 돼지고기, ⑤ 은어가 원인식품이다.

46회 출제유형

119 소고기를 생식하거나 불충분하게 가열하여 섭취했을 때 감염될 수 있는 기생충은?

① 동양모양선충 ② 회 충
③ 아니사키스 ④ 요코가와흡충
⑤ 무구조충

해설 무구조충
- 소고기로부터 감염
- 증상 : 복통, 소화불량, 오심, 구토 등 소화기계 증상

CHAPTER 04 식품첨가물

45회 출제유형

01 사람의 일일 섭취허용량(ADI ; Acceptable Daily Intake)를 구하기 위한 식품 안전성 평가시험은?

① 최기형성시험
② 발암성시험
③ 에임스시험
④ 생식 독성시험
⑤ 만성 독성시험

해설 일일 섭취허용량(ADI ; Acceptable Daily Intake)이란 인간이 한평생 매일 먹어도 영향이 없다고 생각되는 화학물질의 1일 섭취량으로, 몸무게 1킬로그램당 밀리그램으로 나타낸다. 식품첨가물, 농약, 동물용 약품과 같이 의도적으로 사용한 화학물질에 널리 사용되며 실험동물의 만성 독성시험으로부터 구한 최대무작용량을 안전계수로 나누어 결정한다.

02 BHT, BHA의 식품첨가물로서의 용도는?

① 이형제
② 영양강화제
③ 산화방지제
④ 산미료
⑤ 착색료

해설 BHT, BHA
버터류, 식용유지, 추잉껌, 어패류건제품, 어패염장류의 산화방지제로 쓰인다.

03 다음 중 천연 항산화제에 해당하는 것은?

① 토코페롤
② BHA
③ BHT
④ 크산토필
⑤ 프로필갈레이트

해설 천연 항산화제에는 토코페롤, 고시폴, 세파린(Cephalin), 아스코르브산(천연물), Sulfhydryls, 구연산(천연물), 고추의 에스테르 추출물 등이 있다.

정답 01 ⑤ 02 ③ 03 ①

04 다음 중 식품첨가물의 사용에 관한 설명으로 옳은 것은?

① 식물체에서 추출한 물질은 첨가물이 아닌 식품원료로 분류되므로 사용에 제한이 없다.
② 화학적 합성품은 그 안전성이 의심되므로 허용량의 1/100 범위 이내에서 사용해야 한다.
③ 반드시 최종 소비단계까지 잔존하여 효력을 발생해야 한다.
④ 식품의 가치를 향상시킬 목적으로 사용한다.
⑤ 가능한 한 허용량의 최대치를 사용해야 한다.

해설 식품첨가물
- 천연품과 화학적 합성품 모두 법적인 규제를 받는데 화학적 합성품이 보다 엄격한 규제를 받는다.
- 규정량을 사용하며, 가능한 한 허용량을 초과하지 않는 최소량을 사용하여야 한다.
- 식품의 상품적·영양적·위생적인 가치를 향상시킬 목적으로 첨가하는 물질이다.

05 안식향산은 미생물의 살균과 발육의 억제작용에 효과가 있다. 어느 정도의 pH에서 그 작용이 가장 강한가?

① pH 3.0
② pH 4.5
③ pH 6.2
④ pH 7.0
⑤ pH 8.0

해설 안식향산(Benzoic acid)
- 안식향산은 간장, 탄산음료, 인삼음료 등에 사용되는 보존제이다.
- Koji 곰팡이에 대한 최대 살균은 pH 3.0에서 8,000배, pH 4.5에서 2,000배, pH 6.0에서 500배 이하의 효과가 있으며, pH 7.0에서는 거의 효과가 없다.

46회, 42회, 39회 출제유형

06 다음 중 육류발색제로 사용되는 것은?

① 황산구리
② 소르브산
③ 소명반
④ 황산제1철
⑤ 아질산나트륨

해설 발색제(색소고정제)
- 무색이어서 스스로 색을 내지 못하지만 식품 중의 색소와 반응하여 그 색을 고정시키거나 나타내는 데 사용하는 첨가물이다.
- 식육제품에는 아질산나트륨, 질산나트륨, 질산칼륨만 허용된다.

정답 04 ④ 05 ① 06 ⑤

41회 출제유형

07 다음 중 소포제로 사용되는 식품첨가물은?

① 규소수지
② 헥 산
③ 염 산
④ 유동파라핀
⑤ 황산구리

해설 소포제란 식품의 제조공정에서 생기는 거품을 소멸·억제시키는 물질로, 대표적으로 사용하는 것은 규소수지이다.

43회 출제유형

08 식품첨가물로 사용되는 차아염소산나트륨의 작용은?

① 유화 작용
② 살균 작용
③ 팽창 작용
④ 추출 작용
⑤ 발색 작용

해설 차아염소산나트륨의 살균 소독력은 높은 산화력에 기인하며 미생물의 세포막을 통과하여 핵산이나 단백질을 파괴하여 불활성 화함으로써 미생물을 사멸시킨다.

43회, 35회 출제유형

09 식품의 점도를 증가시키고 유화 안전성을 향상시키는 데 효과가 있는 것은?

① 조미료
② 산화방지제
③ 품질개량제
④ 증점제
⑤ 표백제

해설 호료(증점제)
식품의 점착성을 증가시키고, 유화 안정성을 향상시키는 첨가물로 알긴산나트륨, 카제인, 잔탄검 등을 사용한다.

정답 07 ① 08 ② 09 ④

10 다음 중 이형제에 해당하는 것은?

① 레시틴
② 글리세린지방산에스테르
③ 유동파라핀
④ 자당지방산에스테르
⑤ 소르비탄지방산에스테르

> **해설** ①·②·④·⑤ 유화제에 해당한다.

43회 출제유형

11 LD_{50}에 대한 설명으로 옳은 것은?

① 값이 낮을수록 독성이 약하다.
② 만성 독성실험에 이용된다.
③ ADI(1일 섭취허용량)이라고도 한다.
④ 실험동물의 50%가 사망하는 투여량이다.
⑤ 실험동물의 50%가 중독효과를 나타내는 용량이다.

> **해설** 반수치사량(LD_{50} ; Lethal Dose 50)
> 실험동물 집단의 50%를 죽일 수 있는 독성물질의 양으로, 값이 낮을수록 독성이 강하며 급성 독성실험에 이용된다.

45회 출제유형

12 「식품첨가물공전」상 두 가지 또는 그 이상의 성분을 일정한 분산 형태로 유지시키는 첨가물은?

① 영양강화제
② 증점제
③ 유화제
④ 이형제
⑤ 안정제

> **해설** ① 영양강화제 : 식품의 영양학적 품질을 유지하기 위해 제조공정 중 손실된 영양소를 복원하거나, 영양소를 강화시키는 식품첨가물을 말한다.
> ② 증점제 : 식품의 점도를 증가시키는 식품첨가물을 말한다.
> ③ 유화제 : 물과 기름 등 섞이지 않는 두 가지 또는 그 이상의 상(phases)을 균질하게 섞어주거나 유지시키는 식품첨가물을 말한다.
> ④ 이형제 : 식품의 형태를 유지하기 위해 원료가 용기에 붙는 것을 방지하여 분리하기 쉽도록 하는 식품첨가물을 말한다.

정답 10 ③ 11 ④ 12 ⑤

13 실험동물 수명의 1/10 정도(흰쥐 1~3개월)의 기간에 걸쳐 화학물질을 경구 투여하여 증상을 관찰하고 여러 가지 검사를 행하는 독성시험은?

① 급성 독성시험
② 영양학적 시험
③ 만성 독성시험
④ 경피 독성시험
⑤ 아급성 독성시험

해설 아급성 독성시험
실험동물의 수명이 1/10 정도(흰쥐 1~3개월)의 기간에 걸쳐 연속 경구 투여하여 증상을 관찰하며, 만성 독성시험에 투여하는 양을 단계적으로 결정하는 자료를 얻는 것이 목적이다.

45회 출제유형

14 「식품첨가물공전」상 허용된 감미료는?

① 둘 신
② 시클라메이트
③ 에틸렌글리콜
④ D-소르비톨
⑤ 페릴라틴

해설 ④ 사카린나트륨, 글리실리진산이나트륨, D-소르비톨, D-리보오스, 아스파탐, 수크랄로스, 스테비올배당체, 네오탐, 감초추출물, 락티톨 등이 허용된 감미료이다.
①·②·③·⑤ 유해성 감미료이다.

41회 출제유형

15 어떤 식품첨가물을 일생동안 매일 섭취해도 아무 영향도 받지 않는 1일 섭취량을 나타내는 용어는?

① LD_{50}
② LC_{50}
③ TD_{50}
④ ADI
⑤ MLD

해설 ADI(Acceptable Daily Intake ; 일일 섭취허용량)
사람이 일생 동안 매일 섭취하더라도 아무런 독성이 나타나지 않을 것으로 예상되는 1일 섭취허용량으로, 만성 독성시험 결과를 토대로 설정된다.

정답 13 ⑤ 14 ④ 15 ④

45회 출제유형

16 「식품첨가물공전」상 주용도가 산화방지제인 것은?

① 안식향산나트륨
② 부틸히드록시아니솔
③ 알긴산
④ 차아염소산나트륨
⑤ 규소수지

해설
① 안식향산나트륨 : 보존료
③ 알긴산 : 호료(증점제)
④ 차아염소산나트륨 : 살균제
⑤ 규소수지 : 거품제거제

17 타르색소의 알루미늄레이크가 갖는 장점은?

① 독성 감소
② 경제적
③ 취급 용이
④ 분석 용이
⑤ 내광성, 내열성 증대

해설 알루미늄레이크
색소와 특수 알루미늄염이 결합된 분말로, 내광성·내열성이 좋다.

18 식품의 입자 등이 서로 부착되어 고형화되는 것을 감소시키는 첨가물은?

① 소포제
② 제조용제
③ 표면처리제
④ 습윤제
⑤ 고결방지제

해설
① 소포제 : 식품의 거품을 소멸 또는 억제시키기 위해 사용하는 첨가물이다.
② 제조용제 : 식품의 제조·가공 시 촉매, 침전, 분해, 청징 등의 역할을 하는 보조제 첨가물이다.
③ 표면처리제 : 식품의 표면을 매끄럽게 하거나 정돈하기 위해 사용되는 첨가물이다.
④ 습윤제 : 식품이 건조되는 것을 방지하는 첨가물이다.

44회 출제유형

19 보존료로 사용되는 식품첨가물은?

① 초산비닐수지
② 프로피온산나트륨
③ 아질산나트륨
④ 차아염소산나트륨
⑤ 글리세린지방산에스테르

해설 ① 초산비닐수지 : 껌기초제, 피막제
③ 아질산나트륨 : 발색제
④ 차아염소산나트륨 : 살균제
⑤ 글리세린지방산에스테르 : 유화제

43회 출제유형

20 빵이나 과자를 만들 때 재료를 부풀게 할 목적으로 넣는 식품첨가물은?

① 증점제
② 이형제
③ 소포제
④ 팽창제
⑤ 밀가루개량제

해설 **팽창제**
- 빵, 과자 등을 만드는 과정에서 CO_2, NH_3 등의 가스를 발생시켜 부풀게 함으로써 연하고 맛을 좋게 하는 동시에 소화되기 쉬운 상태가 되게 하기 위하여 사용하는 첨가물이다.
- 종류 : 이스트(효모), 탄산수소나트륨, 염화암모늄, 황산암모늄 등

21 다음 중 빵의 팽창제는?

① 탄산수소나트륨
② 모르포린지방산염
③ D-소르비톨
④ 초산비닐수지
⑤ 안식향산

해설 ② 피막제, ③ 감미료, ④ 피막제, ⑤ 방부제에 해당한다.

정답 19 ② 20 ④ 21 ①

44회 출제유형

22 식품의 안전성을 평가하기 위해 최대무작용량을 결정하는 독성시험은?

① 만성 독성시험
② 급성 독성시험
③ 유전 독성시험
④ 최기형성시험
⑤ 아급성 독성시험

해설
② 급성 독성시험 : 실험대상 동물에게 실험물질을 1회만 투여하여 단기간에 독성의 영향 및 급성 중독증상 등을 관찰하는 시험방법이다.
③ 유전 독성시험 : 유전자를 이루는 DNA에 손상효과를 나타낼 수 있는 정도를 조사하는 시험이다.
④ 최기형성시험 : 시험물질이 태아의 발생에 미치는 영향을 조사하는 시험이다.
⑤ 아급성 독성시험 : 실험동물의 수명이 1/10 정도(흰쥐 1~3개월)의 기간에 걸쳐 연속 경구투여하여 증상을 관찰하며, 만성 독성시험에 투여하는 양을 단계적으로 결정하는 자료를 얻는 것이 목적이다.

44회 출제유형

23 식품의 형태를 유지하기 위해 원료가 용기에 붙는 것을 방지하여 분리하기 쉽도록 하는 첨가물은?

① 호료
② 유화제
③ 팽창제
④ 이형제
⑤ 소포제

해설
① 호료(증점제) : 식품의 점도를 증가시킨다.
② 유화제 : 물과 기름 등 섞이지 않는 두 가지 또는 그 이상의 상(phases)을 균질하게 섞어주거나 유지시킨다.
③ 팽창제 : 가스를 방출하여 반죽의 부피를 증가시킨다.
⑤ 소포제(거품제거제) : 식품의 거품 생성을 방지하거나 감소시킨다.

24 다음 중 허용된 보존료는?

① 승홍
② 붕산
③ 안식향산
④ 불소화합물
⑤ 폼알데하이드

해설
허용된 보존료에는 데히드로초산나트륨, 소르브산, 프로피온산, 안식향산 등이 있다.

정답 22 ① 23 ④ 24 ③

44회, 42회 출제유형

25 시험물질의 독성을 반수치사량(LD₅₀)으로 표시하는 것은?

① 급성 독성시험
② 아급성 독성시험
③ 만성 독성시험
④ 발암성 시험
⑤ 변이원성 시험

해설 급성 독성시험
- 실험대상 동물에게 실험물질을 1회만 투여하여 단기간에 독성의 영향 및 급성 중독증상 등을 관찰하는 시험방법이다.
- 실험대상 동물 50%가 사망할 때의 투여량을 말한다.
- LD₅₀의 수치가 낮을수록 독성이 강하다.

45회 출제유형

26 「식품첨가물공전」상 주용도가 추출용제인 것은?

① 헥 산
② 과산화벤조일(희석)
③ 유동파라핀
④ 이산화규소
⑤ 데히드로초산나트륨

해설
② 과산화벤조일(희석) : 밀가루개량제
③ 유동파라핀 : 이형제
④ 이산화규소 : 거품제거제
⑤ 데히드로초산나트륨 : 보존료

36회 출제유형

27 다음 중 식초에 사용되는 보존제로 옳은 것은?

① 안식향산
② 소르브산
③ 프로피온산칼슘
④ 파라옥시안식향산메틸
⑤ 데히드로초산

해설 파라옥시안식향산메틸은 미생물의 생육을 억제하여 가공식품의 보존료로 사용된다. 잼, 간장, 식초, 음료, 소스, 과일, 채소 등에 사용된다. 모든 미생물에 유효하게 적용되어 미국에서는 거의 모든 식품에 사용을 허용하고 있다.

정답 25 ① 26 ① 27 ④

38회 출제유형

28 피막제를 뿌리는 이유를 가장 잘 설명한 것은?

① 세균의 침입을 막기 위해
② 호흡작용을 저지하기 위해
③ 신선도를 단기간 유지하기 위해
④ 호흡작용을 제한하여 수분의 증발을 방지하기 위해
⑤ 상품 가치를 높이기 위해

해설 피막제
- 과일·채소류의 신선도를 장기간 유지시키기 위해 표면에 피막을 만들어 호흡작용을 제한하여 수분의 증발을 방지하기 위한 목적으로 사용하는 것이다.
- 허용 피막제 : 모르폴린지방산염, 초산비닐수지

29 식품첨가물 중 사용함량의 규제가 되어 있지 않은 것은?

① 조미료
② 발색제
③ 산화방지제
④ 보존료
⑤ 이형제

해설 조미료는 사용 기준이 규정되지 않아 대상 식품이나 사용량의 제한을 받지 않는다.

45회 출제유형

30 「식품첨가물공전」상 물과 기름 등 섞이지 않는 두 가지 또는 그 이상의 상(phases)을 균질하게 섞어주거나 유지시키는 식품첨가물은?

① 탄산수소나트륨
② 소르브산
③ D-리보오스
④ 글리세린지방산에스테르
⑤ 초산비닐수지

해설
① 탄산수소나트륨 : 팽창제
② 소르브산 : 보존료
③ D-리보오스 : 감미료
⑤ 초산비닐수지 : 껌기초제, 피막제

| 28 ④ | 29 ① | 30 ④ | **정답** |

31 햄과 소시지, 베이컨 등을 만들 때 붉은색을 내는 발색제나 방부제로 사용되는 유해성분은?

① Salicylic acid
② 염 산
③ 아질산나트륨
④ DHA
⑤ Benzoic Acid

> **해설** 아질산나트륨
> 과다 섭취할 경우 혈관 확장과 헤모글로빈 기능 저하 등의 증세와 함께 체내에서 '니트로사민'이라는 발암 물질을 생성할 수 있다.

42회, 39회, 36회 출제유형

32 음식 조리 중 생성되거나 위에서 생성되는 것으로, 아질산염과 아민이 반응하여 생성되는 발암물질로 옳은 것은?

① Malonaldehyde
② Heterocyclic amine
③ Boric acid
④ Nitrosamine
⑤ Formaldehyde

> **해설** 니트로사민(Nitrosamine)은 2급아민과 아질산염이 자연적으로 반응하여 생성되는 물질로, 간암의 원인물질로 알려져 있다. 2급 아민은 식품의 제조과정, 육류나 생선에 통상적으로 포함되어 있다.

42회, 37회 출제유형

33 물과 기름을 잘 혼합시켜 분리되지 않도록 하는 식품첨가물은?

① 호 료
② 소포제
③ 피막제
④ 유화제
⑤ 이형제

> **해설** 유화제
> 식품의 품질 개량·품질 유지에 사용되는 유화제는 서로 혼합이 잘 되지 않는 두 종류의 액체를 혼합할 때 분리되지 않게 하기 위해서 사용하는 첨가물이다.

34 밀가루의 표백과 숙성을 위해 사용하는 첨가물은?

① 발색제
② 개량제
③ 팽창제
④ 이형제
⑤ 소포제

해설 밀가루의 표백과 숙성을 위해 사용하는 첨가물을 개량제라고 하며, 과산화벤조일, 과황산암모늄, 아조디카르본아미드, 염소, L-시스테인염산염 등이 사용된다.

35 다음 중 식품첨가물과 관련된 내용으로 옳지 않은 것은?

① 발색제 – 아질산나트륨
② 이형제 – 유동파라핀
③ 감미료 – D-소르비톨
④ 개량제 – 과황산암모늄
⑤ 보존료 – 아황산나트륨

해설 ⑤ 아황산나트륨은 표백제이다.

44회 출제유형

36 밀가루 개량제에 해당하는 것은?

① 과산화수소
② 안식향산나트륨
③ 차아염소산나트륨
④ 데히드로초산나트륨
⑤ 과산화벤조일(희석)

해설
① 과산화수소 : 표백제
② 안식향산나트륨 : 보존료
③ 차아염소산나트륨 : 살균제
④ 데히드로초산나트륨 : 보존료

34 ② 35 ⑤ 36 ⑤

36회 출제유형

37 다음 중 껌기초제로 사용되는 것으로 옳은 것은?

① 폴리이소부틸렌
② 시트로넬랄
③ 폴리인산염
④ 잔탄검
⑤ 메틸렌옥사이드

해설 껌기초제
- 껌에 적당한 점성과 탄력성을 유지하는 데 중요한 역할을 한다.
- 화학적 합성품인 에스테르검, 폴리부텐, 폴리이소부틸렌, 초산비닐수지 등의 합성수지가 많이 사용되고 있다.

46회 출제유형

38 식품이 건조되는 것을 방지하는 첨가물은?

① 표면처리제
② 분사제
③ 고결방지제
④ 습윤제
⑤ 제조용제

해설
① 표면처리제 : 식품의 표면을 매끄럽게 하거나 정돈하기 위해 사용되는 첨가물이다.
② 분사제 : 용기에서 식품을 방출시키는 가스 첨가물이다.
③ 고결방지제 : 식품의 입자 등이 서로 부착되어 고형화되는 것을 감소시키는 첨가물이다.
⑤ 제조용제 : 식품의 제조·가공 시 촉매, 침전, 분해, 청징 등의 역할을 하는 보조제 첨가물이다.

46회 출제유형

39 표백제에 해당하는 첨가물은?

① 차아염소산나트륨
② 아질산나트륨
③ 소르브산
④ 메타중아황산칼륨
⑤ 부틸히드록시아니솔

해설
① 차아염소산나트륨 : 살균제
② 아질산나트륨 : 발색제
③ 소르브산 : 보존료
⑤ 부틸히드록시아니솔 : 산화방지제

정답 37 ① 38 ④ 39 ④

44회 출제유형

40 식품의 기호성을 향상을 위해 사용하는 식품첨가물은?

① 추출용제
② 보존료
③ 피막제
④ 감미료
⑤ 소포제

> **해설** ① 추출용제 : 유용한 성분 등을 추출하거나 용해시키는 첨가물이다.
> ② 보존료 : 식품이 미생물의 번식에 의해 부패·변패하는 것을 방지하기 위해서 첨가물이다.
> ③ 피막제 : 과일이나 채소류의 선도를 오랫동안 유지하기 위해 표면에 피막을 만들어 호흡작용과 증산작용을 억제시킨다.
> ⑤ 소포제 : 식품의 제조공정에서 생기는 거품을 소멸 또는 억제시키기 위해 사용하는 첨가물이다.

41 다음 중 허가된 착색제는?

① 파라니트로아닐린
② 인디고카민
③ 아우라민
④ 로다민
⑤ 실크스칼렛

> **해설** ② 인디고카민 : 식용색소 청색 2호를 말한다.
> ① 파라니트로아닐린 : 황색의 결정성 분말로 혈액독·신경독 등의 증세가 있어 사용이 금지되었다. 대부분의 유해착색제는 발암성과 장에 대한 만성질환 등의 문제가 있다.
> ③ 아우라민 : 엷은 녹색을 띤 황색의 염기성 색소로 독성이 강해 사용이 금지되었다.
> ④ 로다민 : 핑크빛의 색소로 과자·어묵 등의 착색에 사용되었으나 전신 착색, 색소뇨 등의 증세로 사용이 금지되었다.
> ⑤ 실크스칼렛 : 적색의 수용성 타르색소로 사용이 금지되었다.

36회 출제유형

42 다음 중 콜라의 제조에 사용되는 산미료로 옳은 것은?

① 안식향산
② 말티톨
③ 인 산
④ 아스파탐
⑤ 바닐린

> **해설** ③ 콜라와 같은 탄산음료는 물, 액상 과당, 색소, 산미료, 향료, 인산, 구연산, 탄산가스 등을 주요성분으로 만든다.
> ① 보존료, ②·④ 감미료, ⑤ 착향료에 해당한다.

정답 40 ④ 41 ② 42 ③

41회, 37회 출제유형

43 다음 중 과일피막제로 사용하는 식품첨가물로 옳은 것은?

① 바닐린
② 글리신
③ 글리세린
④ 초산비닐수지
⑤ 규소수지

해설 피막제란 과일이나 채소류의 선도를 오랫동안 유지하기 위해 표면에 피막을 만들어 호흡작용과 증산작용을 억제시키기 위해 사용하는 식품첨가물이다. 모르폴린지방산염과 초산비닐수지 등이 허용된다.

46회, 42회, 40회, 39회 출제유형

44 미생물의 증식에 의해 일어나는 식품의 부패나 변질을 방지하기 위하여 사용하는 식품첨가물은?

① 산미료
② 보존료
③ 품질개량제
④ 피막제
⑤ 산화방지제

해설 ① 산미료 : 식품에 적합한 산미를 더하고, 청량감과 상쾌한 자극을 주기 위해 사용한다.
③ 품질개량제 : 음식의 식감과 맛, 풍미를 높이기 위해 사용한다.
④ 피막제 : 과일이나 채소의 호흡작용을 막고, 수분 증발을 제한하기 위해 사용한다.
⑤ 산화방지제 : 식품의 변질, 변색, 산패 등을 막기 위해 사용한다.

43회, 40회 출제유형

45 식품의 제조공정에서 생기는 거품을 소멸·억제시키는 식품첨가물은?

① 호료
② 보존료
③ 소포제
④ 유화제
⑤ 발색제

해설 ① 호료(증점제) : 식품의 점도를 증가시킨다.
② 보존료 : 미생물에 의한 품질 저하를 방지하여 식품의 보존기간을 연장시킨다.
④ 유화제 : 물과 기름 등 섞이지 않는 두 가지 또는 그 이상의 상(phases)을 균질하게 섞어주거나 유지시킨다.
⑤ 발색제 : 식품의 색을 안정화시키거나, 유지 또는 강화시킨다.

정답 43 ④ 44 ② 45 ③

CHAPTER 05 GMO와 방사선조사식품

36회 출제유형

01 유전자변형농산물(GMO)을 만드는 방법으로 금 또는 텅스텐 등 금속미립자에 유전자를 코팅하여 식물세포 내로 넣는 방법은?

① 아그로박테리움법
② 원형질 세포법
③ 유전자총법
④ 포테이토법
⑤ RIDL법

해설 유전자총(입자총, Particle bombardment)법
금 또는 텅스텐 등 금속미립자에 유용한 유전자를 코팅하고 고압가스의 힘으로 식물의 잎 절편 또는 세포 덩어리에 투입하여 유용 유전자가 물리적으로 식물세포의 염색체에 접촉하도록 함으로써 직접 식물세포 내로 도입하는 방법이다.

41회, 37회 출제유형

02 유전자변형농산물(GMO)에 대한 설명 중 옳지 않은 것은?

① 생산량 증대와 병충해 내성 향상 등을 위해 사용한다.
② 최초의 GMO는 1994년 개발된 콩이다.
③ 최초의 상용화 GMO 상품은 우유이다.
④ 아그로박테리움법과 입자총법으로 개발한다.
⑤ 안전성과 생태계 교란에 위험성이 있다.

해설 최초의 GMO는 1994년 개발된 무르지 않는 토마토다. 현재 대부분 GMO 농산물은 콩, 옥수수, 면화, 유채가 차지하고 있다.

46회 출제유형

03 GMO의 비의도적 혼입 허용 기준치는?

① 3% 이하
② 7% 이하
③ 10% 이하
④ 15% 이하
⑤ 20% 이하

해설 일반 농산물에 GMO 농산물이 3% 이내 섞여 있어도(비의도적 혼입) GMO 농산물이 아니라 일반 농산물로 인정하며, GMO 표시를 면제하고 있다.

정답 01 ③ 02 ② 03 ①

37회 출제유형

04 방사성물질 중 반감기가 가장 짧은 것은?
① Cs-137
② I-131
③ Sr-90
④ Pu-239
⑤ U-238

해설 I-131은 8일, Cs-137과 Sr-90은 30년, Pu-239은 24,300년, U-238은 45억 년의 반감기를 가진다.

45회 출제유형

05 「식품공전」상 식품조사처리 기준의 '허용대상 식품별 흡수선량'에 사용되는 단위는?
① 퀴리(Ci)
② 베크렐(Bq)
③ 시버트(Sv)
④ 킬로그레이(kGy)
⑤ 렌트겐(R)

해설 ①·② 방사능 단위, ③ 등가선량 단위, ⑤ 조사선량 단위이다.

36회, 35회 출제유형

06 분열의 생성물 중 식품을 오염시키는 핵종으로서 생성률이 비교적 크고 반감기가 긴 것으로 묶인 것은?
① Fe-59, Zr-95
② Co-60, Ce-141
③ Ru-106, I-131
④ Sr-90, Cs-137
⑤ Ba-140, Zn-65

해설 핵분열의 생성물 중 식품을 오염시키는 핵종은 Sr-90, Cs-137 및 I-131인데, Sr-90과 Cs-137가 비교적 생성률이 크고 반감기(30년)가 길어서 문제가 된다.

07 식품에 함유된 Sr-90이 생체에 흡수될 때 가장 친화성이 강한 범위는?
① 혈색소
② 간장
③ 뼈
④ 심장
⑤ 근육

해설 Sr-90(스트론튬)은 혈액에 잘 흡수되어 뼈에 옮겨져 침착된다.

정답 04 ② 05 ④ 06 ④ 07 ③

46회, 42회 출제유형

08 식품의 살균처리에 사용되는 방사성 동위원소는?

① Co-60
② I-131
③ H-3
④ C-14
⑤ S-36

해설 방사선 조사
- Co-60 등 방사성 동위원소에서 나오는 감마선·전자선·X-선을 이용해 발아억제, 살균, 살충 또는 숙도를 조절하는 것이다.
- 식품의 방사능 오염에 문제가 되는 핵종으로는 Cs-137, I-131, Sr-90 등이 있다.

43회 출제유형

09 방사선조사 처리에 대한 설명으로 옳은 것은?

① 식품이 완전히 포장된 상태에도 살균처리가 가능하다.
② ^{137}Cs의 α-선을 이용한다.
③ 발아를 촉진하는 효과가 있다.
④ 과일과 채소의 숙성을 촉진한다.
⑤ 식품의 온도 상승이 크다.

해설 방사선조사 처리
- 침투력이 강하므로 포장 용기 속에 식품이 밀봉된 상태로 살균할 수 있다.
- ^{60}Co의 γ-선을 이용한다.
- 발아 억제, 숙도 지연, 보존성 향상, 기생충 및 해충 사멸 등의 효과가 있다.
- 식품의 온도 상승 없이 냉살균(cold sterilization)이 가능하다.

44회 출제유형

10 유전자변형식품(GMO)을 개발하는 방법은?

① 스와브법
② 발광분광법
③ 이온교환법
④ 크로마토그래피법
⑤ 아그로박테리움법

해설 아그로박테리움법
아그로박테리움은 식물에 질병을 발생시키는 박테리아인데, 박테리아 그 자체가 식물세포 속으로 들어가는 것이 아니라 플라스미드가 들어가서 병을 일으킨다. 아그로박테리아를 이용해 식물세포에 유용한 유전자를 이식하는 방법이 아그로박테리움법이다.

08 ① 09 ① 10 ⑤

CHAPTER 06 식품안전관리기준(HACCP)

43회 출제유형

01 식품안전관리인증기준(HACCP) 준비단계의 순서로 옳은 것은?

> ㉠ 제품설명서 작성
> ㉡ 용도 확인
> ㉢ 공정흐름도 현장확인
> ㉣ HACCP팀 구성
> ㉤ 공정흐름도 작성

① ㉣ → ㉠ → ㉢ → ㉤ → ㉡
② ㉣ → ㉠ → ㉡ → ㉤ → ㉢
③ ㉣ → ㉡ → ㉠ → ㉤ → ㉢
④ ㉣ → ㉢ → ㉡ → ㉤ → ㉠
⑤ ㉣ → ㉤ → ㉡ → ㉢ → ㉠

해설 HACCP 준비단계
HACCP팀 구성 → 제품설명서 작성 → 용도 확인 → 공정흐름도 작성 → 공정흐름도 현장확인

36회 출제유형

02 해썹(HACCP)의 12절차 중 첫 번째는 무엇인가?

① 해썹팀 구성
② 제품설명서 작성
③ 위해요소 분석
④ 검증절차 및 방법 수립
⑤ 용도 확인

해설 HACCP 7원칙 12절차
- 해썹(HACCP)의 7원칙이란 해썹 관리계획을 수립하는 데 있어 단계별로 적용되는 주요 원칙을 말한다. 해썹 12절차란 준비단계 5절차와 본단계인 7원칙을 포함한 것으로, 해썹 관리체계구축 절차를 의미한다.
- HACCP 준비단계 : HACCP팀 구성 → 제품설명서 작성 → 용도 확인 → 공정흐름도 작성 → 공정흐름도 현장확인
- HACCP 7원칙 : 위해요소(HA) 분석 → 중요관리점(CCP) 결정 → CCP 한계기준 설정 → CCP 모니터링체계 확립 → 개선조치방법 수립 → 검증절차 및 방법 수립 → 문서화, 기록유지방법 설정

정답 01 ② 02 ①

40회 출제유형

03 HACCP 7원칙 중 2단계에 해당되는 것은?

① 중요관리점 결정
② 위해요소 분석
③ CCP 한계기준 설정
④ 개선조치방법 수립
⑤ 문서화, 기록유지방법 설정

해설 HACCP 7원칙
위해요소(HA) 분석 → 중요관리점(CCP) 결정 → CCP 한계기준 설정 → CCP 모니터링체계확립 → 개선조치방법 수립 → 검증 절차 및 방법 수립 → 문서화, 기록유지방법 설정

45회, 44회 출제유형

04 식품안전관리인증기준(HACCP)에서 화학적 위해요소는?

① 살균소독제
② 살모넬라균
③ 기생충
④ 플라스틱조각
⑤ 간염바이러스

해설
② 살모넬라균 : 생물학적 위해요소
③ 기생충 : 생물학적 위해요소
④ 플라스틱조각 : 물리적 위해요소
⑤ 간염바이러스 : 생물학적 위해요소

44회 출제유형

05 다음의 설명은 식품안전관리인증기준(HACCP)의 7원칙 중 무엇인가?

- 기기 고장 시 즉시 작업 중단 및 수리를 의뢰한다.
- 가열 온도 및 시간 이탈 시 해당 제품을 즉시 재가열한다.
- 이탈에 대한 원인 규명 및 재발을 방지하기 위한 방법을 결정한다.

① 한계기준 설정
② 개선조치방법 수립
③ 중요관리점 결정
④ 모니터링체계 확립
⑤ 검증절차 및 방법 수립

해설
① 한계기준 설정 : 위해허용한도의 설정
③ 중요관리점(CCP) 결정 : 중요관리점의 설정(안정성 확보단계, 공정결정, 동시통제)
④ 모니터링체계 확립 : CCP를 모니터링하는 방법을 수립하고 공정을 관리하기 위해 모니터링 결과를 이용하는 절차를 세움
⑤ 검증절차 및 방법 수립 : HACCP이 제대로 이행되고 있다는 사실을 검증할 수 있는 절차를 수립

46회, 42회 출제유형

06 HACCP 적용을 위한 12절차 중 준비단계에 해당하는 것은?

① 중요관리점 결정
② 공정흐름도 작성
③ 위해요소 분석
④ 개선조치방법 수립
⑤ 검증절차 및 방법 수립

해설　HACCP 준비단계
HACCP팀 구성 → 제품설명서 작성 → 용도 확인 → 공정흐름도 작성 → 공정흐름도 현장확인

45회, 42회 출제유형

07 다음의 정의에 해당하는 HACCP 용어는?

> HACCP을 적용하여 식품의 위해요소를 예방 · 제거하거나 허용수준 이하로 감소시켜 당해 식품의 안전성을 확보할 수 있는 중요한 단계 · 과정 또는 공정

① 검 증
② 중요관리점
③ 한계기준
④ 위해요소
⑤ 개선조치

해설　② 중요관리점의 정의에 해당한다.

43회 출제유형

08 HACCP에서 설명하는 정의에 해당하는 것은?

> 식품 · 축산물 안전에 영향을 줄 수 있는 위해요소와 이를 유발할 수 있는 조건이 존재하는지 여부를 판별하기 위하여 필요한 정보를 수집하고 평가하는 일련의 과정이다.

① 선행요건
② 모니터링
③ 중요관리점
④ 한계기준
⑤ 위해요소 분석

해설　⑤ 위해요소 분석의 정의에 해당한다.

정답　06 ②　07 ②　08 ⑤

46회 출제유형

09 HACCP 12단계에서 효과성과 실행 여부를 확인하는 과정은?

① 개선조치
② 검증절차
③ 모니터링
④ 한계기준 설정
⑤ 중요관리점 결정

해설
① 개선조치 : 모니터링 결과 중요관리점의 한계기준을 이탈할 경우에 취하는 일련의 조치
③ 모니터링 : 중요관리점에 설정된 한계기준을 적절히 관리하고 있는지 여부를 확인하기 위하여 수행하는 일련의 계획된 관찰이나 측정하는 행위
④ 한계기준 설정 : 위해허용한도의 설정
⑤ 중요관리 점 결정 : 중요관리점의 설정(안정성 확보단계, 공정결정, 동시통제)

46회 출제유형

10 HACCP에서 물리적 위해요소는?

① 기생충
② 유리조각
③ 바이러스
④ 식중독균
⑤ 잔류농약

해설 위해요소
• 생물학적 : 바이러스, 식중독균, 곰팡이독, 기생충 등
• 화학적 : 잔류농약, 살균소독제 등
• 물리적 : 유리조각, 금속성 이물 등

09 ② 10 ②

제4과목 위생곤충학

CHAPTER 01	위생곤충학의 개념
CHAPTER 02	곤충의 분류·형태
CHAPTER 03	위생곤충
CHAPTER 04	쥐 류
CHAPTER 05	살충제

적중예상문제

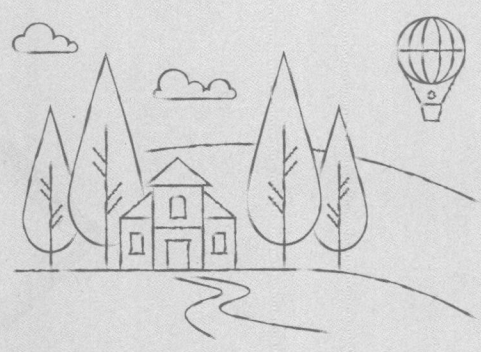

행운이란 100%의 노력 뒤에 남는 것이다.
— 랭스턴 콜먼(Langston Coleman)

01 위생곤충학의 개념

1 위생곤충학 일반

(1) 정의
인간의 건강을 직·간접적으로 해치는 곤충에 관해 연구하는 학문이다.

(2) 목적
매개 곤충과 인간의 질병 사이에 역학적 형태를 규명하고 위생곤충에 대한 효과적인 구제법을 연구하여 인류의 보건 향상에 효과적으로 기여하는 데 있다.

(3) 발달사
① 1878년 Manson : 반크로프티 사상충이 모기 체내에서 감염상태까지 발육함을 처음으로 증명했다.
② 1898년 Ross : 학질모기가 말라리아를 전파한다는 사실을 입증했다.
③ 1898년 Simond : 벼룩이 흑사병을 전파시킨다는 것을 입증했다(위생곤충학 발달의 획기적 전기 마련).
④ 1900년 Walter Reed : 황열을 이집트숲모기가 전파시킨다는 것을 입증했다.
⑤ 1903년 Vruce & Nabarro : 체체파리가 수면병을 전파한다는 사실을 입증했다.
⑥ 1909년 Nicoll : 이가 발진티푸스를 전파시킨다는 것을 증명했다.
⑦ 1916년 Cleland : Aedes속 모기가 뎅기열을 전파시킨다는 사실을 입증했다.

2 역할 및 반응

(1) 위생곤충의 역할
① 질병의 매개체 역할을 한다.
② 위생곤충에 의한 질병 매개는 대부분 바이러스 병원균으로서 말라리아, 황열, 사상충증, 흑사병 등이 있다.
③ 열대와 아열대 지방에서는 절족동물의 매개체 역할이 활발하여 이에 의한 질병을 절족동물 매개성 질병이라 부르기도 한다.

핵심 OX

01 반크로프티 사상충이 모기 체내에서 감염상태까지 발육함을 처음 증명한 사람은 Manson이다. (O, X)

02 학질모기가 말라리아를 전파한다는 사실을 입증한 사람은 Ross이다. (O, X)

03 벼룩이 흑사병을 전파시킨다는 것을 입증한 사람은 Simond이다. (O, X)

|정답| 01 O 02 O 03 O

(2) 위생곤충에 대한 반응

① **알레르기 반응** : 독나방의 가루가 피부에 닿으면 알레르기 반응이 일어나거나 가루에 의한 항원작용으로 기관지 천식이 발생되기도 하는데, 그 피해는 민족과 개인의 차에 따라 감수성이 다르다.

② **곤충 공포증** : 벌레, 거미, 개미 등을 심히 혐오하여 병적으로 두려워하는 증세이다.

③ **피부염** : 이, 벼룩, 빌레 등에 물렸을 경우 심하게 아프며 가려운 느낌이 들고, 긁으면 상처 부위에 2차 감염이 발생한다.

④ **식품의 오염** : 파리, 쥐, 벼룩 등이 식품에 이물질을 혼입시키거나 분뇨, 오물 등을 옮겨서 불결함을 유발시키며 경제적 손실을 가져온다.

3 곤충의 피해

출제경향 파헤치기

주로 해당 곤충의 병원체 감염 방식과 질병에 대해서 묻는다.

☑ 다음 중 증식형 질병으로 옳은 것은?

☑ 말라리아의 전파방식으로 옳은 것은?

(1) 직접피해

① **기계적 외상** : 절지동물이 흡혈할 때 **피부를 뚫고** 들어가 성긴 상처이다.

② **2차 감염** : **물린 상처에 균**이 들어가 염증을 일으키는 경우 발생한다.

③ **인체 기생** ★ ㊲

㉠ 파리유충은 위나 피부에 기생하며 구더기증을 유발한다.

㉡ 옴진드기, 모낭진드기, 모래벼룩 등은 피부에 기생하며 옴, 구진, 농포 등과 같은 피부병의 원인이다.

④ **독성물질의 주입** : 독나방의 독모가 피부에 접촉했을 때 독성물질이 주입되어 나타나는 증상이 있으며, 지네 · 벌 · 전갈 · 독거미 등이 해당한다.

⑤ **알레르기성 질환**

㉠ 미세한 물질이 체내에 주입되거나 피부에 접촉되었을 때 **면역학적인 과민반응**이다.

㉡ **집먼지진드기, 바퀴, 깔따구** 등은 알레르기성 질환을 유발한다.

(2) 간접피해 ★ ㊹

절지동물이 감염병의 원인이 되는 **병원체를 인체 내에 주입**하는 경우이다.

① **기계적 전파(물리적 전파)** ★ ㊸㊲

㉠ 곤충에 의해 병원체를 다른 장소로 운반한다.

㉡ 곤충의 체내에서 **증식이나 발육을 하지 않는 병원체**이다.

㉢ 위생곤충 : **집파리, 가주성 바퀴** 등

㉣ 질병 : 소화기질환(장티푸스, 이질, **콜레라** 등), 살모넬라증, 결핵 등

② **생물학적 전파** : 곤충 체내에서 발육이나 증식 등 생물학적 변화로 인체에 감염된다.

㉠ 증식형 ★ [37]

- 병원체가 수적으로 증식한 후 전파
- **흑사병(페스트)**, 발진티푸스, 발진열, 뇌염, 황열, **재귀열(이)**, 뎅기열 등

㉡ 발육형 ★ [37]

- 병원체가 증식은 하지 않고 발육만 하는 경우
- **사상충증(모기)**, 로아사상충증(등에)

㉢ 발육증식형

- 곤충 내에서 증식과 발육을 함께 하는 경우
- **말라리아, 수면병(체체파리)**

㉣ 경란형 ★ [40] [35]

- 병원체 일부가 난소알 내에서 증식
- 감염된 알에서 부화하여 다음 세대로 자동 감염
- **진드기매개 감염병, 양충병(쯔쯔가무시증)**, 록키산홍반열

㉤ 배설형

- 곤충의 배설물에 의한 전파
- 발진티푸스, 발진열, 페스트

(3) 중간숙주★ [43]

① **개벼룩**은 개의 장내 기생충인 **개조충** · 축소조충 · 왜소조충의 중간숙주이다.
② 사람이 개벼룩을 삼키면 기생충에 감염된다.
③ 게나 가재는 폐흡충의 중간숙주이다.

(4) 곤충 매개 질병

말라리아, 사상충, 뎅기열, 황열, 일본뇌염, 페스트, 발진티푸스, 발진열, 참호열, 재귀열, 수면병, 쯔쯔가무시증, 록키산홍반열 등이 있다.

[알아두기]

뎅기열(Dengue)

- 뎅기열 바이러스에 의함
- 급성 감염병의 일종으로 모기가 옮기는 출혈열(出血熱)
- 고열과 함께 관절이 뻣뻣하게 굳는 느낌이 나고 찢어지는 듯한 심한 통증
- 이집트숲모기(Aedes aegypti), 흰줄숲모기(A. albopictus)가 매개
- 이 질병을 막으려면 모기와 그 서식지를 없애는 것이 가장 중요

핵심 OX

01 기계적 전파는 곤충의 직접피해에 해당한다. (O, X)

02 흑사병, 발진티푸스, 재귀열 등은 증식형에 해당한다. (O, X)

03 개조충의 중간숙주는 개벼룩이다. (O, X)

| 정답 | 01 X 02 O 03 O

4 방제방법

(1) 방제의 의의
① 해충의 피해를 방지하기 위해 국민보건상의 문제를 유발하지 않는 수준으로 개체 수를 관리하는 것을 의미한다.
② 해충구제 또는 구제, 구서라고도 한다.
③ 방제방법에는 물리적 방법, 화학적 방법, 생물학적 방법, 통합적 방법이 있다.

(2) 물리적 방법 ★ ㊺
① 환경관리는 매개종의 번식을 예방하거나 최소화하고 사람·매개종과 병원체 간의 접촉을 감소시키기 우하여, 환경 요인 또는 환경을 위생적으로 변경하는 방법이다.
　㉠ 매개종의 발생을 제거 및 감소시키는 점에서 가장 이상적이고 항구적인 방제방법이다.
　㉡ 물리적 변경 : 매개종의 서식처를 제거하거나 발생에 불리한 여건을 조성한다.
② 환경위생의 개선의 목표는 사람과 매개종과 병원체의 접촉빈도를 낮춰 방제 효과를 높이는 것이다.
　㉠ 청결 : 가옥 내 해충의 서식 및 번식에 불리한 환경을 조성한다.
　㉡ 쓰레기 처리 : 뚜껑을 잘 덮고, 매주 1회 정기적으로 수거, 특히 음식 쓰레기를 주의한다.
③ 트랩 이용은 종류나 설치방법에 따라 효과가 달라질 수 있다.
　㉠ 한정된 공간 내의 곤충 또는 쥐의 방제에 사용된다.
　㉡ 수동적인 방제방법으로 방제대상의 높은 번식력으로 큰 효과는 어렵다.

(3) 화학적 방법
① 화학적 방법은 화학물질을 이용하여 대상해충을 방제하는 방법이다.
② 살충제는 곤충을 죽이는 화학물질로 방제는 대부분 살충제에 의존한다.
③ 발육억제제는 곤충의 발육과정 중 유충단계에서 성장을 억제시키는 화학물질이다. ★ ㊳
　㉠ 환경오염이 없고, 내성 문제를 해결할 수 있다.
　㉡ 포유동물과 인간에게 독성이 없다.
　㉢ 종류 : 디플루벤주론, 하이드로프렌, 키노프렌, 메소프렌, 피리프록시펜
④ 불임제는 생식세포를 공격해 불임을 유발하는 화학물질이다.
⑤ 상대성을 유인하는 성페로몬이나 집합페로몬을 사용하는 유인제, 반대로 쫓는 기피제가 있다.

알아두기

- 물리적 변경의 예
  저지대 매립, 원활한 배수, 침수지역의 개선, 물의 유속 증대, 관개수로의 개선, 하수도의 준설, 잡풀의 제거
- 환경위생의 개선의 예
  청결, 쓰레기 처리, 방충망, 모기장, 퇴비장의 개선
- 트랩의 예
  끈끈이줄, 쥐틀, 파리통, 바퀴트랩, 유문등, 살충등

(4) 생물학적 방법 ★ ㊻
① 천적을 이용하는 것으로 포식동물의 이용, 병원성 미생물의 이용, 불임 수컷의 방산 등이 있다.
② 포식동물의 이용은 모기유충을 잡아먹는 물고기, 잠자리의 자충, 딱정벌레 유충, 잠자리, 거미, 쥐를 잡아먹는 뱀이나 고양이, 족제비 등이 있다.
③ 병원성 미생물의 이용은 모기 유충을 죽이는 선충류, 원생동물류, 곰팡이류 등이 있다.
④ 불임 수컷의 방산은 대상곤충의 수컷을 방사선조사로 불임시켜 방사시키는 방법이다.

(5) 통합적 방법
① 매개종 발생을 효과적으로 억제할 수 있는 경제성을 고려한 적절한 모든 기술과 관리의 이용을 뜻한다.
② **사용하는 기술과 관리**
　㉠ 개인방어
　㉡ 서식처 관리
　㉢ 발생원 제거
　㉣ 살충제 사용
　㉤ 천적 이용
　㉥ 훈련과 교육
③ 통합적 방법의 필수조건
　㉠ 두 가지 이상의 방제방법을 적용한다.
　㉡ 한 방법의 사용이 다른 하나의 방법을 적용시킬 수 있는 여건을 조성한다.
　㉢ 두 가지 이상의 방제방법이 서로 방해요인으로 작용하면 안 된다.
　㉣ 매개종에 대한 정확한 지식과 사람의 생활 습성도를 조사해 방제 현장의 특성을 고려한다.
　㉤ 수용할 수 없는 부작용의 발생은 안 된다.
　㉥ 경제성이 있어야 한다.

알아두기

생물학적 방법으로 가장 널리 사용되는 것은 모기 천적인 물고기이다. 미꾸라지나 송사리, 왜몰개, 미꾸리 등을 국내에서 사용하고 있다. ★ ㊸

핵심 OX

01 해충 방제방법 중 가장 이상적이고 항구적인 방법은 물리적 방법이다. (O, X)

02 해충 방제방법 중 화학적 방법은 대부분 발육억제제에 의존한다. (O, X)

03 포식동물이나 병원성 미생물을 이용해 방제하는 방법은 생물학적 방법이다. (O, X)

|정답| 01 O　02 X　03 O

02 곤충의 분류·형태

> **알아두기**
> 곤충의 분류체계에서 가장 기본이 되는 분류체계는 종(Species)이다.

1 곤충의 분류

(1) 생물의 분류
① 생물은 계(界, Kingdom) → 문(門, Phylum) → 강(綱, Class) → 목(目, Order) → 과(科, Family) → 속(屬, Genus) → 종(種, Species)의 순서로 분류된다.
② 곤충은 동물계 → 절지동물문 → 곤충강에 해당한다.

(2) 절지동물문의 분류 ★ ㊺ ㊹ ㊸ ㊷
① **갑각강** : 십각목(가재, 게) 등
② **곤충강** : 파리목, 이목, 벼룩목, 바퀴목, 노린재목, 벌목, 나비목 등
③ **거미강** : 거미목, 전갈목, 진드기목 등
④ **지네강(순각강)** : 왕지네목, 돌지네목, 땅지네목 등
⑤ **노래기강** : 띠노래기목, 질삼노래기목, 각시노래기목, 땅노래기목 등

(3) 곤충강의 분류
① **파리목(쌍시목)** ★ ㊻ ㊺ ㊸ ㊷
  ㉠ 장각아목 : 모기과, 먹파리과, 나방파리과, 등에모기과, 깔따구과
  ㉡ 단각아목 : 등에과, 노랑등에과
  ㉢ 환봉아목 : 집파리과, 쉬파리과, 체체파리과, 검정파리과
② **이목** : 이
③ **벼룩목(은시목)** : 벼룩
④ **바퀴목** : 바퀴
⑤ **노린재목** : 노린재, 매미, 빈대 ★ ㊹
⑥ **벌목(막시목)** : 벌, 개미
⑦ **나비목(인시목)** : 나비, 나방

> **알아두기**
> **노래기강** ★ ㊱
> - 절지동물문, 배각류라고도 함
> - 머리와 몸통은 나뉘어 있고 몸통은 여러 개의 체절로 이루어져있음
> - 원통형 체절에 2쌍의 다리가 있음
> - 사람을 쏘거나 물지 않지만 불쾌한 냄새를 풍김
> - 지네강은 육식, 노래기강은 채식을 한다는 점에서 다름
> - 띠노래기, 질삼노래기, 각시노래기, 광노래기

2 곤충의 형태

(1) 외부 형태
외골격으로 둘러싸인 원통으로 두부, 흉부, 복부, 외피가 있다.

① 두 부
- ㉠ 1쌍의 복안
- ㉡ 1쌍의 촉각
- ㉢ 1~3개의 단안
- ㉣ 구 기 ★ ❸❽ ❸❼ ❸❻
  - 저작형 구기 : 바퀴, 흰개미, 풍뎅이, 나방의 유충, 잠자리(고형식품을 씹어먹음)
  - 자상흡수형 구기 : 총채벌레(바늘 모양의 긴 주둥이로 식품의 표피를 쪼아 즙액이 나오면 빨아먹음)
  - 천공흡수형 구기 : 모기, 진딧물, 매미, 빈대, 몸니, 머릿니, 깍지벌레(피부나 표피를 뚫고 혈액이나 즙액을 흡취) ★ ❹❷
  - 스펀지형 구기 : 집파리(표피는 뚫지 못하고 액상 물질을 흡수) ★ ❹❸
  - 흡관형 구기 : 나비, 나방(노출된 물이나 화즙을 빨아먹음)
  - 저작흡수형 구기 : 벌, 개미(씹어 먹거나 빨아먹음)

② 흉 부
- ㉠ 전흉, 중흉, 후흉의 3환절로 구성되어 있고, 각 환절에는 1쌍씩의 다리와 날개가 있다.
- ㉡ 환절에는 4개의 판(배판, 복판, 2개의 측판)이 있다.
- ㉢ 기문 : 흉부에 2쌍의 기문이 있다.
- ㉣ 다리 : 기절, 전절, 퇴절, 경절, 부절로 구성되어 있다.
- ㉤ 부절 : 부절 말단에는 1쌍의 발톱, 1쌍의 욕반, 1개의 조간반이 있다.
- ㉥ 날개 : 흉배판과 측판 사이에 있고, 날개에는 근육이 없다.

③ 복 부
- ㉠ 11환절로 되었으나 퇴화 또는 융합한 경우가 많다.
- ㉡ 각 환절에는 배판과 복판이 있으며 막질의 측판이 그 사이를 연결하고 있다.
- ㉢ 복부 말단의 몇 환절은 외부 생식기로 발달되어 있다.
- ㉣ 수컷의 경우 9환절과 그 부속지가 유합하여 파악기(Clasper)로 발달하였다.
- ㉤ 암컷의 경우는 8~9환절의 부속지가 환절과 함께 산란관이 되었다.

출제경향 파헤치기

곤충의 외부 형태와 내부 기관에 대해 정확히 알고 있는지를 주로 묻는다.

☑ 다음 중 구기의 형태가 다른 것은?

☑ 곤충의 내부 기관에 대한 설명으로 옳은 것은?

핵심 OX

01 검정파리는 환봉아목에 속한다. (O, X)

02 모기나 머릿니의 구기는 자상흡수형 구기에 해당한다. (O, X)

03 곤충의 흉부는 3환절로 되어 있다. (O, X)

| 정답 | 01 O 02 X 03 O

④ **외피(Integument)** : 동물체의 체표면을 둘러싸고 있는 구조로 척추동물에서는 피부와 그 부속물, 또는 변형물(털 · 깃 · 비늘 · 발톱 · 발굽 등)에 해당한다.

㉠ 기 능

- 외계로부터 기계적으로 몸을 보호한다.
- 외계와의 사이에서 가스를 교환한다.
- 체내로부터 수분의 과도한 증발을 방지한다.
- 체내에서 발생한 열의 발산을 방지한다.

㉡ 구 분

- 표피층 : 최외부인 **시멘트층**(Cement Layer)과 **왁스층**(Wax Layer, 밀랍층)은 손상을 입으면 분비물이 진피세포층에서 세도관을 통해 나와 **재형성**된다.
- 진피층 : 진피세포로 형성되어 표피층을 생성하고, 일부는 극모를 형성하는 조모세포로 이루어져 있다.
- 기저막(Basement Membrane) : **진피와 체강 간에 경계**를 이루고 있는 층이다.

(2) 내부 형태

① **소화기계 및 배설계** : 곤충은 거의 모든 유기물을 먹고 살며 전장, 중장, 후장으로 구분된다. ★[44][36][35]

㉠ 전장 : 입(먹이 분쇄)에서 시작되어 인두, 식도, 소낭이나 맹낭(먹이 일시저장)과 **전위(섭취한 먹이의 역행을 막는 밸브 역할)**로 구성된다.

㉡ 중장 : 위의 역할을 한다.

㉢ 후장 : 배설기관인 말피기관이 붙어 있는 곳에서 시작하여 가는 관으로 된 회장, 결장, 넓은 관으로 된 직장에 이어 항문에서 끝난다.

㉣ 말피기관 : 탄산염, 염소, 인, 염 등의 노폐물은 말피기관에서 여과되어 후장을 통해 배설한다.

② **순환계(Circulatory System)** : **개방혈관계**(개방순환계)이며, 9개의 심장이 있다. 체강의 상단에 위치하고 있는 1개의 긴 배관으로, 전반부에는 대동맥을, 후반부에는 여러 심장을 형성하고 항문 쪽의 끝은 막혀 있다.

③ **호흡계(Respiratory System)** : 기문과 크고 작은 관으로 구성되어 있다.

④ **신경계(Nervous System)** : **중추, 전장, 말초신경계**로 구성되어 있다.

⑤ **생식계(Reproductive System)** : 깍지벌레와 같은 몇 종을 제외하고는 자웅이체로 **일생에 한 번 교미**를 한다.

[알아두기]

말피기관 ★[45][35]

절지동물인 거미류, 노래기와 지네와 같은 다지류 및 곤충류에서 볼 수 있는 독특한 배설기관으로 노폐물을 여과한다.

[알아두기]

신경계 및 감각

- 신경계 : 중추신경계, 교감신경계, 말초신경계
  - 중추신경계 : 뇌와 각신경계 신경색으로 연결
  - 교감신경계 : 심장, 소화관, 기문, 생식기 지배
  - 말초신경계 : 몸전체 섬서신경(눈, 촉각, 구기, 부절 등 감각)
- 감각 : 시각(복안, 단안) 몸으 털(자극말단 기관), 청각(촉각미모), 미각(촉각, 구기 소악번, 하악번), 취각(피부)

CHAPTER

03 위생곤충

1 곤충의 변태

(1) 완전변태(Complete Metamorphosis)

① 4단계의 형태적 변화를 거쳐 성충이 되는 과정을 말한다.

② 발육 과정 : 알(Egg) → 유충(Larva) → 번데기(Pupa) → 성충(Adult)의 변화([예] 모기, 다리, 나방, 벼룩, 등에 등) ★ 44 43 40 38

(2) 불완전변태(Incomplete Metamorphosis)

① 번데기 과정을 거치지 않고 성충이 되는 경우로 외시류(外翅類)라고도 한다.

② 발육 과정 : 알(Egg) → 유충(Larva) → 성충(Adult)의 변화([예] 이, 바퀴, 빈대, 진드기 등) ★ 45 41

③ 무변태 : 약충과 성충이 크기만 다를 뿐 형태적으로 같다([예] 좀 등).

④ 서식지 : 약충과 성충의 서식지가 거의 유사하다. ★ 37

출제경향 파헤치기

완전변태와 불완전변태의 차이점과 해당 곤충을 알고 있는지를 주로 묻는다.

☑ 다음 중 변태 방식이 다른 하나는?

☑ 불완전변태를 하는 곤충으로 옳은 것은?

알아두기

불완전변태를 하는 곤충의 유충은 약충(자충)이라고 한다. 불완전변태와 완전변태를 하는 곤충의 어린 개체들을 각각 구분할 필요가 있을 때 사용한다.

2 위생곤충의 종류 및 특성

(1) 모기(Mosquitoes)

모기는 절족류, 곤충강, 쌍시목에 속하고, 그 종류도 많아 우리나라에 알려져 있는 종류만도 48종에 이르며, 이 중에서 인체에 흡혈하여 위생상 피해를 주는 것은 약 12종에 이른다.

① 생활사

㉠ 보통 알 → 유충 → 번데기의 세 시기는 물에서 보낸다.

단 계	생활사
알	• 숲모기속의 알은 건조한 상태에서 수개월 동안 생존할 수 있다. • 알의 형태는 타원형 또는 포탄형이다.
유 충	• 4회 탈피 후 번데기로 변화한다. • 1회에 50~150개(평균 100개) 정도의 알을 낳는다. • 부화기간은 1~2일 정도이다.
번데기	• 완전변태를 한다. • 성충이 되기까지(우화)는 여름의 경우 14~16일 정도 걸린다.

출제경향 파헤치기

위생곤충의 생활사와 질병에 대해 주로 묻는다.

☑ 다음 곤충의 생활사로 옳은 것은?

☑ 다음 중 뉴슨스로 옳은 위생곤충은?

핵심 OX

01 말피기관은 배설기관에 해당한다. (O, X)

02 섭취한 먹이의 역행을 막는 기관은 전위이다. (O, X)

03 모기나 파리는 완전변태를 하는 곤충이다. (O, X)

|정답| 01 O 02 O 03 O

㉡ 교미는 일몰 직후나 일출 직전에 하며, 암모기는 일생 등안 한 번밖에 교미하지 않는다.

② 생 태

㉠ 분포도
- 우리나라의 경우 온도가 높은 여름철에 발생률이 높다.
- 열대 및 온대지방에 많이 분포하고 있다.

㉡ 산란과 유충의 장소 ★43 42 41 39 38 35
- 말라리아모기(Anopheles) : 대형정지수(논, 개울, 연못)와 흐르는 물에 산란
- 빨간집모기(Culex pipiens) : 인가 주변의 인공용기, 고인 물, 웅덩이, 배수지, 하수도, 정화조 등에 산란
- 작은빨간집모기(Culex tritaeniorhynchus) : 대형정지수(논, 개울, 연못, 늪지대, 호수)에 산란
- 토고숲모기(Aedes togoi) : 해변가의 바위나 웅덩이에 고인 빗물이나 바닷물(염수+빗물 또는 담수)에 산란

㉢ 수명 : 성충의 수명은 보통 1개월 정도

㉣ 월동 방법 : 주로 암컷이 월동
- 학질모기, 집모기 등 : 성충으로 월동
- 숲모기속 : 알로 월동

㉤ 흡혈 : 산란을 목적으로 암컷만 흡혈 ★40
- 중국얼룩날개모기(Anopheles sinensis) : 야간 흡혈성
- 작은빨간집모기 : 일출 · 일몰 직전에 흡혈
- 숲모기 종류 : 주로 주간에 흡혈

③ 모기과의 분류

㉠ 왕모기아과 : 광릉왕모기(Toxorhynchites christophi)

㉡ 학질모기아과 : 얼룩날개모기속(Anopheles)

㉢ 보통모기아과 : 숲모기속(Genus aedes), 집모기속(Genus culex), 늪모기속(Genus mansonia)

알아두기

집모기속(Culex)은 지상 1~3m 높이에서 군무하며, 숲모기속(Aedes)은 군무 현상이 없고, 암수 1 : 1 교미를 한다.

알아두기

토고숲모기(Aedes togoi)는 야산과 바닷가, 특히 해변가에서 많이 발견된다.

알아두기

지하집모기(Culex pipiens molestus) ★46 43

도심의 지하공간, 정화조, 물 저장고 등에서 집단서식하며, 지하공간에서는 월동을 하지 않아 1년 내내 방제를 해야 한다. 대부분의 모기와 달리 흡혈을 하지 않아도 산란이 가능한 특징을 보인다.

[학질모기아과와 보통모기아과의 비교]

과 정	학질모기아과(Anophelinae)	보통모기아과(Culicinae)
알	• 날개 산란 • 방추형으로 부낭이 있음	• 집모기속(난괴 형성), 숲모기속(날개 산란) • 포탄형으로 부낭이 없음
유 충 ★ 42 39 35	• 호흡관 퇴화 • 장상모 있음(유충이 수면에 수평으로 떠 있게 해줌) • 배판 있음 • 수면에 수평으로 뜸	• 호흡관 발달 • 장상모 없음 • 모양이 각도를 갖고 매달려 있음
번데기	호흡각이 짧고 굵음	호흡각이 길고 가늚
성 충	• 촉수의 길이가 주둥이와 거의 같음 • 끝이 곤봉상 • 날개에 대부분 반점이 있음 • 휴식 시 몸의 형태를 45~90도 유지 • 수정낭이 1개 있음	• 촉수의 길이가 암컷은 현저히 짧음 • 끝이 낫모양 • 날개에 대부분 반점이 없음 • 휴식 시 수평을 유지 • 수정낭이 2~3개 있음

[숲모기속, 집모기속, 늪모기속의 비교]

구 분	숲모기속 (Genus aedes)	집모기속 (Genus culex)	늪모기속 (Genus mansonia)
알 ★ 45	• 타원형, 포탄형 • 날개 산란을 함	난괴를 형성	• 한쪽 끝이 가시모양의 돌기 • 난괴를 형성
흉복부와 다리	무늬나 띠가 있음	뚜렷한 무늬 없음	흑색 비늘로 된 무늬
호흡관	짧 음	길 음	• 짧음, 끝부분이 각질화 • 이가 있고 끝이 뾰족함
흡혈활동	• 주로 주간에 활동 • 옥내 흡혈성	주로 야간에 활동	• 주로 야간에 활동 • 옥외 흡혈성

④ 모기 매개 질병 ★ 45

㉠ 말라리아(Malaris)

- 얼룩날개모기속(Anopheles)에 의해 전파된다. ★ 40 39
- 악성3일열 말라리아, 양성3일열 말라리아, 4일열 말라리아, 난형 말라리아만이 인체에 질병을 유발한다.
- 우리나라에서는 양성3일열 말라리아만이 발견된다.

[알아두기]

국내 서식 모기

작은빨간집모기(Culex tritaeniorhynchus), 중국얼룩날개모기(Anopheles sinensis), 토고숲모기(Aedes togoi), 집모기속(Genus culex), 늪모기속(Genus mansonia)

핵심 OX

01 말라리아모기는 논이나 개울 등 깨끗한 물에 주로 산란을 한다. (O, X)

02 장상모는 유충이 수면에 수평으로 떠있게 해준다. (O, X)

03 말라리아는 얼룩날개모기에 의해 매개된다. (O, X)

|정답| 01 O 02 O 03 O

ⓒ 사상충증(Filariasis) ★ 44
- 주로 토고숲모기(Aedes togoi)에 의해 매개된다.
- 빨간집모기, 중국얼룩날개모기 등에 의해 매개되기도 한다.

ⓒ 일본뇌염
- 작은빨간집모기는 암갈색의 소형 모기로서 일본뇌염의 주요 매개체이다. ★ 35
- 빨간집모기, 얼룩날개집모기도 매개가 가능하다.

ⓔ 지카바이러스 감염증, 황열 및 뎅기열 : 이집트숲모기(Aedes aegypti), 흰줄숲모기(Aedes Albopictus)가 매개체이다. ★ 45

⑤ 구제 방법 ★ 44
ⓐ 물리적 구제법 : 위생학적 측면에서 유충의 서식장소인 발생원을 제거하는 궁극적인 구제 방법이다.
ⓑ 화학적 구제법 : 유충 구제는 살충제를 발생원에 살포하는데, 주로 DDT, BHC, 더스반(Dursban), 펜티온(Fenthion), 말라티온(Malathion) 등이 쓰인다. 성충 구제는 DDVP, 피레트린(Pyrethrin), 알레트린(Allethrin), 린덴(Lindane) 등에 의한 공간살포와 잔류효과가 있는 DDT, Dieldrin 등을 분무하는 잔류살포법이 있다.
ⓒ 생물학적 구제법 : 포식 동물·기생충 및 병원체의 서식 이용, 불임웅충의 방산 등이 있다.

(2) 깔따구(Non-biting Midges) ★ 46

장각아목의 깔따구과에 속하며 수질오염도 측정 지표생물로, 성충의 외부 형태가 모기와 유사하여 도기붙이라고도 한다. ★ 41

① 생활사
ⓐ 유 충
- 완전변태를 한다.
- 핏속에 적혈구를 가지고 있어 몸 전체가 붉은 색을 띠고 있다.
- 알은 평균 300~600개가 한천질로 뭉쳐진 원주사의 알주머니로 산란한다.
- 유충기간은 20~30일이다.
- 유충은 수서생활을 하고, 진흙이나 미세한 식물성 물질로 원통상의 집을 짓고 그 속에서 생활한다.
- 산소량이 극히 희박한 오염된 수질에서도 생존이 가능하다.
- 뉴슨스(Nuisance)로 취급된다. ★ 44

알아두기

Bti ★ 42
- Bacillus thuringiensis var. israelensis
- 포자를 형성하는 토양 박테리아이다.
- 습지나 연못에서도 모기 유충에 대해 감수성이 높고 빠른 치사효과를 보인다.
- 비교적 안전한 생물학적 구제법이라 할 수 있다.

알아두기

뉴슨스 ★ 46 45 42 39 38 37 36 35
질병을 매개하지 않고 단순히 사람에게 불쾌감, 혐오감, 공포감을 주는 곤충(예 깔따구, 하루살이, 노린재, 귀뚜라미 등)이다. 뉴슨스로 취급하는 것은 사람마다 주관적이며, 후진국보다 선진국에서 관심이 높다.

ⓒ 번데기 ★ ㊱
- 두흉부에 많은 세사로 된 한 쌍의 **호흡사**를 가진다.
- 종에 따라 수면에서 자유 생활을 하거나 보호구조물만의 집(Tube) 속에서 우화할 때까지 남아 있기도 한다.
- 번데기 기간은 1~2일이다.

ⓒ 성 충 ★ ㊴
- 수백수천 마리의 수컷이 이루는 군무(Swarming) 속에 암컷이 날아 들어 교미를 한다.
- 수명이 2~7일 정도이다.
- **야간 활동성**이며 강한 주광성이 있어 옥내외의 전등빛으로 모인다.

② 생 태
ⓐ 유충 : 두부에 이은 3체절이 흉부이며, 제1흉절에는 한 쌍의 전의각이 있고, 제9절에는 한 쌍의 후이각과 두 쌍의 미세가 있다.
ⓑ 성충 : 촉각의 마디가 종에 따라 6~15절이며, **구기가 퇴화**되었고, 날개는 1쌍이고, 날개나 몸에 비늘이 전혀 없다.

③ **구제 방법** : 깔따구는 알레르기성 질환인 기관지 천식, 아토피성 피부염 및 비염을 일으키는 **알레르기원**(Allergen)이 된다. ★ ㊷
ⓐ 화학적 구제법 : 호수나 저수지 등의 발생장소에는 많은 수서생물이 공존하고 있으므로 살충제를 사용하기 어렵다.
ⓑ 생물학적 구제법 : 화학적 구제가 어렵기 때문에 **천적인 잉어, 미꾸라지** 등 저서성인 물고기를 이용하여 구제효과를 얻을 수 있다.

(3) 등 에

① 생활사 ★ ㊱
ⓐ 교미 후 흡혈을 한 유충은 산란하며, 난수는 80~150개 정도이고, 알의 부화기간은 3~4일이다(탈피 횟수 7~9회).
ⓑ 암컷의 흡혈은 난발육에 필수적이며 **자충만이 동물을 공격한다**(옥외흡혈성).
ⓒ 주간 활동성이고, 특히 이른 아침과 오후 늦게 가장 활발하다.
ⓓ 구기는 거칠고 강인하다.
ⓔ 물에 잠긴 나무토막이나 수초 또는 진흙 위에 산란한다.

② 생 태
ⓐ 두부의 좌우에 눈이 붙어 있어 안면이 거의 없고 촉각은 5~10절로 크기가 각각 다르다.
ⓑ 구기는 흡혈형으로 상순, 대악, 소악, 하인두, 하순으로 구성되어 있다.
ⓒ 날개는 1쌍으로 맥쌍과 기편이 있고 복부는 7복절로 구성되어 있다.

알아두기

등에 매개질병 ★ ㊵
로아사상충증, 튜라레미아증

핵심 OX

01 깔따구의 유충은 핏속에 적혈구가 있다. (O, X)

02 깔따구는 강한 주광성이 있다. (O, X)

03 등에는 주간 활동성으로 이른 아침이나 늦은 오후에 가장 활발하다. (O, X)

|정답| 01 O 02 O 03 O

알아두기

먹파리(Black flies) ★[46][45][43]

- 유충의 두부에 한 쌍의 부채모양을 한 구기쇄모(mouth brush)가 있다.
- 성충(암컷)은 산란을 위해 흡혈하며 중남미와 아프리카 등에서 회선사상충증을 전파한다.

알아두기

띠금파리 ★[43]

금속성 녹색 또는 청록색 광택이 나는 중형의 파리이다.

알아두기

체체파리 ★[45][44][42]

- 성충은 1개의 알을 자궁에서 부화하고 자궁 속에서 유충을 발육시켜 배출한다.
- 개체군 밀도가 낮고, 1세대에 1개체를 생산하는 증식속도가 느린 특이한 곤충이다.
- 아프리카수면병을 전파한다.

알아두기

딸집파리 ★[44]

- 촉각극모 : 단모이다.
- 흉부 순판 : 흑색종선이 3개 있다.
- 유충 : 각 체절에 육질돌기가 있다.
- 습성 : 날아다닐 때 공중의 한 점에서 정지 비행한다.

알아두기

파리의 병원체 기계적 전파

파리의 구기와 다리에는 강모가 있고, 발톱 사이에 있는 욕반은 점착성이어서 병원체를 옮기기 적합하다.

알아두기

집파리 ★[45][42]

중흉배판에 4개의 검은 종선이 있다. 집파리의 다리는 날개와 기타 온몸을 자주 비비는 습성이 있어서 다리에 묻은 살충제 입자를 온몸에 접촉시키므로 잔류분무의 효과를 더욱 높인다.

(4) 파리(Fly)

① **생활사(집파리)** : 보통 여름에 산란해 성충이 되기까지 2~3주 걸린다.

성충 —(산란)→ 알	—(부화)→ 1령 유충	—(탈피)→ 2령 유충	—(탈피)→ 3령 유충	—→ 번데기	—(우화)→ 성충	
25℃에서의 경과 시간 →	12~24시간	24시간	3~8일	4~11일	♂20일 ♀30~60일	

② **생 태**

㉠ 산란 : 산란은 보통 1회에 50~150개 정도이며, 일생 동안에 4~5회 산란한다.

㉡ 산란 장소 : 오물이 있는 곳, 부패한 채소, 진개, 분변, 동물의 사체 등

㉢ 수명 : 일반적으로 30일 정도

㉣ 생활 반경

- 주간 활동성으로 오전 10시부터 오후 2시까지 활발히 활동한다.
- 날아갈 수 있는 거리는 최대 1.6km이다.

㉤ 월동 방법

- 큰집파리는 수정한 암컷이 동면으로 월동한다.
- 쉬파리는 번데기로 월동한다.
- 집파리, 공주집파리, 검정공주집파리, 금파리, 큰검정파리 등은 겨울에도 성충, 유충, 번데기가 생존하여 날씨가 따뜻해지면 산란까지 진행한다.

③ **질병 전파** : 음식을 섭취한 파리가 먹은 것을 토해 내고 배설하는 습관이 각종 감염병 전파의 원인이다. ★[39][35]

㉠ 소화기계 감염병 : 장티푸스, 파라티푸스, 콜레라, 세균성 및 아메바성 이질, 살모넬라증 등의 소화기계 감염병과 한센병, 화농균, 폴리오

㉡ 호흡기계 감염병 : 결핵, 디프테리아 등

㉢ 기생충성 질병 : 회충, 편충, 요충, 촌충란 등

㉣ 승저증(Myiasis) : 파리 유충이 사람의 조직 속으로 침투하면 튜브가 생기고, 병원균이 침투하여 곪음

④ **구제 방법**

㉠ 발생방지법 ★[41]

- 환경적인 개선으로 발생 장소를 제거하여 번식력을 억제시키는 방법
- 쓰레기 처리 및 변소의 위생적 관리, 퇴비장의 개선, 하수구의 청결 등

㉡ 유충구제법 : 살충제에 의한 화학적 구제 방법과 변소의 경우에 생석회를 사용하여 구제하는 방법 등

㉢ 성충구제법
- 파리채, 파리잡이 테이프 등에 의한 포살법
- 화학적 살충제에 의한 성충 구제 등

㉣ 생물학적 방법 : 기생벌이나 풍뎅이류(Hister속, 똥풍뎅이속) 같은 포식 동물을 이용 ★42

(5) 바퀴(Cockroaches)

우리나라에 서식하는 바퀴는 5속 7종으로 보고 되었고, 주로 가주성 바퀴인 독일바퀴가 많으며 일본바퀴도 다소 있다.

① 생활사

㉠ 불완전변태를 하며, 유충과 성충의 서식처가 같다.

㉡ 유충기간 : 4~5개월 소요

㉢ 성충이 되는 과정 : 알에서 부화(1령) → 1주일 후 1회 탈피 → 2령은 10일 → 3령은 2주일 → 4령은 1개월 → 5령은 40일 → 6령은 50일이 소요되며, 마지막 탈피 후 1~2주 후 성충

② 생 태

㉠ 산란 장소 : 주로 어둡고 구석진 마룻바닥, 벽 틈, 천장 구석, 부엌 등

㉡ 활동 장소 : 야간 활동성, 질주성, 군거성, 잡식성으로 가주성 바퀴는 온도, 습도가 유지되는 음식점, 다방, 아파트, 병원 등의 불결한 장소에 많이 서식한다.

㉢ 종류 : 소형 · 황갈색인 독일바퀴, 대형 · 적갈색 또는 암갈색인 미국바퀴, 중형이며 흑갈색인 일본바퀴 등

③ 질병 전파 : 가주성 바퀴는 대부분이 잡식성 · 질주성으로 소화기계 감염병이나 결핵균 등의 각종 세균을 전파. 토한 것과 배설물 또는 발에 의한 기계적 전파의 매개 질병으로는 살모넬라증, 장티푸스, 이질, 콜레라, 디프테리아, 폴리오 등 ★41 37 35

④ 구제 방법

㉠ 붕산독먹이법 : 붕산 40%, 불화소다 20% 등을 먹이에 혼합하여 사용하는 방법으로 최근에 가장 많이 사용하며, 사용 후 24~48시간 후에 가장 큰 효과가 있다.

㉡ 잔류분무법 : 바퀴의 통로 및 군거지에 디엘드린(Dieldrin), 클로르덴(Chlordane), 린덴(Lindane), 디아지논(Diazinone) 등의 살충제를 잔류 처리하는 것으로서 인축과 식물에 피해를 입히며, 큰 효력이 발생하지 않는다.

㉢ 훈증법 : 밀폐된 실내에서는 유황, 이황화탄소, 클로로피크린(Chloropicrin) 등이 유효하다.

[알아두기]

모래파리 ★46
- 파리와 비슷하게 생겼지만 모기 생태와 유사하다.
- 모기처럼 암컷만이 산란에 필요한 단백질을 섭취하기 위해 흡혈한다.
- 성충은 체장이 2~3mm로 작다.
- 리슈만편모충증을 매개한다.
- 앉아 있을 때는 날개를 수직으로 세운다.

[알아두기]

집합페로몬 ★43

집단으로 생활하는 동물에서 그 집단의 형성과 유지에 관여하는 페로몬으로, 바퀴벌레는 집합페로몬을 분비함으로써 은신처에서 군서생활을 한다.

핵심 OX

01 파리는 먹은 것을 토해 내고 배설하는 습관으로 각종 감염병을 전파한다. (O, X)

02 바퀴의 유충이 사람의 조직 속에서 기생하는 것을 승저증이라 한다. (O, X)

03 가주성 바퀴는 대부분이 잡식성이고 질주성이 있다. (O, X)

|정답| 01 O 02 X 03 O

[독일바퀴와 미국바퀴(이질바퀴)의 비교] ★ 45

구 분	독일바퀴	미국바퀴
분 포	전국적	남부 지방
크 기	10~15mm	35~40mm
체 색	수컷은 밝은 황갈색, 암컷은 약간 검은색	광택 있는 적갈색
전흉배판	두 줄의 흑색 종대	가장자리에 황색무늬 윤상
날 개	수컷은 복부전단에 약간 노출, 암컷은 복부전면을 덮음	수컷은 복부보다 약간 길고, 암컷은 복부 길이와 같음
난협생성	부화기간 동안 생식낭에 붙어 있다가 부화 직전 떨어짐(3주)	4~10일 간격으로 생성
난협생성수	4~8개	21~59개
알 수	37~44개	16개
알부화기간	2~4주	24~100일(평균 35~45일)
자충기간	30~60일	7~13개월
자충탈피횟수	5~7회	7~13회
성충수명	100일	1년
최적온도	30℃	28℃

[알아두기]

집바퀴(일본바퀴) ★ 46 42 35
- 저온에 적응한 바퀴로 북방에 서식하는 특이종, 우리나라의 중부지방에 널리 분포
- 체장은 20~25mm
- 체색이 무광택의 흑갈색
- 날 개
  - 암컷 : 복부 반까지 덮음
  - 수컷 : 복부 끝까지 덮음

(6) 벼 룩

절족류, 곤충강, 은시목에 속하고 사람 · 가축 · 쥐 등을 흡혈하는 곤충으로 우리나라에는 인도쥐벼룩이 가장 많다.

① 생활사

㉠ 완전변태 : 알 → 유충 → 번데기 → 성충

㉡ 알은 따뜻한 곳에서 1주일이면 부화하여 유충이 된다.

㉢ 유충은 2회 탈피하여 용화하는 데 매회 1주일 내지 수개월이 걸린다.

㉣ 성충 암수 모두 기생성으로 포유류를 흡혈하며, 수명은 6개월이다.

㉤ 암수 모두 흡혈하지만 이(Lice)처럼 숙주와의 관계가 밀접하지 않아 숙주특이성이 없는 편이다.

㉦ 성충은 직장세포가 발달하여 배설물의 수분을 완전히 재흡수할 수 있어 건조에 견딜 수 있다.

② 생 태

㉠ 산 란
- 흡혈 후 암컷은 한 번에 8~10개의 알을 낳는다.
- 일생 동안 약 800개의 알을 낳는다.

㉡ 서식 장소 : 저온 고습한 곳에 서식처를 두고, 성충은 인축의 몸이나 의복에서 주로 기생한다.

㉢ 형태 : 날개가 없는 대신 뛰기에 적합하도록 되어 있어, 자신의 100배를 높이 뛰고 170배를 멀리 뛸 수 있다.

③ **종류** : 벼룩은 즐치의 유무에 의하여 즐치벼룩과 무즐치벼룩으로 크게 구분하며, 즐치벼룩이라 함은 협즐치와 전흉즐치 중 하나 아니면 모두를 갖고 있는 벼룩을 말한다.

㉠ 무즐치벼룩 ★42 37 36

- 사람벼룩 : 사람에게 기생하고 흑사병을 전파한다.
- 모래벼룩 : 사람 · 가축에 기생하고, 암컷은 일생을 숙주 피부에 파묻혀 지낸다.
- 닭벼룩 : 피부를 뚫고 들어가 기생하고, 몸에 다수 극모를 갖고 있다.
- 열대쥐벼룩 : **흑사병(페스트), 발진열**을 매개하며, 숙주는 쥐 · 사람이다.

㉡ 즐치벼룩 ★40

- 개벼룩과 고양이벼룩 : 숙주는 개와 고양이이나 사람도 공격, 협즐치와 전흉즐치가 잘 발달되어 있다.
- 유럽쥐벼룩 : 협즐치가 없으며, 숙주는 사람이나 쥐이고, **흑사병이나 발진열**을 전파한다.
- 생쥐벼룩 : 쥐에 기생하고, 사람은 드물게 흡혈한다.

④ **매개 질병** : 벼룩으로 인한 가장 큰 문제는 질병 전파체로, **페스트 및 발진열** 등을 유발한다. 이와 같은 질병은 벼룩에 물렸을 때나 배설물이 상처부위나 음식물을 통해 침입하여 감염된다. ★43

⑤ **구제 방법**

㉠ 환경 개선에 의한 서식처를 없애는 방법이 있다.

㉡ 의복이나 주거지 그리고 몸을 청결히 하는 것이 가장 효과적이다.

㉢ 애완동물의 구충과 쥐의 박멸, 화학 약제의 살포법 등이 있다.

(7) 빈대(Bedbug)

열대 · 온대 지방에 많이 분포되어 있으며, 사람을 흡혈하는 집빈대, 인디안빈대 등과 동물에 기생하는 빈대 등이 있다.

① **생활사** ★46 43 39

㉠ 불완전변태를 한다.

㉡ 자충은 5회 탈피하며 각 영기(Instar)마다 흡혈해야 탈피가 가능하다.

㉢ 빈대의 발육기간 : 6~8주

㉣ 야간에 활동하며 군거성이다.

㉤ 약충과 성충의 형태와 습성이 비슷하며, 서식지가 같다.

㉥ 성충의 수명은 온도에 영향을 받는다.

㉦ 암수 모두 흡혈하며, 흡혈 후 바로 수분을 배설하여 갈색 흔적을 남긴다.

[알아두기]

열대쥐벼룩 ★44 42

- 사람벼룩과 비슷한 형태이나 중흉복판의 가운데를 종으로 그어진 중흉측선이 존재하여 사람벼룩과 구별할 수 있다.
- 흑사병, 발진열을 매개한다.

핵심 OX

01 벼룩은 불완전변태를 한다. (O, X)

02 열대쥐벼룩은 흑사병과 발진열의 매개종이다. (O, X)

03 빈대는 불완전변태를 한다. (O, X)

|정답| 01 X 02 O 03 O

② 생 태

㉠ 사람, 가축, 가금 등에 흡혈 기생한다.

㉡ 주로 어둡고 틈이 난 곳에 군서한다.

㉢ 야간 활동성으로 1일 5개, 일생 동안 보통 50~190개를 산란한다.

㉣ 복부는 난형으로 8개의 복절로 구성된다. ★42 39 38 35

- 수컷 : 복부 끝에 뾰족하고 약간 구부러진 강한 음경이 나와 있다.
- 암컷 : 제4복판에 각질로 된 홈이 있어서 그 속에 **베레제기관(정자의 일시 보관장소, 생식기관)**이 있다.

③ **구제 방법** : 시안화수소산 가스의 분무, 피레트린류의 분무, 포르말린의 훈증 등으로 구제한다(**잔류분무법**이 가장 효과적). ★40

알아두기

잔류분무

1.5% DDVP나 1.2% Piperonyl Butoxide(증강제)의 혼합제제를 공간 살포한다

(8) 이(Lice)

이는 전 세계적으로 500여 종이 있으며, 사람에 기생하는 이는 몸니, 머릿니, 털이 등이 있다. 이들 중 **몸니와 머릿니는 숙주 특이성이 강해 사람만을 흡혈한다.** ★39

① **생활사**

㉠ **불완전변태**를 한다.

㉡ 알은 보통 **1주일** 내에 부화 → 유충 → 3회 탈피하여 16~18일에 성충이 된다.

㉢ 2~3일 후부터 산란한다.

② **생 태**

㉠ 산란 : 20℃ 이하에서는 산란할 수 없고 최적 온도는 30~34℃이다. 1회 산란 수는 몸니가 70개, 머릿니가 40개, 털이가 10개로, 일생 동안 300여 개를 산란한다.

㉡ 흡혈형태 : 몸니(1일 평균 2회), **머릿니(2시간 간격)** ★46

㉢ 온도와의 관계 : 계절적으로 4~6월에 번식력이 강하며, 5~10℃에서는 휴면 상태가 되고, **20℃ 이하에서는 운동력은 있지만 생식력이 없다.**

③ **매개 질병** : **발진티푸스(리케치아)**가 가장 잘 알려져 있으며, 그 밖에도 페스트 · 재귀열도 이에 의한다. ★41 39

④ **구제 방법** : 옷엣니는 60℃에서 30분간 끓이거나 100℃에서 15분이면 알까지 모두 전멸된다. DDT분제를 사용한다.

알아두기

사면발니 ★42

- 체형은 원형이고 게 모양이다.
- 전각이 중각과 후각에 비해 빈약하다.
- 제1복절의 기문은 옆으로 3쌍 배열되어 있고 각 복절에는 측융돌기가 있다.
- 산란 수는 약 30개 이하, 자충기간은 13~17일이다.
- 대체로 음부털이 있는 피부의 한 곳에 고정한 채 흡혈한다.

(9) 진드기(Tick)

① 생태 및 생활사 ★[46][45][43][36]

㉠ 불완전변태를 한다.

㉡ 일반적으로 절지류는 한 세대에서 다음 세대로 병원균을 전파시키지 않는다.

㉢ 진드기는 자기 세대에서 알을 통하여 유충으로, 다시 그것이 성충으로 병원균을 전파시키며, 이것이 다시 반복되는 특성이 있기 때문에 위생상 매우 중요한 곤충이다.

㉣ 병원균은 진드기와 공생관계를 가지며, 아무런 증상을 나타내지 않으면서 병원소로서의 역할을 계속한다.

㉤ 기문의 위치에 따라 7개 아목(Suborder)으로 분류한다.

② 매개 질병 ★[45][44][43][42][41][38][37][36]

㉠ 참진드기 : 라임병, 중증열성혈소판감소증후군(SFTS), 진드기매개티푸스(록키산홍반열), 진드기매개뇌염

㉡ 집먼지진드기 : 기관지천식, 비염, 아토피성피부염

㉢ 옴진드기 : 피부병

㉣ 털진드기 : 양충병(쯔쯔가무시증)

㉤ 모낭진드기(여드름진드기) : 피부염

㉥ 물렁진드기(공주진드기) : 아프리카돼지열병(ASF), 진드기매개재귀열

③ 구제 방법 : 벼룩의 구제법과 대체로 같다.

(10) 트리아토민 노린재(흡혈노린재) ★[45]

① 특징 : 매미목에 속하고, 반드시 흡혈과정을 거쳐야만 탈피와 산란을 한다.

② 생태 및 생활사

㉠ 불완전변태를 한다.

㉡ 성충은 체장이 1~3cm이고, 흡혈 10~14일 후 산란한다.

㉢ 10~20개/일 산란, 총 50~500개 생성한다.

㉣ 가주성이고 야간 활동성이다.

㉤ 배설물에서 나온 병원체가 손상된 피부를 침입하여 아메리카수면병을 매개한다(우리나라에는 흡혈성 트리아토민 노린재는 없음).

㉥ 암수 모두 흡혈한다.

핵심 OX

01 암컷 빈대의 베레제기관은 생식기관이다. (O, X)

02 참진드기는 라임병, 록키산홍반열 등을 매개한다. (O, X)

03 몸니와 머릿니는 사람만을 흡혈한다. (O, X)

| 정답 | 01 O 02 O 03 O

(11) 독나방
  ① 형 태
    ㉠ 몸과 날개 모두 황색이며, 앞날개 중앙에 황갈색띠가 있다.
    ㉡ 앞날개 끝 부근에 2개의 암갈색 반점이 있다.
    ㉢ 머리는 작고 구기는 퇴화되었으며, 촉각은 익모상이다.
    ㉣ 암컷 미단에는 미방모가 밀생하고 있다.
  ② 생활사 및 생태 ★ ㊺ ㊹ ㊸ ㊷
    ㉠ 완전변태를 한다.
    ㉡ 야간 활동성으로 낮에는 잡초·수풀 속에서 서식한다.
    ㉢ 부화한 유충은 군서생활을 한다.
    ㉣ 성충의 수명은 7~9일이다.
    ㉤ 성충은 연 1회(7월 중순~8월 상순) 발생한다.
    ㉥ 독모는 유충 때 생성되며 피부염을 유발한다.
    ㉦ 독모는 유충의 유방돌기에 밀생하며, 하단부가 가늘고 뾰족하며 다른 한 쪽은 굵다.
    ㉧ 난괴에도 독모가 있어 접촉 시 피부염을 유발한다.
    ㉨ 우리나라는 흰독나방과 황다리독나방이 대표적이다.
  ③ 구제 방법 ★ ㊸
    ㉠ 실내 침입 시 젖은 휴지로 덮어서 잡는다.
    ㉡ 주광성이 있으므로 밤에는 실내등을 끄고, 외부를 밝게 하여 옥외로 유인한다.
    ㉢ 대량발생 시 잔류분무나 공간살포를 한다.

(12) 개 미
  ① 생태 및 생활사 ★ ㊸
    ㉠ 완전변태를 한다.
    ㉡ 모여서 생활한다(군거성).
    ㉢ 몸은 일반적으로 머리, 가슴, 배로 나누어져 있으며 더듬이가 있고, 다리는 3쌍이다.
    ㉣ 먹이 특성은 잡식성이다.
    ㉤ 환경 변화에 대한 적응력이 강하다.
    ㉥ 여왕개미와 수개미는 생식을 담당한다.
    ㉦ 일개미는 집을 짓거나 먹이를 날라 모으는 일을 한다.
    ㉧ 일개미는 모이주머니 속에 저장해둔 액체 먹이를 토해내는 방식으로 애벌레에게 먹이를 준다.
    ㉨ 여왕개미는 일개미, 수개미보다 크기가 더 크다.

② 구제 방법 ★ ㊻
　㉠ 옥외 개미집 : 입구에 끓는 물을 붓거나 살충제를 주입한다.
　㉡ 옥내 개미집 : 미끼트랩, 잔류분무, 독먹이법을 이용한다.

(13) 벌

① 생태 및 생활사
　㉠ 완전변태를 한다.
　㉡ 독침은 산란관이 변하여 생긴 것으로 암컷만 가지고 있다.

② 종 류
　㉠ 꿀벌 : 꽃의 꿀과 꽃가루를 모으면서 수정을 시킨다.
　㉡ 땅벌 : 땅속에 여러 층의 집을 짓는 특성이 있으며, **독침**으로 사람에게 피해를 준다.
　㉢ 말 벌
　　• 꿀벌을 잡아먹기 때문에 양봉에 해를 주지만 꽃가루를 옮겨주는 역할도 한다.
　　• 해충 포식자로서 파리, 딱정벌레 등을 모두 잡아먹고, 나방 애벌레를 사냥해 산림해충의 대발생을 막아준다.
　　• 몸통 끝에 있는 독침으로 침을 찌르고 독성물질을 체내에 주입하여 통증, 가려움, 혈관 확장 등의 증세를 보이게 한다.

③ 구제 방법
　㉠ 벌집 구멍에 살충제를 살포한다.
　㉡ 미끼트랩을 설치한다.

핵심 OX

01 개미는 불완전변태를 한다. (O, X)

02 독나방의 실내 침입 시 젖은 휴지로 덮어서 잡는다. (O, X)

03 땅벌은 독침으로 사람에게 피해를 준다. (O, X)

| 정답 | 01 X 02 O 03 O

CHAPTER

04 쥐 류

출제경향 파헤치기

쥐의 각각 특성을 아는지, 분류를 할 수 있는지 확인하는 문제가 출제된다.

☑ 다음 중 집쥐에 대한 설명으로 옳은 것은?

1 쥐의 생태 및 성장

(1) 생 태

① 습 성

㉠ 1년에 앞니가 13cm씩 자라므로 갉는 습관이 있다.

㉡ 식성은 잡식이며 고형물 섭취 후에는 반드시 물을 먹는다.

② 활 동

㉠ 야간 활동성으로 음식물 · 물 · 배우자의 선택을 목적으로 활동한다. ★35

㉡ 새로운 물체에 대한 반응 : 시궁쥐의 경우 경계심이 많고, 지붕쥐는 경계심이 약하며, 생쥐는 호기심이 많다.

③ 감 각

㉠ 시력 : 색을 구별하지 못하는 색맹이다.

㉡ 촉각 : 수염과 털이 잘 발달되어서 모든 감각을 느낄 수 있다.

㉢ 미각 : 사람의 미각과 비슷하다.

㉣ 시각 : 10m 떨어진 곳까지 볼 수 있다(근시). ★37

㉤ 후각 : 냄새를 맡는 능력이 사람보다 40배 강하다.

(2) 성 장

① 번식력

㉠ 종류에 따라 차이가 있으나, 한 번에 5~12마리의 새끼를 낳는다.

㉡ 시궁쥐의 경우 8~12마리, 지붕쥐의 경우 6~8마리를 낳고 1년에 6~8회 분만하며, 일반적으로 1쌍이 1년에 1,500마리로 불어난다.

② **성장** : 태어난 지 3일 후면 귀가 뜨이기 시작 → 10일 후에 귀가 완전히 뜨임 → 2주 후면 눈을 뜨고 움직이기 시작하며 앞니가 완전히 자람 → 3주까지 젖먹이 생활 → 4~5주가 되면 독립적인 생활

③ **생활** : 쥐는 20여 마리씩 집단생활을 한다.

④ **수명** : 길어야 1~3년이나, 대부분 이것보다 짧다.

2 쥐의 종류

쥐목(Rodentia)에 속하는 소형 짐승으로 설치동물이다.

(1) 들쥐(Field Rodent)

논·밭·산림 등 먹이를 구할 수 있는 곳에 서식하며, 갈밭쥐, 쇠갈밭쥐, 대륙밭쥐, 등줄쥐 등이 있다.

① 등줄쥐 ★ ㊶
  ㉠ 생쥐와 비슷하나 등의 검은 줄이 있어 구별이 쉽다.
  ㉡ 무게는 20g이고, 두동장이 90~100mm, 꼬리는 82~88mm로 두동장보다 짧다.
  ㉢ 들쥐의 대부분을 차지하는 종으로 농촌지역에 많다.
  ㉣ 땅 속에 둥지를 만들고, 겨울에도 먹이를 찾아 활동한다.

(2) 가주성 쥐

마을 내 가옥 안팎에서 서식하는 쥐를 말하며, 종류로는 곰쥐, 시궁쥐, 애급쥐, 생쥐, 울도긴꼬리쥐, 울도생쥐 등이 있다.

① 시궁쥐(집쥐) ★ ㊻ ㊹ ㊳ ㊱
  ㉠ 다른 쥐에 비해 몸이 약간 크며, 몸무게는 400~500g이다.
  ㉡ 몸통에 비하여 꼬리가 약간 짧고 굵으며 귀와 눈이 몸집에 비해 작다.
  ㉢ 보통 야간에 부엌, 목욕탕, 변소, 축사, 하수구 등에 출현한다.
  ㉣ 땅을 파고 서식하며 흑색, 갈색 등의 색깔을 띤다.
  ㉤ 1회 평균 출산수는 8~12마리이다.

② 곰쥐(지붕쥐)
  ㉠ 크기는 시궁쥐보다 작고, 몸무게는 300~400g이다.
  ㉡ 꼬리가 몸통보다 길고 귀가 크며 주로 천장, 벽틈 등에 서식한다.
  ㉢ 야행성이며, 수직 등반을 잘하여 파이프관을 타고 올라가기도 한다.
  ㉣ 등의 색깔은 갈색이거나 흑회색을 띤다.
  ㉤ 1회 평균 출산수는 6~8마리이다.

③ 생쥐(Mus Musculus) ★ ㊴
  ㉠ 발이 작고, 무게는 20g이다.
  ㉡ 꼬리 길이와 두동장이 80~100mm로 비슷하다.
  ㉢ 인가나 들판, 그리고 농작물 보관소와 농작물 경작지에 많이 서식한다.
  ㉣ 근래에는 블록 건축물에도 출현하고 있다.
  ㉤ 1회 평균 출산수는 4~7마리이다.

알아두기

쥐의 개체군을 결정하는 3대 요인
출산, 이동, 사망

핵심 OX

01 쥐는 색맹이지만 시력이 좋다. (O, X)

02 가주성 쥐에는 집쥐, 등줄쥐, 생쥐가 있다. (O, X)

03 생쥐의 무게는 100~200g 정도이다. (O, X)

|정답| 01 X 02 X 03 X

출제경향 파헤치기

여러 구제법의 차이와 방법을 주로 묻는다.

☑ 유충을 제거하여 구제하는 구제법은?

☑ 물리적 구제법에 해당하는 것은?

[3] 매개 질병 및 구제 방법

(1) 쥐에 의한 매개 질병

① 쥐에 의한 교상

㉠ 가주성 쥐는 서식밀도가 높아서 먹을 것이 없을 때에는 난폭해진다.

㉡ 취침 중에 있는 사람을 물어 입속에 있는 균에 의해 **서교열**(rat bite fever)을 일으킨다.

② 질병의 전파작용 ★[45][44][37]

㉠ 세균성 질병

- **페스트, 서교열, 렙토스피라증, 이질, 살모넬라증** 등의 매개가 가능하다.
- 살모넬라증은 균이 쥐의 몸속에 들어가 **쥐의 분뇨**를 통해 전파된다.

㉡ 리케치아성 질병 : **발진열, 양충병(쯔쯔가무시증)** 등의 매개가 가능하다.

㉢ 바이러스성 질병 : **유행성출혈열**(신증후군출혈열)은 특히 산이나 들에 살고 있는 야생쥐인 **등줄쥐**가 배출하는 **한탄바이러스**에 의한다.

㉣ 기생충성 질병 : **아메바성이질**을 전파한다.

③ **기타 피해** : 식량을 손실시키고 의류, 가구, 각종 가재에 피해를 주며, 화재의 원인이 되기도 한다.

(2) 구제 방법

① 물리적 구제법 ★[43]

㉠ 포서구 이용법 : 압살법(Snap Trap), 포서망(Cage Trap) 및 기타 포서기를 이용한다.

㉡ 발생원 및 서식처 제거

- 쥐가 침입할 수 없도록 **L자형 콘크리트 방서벽**을 설치한다.
- 쥐의 서식처를 제공하지 않는다.
- 쥐가 먹을 수 있는 **음식이나 곡물의 관리**를 철저히 한다(**가장 효과적인** 방법). ★[38][35]

② **생물학적 구제법** : 고양이와 같은 **천적**을 **이용**하여 구제한다.

③ 화학적 구제법 ★[45][42][37][36]

㉠ 급성살서제의 사용

- **단일투여제**이다.
- **독성작용이 1~2시간 이내에 신속히** 나타난다.
- **사전미끼**가 필요하다(4~8일간 설치).
- **1~2일 후에 수거**한다.
- 미끼먹이(독먹이에 사용되는 먹이)에 대한 **기피성**이 생길 수 있다.
- 종류 : 알파-클로랄로즈, 안투, 아비산, 레드스킬, 모노플루오로아세트산나트륨(1080), 인화아연 등

㉡ 만성살서제의 사용
- 항응혈성 살서제로, 혈액의 응고 능력 상실 후 모세혈관이 파괴되어 내부출혈을 일으켜 빈혈로 사망한다.
- 4~5회 소량 중복 투여하는 것이 효과적이다.
- 사전미끼가 필요 없다.
- 독먹이에 대한 기피성이 없다.
- 2차 독성이 거의 없다.
- 사람이나 가축의 중독 시 비타민 K_1을 다량 투여하면 회복될 수 있다.
- 종류 : 와파린, 프마린, 브로디파쿰, 쿠마클로르, 쿠마테트라릴

㉢ 살서제의 종류 ★35
- 황린 제제 : 치사량은 10mg/kg으로, 쥐가 먹은 후 약 20시간 내에 죽으며 인축에 독성이 강하다.
- 비소 화합물 : 치사량은 20mg/kg으로, 쥐가 먹은 후 약 10시간 내에 사망하며 무수아비산이나 아비산석회가 사용된다.
- 안투(Antu) : 독성이 강하여 치사량은 7mg/kg 정도로, 10~24시간 내에 사망하며 특히 집쥐에 유효하다(급성살서제).
- 인화아연(Zinc phosphide) : 회색의 결정분말로 마늘냄새가 나며, 수분이 있는 상태에서 미끼먹이와 섞이면 맹독성인 인화수소 가스를 방출한다(급성살서제). ★42
- 모노플루오로아세트산나트륨(Sodium Monofluoracetate) : 1080(텐 에이티)라고도 불리는데, 치사량은 5~10mg/kg으로, 독성이 강해 취급이나 뒤처리에 주의해야 한다(급성살서제).
- 와파린(Warfarin) : 인축에 피해가 거의 없고, 쥐의 경우 수일 계속해서 섭취하면 혈중의 응혈소가 감소하여 사망한다(만성살서제). ★43 40 39 37

㉣ 살서제의 필요조건
- 쥐에 대하여 독성이 강할 것 : 가장 절대적인 조건으로 독성으로만 볼 때 1080(Sodium Monofluoroacetate)이 가장 강력하다.
- 쥐가 기피하지 않을 것 : 황린 제제나 와파린 등이 좋으며, 안투는 한 번 먹은 쥐는 기피하는 결점이 있다.
- 인축에 위험이 적을 것 : 안투는 시궁쥐에 독성이 더 강하며, 어린 동물보다 성숙한 동물에 대해 독성이 강한 특성을 가지고 있다.
- 가격이 저렴할 것 : 들쥐들의 경우 많은 양을 여러 번 사용해야 하므로 가격이 저렴해야 한다.
- 사용법이 간단할 것
- 죽은 쥐로 인하여 불쾌한 결과가 초래되지 않을 것 : 아비산을 섭취하고 죽은 쥐는 부패가 어려워 냄새나 구더기 발생이 쉽지 않다.

㉤ 살서제의 사용법 : 독이법, 독물살포법, 훈증법 등

[알아두기]

급성 · 만성살서제 ★41 39
- 급성살서제 : 알파-클로라로즈, 안투, 아비산, 레드스킬, 모노플루오로아세트산나트륨(1080), 인화아연
- 만성살서제 : 와파린, 프마린, 브로디파쿰, 쿠마클로르, 쿠마테트라릴

핵심 OX

01 쥐의 구제법 중 가장 효과적인 방법은 음식이나 곡물의 관리를 철저히 하는 것이다. (O, X)

02 만성살서제는 사전미끼가 필요 없고, 급성살서제는 필요하다. (O, X)

03 만성살서제는 항응혈성 살서제로도 알려져 있다. (O, X)

|정답| 01 O 02 O 03 O

CHAPTER 05 살충제

1 살충제의 정의

농작물이나 인축 등에 해가 되는 해충을 사멸시키는 약품의 총칭으로, 농업해충구제를 위한 농약과 위생해충 구제를 위해 사용되는 방역용 살충제가 있다.

2 살충제의 분류

> **출제경향 파헤치기**
>
> 살충제의 분류에 따른 특징과 종류, 유효 위생동물을 주로 묻는다.
> ☑ 현재 우리나라에서 사용이 금지된 살충제는?
> ☑ 식물에서 추출한 것으로 잔효성이 없고, 효력증강제와 혼용해서 사용하는 것은?

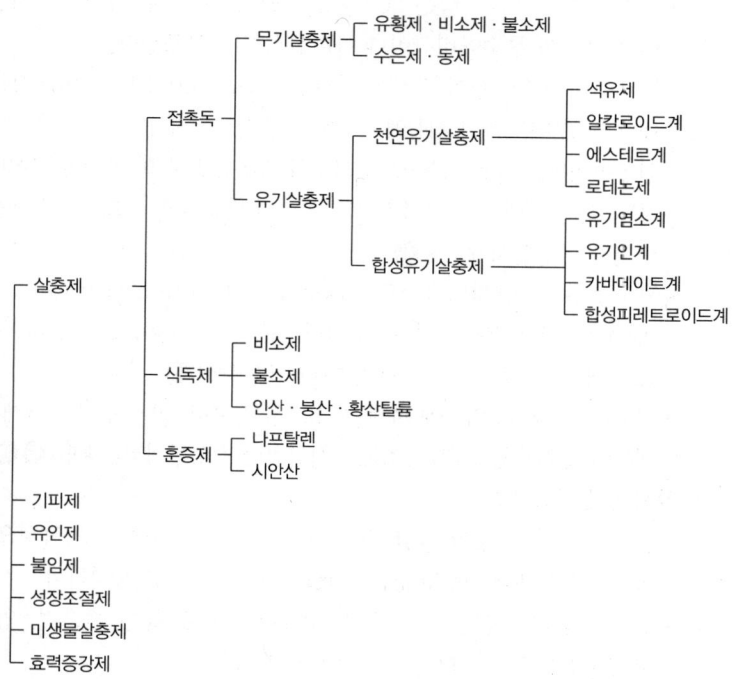

(1) 유기염소계 살충제(Chlorinated Hydrocarbon Compound, CH)

① 특 징
  ㉠ DDT, BHC(HCH), 클로르덴(Chlordane), 헵타클로르(Heptachlor), 엔드린(Endrin) 등이 있다.
  ㉡ 값이 싸고 살충력이 강하다.
  ㉢ 인축에 대한 급성독은 없으나 잔효가 길다.
  ㉣ 환경오염 문제 대두로 엄격하게 사용 제한을 한다.

② 종 류

㉠ DDT(디디티) ★[37]

- 무색의 결정으로 물에는 녹지 않으나 알코올 · 벤젠 등 유기용매에는 잘 녹는다.
- 모기(말라리아), 이(발진티푸스)의 질병을 없애는 데 많이 이용되었다.
- 값이 비교적 싸고, 살충력이 강하다.
- 잔류효과가 길다(안정적).
- 현재 우리나라에서는 사용이 금지되어 있다(환경오염의 문제).

㉡ HCH(에이치씨에이치)

- BHC로 불려왔지만 세계보건기구(WHO)에서 HCH로 명칭을 변경하였다.
- γ-이성질체의 양에 의해서 결정된다.
- 제조비용이 저렴하고, 적용 해충의 범위가 넓어 이상적인 살충제(농업용 · 가정용 · 방역용)이지만, 잔류기간이 길어 인체에 만성중독을 일으킬 위험이 있다(우리나라에서는 1979년에 사용 금지).

㉢ 알드린(Aldrin)

- 농약의 일종으로 채소해충, 보리해충 등에 살충제 및 살균제로 사용된다.
- 알드린은 분해되어 디엘드린(Dieldrin)이 된다.
- 속효성이 있다.
- 식물에 살포한 경우의 잔류성은 적으나 토양에 투약하면 오랫동안 잔류한다.
- 우리나라에서는 1972년에 제조 · 사용이 금지되었다.

(2) 유기인계 살충제

① 특 징 ★[40]

㉠ 살충력이 강하고 적용해충의 범위가 넓다.
㉡ 낮은 농도로도 큰 살충효과를 낸다.
㉢ 식물체에 흡수침투되어 살충작용을 한다.
㉣ 식물 및 동물의 체내에서 분해가 빠르고, 체내에 축적작용이 없다.
㉤ 알칼리에 의해서 쉽게 가수분해된다.
㉥ 약제 살포 후 광선이나 기타 요인에 의하여 빨리 소실되는 편이다.
㉦ 인축에 대한 독성이 비교적 강하다.
㉧ 신경계에 영향을 미쳐 두통, 근육경련, 구토, 설사, 무력감 등의 증상을 보인다.
㉨ 아세틸콜린에스터라아제(AchE, Acetylcholinesterase)의 활성을 억제하여 자율신경 말단에서 분비된 아세틸콜린의 분해를 방해한다. ★[43][41][37]

핵심 OX

01 모기와 이의 질병을 없애는 데 많이 이용했지만 잔류효과가 길어 환경오염의 문제로 사용이 금지된 유기염소계 살충제는 DDT이다. (O, X)

02 유기인계 살충제도 유기염소계 살충제와 마찬가지로 잔류효과에 문제점이 있다. (O, X)

03 유기인계 살충제는 신경독제이다. (O, X)

|정답| 01 O 02 X 03 O

㉩ 해독제 : 아트로핀(atropine)과 프랄리독심(pralidoxime)

㉪ 펜티온(Fenthion), 이피엔(EPN), 다이아지논(Dizainon), 말라티온(Malathion), 스미티온, DDVP 등이 많이 사용되고 있다.

② 종 류

㉠ 말라티온(Malathion) ★[43][35]

- 상표명은 Cythion이다.
- 포유동물과 인체에 대한 독성이 비교적 낮다.
- 적용범위가 넓어서 가장 많이 사용되고 있다.
- 모기, 빈대, 벼룩, 바퀴, 진드기 등 위생곤충과 농작물곤충의 구제에 사용된다.

㉡ 다이아지논(Diazinon) ★[38]

- 곤충과 동물에 대한 독성은 말라티온보다 높고, 잔류성도 약간 더 길다.
- 포유동물에게는 독성이 약하고, 곤충구제에 사용된다.

㉢ 나레드(Naled)

- 상표명은 Dibrom이다.
- 비교적 늦게 개발된 유기인제 DDVP와 비슷한 점이 많다.
- 주로 모기와 파리 성충 구제에 연무용으로 쓰인다.
- 장비를 부식하는 성질이 결점이다.

㉣ 디크로보스(Dichlorvos)

- 상표명은 DDVP, Vapona이다.
- 모기 성충을 구제하거나 창고 내의 저장곡물의 곤충을 구제하는 데 공간 연무용으로 많이 쓰인다.
- 경피독성이 높아 중독 위험이 있다.

㉤ 펜티온(Fenthion) ★[45]

- 상표명은 Baytex이다.
- 주로 모기와 파리 구제에 쓰인다.

㉥ 페니트로티온(Fenitrothion)

- 상표명은 Sumithion이다.
- 모기, 바퀴, 흰개미, 잔디곤충 구제에 많이 쓰인다.

㉦ 템포스(Temephos) ★[46]

- 상표명은 Abate이다.
- 수서동물에 대한 해가 거의 없다.
- 모기 유충 구제에 많이 사용된다.

ⓞ 트리클로르폰(Trichlorfon)
- 상표명은 Dipterex이다.
- 포유류에 저독성이고, 잔류성이 짧다.
- 주로 농업 및 산림곤충 구제에 쓰인다.

ⓩ 디메토에이트(Dimethoate)
- 상표명은 Cygon이다.
- 다른 살충제에 저항성이 생긴 파리의 구제에 많이 사용된다.

ⓒ 파라티온(Parathion) ★ 43 38
- 상표명은 Folidol이다.
- 살충제의 인체 독성이 가장 강하다.
- 맹독성이기 때문에 위생곤충 구제에는 사용되지 않는다.
- 특정 독물로 지정되어 있어 지정된 사람의 감독하에 원예용 등으로 사용되고 있다.

(3) 카바메이트(Carbamate)계 살충제

① 특 징

㉠ 유기인계 살충제와 중독증상은 동일하지만 유기인계 살충제보다 증상이 빠르게 나타나고 회복도 빠르다.

㉡ 신경 기능을 마비시키는 작용을 한다.

㉢ 알디카브(Aldicarb), 벤디오카브(Bendiocarb), 벤프라카브(Benfuracarb), 카바릴(Carbaryl), 카보퓨란(Carbofuran), 프로폭서(Propxur), 카탑(Cartab) 등이 있다. ★ 35

② 종 류

㉠ 카바릴(Carbaryl)
- 상표명은 Sevin이다.
- 카바메이트계 중 가장 널리 사용된다.
- 독성은 보통이고, 많은 위생곤충과 농림곤충의 구제에 사용된다.

㉡ 프로폭서(Propxur)
- 상표명은 Baygon이다.
- 독성이 강하며 바퀴, 개미, 거미의 구제에 사용된다.

㉢ 벤디오카브(Bendiocarb) ★ 45 39
- 상표명은 Ficam이다.
- 바퀴, 귀뚜라미, 집게벌레 등 옥내곤충과 관상수 및 잔디곤충 구제에 많이 쓰인다.

[알아두기]

무기인제 살충제

수은 · 불소 · 비소 등을 함유하는 무기화합물이 제2차 세계대전 초까지 살충제로 사용되었으나 독성 문제 때문에 유기살충제로 대체되어 현재 사용이 금지되어 있다.

핵심 OX

01 유기인계 살충제 중 가장 많이 사용되는 살충제는 말라티온이다. (O, X)

02 파라티온의 인체 독성은 유기인계 살충제 중 가장 강하다. (O, X)

03 카바메이트계 살충제와 유기인계 살충제는 독작용이 동일하다. (O, X)

| 정답 | 01 O 02 O 03 O

(4) 피레트로이드계 살충제 ★[45][44][35]

① 특 징

㉠ 제충국(Pyrethrum)의 공급 부족에 대처하기 위하여 개발되었다.

㉡ 일반적으로 저독성, 속효성이다.

㉢ 잔류기간이 짧고 온혈동물에 위해성이 낮아 가정, 식품공장, 목장, 창고, 온실 등에 주로 사용된다.

㉣ 최근에는 모기 성충과 농작물 곤충에까지 사용량이 점차 증가하고 있다(현재 방역용으로 사용 중).

㉤ 효력증강제와 혼용해서 사용한다.

② 종 류

㉠ 피레트린(Pyrethrin) ★[46][36]

- 식물에서 추출한 것으로 속효성이다.
- 포유류에 저독성이다.
- 잔효성이 없고, 효력증강제와 혼용한다.

㉡ 알레트린(Allethrin), 사이플루트린(Cyfluthrin), 디메트린(Dimethrin) 등

- 합성 피레트로이드계 살충제이다.
- 살충력이 월등히 강하다.
- 포유동물에 저독성이다.

> **알아두기**
>
> 저항성 ★[46][43][42][40][39][38][36]
>
> 저항성이란 살충제에 감수성을 보이던 곤충이 해당 살충제로 방제가 불가능한 경우를 뜻한다.
>
> - 생태적 저항성 : 살충제에 대한 습성이 발달한 것으로 치사량의 접촉을 피하는 경우
> - 생리적 저항성 : 치사량 이상의 살충제가 작용했음에도 방제가 안 되는 경우로 일반적으로 저항성이라 말하는 것
> - 교차저항성 : 어떠한 약제에 대해 이미 저항성일 때 다른 약제에도 자동적으로 저항성을 나타내는 현상
> - 대사저항성 : 살충제가 해충체내에서 효소의 작용으로 분해되어 독성을 잃게 되는 것
>
> ※ 내성 : 살충제에 대항하는 힘이 증가된 경우. 이의 요인은 체중의 증가, 다리의 큐티클층이 두꺼워져 살충제의 침투가 어려워지는 경우 등

(5) 기피제(Repellent)

① 특 징

㉠ 살충력이 없으므로 살충제는 아니다.

㉡ 모기, 진드기, 이, 벼룩, 파리, 빈대 등에 유효하다.

㉢ 곤충의 접근, 침입, 공격 등으로부터 방어하기 위해 사용한다.

㉣ 기피제는 크림, 로션, 에어로졸형, 분말형 등이 있다.

㉤ 완전 보호는 3~4시간 정도이며, 보통 8시간 정도의 효과가 있다.

② 종류 : Dimethyl Phtalate(DMP), Dibutyl Phtalate, N, N-Diethyl-M-Toluamide(Deet), Benzyl benzoate, 나프탈렌 ★[44][42]

> **알아두기**
>
> DEET(디에틸톨루아미드) ★[42]
>
> - 전세계적으로 널리 사용하고 있는 기피제 성분으로, 해충 퇴치 효과가 뛰어나지만 안전성 논란이 있어 연령, 빈도, 사용 함량 등을 제한하고 있다
> - 모기, 진드기, 이, 벼룩, 파리, 빈대 등에 유효하다.

(6) 기타 살충제

① 히드라메틸논(Hydramethylnon)

㉠ 바퀴 구제약으로 크게 각광을 받고 있는 살충 성분이다.

㉡ 근본적으로 포유동물인 사람과 가축에게는 안전하며 무득성이다.

② 성장조절제★[36]

㉠ 하이드로프렌(Hydroprene), 메소프렌(Methoprene)은 성장억제제이다.

㉡ 모기 발생 장소에 입제를 살포하여 성충의 우화를 막는 호르몬제이다.

③ 미생물 살충제

㉠ 일부 곤충 구제에 사용한다.

㉡ Bacillus thuringienesis(B.T), Doom(Bacillus popilliae, Milky spore) 등

④ 효력증강제 ★ 44 36

㉠ 피레트로이드계 살충제와 혼용하여 사용한다.

㉡ 협력제이다.

㉢ 세사민(Sesamin), DMC, 피페로닐 사이크로닌(Piperonyl Cyclo nene), 피페로닐 뷰톡사이드(Piperonyl Butoxide), 설폭사이드(Sulf oxide) 등

3 살충제의 사용 방법

(1) 물에 희석해서 사용하는 제형

유제(乳劑), 유탁제, 미탁제, 액제, 수화제, 수용제, 캡슐현탁제 등이 있다.

① 수화제(水和劑, Wettable Powder, WP) ★ 44 41 39 36

㉠ 원체 + 증량제 + 계면활성제 + 친수제

㉡ 물에 잘 녹지 않기 때문에 분무 시 분무기를 흔들어 사용해야 하며 흔적이 남는다(잔류분무에 적합).

㉢ 수송, 보관, 조제가 쉽고 가격도 비교적 저렴하다.

㉣ 흡수력이 강한 벽면(시멘트, 석회벽 등)에 효과가 좋다.

② 수용제(水溶劑, Soluble Powder, SP)

㉠ 물에 희석하여 살포액을 만든다.

㉡ 농약이 물에 완전히 녹아 투명한 액체가 된다.

③ 유제(乳劑, Emulsifiable Concentrate, EC) ★ 45 42 37

㉠ 물에 불용성인 살충제(원체)에 용매와 유화제를 혼합한 것이다.

- 용매 : Methylnaphthalene, Xylene, Toluene
- 유화제 : Triton

㉡ 농도가 진하여 사용 시 적당한 물에 희석하여 사용한다.

㉢ 한 가지 또는 몇 가지의 용매를 함유하고 있어 독특한 냄새가 난다.

㉣ 공간 살포 및 잔류분무용, 흡수력이 약한 벽면(타일벽, 금속표면, 벽지 바른 벽)에 적합하다.

㉤ 부착성 · 확산성 · 침투성이 좋다.

출제경향 파헤치기

어떤 상황에서 어떻게 살충제를 사용할 것인가를 주로 묻는다.

☑ 흔적이 잘 남는 벽에 잔류분무로 사용할 수 있는 제형은?

☑ 흡수력이 약한 벽면에 잔류분무를 할 수 있는 것은?

핵심 OX

01 피레트린은 잔효성이 없고, 효력증강제와 혼용해 사용해야 한다. (O, X)

02 생리적 저항성이란 치사량 이상의 살충제가 작용했지만 방제가 안 되는 것을 말한다. (O, X)

03 수화제는 시멘트, 석회벽 등 흡수력이 강한 벽에 사용하는 것이 좋다. (O, X)

| 정답 | 01 O 02 O 03 O

(2) 물에 녹이지 않고 직접 살포하는 제형

분제, 미분제, 입제, 미립제, 캡슐제, 오일제 등이 있다.

① **분제(粉劑, Dust, D)** ★ 46 43
- ㉠ 결정성인 살충제를 활석(Talc), 규조토, 석회 등에 **혼합하여 사용**한다.
- ㉡ **살포 시 제품에 그대로 살포**할 수 있다.
- ㉢ 입자크기 : 100μm 이하
- ㉣ 다구살포기(多口撒布機) 등을 사용하여 능률적 살포가 가능하다.
- ㉤ 벼의 병충해 방제에 용이하고, **이, 벼룩**, 빈대 등에 쓰인다.
- ㉥ 환경문제로 사용이 점점 줄어들고 있다.

② **용제(溶劑, Solvent, S)**
- ㉠ 용질을 녹여 용액을 만드는 액체로, **공간 살포용**으로 쓰인다.
- ㉡ **흡수력과 침투력**이 강하다.

③ **입제(粒劑, Granule, G)와 부리켓** ★ 40
- ㉠ 제품 원상태 그대로 사용할 수 있다.
- ㉡ 원체 + 증량제 + 점결제 + 계면활성제
- ㉢ 입자크기 : 입제(0.5~2.5mm), 부리켓(5~7cm)
- ㉣ 알맹이가 비교적 무거워 비산의 위험이 적다.
- ㉤ 줄기나 잎에 부착되는 양이 적어 흡수 이행성이 필요하다.
- ㉥ 단위면적당 사용량이 많고 가격이 비싸다.

④ **캡슐제(Encapsulated Granule)**
- ㉠ 농약원제를 고분자 물질로 피복하여 고체 형태로 만들거나 캡슐 안에 농약을 넣어 만든 제형이다.
- ㉡ 방출조절 기능이 있어 특수 방제 목적으로 사용된다.

(3) 특수 목적으로 제조된 제형

훈연제, 연무제, 훈증제, 도포제, 농약함유비닐멀칭제, 판상줄제 등이 있다.

① **연무제(Aerosol)**
- ㉠ 살포방법을 개선한 제형이다.
- ㉡ 가정용 스프레이통에 농약을 압축가스형태로 충전하여 분무 또는 연무 발생기 등을 이용해 **압력이나 열을 가하여 분출**시키는 방법이 있다.
- ㉢ 가격이 비싸고, 가정원예용과 시설 하우스에서 사용한다.

② **훈증제(Gas)** ★ 41 40
- ㉠ 농약을 액체 · 고체 상태 또는 압축가스 상태로 **용기 내에 충전**한 것이다.
- ㉡ **가스가 대기 중으로 기화**하여 방제효과가 나타난다.
- ㉢ 인축에 대한 독성이 크므로 주의해야 한다.
- ㉣ 주로 저장곡물 소독 또는 토양 소독용으로 사용한다.

[알아두기]

마이크로캡슐(Microcapsule) ★ 42
- 기존약제의 결점을 보완하기 위해 살충제 입자에 피막을 씌우는 것
- 입자의 크기와 피막 두께의 비가 살충 효과를 좌우하는 주요 요인
- 입자크기 : 20~30μm인 것이 좋음
- 장점 : 안정성이 높음, 잔류기간 연장 가능, 냄새 없음, 기피성 감소

[알아두기]

구충 · 구서의 원칙 ★ 35
- 우선적으로 발생원(서식처)을 제거한다.
- 발생 초기(유충 시)에 구제를 실시한다.
- 광범위하게 동시에 실시한다.
- 대상 동물의 생태와 습성 등을 잘 파악하고, 그에 맞는 방법에 따라 구제한다.
- 화학적 약제는 보조적 수단으로 생각하고, 사용 시에는 반드시 인축에 대한 영향을 고려해야 한다.

4 살충제의 효과 및 침입 경로

가정에서는 속효성과 안전성, 해충 대책에서는 치사효과와 잔류성을 강조한다.

(1) 살충제의 효과

① 살충력 : LD_{50}, LC_{50}(Median Lethal Dose, Concentration)
  ㉠ 유기인계가 살충력이 큰 편이다.
  ㉡ 공시충의 흉부배판, 흉복부에 주사장치로 미량의 국소처리를 한다.
② 속효성 : KT_{50}(Median Kock Down Time)
③ 잔류성 : 환경오염과 연관 있고, 유기염소계가 긴 편이다.
④ 방출 효과 : FO_{50}(Median Flushing Out Time)

> **알아두기**
> LD_{50}와 LC_{50} ★ 45 44
> • LD_{50} : 실험동물의 50%를 치사시킬 수 있는 살충제의 양
> • LC_{50} : 실험동물의 50%를 치사시킬 수 있는 살충제의 농도

[급성독성 정도에 따른 살충제 분류] ★ 37

등급	시험동물의 반수를 죽일 수 있는 양(LD_{50})			
	경구독성(mg/kg)		경피독성(mg/kg)	
	고체	액체	고체	액체
맹독성	5 미만	20 미만	10 미만	40 미만
고독성	5~50	20~200	10~100	40~400
보통독성	50~500	200~2,000	100~1,000	400~4,000
저독성	500 이상	2,000 이상	1,000 이상	4,000 이상

(2) 살충제의 침입 경로

① 구기(Mouth) : 식독제(Stomach Poisons)
② 체표면(Body Surface) : 접촉독(Contact Poisons)
③ 기문(Spiracle) : 훈증제(Fumigants)

> **알아두기**
> 살충제의 위험도(동일 살충제·농도일 경우)
> 용제 > 유제 > 수화제 > 분제 > 입제

5 살충제 사용 시 주의 사항

(1) 중독사고 예방 조치

① 취급 시 : 취급자 제한, 운송 주의, 표지 철저, 보관 엄중
② 사용 시 : 사용자 교육, 살충제 혼합 시 위험 인지, 환기 점검, 위생 철저
③ 살포 시 : 보호구 사용, 폭로시간·살포거리·살포방법·기후조건 고려
④ 공중보건상 문제 : 수질오염, 잔류독성

> **핵심 OX**
> 01 마이크로캡슐의 입자크기는 20~30μm인 것이 좋다. (O, X)
> 02 농약을 액체·고체 상태 또는 압축가스 상태로 용기에 충전한 것을 훈증제라 한다. (O, X)
> 03 용제는 흡수력과 침투력이 강하다. (O, X)
>
> |정답| 01 O 02 O 03 O

(2) 살충제 살포 시 주의사항

① 보호용 장비 착용 및 휴대한다.
② 살포기구를 점검한다.
③ 살포 시 바람을 등에 대고 살포한다.
④ 사용한 용기를 폐기한다.
⑤ 살포 후 기구를 세척한다.

(3) 살충제 라벨의 안전 정보 ★ [45][43][40]

① 위험–독극물(DANGER – POISON) : 고독성, 가장 치명적, 해골 기호
② 위험(DANGER) : 고독성, 피부와 눈에 심각한 손상
③ 경고(WARNING) : 보통독성
④ 주의(CAUTION) : 저독성

[6] 살충제의 적용법 및 장비

(1) 가열연막법 ★ [46][42][37]

① 경유 또는 석유로 희석한 살충제 용제가 400~600℃의 연소실을 통과한 뜨거운 공기에 밀려 나가면서 분사되는 순간 경유는 기화되고 살충제는 0.1~40μm로 미립화되어 에어컴프레셔의 힘으로 배출되는 원리이다.
② 일몰 후부터 일출 전까지 작업한다.
③ 휴대용 연막기 1km/h, 차량용 연막기 8km/h 속도로 작업한다.
④ 분사구는 45° 하향한다.
⑤ 바람을 등지고 살포한다.
⑥ 바람이 전혀 없을 때나 풍속이 10km/h 이상일 경우 작업을 중지한다.
⑦ 장 · 단점
㉠ 장 점
- 하수구, 돌 틈, 구석, 풀잎의 위아래 면까지 침투 가능
- 하수구 방제에 편리하고 효율적
- 넓은 방제 영역
- 짧은 방제 소요 시간

㉡ 단 점
- 비교적 높은 방제 비용
- 약효의 짧은 지속성
- 대기오염 · 곤충에 영향
- 교통 소통 방해
- 새벽과 저녁에만 살포 가능

[알아두기]
1헥타르(Hectare) = 100아르(a)
= 10,000m^2

(2) 극미량연무법

① 특수 분사 노즐로 원제를 50㎛ 이하의 미립자(가열연막보다는 조금 큼, 5~50㎛)로 방출한다.
② 희석용매 불필요(비용절감), 장시간 살포 가능, 살충효과 우수, 교통사고 위험 없음 등의 장점이 있다.
③ 노즐은 45°로 상향 고정한다.

(3) 잔류분무법 ★ ㊸ ㊴

① 분무(Spray) : 살충제 희석액 100~400㎛의 큰 입자로 분사하는 것이다.
② 잔효 시간 : 분무 재질에 따라 기간이 달라지며, 보통 3~6개월이다.
③ 잔류분무 시 희석액이 벽면에 40cc/m²이 되도록 살포해야 한다.
④ 압력 : 40lb/in²
⑤ 살포거리 : 46cm
⑥ 속도 : 2.6m/6sec
⑦ 노즐의 종류
  ㉠ 부채형 : 표면에 일정하게 분무가 가능한 것으로, 축사 벽면에 잔류분무를 하여 집파리 방제에 적합하다.
  ㉡ 직선형 : 좁은 공간에 깊숙이 분사가 가능한 것으로, 냉장고 밑이나 싱크대 틈새의 바퀴를 방제하려고 할 때 적합하다.
  ㉢ 원추형 : 다목적으로 사용이 가능하며, 유기물이 많은 발생원에 잔류분무를 하여 모기를 방제하려 할 때 적합하다.
  ㉣ 원추-직선 조절형 : 필요에 따라 직선형과 원추형으로 조절한다.
⑧ 희석액의 농드에 따른 잔류량 : 1%에 1.4g
⑨ 장·단점
  ㉠ 장 점
    • 실내, 축사, 집단발생 장소 인근에서 높은 방제효과
    • 살충제의 긴 잔류효과
    • 비교적 낮은 방제비용
    • 대기오염이나 교통소통과 무관
    • 방제 시간대의 무제한
  ㉡ 단 점
    • 하수구, 돌 틈, 구석, 풀잎 아래 면에 약제 침투 불가능
    • 비교적 좁은 방제영역
    • 모기의 기피 성향
    • 하수도 살포 또는 우천 시 수질오염의 위험 가능성

알아두기

1갤런(Gal) : 3.78L,
in² = Square Inch(평방 인치),
1lb(Libra) = 0.453kg

핵심 OX

01 가열연막법은 비용은 비교적 비싸지만 넓은 영역을 방제할 수 있다. (O, X)

02 잔류분무 시 벽 면적당 40cc/m²으로 분사해야 잘 살포된다. (O, X)

03 잔류분무의 부채형 노즐은 좁은 공간에 깊숙이 분사 가능하다. (O, X)

|정답| 01 O 02 O 03 X

(4) 훈증법 ★ 36

① 밀폐된 장소에 가스나 증기 상태의 유독물질을 채워 곤충의 호흡을 통해 치사시킨다.

② 시안산, 인, 메틸브로마이드 등과 같은 유독물질을 쓰기 때문에 전문 인력이 필요하다.

③ 잔효성이 없어 해충이 재침입이 가능하다.

④ 창고, 부두, 선박 등에서 사용된다.

(5) 독먹이법 ★ 39

① 곤충의 먹이와 혼합한 독먹이로 독충을 식독시키는 방법이다.

② 기피현상을 막기 위해 살충제의 혼합은 최소화한다.

③ 개미, 바퀴, 파리, 벌 등의 방제에 사용한다. ★ 42

④ 많은 종류의 바퀴방제용 제제가 시판되고 있다.

[입자크기에 따른 살충 방법, 살충제 형태, 장비 종류] ★ 46 42

입자크기(μm)	살충 방법	살충제 형태	장비 종류
0.1~40	가열연막	연무액, 유제, 유탁제	가열연막기
5~50	극미량연무(ULV)	ULV용 약제	극미량연무기
50~100	미스트	유제, 현탁제, 용액	동력분무기
100~400	잔류분무	수화제, 유화제	공기압축분무기
150 이하	잔류살분	분 제	살분기
–	훈증(가스)	훈증제	밀폐된 공간

알아두기

미스트는 공간살포와 잔류분무의 살충 효과를 낼 수 있다. ★ 42

4과목 적중예상문제

CHAPTER 01 위생곤충학의 개념

43회 출제유형

01 개조충의 중간숙주는?

① 모 기
② 깔따구
③ 개벼룩
④ 모래파리
⑤ 참진드기

해설 개조충
개벼룩은 개의 장내 기생충인 개조충의 중간숙주이다. 국내에서 개조충은 실내견보다는 옥외사육견에서 감염이 많이 발생하는데, 이 조충을 매개하는 중간숙주가 개에 감염하는 벼룩의 유충이기 때문이다.

43회 출제유형

02 외식사업장에서 위생곤충을 물리적으로 방제하는 방법은?

① 천연약제를 살포하는 자동분무기를 설치한다.
② 출입구에 에어커튼을 설치한다.
③ 현관에 액체 소독제 발판을 설치한다.
④ 독먹이를 설치하여 바퀴서식을 관리한다.
⑤ 파리가 자주 드나드는 곳의 벽면에 유제를 $40cc/m^2$으로 분무한다.

해설 ② 에어커튼은 출입구 상단에 설치하여 상부에서 하부로 공기를 강하게 토출시켜 내부공기와 외부공기의 흐름을 차단함으로써 날파리, 모기, 하루살이 등 작은 곤충의 유입을 차단시키는 장치이다.

45회 출제유형

03 위생곤충의 물리적 방제 방법은?

① 발육억제제를 이용한다.
② 끈끈이줄을 설치한다.
③ 개체 간 약육강식 경쟁을 이용한다.
④ 기피제를 이용한다.
⑤ 독먹이법을 이용한다.

해설 ① · ④ · ⑤ 화학적 방제 방법, ③ 생물학적 방법에 해당한다.

정답 01 ③ 02 ② 03 ②

46회, 37회, 35회 출제유형

04 곤충에 의한 생물학적 매개 중 발육증식형인 것은?

① 사상충증 ② 뇌 염
③ 말라리아 ④ 페스트
⑤ 양충증

해설 발육증식형은 곤충이 병원균 감염 시에 발육과 증식을 함께 하는 것으로, 말라리아와 수면병이 속한다.

05 생물학적 전파 중 경란형에 속하는 것은?

① 발진열 ② 뇌 염
③ 황 열 ④ 페스트
⑤ 쯔쯔가무시증

해설 경란형은 곤충 모체의 유전에 의한 것을 말하며 록키산홍반열, 양충병(쯔쯔가무시증), 진드기 매개 질병 등이 있다.

43회 출제유형

06 다음 중 곤충에 의한 질병 전파로서 기계적 전파에 속하는 것은?

① 수면병 ② 콜레라
③ 재귀열 ④ 뎅기열
⑤ 일본뇌염

해설 기계적 전파
소화기계 감염병으로 장티푸스, 파라티푸스, 콜레라, 세균성 및 아메바성이질, 살모넬라증 등과 한센병, 화농균, 폴리오 등을 매개하며, 호흡기계 감염으로 결핵, 디프테리아 등을 전파한다.

46회 출제유형

07 해충의 생물학적 구제에 해당하는 것은?

① 천적 이용 ② 웅덩이 제거
③ 방사선 이용 ④ 방충망 설치
⑤ 살충제 살포

해설 생물학적 구제
해충을 방제하는 데 천적을 이용하는 방법으로 포식충, 기생벌, 세균, 곰팡이, 바이러스, 원충, 윤충, 물고기 등이 있다. 해충의 밀도를 줄이기 위하여 불임웅충을 방사하는 방법이나 해충의 휴식처를 없애기 위하여 식물을 제거하는 것 등을 생물학적 방제에 포함시키기도 한다.

CHAPTER 02 곤충의 분류·형태

35회 출제유형

01 곤충의 분류 단계를 바르게 나타낸 것은?

① 문 – 과 – 강 – 목 – 속
② 강 – 문 – 과 – 목 – 속
③ 문 – 강 – 목 – 과 – 속
④ 속 – 과 – 목 – 강 – 문
⑤ 문 – 목 – 강 – 과 – 속

해설 위생곤충의 분류 단계
계(界, Kingdom) – 문(門, Phylum) – 강(綱, Class) – 목(目, Order) – 과(科, Family) – 속(屬, Genus) – 종(種, Species)

43회 출제유형

02 파리목의 단각아목에 해당하는 것은?

① 깔따구과
② 모기과
③ 먹파리과
④ 검정파리과
⑤ 등에과

해설 파리목(쌍시목)
- 장각아목 : 모기과, 깔따구과, 먹파리과, 나방파리과, 등에모기과
- 단각아목 : 등에과, 노랑등에과
- 환봉아목 : 집파리과, 쉬파리과, 체체파리과, 검정파리과

03 곤충의 분류체계상 모기가 속하는 목은?

① 벌 목
② 나비목
③ 파리목
④ 이 목
⑤ 벼룩목

해설
③ 파리목 : 파리, 모기, 등에, 깔따구
① 벌목 : 벌, 개미
② 나비목 : 나비, 나방
④ 이목 : 이
⑤ 벼룩목 : 벼룩

정답 01 ③ 02 ⑤ 03 ③

04 등에는 곤충분류상 어디에 속하는가?

① 쌍시목
② 직시목
③ 은시목
④ 벼룩목
⑤ 반시목

해설 등에, 모기, 파리, 깔따구는 파리목(쌍시목)에 속한다.

42회 출제유형

05 파리목의 환봉아목에 해당하는 것은?

① 등에모기
② 모 기
③ 먹파리
④ 검정파리
⑤ 등 에

해설 파리목(쌍시목)
- 장각아목 : 모기과, 깔따구과, 먹파리과, 나방파리과, 등에모기과
- 단각아목 : 등에과, 노랑등에과
- 환봉아목 : 집파리과, 쉬파리과, 체체파리과, 검정파리과

43회 출제유형

06 스펀지형 구기를 가진 위생곤충은?

① 잠자리
② 모 기
③ 집파리
④ 바 퀴
⑤ 머릿니

해설 ① · ④ 저작형 구기, ② · ⑤ 천공흡수형 구기에 해당한다.

04 ① 05 ④ 06 ③ **정답**

42회 출제유형

07 모기 성충의 구기 형태로 옳은 것은?

① 천공흡수형 구기
② 자상흡수형 구기
③ 스펀지형 구기
④ 저작흡수형 구기
⑤ 저작형 구기

해설   천공흡수형 구기
- 피부나 표피를 뚫고 혈액이나 즙액을 흡취한다.
- 종류 : 모기, 진딧물, 매미, 빈대, 몸니, 머릿니, 깍지벌레 등

08 곤충의 표피를 구성하는 여러 층 중에서 가장 외부층은?

① 내표피　　　　　　　　　② 기저막
③ 표피세포　　　　　　　　④ 근육
⑤ 왁스층

해설   곤충의 외피
- 표피층 : 최외부인 시멘트층(Cement Layer)과 왁스층(Wax Layer, 밀랍층)은 손상을 입으면 분비물이 진피세포층에서 세도관을 통해 나와 재형성된다.
- 진피층 : 진피세포로 형성되어 있고, 표피층을 생성한다.
- 기저막 : 진피와 체강 간에 경계를 이루고 있는 층이다.

45회 출제유형

09 파리목의 장각아목에 해당하는 것은?

① 쉬파리과
② 집파리과
③ 등에과
④ 검정파리과
⑤ 나방파리과

해설   파리목(쌍시목)
- 장각아목 : 모기과, 깔따구과, 먹파리과, 나방파리과, 등에모기과
- 단각아목 : 등에과, 노랑등에과
- 환봉아목 : 집파리과, 쉬파리과, 체체파리과, 검정파리과

정답   07 ① 08 ⑤ 09 ⑤

10 다음 중 곤충의 외피의 기능으로 옳지 않은 것은?

① 몸을 외계로부터 기계적으로 보호
② 외계와의 사이에서 가스 교환
③ 몸의 균형 유지
④ 체내로부터 수분의 과도한 증발 방지
⑤ 체내에서 발생한 열의 발산 방지

> **해설** 곤충의 외피의 기능
> 곤충의 외피의 기능에는 몸을 외계로부터 기계적으로 보호, 외계와의 사이에서 가스 교환, 체내로부터 수분의 과도한 증발 방지, 체내에서 발생한 열의 발산 방지 등이 있다.

37회 출제유형

11 곤충의 순환계에 대한 설명 중 옳은 것은?

① 체강의 중간에 위치하고 있는 1개의 긴 관(배관)이다.
② 폐쇄순환계이다.
③ 전반부에는 심장이 있다.
④ 후반부에는 대동맥이 있다.
⑤ 9개의 심장이 있다.

> **해설** 순환계(Circulatory System)
> 체강의 상단에 위치하고 있는 1개의 긴 관(배관)으로, 전반부에는 대동맥을, 후반부에는 심장을 형성하고 항문 쪽의 끝은 막혀 있다.

12 곤충의 말피기관에 대한 설명 중 잘못된 것은?

① 탄산염, 염소, 인, 염 등의 노폐물을 여과시킨다.
② 곤충에 따라 1~50개로 차이가 있다.
③ 수가 많은 것은 길이가 길다.
④ 체강 내에 부유하고 있다.
⑤ 중장과 후장 사이에 연결되어 있다.

> **해설** 말피기관(Malphigian Tubules)
> 곤충의 체내에서 생기는 각종 노폐물은 말피기관에서 여과되어 후장을 통해 배설된다. 말피기관의 수는 곤충의 종류에 따라 1~50개로 큰 차이를 보이나 수가 많거나 적거나 상관없이 체강 내에 골고루 분포되어 있다. 또한 말피기관은 일정한 장소에 부착되어 있지 않고 체강 내에 떠 있으며 중장과 후장 사이에 연결되어 있는데 반대쪽 끝은 막혀 있다.

정답 10 ③ 11 ⑤ 12 ③

45회 출제유형

13 다음 중 지네강에 속하는 것은?

① 벌 목
② 파리목
③ 노린재목
④ 왕지네목
⑤ 나비목

해설 ① · ② · ③ · ⑤ 곤충강에 해당한다.
지네강(순각강)
왕지네목, 돌지네목, 땅지네목 등

42회, 36회 출제유형

14 곤충이 섭취한 먹이의 역행을 방지하는 기능을 하는 기관은?

① 회 장   ② 인 두
③ 전 위   ④ 소 낭
⑤ 맹 낭

해설 소낭이나 맹낭은 먹이를 일시 저장하며, 전위는 섭취한 먹이의 역행을 막는다.

45회, 35회 출제유형

15 곤충과 절지동물의 말피기관은 어느 기관에 해당하는가?

① 배설기관   ② 근육기관
③ 호흡기관   ④ 소화기관
⑤ 신경기관

해설 말피기관은 절지동물인 거미류, 노래기와 지네와 같은 다지류 및 곤충류에서 볼 수 있는 독특한 배설기관으로 노폐물을 여과한다.

정답 13 ④ 14 ③ 15 ①

45회 출제유형

16 빈대는 분류학상 어느 목(Order)에 속하는가?

① 이 목
② 나비목
③ 노린재목
④ 바퀴목
⑤ 진드기목

해설
① 이목 : 이
② 나비목 : 나비, 나방
④ 바퀴목 : 바퀴
⑤ 진드기목 : 진드기

44회 출제유형

17 다음 중 거미강에 속하는 것은?

① 전 갈
② 벼 룩
③ 지 네
④ 게
⑤ 가 재

해설 거미강에는 거미, 진드기, 전갈 등이 속한다.

18 다음 중 원통형 체절에 2쌍의 다리가 있고 채식을 하는 해충류는?

① 갑각강
② 거미강
③ 노래기강
④ 지네강
⑤ 곤충강

해설 **노래기강**
- 절지동물문, 배각류라고도 한다.
- 머리와 몸통은 나뉘어 있고 몸통은 여러 개의 체절로 이루어져 있다.
- 원통형 체절에 2쌍의 다리가 있다.
- 사람을 쏘거나 물지 않지만 불쾌한 냄새를 풍긴다.

42회 출제유형

19 분류학상 곤충강에 해당하는 것은?

① 가재
② 노래기
③ 지네
④ 파리
⑤ 진드기

해설 절지동물문의 분류
- 갑각강 : 십각목(가재, 게)
- 곤충강 : 파리목, 이목, 벼룩목, 바퀴목, 노란재목, 벌목, 나비목
- 거미강 : 거미목, 전갈목, 진드기목
- 지네강(순각강) : 왕지네목, 돌지네목, 땅지네목
- 노래기강 : 띠노래기목, 질삼노래기목, 각시노래기목, 땅노래기목

43회 출제유형

20 분류학상 절지동물문의 곤충강에 속하는 것은?

① 파리목
② 전갈목
③ 진드기목
④ 땅지네목
⑤ 거미목

해설 ② · ③ · ⑤ 거미강, ④ 지네강에 해당한다.

46회 출제유형

21 분류학상 곤충강에 해당하는 것은?

① 중국얼룩날개모기
② 거미
③ 진드기
④ 전갈
⑤ 노래기

해설 ① 중국얼룩날개모기는 곤충강-파리목-모기과-얼룩날개모기속에 해당한다.

정답 19 ④ 20 ① 21 ①

CHAPTER 03 위생곤충

35회 출제유형

01 불완전변태에서 볼 수 있는 발육단계는?

① 알 → 유충 → 성충
② 알 → 자충 → 번데기 → 성충
③ 알 → 유충 → 번데기 → 성충
④ 알 → 성충 → 유충
⑤ 알 → 유충 → 자충 → 성충

해설 곤충의 변태 양상
- 완전변태 : 알 → 유충 → 번데기 → 성충(벼룩, 파리, 모기, 나방, 등에)
- 불완전변태 : 알 → 유충 → 성충(이, 바퀴, 빈대, 진드기)

42회, 35회 출제유형

02 뉴슨스(nuisance) 곤충에 해당하는 것은?

① 집파리
② 사람벼룩
③ 말라리아모기
④ 모래파리
⑤ 하루살이

해설 뉴슨스
- 질병을 매개하지 않고 단순히 사람에게 불쾌감, 혐오감, 공포감을 주는 곤충으로, 뉴슨스로 취급하는 것은 사람마다 주관적이다.
- 종류 : 깔따구, 하루살이, 노린재, 귀뚜라미 등

44회 출제유형

03 다음 중 흡혈성 파리는?

① 집파리
② 검정파리
③ 금파리
④ 딸집파리
⑤ 침파리

해설 침파리
쌍시목 집파리과에 속하는 흡혈곤충으로, 세계에 널리 분포되어 있으며, 인축을 찔러서 흡혈을 한다. 성충의 몸길이는 6~8㎜로 회색빛이 나는 중형의 파리이며, 흉부에 4개의 흑색 종대가 있고, 주둥이는 뾰족하고 가느다라며 거리끝에 돌출해서 흡혈하기에 알맞은 구조를 하고 있다.

01 ① 02 ⑤ 03 ⑤ **정답**

04 모기의 장상모의 역할로 옳은 것은?

① 호흡작용을 도움
② 수면에 수평으로 떠 있게 해줌
③ 먹이를 섭취
④ 날개 역할을 함
⑤ 수중에서 빠른 속도로 움직이게 함

> **해설** 장상모(palmate hair)는 유충이 수면에서 수평으로 떠 있게 도와주는 역할을 한다.

45회 출제유형

05 독나방에 대한 설명으로 옳은 것은?

① 구기는 퇴화되었으며, 촉각은 편상이다.
② 유충 때 생성된 독모는 피부염을 유발한다.
③ 성충은 맨손으로 잡아 죽인다.
④ 성충은 연중 발생한다.
⑤ 노랑쐐기나방과 솔나방은 국내에서 문제가 되는 독나방이다.

> **해설** 독나방
> - 머리는 작고 구기는 퇴화되었으며, 촉각은 익모상이다.
> - 성충은 연 1회(7월 중순~8월 상순) 발생한다.
> - 독모는 유충 때 생성되며 피부염을 유발한다.
> - 성충은 젖은 휴지로 덮어서 잡는다.
> - 우리나라는 흰독나방과 황다리독나방이 대표적이다.

45회, 44회 출제유형

06 모기가 매개하는 질병은?

① 사상충증
② 라임병
③ 샤가스병
④ 발진열
⑤ 발진티푸스

> **해설**
> ② 라임병 : 참진드기
> ③ 샤가스병 : 흡혈노린재(트리아토민 노린재)
> ④ 발진열 : 벼룩
> ⑤ 발진티푸스 : 이

정답 04 ② 05 ② 06 ①

46회, 45회 출제유형

07 불쾌곤충(nuisance)에 대한 설명으로 옳은 것은?

① 후진국에서 관심이 많다.
② 객관적인 기준이 있다.
③ 질병을 매개한다.
④ 혐오감과 불쾌감을 준다.
⑤ 방제평가가 쉽다.

해설 불쾌곤충(뉴슨스)

질병을 매개하지 않고 단순히 사람에게 불쾌감, 혐오감, 공포감을 주는 곤충으로, 뉴슨스로 취급하는 것은 사람마다 주관적이다. 후진국보다는 선진국에서 관심이 높으며, 방제평가가 쉽지 않은 것이 특징이다.

45회 출제유형

08 벼룩에 대한 설명으로 옳은 것은?

① 불완전변태를 한다.
② 벼룩의 숙주특이성은 강한 편이다.
③ 성충은 암수 모두 기생성으로 포유류를 흡혈한다.
④ 유충은 직장에서 수분을 완전히 재흡수할 수 있어서 건조에 견딜 수 있다.
⑤ 성충 벼룩의 수명은 2년이다.

해설 벼 룩
- 완전변태를 한다.
- 성충 암수 모두 기생성으로 포유류를 흡혈하며, 수명은 6개월이다.
- 암수 모두 흡혈하지만 이(Lice)처럼 숙주와의 관계가 밀접하지 않아 숙주특이성이 없는 편이다.
- 성충은 직장세포가 발달하여 배설물의 수분을 완전히 재흡수할 수 있어 건조에 견딜 수 있다.

40회, 35회 출제유형

09 일본뇌염모기가 서식하는 곳은?

① 헌 타이어, 폐용기
② 하수구
③ 바위틈이나 나무그루
④ 논, 저수지
⑤ 집 주변에 고여 있는 깨끗한 물

해설 산란습성 및 유충의 서식습성
- 흐르는 개울물, 관개수로 : 중국얼룩날개모기(A. Sinensis)
- 대형 정지수(논, 늪, 호수, 빗물 고인 웅덩이) : 중국얼룩날개모기(학질모기), 작은빨간집모기(일본뇌염모기)
- 소형의 인공 용기(빈 깡통, 물독, 화병) : 빨간집모기(C. Pipiens)
- 인공적으로 더러워진 물(하수구, 오물처리장) : 빨간집모기(C. Pipiens)
- 자연적인 소형의 발생원(나무 구멍, 바위 구멍, 나뭇잎 사이) : 숲모기(Aedes)

정답 07 ④ 08 ③ 09 ④

10 집파리의 구기(mouth part)가 먹이의 형태에 따라 변형되는 부위는?

① 큰턱(mandible)
② 순판(labellum)
③ 윗입술(labrum)
④ 하인두(hypopharynx)
⑤ 전구치(prestomal teeth)

> **해설** 집파리가 먹이를 먹을 때면 먹이의 형태에 따라 아랫입술 밑에 있는 먹이섭취 기구인 순판의 모양을 바꾼다.

40회, 35회 출제유형

11 모기의 암컷이 흡혈할 때, 그 목적은?

① 산란을 위하여
② 성충의 먹이
③ 질병전파를 위하여
④ 일생 동안의 먹이
⑤ 습관성에 의하여

> **해설** 모기의 생활사
> • 자웅이 교미하여 수정한다.
> • 흡혈 후 일정한 시일이 경과하면 산란한다.
> • 알이 부화하여 유충이 된다.
> • 유충은 4회 탈피하여 번데기가 된다.
> • 암컷만이 흡혈하며 수컷은 감염병과 무관하다.
> • 말라리아, 황열 및 뎅기열, 일본뇌염 등을 매개한다.

45회 출제유형

12 흡혈노린재에 관한 설명으로 옳은 것은?

① 완전변태를 한다.
② 낮에만 흡혈한다.
③ 흡혈 시 배설물과 함께 병원체가 배출된다.
④ 수컷만 흡혈한다.
⑤ 암컷만 흡혈한다.

> **해설** 흡혈노린재
> 불완전변태를 하며, 암수 모두 주로 야간에 흡혈한다. 배설물에서 나온 병원체가 손상된 피부를 침입하여 아메리카수면병을 일으킨다.

정답 10 ② 11 ① 12 ③

42회 출제유형

13 학질모기에 대한 설명으로 옳은 것은?

① 알은 포탄형으로 부낭이 없다.
② 유충은 수면에 스평으로 떠있다.
③ 암컷의 촉수는 주둥이보다 짧다.
④ 난괴 형태로 산란한다.
⑤ 성충은 날개에 대부분 반점이 없다.

해설 학질모기
- 알은 방추형으로, 부낭이 있다.
- 장상모가 있어 유충이 수면에 수평으로 떠있게 해준다.
- 촉수의 길이는 주둥이와 거의 같다.
- 낱개로 산란한다.
- 성충은 날개에 대부분 반점이 있다.

44회 출제유형

14 자충과 성충은 자유생활을 하고, 유충은 포유동물에 기생하여 흡혈하는 진드기는?

① 참진드기
② 옴진드기
③ 먼지진드기
④ 털진드기
⑤ 물렁진드기

해설 털진드기
- 생활사 : 알 → 유충 → 약충 → 성충
- 자층과 성충은 자유생활, 유충은 포유동물에 기생하여 흡혈한다.
- 쯔쯔가무시증을 매개한다.

41회 출제유형

15 수질오염도 측정 지표생물로 이용되는 것은?

① 바퀴
② 깔따구
③ 벼룩
④ 이
⑤ 진드기

해설 붉은 깔따구 유충은 4급수 같은 오염된 물에 사는 수질생태오염 지표종이다.

42회 출제유형

16 위생곤충 중 약충과 성충의 서식지가 같은 것은?

① 모 기   ② 벼 룩
③ 빈 대   ④ 파 리
⑤ 나 방

해설 빈대는 불완전변태를 하는 곤충으로, 약충과 성충의 서식지가 같다.

46회, 42회 출제유형

17 위생곤충 중 구기가 퇴화되었으며, 알레르기원이 되는 것은?

① 깔따구   ② 모 기
③ 벼 룩   ④ 옴진드기
⑤ 등 에

해설 깔따구
- 분류학적으로 장각아목에 속한다.
- 구부가 퇴화되었으며, 날개는 1쌍이고, 날개나 몸에 비늘이 전혀 없다.
- 알레르기성 질환인 기관지 천식, 아토피성 피부염 및 비염을 일으키는 알레르기원(Allergen)이 된다.
- 불쾌곤충(nuisance insect)이다.

44회 출제유형

18 깔따구의 보건위생적 피해 현상은?

① 2차적 세균감염을 유발한다.
② 침으로 공격하여 따끔거린다.
③ 불쾌감을 준다.
④ 피부를 물어뜯어 통증을 유발한다.
⑤ 날개의 독극모가 붉은 반점을 생성한다.

해설 깔따구는 모기와 같이 흡혈을 하거나 직접적으로 병원체를 옮기지는 않지만 대표적인 불쾌곤충(nuisance insect)이다. 알레르기 질환을 유발하는 알레르기원(allergen)으로 방제 대상이 된다.

정답 16 ③ 17 ① 18 ③

45회 출제유형

19 지카바이러스를 주로 매개하는 모기는?

① 중국얼룩날개모기　　② 흰줄숲모기
③ 빨간집모기　　　　　④ 금빛숲모기
⑤ 지하집모기

> **해설**　지카바이러스는 흰줄숲모기와 이집트숲모기가 주로 매개한다.

46회 출제유형

20 수컷의 날개가 복부 끝까지 덮지만, 암컷의 날개는 복부 반까지 덮는 바퀴는?

① 독일바퀴　　② 이질바퀴
③ 집바퀴　　　④ 먹바퀴
⑤ 경도바퀴

> **해설**　집바퀴의 날개는 수컷의 경우 복부 끝까지 덮으며, 암컷의 경우 복부 반까지 덮는 특성을 보인다.

44회 출제유형

21 위생곤충의 완전변태를 결정하는 발육단계는?

① 알　　② 번데기
③ 유충　④ 자충
⑤ 성충

> **해설**　곤충의 변태 양상
> • 완전변태 : 알 → 유충 → 번데기 → 성충
> • 불완전변태 : 알 → 유충 → 성충

46회 출제유형

22 파리의 생물학적 방제법 중 동물의 분변을 섭취하며 파헤쳐 말림으로써 파리 유충의 서식처를 제거하는 것은?

① 깔따구　　② 노린재
③ 똥풍뎅이　④ 기생벌
⑤ 귀뚜라미

> **해설**　똥풍뎅이는 동물의 분변을 섭취하며 파헤쳐 말림으로써 파리 유충의 서식처를 제거하는 역할을 한다.

정답　19 ②　20 ③　21 ②　22 ③

23 촉각극모는 단모이고 흉부 순판에는 흑색 종선이 3개가 있으며, 유충의 각 체절에 육질돌기가 있는 파리는?

① 침파리
② 띠금파리
③ 큰집파리
④ 딸집파리
⑤ 체체파리

해설 딸집파리
약간 소형으로 흉부 순판에 흑색 종선이 3개가 있으며, 촉각극모는 단모이다. 유충은 육질돌기가 있으며 구더기증을 일으킨다.

24 대형바퀴로 가슴 부위에 현저한 황색무늬가 윤상으로 있고 가운데는 거의 흑색인 종은?

① 먹바퀴
② 독일바퀴
③ 이질바퀴
④ 집바퀴
⑤ 경도바퀴

해설 바퀴벌레의 종류

구 분	독일바퀴	이질바퀴	먹바퀴	집바퀴
분포	전국적	남부 지방	제주도 지방	중부 지방
체 장	10~15mm	35~40mm	30~38mm	20~25mm
체 색	밝은 황색	광택 있는 적갈색	광택 있는 암갈색	흑갈색
전흉배판	2줄 흑색 종대	가장자리 황색 윤상	×	×
날 개	• 암컷 : 복부선단까지 덮음 • 수컷 : 복부선단이 약간 노출	• 암컷 : 복부와 길이가 같음 • 수컷 : 복부선단이 약간 노출	암수 길이가 같음	• 암컷 : 복부 반까지 덮음 • 수컷 : 복부 끝까지 덮음
알의 부화기간	3주	35~45일	40~60일	24~35일
알의 수	37~44개 (평균 40개)	14~18개 (평균 16개)	18~27개	12~17개
난협 산출수	4~8개	21~59개	20개 내외	14개
자충탈피 횟수	5~7회	7~13회	9~12회	9회
자충 기간	30~60일	7~13개월	10~14개월	6개월
수 명	100일	1년	1년	3~4개월

정답 23 ④ 24 ③

43회 출제유형

25 모기를 생물학적으로 방제하는 방법은?

① 수로 주변의 잡초를 모두 제거한다.
② 축사 근처에 유문등을 설치한다.
③ 아파트 정화조를 주기적으로 청소한다.
④ 하천에 송사리를 방사한다.
⑤ 살충제를 살포한다.

> **해설** ① · ② · ③ 물리적 방제법, ⑤ 화학적 방제법에 해당한다.

44회 출제유형

26 벼룩에 관한 설명으로 옳은 것은?

① 개벼룩 – 전흉즐치는 없으나 협즐치는 있다.
② 사람벼룩 – 전흉즐치와 협즐치가 모두 있다.
③ 고양이벼룩 – 전흉즐치는 있으나 협즐치는 없다.
④ 유럽쥐벼룩 – 전흉즐치는 없으나 협즐치는 있다.
⑤ 열대쥐벼룩 – 즐치는 없으며 중흉복판에 중흉측선이 있다.

> **해설** ① 개벼룩 : 전흉즐치와 협즐치가 모두 있다.
> ② 사람벼룩 : 무즐치 벼룩이다.
> ③ 고양이벼룩 : 전흉즐치와 협즐치가 모두 있다.
> ④ 유럽쥐벼룩 : 전흉즐치는 있으나 협즐치는 없다.

36회 출제유형

27 바퀴의 구기 종류로 옳은 것은?

① 자상흡수형 구기
② 천공흡수형 구기
③ 저작형 구기
④ 흡관형 구기
⑤ 스펀지형 구기

> **해설** **구 기**
> • 저작형 구기 : 바퀴, 흰개미, 풍뎅이, 나방의 유충, 잠자리(고형식품을 씹어 먹는다)
> • 자상흡수형 구기 : 총채벌레(비늘 모양의 긴 주둥이로 식품의 표피를 쪼아 즙액이 나오면 빨아먹는다)
> • 천공흡수형 구기 : 모기, 진딧물, 매미, 빈대, 몸니, 머릿니, 깍지벌레(피부나 표피를 뚫고 혈액이나 즙액을 흡취한다)
> • 스펀지형 구기 : 집파리(표피는 뚫지 못하고 액상 물질을 흡수한다)
> • 흡관형 구기 : 나비, 나방(노출된 물이나 화즙을 빨아먹는다)
> • 저작흡수형 구기 : 벌, 개미(씹어 먹거나 빨아먹는다)

25 ④ 26 ⑤ 27 ③

45회, 40회, 38회, 35회 출제유형

28 양충병(쯔쯔가무시증)의 매개체는?

① 옴진드기
② 털진드기
③ 참진드기
④ 집먼지진드기
⑤ 물렁진드기

해설 쯔쯔가무시증
쯔쯔가무시균(Orientia tsutsugamushi)에 감염된 털진드기 유충이 사람을 물어 감염된다. 혈액과 림프액을 통해 전신적 혈관염이 발생하는 것을 특징으로 하는 급성 발열성 질환이다.

45회 출제유형

29 중흉배판에 4개의 검은 종선의 특징을 보이는 파리는?

① 검정파리
② 딸집파리
③ 집파리
④ 베지아띠금파리
⑤ 풀쉬파리

해설 집파리
체색은 진한 회색빛을 띠고 흉부는 진한 회색에 4개의 검은 종선을 중흉배판에 가지고 있다. 복부는 넓은 난형이고 회색 바탕에 엷은 오렌지색 무늬가 있다.

43회 출제유형

30 빈대에 대한 설명으로 옳은 것은?

① 각 령마다 흡혈해야 탈피가 가능하다.
② 완전변태를 한다.
③ 주간에 흡혈활동을 한다
④ 성충의 수명은 온도에 영향을 받지 않는다.
⑤ 성충과 약충의 습성이 다르다.

해설 ② 불완전변태의 생활사를 가지고 있다.
③ 주간에는 가구나 침실 벽의 틈 혹은 벽지 틈에 숨어 있다가 야간에 흡혈활동을 한다.
④ 성충의 수명은 온도에 영향을 받는다(18~20℃에서 9~18개월, 27℃에 15주, 34℃에서 10주).
⑤ 성충과 약충의 습성이 유사하다.

정답 28 ② 29 ③ 30 ①

42회, 39회, 35회 출제유형

31 빈대의 베레제기관의 역할은?

① 소화기관
② 호흡기관
③ 생식기관
④ 배설기관
⑤ 신경기관

해설 베레제기관은 정자를 일시 보관하는 장소이다.

43회 출제유형

32 다음 중 벼룩이 매개하는 감염병은?

① 발진티푸스
② 발진열
③ 참호열
④ 재귀열
⑤ 콜레라

해설 매개체와 질병명
- 파 리
  - 소화기계 감염병 : 장티푸스, 파라티푸스, 콜레라, 세균성 및 아메바성이질, 살모넬라증
  - 그 밖에 결핵균 : 나균, 화농균, 폴리오
- 모기 : 말라리아, 일본뇌염, 사상충증, 황열, 뎅기열
- 바퀴 : 이질, 콜레라, 장티푸스, 살모넬라, 폴리오
- 벼룩 : 페스트, 발진열
- 이 : 발진티푸스, 참호열, 재귀열
- 쥐
  - 세균성 질환 : 페스트, 와일병, 서교열, 이질, 살모넬라증
  - 리케치아 질환 : 발진열, 쯔쯔가무시증
  - 바이러스 질환 : 유행성출혈열
  - 기생충 질환 : 아메바성이질

37회 출제유형

33 흑사병(페스트)을 매개하는 무즐치벼룩으로 옳은 것은?

① 모래벼룩
② 닭벼룩
③ 유럽쥐벼룩
④ 열대쥐벼룩
⑤ 생쥐벼룩

해설 벼룩 중 흑사병을 매개하는 벼룩은 사람벼룩과 열대쥐벼룩이다. 그중 열대쥐벼룩은 발진열도 매개를 하고 숙주는 쥐와 사람이다. 유럽쥐벼룩은 흑사병을 매개하나 즐치벼룩이다.

34 파리의 조직 중 질병의 기계적 전파를 담당하는 것은?

① 욕 반
② 조간반
③ 복 안
④ 퇴 절
⑤ 발 톱

해설 파리의 욕반은 점착성이어서 병원체를 옮기기 적합하다.

36회 출제유형

35 사람의 얼굴, 머리 등 피지선과 모낭에 서식하며 피지를 먹이로 하는 진드기는?

① 옴진드기
② 모낭진드기
③ 털진드기
④ 좀진드기
⑤ 집먼지진드기

해설 모낭진드기(여드름진드기)
- 1.3mm 크기이다.
- 피지분비가 많은 코, 눈꺼풀 등 피지선과 모낭에 기생한다.
- 특별한 증상은 없으나 모공 확대, 홍조현상, 여드름 유발, 딸기코 등을 유발할 수 있다.

41회, 36회 출제유형

36 중증열성혈소판감소증후군(SFTS)을 일으키는 진드기로 일명 살인 진드기로 불리는 것은?

① 옴진드기
② 모낭진드기
③ 작은소피참진드기
④ 작은가루진드기
⑤ 집먼지진드기

해설 작은소피참진드기
- 한국, 일본, 러시아, 중국, 오스트레일리아, 뉴질랜드에 분포한다.
- 성충 기준으로 3mm 정도의 크기를 가지며, 흡혈할 경우 10mm까지 커진다.
- 물릴 경우 중증열성혈소판감소증후군(SFTS)을 감염시킨다.

정답 34 ① 35 ② 36 ③

45회, 43회 출제유형

37 유충의 두부에 한 쌍의 부채모양을 한 구기쇄모(mouth brush)가 있으며, 아프리카와 중남미 지역에서 회선사상충증을 매개하는 위생곤충은?

① 이
② 깔따구
③ 벼룩
④ 먹파리
⑤ 나방파리

해설 먹파리
- 유충의 두부에 한 쌍의 부채모양을 한 구기쇄모(mouth brush)가 있다.
- 현재 국내에서 서식하는 먹파리가 매개하는 감염병은 보고된 바는 없지만 중남미와 아프리카 지역에서 분포하는 먹파리는 회선사상충증(onchocerciasis)을 매개하며, 병원체가 눈에 기생하거나 망막을 손상시키는 경우 실명할 수도 있다.

44회 출제유형

38 독나방 유충이 발생하는 장소를 확인하기 위해 조사해야 하는 곳은?

① 거 실
② 하수구
③ 정원숲
④ 정화조
⑤ 지하실

해설 독나방 유충은 주로 활엽수 및 과수의 잎을 먹고 자라기 때문에 독나방 유충이 발생하는 장소를 확인하기 위해서는 정원숲을 조사해야 한다.

42회 출제유형

39 매개곤충과 질병의 연결이 옳은 것은?

① 모기 - 발진티푸스
② 참진드기 - 라임병
③ 작은빨간집모기 - 페스트
④ 이 - 말라리아
⑤ 벼룩 - 일본뇌염

해설
① 이 : 발진티푸스
③ 벼룩 : 페스트
④ 중국얼룩날개모기 : 말라리아
⑤ 작은빨간집모기 : 일본뇌염

정답 37 ④ 38 ③ 39 ②

43회 출제유형

40 위생곤충의 흡혈시기로 옳은 것은?

① 먹파리 – 유충기
② 벼룩 – 유충기
③ 침파리 – 유충기
④ 모기 – 성충기
⑤ 털진드기 – 성충기

해설 　모기는 산란을 목적으로 암컷 성충만 흡혈한다.

44회 출제유형

41 가주성 바퀴의 생태 습성은?

① 주간 활동성
② 완전변태
③ 편식성
④ 군서 습성
⑤ 옥외 서식 습성

해설 　**가주성 바퀴의 생태 습성**
군서 습성, 잡식성, 불완전변태, 야간 활동성, 옥내 서식 습성

45회, 44회 출제유형

42 체체파리가 매개하는 질병은?

① 홍 역
② 콜레라
③ 장티푸스
④ 말라리아
⑤ 아프리카수면병

해설 　아프리카수면병은 체체파리가 서식하는 열대 아프리카에서 발생하는 질병으로, 체체파리가 사람이나 동물의 피를 빨아들일 때 파동편모충이 몸속으로 들어와 감염된다.

43 흡혈노린재가 매개하는 질병은?

① 쯔쯔가무시증
② 록키산홍반열
③ 아메리카수면병
④ 일본뇌염
⑤ 말라리아

해설 　흡혈노린재(트리아토민 노린재)는 아메리카수면병(샤가스병)을 옮긴다.

정답　40 ④　41 ④　42 ⑤　43 ③

46회 출제유형

44 흡혈 후 곧바로 수분을 배설함으로써 가구나 벽에 갈색 오점을 남기는 위생곤충은?

① 빈 대
② 노린재
③ 딸집파리
④ 바 퀴
⑤ 먹파리

해설 빈대는 약 10분간 몸무게의 2.5~6배 피를 흡혈하며, 섭취한 피의 수분을 줄이기 위해 바로 수분을 배설한다. 이 배설물은 특유의 좋지 않은 냄새가 나고 가구나 벽에 갈색 흔적으로 남는다.

46회 출제유형

45 2시간 간격으로 흡혈하며, 사람에게 질병을 매개하지 않는 위생곤충은?

① 흡혈노린재
② 참진드기
③ 체체파리
④ 열대쥐벼룩
⑤ 머릿니

해설 머릿니는 2시간 간격으로 흡혈하며, 현재까지 머릿니에 의해 질병이 매개·전파된 사례는 없다. 몸니는 발진티푸스, 참호열, 재귀열 등을 매개하여 두 종은 형태적으로 유사하나 질병 매개능력에 차이가 있다.

42회, 39회 출제유형

46 바닷가 바위의 고인 물에서 물에 주로 서식하는 모기는?

① 토고숲모기
② 작은빨간집모기
③ 중국얼룩날개모기
④ 빨간집모기
⑤ 지하집모기

해설 토고숲모기는 바닷가나 야산, 특히 해변가에서 주로 볼 수 있다.

40회, 39회 출제유형

47 다음 중 말라리아를 매개하는 모기는?

① 중국얼룩날개모기
② 작은빨간집모기
③ 토고숲모기
④ 이집트숲모기
⑤ 흰줄숲모기

해설 ② 작은빨간집모기 : 일본뇌염
③ 토고숲모기 : 사상충증
④·⑤ 이집트숲모기, 흰줄숲모기 : 황열과 뎅기열

| 44 ① | 45 ⑤ | 46 ① | 47 ① | 정답 |

45회, 41회 출제유형

48 다음 중 불완전변태를 하는 곤충은?

① 모 기
② 빈 대
③ 파 리
④ 나 방
⑤ 벼 룩

해설 　불완전변태 곤충에는 이, 바퀴, 빈대, 진드기 등이 있다.

44회 출제유형

49 모기 유충의 물리적 방제법은?

① 웅덩이를 매립한다.
② 유문등을 이용한다.
③ 발생원에 살충제 입제를 살포한다.
④ 잠자리 약충을 자연계에 방사한다.
⑤ 잔류성 유기염소계 살충제를 사용한다.

해설 　② 모기 성충의 물리적 방제법이다.
　　　③·⑤ 화학적 방제법이다.
　　　④ 생물학적 방제법이다.

44회 출제유형

50 독침으로 사람에게 피해를 주는 위생곤충은?

① 각다귀
② 침개미
③ 반날개
④ 큰집파리
⑤ 청색하늘소붙이

해설 　침개미
　　　• 몸길이는 2~2.5mm 정도이다.
　　　• 머리는 광택이 없고 섬세한 점각이 많이 나있고 가슴과 배는 광택이 있다.
　　　• 몸빛깔은 적황갈색이다.
　　　• 털은 회황색이며 몸의 윗면에 있는 것이 가장 길고 뚜렷하다.
　　　• 적갈색이나 몸의 윗면은 암갈색이고 큰턱, 머리방패, 더듬이, 다리 등은 황색이다.

정답 48 ②　49 ①　50 ②

51 다음 중 즐치벼룩에 해당하는 것은?

① 사람벼룩
② 개벼룩
③ 모래벼룩
④ 닭벼룩
⑤ 열대쥐벼룩

해설　①·③·④·⑤ 무즐치벼룩이다.

42회 출제유형

52 생물학적 방법인 기생벌을 이용해 방제할 수 있는 것은?

① 이
② 벼룩
③ 바퀴
④ 집파리
⑤ 옴진드기

해설　기생벌은 파리 번데기 안에 알을 낳아 파리가 성충으로 자라지 못하게 한다.

41회 출제유형

53 다음 중 파리의 구제방법으로 가장 효과적인 것은?

① 환경적인 개선을 통하여 발생원을 제거한다.
② 살충제를 유충발생 장소에 살포한다.
③ 성충을 구제하기 위하여 살충제를 잔류분무한다.
④ 방충망을 설치하여 옥내 침입을 예방한다.
⑤ 독먹이를 사용해 성충을 제거한다.

해설　구충구서의 가장 근본적인 원칙은 환경적인 개선으로 발생장소를 제거하여 번식력을 억제시키는 것이다.

43회 출제유형

54 다음 중 완전변태를 하는 곤충은?

① 모기
② 바퀴
③ 이
④ 진드기
⑤ 빈대

해설　곤충의 변태 양상
　　• 완전변태 : 모기, 파리, 벼룩, 나방, 등에 등
　　• 불완전변태 : 이, 바퀴, 빈대, 진드기 등

51 ②　52 ④　53 ①　54 ①

45회, 41회 출제유형

55 방에 독나방이 들어왔을 경우, 제거하는 방법으로 가장 옳은 것은?

① 손으로 잡는다.
② 파리채로 잡는다.
③ 젖은 휴지나 천으로 싸서 잡는다.
④ 살충제를 뿌린다.
⑤ 훈증제를 피운다.

해설 독나방의 가루가 피부에 닿으면 알레르기 반응이 일어나거나 가루에 의한 항원작용으로 기관지 천식이 발생되기도 하고, 독모가 피부에 접촉했을 경우 피부염이 발생한다.

44회 출제유형

56 라임병을 매개하는 위생곤충은?

① 이
② 벼룩
③ 참진드기
④ 털진드기
⑤ 흡혈노린재

해설
① 이 : 발진티푸스, 재귀열, 참호열 등 매개
② 벼룩 : 페스트, 발진열 등 매개
④ 털진드기 : 쯔쯔가무시증 매개
⑤ 흡혈노린재 : 샤가스병(아메리카수면병) 매개

42회 출제유형

57 연못에 서식하는 모기 유충을 방제하는 방법은?

① Bti입제 살포
② 기피제 살포
③ 유문등 설치
④ 잔류분무 실시
⑤ 가열연막 실시

해설 Bti
- Bacillus thuringiensis var. israelensis
- 포자를 형성하는 토양 박테리아이다.
- 습지나 연못에서도 모기 유충에 대해 감수성이 높고 빠른 치사효과를 보인다.
- 비교적 안전한 생물학적 구제법이라 할 수 있다.

정답 55 ③ 56 ③ 57 ①

42회 출제유형

58 유충은 성충의 자궁 속에서 발육하며, 1세대에 1개체를 생산하는 파리는?

① 쉬파리 ② 체체파리
③ 검정파리 ④ 집파리
⑤ 딸집파리

해설 체체파리
- 성충은 1개의 알을 자궁에서 부화하고 자궁 속에서 유충을 발육시켜 배출한다.
- 개체군 밀도가 낮고, 1세대에 1개체를 생산하는 증식속도가 느린 특이한 곤충이다.
- 아프리카수면병을 전파한다.

42회 출제유형

59 사면발니의 형태적 특성은?

① 발달한 대악을 가진 구기
② 원형의 체형과 게 모양
③ 좁고 긴 복부
④ 두흉부와 복부로 구성
⑤ 흉부보다 넓은 두부

해설 사면발니는 음부이(Pubic Louse) 혹은 게이(Crab Louse)라고 부르며, 체형이 원형으로 게 모양을 보인다.

42회 출제유형

60 사람벼룩과 비슷하지만 중흉측판에 중흉측선이 있어서 구분이 되며, 흑사병을 매개하는 벼룩은?

① 개벼룩 ② 열대쥐벼룩
③ 고양이벼룩 ④ 모래벼룩
⑤ 장님쥐벼룩

해설 열대쥐벼룩
- 사람벼룩과 비슷한 형태이나 중흉복판의 가운데를 종으로 그어진 중흉측선이 존재하여 사람벼룩과 구결할 수 있다.
- 흑사병, 발진열을 매개한다.

42회 출제유형

61 독나방의 독모가 생성되는 단계는?
① 알
② 유충기
③ 번데기
④ 성충기
⑤ 산란기

해설 **독나방**
알 → 유충 → 번데기 → 성충의 과정을 거치는 완전변태를 하는 곤충으로, 독모는 유충기에 발생한다(연 1회 발생, 7월 중순 ~8월 상순).

42회 출제유형

62 독침을 갖고 있어 사람에게 피해를 주는 곤충은?
① 깔따구
② 파 리
③ 벼 룩
④ 땅 벌
⑤ 학질모기

해설 땅벌은 땅 속에 여러 층의 집을 짓는 특성이 있는데 사람들이 모르고 벌집을 건드렸다가는 독침에 물리는 피해를 입기도 한다.

42회 출제유형

63 수명은 10~20년이며, 아프리카돼지열병(ASF)과 진드기매개재귀열을 매개하는 진드기는?
① 옴진드기
② 참진드기
③ 털진드기
④ 가시진드기
⑤ 물렁진드기

해설 **물렁진드기**
- 일명 공주진드기라도 한다.
- 수명은 10~20년이고, 암수 모두 흡혈한다.
- 아프리카돼지열병(ASF)과 진드기매개재귀열을 매개한다.

정답 61 ② 62 ④ 63 ⑤

42회 출제유형

64 털진드기가 사람을 흡혈하는 성장단계는?

① 알   ② 유충기
③ 번데기   ④ 성충기
⑤ 산란기

> 해설 털진드기는 유충기에 흡혈하는데, 병원체에 감염된 털진드기의 유충이 사람을 물어서 쯔쯔가무시증이 발생할 수 있다. 여름철에 산란한 털진드기 알이 초가을부터 본격적으로 부화할 때 동물이나 사람의 체액을 섭취하면서 성장하므로 털진드기 유충이 활동하는 가을철에 주의가 필요하다.

43회 출제유형

65 위생곤충 중 집합페로몬을 분비함으로써 은신처에서 군서생활을 하는 것은?

① 바 퀴   ② 파 리
③ 물렁진드기   ④ 벼 룩
⑤ 이

> 해설 집합페로몬이란 집단으로 생활하는 동물에서 그 집단의 형성과 유지에 관여하는 것으로, 바퀴벌레는 집합페로몬을 분비함으로써 은신처에서 군서생활을 한다.

46회, 43회 출제유형

66 아파트 정화조에 집단서식하며, 흡혈하지 않고 산란하는 모기는?

① 빨간집모기   ② 중국얼룩날개모기
③ 작은빨간집모기   ④ 등에모기
⑤ 지하집모기

> 해설 지하집모기(Culex pipiens molestus)
> 도심의 지하공간, 정화조, 물 저장고 등에서 집단서식하며, 지하공간에서는 월동을 하지 않아 1년 내내 방제를 해야 한다. 대부분의 모기와 달리 흡혈을 하지 않아도 산란이 가능한 특징을 보인다.

43회 출제유형

67 크기는 중형이며, 몸체의 표면에서 금속성 녹색 또는 청록색 광택이 나는 파리는?

① 침파리   ② 체체파리
③ 띠금파리   ④ 딸집파리
⑤ 쉬파리

> 해설 ③ 띠금파리속은 검정파리과에 속하며, 금속성 녹색 또는 청록색의 광택이 나며, 크기는 중형이다.

정답 64 ② 65 ① 66 ⑤ 67 ③

43회 출제유형

68 개미의 특징으로 옳은 것은?

① 독립적인 생활을 한다.
② 환경 변화에 대한 적응력이 약하다.
③ 편식을 한다.
④ 여왕개미는 수개미보다 크기가 더 작다.
⑤ 완전변태를 한다.

> 해설
> ① 모여서 생활한다(군거성).
> ② 환경 변화에 대한 적응력이 강하다.
> ③ 먹이 특성은 잡식성이다.
> ④ 여왕개미는 일개미, 수개미보다 크기가 더 크다.

43회 출제유형

69 다음의 방제법으로 방제되는 위생곤충은?

- 실내등은 끄고 밖에 유인등을 설치하는 것이 도움이 된다.
- 풀숲에 대량으로 발생 시 살충제를 잔류분무나 공간살포한다.
- 실내로 들어왔을 때는 젖은 휴지로 덮어서 잡는다.

① 빈 대
② 독나방
③ 참새털이
④ 체체파리
⑤ 모낭진드기

> 해설 불빛이 있는 곳으로 잘 모여드는 습성이 있어 사람이 사는 곳에 많이 날아드는 독나방의 방제에 대한 설명이다.

46회 출제유형

70 모래파리(sand fly)에 대한 설명으로 옳은 것은?

① 모기와 비슷하게 생겼다.
② 암컷, 수컷 모두 흡혈한다.
③ 성충의 체장은 7~8mm로 모기와 비슷하다.
④ 로아사상충증을 매개한다.
⑤ 앉아 있을 때는 날개를 수직으로 세운다.

> 해설 **모래파리**
> - 파리와 비슷하게 생겼지만 모기 생태와 유사하다.
> - 모기처럼 암컷만이 산란에 필요한 단백질을 섭취하기 위해 흡혈한다.
> - 성충의 체장은 2~3mm로 작다.
> - 리슈만편모충증을 매개한다.
> - 앉아 있을 때는 날개를 수직으로 세운다.

정답 68 ⑤ 69 ② 70 ⑤

43회 출제유형

71 참진드기가 매개하는 감염병은?

① 록키산홍반열　　　　　　② 쯔쯔가무시증
③ 말라리아　　　　　　　　④ 참호열
⑤ 페스트

> 해설　② 털진드기, ③ 얼룩날개모기, ④ 이, ⑤ 벼룩이 매개하는 감염병이다.

43회 출제유형

72 인가 주변의 폐기물 집합장의 고인 물에서 서식하는 모기는?

① 빨간집모기　　　　　　　② 중국얼룩날개모기
③ 큰검정들모기　　　　　　④ 토고숲모기
⑤ 광릉왕모기

> 해설　빨간집모기(Culex pipiens)는 사람이 사는 어느 곳에서나 발견되는 종으로 인가 주변의 인공용기, 고인 물, 웅덩이, 배수지, 하수도, 정화조 등 다양한 서식지에서 발견된다.

46회, 43회 출제유형

73 진드기를 아목으로 분류할 때의 기준은?

① 구하체의 모양　　　　　　② 기절의 존재 여부
③ 의두의 존재 여부　　　　　④ 기문의 위치
⑤ 협각의 위치

> 해설　진드기는 기문의 위치에 따라 7개 아목(Suborder)으로 분류한다.

45회 출제유형

74 전국적으로 분포하며, 전흉배판에 두 줄의 흑색 종대가 있는 바퀴는?

① 경도바퀴　　　　　　　　② 집바퀴
③ 독일바퀴　　　　　　　　④ 이질바퀴
⑤ 먹바퀴

> 해설　독일바퀴
> 전국적으로 분포하며, 10~15mm의 소형 바퀴이다. 전흉배판에는 두 줄의 흑색 종대가 있으며, 성충의 수명은 100일 정도이다.

71 ① 　72 ① 　73 ④ 　74 ③

CHAPTER 04 쥐 류

44회 출제유형

01 국내에서 서식하는 들쥐로, 1976년 세계 최초로 한타바이러스(Hantavirus)를 분리하여 확인된 쥐는?

① 곰 쥐
② 시궁쥐
③ 등줄쥐
④ 갈밭쥐
⑤ 두더지

해설 한타바이러스(Hantavirus)는 RNA 바이러스로 분야바이러스과(Bunyaviridae)의 한타바이러스속(Hantavirus genus)에 속한다. 한타바이러스의 경우 등줄쥐가 주로 매개한다.

02 쥐가 옮기는 살모넬라증의 병원체가 있는 것은?

① 쥐벼룩
② 쥐 이
③ 쥐진드기
④ 쥐의 분뇨
⑤ 쥐 털

해설 살모넬라균
장내 세균의 일종이며 대장균과 유사한 병균으로 균이 장관점막에 작용함으로써 중독 증상을 일으킨다. 쥐의 분뇨 등에서 감염되며, 불결한 식품에 번식한다.

37회 출제유형

03 쥐와 관계가 없는 감염병은?

① 페스트
② 살모넬라증
③ 서교열
④ 유행성출혈열
⑤ 콜레라

해설 ⑤ 콜레라의 병원소는 환자 그 자체이며, 콜레라의 감염원은 대변 및 토사물에 의한 오염수, 오염 음식물 및 그 식기 등이다.

쥐에 의한 질병의 전파
- 세균성 질환 : 페스트, 서교열, 렙토스피라증, 이질, 살모넬라증 등의 매개가 가능하다.
- 리케치아성 질환 : 발진열, 쯔쯔가무시증을 전파한다.
- 바이러스성 질환 : 유행성출혈열로서 한탄바이러스에 감염된 쥐가 전파한다.
- 기생충 질환 : 아메바성이질을 전파한다.

정답 01 ③ 02 ④ 03 ⑤

43회 출제유형

04 쥐의 물리적 방제방법에 해당하는 것은?

① 불임약제를 이용한다.
② 방서시설을 설치한다.
③ 만성 살서제를 이용한다.
④ 급성 살서제를 이용한다.
⑤ 천적동물을 이용한다.

해설 ① · ③ · ④ 화학적 방제방법, ⑤ 생물학적 방제방법에 해당한다.

05 시궁쥐의 1회 평균 출산수는?

① 8~12마리
② 15~20마리
③ 5~8마리
④ 10~15마리
⑤ 20~25마리

해설 쥐의 번식력
시궁쥐(집쥐)의 경우 8~12마리, 지붕쥐의 경우 6~8마리를 낳고 1년에 6~8회 분만한다.

37회, 35회 출제유형

06 가주성 쥐의 특성이 아닌 것은?

① 생쥐의 활동 범위는 수 미터이다.
② 땅속에 구멍을 뚫고 사는 것은 대체로 시궁쥐이다.
③ 야간 활동성이지만 시력은 근시이고 색맹이다.
④ 잡식성이며 섭취한 먹이가 이상하면 토해 버린다.
⑤ 청각이 대단히 예민하다.

해설 가주성 쥐의 식습성은 잡식성으로 일단 섭취한 음식물은 혀가 짧기 때문에 토하지 못한다.

45회 출제유형

07 쥐가 매개하는 질병에 관한 설명으로 옳은 것은?

① 1976년 국내 서식 등줄쥐에서 SFTS의 바이러스를 분리하였다.
② 샤가스병은 7-주성 쥐 80% 이상이 전파한다.
③ 곰쥐는 신증후군출혈열을 전파한다.
④ 렙토스피라증은 리케치아성 질병이다.
⑤ 서교열(rat-bite fever)은 감염된 쥐의 피를 통해 전파된다.

해설
① · ③ 1976년 국내 서식 등줄쥐에서 한타바이러스(Hantavirus)를 분리하였고, 이는 신증후군출혈열의 원인이 된다.
② 샤가스병은 흡혈노린재(트리아토민 노린재)가 전파하는 질병이다.
④ 렙토스피라증은 세균성 질병이다.

08 쥐를 방제하는 가장 효과적인 방법은?

① 급성살서제를 투여한다.
② 만성살서제를 투여한다.
③ 먹을 것과 서식처를 제거하여 청결을 유지한다.
④ 천적을 이용한다.
⑤ 쥐덫을 사용한다.

해설 구충 · 구서의 원칙
우선적으로 발생원(서식처)을 제거하여 쥐의 서식처를 제공하지 않도록 하고, 쥐가 먹을 수 있는 음식이나 곡물의 관리를 철저히 한다.

09 새로운 물체에 대하여 호기심이 가장 많은 쥐의 종류는?

① 곰 쥐
② 시궁쥐
③ 생 쥐
④ 등줄쥐
⑤ 울도생쥐

해설 새로운 물체에 대한 반응
- 시궁쥐 : 경계심이 많다.
- 지붕쥐(곰쥐) : 경계심이 약하다.
- 생쥐 : 호기심이 많다.

정답 07 ⑤ 08 ③ 09 ③

41회 출제유형

10 다음 중 가장 대표적인 들쥐는?
  ① 등줄쥐
  ② 지붕쥐
  ③ 시궁쥐
  ④ 생 쥐
  ⑤ 울도생쥐

  해설 우리나라의 가주성 쥐는 곰쥐, 시궁쥐, 생쥐가 있고, 등줄쥐는 가장 흔한 들쥐이다.

36회 출제유형

11 급성살서제를 미끼먹이에 섞어 설치한 후 수거하여 매몰하는 시기는?
  ① 1~2일
  ② 4~5일
  ③ 1주
  ④ 2주
  ⑤ 10일

  해설 살서작업 1~2일이 지나면 모든 미끼먹이와 죽은 쥐를 모아 매몰하거나 소각해야 한다.

45회 출제유형

12 쥐의 급성살서제를 기피하는 현상을 감소시키는 방법은?
  ① 아주 약한 살서제를 독먹이로 설치한다.
  ② 쥐가 지그재그로 다닐 수 있게 방벽을 설치한다.
  ③ 사전미끼를 설치한다.
  ④ 쥐가 다니는 통로를 밝게 비춘다.
  ⑤ 쥐의 주요서식처를 깨끗하게 청소한다.

  해설 **쥐의 구제**
  • 쥐의 구제는 밀도가 낮은 겨울철이 적당하다.
  • 급성살서제는 기피성을 줄이기 위해 사전미끼를 설치하고(4~8일간), 미끼먹이로 대치한 후 1~2일간 방치한다.
  • 만성살서제는 미끼 기피현상이 없어 사전미끼가 불필요하다.

정답 10 ① 11 ① 12 ③

37회 출제유형

13 다음 중 급성살서제에 대한 설명으로 옳은 것은?

① 저항성이 있다.
② 항응혈성이 있다.
③ 단일투여제이다.
④ 사전미끼가 필요없다.
⑤ 와파린이 주로 사용된다.

해설 급성살서제
- 쥐와 같은 설치류에 효과적이다.
- 대체로 15분~2시간 이내에 쥐가 죽게 되므로 쥐의 밀도가 높은 지역에 단시간 내에 구제할 때 효과가 뛰어나다.
- 급성살서제는 소량의 투약으로 단시간 내에 구서효과를 높이므로 여러 번 투약하는 만성살서제보다는 시간, 비용, 노력을 절약할 수 있다.
- 인간, 쥐, 동물에 대한 독성의 염려가 있고 기피성이 높아 먹이에 대한 기피성이 생긴 쥐가 출현 시 다른 방법을 강구해야 한다.

44회 출제유형

14 살서제를 청색이나 흑색으로 염색하는 이유는?

① 사람의 중독사고를 예방하기 위해
② 먹이의 맛을 좋게 하기 위해
③ 쥐의 유인효과를 높이기 위해
④ 쥐의 살서효과를 높이기 위해
⑤ 쥐의 경계심을 낮추기 위해

해설 사람이 먹는 음식물과 구별하기 위하여 살서제를 청색이나 흑색 등 적당한 색으로 염색한다.

15 시궁쥐와 지붕쥐의 차이점으로 옳은 것은?

① 시궁쥐는 몸이 둔하고, 지붕쥐는 날씬하다.
② 시궁쥐의 꼬리는 두동장보다 길고 지붕쥐는 짧다.
③ 시궁쥐의 새끼수는 5~6마리이고, 지붕쥐는 8~12마리이다.
④ 시궁쥐의 분변은 끝이 원형이고, 지붕쥐는 끝이 약간 뾰족하다.
⑤ 시궁쥐의 성체무게는 300~400g이고, 지붕쥐는 400~500g이다.

해설 쥐의 종류별 비교

구 분	성체무게	동 체	꼬 리	1회 평균 출산 수
시궁쥐	400~500g	몸이 둔하다.	두동장보다 짧다.	8~12마리
지붕쥐(곰쥐)	300~400g	날씬하다.	두동장보다 길다.	6~8마리
생 쥐	20g	작고 날씬하다.	두동장과 비슷하다.	4~7마리

정답 13 ③ 14 ① 15 ①

46회, 36회 출제유형

16 하수구나 가옥 안팎에서 서식하는 쥐로 땅을 파고 서식하며 몸통에 비해 꼬리가 약간 짧고 굵은 쥐는?

① 등줄쥐
② 곰 쥐
③ 생 쥐
④ 애급쥐
⑤ 시궁쥐

해설 시궁쥐(집쥐)
- 다른 쥐에 비해 몸이 약간 크며, 몸무게는 400~500g이다.
- 몸통에 비하여 꼬리가 약간 짧고 굵으며 귀와 눈이 몸집에 비해 작다.
- 보통 야간에 부엌, 목욕탕, 변소, 축사, 하수구 등에 출현한다.
- 땅을 파고 서식하며 흑색, 갈색 등의 색깔을 띤다.
- 1회 평균 출산수는 8~12마리이다.

39회 출제유형

17 크기가 가장 작은 쥐로 무게는 20g 정도이고, 꼬리 길이와 두동장이 비슷한 쥐는?

① 등줄쥐
② 곰 쥐
③ 생 쥐
④ 애급쥐
⑤ 시궁쥐

해설 생쥐와 등줄쥐는 크기가 거의 비슷하지만, 등줄쥐는 꼬리 길이보다 두동장이 짧고, 등에 검은 줄이 있다.

35회 출제유형

18 쥐에 의해 전파되는 감염병으로만 묶인 것은?

① 페스트, 파라티푸스
② 유행성출혈열, 페스트
③ 쯔쯔가무시증, 성홍열
④ 서교열, 일본뇌염
⑤ 리케치아성 두창, 천열(이즈미열)

해설 쥐에 의해 전파되는 질병
렙토스피라증, 서교열, 발진열, 페스트, 살모넬라 식중독, 선모충증, 유행성출혈열, 두창, 쯔쯔가무시증, 결핵, 장티푸스, 이질 등

46회, 42회, 39회 출제유형

19 만성살서제의 설명으로 옳은 것은?

① 항응혈성 살서제로 혈액의 응고를 방해하고, 내부출혈로 죽게 만든다.
② 1회 투여로 효과가 빠르게 나타난다.
③ 사전미끼를 설치해야 하는 번거로움이 있다.
④ 독먹이에 대한 기피성이 있다.
⑤ 가축이나 사람에게 맹독성을 나타낸다.

해설 만성살서제(항응혈성 살서제)
- 종류 : 와파린, 프마린, 브로디파쿰, 쿠마클로르, 쿠마테트라릴
- 1차적으로 혈액응고 방해, 2차적으로 내부출혈이 발생한다.
- 4~5회 중복 투여해야 효과적이다.
- 사전미끼를 설치할 필요 없고, 독먹이에 대한 기피성이 없다.
- 중독 시 비타민 K_1을 투여한다.

40회 출제유형

20 만성살서제로 널리 쓰이는 것은?

① 안 투
② 아비산
③ 레드스킬
④ 인화아연
⑤ 와파린

해설 와파린은 인축에 피해가 거의 없고, 쥐의 경우 수일 계속해서 섭취하면 혈중의 응혈소가 감소하여 사망한다.

21 살서제 중 독성이 가장 강한 것은?

① 1080
② 와파린
③ 프마린
④ 안 투
⑤ 레드스킬

해설 1080(모노플루오로아세트산나트륨)은 급성살서제로 치사량은 5~10mg/kg이며, 독성이 강해 취급이나 뒤처리에 주의해야 한다.

정답 19 ① 20 ⑤ 21 ①

CHAPTER 05 　살충제

44회 출제유형

01 속효성이고, 잔효성은 적어 실내 공간살포용으로 적합한 살충제는?

① 피레트로이드계 살충제
② 유기인계 살충제
③ 유기염소계 살충제
④ 카바메이트계 살충제
⑤ 무기 살충제

해설
② 유기인계 살충제 : 살충력이 강하고 적용해충의 범위가 넓다.
③ 유기염소계 살충제 : 환경오염 문제로 엄격하게 사용 제한을 한다.
④ 카바메이트계 살충제 : 유기인계 살충제와 중독증상은 동일하지만 유기인계 살충제보다 증상이 빠르게 나타나고 회복도 빠르다.
⑤ 무기 살충제 : 수은, 불소, 비소 등을 함유하는 살충제로, 독성 문제 때문에 사용이 금지되었다.

40회, 36회 출제유형

02 곤충의 저항성 중 살충제에 대한 습성적 반응이 변화함으로써 치사량 접촉을 피할 수 있는 능력을 무엇이라 하는가?

① 교차저항성
② 내 성
③ 생태적 저항성
④ 돌연변이
⑤ 생리적 저항성

해설 　**저항성**
- 생태적 저항성 : 살충제에 대한 습성이 발달한 것으로 치사량의 접촉을 피하는 경우
- 생리적 저항성 : 치사량 이상의 살충제가 작용했음에도 방제가 안 되는 경우로 일반적으로 저항성이라 말하는 것
- 교차저항성 : 어떠한 약제에 대해 이미 저항성일 때 다른 약제에도 자동적으로 저항성을 나타내는 현상
- 대사저항성 : 살충제가 해충체내에서 효소의 작용으로 분해되어 독성을 잃게 되는 것
※ 내성 : 살충제에 대항하는 힘이 증가된 경우를 말한다. 이의 요인은 체중의 증가, 다리의 큐티클층이 두꺼워져 살충제의 침투가 어려워지는 경우 등이 있다.

03 다음 중 유기인계 살충제는?
① Chlordane ② BHC
③ Parathion ④ Propoxur
⑤ Aldicarb

해설 ① · ② 유기염소계, ④ · ⑤ 카바메이트계에 해당한다.

35회 출제유형

04 유기인계 살충제 중 포유류에게 독성이 낮은 것은?
① Parathion ② Dimethoate
③ Fenthion   ④ Malathion
⑤ Endrin

해설 말라티온(Malathion)은 포유류와 인체에 대한 독성이 비교적 낮다.

35회 출제유형

05 다음 중 카바메이트계 살충제는?
① DDT   ② Baygon
③ Naled   ④ Aldrin
⑤ Fenthion

해설 Baygon은 카바메이트계의 프로폭서(Propoxur)의 상표명이다.

46회 출제유형

06 살충제 제형 중 분제의 입자크기 범위는?
① 100μm 이하   ② 100~200μm
③ 200~300μm   ④ 400~500μm
⑤ 1,000μm 이상

해설 분제의 입자크기 범위는 100μm 이하이다.

정답 | 03 ③ 04 ④ 05 ② 06 ①

44회 출제유형

07 살충제와 함께 사용되는 효력증강제(synergist)는?

① 카바릴(Carbaryl)
② 설폭사이드(Sulfoxide)
③ 다이아지논(Diazinon)
④ 디엘드린(Dieldrin)
⑤ 나프탈렌(Naphthalene)

해설
① 카바릴 : 카바메이트계 살충제
③ 다이아지논 : 유기인계 살충제
④ 디엘드린 : 유기염소계 살충제
⑤ 나프탈렌 : 기피제

43회 출제유형

08 몸니의 집단방제에 적합한 제제는?

① 마이크로캡슐
② 수화제
③ 입 제
④ 용 제
⑤ 분 제

해설 분제는 희석하지 않고 제품 그대로 살포하여 잔효성 살충제 입자를 잔존시켜 장시간 살충효과를 나타낸다. 주로 이, 벼룩, 빈대 등에 방제에 사용된다.

45회, 36회 출제유형

09 다음 살충제 중 효력증강제와 혼용해서 사용하는 것은?

① 유기염소계
② 피레트로이드계
③ 유기인계
④ 카바메이트계
⑤ 에스테르계

해설 **피레트로이드계 살충제**
• 인축에 저독성이지만 강력한 살충제이다.
• 속효성이 있고 잔류성이 없고 중추신경절을 공격한다.
• 해충이 기절 뒤에 다시 살아나기 때문에 효력증강제를 혼합하여 사용한다.
• 피레트린, 알렌트린, 사이플루트린, 디메트린 등

36회 출제유형

10 Hydroprene 또는 Methoprene의 방제방법은?

① 성장억제제
② 기피제
③ 효력증강제
④ 계면활성제
⑤ 살충제

해설 성장억제제(발육억제제)는 곤충의 발육과정에 관여하는 호르몬의 작용을 방해하여 발육을 억제시키는 약제를 말한다. 즉, 접촉 및 섭취 시 정상적 발육이 저해되어 탈피과정에서 치사하는 것이다.

42회 출제유형

11 모기, 진드기, 파리 등에 사용하는 기피제는?

① DEET
② DDT
③ 알디카브
④ 와파린
⑤ 설폭사이드

해설 DEET(디에틸톨루아미드)
• 전세계적으로 널리 사용하고 있는 기피제 성분으로, 해충 퇴치 효과가 뛰어나지만 안전성 논란이 있어 연령, 빈도, 사용 함량 등을 제한하고 있다
• 모기, 진드기, 이, 벼룩, 파리, 빈대 등에 유효하다.

12 다음 중 LD_{50}이 의미하는 것은?

① 공시동물의 50%를 치사시킬 수 있는 살충제의 양
② 공시동물의 50%를 치사시킬 수 있는 살충제 농도
③ 살충제의 희석농도가 50%라는 의미
④ 살충제의 사용량이 50%라는 뜻
⑤ 살충제의 인축 독성을 비교하기 위해 사용된 공시동물이 50이라는 뜻

해설 LD_{50}은 수치가 낮을수록 독성이 강하다.

정답 | 10 ① 11 ① 12 ①

37회 출제유형

13 다음 살충제 중 장기간 분해되지 않고 환경을 오염시키는 것은?

① DDT
② Sumithion
③ Diazinon
④ DDVP
⑤ Permethrin

해설 DDT
- 물에 녹지 않고, 알칼리성 물질에 분해된다.
- PP'-DDT 살충력을 가지며, 포유류에는 저독성이고 거의 모든 곤충에 대해 저독성이다.
- 합성이 용이하고 가격이 저렴하며, 화학적으로 안정되어 살충제 중 가장 잔효성이 길다(6~12개월).

44회 출제유형

14 위생곤충에 대한 기피제(repellent)는?

① 세사민(Sesamin)
② 벤질벤조에이트(Benzyl benzoate)
③ 설폭사이드(Sulfoxide)
④ 메소프렌(Methoprene)
⑤ 파라티온(Parathion)

해설
① 세사민 : 효력증강제
③ 설폭사이드 : 효력증강제
④ 메소프렌 : 성장조절제
⑤ 파라티온 : 유기인계 살충제

45회, 44회 출제유형

15 살충제 감수성과 저항성 시험에서 LC_{50}이 뜻하는 바는?

① 사람과 가축을 비교하기 위한 독성비율
② 실험동물의 50%를 치사시킬 수 있는 살충제 농도
③ 실험동물의 50%를 치사시킬 수 있는 살충제 양
④ 일정 공간에 살포한 살충제 사용량 50g
⑤ 일정 공간에 살포한 살충제 희석농도 50%

해설 LC_{50}
한 무리의 실험동물의 50%를 죽이게 하는 독성물질의 농도로, 균일하다고 생각되는 모집단 동물의 반수를 사망하게 하는 공기 중의 가스농도 및 액체 중의 물질의 농도이다. LC_{50}의 값이 크면 클수록 그 독성이 낮다.

정답 13 ① 14 ② 15 ②

16 잔류분무 시 가장 이상적으로 분무하려면 벽 면적당 몇 cc의 희석액이 살포되어야 하는가?

① 20cc/m²
② 40cc/m²
③ 60cc/m²
④ 100cc/m²
⑤ 19cc/m²

해설 잔류분무 시 희석액이 벽면에 40cc/m²가 되도록 살포해야 한다.

38회 출제유형

17 다음 약제 중 독성이 가장 강한 것은?

① 나레드 $LD_{50}(mg/kg)$ − 250
② 말라티온 $LD_{50}(mg/kg)$ − 100
③ 파라티온 $LD_{50}(mg/kg)$ − 3
④ 바이오 레스 메스린 $LD_{50}(mg/kg)$ − 8,600
⑤ DDT $LD_{50}(mg/kg)$ − 118

해설 LD_{50}(Median Lethal Dose for 50)
시험체인 생체 내에 실제로 받아들인 독성물질의 중간 치사량을 말하며, 수치가 낮을수록 독성이 강한 것이다.

18 살충제 용제를 경유 또는 석유로 희석한 후 400~600℃의 연소실을 통과시켜 입자를 0.1~40㎛로 미립화하여 에어컴프레셔의 힘으로 배출하는 원리가 작용하는 방법은?

① 가열연막법
② 극미량연무법
③ 잔류분무법
④ 훈증법
⑤ 미스트법

해설 **가열연막법**
경유 또는 석유로 희석한 살충제 용제가 400~600℃의 연소실을 통과한 뜨거운 공기에 밀려 나가면서 분사되는 순간 경유는 기화되고 살충제는 0.1~40㎛로 미립화되어 에어컴프레셔의 힘으로 배출되는 원리이다.

45회 출제유형

19 펜티온(Fenthion)이 속하는 것은?

① 유기인계 살충제
② 유기염소계 살충제
③ 카바메이트계 살충제
④ 피레트로이드계 살충제
⑤ 성장억제제

해설 펜티온(Fenthion)은 유기인계 살충제로, 주로 모기와 파리 구제에 쓰인다.

20 구충·구서의 원칙이라 할 수 없는 것은?

① 발생 초기에 구제
② 발생원(서식처) 제거
③ 우선적으로 성충 구제
④ 광범위하게 동시에 실시
⑤ 대상동물의 생태 및 습성에 따라 구제

해설 **구충·구서의 원칙**
• 우선적으로 발생원(서식처)을 제거한다.
• 발생 초기(유충 시)에 구제를 실시한다.
• 광범위하게 동시에 실시한다.
• 대상동물에 맞는 방법으로 구제한다.
• 화학적 약제는 보조적 수단으로 생각하고, 반드시 인축에 대한 영향을 고려한다.

21 살충제 살포작업 시 주의할 점으로 옳지 않은 것은?

① 살포기구를 점검한다.
② 바람을 등에 업고 바람 쪽으로 후진하면서 살포한다.
③ 살포 후 기구를 세척한다.
④ 용기를 쓰레기통에 그대로 버린다.
⑤ 보호용 장비를 착용·휴대한다.

해설 **살충제 살포 시 주의사항**
• 보호용 장비 착용 및 휴대
• 살포기구 점검
• 살포 시 바람을 등에 업고 살포
• 사용한 용기의 폐기 및 기구세척

42회, 37회 출제유형

22 가열연막에 대한 설명으로 옳은 것은?

① 바람의 방향은 무시해도 된다.
② 지형을 고려하여 살포폭을 조정하지 않아도 된다.
③ 살충제의 입자크기가 커서 살포하자마자 지면으로 떨어진다.
④ 분사구는 하향하여 연무한다.
⑤ 오후 2시에 살포한다.

해설 가열연막법
- 용제를 기름에 넣어서 연소시킨다.
- 연막 작업 시기 : 일몰 후부터 일출 전까지
- 살포량 : 1헥타르에 1갤런
- 표준살포법 : 8km/h에 50m로 시간당 40헥타르, 시간당 40갤런(40gal/h)
- 유효 거리
  - 휴대용 : 10m(1km/h 서행, 1헥타르 살포)
  - 대형 차량용 : 1,200형 50m, 400형 25m
- 주의점 : 분사구(노즐)는 45°로 하향하고, 바람을 등지고 살포한다.

46회 출제유형

23 모기 유충을 방제하기 위해 사용할 수 있는 살충제는?

① 벤디오카브(Bendiocarb)   ② 템포스(Temephos)
③ 프로폭서(Propxur)   ④ 히드라메틸논(Hydramethylnon)
⑤ 디메토에이트(Dimethoate)

해설
① 벤디오카브(Bendiocarb) : 바퀴, 귀뚜라미, 집게벌레 방제
③ 프로폭서(Propxur) : 바퀴, 개미, 거미 방제
④ 히드라메틸논(Hydramethylnon) : 바퀴 방제
⑤ 디메토에이트(Dimethoate) : 파리 구제

24 희석용매가 불필요하고 원체를 50μm 이하의 미립자로 방출하는 것은?

① 잔류분무   ② 미스트
③ 분제살포   ④ 가열연막
⑤ 극미량연무

해설 극미량연무법
- 특수분사노즐로 원체를 50μm 이하의 미립자(가열연막보단 조금 큼, 5~50μm)로 방출
- 희석용매 불필요(비용절감), 장시간 살포 가능, 살충 효과 우수, 교통사고 위험 없음

정답 22 ④ 23 ② 24 ⑤

25 저독성 살충제 용기의 라벨에 명시하여야 하는 신호어(Signal words)는?

① 독극물(POISON)
② 주의(CAUTION)
③ 경고(WARNING)
④ 위험(DANGER)
⑤ 공지(NOTICE)

해설 살충제 라벨의 안전 정보
- 위험-독극물(DANGER-POISON) : 고독성, 가장 치명적, 해골 기호
- 위험(DANGER) : 고독성, 피부와 눈에 심각한 손상
- 경고(WARNING) : 보통독성
- 주의(CAUTION) : 저독성

26 방역용으로 쓸 수 없는 살충제는?

① 파라티온
② 말라티온
③ 다이아지논
④ 아베이트
⑤ 세 빈

해설 파라티온
- 속효성 훈증제로 모든 곤충에 대한 살충력이 대단히 높다(DDT보다 10배).
- 포유동물에 대한 독성이 유기 살충제 중 가장 높다.
- 경피 독성이 높아서 살포작업 중 인체 중독사고의 위험도가 크다.
- 위생해충 구제에는 사용되지 않으며, 특정 독물로 지정되어 있어 지정된 사람의 감독하에 원예용 등으로 사용되고 있다.

27 살충제 용매로 가장 널리 사용되는 것은?

① Ether
② Water
③ Acetone
④ Methylnaphthalene
⑤ Alcohol

해설 유제(乳劑)
- 살충제 원체를 용매(Solvent)에 용해시킨 후 유화제를 첨가한 것
- 용매 : Methylnaphthalene, Xylene, Toluene
- 유화제 : Triton

정답 25 ② 26 ① 27 ④

42회 출제유형

28 마이크로캡슐의 특징으로 옳은 것은?

① 약제의 기피성 증가
② 살포 후 냄새 심함
③ 수서해충 방제에 사용
④ 인체에 높은 안정성
⑤ 잔류기간 짧음

해설 마이크로캡슐(Microcapsule)
- 기존 약제의 결점을 보완하기 위해 살충제 입자에 피막을 씌우는 것
- 입자의 크기와 피막 두께의 비가 살충효과를 좌우하는 주요 요인
- 입자크기 : 20~30μm인 것이 좋음
- 장점 : 안정성이 높음, 잔류기간 연장 가능, 냄새 없음, 기피성 감소

29 극미량연무를 할 때 적당한 노즐의 각도는?

① 수 직
② 수 평
③ 아래로 45°
④ 옆으로 45°
⑤ 위로 45°

해설 극미량연무(ULV)
- 살충제 입자의 크기 : 5~50μm
- 경유로 희석할 필요가 없고 고농도의 살충제 원제를 살포
- 분사량 : 시간당 1갤런 내외로 극히 미량
- 최대분사량 : 5갤런/hr 이내
- 노즐 : 45° 상향고정

40회 출제유형

30 축사벽면에 잔류분무를 하여 집파리를 방제하려고 할 때 적합한 노즐은?

① 부채형
② 방사형
③ 원추형
④ 원뿔형
⑤ 직선형

해설 부채형은 표면에 일정하게 분무가 가능한 것으로, 축사 벽면에 잔류분무를 하여 집파리 방제에 적합하다.

정답 | 28 ④ 29 ⑤ 30 ①

41회 출제유형

31 냉장고 밑이나 싱크대 틈새의 바퀴를 방제하려고 할 때 적합한 노즐의 형태는?

① 부채형
② 원추형
③ 원뿔형
④ 방사형
⑤ 직선형

해설   직선형은 좁은 공간에 깊숙이 분사가 가능한 것으로, 냉장고 밑이나 싱크대 틈새의 바퀴를 방제하려고 할 때 적합하다.

46회 출제유형

32 피레트로이드계 살충제 중 천연에서 추출한 것은?

① 알레트린(Allethrin)
② 퍼메트린(Permethrin)
③ 디메트린(Dimethrin)
④ 피레트린(Pyrethrin)
⑤ 사이플루트린(Cyfluthrin)

해설   ④ 피레트린(Pyrethrin)은 국화꽃에서 추출한 천연 피레트로이드계 살충제이다.
①·②·③·⑤ 합성 피레트로이드계 살충제이다.

46회, 42회, 38회, 36회 출제유형

33 어떤 약제에 저항성이 있을 때 화학구조가 유사한 다른 약제에도 자동적으로 저항성이 생기는 것을 무엇이라고 하는가?

① 교차저항성
② 환경적 저항성
③ 생리적 저항성
④ 내 성
⑤ 생태적 저항성

해설   교차저항성이란 두 가지 요인에 대하여 동시에 저항성을 나타내는 현상을 말하며 두 종류의 저항성 사이에 높은 정의 상관관계가 존재하는 경우를 말한다.

42회 출제유형

34 입자크기가 50~100μm로 잔류분무와 공간살포의 효과를 낼 수 있는 방법은?

① 훈연법
② 가열연막
③ 극미량연무
④ 훈증법
⑤ 미스트

해설 미스트
- 분사되는 살충제 입자가 50~100μm이며, 팬 바로 앞에 노즐이 있어서 분사되는 입자가 팬에서 일어나는 강한 바람에 부딪혀 미립화하면서 전방으로 분사된다.
- 연무와 분무 중간에 위치하여 공간살포용으로 사용되면서 공간살포의 효과를 낼 수 있다.

41회, 36회 출제유형

35 시멘트벽과 같은 흡수력이 좋은 벽면에 잔류효과가 오래가도록 하는 제제는?

① 유제
② 용제
③ 입제
④ 수용제
⑤ 수화제

해설 수화제
살충제 원체에 친수제와 증량제 및 계면활성제를 섞어 사용하는 것으로 잔류분무에 적합한 제제이다.

45회, 39회 출제유형

36 다음 중 카바메이트계 살충제는?

① 파라티온
② 템포스
③ DDT
④ 벤디오카브
⑤ 알드린

해설 카바메이트계 살충제로는 알디카브(Aldicarb), 벤디오카브(Bendiocarb), 벤프라카브(Benfuracarb), 카바릴(Carbaryl), 카보퓨란(Carbofuran), 프로폭서(Propoxur), 카탑(Cartab) 등이 있다.
①·② 유기인계 살충제, ③·⑤ 유기염소계 살충제이다.

정답 34 ⑤ 35 ⑤ 36 ④

42회, 39회 출제유형

37 살충제의 사용방법 중 독먹이법으로 가장 효과적인 방충을 할 수 있는 해충으로 옳은 것은?

① 모 기
② 바 퀴
③ 빈 대
④ 진드기
⑤ 노린재

해설 독먹이법은 살충제를 곤충이 좋아하는 먹이에 혼합하는 방법으로 곤충을 유인해 식독시키는 방법이다. 개미, 바퀴, 파리, 벌 등에 효과적인 방충 방법이다.

44회, 39회 출제유형

38 살충제 원체에 친수제와 증량제 및 계면활성제를 섞어 사용하는 것으로 잔류분무에 적합한 제제로 옳은 것은?

① 유 제
② 용 제
③ 분 제
④ 수용제
⑤ 수화제

해설 수화제(Wettable Powder, WP)
- 원체 + 증량제 + 계면활성제 + 친수제
- 물에 잘 녹지 않기 때문에 분무 시 분무기를 흔들어 사용해야 하며 흔적이 남는다(잔류분무에 적합).
- 수송, 보관, 조제가 쉽고 가격도 비교적 저렴하다.
- 흡수력이 강한 벽면(시멘트, 석회벽 등)에 효과가 좋다.

45회, 42회 출제유형

39 바퀴 살충을 위하여 흡수력이 약한 금속표면, 벽지, 타일벽에 잔류분무하는 제제는?

① 입 제
② 용 제
③ 유 제
④ 수용제
⑤ 캡슐제

해설 유제(Emulsifiable Concentrate, EC)
- 물에 불용성인 살충제(원체)에 용매와 유화제를 혼합한 것으로, 부착성·확산성·침투성이 좋다.
- 공간 살포 및 잔류분무용으로 사용되며, 흡수력이 약한 벽면(타일벽, 금속표면, 벽지 바른 벽)에 적합하다.

37 ② 38 ⑤ 39 ③ **정답**

42회 출제유형

40 마늘냄새가 나는 회색의 결정분말로, 미끼먹이와 섞을 때 수분과 작용해 인화수소 가스를 방출하는 살서제는?

① 와파린 ② 아비산
③ 인화아연 ④ 레드스킬
⑤ 안 투

해설 인화아연(Zinc phosphide)
회색의 결정분말로 마늘냄새가 나며, 수분이 있는 상태에서 미끼먹이와 섞이면 맹독성인 인화수소 가스를 방출한다(급성살서제).

42회 출제유형

41 집파리는 다리로 온 몸을 비비는 습성이 있는데 이로 인해 방제효과가 상승하는 것은?

① 훈증법 ② 미스트법
③ 잔류분무법 ④ 독먹이법
⑤ 극미량연무법

해설 집파리의 다리는 날개와 기타 온 몸을 자주 비비는 습성이 있어서 다리에 묻은 살충제 입자를 온몸에 접촉시키므로 잔류분무의 효과를 더욱 높인다.

43회 출제유형

42 살충제 중 인체독성 위험도가 가장 높은 것은?

① 파라티온(Parathion) ② 알드린(Aldrin)
③ 템포스(Temephos) ④ 카바릴(Carbaryl)
⑤ 디메토에이트(Dimethoate)

해설 파라티온(Parathion)은 포유동물에 대한 독성이 살충제 중 가장 높다.

43회 출제유형

43 디엘드린(Dieldrin)에 대한 저항성이 있는 위생곤충이 엔드린(Endrin)과 알드린(Aldrin)에도 나타내는 저항성은?

① 내 성 ② 복합저항성
③ 생태적 저항성 ④ 생리적 저항성
⑤ 교차저항성

해설 교차저항성이란 한 약제에 대해 저항성이 생기면 화학구조가 유사한 다른 약제에 대해서도 저항성을 나타내는 것을 말한다.

정답 | 40 ③ 41 ③ 42 ① 43 ⑤

43회 출제유형

44 잔류분무 입자의 크기는?

① 1~10μm
② 20~50μm
③ 60~100μm
④ 100~400μm
⑤ 500~800μm

해설 잔류분무는 적절한 입자크기는 100~400μm이다.

43회 출제유형

45 유기인계 살충제에 대한 설명으로 옳은 것은?

① 아세틸콜린에스터라아제(Acetylcholinesterase)의 활성을 억제한다.
② 과다출혈을 일으켜 사망까지 할 수 있다.
③ 화학적으로 매우 안정적이다.
④ 인축에 대한 독성이 약하다.
⑤ 잔효력이 길다.

해설
② 신경계에 영향을 미쳐 두통, 근육경련, 구토, 설사, 무력감 등의 증상을 보인다.
③ 알칼리에 의해서 쉽게 가수분해된다.
④ 인축에 대한 독성이 비교적 강하다.
⑤ 약제 살포 후 광선이나 기타 요인에 의하여 빨리 소실되는 편이다.

44회 출제유형

46 액체 전자모기향의 살충작용은?

① 훈증
② 잔류분무
③ 에어로졸
④ 공간분무
⑤ 가열연막

해설 액체 전자모기향은 살충성분을 포함하는 액체가 전기 훈증되는 방식이다.

제5과목
위생관계법령

CHAPTER 01	공중위생관리법
CHAPTER 02	식품위생법
CHAPTER 03	감염병의 예방 및 관리에 관한 법률
CHAPTER 04	먹는물관리법
CHAPTER 05	폐기물관리법
CHAPTER 06	하수도법
적중예상문제	

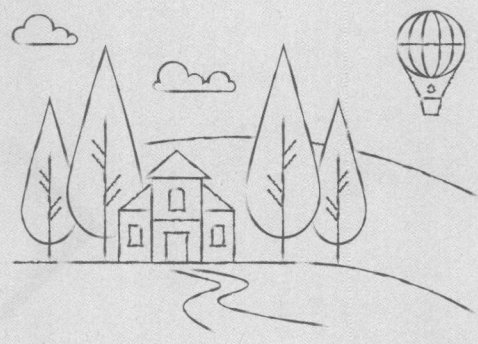

행운이란 100%의 노력 뒤에 남는 것이다.

— 랭스턴 콜먼(Langston Coleman)

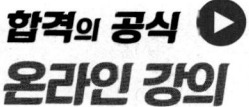

보다 깊이 있는 학습을 원하는 수험생들을 위한
시대에듀의 동영상 강의가 준비되어 있습니다.
www.sdedu.co.kr ➜ 회원가입(로그인) ➜ 강의 살펴보기

01 공중위생관리법 시행 2025. 07. 31.

제1조 **목 적** ★㊻
이 법은 공중이 이용하는 영업의 위생관리 등에 관한 사항을 규정함으로써 위생수준을 향상시켜 국민의 건강증진에 기여함을 목적으로 한다.

제2조 **정 의** ★㊴
① 이 법에서 사용하는 용어의 정의는 다음과 같다.
  1. 공중위생영업 : 다수인을 대상으로 위생관리서비스를 제공하는 영업으로서 숙박업·목욕장업·이용업·미용업·세탁업·건물위생관리업을 말한다. ★㊺㊹㊷㊵
  2. 숙박업 : 손님이 잠을 자고 머물 수 있도록 시설 및 설비 등의 서비스를 제공하는 영업을 말한다. 다만, 농어촌에 소재하는 민박 등 대통령령이 정하는 경우를 제외한다.

  > 숙박업에서 제외되는 시설(시행령 제2조 제1항)
  > 1. 농어촌민박사업용 시설
  > 2. 자연휴양림 안에 설치된 시설
  > 3. 청소년수련시설
  > 4. 외국인관광 도시민박업용 시설 및 한옥체험업용 시설

  3. 목욕장업 : 다음에 해당하는 서비스를 손님에게 제공하는 영업을 말한다. 다만, 숙박업 영업소에 부설된 욕실 등 대통령령이 정하는 경우를 제외한다.
    가. 물로 목욕을 할 수 있는 시설 및 설비 등의 서비스
    나. 맥반석·황토·옥 등을 직접 또는 간접 가열하여 발생되는 열기 또는 원적외선 등을 이용하여 땀을 낼 수 있는 시설 및 설비 등의 서비스

  > 목욕장업에서 제외되는 시설(시행령 제2조 제2항)
  > 1. 숙박업 영업소에 부설된 욕실
  > 2. 종합체육시설업의 체온 관리실
  > 3. 숙박업에서 제외되는 시설에 부설된 욕실

  4. 이용업 : 손님의 머리카락 또는 수염을 깎거나 다듬는 등의 방법으로 손님의 용모를 단정하게 하는 영업을 말한다.
  5. 미용업 : 손님의 얼굴, 머리, 피부 및 손톱·발톱 등을 손질하여 손님의 외모를 아름답게 꾸미는 다음의 영업을 말한다.
    가. 일반미용업 : 파마·머리카락자르기·머리카락모양내기·머리피부손질·머리카락염색·머리감기, 의료기기나 의약품을 사용하지 아니하는 눈썹손질을 하는 영업
    나. 피부미용업 : 의료기기나 의약품을 사용하지 아니하는 피부상태분석·피부관리·제모·눈썹손질을 하는 영업

다. 네일미용업 : 손톱과 발톱을 손질·화장하는 영업
　　라. 화장·분장 미용업 : 얼굴 등 신체의 화장, 분장 및 의료기기나 의약품을 사용하지 아니하는 눈썹손질을 하는 영업
　　마. 그 밖에 대통령령으로 정하는 세부 영업
　　바. 종합미용업 : 가목부터 마목까지의 업무를 모두 하는 영업
6. 세탁업 : 의류 기타 섬유제품이나 피혁제품 등을 세탁하는 영업을 말한다.
7. 건물위생관리업 : 공중이 이용하는 건축물·시설물 등의 청결유지와 실내공기 정화를 위한 청소 등을 대행하는 영업을 말한다. ★❹❸

제3조　공중위생영업의 신고 및 폐업신고

① 공중위생영업을 하고자 하는 자는 공중위생영업의 종류별로 보건복지부령이 정하는 시설 및 설비를 갖추고 **시장·군수·구청장**에게 신고하여야 한다. 보건복지부령이 정하는 중요사항을 변경하고자 하는 때에도 또한 같다.

> 공중위생영업의 종류별 시설 및 설비기준(시행규칙 별표 1) ★❹⓪
> 1. 숙박업 : 취사시설, 환기시설, 창문, 객실별 욕실 또는 샤워실(호스텔업은 욕실 또는 샤워실 공용 설치할 수 있음)
> 2. 목욕장업 : 목욕실·발한실 및 탈의실 외의 시설에 CCTV 설치 시 설치여부를 이용객이 잘 알아볼 수 있게 안내문 게시
> 3. 이용업 : 소독기·자외선살균기
> 4. 미용업 : 소독기·자외선살균기
> 5. 세탁업 : 세탁용약품을 보관할 수 있는 견고한 보관함
> 6. 건물위생관리업 : 마루광택기, 진공청소기, 안전벨트·안전모 및 로프, 측정장비(먼지, 일산화탄소, 이산화탄소)

② 공중위생영업의 신고를 한 자는 공중위생영업을 **폐업한 날부터 20일 이내**에 시장·군수·구청장에게 신고하여야 한다. 다만, 영업정지 등의 기간 중에는 폐업신고를 할 수 없다.

제3조의2　공중위생영업의 승계

① 공중위생영업자가 그 공중위생영업을 양도하거나 사망한 때 또는 법인의 합병이 있는 때에는 그 양수인·상속인 또는 합병 후 존속하는 법인이나 합병에 의하여 설립되는 법인은 그 공중위생영업자의 지위를 승계한다.
② 민사집행법에 의한 경매, 채무자 회생 및 파산에 관한 법률에 의한 환가나 국세징수법·관세법 또는 지방세징수법에 의한 압류재산의 매각 그 밖에 이에 준하는 절차에 따라 **공중위생영업 관련시설 및 설비의 전부**를 인수한 자는 이 법에 의한 그 공중위생영업자의 지위를 승계한다.
③ ① 또는 ②의 규정에 불구하고 이용업 또는 미용업의 경우에는 면허를 소지한 자에 한하여 공중위생영업자의 지위를 승계할 수 있다.
④ 공중위생영업자의 지위를 승계한 자는 1월 이내에 보건복지부령이 정하는 바에 따라 **시장·군수 또는 구청장**에게 신고하여야 한다.

제4조 공중위생영업자의 준수사항

② 목욕장업을 하는 자는 다음의 사항을 지켜야 한다.
  1. 물로 목욕을 할 수 있는 시설 및 설비 등의 서비스를 제공하는 경우 : 목욕장의 수질기준 및 수질검사방법 등 수질 관리에 관한 사항. 이 경우 세부기준은 보건복지부령으로 정한다.
  2. 맥반석·황토·옥 등을 직접 또는 간접 가열하여 발생되는 열기 또는 원적외선 등을 이용하여 땀을 낼 수 있는 시설 및 설비 등의 서비스를 제공하는 경우 : 다음의 사항
    가. 위생기준 등에 관한 사항. 이 경우 세부기준은 보건복지부령으로 정한다.
    나. 보건복지부령으로 정하는 바에 따라 청소년 출입시간을 준수할 것. 다만, 친권자 등 보호자를 동반하거나 그의 출입동의서를 받은 경우 또는 그 밖에 보건복지부령으로 정하는 경우는 제외한다.

> **목욕장 목욕물의 수질기준(시행규칙 별표 2) ★ ㊺ ㊹ ㊷**
> - 원 수
>   - 색도 : 5도 이하
>   - 탁도 : 1NTU 이하
>   - 수소이온농도 : 5.8 이상 8.6 이하
>   - 과망간산칼륨 소비량 : 10mg/L 이하
>   - 총대장균군 : 100mL 중에서 검출되지 아니하여야 함
> - 욕조수
>   - 탁도 : 1.6NTU 이하
>   - 과망간산칼륨 소비량 : 25mg/L 이하
>   - 대장균군 : 1mL 중에서 1개를 초과하여 검출되지 아니하여야 함
> - 해수를 목욕물로 하는 경우
>   - 화학적 산소 요구량(mg/L) : 원수 2 이하, 욕조수 4 이하
>   - 수소이온농도 : 7.8 이상 8.3 이하
>   - 총대장균군 : 100mL당 1,000 이하

③·④ 이용업, 미용업을 하는 자는 소독을 한 기구와 소독을 하지 아니한 기구로 분리하여 보관하고, 면도기는 1회용 면도날만을 손님 1인에 한하여 사용할 것. 이 경우 이·미용기구의 소독기준 및 방법은 보건복지부령으로 정한다.

> **이·미용기구의 소독기준 및 방법(시행규칙 별표 3) ★ ㊷**
> 1. 자외선소독 : 1cm^{2}당 85μW 이상의 자외선을 20분 이상 쬐어준다.
> 2. 건열멸균소독 : 섭씨 100℃ 이상의 건조한 열에 20분 이상 쬐어준다.
> 3. 증기소독 : 섭씨 100℃ 이상의 습한 열에 20분 이상 쬐어준다
> 4. 열탕소독 : 섭씨 100℃ 이상의 물속에 10분 이상 끓여준다.
> 5. 석탄산수소독 : 석탄산수(석탄산 3%, 물 97%의 수용액)에 10분 이상 담가둔다.
> 6. 크레졸소독 : 크레졸수(크레졸 3%, 물 97%의 수용액)에 10분 이상 담가둔다.
> 7. 에탄올소독 : 에탄올수용액(에탄올이 70%인 수용액)에 10분 이상 담가두거나 에탄올수용액을 머금은 면 또는 거즈로 기구의 표면을 닦아준다.

⑤ 세탁업을 하는 자는 세제를 사용함에 있어서 국민건강에 유해한 물질이 발생되지 아니하도록 기계 및 설비를 안전하게 관리하여야 한다. 이 경우 유해한 물질이 발생되는 세제의 종류와 기계 및 설비의 안전관리에 관하여 필요한 사항은 보건복지부령으로 정한다.

⑥ 건물위생관리업을 하는 자는 사용장비 또는 약제의 취급 시 인체의 건강에 해를 끼치지 아니하도록 위생적이고 안전하게 관리하여야 한다.

⑦ 공중위생영업자가 준수하여야 할 위생관리기준 기타 위생관리서비스의 제공에 관하여 필요한 사항으로서 규정된 사항 외의 사항 및 감염병환자 기타 함께 출입시켜서는 아니되는 자의 범위와 목욕장 내에 둘 수 있는 종사자의 범위 등 건전한 영업질서유지를 위하여 영업자가 준수하여야 할 사항은 보건복지부령으로 정한다.

> **공중위생영업자가 준수하여야 하는 위생관리기준 등(시행규칙 별표 4)** ★ 42 40
> - 숙박업자 : 객실·접객대 및 로비시설의 조명도는 75럭스(lux) 이상이 되도록 유지하여야 하며, 복도·계단·욕실·샤워시설·세면시설 및 화장실의 조명도는 20럭스(복도 및 계단의 경우 심야에서 10럭스) 이상이 되도록 유지하여야 한다.
> - 목욕장업자
>   – 목욕물은 매년 1회 이상 수질검사를 하여야 한다.
>   – 휴식실·목욕실 및 세면시설의 조명도는 40럭스 이상이 유지되도록 하여야 한다.
>   – 목욕실 및 탈의실은 만 4세(48개월) 이상의 남녀를 함께 입장시켜서는 안 된다.
>   – 발한실 안에는 온도계를 비치하고, 발한실 안과 밖(입구 등)에 아래에 해당하는 사람에 대한 입욕 주의사항 등에 관한 내용이 포함된 게시문을 목욕장을 이용하는 사람이 알아보기 쉬운 크기와 형태로 붙여야 한다.
>   ⓐ 감기에 걸렸거나 만 5세 미만 또는 전신 쇠약 증세의 어린이
>   ⓑ 수축기 혈압이 180mmHg 이상인 사람
>   ⓒ 백내장이 우려되거나 안면홍조증 환자
>   ⓓ 노약자·임산부·고열환자 및 중증심장병 환자
>   ⓔ 술을 마신 후 2시간 이내의 사람
>   ⓕ 출혈을 많이 한 사람
> - 이용업자 : 영업장 안의 조명도는 75럭스 이상이 되도록 유지하여야 한다.
> - 미용업자 : 피부미용을 위하여 「약사법」에 따른 의약품 또는 「의료기기법」에 따른 의료기기를 사용하여서는 아니 된다.
> - 세탁업자 : 드라이크리닝용 세탁기는 유기용제의 누출이 없도록 항상 점검하여야 하고, 사용 중에 누출되지 아니하도록 하여야 한다.
> - 건물위생관리업자 : 유기용제를 사용하여 얼룩제거 작업 등을 하는 경우에는 창문을 열고 작업하는 등 증발된 가스를 흡입하지 아니하도록 하고, 화재가 발생하지 아니하도록 주의하여야 한다.

제5조 공중위생영업자의 불법카메라 설치 금지

공중위생영업자는 영업소에 성폭력범죄의 처벌 등에 관한 특례법에 위반되는 행위에 이용되는 카메라나 그 밖에 이와 유사한 기능을 갖춘 기계장치를 설치해서는 아니 된다.

제6조의2 위생사의 면허 등 ★ 46 43 41 39 38 37 35

① 위생사가 되려는 사람은 다음에 해당하는 사람으로서 위생사 국가시험에 합격한 후 보건복지부장관의 면허를 받아야 한다.
  1. 전문대학이나 이와 같은 수준 이상에 해당된다고 교육부장관이 인정하는 학교에서 보건 또는 위생에 관한 교육과정을 이수한 사람
  2. 학점인정 등에 관한 법률에 따라 전문대학을 졸업한 사람과 같은 수준 이상의 학력이 있는 것으로 인정되어 같은 법에 따라 보건 또는 위생에 관한 학위를 취득한 사람
  3. 외국의 위생사 면허 또는 자격(보건복지부장관이 정하여 고시하는 인정기준에 해당하는 면허 또는 자격을 말한다)을 가진 사람

② 위생사 국가시험은 매년 1회 이상 보건복지부장관이 실시하며, 시험과목·시험방법·합격기준과 그 밖에 시험에 필요한 사항은 대통령령으로 정한다.
④ 위생사 국가시험에서 대통령령으로 정하는 부정행위를 한 사람에 대하여는 그 시험을 정지시키거나 합격을 무효로 한다.
⑤ 시험이 정지되거나 합격이 무효가 된 사람은 해당 위생사 국가시험 후에 치러지는 위생사 국가시험에 2회 응시할 수 없다.
⑥ 보건복지부장관은 위생사 면허를 부여하는 경우에는 보건복지부령으로 정하는 바에 따라 면허대장에 등록하고 면허증을 발급하여야 한다.

> 면허대장에 등록 사항(시행규칙 11조의2 제2항) ★ ㊳
> 1. 면허번호 및 면허연월일
> 2. 성명·주소 및 주민등록번호
> 3. 위생사 국가시험 합격연월일
> 4. 면허취소 사유 및 취소연월일
> 5. 면허증 재교부 사유 및 재교부연월일
> 6. 그 밖에 보건복지부장관이 면허의 관리에 특히 필요하다고 인정하는 사항

⑦ 다음에 해당하는 사람은 위생사 면허를 받을 수 없다.
  1. 정신건강복지법에 따른 정신질환자. 다만, 전문의가 위생사로서 적합하다고 인정하는 사람은 그러하지 아니하다.
  2. 마약류 관리에 관한 법률에 따른 마약류 중독자
  3. 이 법, 감염병의 예방 및 관리에 관한 법률, 검역법, 식품위생법, 의료법, 약사법, 마약류 관리에 관한 법률 또는 보건범죄 단속에 관한 특별조치법을 위반하여 금고 이상의 실형을 선고받고 그 집행이 끝나지 아니하거나 그 집행을 받지 아니하기로 확정되지 아니한 사람
⑨ 면허증을 발급받은 사람은 다른 사람에게 그 면허증을 빌려주어서는 아니 되고, 누구든지 그 면허증을 빌려서는 아니 된다.
⑩ 누구든지 ⑨에 따라 금지된 행위를 알선하여서는 아니 된다.

시행령 제6조의2 위생사 국가시험의 시험방법 등 ★ ㊶ ㊲
① 보건복지부장관은 위생사 국가시험을 실시하려는 경우에는 시험일시, 시험장소 및 시험과목 등 위생사 국가시험 시행계획을 시험실시 90일 전까지 공고하여야 한다. 다만, 시험장소의 경우에는 시험실시 30일 전까지 공고할 수 있다.
② 위생사 국가시험은 구분에 따라 필기시험과 실기시험으로 실시한다.
  1. 필기시험 : 공중보건학, 환경위생학, 식품위생학, 위생곤충학, 위생 관계 법령(공중위생관리법, 식품위생법, 감염병의 예방 및 관리에 관한 법률, 먹는물관리법, 폐기물관리법 및 하수도법과 그 하위법령)
  2. 실기시험 : 위생사 업무 수행에 필요한 지식 및 기술 등의 실기 방법에 따른 검정
③ 위생사 국가시험의 합격자 결정기준은 다음의 구분에 따른다.
  1. 필기시험 : 각 과목 총점의 40퍼센트 이상, 전 과목 총점의 60퍼센트 이상 득점한 사람
  2. 실기시험 : 실기시험 총점의 60퍼센트 이상 득점한 사람

④ 보건복지부장관은 위생사 국가시험을 실시할 때마다 시험과목에 대한 전문지식 또는 위생사 업무에 대한 풍부한 경험을 갖춘 사람 중에서 시험위원을 임명하거나 위촉한다. 이 경우 해당 시험위원에 대해서는 예산의 범위에서 수당과 여비를 지급할 수 있다.

⑤ 보건복지부장관은 위생사 국가시험의 실시에 관한 업무를 한국보건의료인국가시험원법에 따른 한국보건의료인국가시험원에 위탁한다.

⑥ 부정행위란 다음에 해당하는 행위를 말한다.
  1. 대리시험을 의뢰하거나 대리로 시험에 응시하는 행위
  2. 다른 수험생의 답안지를 보거나 본인의 답안지를 보여 주는 행위
  3. 정보통신기기나 그 밖의 신호 등을 이용하여 해당 시험내용에 관하여 다른 사람과 의사소통하는 행위
  4. 부정한 자료를 가지고 있거나 이용하는 행위
  5. 그 밖의 부정한 수단으로 본인 또는 다른 사람의 시험 결과에 영향을 미치는 행위로서 보건복지부령으로 정하는 행위

제7조의2 위생사 면허의 취소 등 ★ ㊵

① 보건복지부장관은 위생사가 다음에 해당하는 경우에는 그 면허를 취소한다.
  1. 제6조의2(위생사의 면허 등) 제7항 각 호의 어느 하나에 해당하게 된 경우
  2. 면허증을 대여한 경우

② 위생사가 면허가 취소된 후 그 처분의 원인이 된 사유가 소멸된 때에는 보건복지부장관은 그 사람에 대하여 다시 면허를 부여할 수 있다.

제8조의2 위생사의 업무범위 ★ ㊻ ㊹ ㊸ ㊷ ㊴

  1. 공중위생영업소, 공중이용시설 및 위생용품의 위생관리
  2. 음료수의 처리 및 위생관리
  3. 쓰레기, 분뇨, 하수, 그 밖의 폐기물의 처리
  4. 식품·식품첨가물과 이에 관련된 기구·용기 및 포장의 제조와 가공에 관한 위생관리
  5. 유해 곤충·설치류 및 매개체 관리
  6. 그 밖에 보건위생에 영향을 미치는 것으로서 대통령령으로 정하는 업무(소독업무, 보건관리업무)

제9조 보고 및 출입·검사

① 특별시장·광역시장·도지사 또는 시장·군수·구청장은 공중위생관리상 필요하다고 인정하는 때에는 공중위생영업자에 대하여 필요한 보고를 하게 하거나 소속공무원으로 하여금 영업소·사무소 등에 출입하여 공중위생영업자의 위생관리의무이행 등에 대하여 검사하게 하거나 필요에 따라 공중위생영업장부나 서류를 열람하게 할 수 있다.

② 시·도지사 또는 시장·군수·구청장은 공중위생영업자의 영업소에 설치가 금지되는 카메라나 기계장치가 설치되었는지를 검사할 수 있다. 이 경우 공중위생영업자는 특별한 사정이 없으면 검사에 따라야 한다.

③ 시·도지사 또는 시장·군수·구청장은 관할 경찰관서의 장에게 협조를 요청할 수 있다.
④ 시·도지사 또는 시장·군수·구청장은 영업소에 대하여 검사 결과에 대한 확인증을 발부할 수 있다.
⑤ 관계공무원은 그 권한을 표시하는 증표를 지녀야 하며, 관계인에게 이를 내보여야 한다.

제9조의2 영업의 제한

시·도지사 또는 시장·군수·구청장은 공익상 또는 선량한 풍속을 유지하기 위하여 필요하다고 인정하는 때에는 공중위생영업자 및 종사원에 대하여 영업시간 및 영업행위에 관한 필요한 제한을 할 수 있다.

제10조 위생지도 및 개선명령

시·도지사 또는 시장·군수·구청장은 다음에 해당하는 자에 대하여 보건복지부령으로 정하는 바에 따라 기간을 정하여 그 개선을 명할 수 있다.
1. 공중위생영업의 종류별 시설 및 설비기준을 위반한 공중위생영업자
2. 제4조의 규정에 의한 준수사항을 위반한 공중위생영업자

제11조 공중위생영업소의 폐쇄 등

① 시장·군수·구청장은 공중위생영업자가 다음의 어느 하나에 해당하면 6월 이내의 기간을 정하여 **영업의 정지 또는 일부 시설의 사용중지를** 명하거나 **영업소폐쇄** 등을 명할 수 있다. 다만, 관광숙박업의 경우에는 해당 관광숙박업의 관할행정기관의 장과 미리 협의하여야 한다.
1. 영업신고를 하지 아니하거나 시설과 설비기준을 위반한 경우
2. 변경신고를 하지 아니한 경우
3. 지위승계신고를 하지 아니한 경우
4. 공중위생영업자의 준수사항을 지키지 아니한 경우
4의2. 공중위생영업자의 불법카메라 설치 금지를 위반하여 카메라나 기계장치를 설치한 경우
5. 영업소 외의 장소에서 이용 또는 미용 업무를 한 경우
6. 보고를 하지 아니하거나 거짓으로 보고한 경우 또는 관계 공무원의 출입, 검사 또는 공중위생영업 장부 또는 서류의 열람을 거부·방해하거나 기피한 경우
7. 개선명령을 이행하지 아니한 경우
8. 성매매알선 등 행위의 처벌에 관한 법률, 풍속영업의 규제에 관한 법률, 청소년 보호법, 아동·청소년의 성보호에 관한 법률, 의료법 또는 마약류 관리에 관한 법률을 위반하여 관계 행정기관의 장으로부터 그 사실을 통보받은 경우

② 시장·군수·구청장은 다음의 어느 하나에 해당하는 경우로서 신분증의 위조·변조 또는 도용으로 청소년인 사실을 알지 못하였거나 폭행 또는 협박으로 청소년임을 확인하지 못한 사정이 인정되는 때에는 보건복지부령으로 정하는 바에 따라 해당 행정처분을 면제할 수 있다.
1. 공중위생영업자가 청소년 출입시간 준수사항을 위반한 경우
2. 공중위생영업자가 청소년 보호법을 위반한 경우

③ 시장·군수·구청장은 영업정지처분을 받고도 그 영업정지 기간에 영업을 한 경우에는 영업소 폐쇄를 명할 수 있다.
④ 시장·군수·구청장은 다음에 해당하는 경우에는 영업소 폐쇄를 명할 수 있다.
  1. 공중위생영업자가 정당한 사유 없이 6개월 이상 계속 휴업하는 경우
  2. 공중위생영업자가 부가가치세법에 따라 관할 세무서장에게 폐업신고를 하거나 관할 세무서장이 사업자 등록을 말소한 경우
  3. 공중위생업자가 영업을 하지 아니하기 위하여 영업시설의 전부를 철거한 경우

제11조의2 과징금처분
① 시장·군수·구청장은 영업정지가 이용자에게 심한 불편을 주거나 그 밖에 공익을 해할 우려가 있는 경우에는 영업정지 처분에 갈음하여 1억 원 이하의 과징금을 부과할 수 있다. 다만, 성매매알선 등 행위의 처벌에 관한 법률, 아동·청소년의 성보호에 관한 법률, 풍속영업의 규제에 관한 법률 제3조 각 호의 어느 하나, 마약류 관리에 관한 법률 또는 이에 상응하는 위반행위로 인하여 처분을 받게 되는 경우를 제외한다.
④ 시장·군수·구청장이 부과·징수한 과징금은 해당 시·군·구에 귀속된다.

제12조 청 문 ★ 44 43 40
보건복지부장관 또는 시장·군수·구청장은 다음에 해당하는 처분을 하려면 청문을 하여야 한다.
  2. 이용사와 미용사의 면허취소 또는 면허정지
  3. 위생사의 면허취소
  4. 영업정지명령, 일부 시설의 사용중지명령 또는 영업소 폐쇄명령

제13조 위생서비스수준의 평가
① 시·도지사는 공중위생영업소(관광숙박업 제외)의 위생관리수준을 향상시키기 위하여 위생서비스평가계획을 수립하여 시장·군수·구청장에게 통보하여야 한다.
② 시장·군수·구청장은 평가계획에 따라 관할지역별 세부평가계획을 수립한 후 공중위생영업소의 위생서비스수준을 평가하여야 한다.
③ 시장·군수·구청장은 위생서비스평가의 전문성을 높이기 위하여 필요하다고 인정하는 경우에는 관련 전문기관 및 단체로 하여금 위생서비스평가를 실시하게 할 수 있다.
④ 위생서비스평가의 주기(2년)·방법, 위생관리등급의 기준 기타 평가에 관하여 필요한 사항은 보건복지부령으로 정한다.

> 위생관리등급의 구분 등(시행규칙 제21조 제1항) ★ 41 39
> 1. 최우수업소 : 녹색등급
> 2. 우수업소 : 황색등급
> 3. 일반관리대상 업소 : 백색등급

제14조 　**위생관리등급 공표 등 ★ ㊺**

① 시장·군수·구청장은 위생서비스평가의 결과에 따른 위생관리등급을 해당 공중위생영업자에게 통보하고 이를 공표하여야 한다.
② 공중위생영업자는 시장·군수·구청장으로부터 통보받은 위생관리등급의 표지를 영업소의 명칭과 함께 영업소의 출입구에 부착할 수 있다.
③ 시·도지사 또는 시장·군수·구청장은 위생서비스평가의 결과 위생서비스의 수준이 우수하다고 인정되는 영업소에 대하여 포상을 실시할 수 있다.
④ 시·도지사 또는 시장·군수·구청장은 위생서비스평가의 결과에 따른 위생관리등급별로 영업소에 대한 위생감시를 실시하여야 한다.

제15조 　**공중위생감시원 ★ ㊵**

① 제3조, 제3조의2, 제4조 또는 제8조 내지 제11조의 규정에 의한 관계공무원의 업무를 행하게 하기 위하여 특별시·광역시·도 및 시·군·구(자치구에 한한다)에 공중위생감시원을 둔다.
② 공중위생감시원의 자격·임명·업무범위 기타 필요한 사항은 대통령령으로 정한다.

시행령 제8조 　**공중위생감시원의 자격 및 임명 ★ ㊻**

① 특별시장·광역시장·도지사 또는 시장·군수·구청장은 다음의 어느 하나에 해당하는 소속공무원 중에서 공중위생감시원을 임명한다.
　1. 위생사 또는 환경기사 2급 이상의 자격증이 있는 자
　2. 고등교육법에 따른 대학에서 화학·화공학·환경공학 또는 위생학 분야를 전공하고 졸업한 사람 또는 법령에 따라 이와 같은 수준 이상의 학력이 있다고 인정되는 사람
　3. 외국에서 위생사 또는 환경기사의 면허를 받은 자
　4. 1년 이상 공중위생 행정에 종사한 경력이 있는 자

시행령 제9조 　**공중위생감시원의 업무범위 ★ ㊺**

　1. 시설 및 설비의 확인
　2. 공중위생영업 관련 시설 및 설비의 위생상태 확인·검사, 공중위생영업자의 위생관리의무 및 영업자준수사항 이행여부의 확인
　4. 위생지도 및 개선명령 이행여부의 확인
　5. 공중위생영업소의 영업의 정지, 일부 시설의 사용중지 또는 영업소 폐쇄명령 이행여부의 확인
　6. 위생교육 이행여부의 확인

제17조   위생교육 ★ ④①
① 공중위생영업자는 매년 위생교육을 받아야 한다.
② 신고를 하고자 하는 자는 미리 위생교육을 받아야 한다. 다만, 보건복지부령으로 정하는 부득이한 사유로 미리 교육을 받을 수 없는 경우에는 영업개시 후 6개월 이내에 위생교육을 받을 수 있다.
③ 위생교육을 받아야 하는 자 중 영업에 직접 종사하지 아니하거나 2 이상의 장소에서 영업을 하는 자는 종업원 중 영업장별로 공중위생에 관한 책임자를 지정하고 그 책임자로 하여금 위생교육을 받게 하여야 한다.
④ 위생교육은 보건복지부장관이 허가한 단체 또는 공중위생 영업자단체가 실시할 수 있다.
⑤ 위생교육의 방법·절차 등에 관하여 필요한 사항은 보건복지부령으로 정한다.

> **위생교육(시행규칙 제23조) ★ ④③**
> ① 위생교육은 집합교육과 온라인교육을 병행하여 실시하되, 교육시간은 3시간으로 한다.
> ⑥ 영업신고 전에 위생교육을 받아야 하는 자 중 다음의 어느 하나에 해당하는 자는 영업신고를 한 후 6개월 이내에 위생교육을 받을 수 있다.
>   1. 천재지변, 본인의 질병·사고, 업무상 국외출장 등의 사유로 교육을 받을 수 없는 경우
>   2. 교육을 실시하는 단체의 사정 등으로 미리 교육을 받기 불가능한 경우
> ⑦ 위생교육을 받은 자가 위생교육을 받은 날부터 2년 이내에 위생교육을 받은 업종과 같은 업종의 영업을 하려는 경우에는 해당 영업에 대한 위생교육을 받은 것으로 본다.
> ⑩ 위생교육 실시단체의 장은 위생교육을 수료한 자에게 수료증을 교부하고, 교육실시 결과를 교육 후 1개월 이내에 시장·군수·구청장에게 통보하여야 하며, 수료증 교부대장 등 교육에 관한 기록을 2년 이상 보관·관리하여야 한다.

제19조의3   같은 명칭의 사용금지
위생사가 아니면 위생사라는 명칭을 사용하지 못한다.

제20조   벌 칙
① 제3조 제1항 전단에 따른 신고를 하지 아니하고 숙박업 영업을 한 자는 2년 이하의 징역 또는 2천만 원 이하의 벌금에 처한다.
② 다음 각 호의 1에 해당하는 자는 1년 이하의 징역 또는 1천만 원 이하의 벌금에 처한다.
  1. 제3조 제1항 전단에 따른 신고를 하지 아니하고 공중위생영업(숙박업 제외)을 한 자
  2. 제11조 제1항의 규정에 의한 영업정지명령 또는 일부 시설의 사용중지명령을 받고도 그 기간 중에 영업을 하거나 그 시설을 사용한 자 또는 영업소 폐쇄명령을 받고도 계속하여 영업을 한 자
③ 다음 각 호의 1에 해당하는 자는 6월 이하의 징역 또는 500만 원 이하의 벌금에 처한다.
  1. 제3조 제1항 후단의 규정에 의한 변경신고를 하지 아니한 자
  2. 제3조의2 제1항의 규정에 의하여 공중위생영업자의 지위를 승계한 자로서 동조 제4항의 규정에 의한 신고를 하지 아니한 자

3. 제4조 제7항의 규정에 위반하여 건전한 영업질서를 위하여 공중위생영업자가 준수하여야 할 사항을 준수하지 아니한 자

④ 다음 각 호의 어느 하나에 해당하는 사람은 300만 원 이하의 벌금에 처한다.

3. 다른 사람에게 위생사의 면허증을 빌려주거나 빌린 사람

4. 위생사의 면허증을 빌려주거나 빌리는 것을 알선한 사람

제22조 과태료 ★ 44 41 36

② 다음에 해당하는 자는 200만원 이하의 과태료에 처한다.

6. 제17조 제1항(공중위생영업자는 매년 위생교육을 받아야 한다)의 규정에 위반하여 위생교육을 받지 아니한 자

③ 제19조의3(같은 명칭의 사용금지)을 위반하여 위생사의 명칭을 사용한 자에게는 100만원 이하의 과태료를 부과한다.

④ 제1항부터 제3항까지의 규정에 따른 과태료는 대통령령으로 정하는 바에 따라 보건복지부장관 또는 시장·군수·구청장이 부과·징수한다.

> **과태료의 부과기준(시행령 별표 2)**
>
> 1. 일반기준
>
>   가. 보건복지부장관 또는 시장·군수·구청장은 다음의 어느 하나에 해당하는 경우에는 제2호의 개별기준에 따른 과태료 금액의 2분의 1 범위에서 그 금액을 줄일 수 있다. 다만, 과태료를 체납하고 있는 위반행위자에 대해서는 그렇지 않다.
>
>   1) 위반행위자가 질서위반행위규제법 시행령 제2조의2 제1항 각 호의 어느 하나에 해당하는 경우
>   2) 위반행위가 사소한 부주의나 오류로 발생한 것으로 인정되는 경우
>   3) 위반의 내용·정도가 경미하다고 인정되는 경우
>   4) 위반행위자가 법 위반상태를 시정하거나 해소하기 위해 노력한 것이 인정되는 경우
>   5) 그 밖에 위반행위의 정도, 위반행위의 동기와 그 결과 등을 고려하여 과태료 금액을 줄일 필요가 있다고 인정되는 경우
>
>   나. 보건복지부장관 또는 시장·군수·구청장은 다음의 어느 하나에 해당하는 경우에는 제2호의 개별기준에 따른 과태료 금액의 2분의 1 범위에서 그 금액을 늘려 부과할 수 있다. 다만, 늘려 부과하는 경우에도 법에 따른 과태료 금액의 상한을 넘을 수 없다.
>
>   1) 위반의 내용 및 정도가 중대하여 이로 인한 피해가 크다고 인정되는 경우
>   2) 법 위반상태의 기간이 6개월 이상인 경우
>   3) 그 밖에 위반행위의 정도, 위반행위의 동기와 그 결과 등을 고려하여 가중할 필요가 있다고 인정되는 경우
>
> 2. 개별기준
>
> | 위반행위 | 과태료 금액 |
> |---|---|
> | 법 제19조의3(같은 명칭의 사용금지)을 위반하여 위생사의 명칭을 사용한 경우 | 50만 원 |

CHAPTER

02 식품위생법 시행 2025. 03. 21.

제1조 목 적 ★ 43 36 35

이 법은 식품으로 인하여 생기는 위생상의 위해를 방지하고 식품영양의 질적 향상을 도모하며 식품에 관한 올바른 정보를 제공함으로써 국민 건강의 보호 · 증진에 이바지함을 목적으로 한다.

제2조 정 의 ★ 43 40 38 37 36

이 법에서 사용하는 용어의 뜻은 다음과 같다.

1. 식품이란 모든 음식물(의약으로 섭취하는 것은 제외)을 말한다.
2. 식품첨가물이란 식품을 제조 · 가공 · 조리 또는 보존하는 과정에서 감미, 착색, 표백 또는 산화방지 등을 목적으로 식품에 사용되는 물질을 말한다. 이 경우 기구 · 용기 · 포장을 살균 · 소독하는 데에 사용되어 간접적으로 식품으로 옮아갈 수 있는 물질을 포함한다.
3. 화학적 합성품이란 화학적 수단으로 원소 또는 화합물에 분해 반응 외의 화학 반응을 일으켜서 얻은 물질을 말한다.
4. 기구란 식품 또는 식품첨가물에 직접 닿는 기계 · 기구나 그 밖의 물건(농업과 수산업에서 식품을 채취하는 데에 쓰는 기계 · 기구나 그 밖의 물건 및 위생용품은 제외)을 말한다.
   가. 음식을 먹을 때 사용하거나 담는 것
   나. 식품 또는 식품첨가물을 채취 · 제조 · 가공 · 조리 · 저장 · 소분 · 운반 · 진열할 때 사용하는 것
5. 용기 · 포장이란 식품 또는 식품첨가물을 넣거나 싸는 것으로서 식품 또는 식품첨가물을 주고받을 때 함께 건네는 물품을 말한다.

5의2. 공유주방이란 식품의 제조 · 가공 · 조리 · 저장 · 소분 · 운반에 필요한 시설 또는 기계 · 기구 등을 여러 영업자가 함께 사용하거나, 동일한 영업자가 여러 종류의 영업에 사용할 수 있는 시설 또는 기계 · 기구 등이 갖춰진 장소를 말한다.

6. 위해란 식품, 식품첨가물, 기구 또는 용기 · 포장에 존재하는 위험요소로서 인체의 건강을 해치거나 해칠 우려가 있는 것을 말한다.

9. 영업이란 식품 또는 식품첨가물을 채취 · 제조 · 가공 · 조리 · 저장 · 소분 · 운반 또는 판매하거나 기구 또는 용기 · 포장을 제조 · 운반 · 판매하는 업(농업과 수산업에 속하는 식품 채취업은 제외. 이하 이 호에서 "식품제조업 등"이라 함)을 말한다. 이 경우 공유주방을 운영하는 업과 공유주방에서 식품제조업 등을 영위하는 업을 포함한다.
10. 영업자란 영업허가를 받은 자나 영업신고를 한 자 또는 영업등록을 한 자를 말한다.
11. 식품위생이란 식품, 식품첨가물, 기구 또는 용기 · 포장을 대상으로 하는 음식에 관한 위생을 말한다.

12. 집단급식소란 영리를 목적으로 하지 아니하면서 특정 다수인에게 계속하여 음식물을 공급하는 다음에 해당하는 곳의 급식시설로서 대통령령으로 정하는 시설을 말한다.
    가. 기숙사
    나. 학교, 유치원, 어린이집
    다. 병원
    라. 사회복지시설
    마. 산업체
    바. 국가, 지방자치단체 및 공공기관
    사. 그 밖의 후생기관 등
13. 식품이력추적관리란 식품을 제조·가공단계부터 판매단계까지 각 단계별로 정보를 기록·관리하여 그 식품의 안전성 등에 문제가 발생할 경우 그 식품을 추적하여 원인을 규명하고 필요한 조치를 할 수 있도록 관리하는 것을 말한다.
14. 식중독이란 식품 섭취로 인하여 인체에 유해한 미생물 또는 유독물질에 의하여 발생하였거나 발생한 것으로 판단되는 감염성 질환 또는 독소형 질환을 말한다.
15. 집단급식소에서의 식단이란 급식대상 집단의 영양섭취기준에 따라 음식명, 식재료, 영양성분, 조리방법, 조리인력 등을 고려하여 작성한 급식계획서를 말한다.

시행령 제2조 | 집단급식소의 범위 ★ ㊻ ㊴

집단급식소는 1회 50명 이상에게 식사를 제공하는 급식소를 말한다.

제3조 | 식품 등의 취급

① 누구든지 판매(판매 외의 불특정 다수인에 대한 제공을 포함)를 목적으로 식품 또는 식품첨가물을 채취·제조·가공·사용·조리·저장·소분·운반 또는 진열을 할 때에는 깨끗하고 위생적으로 하여야 한다.
② 영업에 사용하는 기구 및 용기·포장은 깨끗하고 위생적으로 다루어야 한다.

제4조 | 위해식품 등의 판매 등 금지 ★ ㊱

누구든지 다음의 어느 하나에 해당하는 식품 등을 판매하거나 판매할 목적으로 채취·제조·수입·가공·사용·조리·저장·소분·운반 또는 진열하여서는 아니 된다.
1. 썩거나 상하거나 설익어서 인체의 건강을 해칠 우려가 있는 것
2. 유독·유해물질이 들어 있거나 묻어 있는 것 또는 그러할 염려가 있는 것. 다만, 식품의약품안전처장이 인체의 건강을 해칠 우려가 없다고 인정하는 것은 제외한다.
3. 병을 일으키는 미생물에 오염되었거나 그러할 염려가 있어 인체의 건강을 해칠 우려가 있는 것
4. 불결하거나 다른 물질이 섞이거나 첨가된 것 또는 그 밖의 사유로 인체의 건강을 해칠 우려가 있는 것
5. 안전성 심사 대상인 농·축·수산물 등 가운데 안전성 심사를 받지 아니하였거나 안전성 심사에서 식용으로 부적합하다고 인정된 것
6. 수입이 금지된 것 또는 수입식품안전관리 특별법에 따른 수입신고를 하지 아니하고 수입한 것
7. 영업자가 아닌 자가 제조·가공·소분한 것

제5조　병든 동물 고기 등의 판매 등 금지

누구든지 총리령으로 정하는 질병에 걸렸거나 걸렸을 염려가 있는 동물이나 그 질병에 걸려 죽은 동물의 고기·뼈·젖·장기 또는 혈액을 식품으로 판매하거나 판매할 목적으로 채취·수입·가공·사용·조리·저장·소분 또는 운반하거나 진열하여서는 아니 된다.

> 판매 등이 금지되는 병든 동물 고기 등(시행규칙 제4조) ★ ㊺ ㊶
> 1. 축산물 위생관리법 시행규칙에 따라 도축이 금지되는 가축전염병
> 2. 리스테리아병, 살모넬라병, 파스튜렐라병 및 선모충증

제6조　기준·규격이 정하여지지 아니한 화학적 합성품 등의 판매 등 금지

누구든지 다음의 어느 하나에 해당하는 행위를 하여서는 아니 된다. 다만, 식품의약품안전처장이 식품위생심의위원회(이하 심의위원회)의 심의를 거쳐 인체의 건강을 해칠 우려가 없다고 인정하는 경우에는 그러하지 아니하다.

1. 기준·규격이 정하여지지 아니한 화학적 합성품인 첨가물과 이를 함유한 물질을 식품첨가물로 사용하는 행위
2. 1.에 따른 식품첨가물이 함유된 식품을 판매하거나 판매할 목적으로 제조·수입·가공·사용·조리·저장·소분·운반 또는 진열하는 행위

제7조　식품 또는 식품첨가물에 관한 기준 및 규격 ★ ㊹ ㊳

① 식품의약품안전처장은 국민 건강을 보호·증진하기 위하여 필요하면 판매를 목적으로 하는 식품 또는 식품첨가물에 관한 다음의 사항을 정하여 고시한다.
　1. 제조·가공·사용·조리·보존 방법에 관한 기준
　2. 성분에 관한 규격

② 식품의약품안전처장은 기준과 규격이 고시되지 아니한 식품 또는 식품첨가물의 기준과 규격을 인정받으려는 자에게 ① 각 호의 사항을 제출하게 하여 식품·의약품분야 시험·검사 등에 관한 법률에 따라 식품의약품안전처장이 지정한 식품전문 시험·검사기관 또는 총리령으로 정하는 시험·검사기관의 검토를 거쳐 기준과 규격이 고시될 때까지 그 식품 또는 식품첨가물의 기준과 규격으로 인정할 수 있다.

③ 수출할 식품 또는 식품첨가물의 기준과 규격은 수입자가 요구하는 기준과 규격을 따를 수 있다.

④ 기준과 규격이 정하여진 식품 또는 식품첨가물은 그 기준에 따라 제조·수입·가공·사용·조리·보존하여야 하며, 그 기준과 규격에 맞지 아니하는 식품 또는 식품첨가물은 판매하거나 판매할 목적으로 제조·수입·가공·사용·조리·저장·소분·운반·보존 또는 진열하여서는 아니 된다.

⑤ 식품의약품안전처장은 거짓이나 그 밖의 부정한 방법으로 ②에 따른 기준 및 규격의 인정을 받은 자에 대하여 그 인정을 취소하여야 한다.

| 제7조의4 | **식품 등의 기준 및 규격 관리계획 등 ★ ㊷**

① 식품의약품안전처장은 관계 중앙행정기관의 장과의 협의 및 심의위원회의 심의를 거쳐 식품 등의 기준 및 규격 관리 기본계획(이하 관리계획)을 5년마다 수립·추진할 수 있다.
② 관리계획에는 다음의 사항이 포함되어야 한다.
   1. 식품 등의 기준 및 규격 관리의 기본 목표 및 추진방향
   2. 식품 등의 유해물질 노출량 평가
   3. 식품 등의 유해물질의 총 노출량 적정관리 방안
   4. 식품 등의 기준 및 규격의 재평가에 관한 사항
   5. 그 밖에 식품 등의 기준 및 규격 관리에 필요한 사항
③ 식품의약품안전처장은 관리계획을 시행하기 위하여 해마다 관계 중앙행정기관의 장과 협의하여 식품 등의 기준 및 규격 관리 시행계획(이하 시행계획)을 수립하여야 한다.
④ 식품의약품안전처장은 관리계획 및 시행계획을 수립·시행하기 위하여 필요한 때에는 관계 중앙행정기관의 장 및 지방자치단체의 장에게 협조를 요청할 수 있다. 이 경우 협조를 요청받은 관계 중앙행정기관의 장 등은 특별한 사유가 없으면 이에 따라야 한다.
⑤ 관리계획에 포함되는 노출량 평가·관리의 대상이 되는 유해물질의 종류, 관리계획 및 시행계획의 수립·시행 등에 필요한 사항은 총리령으로 정한다.

> **식품 등의 기준 및 규격 관리 기본계획 등의 수립·시행(시행규칙 제5조의4)**
> ① 식품 등의 기준 및 규격 관리 기본계획에 포함되는 노출량 평가·관리의 대상이 되는 유해물질의 종류는 다음과 같다 ★ ㊸
>   1. 중금속
>   2. 곰팡이 독소
>   3. 유기성오염물질
>   4. 제조·가공 과정에서 생성되는 오염물질
>   5. 그 밖에 식품 등의 안전관리를 위하여 식품의약품안전처장이 노출량 평가·관리가 필요하다고 인정한 유해물질
> ② 식품의약품안전처장은 관리계획 및 시행계획을 수립·시행할 때에는 다음의 자료를 바탕으로 하여야 한다.
>   1. 식품 등의 유해물질 오염도에 관한 자료
>   2. 식품 등의 유해물질 저감화에 관한 자료
>   3. 총식이조사(TDS, Total Diet Study)에 관한 자료
>   4. 영양 및 식생활 조사에 관한 자료

|

| 제8조 | **유독기구 등의 판매·사용 금지**

유독·유해물질이 들어 있거나 묻어 있어 인체의 건강을 해칠 우려가 있는 기구 및 용기·포장과 식품 또는 식품첨가물에 직접 닿으면 해로운 영향을 끼쳐 인체의 건강을 해칠 우려가 있는 기구 및 용기·포장을 판매하거나 판매할 목적으로 제조·수입·저장·운반·진열하거나 영업에 사용하여서는 아니 된다. |

제9조 **기구 및 용기·포장에 관한 기준 및 규격** ★ 46 43 35

① 식품의약품안전처장은 국민보건을 위하여 필요한 경우에는 판매하거나 영업에 사용하는 기구 및 용기·포장에 관하여 다음의 사항을 정하여 고시한다.
  1. 제조 방법에 관한 기준
  2. 기구 및 용기·포장과 그 원재료에 관한 규격

② 식품의약품안전처장은 기준과 규격이 고시되지 아니한 기구 및 용기·포장의 기준과 규격을 인정받으려는 자에게 ① 각 호의 사항을 제출하게 하여 식품·의약품분야 시험·검사 등에 관한 법률에 따라 식품의약품안전처장이 지정한 식품전문 시험·검사기관 또는 총리령으로 정하는 시험·검사기관의 검토를 거쳐 기준과 규격이 고시될 때까지 해당 기구 및 용기·포장의 기준과 규격으로 인정할 수 있다.

③ 수출할 기구 및 용기·포장과 그 원재료에 관한 기준과 규격은 수입자가 요구하는 기준과 규격을 따를 수 있다.

④ 기준과 규격이 정하여진 기구 및 용기·포장은 그 기준에 따라 제조하여야 하며, 그 기준과 규격에 맞지 아니한 기구 및 용기·포장은 판매하거나 판매할 목적으로 제조·수입·저장·운반·진열하거나 영업에 사용하여서는 아니 된다.

⑤ 식품의약품안전처장은 거짓이나 그 밖의 부정한 방법으로 ②에 따른 기준 및 규격의 인정을 받은 자에 대하여 그 인정을 취소하여야 한다.

제12조의2 **유전자변형식품 등의 표시**

① 다음에 해당하는 생명공학기술을 활용하여 재배·육성된 농산물·축산물·수산물 등을 원재료로 하여 제조·가공한 식품 또는 식품첨가물(이하 유전자변형식품 등)은 유전자변형식품임을 표시하여야 한다. 다만, 제조·가공 후에 유전자변형 디엔에이(DNA) 또는 유전자변형 단백질이 남아 있는 유전자변형식품 등에 한정한다.
  1. 인위적으로 유전자를 재조합하거나 유전자를 구성하는 핵산을 세포 또는 세포 내 소기관으로 직접 주입하는 기술
  2. 분류학에 따른 과의 범위를 넘는 세포융합기술

② 표시하여야 하는 유전자변형식품 등은 표시가 없으면 판매하거나 판매할 목적으로 수입·진열·운반하거나 영업에 사용하여서는 아니 된다.

③ 표시의무자, 표시대상 및 표시방법 등에 필요한 사항은 식품의약품안전처장이 정한다.

제14조 **식품 등의 공전** ★ 39 37

식품의약품안전처장은 다음의 기준 등을 실은 식품 등의 공전을 작성·보급하여야 한다.
  1. 식품 또는 식품첨가물의 기준과 규격
  2. 기구 및 용기·포장의 기준과 규격

제15조 **위해평가**

① 식품의약품안전처장은 국내외에서 유해물질이 함유된 것으로 알려지는 등 위해의 우려가 제기되는 식품 등이 위해식품 등의 판매 등 금지(제4조) 또는 유독기구 등의 판매·사용 금지(제8조)에 따른 식품 등에 해당한다고 의심되는 경우에는 그 식품 등의 위해요소를 신속히 평가하여 그것이 위해식품 등인지를 결정하여야 한다.

② 식품의약품안전처장은 위해평가가 끝나기 전까지 국민건강을 위하여 예방조치가 필요한 식품 등에 대하여는 판매하거나 판매할 목적으로 채취·제조·수입·가공·사용·조리·저장·소분·운반 또는 진열하는 것을 일시적으로 금지할 수 있다. 다만, 국민건강에 급박한 위해가 발생하였거나 발생할 우려가 있다고 식품의약품안전처장이 인정하는 경우에는 그 금지조치를 하여야 한다.

시행령 제4조 **위해평가에서 평가하여야 할 위해요소** ★ 44 42

1. 잔류농약, 중금속, 식품첨가물, 잔류 동물용 의약품, 환경오염물질 및 제조·가공·조리과정에서 생성되는 물질 등 화학적 요인
2. 식품 등의 형태 및 이물 등 물리적 요인
3. 식중독 유발 세균 등 미생물적 요인

제18조 **유전자변형식품 등의 안전성 심사 등** ★ 44

① 유전자변형식품 등을 식용으로 수입·개발·생산하는 자는 최초로 유전자변형식품 등을 수입하는 경우 등 대통령령으로 정하는 경우에는 식품의약품안전처장에게 해당 식품 등에 대한 안전성 심사를 받아야 한다.

② 식품의약품안전처장은 유전자변형식품 등의 안전성 심사를 위하여 식품의약품안전처에 유전자변형식품 등 안전성심사위원회를 둔다.

③ 안전성심사위원회는 위원장 1명을 포함한 20명 이내의 위원으로 구성한다. 이 경우 공무원이 아닌 위원이 전체 위원의 과반수가 되도록 하여야 한다.

④ 안전성심사위원회의 위원은 유전자변형식품 등에 관한 학식과 경험이 풍부한 사람으로서 다음에 해당하는 사람 중에서 식품의약품안전처장이 위촉하거나 임명한다.
  1. 유전자변형식품 관련 학회 또는 고등교육법에 따른 대학 또는 산업대학의 추천을 받은 사람
  2. 비영리민간단체 지원법에 따른 비영리민간단체의 추천을 받은 사람
  3. 식품위생 관계 공무원

⑤ 안전성심사위원회의 위원장은 위원 중에서 호선한다.

⑥ 위원의 임기는 2년으로 한다. 다만, 공무원인 위원의 임기는 해당 직에 재직하는 기간으로 한다.

⑦ 식품의약품안전처장은 거짓이나 그 밖의 부정한 방법으로 ①에 따른 안전성 심사를 받은 자에 대하여 그 심사에 따른 안전성 승인을 취소하여야 한다.

제19조의4 　**검사명령 등 ★ ㊺**

① 식품의약품안전처장은 다음에 해당하는 식품 등을 채취·제조·가공·사용·조리·저장·소분·운반 또는 진열하는 영업자에 대하여 식품·의약품분야 시험·검사 등에 관한 법률에 따른 식품전문 시험·검사기관 또는 국외시험·검사기관에서 검사를 받을 것을 명할 수 있다. 다만, 검사로써 위해성분을 확인할 수 없다고 식품의약품안전처장이 인정하는 경우에는 관계 자료 등으로 갈음할 수 있다.
　1. 국내외에서 유해물질이 검출된 식품 등
　3. 그 밖에 국내외에서 위해발생의 우려가 제기되었거나 제기된 식품 등
② 검사명령을 받은 영업자는 총리령으로 정하는 검사기한(검사명령을 받은 날부터 20일 이내) 내에 검사를 받거나 관련 자료 등을 제출하여야 한다.

제21조 　**특정 식품 등의 수입·판매 등 금지**

① 식품의약품안전처장은 특정 국가 또는 지역에서 채취·제조·가공·사용·조리 또는 저장된 식품 등이 그 특정 국가 또는 지역에서 위해한 것으로 밝혀졌거나 위해의 우려가 있다고 인정되는 경우에는 그 식품 등을 수입·판매하거나 판매할 목적으로 제조·가공·사용·조리·저장·소분·운반 또는 진열하는 것을 금지할 수 있다.

제22조 　**출입·검사·수거 등**

① 식품의약품안전처장(대통령령으로 정하는 그 소속 기관의 장을 포함), 시·도지사 또는 시장·군수·구청장은 식품 등의 위해방지·위생관리와 영업질서의 유지를 위하여 필요하면 다음의 구분에 따른 조치를 할 수 있다.
　1. 영업자나 그 밖의 관계인에게 필요한 서류나 그 밖의 자료의 제출 요구
　2. 관계 공무원으로 하여금 다음에 해당하는 출입·검사·수거 등의 조치
　　가. 영업소(사무소, 창고, 제조소, 저장소, 판매소, 그 밖에 이와 유사한 장소를 포함)에 출입하여 판매를 목적으로 하거나 영업에 사용하는 식품 등 또는 영업시설 등에 대하여 하는 검사
　　나. 검사에 필요한 최소량의 식품 등의 무상 수거
　　다. 영업에 관계되는 장부 또는 서류의 열람
② 식품의약품안전처장은 시·도지사 또는 시장·군수·구청장이 출입·검사·수거 등의 업무를 수행하면서 식품 등으로 인하여 발생하는 위생 관련 위해방지 업무를 효율적으로 하기 위하여 필요한 경우에는 관계 행정기관의 장, 다른 시·도지사 또는 시장·군수·구청장에게 행정응원을 하도록 요청할 수 있다. 이 경우 행정응원을 요청받은 관계 행정기관의 장, 시·도지사 또는 시장·군수·구청장은 특별한 사유가 없으면 이에 따라야 한다.
③ 출입·검사·수거 또는 열람하려는 공무원은 그 권한을 표시하는 증표 및 조사기간, 조사범위, 조사담당자, 관계 법령 등 대통령령으로 정하는 사항이 기재된 서류를 지니고 이를 관계인에게 내보여야 한다.

제31조 자가품질검사 의무

① 식품 등을 제조 · 가공하는 영업자는 총리령으로 정하는 바에 따라 제조 · 가공하는 식품 등이 기준과 규격에 맞는지를 검사하여야 한다.

② 식품 등을 제조 · 가공하는 영업자는 검사를 식품 · 의약품분야 시험 · 검사 등에 관한 법률에 따른 자가품질위탁 시험 · 검사기관에 위탁하여 실시할 수 있다.

③ 검사를 직접 행하는 영업자는 검사 결과 해당 식품 등이 국민 건강에 위해가 발생하거나 발생할 우려가 있는 경우에는 지체 없이 식품의약품안전처장에게 보고하여야 한다.

④ 검사의 항목 · 절차, 그 밖에 검사에 필요한 사항은 총리령으로 정한다.

> 자가품질검사(시행규칙 제31조) ★ 45
> 자가품질검사에 관한 기록서는 2년간 보관하여야 한다.

제32조 식품위생감시원 ★ 44 39 38 37 36 35

① 관계 공무원의 직무와 그 밖에 식품위생에 관한 지도 등을 하기 위하여 식품의약품안전처(대통령령으로 정하는 그 소속 기관을 포함), 특별시 · 광역시 · 특별자치시 · 도 · 특별자치도 또는 시 · 군 · 구에 식품위생감시원을 둔다.

시행령 제16조 식품위생감시원의 자격 및 임명 ★ 45 35

① 대통령령으로 정하는 그 소속 기관이란 지방식품의약품안전청을 말한다.

② 식품위생감시원은 식품의약품안전처장(지방식품의약품안전청장을 포함), 시 · 도지사 또는 시장 · 군수 · 구청장이 다음에 해당하는 소속 공무원 중에서 임명한다.

1. 위생사, 식품제조기사(식품기술사 · 식품기사 · 식품산업기사 · 수산제조기술사 · 수산제조기사 및 수산제조산업기사를 말함) 또는 영양사
2. 고등교육법에 따른 대학 또는 전문대학에서 의학 · 한의학 · 약학 · 한약학 · 수의학 · 축산학 · 축산가공학 · 수산제조학 · 농산제조학 · 농화학 · 화학 · 화학공학 · 식품가공학 · 식품화학 · 식품제조학 · 식품공학 · 식품과학 · 식품영양학 · 위생학 · 발효공학 · 미생물학 · 조리학 · 생물학 분야의 학과 또는 학부를 졸업한 사람 또는 이와 같은 수준 이상의 자격이 있는 사람
3. 외국에서 위생사 또는 식품제조기사의 면허를 받거나 위와 같은 과정을 졸업한 것으로 식품의약품안전처장이 인정하는 사람
4. 1년 이상 식품위생행정에 관한 사무에 종사한 경험이 있는 사람

③ 식품의약품안전처장(지방식품의약품안전청장을 포함), 시 · 도지사 또는 시장 · 군수 · 구청장은 요건에 해당하는 사람만으로는 식품위생감시원의 인력 확보가 곤란하다고 인정될 경우에는 식품위생행정에 종사하는 사람 중 소정의 교육을 2주 이상 받은 자에 대하여 그 식품위생행정에 종사하는 기간 동안 식품위생감시원의 자격을 인정할 수 있다.

시행령 제17조 | **식품위생감시원의 직무** ★ 46 43 38

1. 식품 등의 위생적인 취급에 관한 기준의 이행 지도
2. 수입·판매 또는 사용 등이 금지된 식품 등의 취급 여부에 관한 단속
3. 표시 또는 광고기준의 위반 여부에 관한 단속
4. 출입·검사 및 검사에 필요한 식품 등의 수거
5. 시설기준의 적합 여부의 확인·검사
6. 영업자 및 종업원의 건강진단 및 위생교육의 이행 여부의 확인·지도
7. 조리사 및 영양사의 법령 준수사항 이행 여부의 확인·지도
8. 행정처분의 이행 여부 확인
9. 식품 등의 압류·폐기 등
10. 영업소의 폐쇄를 위한 간판 제거 등의 조치
11. 그 밖에 영업자의 법령 이행 여부에 관한 확인·지도

제33조 | **소비자식품위생감시원** ★ 42

① 식품의약품안전처장, 시·도지사 또는 시장·군수·구청장은 식품위생관리를 위하여 소비자단체의 임직원 중 해당 단체의 장이 추천한 자나 식품위생에 관한 지식이 있는 자를 소비자식품위생감시원으로 위촉할 수 있다.

② 소비자식품위생감시원의 직무는 다음과 같다.
  1. 식품접객영업자에 대한 위생관리 상태 점검
  2. 유통 중인 식품 등이 표시·광고의 기준에 맞지 아니하거나 부당한 표시 또는 광고행위의 금지 규정을 위반한 경우 관할 행정관청에 신고하거나 그에 관한 자료 제공
  3. 식품위생감시원이 하는 식품 등에 대한 수거 및 검사 지원
  4. 그 밖에 식품위생에 관한 사항으로서 대통령령으로 정하는 사항(식품위생감시원의 직무 중 행정처분의 이행 여부 확인을 지원하는 업무)

제36조 | **시설기준**

① 다음의 영업을 하려는 자는 총리령으로 정하는 시설기준에 맞는 시설을 갖추어야 한다.
  1. 식품 또는 식품첨가물의 제조업, 가공업, 운반업, 판매업 및 보존업
  2. 기구 또는 용기·포장의 제조업
  3. 식품접객업
  4. 공유주방 운영업

② 시설은 영업을 하려는 자별로 구분되어야 한다. 다만, 공유주방을 운영하는 경우에는 그러하지 아니하다.

③ 영업의 세부 종류와 그 범위는 대통령령으로 정한다.

시행령 제21조 영업의 종류

1. 식품제조·가공업 : 식품을 제조·가공하는 영업
2. 즉석판매제조·가공업 : 총리령으로 정하는 식품을 제조·가공업소에서 직접 최종소비자에게 판매하는 영업
3. 식품첨가물제조업
   가. 감미료·착색료·표백제 등의 화학적 합성품을 제조·가공하는 영업
   나. 천연 물질로부터 유용한 성분을 추출하는 등의 방법으로 얻은 물질을 제조·가공하는 영업
   다. 식품첨가물의 혼합제재를 제조·가공하는 영업
   라. 기구 및 용기·포장을 살균·소독할 목적으로 사용되어 간접적으로 식품에 이행될 수 있는 물질을 제조·가공하는 영업
4. 식품운반업 : 직접 마실 수 있는 유산균음료(살균유산균음료를 포함)나 어류·조개류 및 그 가공품 등 부패·변질되기 쉬운 식품을 전문적으로 운반하는 영업. 다만, 해당 영업자의 영업소에서 판매할 목적으로 식품을 운반하는 경우와 해당 영업자가 제조·가공한 식품을 운반하는 경우는 제외
5. 식품소분·판매업
   가. 식품소분업 : 총리령으로 정하는 식품 또는 식품첨가물의 완제품을 나누어 유통할 목적으로 재포장·판매하는 영업
   나. 식품판매업
      1) 식용얼음판매업 : 식용얼음을 전문적으로 판매하는 영업
      2) 식품자동판매기영업 : 식품을 자동판매기에 넣어 그대로 판매하거나 내부에서의 자동적인 혼합·처리과정을 거친 식품을 판매하는 영업. 다만, 소비기한이 1개월 이상인 완제품만을 자동판매기에 넣어 판매하는 경우는 제외
      3) 유통전문판매업 : 식품 또는 식품첨가물을 스스로 제조·가공하지 아니하고 식품제조·가공업자 또는 식품첨가물제조업자에게 의뢰하여 제조·가공한 식품 또는 식품첨가물을 자신의 상표로 유통·판매하는 영업
      4) 집단급식소 식품판매업 : 집단급식소에 식품을 판매하는 영업
      6) 기타 식품판매업 : 1)부터 4)까지를 제외한 영업으로서 총리령으로 정하는 일정 규모 이상의 백화점, 슈퍼마켓, 연쇄점 등에서 식품을 판매하는 영업
6. 식품보존업
   가. 식품조사처리업 : 방사선을 쬐어 식품의 보존성을 물리적으로 높이는 것을 업으로 하는 영업
   나. 식품냉동·냉장업 : 식품을 얼리거나 차게 하여 보존하는 영업. 다만, 수산물의 냉동·냉장은 제외

7. 용기 · 포장류제조업
   가. 용기 · 포장지제조업 : 식품 또는 식품첨가물을 넣거나 싸는 물품으로서 식품 또는 식품첨가물에 직접 접촉되는 용기(옹기류는 제외) · 포장지를 제조하는 영업
   나. 옹기류제조업 : 식품을 제조 · 조리 · 저장할 목적으로 사용되는 독, 항아리, 뚝배기 등을 제조하는 영업
8. 식품접객업
   가. 휴게음식점영업 : 주로 다류, 아이스크림류 등을 조리 · 판매하거나 패스트푸드점, 분식점 형태의 영업 등 음식류를 조리 · 판매하는 영업으로서 음주행위가 허용되지 아니하는 영업. 다만, 편의점, 슈퍼마켓, 휴게소, 그 밖에 음식류를 판매하는 장소(만화가게 및 인터넷컴퓨터게임시설제공업을 하는 영업소 등 음식류를 부수적으로 판매하는 장소를 포함)에서 컵라면, 일회용 다류 또는 그 밖의 음식류에 물을 부어 주는 경우는 제외
   나. 일반음식점영업 : 음식류를 조리 · 판매하는 영업으로서 식사와 함께 부수적으로 음주행위가 허용되는 영업
   다. 단란주점영업 : 주로 주류를 조리 · 판매하는 영업으로서 손님이 노래를 부르는 행위가 허용되는 영업
   라. 유흥주점영업 : 주로 주류를 조리 · 판매하는 영업으로서 유흥종사자를 두거나 유흥시설을 설치할 수 있고 손님이 노래를 부르거나 춤을 추는 행위가 허용되는 영업
   마. 위탁급식영업 : 집단급식소를 설치 · 운영하는 자와의 계약에 따라 그 집단급식소에서 음식류를 조리하여 제공하는 영업
   바. 제과점영업 : 주로 빵, 떡, 과자 등을 제조 · 판매하는 영업으로서 음주행위가 허용되지 아니하는 영업
9. 공유주방 운영업 : 여러 영업자가 함께 사용하는 공유주방을 운영하는 영업

시행령 제23조 허가를 받아야 하는 영업 및 허가관청 ★ 45 44 42 41 37 35
1. 식품조사처리업 : 식품의약품안전처장
2. 단란주점영업과 유흥주점영업 : 특별자치시장 · 특별자치도지사 또는 시장 · 군수 · 구청장

시행령 제24조 허가를 받아야 하는 변경사항
허가받은 사항을 변경할 때 허가를 받아야 하는 사항은 영업소 소재지로 한다.

시행령 제25조 특별자치시장 · 특별자치도지사 또는 시장 · 군수 · 구청장에게 영업신고를 하여야 하는 업종 ★ 46
2. 즉석판매제조 · 가공업
4. 식품운반업
5. 식품소분 · 판매업
6. 식품냉동 · 냉장업
7. 용기 · 포장류제조업(자신의 제품을 포장하기 위하여 용기 · 포장류를 제조하는 경우는 제외)
8. 휴게음식점영업, 일반음식점영업, 위탁급식영업 및 제과점영업

시행령 제26조 **신고를 하여야 하는 변경사항**

영업신고한 사항을 변경할 때 신고를 하여야 하는 사항은 다음과 같다.
1. 영업자의 성명(법인인 경우에는 그 대표자의 성명을 말한다)
2. 영업소의 명칭 또는 상호
3. 영업소의 소재지
4. 영업장의 면적
6. 즉석판매제조·가공업을 하는 자가 즉석판매제조·가공 대상 식품 중 식품의 유형을 달리하여 새로운 식품을 제조·가공하려는 경우(변경 전 식품의 유형 또는 변경하려는 식품의 유형이 법 제31조에 따른 자가품질검사 대상인 경우만 해당)
8. 식품운반업을 하는 자가 냉장·냉동차량을 증감하려는 경우
9. 식품자동판매기영업을 하는 자가 같은 특별자치시·시(제주특별자치도 설치 및 국제자유도시 조성을 위한 특별법에 따른 행정시를 포함)·군·구(자치구)에서 식품자동판매기의 설치 대수를 증감하려는 경우

시행령 제26조의2 **특별자치시장·특별자치도지사 또는 시장·군수·구청장에게 등록하여야 하는 영업**

1. 식품제조·가공업(주류제조업은 식품의약품안전처장)
2. 식품첨가물제조업
3. 공유주방 운영업

제40조 **건강진단**

① 총리령으로 정하는 영업자 및 그 종업원은 건강진단을 받아야 한다. 다만, 다른 법령에 따라 같은 내용의 건강진단을 받는 경우에는 이 법에 따른 건강진단을 받은 것으로 본다.

> 건강진단 대상자(시행규칙 제49조)
> ① 건강진단을 받아야 하는 사람은 식품 또는 식품첨가물(화학적 합성품 또는 기구 등의 살균·소독제는 제외한다)을 채취·제조·가공·조리·저장·운반 또는 판매하는 일에 직접 종사하는 영업자 및 종업원으로 한다. 다만, 완전 포장된 식품 또는 식품첨가물을 운반하거나 판매하는 일에 종사하는 사람은 제외한다.
> ② 건강진단을 받아야 하는 영업자 및 그 종업원은 영업 시작 전 또는 영업에 종사하기 전에 미리 건강진단을 받아야 한다.
> ③ 건강진단은 식품위생 분야 종사자의 건강진단 규칙에서 정하는 바에 따른다.
>
> 건강진단 항목 등(식품위생 분야 종사자의 건강진단 규칙 제2조)
> ① 건강진단의 항목은 장티푸스, 파라티푸스, 폐결핵이다.
> ② 영업자 및 그 종업원은 매 1년마다 건강진단을 받아야 한다.
> ③ 건강진단의 유효기간은 1년으로 하며, 직전 건강진단의 유효기간이 만료되는 날의 다음 날부터 기산한다.
> ④ 건강진단은 건강진단의 유효기간 만료일 전후 각각 30일 이내에 실시해야 한다.

② 건강진단을 받은 결과 타인에게 위해를 끼칠 우려가 있는 질병이 있다고 인정된 자는 그 영업에 종사하지 못한다.
③ 영업자는 건강진단을 받지 아니한 자나 건강진단 결과 타인에게 위해를 끼칠 우려가 있는 질병이 있는 자를 그 영업에 종사시키지 못한다.

④ 건강진단의 실시방법 등과 타인에게 위해를 끼칠 우려가 있는 질병의 종류는 총리령으로 정한다.

> 영업에 종사하지 못하는 질병의 종류(시행규칙 제50조) ★ 46
> 1. 결핵(비감염성인 경우는 제외)
> 2. 콜레라, 장티푸스, 파라티푸스, 세균성이질, 장출혈성대장균감염증, A형간염
> 3. 피부병 또는 그 밖의 고름형성(화농성) 질환
> 4. 후천성면역결핍증(성매개감염병에 관한 건강진단을 받아야 하는 영업에 종사하는 사람만 해당)

제41조 식품위생교육 ★ 37

① 대통령령으로 정하는 영업자 및 유흥종사자를 둘 수 있는 식품접객업 영업자의 종업원은 매년 식품위생에 관한 교육(이하 식품위생교육)을 받아야 한다.

② 영업을 하려는 자는 미리 식품위생교육을 받아야 한다. 다만, 부득이한 사유로 미리 식품위생교육을 받을 수 없는 경우에는 영업을 시작한 뒤에 식품의약품안전처장이 정하는 바에 따라 식품위생교육을 받을 수 있다.

③ 교육을 받아야 하는 자가 영업에 직접 종사하지 아니하거나 두 곳 이상의 장소에서 영업을 하는 경우에는 종업원 중에서 식품위생에 관한 책임자를 지정하여 영업자 대신 교육을 받게 할 수 있다. 다만, 집단급식소에 종사하는 조리사 및 영양사가 식품위생에 관한 책임자로 지정되어 교육을 받은 경우에는 해당 연도의 식품위생교육을 받은 것으로 본다.

④ 다음의 어느 하나에 해당하는 면허를 받은 자가 식품접객업을 하려는 경우에는 식품위생교육을 받지 아니하여도 된다.
  1. 조리사 면허
  2. 영양사 면허
  3. 위생사 면허

⑤ 영업자는 특별한 사유가 없는 한 식품위생교육을 받지 아니한 자를 그 영업에 종사하게 하여서는 아니 된다.

⑥ 식품위생교육은 **집합교육** 또는 정보통신매체를 이용한 **원격교육**으로 실시한다. 다만, ②에 따라 영업을 하려는 자가 미리 받아야 하는 식품위생교육은 집합교육으로 실시한다.

⑦ 식품위생교육을 받기 어려운 도서·벽지 등의 영업자 및 종업원인 경우 또는 식품의약품안전처장이 감염병이 유행하여 국민건강을 해칠 우려가 있다고 인정하는 경우 등 불가피한 사유가 있는 경우에는 총리령으로 정하는 바에 따라 식품위생교육을 실시할 수 있다.

> 식품위생교육기관 등(시행규칙 제51조) ★ 45
> ① 식품위생교육 및 위생관리책임자에 대한 교육을 실시하는 기관은 식품위생교육전문기관, 동업자조합 또는 한국식품산업협회로 한다.
> ② 식품위생교육 및 위생관리책임자에 대한 교육의 내용은 식품위생, 개인위생, 식품위생시책, 식품의 품질관리 등으로 한다.

식품위생교육 시간(시행규칙 제52조) ★ ㊴

① 영업자와 종업원이 받아야 하는 식품위생교육 시간

3시간 (식용얼음판매 업자 및 식품자동판매기 영업자는 제외)	• 식품제조 · 가공업의 영업자 • 식품첨가물제조업의 영업자 • 식품소분 · 판매업의 영업자 • 용기 · 포장류제조업의 영업자 • 공유주방 운영업의 영업자	• 즉석판매제조 · 가공업의 영업자 • 식품운반업의 영업자 • 식품보존업의 영업자 • 식품접객업의 영업자 • 집단급식소를 설치 · 운영하는 자
2시간	유흥주점영업의 유흥종사자	

② 영업을 하려는 자가 받아야 하는 식품위생교육 시간

8시간	• 식품제조 · 가공업의 영업을 하려는 자 • 식품첨가물제조업의 영업을 하려는 자 • 공유주방 운영업의 영업을 하려는 자
6시간	• 즉석판매제조 · 가공업의 영업을 하려는 자 • 식품접객업의 영업을 하려는 자
4시간	• 식품운반업의 영업을 하려는 자 • 식품소분 · 판매업의 영업을 하려는 자 • 식품보존업의 영업을 하려는 자 • 용기 · 포장류제조업의 영업을 하려는 자

시행령 제27조 **식품위생교육의 대상**

1. 식품제조 · 가공업자
2. 즉석판매제조 · 가공업자
3. 식품첨가물제조업자
4. 식품운반업자
5. 식품소분 · 판매업자(식용얼음판매업자 및 식품자동판매기영업자는 제외)
6. 식품보존업자
7. 용기 · 포장류제조업자
8. 식품접객업자
9. 공유주방 운영업자

제43조 **영업 제한**

① 특별자치시장 · 특별자치도지사 · 시장 · 군수 · 구청장은 영업 질서와 선량한 풍속을 유지하는 데에 필요한 경우에는 영업자 중 식품접객영업자와 그 종업원에 대하여 영업시간 및 영업행위를 제한할 수 있다.

② 제한 사항은 대통령령으로 정하는 범위에서 해당 특별자치시 · 특별자치도 · 시 · 군 · 구의 조례로 정한다.

시행령 제28조 **영업의 제한 등** ★ ㊱

특별자치시·특별자치도·시·군·구의 조례로 영업을 제한하는 경우 영업시간의 제한은 1일당 8시간 이내로 하여야 한다.

제44조 **영업자 등의 준수사항**

① 제36조 제1항 각 호의 영업을 하는 자 중 대통령으로 정하는 영업자와 그 종업원은 영업의 위생관리와 질서유지, 국민의 보건위생 증진을 위하여 영업의 종류에 따라 다음에 해당하는 사항을 지켜야 한다.

1. 축산물 위생관리법에 따른 검사를 받지 아니한 축산물 또는 실험 등의 용도로 사용한 동물은 운반·보관·진열·판매하거나 식품의 제조·가공에 사용하지 말 것
2. 야생생물 보호 및 관리에 관한 법률을 위반하여 포획·채취한 야생생물은 이를 식품의 제조·가공에 사용하거나 판매하지 말 것
3. 소비기한이 경과된 제품·식품 또는 그 원재료를 제조·가공·조리·판매의 목적으로 소분·운반·진열·보관하거나 이를 판매 또는 식품의 제조·가공·조리에 사용하지 말 것
4. 수돗물이 아닌 지하수 등을 먹는 물 또는 식품의 조리·세척 등에 사용하는 경우에는 먹는물관리법에 따른 먹는물 수질검사기관에서 총리령으로 정하는 바에 따라 검사를 받아 마시기에 적합하다고 인정된 물을 사용할 것. 다만, 둘 이상의 업소가 같은 건물에서 같은 수원을 사용하는 경우에는 하나의 업소에 대한 시험결과로 나머지 업소에 대한 검사를 갈음할 수 있음
5. 위해평가가 완료되기 전까지 일시적으로 금지된 식품 등을 제조·가공·판매·수입·사용 및 운반하지 말 것
6. 식중독 발생 시 보관 또는 사용 중인 식품은 역학조사가 완료될 때까지 폐기하거나 소독 등으로 현장을 훼손하여서는 아니 되고 원상태로 보존하여야 하며, 식중독 원인규명을 위한 행위를 방해하지 말 것
7. 손님을 꾀어서 끌어들이는 행위를 하지 말 것
8. 그 밖에 영업의 원료관리, 제조공정 및 위생관리와 질서유지, 국민의 보건위생 증진 등을 위하여 총리령으로 정하는 사항

② 식품접객영업자는 청소년 보호법에 따른 청소년에게 다음에 해당하는 행위를 하여서는 아니 된다.

1. **청소년을 유흥접객원으로 고용하여 유흥행위를 하게 하는 행위**
2. 청소년 보호법에 따른 **청소년출입·고용 금지업소**에 청소년을 출입시키거나 고용하는 행위
3. 청소년 보호법에 따른 **청소년고용금지업소**에 청소년을 고용하는 행위
4. **청소년에게 주류를 제공하는 행위**

③ 누구든지 영리를 목적으로 식품접객업을 하는 장소(유흥종사자를 둘 수 있도록 대통령으로 정하는 유흥주점영업을 하는 장소는 제외)에서 손님과 함께 술을 마시거나 노래 또는 춤으로 손님의 유흥을 돋우는 접객행위(공연을 목적으로 하는 가수, 악사, 댄서, 무용수 등이 하는 행위는 제외)를 하거나 다른 사람에게 그 행위를 알선하여서는 아니 된다.

④ 식품접객영업자는 유흥종사자를 고용·알선하거나 호객행위를 하여서는 아니 된다.

제45조 위해식품 등의 회수

① 판매의 목적으로 식품 등을 제조·가공·소분·수입 또는 판매한 영업자는 해당 식품 등이 제4조부터 제6조까지, 제7조 제4항, 제8조, 제9조 제4항, 제9조의3 또는 제12조의2 제2항을 위반한 사실(식품 등의 위해와 관련이 없는 위반사항을 제외)을 알게 된 경우에는 지체 없이 유통 중인 해당 식품 등을 회수하거나 회수하는 데에 필요한 조치를 하여야 한다. 이 경우 영업자는 회수계획을 식품의약품안전처장, 시·도지사 또는 시장·군수·구청장에게 미리 보고하여야 하며, 회수결과를 보고받은 시·도지사 또는 시장·군수·구청장은 이를 지체 없이 식품의약품안전처장에게 통보하여야 한다. 다만, 해당 식품 등이 수입식품안전관리 특별법에 따라 수입한 식품 등이고, 보고의무자가 해당 식품 등을 수입한 자인 경우에는 식품의약품안전처장에게 보고하여야 한다.

② 식품의약품안전처장, 시·도지사 또는 시장·군수·구청장은 회수에 필요한 조치를 성실히 이행한 영업자에 대하여 해당 식품 등으로 인하여 받게 되는 허가취소 또는 품목 제조정지의 행정처분을 대통령령으로 정하는 바에 따라 감면할 수 있다.

제46조 식품 등의 이물 발견보고 등

① 판매의 목적으로 식품 등을 제조·가공·소분·수입 또는 판매하는 영업자는 소비자로부터 판매제품에서 식품의 제조·가공·조리·유통 과정에서 정상적으로 사용된 원료 또는 재료가 아닌 것으로서 섭취할 때 위생상 위해가 발생할 우려가 있거나 섭취하기에 부적합한 물질을 발견한 사실을 신고받은 경우 지체 없이 이를 식품의약품안전처장, 시·도지사 또는 시장·군수·구청장에게 보고하여야 한다.

② 소비자기본법에 따른 한국소비자원 및 소비자단체와 전자상거래 등에서의 소비자보호에 관한 법률에 따른 통신판매중개업자로서 식품접객업소에서 조리한 식품의 통신판매를 전문적으로 알선하는 자는 소비자로부터 이물 발견의 신고를 접수하는 경우 지체 없이 이를 식품의약품안전처장에게 통보하여야 한다.

③ 시·도지사 또는 시장·군수·구청장은 소비자로부터 이물 발견의 신고를 접수하는 경우 이를 식품의약품안전처장에게 통보하여야 한다.

④ 식품의약품안전처장은 규정에 따라 이물 발견의 신고를 통보받은 경우 이물혼입 원인 조사를 위하여 필요한 조치를 취하여야 한다.

⑤ 이물 보고의 기준·대상 및 절차 등에 필요한 사항은 총리령으로 정한다.

> 이물 보고의 대상(시행규칙 제60조 제1항)
> 1. 금속성 이물, 유리조각 등 섭취과정에서 인체에 직접적인 위해나 손상을 줄 수 있는 재질 또는 크기의 물질
> 2. 기생충 및 그 알, 동물의 사체 등 섭취과정에서 혐오감을 줄 수 있는 물질
> 3. 그 밖에 인체의 건강을 해칠 우려가 있거나 섭취하기에 부적합한 물질로서 식품의약품안전처장이 인정하는 물질

제47조 **모범업소의 지정 등**

① 특별자치시장·특별자치도지사·시장·군수·구청장은 총리령으로 정하는 위생등급 기준에 따라 위생관리 상태 등이 우수한 식품접객업소(공유주방에서 조리·판매하는 업소를 포함) 또는 집단급식소를 모범업소로 지정할 수 있다.

② 시·도지사 또는 시장·군수·구청장은 모범업소에 대하여 관계 공무원으로 하여금 총리령으로 정하는 일정 기간 동안 출입·검사·수거 등을 하지 아니하게 할 수 있으며, 영업자의 위생관리시설 및 위생설비시설 개선을 위한 융자 사업과 음식문화 개선과 좋은 식단 실천을 위한 사업에 대하여 우선 지원 등을 할 수 있다.

③ 특별자치시장·특별자치도지사·시장·군수·구청장은 모범업소로 지정된 업소가 그 지정기준에 미치지 못하거나 영업정지 이상의 행정처분을 받게 되면 지체 없이 그 지정을 취소하여야 한다.

④ 모범업소의 지정 및 그 취소에 관한 사항은 총리령으로 정한다.

> 집단급식소의 모범업소 지정기준(시행규칙 별표 19 제1호)
> 가. 식품안전관리인증기준(HACCP) 적용업소로 인증받아야 한다.
> 나. 최근 3년간 식중독이 발생하지 않아야 한다.
> 다. 조리사 및 영양사를 두어야 한다.
> 라. 그 밖에 일반음식점이 갖추어야 하는 기준을 모두 갖추어야 한다.

제47조의2 **식품접객업소의 위생등급 지정 등**

① 식품의약품안전처장, 시·도지사 또는 시장·군수·구청장은 식품접객업소의 위생 수준을 높이기 위하여 식품접객영업자의 신청을 받아 식품접객업소(공유주방에서 조리·판매하는 업소를 포함)의 위생상태를 평가하여 위생등급을 지정할 수 있다.

② 식품의약품안전처장은 식품접객업소의 위생상태 평가 및 위생등급 지정에 필요한 기준 및 방법 등을 정하여 고시하여야 한다.

③ 식품의약품안전처장, 시·도지사 또는 시장·군수·구청장은 위생등급 지정 결과를 공표할 수 있다.

④ 위생등급을 지정받은 식품접객영업자는 그 위생등급을 표시하여야 하며, 광고할 수 있다.

⑤ 위생등급의 유효기간은 위생등급을 지정한 날부터 2년으로 한다. 다만, 총리령으로 정하는 바에 따라 그 기간을 연장할 수 있다.

⑥ 식품의약품안전처장, 시·도지사 또는 시장·군수·구청장은 위생등급을 지정받은 식품접객영업자가 다음의 어느 하나에 해당하는 경우 그 지정을 취소하거나 시정을 명할 수 있다.

  1. 위생등급을 지정받은 후 그 기준에 미달하게 된 경우
  2. 위생등급을 표시하지 아니하거나 허위로 표시·광고하는 경우
  3. 영업정지 이상의 행정처분을 받은 경우
  4. 그 밖에 1.부터 3.까지에 준하는 사항으로서 총리령으로 정하는 사항을 지키지 아니한 경우

제48조 식품안전관리인증기준 ★ 39 38

① 식품의약품안전처장은 식품의 원료관리 및 제조·가공·조리·소분·유통의 모든 과정에서 위해한 물질이 식품에 섞이거나 식품이 오염되는 것을 방지하기 위하여 각 과정의 위해요소를 확인·평가하여 중점적으로 관리하는 기준(이하 식품안전관리인증기준)을 식품별로 정하여 고시할 수 있다.

② 총리령으로 정하는 식품을 제조·가공·조리·소분·유통하는 영업자는 식품의약품안전처장이 식품별로 고시한 식품안전관리인증기준을 지켜야 한다.

> **식품안전관리인증기준 대상 식품(시행규칙 제62조 제1항) ★ 44 41**
> 1. 수산가공식품류의 어육가공품류 중 어묵·어육소시지
> 2. 기타수산물가공품 중 냉동 어류·연체류·조미가공품
> 3. 냉동식품 중 피자류·만두류·면류
> 4. 과자류, 빵류 또는 떡류 중 과자·캔디류·빵류·떡류
> 5. 빙과류 중 빙과
> 6. 음료류(다류 및 커피류는 제외)
> 7. 레토르트식품
> 8. 절임류 또는 조림류의 김치류 중 김치(배추를 주원료로 하여 절임, 양념혼합과정 등을 거쳐 이를 발효시킨 것이거나 발효시키지 아니한 것 또는 이를 가공한 것)
> 9. 코코아가공품 또는 초콜릿류 중 초콜릿류
> 10. 면류 중 유탕면 또는 곡분, 전분, 전분질원료 등을 주원료로 반죽하여 손이나 기계 따위로 면을 뽑아내거나 자른 국수로서 생면·숙면·건면
> 11. 특수용도식품
> 12. 즉석섭취·편의식품류 중 즉석섭취식품
> 12의2. 즉석섭취·편의식품류의 즉석조리식품 중 순대
> 13. 식품제조·가공업의 영업소 중 전년도 총 매출액이 100억 원 이상인 영업소에서 제조·가공하는 식품

③ 식품의약품안전처장은 식품안전관리인증기준을 지켜야 하는 영업자와 그 밖에 식품안전관리인증기준을 지키기 원하는 영업자의 업소를 식품별 식품안전관리인증기준 적용업소(이하 식품안전관리인증기준적용업소)로 인증할 수 있다. 이 경우 식품안전관리인증기준적용업소로 인증을 받은 영업자가 그 인증을 받은 사항 중 총리령으로 정하는 사항을 변경하려는 경우에는 식품의약품안전처장의 변경 인증을 받아야 한다.

④ 식품의약품안전처장은 식품안전관리인증기준적용업소로 인증받은 영업자에게 총리령으로 정하는 바에 따라 그 인증 사실을 증명하는 서류를 발급하여야 한다. 변경 인증을 받은 경우에도 또한 같다.

⑤ 식품안전관리인증기준적용업소의 영업자와 종업원은 총리령으로 정하는 교육훈련을 받아야 한다.

> **식품안전관리인증기준적용업소의 영업자 및 종업원에 대한 교육훈련(시행규칙 제64조 제3항)**
> 1. 신규 교육훈련 : 영업자의 경우 2시간 이내, 종업원의 경우 16시간 이내
> 2. 정기교육훈련 : 4시간 이내
> 3. 식품위해사고의 발생 및 확산이 우려되어 영업자 및 종업원에게 명하는 교육훈련 : 8시간 이내

⑥ 식품의약품안전처장은 식품안전관리인증기준적용업소의 인증을 받거나 받으려는 영업자에게 위해요소중점관리에 필요한 기술적·경제적 지원을 할 수 있다.

⑦ 식품안전관리인증기준적용업소의 인증요건·인증절차, 영업자 및 기술적·경제적 지원에 필요한 사항은 총리령으로 정한다.
⑧ 식품의약품안전처장은 식품안전관리인증기준적용업소의 효율적 운영을 위하여 총리령으로 정하는 식품안전관리인증기준의 준수 여부 등에 관한 조사·평가를 할 수 있으며, 그 결과 식품안전관리인증기준적용업소가 다음에 해당하면 그 인증을 취소하거나 시정을 명할 수 있다. 다만, 식품안전관리인증기준적용업소가 1의2. 및 2.에 해당할 경우 인증을 취소하여야 한다.
  1. 식품안전관리인증기준을 지키지 아니한 경우
  1의2. 거짓이나 그 밖의 부정한 방법으로 인증을 받은 경우
  2. 영업정지 2개월 이상의 행정처분을 받은 경우
  3. 영업자와 그 종업원이 교육훈련을 받지 아니한 경우
  4. 그 밖에 1.부터 3.까지에 준하는 사항으로서 총리령으로 정하는 사항을 지키지 아니한 경우
⑨ 식품안전관리인증기준적용업소가 아닌 업소의 영업자는 식품안전관리인증기준적용업소라는 명칭을 사용하지 못한다.
⑩ 식품안전관리인증기준적용업소의 영업자는 인증받은 식품을 다른 업소에 위탁하여 제조·가공하여서는 아니 된다. 다만, 위탁하려는 식품과 동일한 식품에 대하여 식품안전관리인증기준적용업소로 인증된 업소에 위탁하여 제조·가공하려는 경우 등 대통령령으로 정하는 경우에는 그러하지 아니하다.
⑪ 식품의약품안전처장(대통령령으로 정하는 그 소속 기관의 장을 포함), 시·도지사 또는 시장·군수·구청장은 식품안전관리인증기준적용업소에 대하여 관계 공무원으로 하여금 총리령으로 정하는 일정 기간 동안 출입·검사·수거 등을 하지 아니하게 할 수 있으며, 시·도지사 또는 시장·군수·구청장은 영업자의 위생관리시설 및 위생설비시설 개선을 위한 융자 사업에 대하여 우선지원 등을 할 수 있다.
⑫ 식품의약품안전처장은 식품안전관리인증기준적용업소의 공정별·품목별 위해요소의 분석, 기술지원 및 인증 등의 업무를 한국식품안전관리인증원의 설립 및 운영에 관한 법률에 따른 한국식품안전관리인증원 등 대통령령으로 정하는 기관에 위탁할 수 있다.
⑬ 식품의약품안전처장은 위탁기관에 대하여 예산의 범위에서 사용경비의 전부 또는 일부를 보조할 수 있다.

제48조의2 식품안전관리인증기준 유효기간 ★ ❹❸
① 인증의 유효기간은 인증을 받은 날부터 3년으로 하며, 변경 인증의 유효기간은 당초 인증 유효기간의 남은 기간으로 한다.
② 인증 유효기간을 연장하려는 자는 총리령으로 정하는 바에 따라 식품의약품안전처장에게 연장신청을 하여야 한다.
③ 식품의약품안전처장은 연장신청을 받았을 때에는 안전관리인증기준에 적합하다고 인정하는 경우 3년의 범위에서 그 기간을 연장할 수 있다.

제49조 식품이력추적관리 등록기준 등 ★ ㊻ ㊷

① 식품을 제조·가공 또는 판매하는 자 중 식품이력추적관리를 하려는 자는 총리령으로 정하는 등록기준을 갖추어 해당 식품을 식품의약품안전처장에게 등록할 수 있다. 다만, 영유아식 제조·가공업자, 일정 매출액·매장면적 이상의 식품판매업자 등 총리령으로 정하는 자는 식품의약품안전처장에게 등록하여야 한다.

> 식품이력추적관리 등록사항(시행규칙 제70조)
> 1. 국내식품의 경우
>   가. 영업소의 명칭(상호)과 소재지
>   나. 제품명과 식품의 유형
>   다. 유통기한 및 품질유지기한
>   라. 보존 및 보관방법
> 2. 수입식품의 경우
>   가. 영업소의 명칭(상호)과 소재지
>   나. 제품명
>   다. 원산지(국가명)
>   라. 제조회사 또는 수출회사

② 등록한 식품을 제조·가공 또는 판매하는 자는 식품이력추적관리에 필요한 기록의 작성·보관 및 관리 등에 관하여 식품의약품안전처장이 정하여 고시하는 기준(이하 식품이력추적관리기준)을 지켜야 한다.

③ 등록을 한 자는 등록사항이 변경된 경우 변경사유가 발생한 날부터 1개월 이내에 식품의약품안전처장에게 신고하여야 한다.

④ 등록한 식품에는 식품의약품안전처장이 정하여 고시하는 바에 따라 식품이력추적관리의 표시를 할 수 있다.

⑤ 식품의약품안전처장은 ①에 따라 등록한 식품을 제조·가공 또는 판매하는 자에 대하여 식품이력추적관리기준의 준수 여부 등을 3년마다 조사·평가하여야 한다. 다만, 영유아 식품을 제조·가공 또는 판매하는 자에 대하여는 2년마다 조사·평가하여야 한다.

⑥ 식품의약품안전처장은 등록을 한 자에게 예산의 범위에서 식품이력추적관리에 필요한 자금을 지원할 수 있다.

제49조의2 식품이력추적관리정보의 기록·보관 등

① 제49조 제1항에 따라 등록한 자(이하 '등록자'라 함)는 식품이력추적관리기준에 따른 식품이력추적관리정보를 총리령으로 정하는 바에 따라 전산기록장치에 기록·보관하여야 한다.

② 등록자는 식품이력추적관리정보의 기록을 해당 제품의 소비기한 등이 경과한 날부터 2년 이상 보관하여야 한다.

③ 등록자는 기록·보관된 정보가 식품이력추적관리시스템에 연계되도록 협조하여야 한다.

제51조 **조리사**

① 집단급식소 운영자와 대통령령으로 정하는 식품접객업자는 조리사를 두어야 한다. 다만, 다음에 해당하는 경우에는 조리사를 두지 아니하여도 된다.
　1. 집단급식소 운영자 또는 식품접객영업자 자신이 조리사로서 직접 음식물을 조리하는 경우
　2. 1회 급식인원 100명 미만의 산업체인 경우
　3. 영양사가 조리사의 면허를 받은 경우. 다만, 총리령으로 정하는 규모 이하의 집단급식소에 한정한다.

② 집단급식소에 근무하는 조리사는 다음의 직무를 수행한다.
　1. 집단급식소에서의 식단에 따른 조리업무(식재료의 전처리에서부터 조리, 배식 등의 전 과정)
　2. 구매식품의 검수 지원
　3. 급식설비 및 기구의 위생·안전 실무
　4. 그 밖에 조리실무에 관한 사항

시행령 제36조 **조리사를 두어야 하는 식품접객업자**

식품접객업 중 복어독 제거가 필요한 복어를 조리·판매하는 영업을 하는 자로 한다. 이 경우 해당 식품접객업자는 국가기술자격법에 따른 복어 조리 자격을 취득한 조리사를 두어야 한다.

제52조 **영양사**

① 집단급식소 운영자는 영양사를 두어야 한다. 다만, 다음에 해당하는 경우에는 영양사를 두지 아니하여도 된다.
　1. 집단급식소 운영자 자신이 영양사로서 직접 영양 지도를 하는 경우
　2. 1회 급식인원 100명 미만의 산업체인 경우
　3. 조리사가 영양사의 면허를 받은 경우. 다만, 총리령으로 정하는 규모 이하의 집단급식소에 한정한다.

② 집단급식소에 근무하는 영양사는 다음의 직무를 수행한다.
　1. 집단급식소에서의 식단 작성, 검식 및 배식관리
　2. 구매식품의 검수 및 관리
　3. 급식시설의 위생적 관리
　4. 집단급식소의 운영일지 작성
　5. 종업원에 대한 영양 지도 및 식품위생교육

제53조 **조리사의 면허**

① 조리사가 되려는 자는 국가기술자격법에 따라 해당 기능분야의 자격을 얻은 후 특별자치시장·특별자치도지사·시장·군수·구청장의 면허를 받아야 한다.

제55조 **명칭 사용 금지**

조리사가 아니면 조리사라는 명칭을 사용하지 못한다.

제56조   교 육

① 식품의약품안전처장은 식품위생 수준 및 자질의 향상을 위하여 필요한 경우 조리사와 영양사에게 교육(조리사의 경우 보수교육을 포함)을 받을 것을 명할 수 있다. 다만, 집단급식소에 종사하는 조리사와 영양사는 1년마다 교육을 받아야 한다.

제57조   식품위생심의위원회의 설치 등 ★ 43

식품의약품안전처장의 자문에 응하여 다음의 사항을 조사·심의하기 위하여 식품의약품안전처에 식품위생심의위원회를 둔다.

    1. 식중독 방지에 관한 사항
    2. 농약·중금속 등 유독·유해물질 잔류 허용 기준에 관한 사항
    3. 식품 등의 기준과 규격에 관한 사항
    4. 그 밖에 식품위생에 관한 중요 사항

제67조   식품안전정보원의 설립

① 식품의약품안전처장의 위탁을 받아 식품이력추적관리업무와 식품안전에 관한 업무를 효율적으로 수행하기 위하여 식품안전정보원를 둔다.
② 정보원은 법인으로 한다.

제68조   식품안전정보원의 사업 ★ 42

1. 국내외 식품안전정보의 수집·분석·정보제공 등
1의2. 식품안전정책 수립을 지원하기 위한 조사·연구 등
2. 식품안전정보의 수집·분석 및 식품이력추적관리 등을 위한 정보시스템의 구축·운영 등
3. 식품이력추적관리의 등록·관리 등
4. 식품이력추적관리에 관한 교육 및 홍보
5. 식품사고가 발생한 때 사고의 신속한 원인규명과 해당 식품의 회수·폐기 등을 위한 정보제공
6. 식품위해정보의 공동활용 및 대응을 위한 기관·단체·소비자단체 등과의 협력 네트워크 구축·운영
7. 소비자 식품안전 관련 신고의 안내·접수·상담 등을 위한 지원
8. 그 밖에 식품안전정보 및 식품이력추적관리에 관한 사항으로서 식품의약품안전처장이 정하는 사업

제70조의7   건강 위해가능 영양성분 관리

① 국가 및 지방자치단체는 식품의 나트륨, 당류, 트랜스지방 등 영양성분(이하 "건강 위해가능 영양성분"이라 함)의 과잉섭취로 인하여 국민 건강에 발생할 수 있는 위해를 예방하기 위하여 노력하여야 한다.
② 식품의약품안전처장은 관계 중앙행정기관의 장과 협의하여 건강 위해가능 영양성분 관리 기술의 개발·보급, 적정섭취를 위한 실천방법의 교육·홍보 등을 실시하여야 한다.

제71조 시정명령

① 식품의약품안전처장, 시·도지사 또는 시장·군수·구청장은 식품 등의 위생적 취급에 관한 기준에 맞지 아니하게 영업하는 자와 이 법을 지키지 아니하는 자에게는 필요한 시정을 명하여야 한다.
② 식품의약품안전처장, 시·도지사 또는 시장·군수·구청장은 시정명령을 한 경우에는 그 영업을 관할하는 관서의 장에게 그 내용을 통보하여 시정명령이 이행되도록 협조를 요청할 수 있다.
③ 요청을 받은 관계 기관의 장은 정당한 사유가 없으면 이에 응하여야 하며, 그 조치결과를 지체 없이 요청한 기관의 장에게 통보하여야 한다.

제72조 폐기처분 등

① 식품의약품안전처장, 시·도지사 또는 시장·군수·구청장은 영업자(수입식품안전관리 특별법에 따라 등록한 수입식품 등 수입·판매업자를 포함)가 제4조부터 제6조까지, 제7조 제4항, 제8조, 제9조 제4항, 제9조의3, 제12조의2 제2항 또는 제44조 제1항 제3호를 위반한 경우에는 관계 공무원에게 그 식품 등을 압류 또는 폐기하게 하거나 용도·처리방법 등을 정하여 영업자에게 위해를 없애는 조치를 하도록 명하여야 한다.
② 식품의약품안전처장, 시·도지사 또는 시장·군수·구청장은 영업허가 등을 위반하여 허가받지 아니하거나 신고 또는 등록하지 아니하고 제조·가공·조리한 식품 또는 식품첨가물이나 여기에 사용한 기구 또는 용기·포장 등을 관계 공무원에게 압류하거나 폐기하게 할 수 있다.

제73조 위해식품 등의 공표

① 식품의약품안전처장, 시·도지사 또는 시장·군수·구청장은 다음에 해당되는 경우에는 해당 영업자에 대하여 그 사실의 공표를 명할 수 있다. 다만, 식품위생에 관한 위해가 발생한 경우에는 공표를 명하여야 한다.
　1. 식품위생에 관한 위해가 발생하였다고 인정되는 때
　2. 회수계획을 보고받은 때

제80조 면허취소 등

① 식품의약품안전처장 또는 특별자치시장·특별자치도지사·시장·군수·구청장은 조리사가 다음에 해당하면 그 면허를 취소하거나 6개월 이내의 기간을 정하여 업무정지를 명할 수 있다. 다만, 조리사가 1. 또는 5.에 해당할 경우 면허를 취소하여야 한다.
　1. 결격사유에 해당하게 된 경우
　2. 제56조에 따른 교육을 받지 아니한 경우
　3. 식중독이나 그 밖에 위생과 관련한 중대한 사고 발생에 직무상의 책임이 있는 경우
　4. 면허를 타인에게 대여하여 사용하게 한 경우
　5. 업무정지기간 중에 조리사의 업무를 하는 경우

제81조 **청 문** ★ 38

식품의약품안전처장, 시 · 도지사 또는 시장 · 군수 · 구청장은 다음의 어느 하나에 해당하는 처분을 하려던 청문을 하여야 한다.

1의3. 제7조(식품 또는 식품첨가물에 관한 기준 및 규격) 제5항 · 제9조(기구 및 용기 · 포장에 관한 기준 및 규격) 제5항 · 제9조의2(기구 및 용기 · 포장에 사용하는 재생원료에 관한 인정) 제6항에 따른 인정의 취소 또는 제18조(유전자변형식품 등의 안전성 심사 등) 제7항에 따른 안전성 승인의 취소

2. 식품안전관리인증기준적용업소의 인증취소

2의2. 교육훈련기관의 지정취소

3. 영업허가 또는 등록의 취소나 영업소의 폐쇄명령

4. 조리사 면허의 취소

제82조 **영업정지 등의 처분에 갈음하여 부과하는 과징금 처분** ★ 36

① 식품의약품안전처장, 시 · 도지사 또는 시장 · 군수 · 구청장은 영업자가 허가취소 또는 품목 제조정지에 해당하는 경우에는 대통령령으로 정하는 바에 따라 영업정지, 품목 제조정지 또는 품목류 제조정지 처분을 갈음하여 10억 원 이하의 과징금을 부과할 수 있다. 다만, 기준 · 규격이 고시되지 아니한 화학적 합성품 등의 판매 등 금지를 위반하여 허가취소에 해당하는 경우와 위해식품 등의 판매 등 금지, 병든 동물 고기 등의 판매 등 금지, 식품 또는 식품첨가물에 관한 기준 및 규격, 유전자변형식품 등의 표시, 영업허가 등, 영업제한 및 영업자 등의 준수사항을 위반하여 허가취소 또는 품목 제조정지에 해당하는 중대한 사항으로서 총리령으로 정하는 경우는 제외한다.

제86조 **식중독에 관한 조사 보고** ★ 41 39 37 35

① 다음의 어느 하나에 해당하는 자는 지체 없이 관할 특별자치시장 · 시장(제주특별자치도 설치 및 국제자유도시 조성을 위한 특별법에 따른 행정시장을 포함) · 군수 · 구청장에게 보고하여야 한다. 이 경우 의사나 한의사는 대통령령으로 정하는 바에 따라 식중독 환자나 식중독이 의심되는 자의 혈액 또는 배설물을 보관하는 데에 필요한 조치를 하여야 한다.

1. 식중독 환자나 식중독이 의심되는 자를 진단하였거나 그 사체를 검안한 의사 또는 한의사
2. 집단급식소에서 제공한 식품 등으로 인하여 식중독 환자나 식중독으로 의심되는 증세를 보이는 자를 발견한 집단급식소의 설치 · 운영자

② 특별자치시장 · 시장 · 군수 · 구청장은 보고를 받은 때에는 지체 없이 그 사실을 식품의약품안전처장 및 시 · 도지사(특별자치시장은 제외)에게 통보하고, 대통령령으로 정하는 바에 따라 원인을 조사하여 그 결과를 제출하여야 한다.

③ 식품의약품안전처장은 통보의 내용이 국민 건강상 중대하다고 인정하는 경우에는 해당 시 · 도지사 또는 시장 · 군수 · 구청장과 합동으로 원인을 조사할 수 있다.

④ 식품의약품안전처장은 식중독 발생의 원인을 규명하기 위하여 식중독 의심환자가 발생한 원인시설 등에 대한 조사절차와 시험 · 검사 등에 필요한 사항을 정할 수 있다.

시행령 제59조 **식중독 원인의 조사**

① 식중독 환자나 식중독이 의심되는 자를 진단한 의사나 한의사는 다음에 해당하는 경우 해당 식중독 환자나 식중독이 의심되는 자의 혈액 또는 배설물을 채취하여 특별자치시장 · 시장(제주특별자치도 설치 및 국제자유도시 조성을 위한 특별법에 따른 행정시장을 포함) · 군수 · 구청장이 조사하기 위하여 인수할 때까지 변질되거나 오염되지 아니하도록 보관하여야 한다. 이 경우 보관용기에는 채취일, 식중독 환자나 식중독이 의심되는 자의 성명 및 채취자의 성명을 표시하여야 한다.

1. 구토 · 설사 등의 식중독 증세를 보여 의사 또는 한의사가 혈액 또는 배설물의 보관이 필요하다고 인정한 경우
2. 식중독 환자나 식중독이 의심되는 자 또는 그 보호자가 혈액 또는 배설물의 보관을 요청한 경우

② 특별자치시장 · 시장 · 군수 · 구청장이 하여야 할 조사는 다음과 같다.

1. 식중독의 원인이 된 식품 등과 환자 간의 연관성을 확인하기 위해 실시하는 설문조사, 섭취음식 위험도 조사 및 역학적 조사
2. 식중독 환자나 식중독이 의심되는 자의 혈액 · 배설물 또는 식중독의 원인이라고 생각되는 식품 등에 대한 미생물학적 또는 이화학적 시험에 의한 조사
3. 식중독의 원인이 된 식품 등의 오염경로를 찾기 위하여 실시하는 환경조사

③ 특별자치시장 · 시장 · 군수 · 구청장은 조사를 할 때에는 식품 · 의약품분야 시험 · 검사 등에 관한 법률에 따라 총리령으로 정하는 시험 · 검사기관에 협조를 요청할 수 있다.

제88조 **집단급식소** ★ 44 39 35

① 집단급식소를 설치 · 운영하려는 자는 총리령으로 정하는 바에 따라 특별자치시장 · 특별자치도지사 · 시장 · 군수 · 구청장에게 신고하여야 한다. 신고한 사항 중 총리령으로 정하는 사항을 변경하려는 경우에도 또한 같다.

② 집단급식소를 설치 · 운영하는 자는 집단급식소 시설의 유지 · 관리 등 급식을 위생적으로 관리하기 위하여 다음의 사항을 지켜야 한다.

1. 식중독 환자가 발생하지 아니하도록 위생관리를 철저히 할 것
2. 조리 · 제공한 식품의 매회 1인분 분량을 총리령으로 정하는 바에 따라 144시간 이상 보관할 것

> 집단급식소의 설치 · 운영자 준수사항(시행규칙 제95조) ★ 40
> ① 조리 · 제공한 식품(병원의 경우에는 일반식만 해당)을 보관할 때에는 매회 1인분 분량을 섭씨 영하 18도 이하로 보관해야 한다.
> ② 완제품 형태로 제공한 가공식품은 소비기한 내에서 해당 식품의 제조업자가 정한 보관방법에 따라 보관할 수 있다.

3. 영양사를 두고 있는 경우 그 업무를 방해하지 아니할 것
4. 영양사를 두고 있는 경우 영양사가 집단급식소의 위생관리를 위하여 요청하는 사항에 대하여는 정당한 사유가 없으면 따를 것

5. 축산물 위생관리법에 따라 검사를 받지 아니한 축산물 또는 실험 등의 용도로 사용한 동물을 음식물의 조리에 사용하지 말 것
6. 야생생물 보호 및 관리에 관한 법률을 위반하여 포획·채취한 야생생물을 음식물의 조리에 사용하지 말 것
7. 소비기한이 경과한 원재료 또는 완제품을 조리할 목적으로 보관하거나 이를 음식물의 조리에 사용하지 말 것
8. 수돗물이 아닌 지하수 등을 먹는 물 또는 식품의 조리·세척 등에 사용하는 경우에는 먹는 물 수질검사기관에서 검사를 받아 마시기에 적합하다고 인정된 물을 사용할 것. 다만, 둘 이상의 업소가 같은 건물에서 같은 수원을 사용하는 경우에는 하나의 업소에 대한 시험결과로 나머지 업소에 대한 검사를 갈음할 수 있다.
9. 위해평가가 완료되기 전까지 일시적으로 금지된 식품 등을 사용·조리하지 말 것
10. 식중독 발생 시 보관 또는 사용 중인 식품은 역학조사가 완료될 때까지 폐기하거나 소독 등으로 현장을 훼손하여서는 아니 되고 원상태로 보존하여야 하며, 식중독 원인규명을 위한 행위를 방해하지 말 것
11. 그 밖에 식품 등의 위생적 관리를 위하여 필요하다고 총리령으로 정하는 사항을 지킬 것

제93조 | 벌 칙 ★ 45

① 다음의 어느 하나에 해당하는 질병에 걸린 동물을 사용하여 판매할 목적으로 식품 또는 식품첨가물을 제조·가공·수입 또는 조리한 자는 3년 이상의 징역에 처한다.
  1. 소해면상뇌증
  2. 탄저병
  3. 가금 인플루엔자

② 다음의 어느 하나에 해당하는 원료 또는 성분 등을 사용하여 판매할 목적으로 식품 또는 식품첨가물을 제조·가공·수입 또는 조리한 자는 1년 이상의 징역에 처한다.
  1. 마 황   2. 부 자
  3. 천 오   4. 초 오
  5. 백부자   6. 섬 수
  7. 백선피   8. 사리풀

③ ① 및 ②의 경우 제조·가공·수입·조리한 식품 또는 식품첨가물을 판매하였을 때에는 그 판매금액의 2배 이상 5배 이하에 해당하는 벌금을 병과한다.

④ ① 또는 ②의 죄로 형을 선고받고 그 형이 확정된 후 5년 이내에 다시 ① 또는 ②의 죄를 범한 자가 ③에 해당하는 경우 ③에서 정한 형의 2배까지 가중한다.

제94조 벌칙 ★ ㊻ ㊷

① 다음에 해당하는 자는 10년 이하의 징역 또는 1억 원 이하의 벌금에 처하거나 이를 병과할 수 있다.
  1. 제4조(위해식품 등의 판매 등 금지), 제5조(병든 동물 고기 등의 판매 등 금지), 제6조(기준·규격이 정하여지지 아니한 화학적 합성품 등의 판매 등 금지)를 위반한 자
  2. 제8조(유독기구 등의 판매·사용 금지)를 위반한 자
  3. 제37조(영업허가 등) 제1항을 위반한 자

② ①의 죄로 금고 이상의 형을 선고받고 그 형이 확정된 후 5년 이내에 다시 ①의 죄를 범한 자는 1년 이상 10년 이하의 징역에 처한다.

③ ②의 경우 그 해당 식품 또는 식품첨가물을 판매한 때에는 그 판매금액의 4배 이상 10배 이하에 해당하는 벌금을 병과한다.

제95조 벌칙

다음의 어느 하나에 해당하는 자는 5년 이하의 징역 또는 5천만 원 이하의 벌금에 처하거나 이를 병과할 수 있다.

  1. 제7조(식품 또는 식품첨가물에 관한 기준 및 규격) 제4항 또는 제9조(기구 및 용기·포장에 관한 기준 및 규격) 제4항 또는 제9조의3(인정받지 않은 재생원료의 기구 및 용기·포장에의 사용 등 금지)을 위반한 자
  1의2. 거짓이나 그 밖의 부정한 방법으로 제7조(식품 또는 식품첨가물에 관한 기준 및 규격) 제2항·제9조(기구 및 용기·포장에 관한 기준 및 규격) 제2항·제9조의2(기구 및 용기·포장에 사용하는 재생원료에 관한 인정) 제5항에 따른 인정 또는 제18조(유전자변형식품 등의 안전성 심사 등) 제1항에 따른 안전성 심사를 받은 자
  2의2. 제37조(영업허가 등) 제5항을 위반한 자
  3. 제43조(영업 제한)에 따른 영업 제한을 위반한 자
  3의2. 제45조(위해식품 등의 회수) 제1항 전단을 위반한 자
  4. 제72조(폐기처분 등) 제1항·제3항 또는 제73조(위해식품 등의 공표) 제1항에 따른 명령을 위반한 자
  5. 영업정지 명령을 위반하여 영업을 계속한 자(제37조 제1항에 따른 영업허가를 받은 자만 해당)

제96조 벌칙

제51조(조리사) 또는 제52조(영양사)를 위반한 자는 3년 이하의 징역 또는 3천만 원 이하의 벌금에 처하거나 이를 병과할 수 있다.

제97조 벌 칙

다음의 어느 하나에 해당하는 자는 3년 이하의 징역 또는 3천만 원 이하의 벌금에 처한다.

1. 제12조의2(유전자변형식품 등의 표시) 제2항, 제17조(위해식품 등에 대한 긴급대응) 제4항, 제31조(자가품질검사 의무) 제1항·제3항, 제37조(영업허가 등) 제3항·제4항, 제39조(영업 승계) 제3항, 제48조(식품안전관리인증기준) 제2항·제10항, 제49조(식품이력추적관리 등록기준 등) 제1항 단서 또는 제55조(명칭 사용 금지)를 위반한 자
2. 제22조(출입·검사·수거 등) 제1항 또는 제72조(폐기처분 등) 제1항·제2항에 따른 검사·출입·수거·압류·폐기를 거부·방해 또는 기피한 자
4. 제36조(시설기준)에 따른 시설기준을 갖추지 못한 영업자
5. 제37조(영업허가 등) 제2항에 따른 조건을 갖추지 못한 영업자
6. 제44조(영업자 등의 준수사항) 제1항에 따라 영업자가 지켜야 할 사항을 지키지 아니한 자. 다만, 총리령으로 정하는 경미한 사항을 위반한 자는 제외한다.
6의2. 제46조의2(식품 등의 오염사고의 보고 등) 제1항을 위반하여 오염예방조치를 하지 아니한 자
7. 영업정지 명령을 위반하여 계속 영업한 자 또는 영업소 폐쇄명령을 위반하여 영업을 계속한 자
8. 제76조(품목 제조정지 등) 제1항에 따른 제조정지 명령을 위반한 자
9. 제79조(폐쇄조치 등) 제1항에 따라 관계 공무원이 부착한 봉인 또는 게시문 등을 함부로 제거하거나 손상시킨 자
10. 제86조(식중독에 관한 조사 보고) 제2항·제3항에 따른 식중독 원인조사를 거부·방해 또는 기피한 자

제98조 벌 칙

다음의 어느 하나에 해당하는 자는 1년 이하의 징역 또는 1천만원 이하의 벌금에 처한다.

1. 제44조(영업자 등의 준수사항) 제3항을 위반하여 접객행위를 하거나 다른 사람에게 그 행위를 알선한 자
2. 제46조(식품 등의 이물 발견보고 등) 제1항을 위반하여 소비자로부터 이물 발견의 신고를 접수하고 이를 거짓으로 보고한 자
3. 이물의 발견을 거짓으로 신고한 자
4. 제45조(위해식품 등의 회수) 제1항 후단을 위반하여 보고를 하지 아니하거나 거짓으로 보고한 자

제101조 과태료

① 다음의 어느 하나에 해당하는 자에게는 1천만 원 이하의 과태료를 부과한다.
1. 제46조의2(식품 등의 오염사고의 보고 등) 제2항에 따른 현장조사를 거부하거나 방해한 자
2. 제86조(식중독에 관한 조사 보고) 제1항을 위반한 자
3. 제88조(집단급식소) 제1항 전단을 위반하여 신고하지 아니하거나 허위의 신고를 한 자
4. 제88조 제2항을 위반한 자. 다만, 총리령으로 정하는 경미한 사항을 위반한 자는 제외한다.

② 다음의 어느 하나에 해당하는 자에게는 500만 원 이하의 과태료를 부과한다.
1. 제3조(식품 등의 취급)를 위반한 자
1의3. 제19조의4(검사명령 등) 제2항을 위반하여 검사기한 내에 검사를 받지 아니하거나 자료 등을 제출하지 아니한 영업자
3. 제37조(영업허가 등) 제6항을 위반하여 보고를 하지 아니하거나 허위의 보고를 한 자
5의2. 제46조(식품 등의 이물 발견보고 등) 제1항을 위반하여 소비자로부터 이물 발견신고를 받고 보고하지 아니한 자
6. 제48조(식품안전관리인증기준) 제9항을 위반한 자
8. 제74조(시설 개수명령 등) 제1항에 따른 명령에 위반한 자

③ 다음의 어느 하나에 해당하는 자에게는 300만 원 이하의 과태료를 부과한다.
1. 제40조(건강진단) 제1항 및 제3항을 위반한 자
1의2. 제41조의2(위생관리책임자) 제3항을 위반하여 위생관리책임자의 업무를 방해한 자
1의3. 제41조의2 제4항에 따른 위생관리책임자 선임·해임 신고를 하지 아니한 자
1의4. 제41조의2 제7항을 위반하여 직무 수행내역 등을 기록·보관하지 아니하거나 거짓으로 기록·보관한 자
1의5. 제41조의2 제8항에 따른 교육을 받지 아니한 자
2의2. 제44조의2(보험 가입) 제1항을 위반하여 책임보험에 가입하지 아니한 자
4. 제49조(식품이력추적관리 등록기준 등) 제3항을 위반하여 식품이력추적관리 등록사항이 변경된 경우 변경사유가 발생한 날부터 1개월 이내에 신고하지 아니한 자
5. 제49조의3(식품이력추적관리시스템의 구축 등) 제4항을 위반하여 식품이력추적관리정보를 목적 외에 사용한 자
6. 제88조(집단급식소) 제2항에 따라 집단급식소를 설치·운영하는 자가 지켜야 할 사항 중 총리령으로 정하는 경미한 사항을 지키지 아니한 자

④ 다음의 어느 하나에 해당하는 자에게는 100만 원 이하의 과태료를 부과한다.
1. 제41조(식품위생교육) 제1항 및 제5항을 위반한 자
2. 제42조(실적보고) 제2항을 위반하여 보고를 하지 아니하거나 허위의 보고를 한 자
3. 제44조(영업자 등의 준수사항) 제1항에 따라 영업자가 지켜야 할 사항 중 총리령으로 정하는 경미한 사항을 지키지 아니한 자
4. 제56조(교육) 제1항을 위반하여 교육을 받지 아니한 자

CHAPTER

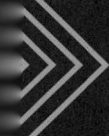

03 감염병의 예방 및 관리에 관한 법률

시행 2025. 07. 31.

제1조 **목 적**

이 법은 국민 건강에 위해가 되는 감염병의 발생과 유행을 방지하고, 그 예방 및 관리를 위하여 필요한 사항을 규정함으로써 국민 건강의 증진 및 유지에 이바지함을 목적으로 한다.

제2조 **정 의** ★ 46 45 44 42

이 법에서 사용하는 용어의 뜻은 다음과 같다.

1. 감염병이란 제1급감염병, 제2급감염병, 제3급감염병, 제4급감염병, 기생충감염병, 세계보건기구 감시대상 감염병, 생물테러감염병, 성매개감염병, 인수공통감염병 및 의료관련감염병을 말한다.

2. **제1급감염병**이란 생물테러감염병 또는 치명률이 높거나 집단 발생의 우려가 커서 발생 또는 유행 즉시 신고하여야 하고, 음압격리와 같은 높은 수준의 격리가 필요한 감염병을 말한다. 다만, 갑작스러운 국내 유입 또는 유행이 예견되어 긴급한 예방·관리가 필요하여 질병관리청장이 보건복지부장관과 협의하여 지정하는 감염병을 포함한다.

> 에볼라바이러스병, 마버그열, 라싸열, 크리미안콩고출혈열, 남아메리카출혈열, 리프트밸리열, 두창, 페스트, 탄저, 보툴리눔독소증, 야토병, 신종감염병증후군, 중증급성호흡기증후군(SARS), 중동호흡기증후군(MERS), 동물인플루엔자 인체감염증, 신종인플루엔자, 디프테리아

3. **제2급감염병**이란 전파가능성을 고려하여 발생 또는 유행 시 24시간 이내에 신고하여야 하고, 격리가 필요한 감염병을 말한다. 다만, 갑작스러운 국내 유입 또는 유행이 예견되어 긴급한 예방·관리가 필요하여 질병관리청장이 보건복지부장관과 협의하여 지정하는 감염병을 포함한다.

> 결핵, 수두, 홍역, 콜레라, 장티푸스, 파라티푸스, 세균성이질, 장출혈성대장균감염증, A형간염, 백일해, 유행성이하선염, 풍진, 폴리오, 수막구균 감염증, b형헤모필루스인플루엔자, 폐렴구균 감염증, 한센병, 성홍열, 반코마이신내성황색포도알균(VRSA) 감염증, 카바페넴내성장내세균목(CRE) 감염증, E형간염

4. **제3급감염병**이란 그 발생을 계속 감시할 필요가 있어 발생 또는 유행 시 24시간 이내에 신고하여야 하는 감염병을 말한다. 다만, 갑작스러운 국내 유입 또는 유행이 예견되어 긴급한 예방·관리가 필요하여 질병관리청장이 보건복지부장관과 협의하여 지정하는 감염병을 포함한다.

> 파상풍, B형간염, 일본뇌염, C형간염, 말라리아, 레지오넬라증, 비브리오패혈증, 발진티푸스, 발진열, 쯔쯔가무시증, 렙토스피라증, 브루셀라증, 공수병, 신증후군출혈열, 후천성면역결핍증(AIDS), 크로이츠펠트-야콥병(CJD) 및 변종크로이츠펠트-야콥병(vCJD), 황열, 뎅기열, 큐열(Q熱), 웨스트나일열, 라임병, 진드기매개뇌염, 유비저, 치쿤구니야열, 중증열성혈소판감소증후군(SFTS), 지카바이러스 감염증, 매독, 엠폭스(MPOX)

5. 제4급감염병이란 제1급감염병부터 제3급감염병까지의 감염병 외에 유행 여부를 조사하기 위하여 **표본감시 활동**이 필요한 감염병을 말한다. 다만, 질병관리청장이 지정하는 감염병을 포함한다.

> 인플루엔자, 회충증, 편충증, 요충증, 간흡충증, 폐흡충증, 장흡충증, 수족구병, 임질, 클라미디아감염증, 연성하감, 성기단순포진, 첨규콘딜롬, 반코마이신내성장알균(VRE) 감염증, 메티실린내성황색포도알균(MRSA) 감염증, 다제내성녹농균(MRPA) 감염증, 다제내성아시네토박터바우마니균(MRAB) 감염증, 장관감염증, 급성호흡기감염증, 해외유입기생충감염증, 엔테로바이러스감염증, 사람유두종바이러스 감염증, 코로나바이러스감염증-19

6. 기생충감염병이란 기생충에 감염되어 발생하는 감염병 중 질병관리청장이 고시하는 감염병을 말한다.

> 회충증, 편충증, 요충증, 간흡충증, 폐흡충증, 해외유입기생충감염증

8. 세계보건기구 감시대상 감염병이란 세계보건기구가 국제공중보건의 비상사태에 대비하기 위하여 감시대상으로 정한 질환으로서 질병관리청장이 고시하는 감염병을 말한다.

> 두창, 폴리오, 신종인플루엔자, 중증급성호흡기증후군(SARS), 콜레라, 폐렴형 페스트, 황열, 바이러스성 출혈열, 웨스트나일열

9. 생물테러감염병이란 고의 또는 테러 등을 목적으로 이용된 병원체에 의하여 발생된 감염병 중 질병관리청장이 고시하는 감염병을 말한다.

> 탄저, 보툴리눔독소증, 페스트, 마버그열, 에볼라바이러스병, 라싸열, 두창, 야토병

10. 성매개감염병이란 성 접촉을 통하여 전파되는 감염병 중 질병관리청장이 고시하는 감염병을 말한다.

> 매독, 임질, 클라미디아, 연성하감, 성기단순포진, 첨규콘딜롬, 사람유두종바이러스 감염증

11. 인수공통감염병이란 동물과 사람 간에 서로 전파되는 병원체에 의하여 발생되는 감염병 중 질병관리청장이 고시하는 감염병을 말한다.

> 장출혈성대장균감염증, 일본뇌염, 브루셀라증, 탄저, 공수병, 동물인플루엔자 인체감염증, 중증급성호흡기증후군(SARS), 변종크로이츠펠트-야콥병(vCJD), 큐열, 결핵, 중증열성혈소판감소증후군(SFTS), 장관감염증(살모넬라균 감염증, 캄필로박터균 감염증)

12. 의료관련감염병이란 환자나 임산부 등이 의료행위를 적용받는 과정에서 발생한 감염병으로서 감시활동이 필요하여 질병관리청장이 고시하는 감염병을 말한다.

> 반코마이신내성황색포도알균(VRSA) 감염증, 반코마이신내성장알균(VRE) 감염증, 메티실린내성황색포도알균(MRSA) 감염증, 다제내성녹농균(MRPA) 감염증, 다제내성아시네토박터바우마니균(MRAB) 감염증, 카바페넴내성장내세균목(CRE) 감염증

13. 감염병환자란 감염병의 병원체가 인체에 침입하여 증상을 나타내는 사람으로서 의사, 치과의사 또는 한의사의 진단이나 감염병병원체 확인기관의 실험실 검사를 통하여 확인된 사람을 말한다.

14. 감염병의사환자란 감염병병원체가 인체에 침입한 것으로 의심이 되나 감염병환자로 확인되기 전 단계에 있는 사람을 말한다.
15. 병원체보유자란 임상적인 증상은 없으나 감염병병원체를 보유하고 있는 사람을 말한다.
15의2. 감염병의심자란 다음의 어느 하나에 해당하는 사람을 말한다.
    가. 감염병환자, 감염병의사환자 및 병원체보유자와 접촉하거나 접촉이 의심되는 사람
    나. 검역법에 따른 검역관리지역 또는 중점검역관리지역에 체류하거나 그 지역을 경유한 사람으로서 감염이 우려되는 사람
    다. 감염병병원체 등 위험요인에 노출되어 감염이 우려되는 사람
16. 감시란 감염병 발생과 관련된 자료, 감염병병원체·매개체에 대한 자료를 체계적이고 지속적으로 수집, 분석 및 해석하고 그 결과를 제때에 필요한 사람에게 배포하여 감염병 예방 및 관리에 사용하도록 하는 일체의 과정을 말한다.
16의2. 표본감시란 감염병 중 감염병환자의 발생빈도가 높아 전수조사가 어렵고 중증도가 비교적 낮은 감염병의 발생에 대하여 감시기관을 지정하여 정기적이고 지속적인 의과학적 감시를 실시하는 것을 말한다.
17. 역학조사란 감염병환자 등이 발생한 경우 감염병의 차단과 확산 방지 등을 위하여 감염병환자 등의 발생 규모를 파악하고 감염원을 추적하는 등의 활동과 감염병 예방접종 후 이상반응 사례가 발생한 경우나 감염병 여부가 불분명하나 그 발병원인을 조사할 필요가 있는 사례가 발생한 경우 그 원인을 규명하기 위하여 하는 활동을 말한다.
18. 예방접종 후 이상반응이란 예방접종 후 그 접종으로 인하여 발생할 수 있는 모든 증상 또는 질병으로서 해당 예방접종과 시간적 관련성이 있는 것을 말한다.
19. 고위험병원체란 생물테러의 목적으로 이용되거나 사고 등에 의하여 외부에 유출될 경우 국민 건강에 심각한 위험을 초래할 수 있는 감염병병원체로서 보건복지부령으로 정하는 것을 말한다.
20. 관리대상 해외 신종감염병이란 기존 감염병의 변이 및 변종 또는 기존에 알려지지 아니한 새로운 병원체에 의해 발생하여 국제적으로 보건문제를 야기하고 국내 유입에 대비하여야 하는 감염병으로서 질병관리청장이 보건복지부장관과 협의하여 지정하는 것을 말한다.
21. 의료·방역 물품이란 약사법에 따른 의약품·의약외품, 의료기기법에 따른 의료기기 등 의료 및 방역에 필요한 물품 및 장비로서 질병관리청장이 지정하는 것을 말한다.

제4조 | 국가 및 지방자치단체의 책무

① 국가 및 지방자치단체는 감염병환자 등의 인간으로서의 존엄과 가치를 존중하고 그 기본적 권리를 보호하며, 법률에 따르지 아니하고는 취업 제한 등의 불이익을 주어서는 아니 된다.
② 국가 및 지방자치단체는 감염병의 예방 및 관리를 위하여 다음의 사업을 수행하여야 한다.
  1. 감염병의 예방 및 방역대책
  2. 감염병환자 등의 진료 및 보호
  3. 감염병 예방을 위한 예방접종계획의 수립 및 시행
  4. 감염병에 관한 교육 및 홍보

5. 감염병에 관한 정보의 수집·분석 및 제공
6. 감염병에 관한 조사·연구
7. 감염병병원체 수집·검사·보존·관리 및 약제내성 감시
8. 감염병 예방 및 관리 등을 위한 전문인력의 양성
8의2. 감염병 예방 및 관리 등의 업무를 수행한 전문인력의 보호
9. 감염병 관리정보 교류 등을 위한 국제협력
10. 감염병의 치료 및 예방을 위한 의료·방역 물품의 비축
11. 감염병 예방 및 관리사업의 평가
12. 기후변화, 저출산·고령화 등 인구변동 요인에 따른 감염병 발생조사·연구 및 예방대책 수립
13. 한센병의 예방 및 진료 업무를 수행하는 법인 또는 단체에 대한 지원
14. 감염병 예방 및 관리를 위한 정보시스템의 구축 및 운영
15. 해외 신종감염병의 국내 유입에 대비한 계획 준비, 교육 및 훈련
16. 해외 신종감염병 발생 동향의 지속적 파악, 위험성 평가 및 관리대상 해외 신종감염병의 지정
17. 관리대상 해외 신종감염병에 대한 병원체 등 정보 수집, 특성 분석, 연구를 통한 예방과 대응체계 마련, 보고서 발간 및 지침(매뉴얼을 포함) 고시

제6조 국민의 권리와 의무
① 국민은 감염병으로 격리 및 치료 등을 받은 경우 이로 인한 피해를 보상받을 수 있다.
② 국민은 감염병 발생 상황, 감염병 예방 및 관리 등에 관한 정보와 대응방법을 알 권리가 있고, 국가와 지방자치단체는 신속하게 정보를 공개하여야 한다.
③ 국민은 의료기관에서 이 법에 따른 감염병에 대한 진단 및 치료를 받을 권리가 있고, 국가와 지방자치단체는 이에 소요되는 비용을 부담하여야 한다.
④ 국민은 치료 및 격리조치 등 국가와 지방자치단체의 감염병 예방 및 관리를 위한 활동에 적극 협조하여야 한다.

제7조 감염병 예방 및 관리 계획의 수립 등 ★ ㊹ ㊴
① 질병관리청장은 보건복지부장관과 협의하여 감염병의 예방 및 관리에 관한 기본계획을 5년마다 수립·시행하여야 한다.
② 기본계획에는 다음의 사항이 포함되어야 한다.
  1. 감염병 예방·관리의 기본목표 및 추진방향
  2. 주요 감염병의 예방·관리에 관한 사업계획 및 추진방법
  2의2. 감염병 대비 의료·방역 물품의 비축 및 관리에 관한 사항
  3. 감염병 전문인력의 양성 방안
  3의2. 의료법에 따른 의료기관 종별 감염병 위기대응역량의 강화 방안
  4. 감염병 통계 및 정보통신기술 등을 활용한 감염병 정보의 관리 방안
  5. 감염병 관련 정보의 의료기관 간 공유 방안
  6. 그 밖에 감염병의 예방 및 관리에 필요한 사항

③ 특별시장·광역시장·특별자치시장·도지사·특별자치도지사와 시장·군수·구청장은 기본계획에 따라 시행계획을 수립·시행하여야 한다.
④ 질병관리청장, 시·도지사 또는 시장·군수·구청장은 기본계획이나 시행계획의 수립·시행에 필요한 자료의 제공 등을 관계 행정기관 또는 단체에 요청할 수 있다.
⑤ 요청받은 관계 행정기관 또는 단체는 특별한 사유가 없으면 이에 따라야 한다.

제8조의3 내성균 관리대책 ★ 45

① 보건복지부장관은 내성균 발생 예방 및 확산 방지 등을 위하여 감염병관리위원회의 심의를 거쳐 내성균 관리대책을 5년마다 수립·추진하여야 한다.
② 내성균 관리대책에는 정책목표 및 방향, 진료환경 개선 등 내성균 확산 방지를 위한 사항 및 감시체계 강화에 관한 사항, 그 밖에 내성균 관리대책에 필요하다고 인정되는 사항이 포함되어야 한다.

제9조 감염병관리위원회 ★ 44 41 36

① 감염병의 예방 및 관리에 관한 주요 시책을 심의하기 위하여 질병관리청에 감염병관리위원회(이하 위원회)를 둔다.
② 위원회는 다음의 사항을 심의한다.
   1. 기본계획의 수립
   2. 감염병 관련 의료 제공
   3. 감염병에 관한 조사 및 연구
   4. 감염병의 예방·관리 등에 관한 지식 보급 및 감염병환자 등의 인권 증진
   5. 해부명령에 관한 사항
   6. 예방접종의 실시기준과 방법에 관한 사항
   6의2. 필수예방접종 및 임시예방접종에 사용되는 의약품(이하 필수예방접종약품 등)의 사전 비축 및 장기 구매에 관한 사항
   6의3. 필수예방접종약품 등의 공급의 우선순위 등 분배기준, 그 밖에 필요한 사항의 결정
   7. 감염병 위기관리대책의 수립 및 시행
   8. 예방·치료 의료·방역 물품의 사전 비축, 장기 구매 및 생산에 관한 사항
   8의2. 의료·방역 물품(약사법에 따른 의약품 및 의료기기법에 따른 의료기기로 한정) 공급의 우선순위 등 분배기준, 그 밖에 필요한 사항의 결정
   8의3. 개발 중인 백신 또는 의약품의 구매 및 공급에 필요한 계약에 관한 사항
   9. 예방접종 등으로 인한 피해에 대한 국가보상에 관한 사항
   10. 내성균 관리대책에 관한 사항
   11. 그 밖에 감염병의 예방 및 관리에 관한 사항으로서 위원장이 위원회의 회의에 부치는 사항

제10조 **위원회의 구성**

① 위원회는 위원장 1명과 부위원장 1명을 포함하여 30명 이내의 위원으로 구성한다.
② 위원장은 질병관리청장이 되고, 부위원장은 위원 중에서 위원장이 지명하며, 위원은 다음의 어느 하나에 해당하는 사람 중에서 위원장이 임명하거나 위촉하는 사람으로 한다. 이 경우 공무원이 아닌 위원이 전체 위원의 과반수가 되도록 하여야 한다.
  1. 감염병의 예방 또는 관리 업무를 담당하는 공무원
  2. 감염병 또는 감염관리를 전공한 의료인
  3. 감염병과 관련된 전문지식을 소유한 사람
  4. 지방자치법에 따른 시·도지사협의체가 추천하는 사람
  5. 비영리민간단체 지원법에 따른 비영리민간단체가 추천하는 사람
  6. 그 밖에 감염병에 관한 지식과 경험이 풍부한 사람
③ 위원회의 업무를 효율적으로 수행하기 위하여 위원회의 위원과 외부 전문가로 구성되는 분야별 전문위원회를 둘 수 있다.

제11조 **의사 등의 신고** ★ 43 38 37 36

① 의사, 치과의사 또는 한의사는 다음의 어느 하나에 해당하는 사실(표본감시 대상이 되는 제4급감염병으로 인한 경우는 제외)이 있으면 소속 의료기관의 장에게 보고하여야 하고, 해당 환자와 그 동거인에게 질병관리청장이 정하는 감염 방지 방법 등을 지도하여야 한다. 다만, 의료기관에 소속되지 아니한 의사, 치과의사 또는 한의사는 그 사실을 관할 보건소장에게 신고하여야 한다.
  1. 감염병환자 등을 진단하거나 그 사체를 검안한 경우
  2. 예방접종 후 이상반응자를 진단하거나 그 사체를 검안한 경우
  3. 감염병환자 등이 제1급감염병부터 제3급감염병까지에 해당하는 감염병으로 사망한 경우
  4. 감염병환자로 의심되는 사람이 감염병병원체 검사를 거부하는 경우
② 감염병병원체 확인기관의 소속 직원은 실험실 검사 등을 통하여 감염병환자 등을 발견한 경우 그 사실을 그 기관의 장에게 보고하여야 한다.
③ 보고를 받은 의료기관의 장 및 감염병병원체 확인기관의 장은 **제1급감염병의 경우에는 즉시, 제2급감염병 및 제3급감염병의 경우에는 24시간 이내에, 제4급감염병의 경우에는 7일 이내에** 질병관리청장 또는 관할 보건소장에게 신고하여야 한다.
④ 육군, 해군, 공군 또는 국방부 직할 부대에 소속된 군의관은 ①의 어느 하나에 해당하는 사실(표본감시 대상이 되는 제4급감염병으로 인한 경우는 제외)이 있으면 소속 부대장에게 보고하여야 하고, 보고를 받은 소속 부대장은 제1급감염병의 경우에는 즉시, 제2급감염병 및 제3급감염병의 경우에는 24시간 이내에 관할 보건소장에게 신고하여야 한다.
⑤ 감염병 표본감시기관은 표본감시 대상이 되는 제4급감염병으로 인하여 ①의 1. 또는 3.에 해당하는 사실이 있으면 보건복지부령으로 정하는 바에 따라 질병관리청장 또는 관할 보건소장에게 신고하여야 한다.

| 제12조 | **그 밖의 신고의무자** ★ ❸⑦

① 다음의 어느 하나에 해당하는 사람은 제1급감염병부터 제3급감염병까지에 해당하는 감염병 중 보건복지부령으로 정하는 감염병이 발생한 경우에는 의사, 치과의사 또는 한의사의 진단이나 검안을 요구하거나 해당 주소지를 관할하는 보건소장에게 신고하여야 한다.
  1. 일반가정에서는 세대를 같이하는 **세대주**. 다만, 세대주가 부재 중인 경우에는 그 세대원
  2. 학교, 사회복지시설, 병원, 관공서, 회사, 공연장, 예배장소, 선박·항공기·열차 등 운송수단, 각종 사무소·사업소, 음식점, 숙박업소 또는 그 밖에 여러 사람이 모이는 장소로서 보건복지부령으로 정하는 장소의 **관리인, 경영자 또는 대표자**
  3. 약사·한약사 및 약국개설자

> **그 밖의 신고대상 감염병(시행규칙 제8조)** ★ ❹⑤
> ① 보건복지부령으로 정하는 감염병이란 다음의 감염병을 말한다.
>   1. 결 핵   2. 홍 역
>   3. 콜레라   4. 장티푸스
>   5. 파라티푸스   6. 세균성이질
>   7. 장출혈성대장균감염증   8. A형간염
> ② 보건복지부령으로 정하는 장소란 다음의 장소를 말한다.
>   1. 산후조리원
>   2. 목욕장업소, 이용업소, 미용업소

② 신고의무자가 아니더라도 감염병환자 등 또는 감염병으로 인한 사망자로 의심되는 사람을 발견하면 보건소장에게 알려야 한다.
③ 신고의 방법과 기간 및 통보의 방법과 절차 등에 관하여 필요한 사항은 보건복지부령으로 정한다.

> **그 밖의 신고의무자의 신고(시행규칙 제9조)** ★ ❹③
> 법 제12조 제1항 및 제2항에 따라 그 밖의 신고의무자는 다음의 사항을 서면, 구두, 전보, 전화 또는 컴퓨터통신의 방법으로 보건소장에게 지체 없이 신고하거나 알려야 한다.
>   1. 신고인의 성명, 주소와 감염병환자 등 또는 사망자와의 관계
>   2. 감염병환자 등 또는 사망자의 성명, 주소 및 직업
>   3. 감염병환자 등 또는 사망자의 주요 증상 및 발병일

| 제13조 | **보건소장 등의 보고**

① 신고를 받은 보건소장은 그 내용을 관할 특별자치시장·특별자치도지사 또는 시장·군수·구청장에게 보고하여야 하며, 보고를 받은 특별자치시장·특별자치도지사는 질병관리청장에게, 시장·군수·구청장은 질병관리청장 및 시·도지사에게 이를 각각 보고하여야 한다.
② 보고를 받은 질병관리청장, 시·도지사 또는 시장·군수·구청장은 감염병환자로 의심되는 사람이 감염병병원체 검사를 거부하는 경우(제1급감염병 환자로 의심되는 경우에 한정)에 대하여 감염병병원체 검사를 하게 할 수 있다.

제14조 인수공통감염병의 통보 ★ 42

① 가축전염병예방법에 따라 신고를 받은 국립가축방역기관장, 신고대상 가축의 소재지를 관할하는 시장·군수·구청장 또는 시·도 가축방역기관의 장은 같은 법에 따른 가축전염병 중 다음의 어느 하나에 해당하는 감염병의 경우에는 즉시 질병관리청장에게 통보하여야 한다.
  1. 탄저
  2. 고병원성조류인플루엔자
  3. 광견병
  4. 그 밖에 대통령령으로 정하는 인수공통감염병(동물인플루엔자)
② 통보를 받은 질병관리청장은 감염병의 예방 및 확산 방지를 위하여 이 법에 따른 적절한 조치를 취하여야 한다.
③ 신고 또는 통보를 받은 행정기관의 장은 신고자의 요청이 있는 때에는 신고자의 신원을 외부에 공개하여서는 아니 된다.

제15조 감염병환자 등의 파악 및 관리 ★ 36

보건소장은 관할구역에 거주하는 감염병환자 등에 관하여 신고를 받았을 때에는 보건복지부령으로 정하는 바에 따라 기록하고 그 명부(전자문서를 포함)를 관리하여야 한다.

> **감염병환자 등의 명부 작성 및 관리(시행규칙 제12조)**
> ① 보건소장은 감염병환자 등의 명부를 작성하고 이를 3년간 보관하여야 한다.
> ② 보건소장은 예방접종 후 이상반응자의 명부를 작성하고 이를 10년간 보관하여야 한다.

제16조 감염병 표본감시 등 ★ 38

① 질병관리청장은 감염병의 표본감시를 위하여 질병의 특성과 지역을 고려하여 보건의료기본법에 따른 보건의료기관이나 그 밖의 기관 또는 단체를 감염병 표본감시기관으로 지정할 수 있다.
② 질병관리청장, 시·도지사 또는 시장·군수·구청장은 지정받은 감염병 표본감시기관(이하 표본감시기관)의 장에게 감염병의 표본감시와 관련하여 필요한 자료의 제출을 요구하거나 감염병의 예방·관리에 필요한 협조를 요청할 수 있다. 이 경우 표본감시기관은 특별한 사유가 없으면 이에 따라야 한다.
③ 질병관리청장, 시·도지사 또는 시장·군수·구청장은 수집한 정보 중 국민 건강에 관한 중요한 정보를 관련 기관·단체·시설 또는 국민들에게 제공하여야 한다.
④ 질병관리청장, 시·도지사 또는 시장·군수·구청장은 표본감시활동에 필요한 경비를 표본감시기관에 지원할 수 있다.
⑤ 질병관리청장은 표본감시기관이 다음의 어느 하나에 해당하는 경우에는 그 지정을 취소할 수 있다.
  1. 자료 제출 요구 또는 협조 요청에 따르지 아니하는 경우
  2. 폐업 등으로 감염병 표본감시 업무를 수행할 수 없는 경우
  3. 그 밖에 감염병 표본감시 업무를 게을리 하는 등 보건복지부령으로 정하는 경우

| 제16조의2 | **감염병병원체 확인기관**

① 다음의 기관은 실험실 검사 등을 통하여 감염병병원체를 확인할 수 있다.
  1. 질병관리청
  2. 질병대응센터
  3. 보건환경연구원
  4. 보건소
  5. 의료기관 중 진단검사의학과 전문의가 상근하는 기관
  6. 의과대학 중 진단검사의학과가 개설된 의과대학
  7. 대한결핵협회(결핵환자의 병원체를 확인하는 경우만 해당)
  8. 한센병환자 등의 치료·재활을 지원할 목적으로 설립된 기관(한센병환자의 병원체를 확인하는 경우만 해당)
  9. 인체에서 채취한 검사물에 대한 검사를 국가, 지방자치단체, 의료기관 등으로부터 위탁받아 처리하는 기관 중 진단검사의학과 전문의가 상근하는 기관

| 제17조 | **실태조사** ★ ㊱

① 질병관리청장, 시·도지사 및 시장·군수·구청장은 감염병의 예방 및 관리에 관한 정책을 효과적으로 수립·시행하기 위하여 다음의 구분에 따라 실태조사를 실시하고, 그 결과를 공표하여야 한다.
  1. 감염병 및 내성균 발생 등에 대한 실태조사 : 질병관리청장 또는 시·도지사
  2. 의료기관의 감염관리 현황에 대한 실태조사 : 질병관리청장, 시·도지사 또는 시장·군수·구청장

③ ①에 따른 실태조사에 포함되어야 할 사항과 실태조사의 시기, 방법, 절차 및 공표 등에 관하여 필요한 사항은 보건복지부령으로 정한다.

> 감염병 실태조사에 포함되어야 할 사항(시행규칙 제15조 제1항 제2호) ★ ㊹
> 가. 감염병환자 등의 연령별·성별·지역별 분포 등에 관한 사항
> 나. 감염병환자 등의 임상적 증상 및 경과 등에 관한 사항
> 다. 감염병환자 등의 진단·검사·처방 등 진료정보에 관한 사항
> 라. 감염병의 진료 및 연구와 관련된 인력·시설 및 장비 등에 관한 사항
> 마. 감염병에 대한 각종 문헌 및 자료 등의 조사에 관한 사항
> 바. 그 밖에 감염병의 관리를 위하여 질병관리청장이 특히 필요하다고 인정하는 사항
>
> 실태조사의 실시 주기(시행규칙 제15조 제2항) ★ ㊻
> 1. 의료기관의 감염관리 실태조사 : 3년
> 2. 감염병 실태조사 : 3년
> 3. 내성균 실태조사 : 매년

| 제18조 | **역학조사** ★ ㊺ ㊴

① 질병관리청장, 시·도지사 또는 시장·군수·구청장은 감염병이 발생하여 유행할 우려가 있거나, 감염병 여부가 불분명하나 발병원인을 조사할 필요가 있다고 인정하면 지체 없이 역학조사를 하여야 하고, 그 결과에 관한 정보를 필요한 범위에서 해당 의료기관에 제공하여야 한다. 다만, 지역확산 방지 등을 위하여 필요한 경우 다른 의료기관에 제공하여야 한다.

환경검체 채취 및 시험(시행령 별표 1의3) ★ ㊷

시험 종류	검체 대상
레지오넬라균 검출 시험	상수도, 지하수, 공중시설의 물
장출혈성대장균 검출 시험	수영장, 냉·온수기의 물
노로바이러스 검출 시험	상수도, 지하수, 보존식
먹는 물 관리법에 따른 먹는물 검사	상수도, 지하수, 냉·온수기의 물
식품공전에 따른 식품 규격 시험	장관감염증 집단발생 시 보존식
식품공전에 따른 조리기구 규격 시험	장관감염증 집단발생 시 조리도구
수인성 원충 검출 시험	상수도, 지하수, 수영장

② 질병관리청장, 시·도지사 또는 시장·군수·구청장은 역학조사를 하기 위하여 역학조사반을 각각 설치하여야 한다.

③ 누구든지 질병관리청장, 시·도지사 또는 시장·군수·구청장이 실시하는 역학조사에서 다음의 행위를 하여서는 아니 된다.
  1. 정당한 사유 없이 역학조사를 거부·방해 또는 회피하는 행위
  2. 거짓으로 진술하거나 거짓 자료를 제출하는 행위
  3. 고의적으로 사실을 누락·은폐하는 행위

④ 역학조사의 내용과 시기·방법 및 역학조사반의 구성·임무 등에 관하여 필요한 사항은 대통령령으로 정한다.

시행령 제12조 역학조사의 내용

① 역학조사에 포함되어야 하는 내용은 다음과 같다.
  1. 감염병환자 등 및 감염병의심자의 인적 사항
  2. 감염병환자 등의 발병일 및 발병 장소
  3. 감염병의 감염원인 및 감염경로
  4. 감염병환자 등 및 감염병의심자에 관한 진료기록
  5. 그 밖에 감염병의 원인 규명과 관련된 사항

시행령 제13조 역학조사의 시기

역학조사는 다음의 구분에 따라 해당 사유가 발생하면 실시한다.
  1. 질병관리청장이 역학조사를 하여야 하는 경우
    가. 둘 이상의 시·도에서 역학조사가 동시에 필요한 경우
    나. 감염병 발생 및 유행 여부 또는 예방접종 후 이상반응에 관한 조사가 긴급히 필요한 경우
    다. 시·도지사의 역학조사가 불충분하였거나 불가능하다고 판단되는 경우
  2. 시·도지사 또는 시장·군수·구청장이 역학조사를 하여야 하는 경우
    가. 관할 지역에서 감염병이 발생하여 유행할 우려가 있는 경우

나. 관할 지역 밖에서 감염병이 발생하여 유행할 우려가 있는 경우로서 그 감염병이 관할구역과 역학적 연관성이 있다고 의심되는 경우

다. 관할 지역에서 예방접종 후 이상반응 사례가 발생하여 그 원인 규명을 위한 조사가 필요한 경우

시행령 제16조 **역학조사반의 임무 등**

① 역학조사반의 임무는 다음과 같다.

1. 중앙역학조사반
    가. 역학조사 계획의 수립, 시행 및 평가
    나. 역학조사의 실시 기준 및 방법의 개발
    다. 시·도역학조사반 및 시·군·구역학조사반에 대한 교육·훈련
    라. 감염병에 대한 역학적인 연구
    마. 감염병의 발생·유행 사례 및 예방접종 후 이상반응의 발생 사례 수집, 분석 및 제공
    바. 시·도역학조사반에 대한 기술지도 및 평가

2. 시·도 역학조사반
    가. 관할 지역 역학조사 계획의 수립, 시행 및 평가
    나. 관할 지역 역학조사의 세부 실시 기준 및 방법의 개발
    다. 중앙역학조사반에 관할 지역 역학조사 결과 보고
    라. 관할 지역 감염병의 발생·유행 사례 및 예방접종 후 이상반응의 발생 사례 수집, 분석 및 제공
    마. 시·군·구 역학조사반에 대한 기술지도 및 평가

3. 시·군·구 역학조사반
    가. 관할 지역 역학조사 계획의 수립 및 시행
    나. 시·도 역학조사반에 관할 지역 역학조사 결과 보고
    다. 관할 지역 감염병의 발생·유행 사례 및 예방접종 후 이상반응의 발생 사례 수집, 분석 및 제공

② 역학조사를 하는 역학조사반원은 보건복지부령으로 정하는 역학조사반원증을 지니고 관계인에게 보여 주어야 한다.

③ 질병관리청장, 시·도지사 또는 시장·군수·구청장은 역학조사반원에게 예산의 범위에서 역학조사 활동에 필요한 수당과 여비를 지급할 수 있다.

제19조 **건강진단**

성매개감염병의 예방을 위하여 종사자의 건강진단이 필요한 직업으로 보건복지부령으로 정하는 직업에 종사하는 사람과 성매개감염병에 감염되어 그 전염을 매개할 상당한 우려가 있다고 특별자치시장·특별자치도지사 또는 시장·군수·구청장이 인정한 사람은 보건복지부령으로 정하는 바에 따라 성매개감염병에 관한 건강진단을 받아야 한다.

제20조 해부명령

① 질병관리청장은 국민 건강에 중대한 위협을 미칠 우려가 있는 감염병으로 사망한 것으로 의심이 되어 시체를 해부하지 아니하고는 감염병 여부의 진단과 사망의 원인규명을 할 수 없다고 인정하면 그 시체의 해부를 명할 수 있다.

② 해부를 하려면 미리 연고자의 동의를 받아야 한다. 다만, 소재불명 및 연락두절 등 미리 연고자의 동의를 받기 어려운 특별한 사정이 있고 해부가 늦어질 경우 감염병 예방과 국민 건강의 보호라는 목적을 달성하기 어렵다고 판단되는 경우에는 연고자의 동의를 받지 아니하고 해부를 명할 수 있다.

③ 질병관리청장은 감염병 전문의, 해부학, 병리학 또는 법의학을 전공한 사람을 해부를 담당하는 의사로 지정하여 해부를 하여야 한다.

④ 해부는 사망자가 걸린 것으로 의심되는 감염병의 종류별로 질병관리청장이 정하여 고시한 생물학적 안전 등급을 갖춘 시설에서 실시하여야 한다.

제21조 고위험병원체의 분리, 분양 · 이동 및 이동신고 ★ ❹❸ ❹❷

① 감염병환자, 식품, 동식물, 그 밖의 환경 등으로부터 고위험병원체를 분리한 자는 지체 없이 고위험병원체의 명칭, 분리된 검체명, 분리 일자 등을 질병관리청장에게 신고하여야 한다.

② 고위험병원체를 분양 · 이동받으려는 자는 사전에 고위험병원체의 명칭, 분양 및 이동계획 등을 질병관리청장에게 신고하여야 한다.

③ 고위험병원체를 이동하려는 자는 사전에 고위험병원체의 명칭과 이동계획 등을 질병관리청장에게 신고하여야 한다.

④ 질병관리청장은 ①부터 ③까지의 신고를 받은 경우 그 내용을 검토하여 이 법에 적합하면 신고를 수리하여야 한다.

⑤ 질병관리청장은 고위험병원체의 분리신고를 받은 경우 현장조사를 실시할 수 있다.

⑥ 고위험병원체를 보유 · 관리하는 자는 매년 고위험병원체 보유현황에 대한 기록을 작성하여 질병관리청장에게 제출하여야 한다.

제22조 고위험병원체의 반입 허가 등

① 감염병의 진단 및 학술 연구 등을 목적으로 고위험병원체를 국내로 반입하려는 자는 다음의 요건을 갖추어 질병관리청장의 허가를 받아야 한다.

  1. 고위험병원체 취급시설을 설치 · 운영하거나 고위험병원체 취급시설을 설치 · 운영하고 있는 자와 고위험병원체 취급시설을 사용하는 계약을 체결할 것

  2. 고위험병원체의 안전한 수송 및 비상조치 계획을 수립할 것

  3. 보건복지부령으로 정하는 요건을 갖춘 고위험병원체 전담관리자를 둘 것

② 허가받은 사항을 변경하려는 자는 질병관리청장의 허가를 받아야 한다. 다만, 대통령령으로 정하는 경미한 사항을 변경하려는 경우에는 질병관리청장에게 신고하여야 한다.

③ 고위험병원체의 반입 허가를 받은 자가 해당 고위험병원체를 인수하여 이동하려면 대통령령으로 정하는 바에 따라 그 인수 장소를 지정하고 이동계획을 질병관리청장에게 미리 신고하여야 한다. 이 경우 질병관리청장은 그 내용을 검토하여 이 법에 적합하면 신고를 수리하여야 한다.

제24조 | 필수예방접종 ★ 46 44 40 37

① 특별자치시장·특별자치도지사 또는 시장·군수·구청장은 다음의 질병에 대하여 관할 보건소를 통하여 필수예방접종을 실시하여야 한다.

> 디프테리아, 폴리오, 백일해, 홍역, 파상풍, 결핵, B형간염, 유행성이하선염, 풍진, 수두, 일본뇌염, b형헤모필루스인플루엔자, 폐렴구균, 인플루엔자, A형간염, 사람유두종바이러스 감염증, 그룹 A형 로타바이러스 감염증, 그 밖에 질병관리청장이 감염병의 예방을 위하여 필요하다고 인정하여 지정하는 감염병(장티푸스, 신증후군출혈열)

② 특별자치시장·특별자치도지사 또는 시장·군수·구청장은 필수예방접종업무를 대통령령으로 정하는 바에 따라 관할구역 안에 있는 의료기관에 위탁할 수 있다.

③ 특별자치시장·특별자치도지사 또는 시장·군수·구청장은 필수예방접종 대상 아동 부모(아동의 법정대리인을 포함)에게 보건복지부령으로 정하는 바에 따라 필수예방접종을 사전에 알려야 한다. 이 경우 개인정보 보호법에 따른 고유식별정보를 처리할 수 있다.

시행령 제20조 | 예방접종업무의 위탁

① 특별자치시장·특별자치도지사 또는 시장·군수·구청장은 보건소에서 시행하기 어렵거나 보건소를 이용하기 불편한 주민 등에 대한 예방접종업무를 의원, 병원급 의료기관(치과병원 및 한방병원은 의사를 두어 의과 진료과목을 추가로 설치·운영하는 경우로 한정) 중에서 특별자치시장·특별자치도지사 또는 시장·군수·구청장이 지정하는 의료기관에 위탁할 수 있다. 이 경우 특별자치시장·특별자치도지사 또는 시장·군수·구청장은 위탁한 기관을 공고하여야 한다.

제25조 | 임시예방접종

① 특별자치시장·특별자치도지사 또는 시장·군수·구청장은 다음에 해당하면 관할 보건소를 통하여 임시예방접종을 하여야 한다.
  1. 질병관리청장이 감염병 예방을 위하여 특별자치시장·특별자치도지사 또는 시장·군수·구청장에게 예방접종을 실시할 것을 요청한 경우
  2. 특별자치시장·특별자치도지사 또는 시장·군수·구청장이 감염병 예방을 위하여 예방접종이 필요하다고 인정하는 경우

② 임시예방접종업무의 위탁에 관하여는 필수예방접종을 준용한다.

제26조 | 예방접종의 공고 ★ 46 43

특별자치시장·특별자치도지사 또는 시장·군수·구청장은 임시예방접종을 할 경우에는 예방접종의 일시 및 장소, 예방접종의 종류, 예방접종을 받을 사람의 범위를 정하여 미리 인터넷 홈페이지에 공고하여야 한다. 다만, 예방접종의 실시기준 등이 변경될 경우에는 그 변경 사항을 미리 인터넷 홈페이지에 공고하여야 한다.

제27조 **예방접종증명서** ★[43][37]

① 질병관리청장, 특별자치시장 · 특별자치도지사 또는 시장 · 군수 · 구청장은 필수예방접종 또는 임시예방접종을 받은 사람 본인 또는 법정대리인에게 보건복지부령으로 정하는 바에 따라 **예방접종증명서를 발급하여야 한다.**

② 특별자치시장 · 특별자치도지사 또는 시장 · 군수 · 구청장이 아닌 자가 이 법에 따른 예방접종을 한 때에는 질병관리청장, 특별자치시장 · 특별자치도지사 또는 시장 · 군수 · 구청장은 보건복지부령으로 정하는 바에 따라 해당 예방접종을 한 자로 하여금 예방접종증명서를 발급하게 할 수 있다.

③ 예방접종증명서는 전자문서를 이용하여 발급할 수 있다.

제28조 **예방접종 기록의 보존 및 보고 등**

① 특별자치시장 · 특별자치도지사 또는 시장 · 군수 · 구청장은 필수예방접종 및 임시예방접종을 하거나, 보고를 받은 경우에는 보건복지부령으로 정하는 바에 따라 **예방접종에 관한 기록을 작성 · 보관하여야 하고, 특별자치시장 · 특별자치도지사는 질병관리청장에게, 시장 · 군수 · 구청장은 질병관리청장 및 시 · 도지사에게 그 내용을 각각 보고하여야 한다.**

② 특별자치시장 · 특별자치도지사 또는 시장 · 군수 · 구청장이 아닌 자가 이 법에 따른 예방접종을 하면 보건복지부령으로 정하는 바에 따라 특별자치시장 · 특별자치도지사 또는 시장 · 군수 · 구청장에게 보고하여야 한다.

제29조 **예방접종에 관한 역학조사** ★[39][38]

질병관리청장, 시 · 도지사 또는 시장 · 군수 · 구청장은 다음의 구분에 따라 조사를 실시하고, 예방접종 후 이상반응 사례가 발생하면 그 원인을 밝히기 위하여 역학조사를 하여야 한다.

1. **질병관리청장 : 예방접종의 효과 및 예방접종 후 이상반응에 관한 조사**
2. **시 · 도지사 또는 시장 · 군수 · 구청장 : 예방접종 후 이상반응에 관한 조사**

시행령 제12조 **역학조사의 내용**

② 예방접종에 관한 역학조사에 포함되어야 하는 내용은 다음과 같다.

1. 예방접종 후 이상반응자의 인적 사항
2. 예방접종기관, 접종일시 및 접종내용
3. 예방접종 후 이상반응에 관한 진료기록
4. 예방접종약에 관한 사항
5. 그 밖에 예방접종 후 이상반응의 원인 규명과 관련된 사항

제30조 **예방접종피해조사반**

① 예방접종으로 인한 질병 · 장애 · 사망의 원인 규명 및 피해 보상 등을 조사하고 제3자의 고의 또는 과실 유무를 조사하기 위하여 질병관리청에 예방접종피해조사반을 둔다.

제31조 예방접종 완료 여부의 확인

① 특별자치시장·특별자치도지사 또는 시장·군수·구청장은 초등학교와 중학교의 장에게 예방접종 완료 여부에 대한 검사 기록을 제출하도록 요청할 수 있다.
② 특별자치시장·특별자치도지사 또는 시장·군수·구청장은 유치원의 장과 어린이집의 원장에게 보건복지부령으로 정하는 바에 따라 영유아의 예방접종 여부를 확인하도록 요청할 수 있다.
③ 특별자치시장·특별자치도지사 또는 시장·군수·구청장은 제출 기록 및 확인 결과를 확인하여 예방접종을 끝내지 못한 영유아, 학생 등이 있으면 그 영유아 또는 학생 등에게 예방접종을 하여야 한다.

제32조 예방접종의 실시주간 및 실시기준 등

① 질병관리청장은 국민의 예방접종에 대한 관심을 높여 감염병에 대한 예방접종을 활성화하기 위하여 예방접종주간을 설정할 수 있다.

제33조 예방접종약품의 계획 생산 ★ ㊳

① 질병관리청장은 예방접종약품의 국내 공급이 부족하다고 판단되는 경우 등 보건복지부령으로 정하는 경우에는 예산의 범위에서 감염병의 예방접종에 필요한 수량의 예방접종약품을 미리 계산하여 약사법에 따른 의약품 제조업자에게 생산하게 할 수 있으며, 예방접종약품을 연구하는 자 등을 지원할 수 있다.
② 질병관리청장은 보건복지부령으로 정하는 바에 따라 예방접종약품의 생산에 드는 비용의 전부 또는 일부를 해당 의약품 제조업자에게 미리 지급할 수 있다.

제34조 감염병 위기관리대책의 수립·시행

① 보건복지부장관 및 질병관리청장은 감염병의 확산 또는 해외 신종감염병의 국내 유입으로 인한 재난상황에 대처하기 위하여 위원회의 심의를 거쳐 감염병 위기관리대책을 수립·시행하여야 한다.
② 감염병 위기관리대책에는 다음의 사항이 포함되어야 한다.
  1. 재난상황 발생 및 해외 신종감염병 유입에 대한 대응체계 및 기관별 역할
  2. 재난 및 위기상황의 판단, 위기경보 결정 및 관리체계
  3. 감염병위기 시 동원하여야 할 의료인 등 전문인력, 시설, 의료기관의 명부 작성
  4. 의료·방역 물품의 비축방안 및 조달방안
  5. 재난 및 위기상황별 국민행동요령, 동원 대상 인력, 시설, 기관에 대한 교육 및 도상연습, 제1급감염병 등 긴급한 대처가 필요한 감염병에 대한 위기대응 등 실제 상황대비 훈련
  5의2. 감염취약계층에 대한 유형별 보호조치 방안 및 사회복지시설의 유형별·전파상황별 대응방안
  6. 그 밖에 재난상황 및 위기상황 극복을 위하여 필요하다고 보건복지부장관 및 질병관리청장이 인정하는 사항
③ 보건복지부장관 및 질병관리청장은 감염병 위기관리대책에 따른 정기적인 훈련을 실시하여야 한다.

제34조의2   감염병위기 시 정보공개

① 질병관리청장, 시·도지사 및 시장·군수·구청장은 국민의 건강에 위해가 되는 감염병 확산으로 인하여 재난 및 안전관리 기본법에 따른 주의 이상의 위기경보가 발령되면 감염병환자의 이동경로, 이동수단, 진료의료기관 및 접촉자 현황, 감염병의 지역별·연령대별 발생 및 검사 현황 등 국민들이 감염병 예방을 위하여 알아야 하는 정보를 정보통신망 게재 또는 보도자료 배포 등의 방법으로 신속히 공개하여야 한다. 다만, 성별, 나이, 그 밖에 감염병 예방과 관계없다고 판단되는 정보로서 대통령령으로 정하는 정보는 제외하여야 한다.

② 질병관리청장, 시·도지사 및 시장·군수·구청장은 공개한 정보가 그 공개목적의 달성 등으로 공개될 필요가 없어진 때에는 지체 없이 그 공개된 정보를 삭제하여야 한다.

③ 누구든지 공개된 사항이 다음의 어느 하나에 해당하는 경우에는 질병관리청장, 시·도지사 또는 시장·군수·구청장에게 서면이나 말로 또는 정보통신망을 이용하여 이의신청을 할 수 있다.
  1. 공개된 사항이 사실과 다른 경우
  2. 공개된 사항에 관하여 의견이 있는 경우

제36조   감염병관리기관의 지정 등

① 보건복지부장관, 질병관리청장 또는 시·도지사는 보건복지부령으로 정하는 바에 따라 의료법에 따른 의료기관을 감염병관리기관으로 지정하여야 한다.

② 시장·군수·구청장은 보건복지부령으로 정하는 바에 따라 의료법에 따른 의료기관을 감염병관리기관으로 지정할 수 있다.

③ 지정받은 의료기관의 장은 감염병을 예방하고 감염병환자 등을 진료하는 시설을 설치하여야 한다. 이 경우 보건복지부령으로 정하는 일정규모 이상의 감염병관리기관에는 감염병의 전파를 막기 위하여 전실 및 음압시설 등을 갖춘 1인 병실을 보건복지부령으로 정하는 기준에 따라 설치하여야 한다.

④ 보건복지부장관, 질병관리청장, 시·도지사 또는 시장·군수·구청장은 감염병관리시설의 설치 및 운영에 드는 비용을 감염병관리기관에 지원하여야 한다.

⑤ 감염병관리기관이 아닌 의료기관이 감염병관리시설을 설치·운영하려면 보건복지부령으로 정하는 바에 따라 특별자치시장·특별자치도지사 또는 시장·군수·구청장에게 신고하여야 한다. 이 경우 특별자치시장·특별자치도지사 또는 시장·군수·구청장은 그 내용을 검토하여 이 법에 적합하면 신고를 수리하여야 한다.

⑥ 보건복지부장관, 질병관리청장, 시·도지사 또는 시장·군수·구청장은 감염병 발생 등 긴급상황 발생 시 감염병관리기관에 진료개시 등 필요한 사항을 지시할 수 있다.

제37조   감염병위기 시 감염병관리기관의 설치 등

① 보건복지부장관, 질병관리청장, 시·도지사 또는 시장·군수·구청장은 감염병환자가 대량으로 발생하거나 지정된 감염병관리기관만으로 감염병환자 등을 모두 수용하기 어려운 경우에는 다음의 조치를 취할 수 있다.

1. 지정된 감염병관리기관이 아닌 의료기관을 일정 기간 동안 감염병관리기관으로 지정
2. 격리소·요양소 또는 진료소의 설치·운영

② 지정된 감염병관리기관의 장은 보건복지부령으로 정하는 바에 따라 감염병관리시설을 설치하여야 한다.
③ 보건복지부장관, 질병관리청장, 시·도지사 또는 시장·군수·구청장은 시설의 설치 및 운영에 드는 비용을 감염병관리기관에 지원하여야 한다.
④ 지정된 감염병관리기관의 장은 정당한 사유없이 감염병관리시설의 설치 명령을 거부할 수 없다.
⑤ 보건복지부장관, 질병관리청장, 시·도지사 또는 시장·군수·구청장은 감염병 발생 등 긴급상황 발생 시 감염병관리기관에 진료개시 등 필요한 사항을 지시할 수 있다.

제38조 감염병환자 등의 입소 거부 금지

감염병관리기관은 정당한 사유 없이 감염병환자 등의 입소를 거부할 수 없다.

제40조 생물테러감염병 등에 대비한 의료·방역 물품의 비축

① 질병관리청장은 생물테러감염병 및 그 밖의 감염병의 대유행이 우려되면 위원회의 심의를 거쳐 예방·치료 의료·방역 물품의 품목을 정하여 미리 비축하거나 장기 구매를 위한 계약을 미리 할 수 있다.
② 질병관리청장은 생물테러감염병이나 그 밖의 감염병의 대유행이 우려되면 **예방·치료 의약품**을 정하여 의약품 제조업자에게 생산하게 할 수 있다.
③ 질병관리청장은 예방·치료 의약품의 효과와 이상반응에 관하여 조사하고, 이상반응 사례가 발생하면 역학조사를 하여야 한다.

제40조의3 수출금지 등

① 보건복지부장관은 제1급감염병의 유행으로 그 예방·방역 및 치료에 필요한 의료·방역 물품 중 보건복지부령으로 정하는 물품의 급격한 가격상승 또는 공급부족으로 국민건강을 현저하게 저해할 우려가 있을 때에는 그 물품의 수출이나 국외 반출을 금지할 수 있다.
② 보건복지부장관은 ①에 따른 금지를 하려면 미리 관계 중앙행정기관의 장과 협의하여야 하고, 금지 기간을 미리 정하여 공표하여야 한다.

제41조 감염병환자 등의 관리

① 감염병 중 특히 전파 위험이 높은 감염병으로서 **제1급감염병 및 질병관리청장이 고시한 감염병**에 걸린 감염병환자 등은 **감염병관리기관 등에서 입원치료를 받아야 한다.**
② **질병관리청장, 시·도지사 또는 시장·군수·구청장**은 다음의 어느 하나에 해당하는 사람에게 자가치료, 시설치료 또는 의료기관 입원치료를 하게 할 수 있다.
 1. 의사가 자가치료 또는 시설치료가 가능하다고 판단하는 사람
 2. ①에 따른 입원치료 대상자가 아닌 사람
 3. 감염병의심자

③ 보건복지부장관, 질병관리청장, 시·도지사 또는 시장·군수·구청장은 다음의 어느 하나에 해당하는 경우 ① 또는 ②에 따라 치료 중인 사람을 다른 감염병관리기관 등이나 감염병관리기관 등이 아닌 의료기관으로 전원하거나, 자가 또는 격리소·요양소 또는 진료소로 이송하여 치료받게 할 수 있다.
  1. 중증도의 변경이 있는 경우
  2. 의사가 입원치료의 필요성이 없다고 판단하는 경우
  3. 격리병상이 부족한 경우 등 질병관리청장이 전원 등의 조치가 필요하다고 인정하는 경우
④ 감염병환자 등은 ③에 따른 조치를 따라야 하며, 정당한 사유 없이 이를 거부할 경우 치료에 드는 비용은 본인이 부담한다.

제42조 감염병에 관한 강제처분

① 질병관리청장, 시·도지사 또는 시장·군수·구청장은 해당 공무원으로 하여금 다음의 어느 하나에 해당하는 감염병환자 등이 있다고 인정되는 주거시설, 선박·항공기·열차 등 운송수단 또는 그 밖의 장소에 들어가 필요한 조사나 진찰을 하게 할 수 있으며, 그 진찰 결과 감염병환자 등으로 인정될 때에는 동행하여 치료받게 하거나 입원시킬 수 있다.
  1. 제1급감염병
  2. 제2급감염병 중 결핵, 홍역, 콜레라, 장티푸스, 파라티푸스, 세균성이질, 장출혈성대장균감염증, A형간염, 수막구균 감염증, 폴리오, 성홍열 또는 질병관리청장이 정하는 감염병
  4. 제3급감염병 중 질병관리청장이 정하는 감염병
  5. 세계보건기구 감시대상 감염병
② 질병관리청장, 시·도지사 또는 시장·군수·구청장은 제1급감염병이 발생한 경우 해당 공무원으로 하여금 감염병의심자에게 다음의 어느 하나에 해당하는 조치를 하게 할 수 있다. 이 경우 해당 공무원은 감염병 증상 유무를 확인하기 위하여 필요한 조사나 진찰을 할 수 있다.
  1. 자가 또는 시설에 격리
  1의2. 격리에 필요한 이동수단의 제한
  2. 유선·무선 통신, 정보통신기술을 활용한 기기 등을 이용한 감염병의 증상 유무 확인이나 위치정보의 수집. 이 경우 위치정보의 수집은 격리된 사람으로 한정한다.
  3. 감염 여부 검사
③ 질병관리청장, 시·도지사 또는 시장·군수·구청장은 조사나 진찰 결과 감염병환자 등으로 인정된 사람에 대해서는 해당 공무원과 동행하여 치료받게 하거나 입원시킬 수 있다.

제45조 업무 종사의 일시 제한

① 감염병환자 등은 보건복지부령으로 정하는 바에 따라 업무의 성질상 일반인과 접촉하는 일이 많은 직업에 종사할 수 없고, 누구든지 감염병환자 등을 그러한 직업에 고용할 수 없다.
② 성매개감염병에 관한 건강진단을 받아야 할 자가 건강진단을 받지 아니한 때에는 직업에 종사할 수 없으며 해당 영업을 영위하는 자는 건강진단을 받지 아니한 자를 그 영업에 종사하게 하여서는 아니 된다.

> 업무 종사의 일시 제한(시행규칙 제33조) ★ ❹❸ ❹❷
> ① 일시적으로 업무 종사의 제한을 받는 감염병환자 등은 다음의 감염병에 해당하는 감염병환자 등으로 하고, 그 제한 기간은 감염력이 소멸되는 날까지로 한다.
>   1. 콜레라   2. 장티푸스
>   3. 파라티푸스   4. 세균성이질
>   5. 장출혈성대장균감염증   6. A형간염
> ② 업무 종사의 제한을 받는 업종은 다음과 같다.
>   1. 집단급식소   2. 식품접객업

제46조 | 건강진단 및 예방접종 등의 조치 ★ ❸❻

질병관리청장, 시·도지사 또는 시장·군수·구청장은 보건복지부령으로 정하는 바에 따라 다음에 해당하는 사람에게 건강진단을 받거나 감염병 예방에 필요한 예방접종을 받게 하는 등의 조치를 할 수 있다.

1. 감염병환자 등의 가족 또는 그 동거인
2. 감염병 발생지역에 거주하는 사람 또는 그 지역에 출입하는 사람으로서 감염병에 감염되었을 것으로 의심되는 사람
3. 감염병환자 등과 접촉하여 감염병에 감염되었을 것으로 의심되는 사람

제47조 | 감염병 유행에 대한 방역 조치

질병관리청장, 시·도지사 또는 시장·군수·구청장은 감염병이 유행하면 감염병 전파를 막기 위하여 다음에 해당하는 모든 조치를 하거나 그에 필요한 일부 조치를 하여야 한다.

1. 감염병환자 등이 있는 장소나 감염병병원체에 오염되었다고 인정되는 장소에 대한 다음의 조치
   가. 일시적 폐쇄
   나. 일반 공중의 출입금지
   다. 해당 장소 내 이동제한
   라. 그 밖에 통행차단을 위하여 필요한 조치
2. 의료기관에 대한 업무 정지
3. 감염병의심자를 적당한 장소에 일정한 기간 입원 또는 격리시키는 것
4. 감염병병원체에 오염되었거나 오염되었다고 의심되는 물건을 사용·접수·이동하거나 버리는 행위 또는 해당 물건의 세척을 금지하거나 태우거나 폐기처분하는 것
5. 감염병병원체에 오염된 장소에 대한 소독이나 그 밖에 필요한 조치를 명하는 것
6. 일정한 장소에서 세탁하는 것을 막거나 오물을 일정한 장소에서 처리하도록 명하는 것

제49조 | 감염병의 예방 조치

① 질병관리청장, 시·도지사 또는 시장·군수·구청장은 감염병을 예방하기 위하여 다음에 해당하는 모든 조치를 하거나 그에 필요한 일부 조치를 하여야 하며, 보건복지부장관은 감염병을 예방하기 위하여 2., 2의2.부터 2의4.까지, 12. 및 12의2.에 해당하는 조치를 할 수 있다.

1. 관할 지역에 대한 교통의 전부 또는 일부를 차단하는 것
2. 흥행, 집회, 제례 또는 그 밖의 여러 사람의 집합을 제한하거나 금지하는 것

2의2. 감염병 전파의 위험성이 있는 장소 또는 시설의 관리자·운영자 및 이용자 등에 대하여 출입자 명단 작성, 마스크 착용 등 방역지침의 준수를 명하는 것
2의3. 버스·열차·선박·항공기 등 감염병 전파가 우려되는 운송수단의 이용자에 대하여 마스크 착용 등 방역지침의 준수를 명하는 것
2의4. 감염병 전파가 우려되어 지역 및 기간을 정하여 마스크 착용 등 방역지침 준수를 명하는 것
3. 건강진단, 시체 검안 또는 해부를 실시하는 것
4. 감염병 전파의 위험성이 있는 음식물의 판매·수령을 금지하거나 그 음식물의 폐기나 그 밖에 필요한 처분을 명하는 것
5. 인수공통감염병 예방을 위하여 살처분에 참여한 사람 또는 인수공통감염병에 드러난 사람 등에 대한 예방조치를 명하는 것
6. 감염병 전파의 매개가 되는 물건의 소지·이동을 제한·금지하거나 그 물건에 대하여 폐기, 소각 또는 그 밖에 필요한 처분을 명하는 것
7. 선박·항공기·열차 등 운송 수단, 사업장 또는 그 밖에 여러 사람이 모이는 장소에 의사를 배치하거나 감염병 예방에 필요한 시설의 설치를 명하는 것
8. 공중위생에 관계있는 시설 또는 장소에 대한 소독이나 그 밖에 필요한 조치를 명하거나 상수도·하수도·우물·쓰레기장·화장실의 신설·개조·변경·폐지 또는 사용을 금지하는 것
9. 쥐, 위생해충 또는 그 밖의 감염병 매개동물의 구제 또는 구제시설의 설치를 명하는 것
10. 일정한 장소에서의 어로·수영 또는 일정한 우물의 사용을 제한하거나 금지하는 것
11. 감염병 매개의 중간 숙주가 되는 동물류의 포획 또는 생식을 금지하는 것
12. 감염병 유행기간 중 의료인·의료업자 및 그 밖에 필요한 의료관계요원을 동원하는 것
12의2. 감염병 유행기간 중 의료기관 병상, 연수원·숙박시설 등 시설을 동원하는 것
13. 감염병병원체에 오염되었거나 오염되었을 것으로 의심되는 시설 또는 장소에 대한 소독이나 그 밖에 필요한 조치를 명하는 것
14. 감염병의심자를 적당한 장소에 일정한 기간 입원 또는 격리시키는 것

제50조 그 밖의 감염병 예방 조치

① 육군·해군·공군 소속 부대의 장, 국방부직할부대의 장 및 그 밖의 신고의무자에 해당하는 사람은 감염병환자 등이 발생하였거나 발생할 우려가 있으면 소독이나 그 밖에 필요한 조치를 하여야 하고, 특별자치시장·특별자치도지사 또는 시장·군수·구청장과 협의하여 감염병 예방에 필요한 추가 조치를 하여야 한다.

② 교육부장관 또는 교육감은 감염병 발생 등을 이유로 학교보건법의 학교에 대하여 초·중등교육법에 따른 휴업 또는 휴교를 명령하거나 유아교육법에 따른 휴업 또는 휴원을 명령할 경우 질병관리청장과 협의하여야 한다.

제51조 **소독 의무** ★[35]

① 특별자치시장 · 특별자치도지사 또는 시장 · 군수 · 구청장은 감염병을 예방하기 위하여 청소나 소독을 실시하거나 쥐, 위생해충 등의 구제조치(이하 소독)를 하여야 한다. 이 경우 소독은 사람의 건강과 자연에 유해한 영향을 최소화하여 안전하게 실시하여야 한다.

② 소독의 기준과 방법은 보건복지부령으로 정한다.

③ 공동주택, 숙박업소 등 여러 사람이 거주하거나 이용하는 시설 중 대통령령으로 정하는 시설을 관리 · 운영하는 자는 보건복지부령으로 정하는 바에 따라 감염병 예방에 필요한 소독을 하여야 한다.

④ 소독을 하여야 하는 시설의 관리 · 운영자는 소독업의 신고를 한 자에게 소독하게 하여야 한다. 다만, 공동주택관리법에 따른 주택관리업자가 소독장비를 갖추었을 때에는 그가 관리하는 공동주택은 직접 소독할 수 있다.

시행령 제24조 **소독을 해야 하는 시설** ★[40][38][37]

감염병 예방에 필요한 소독을 해야 하는 시설은 다음과 같다.

1. 숙박업소(객실 수 20실 이상인 경우), 관광숙박업소
2. 식품접객업업소 중 연면적 300제곱미터 이상의 업소
3. 시내버스 · 농어촌버스 · 마을버스 · 시외버스 · 전세버스 · 장의자동차, 항공기 및 공항시설, 여객선, 연면적 300제곱미터 이상의 대합실, 여객운송 철도차량과 역사 및 역 시설
4. 대형마트, 전문점, 백화점, 쇼핑센터, 복합쇼핑몰, 그 밖의 대규모 점포와 전통시장
5. 병원급 의료기관
6. 집단급식소(한 번에 100명 이상에게 계속적으로 식사를 공급하는 경우)

6의2. 위탁급식영업을 하는 식품접객업소 중 연면적 300제곱미터 이상의 업소

7. 기숙사

7의2. 합숙소(50명 이상을 수용할 수 있는 경우)

8. 공연장(객석 수 300석 이상인 경우)
9. 학 교
10. 연면적 1천제곱미터 이상의 학원
11. 연면적 2천제곱미터 이상의 사무실용 건축물 및 복합용도의 건축물
12. 50명 이상을 수용하는 어린이집 및 유치원
13. 공동주택(300세대 이상인 경우)

제52조 **소독업의 신고 등** ★[43]

① 소득을 업으로 하려는 자(주택관리업자는 제외)는 보건복지부령으로 정하는 시설 · 장비 및 인력을 갖추어 특별자치시장 · 특별자치도지사 또는 시장 · 군수 · 구청장에게 신고하여야 한다. 신고한 사항을 변경하려는 경우에도 또한 같다.

② 특별자치시장 · 특별자치도지사 또는 시장 · 군수 · 구청장은 신고를 받은 경우 그 내용을 검토하여 이 법에 적합하면 신고를 수리하여야 한다.

③ 특별자치시장·특별자치도지사 또는 시장·군수·구청장은 소독업의 신고를 한 자(이하 소독업자)가 다음의 어느 하나에 해당하면 **소독업 신고가 취소된 것으로 본다.**
  1. 부가가치세법에 따라 관할 세무서장에게 폐업 신고를 한 경우
  2. 부가가치세법에 따라 관할 세무서장이 사업자등록을 말소한 경우
  3. 휴업이나 폐업 신고를 하지 아니하고 소독업에 필요한 시설 등이 없어진 상태가 6개월 이상 계속된 경우
④ 특별자치시장·특별자치도지사 또는 시장·군수·구청장은 소독업 신고가 취소된 것으로 보기 위하여 필요한 경우 관할 세무서장에게 소독업자의 폐업 여부에 대한 정보 제공을 요청할 수 있다. 이 경우 요청을 받은 관할 세무서장은 소독업자의 폐업 여부에 대한 정보를 제공하여야 한다.

제53조 | 소독업의 휴업 등의 신고

① 소독업자가 그 영업을 30일 이상 휴업하거나 폐업하려면 보건복지부령으로 정하는 바에 따라 **특별자치시장·특별자치도지사 또는 시장·군수·구청장에게 신고하여야 한다.**
② 소독업자가 휴업한 후 재개업을 하려면 보건복지부령으로 정하는 바에 따라 특별자치시장·특별자치도지사 또는 시장·군수·구청장에게 신고하여야 한다. 이 경우 특별자치시장·특별자치도지사 또는 시장·군수·구청장은 그 내용을 검토하여 이 법에 적합하면 신고를 수리하여야 한다.

제54조 | 소독의 실시 등 ★ ㊴

① 소독업자는 보건복지부령으로 정하는 기준과 방법에 따라 소독하여야 한다.
② 소독업자가 소독하였을 때에는 보건복지부령으로 정하는 바에 따라 그 소독에 관한 사항을 기록·보존하여야 한다.

> 소독업자는 소독실시대장에 소독에 관한 사항을 기록하고, 이를 2년간 보존하여야 한다(시행규칙 제40조 제3항).

제55조 | 소독업자 등에 대한 교육 ★ ㊳

① 소독업자(법인인 경우에는 그 대표자)는 소독에 관한 교육을 받아야 한다.
② 소독업자는 소독업무 종사자에게 소독에 관한 교육을 받게 하여야 한다.
③ 교육의 내용과 방법, 교육시간, 교육비 부담 등에 관하여 필요한 사항은 보건복지부령으로 정한다.

> **소독업자 등에 대한 교육(시행규칙 제41조)**
> ① 소독업자는 소독업의 신고를 한 날부터 6개월 이내에 교육과정에 따른 소독에 관한 교육을 받아야 한다. 다만, 신고를 한 날이 본문에 따른 교육을 받은 날(해당 교육이 종료된 날)부터 3년이 지나지 아니한 경우에는 그러하지 아니하다.
> ② 소독업자는 소독업무 종사자에게 소독업무에 종사한 날부터 6개월 이내에 교육과정에 따른 소독에 관한 교육을 받게 해야 하고, 그 후에는 직전의 교육이 종료된 날부터 3년이 되는 날이 속하는 달의 말일까지 1회 이상 보수교육을 받게 해야 한다.

교육대상	교육내용	교육시간
소독업자 및 소독업무 종사자	감염병의 예방 및 관리에 관한 법률, 감염병관리정책, 공중보건, 환경위생, 소독 장비 및 약품의 종류와 사용법, 소독 대상 미생물과 소독방법, 쥐·벌레 등의 생태와 이를 없애는 방법, 소독작업의 안전수칙 및 해독방법. 다만, 공중보건 및 환경위생은 소독업자에만 해당한다.	16시간
〈보수교육〉 소독업무 종사자	감염병의 예방 및 관리에 관한 법률, 감염병관리정책, 소독 장비 및 약품의 종류와 사용법, 소독 실무 및 안전관리	8시간

제56조 소독업무의 대행

특별자치시장·특별자치도지사 또는 시장·군수·구청장은 소독을 실시하여야 할 경우에는 그 소독업무를 소독업자가 대행하게 할 수 있다.

제58조 시정명령

특별자치시장·특별자치도지사 또는 시장·군수·구청장은 소독업자가 다음의 어느 하나에 해당하면 1개월 이상의 기간을 정하여 그 위반 사항을 시정하도록 명하여야 한다.

1. 소독업을 하려는 자가 시설·장비 및 인력 기준을 갖추지 못한 경우
2. 소독업자가 소독에 관한 교육을 받지 아니하거나 소독업무 종사자에게 교육을 받게 하지 아니한 경우

제59조 영업정지 등

① 특별자치시장·특별자치도지사 또는 시장·군수·구청장은 소독업자가 다음의 어느 하나에 해당하면 영업소의 폐쇄를 명하거나 6개월 이내의 기간을 정하여 영업의 정지를 명할 수 있다. 다만, 5.에 해당하는 경우에는 영업소의 폐쇄를 명하여야 한다.

1. 변경 신고를 하지 아니하거나 휴업, 폐업 또는 재개업 신고를 하지 아니한 경우
2. 소독의 기준과 방법에 따르지 아니하고 소독을 실시하거나 소독실시 사항을 기록·보존하지 아니한 경우
3. 관계 서류의 제출 요구에 따르지 아니하거나 소속 공무원의 검사 및 질문을 거부·방해 또는 기피한 경우
4. 시정명령에 따르지 아니한 경우
5. 영업정지기간 중에 소독업을 한 경우

② 특별자치시장·특별자치도지사 또는 시장·군수·구청장은 영업소의 폐쇄명령을 받고도 계속하여 영업을 하거나 신고를 하지 아니하고 소독업을 하는 경우에는 관계 공무원에게 해당 영업소를 폐쇄하기 위한 다음의 조치를 하게 할 수 있다.

1. 해당 영업소의 간판이나 그 밖의 영업표지 등의 제거·삭제
2. 해당 영업소가 적법한 영업소가 아님을 알리는 게시물 등의 부착

제60조 **방역관**

① 질병관리청장 및 시·도지사는 감염병 예방 및 방역에 관한 업무를 담당하는 방역관을 소속 공무원 중에서 임명한다. 다만, 감염병 예방 및 방역에 관한 업무를 처리하기 위하여 필요한 경우에는 시장·군수·구청장이 방역관을 소속 공무원 중에서 임명할 수 있다.

② 방역관은 제4조 제2항 제1호부터 제7호까지의 업무를 담당한다. 다만, 질병관리청 소속 방역관은 같은 항 제8호의 업무도 담당한다.

③ 방역관은 감염병의 국내 유입 또는 유행이 예견되어 긴급한 대처가 필요한 경우 제4조 제2항 제1호 및 제2호에 따른 업무를 수행하기 위하여 통행의 제한 및 주민의 대피, 감염병의 매개가 되는 음식물·물건 등의 폐기·소각, 의료인 등 감염병 관리인력에 대한 임무부여 및 방역물자의 배치 등 감염병 발생지역의 현장에 대한 조치권한을 가진다.

제61조 **검역위원**

① 시·도지사는 감염병을 예방하기 위하여 필요하면 검역위원을 두고 검역에 관한 사무를 담당하게 하며, 특별히 필요하면 운송수단 등을 검역하게 할 수 있다.

② 검역위원은 사무나 검역을 수행하기 위하여 운송수단 등에 무상으로 승선하거나 승차할 수 있다.

③ 검역위원의 임명 및 직무 등에 관하여 필요한 사항은 보건복지부령으로 정한다.

> 검역위원의 직무(시행규칙 제43조 제2항)
> 1. 역학조사에 관한 사항
> 2. 감염병병원체에 오염된 장소의 소독에 관한 사항
> 3. 감염병환자 등의 추적, 입원치료 및 감시에 관한 사항
> 4. 감염병병원체에 오염되거나 오염이 의심되는 물건 및 장소에 대한 수거, 파기, 매몰 또는 폐쇄에 관한 사항
> 5. 검역의 공고에 관한 사항

제62조 **예방위원**

① 특별자치시장·특별자치도지사 또는 시장·군수·구청장은 감염병이 유행하거나 유행할 우려가 있으면 특별자치시·특별자치도 또는 시·군·구에 감염병 예방 사무를 담당하는 예방위원을 둘 수 있다.

② 예방의원은 무보수로 한다. 다만, 특별자치시·특별자치도 또는 시·군·구의 인구 2만명당 1명의 비율로 유급위원을 둘 수 있다.

③ 예방위원의 임명 및 직무 등에 관하여 필요한 사항은 보건복지부령으로 정한다.

> 예방위원의 직무(시행규칙 제44조 제2항) ★ ④⓪
> 1. 역학조사에 관한 사항
> 2. 감염병 발생의 정보 수집 및 판단에 관한 사항
> 3. 위생교육에 관한 사항
> 4. 감염병환자 등의 관리 및 치료에 관한 기술자문에 관한 사항
> 5. 그 밖에 감염병 예방을 위하여 필요한 사항

제64조 **특별자치시·특별자치도와 시·군·구가 부담할 경비**

1. 한센병의 예방 및 진료 업무를 수행하는 법인 또는 단체에 대한 지원 경비의 일부
2. 예방접종에 드는 경비
3. 의료기관이 예방접종을 하는 데 드는 경비의 전부 또는 일부
4. 특별자치시장·특별자치도지사 또는 시장·군수·구청장이 지정한 감염병관리기관의 감염병관리시설 설치·운영에 드는 경비
5. 특별자치시장·특별자치도지사 또는 시장·군수·구청장이 설치한 격리소·요양소 또는 진료소 및 감염병관리기관의 감염병관리시설 설치·운영에 드는 경비

5의2. 시장·군수·구청장이 지정한 감염병의심자 격리시설의 설치·운영에 드는 경비

6. 교통 차단 또는 입원으로 인하여 생업이 어려운 사람에 대한 최저보장수준 지원
7. 특별자치시·특별자치도와 시·군·구에서 실시하는 소독이나 그 밖의 조치에 드는 경비
8. 특별자치시장·특별자치도지사 또는 시장·군수·구청장이 의사를 배치하거나 의료인·의료업자·의료관계요원 등을 동원하는 데 드는 수당·치료비 또는 조제료

8의2. 특별자치시장·특별자치도지사 또는 시장·군수·구청장이 동원한 의료기관 병상, 연수원·숙박시설 등 시설의 운영비 등 경비

9. 식수 공급에 드는 경비

9의2. 시장·군수·구청장이 의료인 등을 방역업무에 종사하게 하는 데 드는 수당 등 경비

10. 예방위원의 배치에 드는 경비

10의2. 특별자치시장·특별자치도지사 또는 시장·군수·구청장이 실시하는 심리지원에 드는 경비

10의3. 특별자치시장·특별자치도지사 또는 시장·군수·구청장이 위탁하여 관계 전문기관이 심리지원을 실시하는 데 드는 경비

11. 그 밖에 이 법에 따라 특별자치시·특별자치도와 시·군·구가 실시하는 감염병 예방 사무에 필요한 경비

제65조 **시·도가 부담할 경비**

1. 한센병의 예방 및 진료 업무를 수행하는 법인 또는 단체에 대한 지원 경비의 일부

1의2. 시·도의 위기대응 훈련에 드는 경비

2. 시·도지사가 지정한 감염병관리기관의 감염병관리시설의 설치·운영에 드는 경비
3. 시·도지사가 설치한 격리소·요양소 또는 진료소 및 감염병관리기관의 감염병관리시설 설치·운영에 드는 경비

3의2. 시·도지사가 지정한 감염병의심자 격리시설의 설치·운영에 드는 경비

4. 내국인 감염병환자 등의 입원치료, 조사, 진찰 등에 드는 경비
5. 건강진단, 예방접종 등에 드는 경비
6. 교통 차단으로 생업이 어려운 자에 대한 국민기초생활 보장법에 따른 최저보장수준 지원

6의2. 시·도지사가 의료인·의료업자·의료관계요원 등을 동원하는 데 드는 수당·치료비 또는 조제료

6의3. 시·도지사가 동원한 의료기관 병상, 연수원·숙박시설 등 시설의 운영비 등 경비
7. 식수 공급에 드는 경비
7의2. 시·도지사가 의료인 등을 방역업무에 종사하게 하는 데 드는 수당 등 경비
8. 검역위원의 배치에 드는 경비
8의2. 시·도지사가 실시하는 심리지원에 드는 경비
8의3. 시·도지사가 위탁하여 관계 전문기관이 심리지원을 실시하는 데 드는 경비
9. 그 밖에 이 법에 따라 시·도가 실시하는 감염병 예방 사무에 필요한 경비

제66조 시·도가 보조할 경비

시·도(특별자치시·특별자치도는 제외)는 시·군·구가 부담할 경비에 관하여 대통령령으로 정하는 바에 따라 보조하여야 한다.

제67조 국고 부담 경비

1. 감염병환자 등의 진료 및 보호에 드는 경비
2. 감염병 교육 및 홍보를 위한 경비
3. 감염병 예방을 위한 전문인력의 양성에 드는 경비
4. 표본감시활동에 드는 경비
4의2. 역학조사에 관한 교육·훈련에 드는 경비
5. 해부에 필요한 시체의 운송과 해부 후 처리에 드는 경비
5의2. 시신의 장사를 치르는 데 드는 경비
6. 예방접종약품의 생산 및 연구 등에 드는 경비
6의2. 필수예방접종약품 등의 비축에 드는 경비
6의3. 국가의 위기대응 훈련에 드는 경비
6의4. 보건복지부장관 또는 질병관리청장이 지정한 감염병관리기관의 감염병관리시설의 설치·운영에 드는 경비
7. 보건복지부장관 및 질병관리청장이 설치한 격리소·요양소 또는 진료소 및 감염병관리기관의 감염병관리시설 설치·운영에 드는 경비
7의2. 질병관리청장이 지정한 감염병의심자 격리시설의 설치·운영에 드는 경비
8. 의원회의 심의를 거친 품목의 비축 또는 장기구매를 위한 계약에 드는 경비
9의2. 국가가 의료인·의료업자·의료관계요원 등을 동원하는 데 드는 수당·치료비 또는 조제료
9의3. 국가가 동원한 의료기관 병상, 연수원·숙박시설 등 시설의 운영비 등 경비
9의4. 국가가 의료인 등을 방역업무에 종사하게 하는 데 드는 수당 등 경비
9의5. 국가가 실시하는 심리지원에 드는 경비
9의6. 국가가 위탁하여 관계 전문기관이 심리지원을 실시하는 데 드는 경비
10. 예방접종 등으로 인한 피해보상을 위한 경비

제68조 | 국가가 보조할 경비
1. 한센병의 예방 및 진료 업무를 수행하는 법인 또는 단체에 대한 지원 경비의 일부
2. 시·도가 부담할 경비의 2분의 1 이상

제69조 | 본인으로부터 징수할 수 있는 경비
특별자치시장·특별자치도지사 또는 시장·군수·구청장은 보건복지부령으로 정하는 바에 따라 입원치료비 외에 본인의 지병이나 본인에게 새로 발병한 질환 등으로 입원, 진찰, 검사 및 치료 등에 드는 경비를 본인이나 그 보호자로부터 징수할 수 있다.

> 본인으로부터 징수할 수 있는 경비(시행규칙 제45조)
> 1. 진찰비, 치료비, 검사료
> 2. 수술비
> 3. 입원료
> 4. 그 밖에 진료에 든 경비

제71조 | 예방접종 등에 따른 피해의 국가보상
① 국가는 예방접종을 받은 사람 또는 생산된 예방·치료 의약품을 투여받은 사람이 그 예방접종 또는 예방·치료 의약품으로 인하여 질병에 걸리거나 장애인이 되거나 사망하였을 때에는 대통령령으로 정하는 기준과 절차에 따라 다음의 구분에 따른 보상을 하여야 한다.
  1. 질병으로 진료를 받은 사람 : 진료비 전액 및 정액 간병비
  2. 장애인이 된 사람 : 일시보상금
  3. 사망한 사람 : 대통령령으로 정하는 유족에 대한 일시보상금 및 장제비
② 보상받을 수 있는 질병, 장애 또는 사망은 예방접종약품의 이상이나 예방접종 행위자 및 예방·치료 의약품 투여자 등의 과실 유무에 관계없이 해당 예방접종 또는 예방·치료 의약품을 투여받은 것으로 인하여 발생한 피해로서 질병관리청장이 인정하는 경우로 한다.
③ 질병관리청장은 보상청구가 있는 날부터 120일 이내에 ②에 따른 질병, 장애 또는 사망에 해당하는지를 결정하여야 한다. 이 경우 미리 위원회의 의견을 들어야 한다.

제74조 | 비밀누설의 금지
이 법에 따라 건강진단, 입원치료, 진단 등 감염병 관련 업무에 종사하는 자 또는 종사하였던 자는 그 업무상 알게 된 비밀을 다른 사람에게 누설하여서는 아니 된다.

제76조 | 위임 및 위탁 ★ 41
① 이 법에 따른 보건복지부장관의 권한 또는 업무는 대통령령으로 정하는 바에 따라 그 일부를 질병관리청장 또는 시·도지사에게 위임하거나 관련 기관 또는 관련 단체에 위탁할 수 있다.
② 이 법에 따른 질병관리청장의 권한 또는 업무는 대통령령으로 정하는 바에 따라 그 일부를 시·도지사에게 위임하거나 관련 기관 또는 관련 단체에 위탁할 수 있다.

제77조 벌칙

다음의 어느 하나에 해당하는 자는 5년 이하의 징역 또는 5천만 원 이하의 벌금에 처한다.
1. 고위험병원체의 반입 허가를 받지 아니하고 반입한 자
2. 보유허가를 받지 아니하고 생물테러감염병병원체를 보유한 자
3. 제40조의3(수출금지 등) 제1항을 위반하여 의료·방역 물품을 수출하거나 국외로 반출한 자

제78조 벌칙 ★ ㊵ ㊱

다음의 어느 하나에 해당하는 자는 3년 이하의 징역 또는 3천만 원 이하의 벌금에 처한다.
1. 허가를 받지 아니하거나 변경허가를 받지 아니하고 고위험병원체 취급시설을 설치·운영한 자
2. 생물테러감염병병원체 보유의 변경허가를 받지 아니한 자
3. 업무상 알게 된 비밀을 누설하거나 업무목적 외의 용도로 사용한 자

제80조 벌칙

다음의 어느 하나에 해당하는 자는 300만 원 이하의 벌금에 처한다.
1. 제3급감염병 및 제4급감염병에 대하여 보고 또는 신고 의무를 위반하거나 거짓으로 보고 또는 신고한 의사, 치과의사, 한의사, 군의관, 의료기관의 장, 감염병병원체 확인기관의 장 또는 감염병 표본감시기관
2. 제3급감염병 및 제4급감염병에 대하여 의사, 치과의사, 한의사, 군의관, 의료기관의 장, 감염병병원체 확인기관의 장 또는 감염병 표본감시기관의 보고 또는 신고를 방해한 자

2의2. 감염병병원체 검사를 거부한 자
3. 감염병관리시설을 설치하지 아니한 자
5. 강제처분에 따르지 아니한 자(제42조 제1항·제2항 제1호·제3항 및 제7항에 따른 입원 또는 격리 조치를 거부한 자는 제외)
6. 제45조(업무 종사의 일시 제한)를 위반하여 일반인과 접촉하는 일이 많은 직업에 종사한 자 또는 감염병환자 등을 그러한 직업에 고용한 자
7. 제47조(감염병 유행에 대한 방역 조치)(같은 조 제3호는 제외) 또는 제49조(감염병의 예방조치) 제1항(같은 항 제2호의2부터 제2호의4까지 및 제3호 중 건강진단에 관한 사항과 같은 항 제14호는 제외)에 따른 조치에 위반한 자
8. 소독업 신고를 하지 아니하거나 거짓이나 그 밖의 부정한 방법으로 신고하고 소독업을 영위한 자
9. 기준과 방법에 따라 소독하지 아니한 자

| 제81조 | 벌 칙 |

다음의 어느 하나에 해당하는 자는 200만 원 이하의 벌금에 처한다.

    3. 신고를 게을리한 자
    4. 세대주, 관리인 등으로 하여금 신고를 하지 아니하도록 한 자
    6. 해부명령을 거부한 자
    7. 예방접종증명서를 거짓으로 발급한 자
    8. 역학조사를 거부·방해 또는 기피한 자
    8의2. 거짓이나 그 밖의 부정한 방법으로 예방접종을 받은 사람
    9. 성매개감염병에 관한 건강진단을 받지 아니한 자를 영업에 종사하게 한 자
    10. 건강진단을 거부하거나 기피한 자
    11. 정당한 사유 없이 자료 제공 요청에 따르지 아니하거나 거짓 자료를 제공한 자, 검사나 질문을 거부·방해 또는 기피한 자

소독의 방법(시행규칙 별표 6)

2. 소독

  가. 소 각
    오염되었거나 오염이 의심되는 소독대상 물건 중 소각해야 할 물건을 불에 완전히 태워야 한다.

  나. 증기소독
    유통증기를 사용하여 소독기 안의 공기를 빼고 1시간 이상 섭씨 100도 이상의 습열소독을 해야 한다. 다만, 증기소독을 할 경우 더럽혀지고 손상될 우려가 있는 물건은 다른 방법으로 소독을 해야 한다.

  다. 끓는 물 소독
    소독할 물건을 30분 이상 섭씨 100도 이상의 물속에 넣어 살균해야 한다.

  라. 약물소독 ★ 42 40
    다음의 약품을 소독대상 물건에 뿌려야 한다.
    1) 석탄산수(석탄산 3% 수용액)
    2) 크레졸수(크레졸액 3% 수용액)
    3) 승홍수(승홍 0.1%, 식염수 0.1%, 물 99.8% 혼합액)
    4) 생석회(대한약전 규격품)
    5) 크롤칼키수(크롤칼키 5% 수용액)
    6) 포르마린(대한약전 규격품)
    7) 그 밖의 소독약을 사용하려는 경우에는 석탄산 3% 수용액에 해당하는 소독력이 있는 약제를 사용해야 한다.

  마. 일광소독
    의류, 침구, 용구, 도서, 서류나 그 밖의 물건으로서 가목부터 라목까지의 규정에 따른 소독방법을 따를 수 없는 경우에는 일광소독을 해야 한다.

CHAPTER 04 먹는물관리법 시행 2025. 02. 21.

제1조 **목 적**
이 법은 먹는물의 수질과 위생을 합리적으로 관리하여 국민건강을 증진하는 데 이바지하는 것을 목적으로 한다.

제2조 **책 무**
① 국가와 지방자치단체는 모든 국민이 질 좋은 먹는물을 공급받을 수 있도록 합리적인 시책을 마련하고, 먹는물관련영업자에 대하여 알맞은 지도와 관리를 하여야 한다.
② 먹는물관련영업자는 관계 법령으로 정하는 바에 따라 질 좋은 먹는물을 안전하고 알맞게 공급하도록 하여야 한다.

제3조 **정 의** ★ 46 45 44 43 37
이 법에서 사용하는 용어의 뜻은 다음과 같다.
1. 먹는물이란 먹는 데에 일반적으로 사용하는 자연 상태의 물, 자연 상태의 물을 먹기에 적합하도록 처리한 수돗물, 먹는샘물, 먹는염지하수, 먹는해양심층수등을 말한다.
2. 샘물이란 암반대수층 안의 지하수 또는 용천수 등 수질의 안전성을 계속 유지할 수 있는 자연 상태의 깨끗한 물을 먹는 용도로 사용할 원수를 말한다.
3. 먹는샘물이란 샘물을 먹기에 적합하도록 물리적으로 처리하는 등의 방법으로 제조한 물을 말한다.
3의2. 염지하수란 물속에 녹아있는 염분 등의 함량이 환경부령으로 정하는 기준 이상인 암반대수층 안의 지하수로서 수질의 안전성을 계속 유지할 수 있는 자연 상태의 물을 먹는 용도로 사용할 원수를 말한다.
3의3. 먹는염지하수란 염지하수를 먹기에 적합하도록 물리적으로 처리하는 등의 방법으로 제조한 물을 말한다.
4. 먹는해양심층수란 해양심층수의 개발 및 관리에 관한 법률에 따른 해양심층수를 먹는 데 적합하도록 물리적으로 처리하는 등의 방법으로 제조한 물을 말한다.
5. 수처리제란 자연 상태의 물을 정수 또는 소독하거나 먹는물 공급시설의 산화방지 등을 위하여 첨가하는 제제를 말한다.
6. 먹는물공동시설이란 여러 사람에게 먹는물을 공급할 목적으로 개발했거나 저절로 형성된 약수터, 샘터, 우물 등을 말한다.
6의2. 냉·온수기란 용기에 담긴 먹는샘물 또는 먹는염지하수를 냉수·온수로 변환시켜 취수꼭지를 통하여 공급하는 기능을 가진 것을 말한다.

6의3. 냉·온수기 설치·관리자란 실내공기질 관리법에 따른 다중이용시설에서 다수인에게 먹는샘물 또는 먹는염지하수를 공급하기 위하여 냉·온수기를 설치·관리하는 자를 말한다.

7. 정수기란 물리적·화학적 또는 생물학적 과정을 거치거나 이들을 결합한 과정을 거쳐 먹는물을 먹는물의 수질기준에 맞게 취수 꼭지를 통하여 공급하도록 제조된 기구(해당 기구에 냉수·온수 장치, 제빙 장치 등 환경부장관이 정하여 고시하는 장치가 결합되어 냉수·온수, 얼음 등을 함께 공급할 수 있도록 제조된 기구를 포함)로서, 유입수 중에 들어있는 오염물질을 감소시키는 기능을 가진 것을 말한다.

7의2. 정수기 설치·관리자란 실내공기질 관리법에 따른 다중이용시설에서 다수인에게 먹는물을 공급하기 위하여 정수기를 설치 및 관리하는 자를 말한다.

8. 정수기품질검사란 정수기에 대한 구조, 재질, 정수 성능 등을 종합적으로 검사하는 것을 말한다.

9. 먹는물관련영업이란 먹는샘물·먹는염지하수의 제조업·수입판매업·유통전문판매업, 수처리제 제조업 및 정수기의 제조업·수입판매업을 말한다.

9의2. 유통전문판매업이란 제품을 스스로 제조하지 아니하고 타인에게 제조를 의뢰하여 자신의 상표로 유통·판매하는 영업을 말한다.

제4조 적용범위

먹는물과 관련된 사항 중 수돗물에 관하여는 수도법을 적용하고, 먹는해양심층수에 관하여는 해양심층수의 개발 및 관리에 관한 법률을 적용한다. 다만, 먹는물의 수질기준에 관하여는 이 법을 적용한다.

제5조 먹는물 등의 수질 관리 ★ 46 41 38 35

① 환경부장관은 먹는물, 샘물 및 염지하수의 수질기준을 정하여 보급하는 등 먹는물, 샘물 및 염지하수의 수질 관리를 위하여 필요한 시책을 마련하여야 한다.

② 환경부장관 또는 특별시장·광역시장·특별자치시장·도지사·특별자치도지사(이하 "시·도지사"라 함)는 먹는물, 샘물 및 염지하수의 수질검사를 실시하여야 한다.

> 먹는물의 수질기준(먹는물 수질기준 및 검사 등에 관한 규칙 별표 1) ★ 36
> 1. 미생물에 관한 기준
>   가. 일반세균은 1mL 중 100CFU를 넘지 아니할 것. 다만, 샘물 및 염지하수의 경우에는 저온일반세균은 20CFU/mL, 중온일반세균은 5CFU/mL를 넘지 아니하여야 하며, 먹는샘물, 먹는염지하수 및 먹는해양심층수의 경우에는 병에 넣은 후 4℃를 유지한 상태에서 12시간 이내에 검사하여 저온일반세균은 100CFU/mL, 중온일반세균은 20CFU/mL를 넘지 아니할 것
>   나. 총 대장균군은 100mL(샘물·먹는샘물, 염지하수·먹는염지하수 및 먹는해양심층수의 경우에는 250mL)에서 검출되지 아니할 것. 다만, 매월 또는 매 분기 실시하는 총 대장균군의 수질검사 시료 수가 20개 이상인 정수시설의 경우에는 검출된 시료 수가 5퍼센트를 초과하지 아니하여야 한다.
>   다. 대장균·분원성 대장균군은 100mL에서 검출되지 아니할 것. 다만, 샘물·먹는샘물, 염지하수·먹는염지하수 및 먹는해양심층수의 경우에는 적용하지 아니한다.
>   라. 분원성 연쇄상구균·녹농균·살모넬라 및 쉬겔라는 250mL에서 검출되지 아니할 것(샘물·먹는샘물, 염지하수·먹는염지하수 및 먹는해양심층수의 경우에만 적용한다)

마. 아황산환원혐기성포자형성균은 50mL에서 검출되지 아니할 것(샘물·먹는샘물, 염지하수·먹는염지하수 및 먹는해양심층수의 경우에만 적용한다)

바. 여시니아균은 2L에서 검출되지 아니할 것(먹는물공동시설의 물의 경우에만 적용한다)

2. 건강상 유해영향 무기물질에 관한 기준

   가. 납은 0.01mg/L를 넘지 아니할 것

   나. 불소는 1.5mg/L(샘물·먹는샘물 및 염지하수·먹는염지하수의 경우에는 2.0mg/L)를 넘지 아니할 것

   다. 비소는 0.01mg/L(샘물·염지하수의 경우에는 0.05mg/L)를 넘지 아니할 것

   라. 셀레늄은 0.01mg/L(염지하수의 경우에는 0.05mg/L)를 넘지 아니할 것

   마. 수은은 0.001mg/L를 넘지 아니할 것

   바. 시안은 0.01mg/L를 넘지 아니할 것

   사. 크롬은 0.05mg/L를 넘지 아니할 것

   아. 암모니아성 질소는 0.5mg/L를 넘지 아니할 것

   자. 질산성 질소는 10mg/L를 넘지 아니할 것

   차. 카드뮴은 0.005mg/L를 넘지 아니할 것

   카. 붕소는 1.0mg/L를 넘지 아니할 것(염지하수의 경우에는 적용하지 아니한다)

   타. 브롬산염은 0.01mg/L를 넘지 아니할 것(수돗물, 먹는샘물, 염지하수·먹는염지하수, 먹는해양심층수 및 오존으로 살균·소독 또는 세척 등을 하여 음용수로 이용하는 지하수만 적용한다)

   파. 스트론튬은 4mg/L를 넘지 아니할 것(먹는염지하수 및 먹는해양심층수의 경우에만 적용한다)

   하. 우라늄은 30㎍/L를 넘지 않을 것[수돗물(지하수를 원수로 사용하는 수돗물을 말한다), 샘물, 먹는샘물, 먹는염지하수 및 먹는물공동시설의 물의 경우에만 적용한다]

3. 건강상 유해영향 유기물질에 관한 기준

   가. 페놀은 0.005mg/L를 넘지 아니할 것

   나. 다이아지논은 0.02mg/L를 넘지 아니할 것

   다. 파라티온은 0.06mg/L를 넘지 아니할 것

   라. 페니트로티온은 0.04mg/L를 넘지 아니할 것

   마. 카바릴은 0.07mg/L를 넘지 아니할 것

   바. 1,1,1-트리클로로에탄은 0.1mg/L를 넘지 아니할 것

   사. 테트라클로로에틸렌은 0.01mg/L를 넘지 아니할 것

   아. 트리클로로에틸렌은 0.03mg/L를 넘지 아니할 것

   자. 디클로로메탄은 0.02mg/L를 넘지 아니할 것

   차. 벤젠은 0.01mg/L를 넘지 아니할 것

   카. 톨루엔은 0.7mg/L를 넘지 아니할 것

   타. 에틸벤젠은 0.3mg/L를 넘지 아니할 것

   파. 크실렌은 0.5mg/L를 넘지 아니할 것

   하. 1,1-디클로로에틸렌은 0.03mg/L를 넘지 아니할 것

   거. 사염화탄소는 0.002mg/L를 넘지 아니할 것

   너. 1,2-디브로모-3-클로로프로판은 0.003mg/L를 넘지 아니할 것

   더. 1,4-다이옥산은 0.05mg/L를 넘지 아니할 것

4. 소독제 및 소독부산물질에 관한 기준(샘물·먹는샘물·염지하수·먹는염지하수·먹는해양심층수 및 먹는물공동시설의 물의 경우에는 적용하지 아니한다)

   가. 잔류염소(유리잔류염소를 말한다)는 4.0mg/L를 넘지 아니할 것

   나. 총트리할로메탄은 0.1mg/L를 넘지 아니할 것

   다. 클로로포름은 0.08mg/L를 넘지 아니할 것

   라. 브로모디클로로메탄은 0.03mg/L를 넘지 아니할 것

   마. 디브로모클로로메탄은 0.1mg/L를 넘지 아니할 것

   바. 클로랄하이드레이트는 0.03mg/L를 넘지 아니할 것

사. 디브로모아세토니트릴은 0.1mg/L를 넘지 아니할 것
아. 디클로로아세토니트릴은 0.09mg/L를 넘지 아니할 것
자. 트리클로로아세토니트릴은 0.004mg/L를 넘지 아니할 것
차. 할로아세틱에시드(디클로로아세틱에시드, 트리클로로아세틱에시드 및 디브로모아세틱에시드의 합으로 한다)는 0.1mg/L를 넘지 아니할 것
카. 포름알데히드는 0.5mg/L를 넘지 아니할 것

5. 심미적 영향물질에 관한 기준
  가. 경도는 1,000mg/L(수돗물의 경우 300mg/L, 먹는염지하수 및 먹는해양심층수의 경우 1,200mg/L)를 넘지 아니할 것. 다만, 샘물 및 염지하수의 경우에는 적용하지 아니한다.
  나. 과망간산칼륨 소비량은 10mg/L를 넘지 아니할 것
  다. 냄새와 맛은 소독으로 인한 냄새와 맛 이외의 냄새와 맛이 있어서는 아니될 것. 다만, 맛의 경우는 샘물, 염지하수, 먹는샘물 및 먹는물공동시설의 물에는 적용하지 아니한다.
  라. 동은 1mg/L를 넘지 아니할 것
  마. 색도는 5도를 넘지 아니할 것
  바. 세제(음이온 계면활성제)는 0.5mg/L를 넘지 아니할 것. 다만, 샘물·먹는샘물, 염지하수·먹는염지하수 및 먹는해양심층수의 경우에는 검출되지 아니하여야 한다.
  사. 수소이온 농도는 pH 5.8 이상 pH 8.5 이하이어야 할 것. 다만, 샘물, 먹는샘물 및 먹는물공동시설의 물의 경우에는 pH 4.5 이상 pH 9.5 이하이어야 한다.
  아. 아연은 3mg/L를 넘지 아니할 것
  자. 염소이온은 250mg/L를 넘지 아니할 것(염지하수의 경우에는 적용하지 아니한다)
  차. 증발잔류물은 수돗물의 경우에는 500mg/L, 먹는염지하수 및 먹는해양심층수의 경우에는 미네랄 등 무해성분을 제외한 증발잔류물이 500mg/L를 넘지 아니할 것
  카. 철은 0.3mg/L를 넘지 아니할 것. 다만, 샘물 및 염지하수의 경우에는 적용하지 아니한다.
  타. 망간은 0.3mg/L(수돗물의 경우 0.05mg/L)를 넘지 아니할 것. 다만, 샘물 및 염지하수의 경우에는 적용하지 아니한다.
  파. 탁도는 1NTU를 넘지 아니할 것. 다만, 지하수를 원수로 사용하는 마을상수도, 소규모급수시설 및 전용상수도를 제외한 수돗물의 경우에는 0.5NTU를 넘지 아니하여야 한다.
  하. 황산이온은 200mg/L를 넘지 아니할 것. 다만, 샘물, 먹는샘물 및 먹는물공동시설의 물은 250mg/L를 넘지 아니하여야 하며, 염지하수의 경우에는 적용하지 아니한다.
  거. 알루미늄은 0.2mg/L를 넘지 아니할 것

6. 방사능에 관한 기준(염지하수의 경우에만 적용한다)
  가. 세슘(Cs-137)은 4.0mBq/L를 넘지 아니할 것
  나. 스트론튬(Sr-90)은 3.0mBq/L를 넘지 아니할 것
  다. 삼중수소는 6.0Bq/L를 넘지 아니할 것

제7조 먹는물 수질 감시원

① 이 법에 따른 관계 공무원의 직무나 그 밖에 먹는물 수질에 관한 지도 등을 행하게 하기 위하여 환경부, 시·도, 시·군·구에 먹는물 수질 감시원을 둔다.
② 먹는물 수질 감시원의 자격, 임명, 직무범위, 그 밖에 필요한 사항은 대통령령으로 정한다.

시행령 제2조 **먹는물 수질 감시원** ★ 45

① 먹는물 수질 감시원은 환경부장관, 특별시장·광역시장·특별자치시장·도지사·특별자치도지사 또는 시장·군수·구청장이 다음에 해당하는 소속 공무원 중에서 임명한다.
   1. 수질환경기사 또는 위생사의 자격증이 있는 사람
   2. 대학에서 상수도공학, 환경공학, 화학, 미생물학, 위생학 또는 식품학 등 관련분야의 학과·학부를 졸업한 사람이거나 법령에 따라 이와 같은 수준 이상의 학력이 있다고 인정되는 사람
   3. 1년 이상 환경행정 또는 식품위생행정 분야의 사무에 종사한 사람

② 먹는물 수질 감시원의 직무 범위는 다음과 같다.
   1. 먹는물의 수질관리에 관한 조사·지도 및 감시
   2. 먹는물 관련 영업에 대한 조사·지도 및 감시

제8조 **먹는물공동시설의 관리** ★ 35

① 먹는물공동시설 소재지의 특별자치시장·특별자치도지사·시장·군수·구청장은 국민들에게 양질의 먹는물을 공급하기 위하여 먹는물공동시설을 개선하고, 먹는물공동시설의 수질을 정기적으로 검사하며, 수질검사 결과 먹는물공동시설로 이용하기에 부적합한 경우에는 사용금지 또는 폐쇄조치를 하는 등 먹는물공동시설의 알맞은 관리를 위하여 환경부령으로 정하는 바에 따라 필요한 조치를 하여야 한다.

② 누구든지 먹는물공동시설의 수질을 오염시키거나 시설을 훼손하는 행위를 하여서는 아니 된다.

③ 먹는물공동시설의 관리대상, 관리방법, 그 밖에 필요한 사항은 환경부령으로 정한다.

> 먹는물공동시설의 관리대상(시행규칙 제2조 제1항) ★ 42
> 1. 상시 이용인구가 50명 이상으로서 먹는물공동시설 소재지의 특별자치시장·특별자치도지사·시장·군수 또는 구청장이 지정하는 시설
> 2. 상시 이용인구가 50명 미만으로서 시장·군수·구청장이 수질관리가 특히 필요하다고 인정하여 지정하는 시설

제8조의2 **냉·온수기 또는 정수기의 설치·관리** ★ 35

① 냉·온수기 설치·관리자 또는 정수기 설치·관리자는 환경부령으로 정하는 바에 따라 냉·온수기 또는 정수기의 설치 장소, 설치 대수 등을 시장·군수·구청장에게 신고하여야 한다. 신고한 사항 중 환경부령으로 정하는 중요한 사항을 변경하려는 때에도 또한 같다.

④ 냉·온수기 설치·관리자 또는 정수기 설치·관리자는 먹는물이 오염되기 쉬운 장소에 냉·온수기 또는 정수기를 설치하여서는 아니 된다.

> 냉·온수기 또는 정수기 설치금지 장소(시행규칙 제2조의2 제4항 제1호)
> 가. 실외 또는 직사광선이 비추는 장소
> 나. 화장실과 가까운 장소
> 다. 냉·난방기 앞

제8조의3 | 샘물보전구역의 지정 ★ 46 43

① 시·도지사는 샘물의 수질보전을 위하여 다음의 어느 하나에 해당하는 지역 및 그 주변지역을 샘물보전구역으로 지정할 수 있다.
  1. 인체에 이로운 무기물질이 많이 들어있어 먹는샘물의 원수로 이용가치가 높은 샘물이 부존되어 있는 지역
  2. 샘물의 수량이 풍부하게 부존되어 있는 지역
  3. 그 밖에 샘물의 수질보전을 위하여 필요한 지역으로서 대통령령으로 정하는 지역

제8조의5 | 샘물보전구역에서의 금지행위 ★ 40

누구든지 샘물보전구역에서는 다음에 해당하는 행위를 하여서는 아니 된다. 다만, 먹는샘물 제조시설 및 그 부속시설에 수반되는 시설로서 환경부령으로 정하는 시설을 환경부령으로 정하는 바에 따라 시·도지사의 허가를 받아 설치하는 경우에는 그러하지 아니하다.
  1. 가축전염병예방법에 따른 가축의 사체 매몰
  2. 폐기물관리법에 따른 폐기물처리시설의 설치
  3. 토양환경보전법에 따른 특정토양오염관리대상시설의 설치
  4. 물환경보전법에 따른 폐수배출시설의 설치
  5. 하수도법에 따른 공공하수처리시설 또는 분뇨처리시설의 설치
  6. 가축분뇨의 관리 및 이용에 관한 법률에 따른 배출시설 또는 처리시설의 설치
  7. 그 밖에 대통령령으로 정하는 오염유발시설의 설치

제9조 | 샘물 또는 염지하수의 개발허가 등 ★ 46 43 39

① 대통령령으로 정하는 규모 이상의 샘물 또는 염지하수(이하 샘물 등)를 개발하려는 자는 환경부령으로 정하는 바에 따라 시·도지사의 허가를 받아야 한다.
② 허가를 받은 자가 허가받은 사항 중 대통령령으로 정하는 중요한 사항을 변경하려면 변경허가를 받아야 하고, 그 밖의 사항을 변경하려면 변경신고를 하여야 한다.

시행령 제3조 | 샘물 또는 염지하수의 개발허가 대상 ★ 44 42

① 대통령령으로 정하는 규모 이상의 샘물 또는 염지하수를 개발하려는 자란 다음의 자를 말한다.
  1. 먹는샘물 또는 먹는염지하수의 제조업을 하려는 자(식품위생법에 따라 식품의약품안전처장이 고시한 식품의 기준과 규격 중 음료류에 해당하는 식품을 제조하기 위하여 먹는샘물 등의 제조설비를 사용하는 자를 포함)
  2. 1일 취수능력 300톤 이상의 샘물 등(원수의 일부를 음료류·주류 등의 원료로 사용하는 샘물 등)을 개발하려는 자
② 취수능력을 산정할 때 샘물 등을 이미 개발·이용하고 있는 자가 취수시설을 증설하는 경우에는 전체 취수능력을 기준으로 한다.

제10조 **샘물 등의 개발의 임시 허가**
① 시·도지사는 샘물 등의 개발을 허가하기 전에 환경영향조사의 대상이 되는 샘물 등을 개발하려는 자에게는 환경영향조사를 실시하고, 그에 관한 서류(이하 조사서)를 환경부령으로 정하는 기간(임시허가를 받은 날부터 2년)에 제출할 것을 조건으로 샘물 등의 개발을 임시 허가할 수 있다.
② 시·도지사는 임시 허가를 받은 자가 정당한 사유 없이 그 기간에 조사서를 제출하지 아니하면 임시 허가를 취소하여야 한다.
③ 샘물 등의 개발의 임시 허가를 받은 자가 임시 허가를 받은 사항 중 대통령령으로 정하는 사항을 변경하는 경우에는 그 사유가 발생한 날부터 1개월 이내에 환경부령으로 정하는 바에 따라 시·도지사에게 신고하여야 한다.

제11조 **샘물 등의 개발허가의 제한 등**
① 시·도지사는 환경영향심사 결과 다른 공공의 지하수 자원 개발 또는 지표수의 수질 등에 영향을 미칠 우려가 있다고 인정하면 샘물 등의 개발허가를 하지 아니할 수 있다.
② 시·도지사는 샘물 등의 개발을 허가할 때에는 조사서의 심사결과에 따라 1일 취수량을 제한하는 등의 필요한 조건을 붙일 수 있다.
③ 염지하수 개발허가는 대통령령으로 정하는 바에 따라 환경적으로 안전하게 염지하수를 개발할 수 있다고 인정되어 관리구역으로 지정·고시한 지역에서만 할 수 있다.

제12조 **샘물 등의 개발허가의 유효기간** ★ 44 38
① 샘물 등의 개발허가의 유효기간은 5년으로 한다.
② 시·도지사는 샘물 등의 개발허가를 받은 자가 유효기간의 연장을 신청하면 허가할 수 있다. 이 경우 매 회의 연장기간은 5년으로 한다.

제12조의2 **샘물 등의 개발허가의 취소**
① 시·도지사는 샘물 등의 개발허가를 받은 자가 거짓이나 그 밖의 부정한 방법으로 샘물 등의 개발허가를 받거나 샘물 등의 개발허가 유효기간의 연장을 받은 경우에는 허가를 취소하여야 한다.
② 시·도지사는 샘물 등의 개발허가를 받은 자가 다음에 해당하는 경우에는 허가를 취소할 수 있다.
  1. 허가를 받은 후 2년 이내에 정당한 사유 없이 샘물 등을 개발하지 아니하거나 먹는샘물 또는 먹는염지하수(이하 먹는샘물 등)의 제조업의 허가를 받지 아니한 경우. 다만, 지하수의 용도변경, 취수능력의 증가 등으로 샘물 등의 개발허가를 받은 경우는 제외한다.
  2. 먹는샘물 등의 제조업 허가가 취소된 경우로서 2년 이내에 먹는샘물 등의 제조업 허가를 다시 받지 아니한 경우

제13조 **환경영향조사** ★ 35

① 샘물 등의 개발허가를 받으려는 자 중 먹는샘물 등의 제조업을 하려는 자와 그 밖에 1일 취수능력이 대통령령으로 정하는 기준에 해당하는 규모의 샘물 등을 개발하려는 자는 샘물 등의 개발로 주변 환경에 미치는 영향과 주변 환경으로부터 발생하는 해로운 영향을 예측 · 분석하여 이를 줄일 수 있는 방안에 관한 환경영향조사를 실시하여야 하며, 조사서를 작성하여 허가를 신청할 때에 시 · 도지사에게 제출하여야 한다.

제18조 **환경영향심사**

① 시 · 도지사는 제출된 조사서를 환경부장관에게 보내 기술적 심사를 받아야 한다.

② 환경부장관은 조사서에 대한 기술적 심사를 할 때 대통령령으로 정하는 바에 따라 전문가의 의견을 들을 수 있다.

제19조 **판매 등의 금지**

누구든지 먹는 데 제공할 목적으로 다음에 해당하는 것을 판매하거나 판매할 목적으로 채취, 제조, 수입, 저장, 운반 또는 진열하지 못한다.

1. 먹는샘물 등 외의 물이나 그 물을 용기에 넣은 것
2. 허가를 받지 아니한 먹는샘물 등이나 그 물을 용기에 넣은 것
3. 수입신고를 하지 아니한 먹는샘물 등이나 그 물을 용기에 넣은 것

제20조 **시설 기준**

먹는물관련영업을 하려는 자는 환경부령으로 정하는 기준에 적합한 시설을 갖추어야 한다.

제21조 **영업의 허가 등** ★ 44 43 39 35

① 먹는샘물 등의 제조업을 하려는 자는 환경부령으로 정하는 바에 따라 시 · 도지사의 허가를 받아야 한다. 환경부령으로 정하는 중요한 사항을 변경하려는 때에도 또한 같다.

② 수처리제 제조업을 하려는 자는 환경부령으로 정하는 바에 따라 시 · 도지사에게 등록하여야 한다. 환경부령으로 정하는 중요한 사항을 변경하려는 때에도 또한 같다.

③ 먹는샘물 등의 수입판매업을 하려는 자는 환경부령으로 정하는 바에 따라 시 · 도지사에게 등록하여야 한다. 환경부령으로 정하는 중요한 사항을 변경하려는 때에도 또한 같다.

⑥ 먹는샘물 등의 유통전문판매업을 하려는 자는 환경부령으로 정하는 바에 따라 시 · 도지사에게 신고하여야 한다. 환경부령으로 정하는 중요한 사항을 변경하려는 때에도 또한 같다.

⑦ 정수기의 제조업 또는 수입판매업을 하려는 자는 환경부장관이 지정한 기관의 검사를 받고 환경부령으로 정하는 바에 따라 시 · 도지사에게 신고하여야 한다. 환경부령으로 정하는 중요한 사항을 변경하려는 때에도 또한 같다.

제22조　샘물 등의 수위·수량·수질 관리

① 먹는샘물 등의 제조 허가를 받은 자(이하 먹는샘물 등의 제조업자)는 환경부령으로 정하는 바에 따라 샘물 등의 수위, 수량, 수질을 자동으로 연속하여 측정·기록할 수 있는 자동계측기를 적정하게 설치 및 운영·관리하여야 한다.
② 시·도지사는 먹는샘물 등의 제조업자에게 환경부령으로 정하는 바에 따라 자동계측기의 측정결과를 제출하게 할 수 있다.
③ 시·도지사는 환경부장관이 지정하는 지하수 관련 전문기관에 받은 측정결과를 분석하게 할 수 있다.
④ 시·도지사는 측정결과를 분석한 결과 샘물 등이 수질기준에 부적합하다고 확인되거나 1일 취수량을 초과하여 취수되고 있다고 인정하면 먹는샘물 등의 제조업자의 취수를 제한하거나 중단하게 할 수 있다.
⑤ 시·도지사는 측정결과의 분석에 소요되는 비용을 지하수 관련 전문기관에 지원할 수 있다.

제24조　영업허가 등의 제한

다음에 해당하면 허가를 받거나 등록 또는 신고를 할 수 없다.
1. 영업을 하려는 자(법인인 경우에는 임원을 포함)가 피성년후견인이거나 피한정후견인일 때
2. 영업을 하려는 자가 파산선고를 받고 복권되지 아니한 자일 때
3. 영업을 하려는 자가 이 법을 위반하여 징역의 실형을 선고받고 그 집행이 종료(집행이 종료된 것으로 보는 경우를 포함)되거나 집행이 면제되지 아니한 자일 때
4. 영업의 허가나 등록이 취소된 후 1년이 지나지 아니한 자(법인인 경우에는 그 대표자를 포함)가 다시 같은 업종의 영업을 하려 할 때
5. 영업의 허가나 등록이 취소된 후 1년이 지나지 아니하였는데도 같은 장소에서 먹는샘물 등의 제조업이나 수처리제 제조업을 하려 할 때
6. 지반침하, 수자원의 고갈 등 환경에 심각한 피해나 위해를 끼치거나 끼칠 우려가 있어 환경부령으로 정하는 기준에 해당될 때(먹는샘물 등의 제조업의 경우만 해당)

제25조　영업의 승계

① 먹는물관련영업자가 그 영업을 양도하거나 사망한 때 또는 법인인 먹는물관련영업자가 합병한 경우에는 그 양수인·상속인 또는 합병 후 존속하는 법인이나 합병으로 설립되는 법인이 그 영업자의 지위를 승계한다.
② 다음에 해당하는 사유로 영업 시설·설비의 전부를 인수한 자는 종전의 영업자의 지위를 승계한다. 이 경우 종전의 영업자에 대한 영업허가와 등록은 그 효력을 잃는다.
1. 민사집행법에 따른 경매
2. 채무자 회생 및 파산에 관한 법률에 따른 환가
3. 국세징수법·관세법 또는 지방세징수법에 따른 압류재산의 매각
4. 그 밖에 규정에 준하는 절차
③ 영업자의 지위를 승계한 자는 환경부령으로 정하는 바에 따라 1개월 이내에 시·도지사에게 신고하여야 한다.

| 제26조 | **수입신고 등**

① 먹는샘물 등, 수처리제 또는 그 용기를 수입하려는 자는 환경부령으로 정하는 바에 따라 시·도지사에게 신고하여야 한다.

④ 시·도지사는 필요하다고 인정하면 먹는샘물 등, 수처리제 또는 그 용기를 통관 절차 완료 전에 관계 공무원이나 관계 검사기관으로 하여금 필요한 검사를 하게 할 수 있다. 이 경우 수입항(수입물품이 관세법에 따른 보세구역에서 반출되는 경우에는 그 물품의 보관장소)이 다른 시·도지사의 관할구역에 위치한 경우에는 그 수입항이 위치한 시·도의 관계 검사기관에 검사를 요청할 수 있다.

⑤ 시·도지사는 수질개선부담금을 2회 이상 내지 아니한 먹는샘물 등의 수입판매업자에게는 실시하는 검사를 거부할 수 있다.

| 제27조 | **품질관리인** ★ ㊺ ㊶

① 먹는샘물 등의 제조업자, 수처리제 제조업자, 정수기 제조업자는 품질관리인을 두어야 한다. 다만, 개인인 먹는샘물 등의 제조업자, 수처리제 제조업자 또는 정수기 제조업자가 품질관리인의 자격을 갖추고 업무를 직접 수행하는 경우에는 품질관리인을 따로 두지 아니할 수 있다.

② 품질관리인은 먹는샘물 등, 수처리제 또는 정수기를 제조하는 과정에서 품질을 관리하고, 제조시설을 위생적으로 관리하여야 한다.

③ 먹는샘물 등의 제조업자, 수처리제 제조업자, 정수기 제조업자는 품질관리인의 업무를 방해하여서는 아니 되며, 그로부터 업무수행에 필요한 요청을 받으면 정당한 사유가 없으면 요청에 따라야 한다.

④ 품질관리인의 자격 기준은 대통령령으로 정한다.

| 시행령 제6조 | **품질관리인의 자격기준** ★ ㊳

품질관리인의 자격기준은 다음과 같다.
  1. 먹는샘물 등의 제조업 및 수처리제 제조업의 경우에는 다음에 해당하는 사람
      가. 수질환경산업기사 이상 또는 위생사의 자격증이 있는 사람
      나. 대학에서 상수도공학, 환경공학, 화학, 미생물학, 위생학 또는 식품학 등 관련분야의 학과·학부를 졸업한 사람(졸업 예정인 사람을 포함)이거나 법령에 따라 이와 같은 수준 이상의 학력이 있다고 인정되는 사람
      다. 1년 이상 환경행정 또는 식품위생행정 분야의 업무에 종사한 사람
  2. 정수기의 제조업의 경우에는 다음에 해당하는 사람
      가. 수질환경산업기사 이상, 품질경영산업기사 이상 또는 위생사의 자격증이 있는 사람
      나. 대학에서 상수도공학, 환경공학, 화학, 미생물학, 위생학, 품질관리 또는 품질경영 분야의 학과·학부를 졸업한 사람(졸업 예정인 사람을 포함)이거나 법령에 따라 이와 같은 수준 이상의 학력이 있다고 인정되는 사람
      다. 수질환경, 위생, 품질관리, 품질경영 또는 정수기 제조 분야에 2년 이상 종사한 사람

| 제28조 | **품질관리교육**

① 품질관리인을 두지 아니한 개인인 먹는샘물 등의 제조업자, 수처리제 제조업자 또는 정수기 제조업자는 환경부장관이 실시하는 품질관리교육을 받아야 하고, 먹는샘물 등의 제조업자, 수처리제 제조업자 또는 정수기 제조업자는 품질관리인으로 하여금 품질관리교육을 받도록 하여야 한다.
② 품질관리인이 되려는 자는 미리 교육을 받아야 한다. 다만, 품질관리인이 특별한 사정 등 부득이한 사유로 미리 교육을 받을 수 없으면 품질관리인이 된 후에 교육을 받을 수 있다.
③ 품질관리에 관한 교육의 실시기관 및 내용 등에 관하여는 환경부령으로 정한다.
④ 환경부장관은 교육에 드는 경비를 교육 대상자나 교육 대상자를 고용한 자로부터 징수할 수 있다.

> **품질관리 교육(시행규칙 제17조)**
> 1. 신규교육 : 품질관리인의 업무를 수행하기 전에 1회. 다만, 특별한 사정 등 부득이한 사유로 미리 교육을 받을 수 없는 경우에는 다음 각 목의 구분에 따른 기간 내에 신규교육을 받아야 한다.
>   가. 정수기 제조업자가 두는 품질관리인 : 품질관리인의 업무를 수행한 날부터 2년 이내
>   나. 품질관리인을 두지 않는 개인인 정수기 제조업자 : 품질관리인의 업무를 수행한 날부터 2년 이내
>   다. 가목 및 나목 외의 경우 : 품질관리인의 업무를 수행한 날부터 1년 이내
> 2. 정기교육 : 신규교육 또는 직전의 정기교육을 수료한 날(신규교육이 면제된 경우에는 해당 품질관리교육을 수료한 날)부터 3년이 되는 날이 속하는 해의 1월 1일부터 12월 31일까지
>
> **교육과정 등(시행규칙 제18조)**
> 먹는샘물 등의 제조업자, 수처리제 제조업자, 정수기 제조업자 및 품질관리인이 마쳐야 할 교육과정은 다음과 같다.
> 1. 먹는샘물 등의 제조업자 과정
> 2. 수처리제 제조업자 과정
> 3. 정수기 제조업자 과정
> 4. 먹는샘물 등의 제조업 품질관리인 과정
> 5. 수처리제 제조업 품질관리인 과정
> 6. 정수기 제조업 품질관리인 과정

| 제29조 | **건강진단**

① 먹는샘물 등의 제조에 종사하는 종업원(제조업자가 직접 제조에 종사하는 경우에는 제조업자를 포함)은 건강진단을 받아야 한다. 다만, 다른 법령에 따라 같은 내용의 건강진단을 받은 경우에는 이 법에 따른 건강진단으로 갈음할 수 있다.
② 먹는샘물 등의 제조업자는 건강진단을 받지 아니한 사람과 건강진단을 받은 결과 다른 사람에게 위해를 끼칠 우려가 있는 질병이 있다고 인정되는 사람을 그 업무에 종사하게 하여서는 아니 된다.
③ 건강진단의 실시 방법 등과 영업에 종사하지 못하는 질병의 종류는 환경부령으로 정한다.

> **건강진단(먹는물 수질기준 및 검사 등에 관한 규칙 제5조)**
> ① 먹는물관리법 및 수도법에 따라 건강진단을 받아야 하는 자는 다음의 구분에 따라 장티푸스, 파라티푸스 및 세균성이질 병원체의 감염 여부에 관하여 건강진단을 받아야 한다. 다만, 소화기계통 전염병이 먹는샘물 또는 먹는염지하수의 제조공장 또는 수도의 취수장·배수지 부근에서 발생하였거나 발생할 우려가 있는 경우에는 즉시 건강진단을 받아야 한다.
>   1. 먹는샘물 등의 취수·제조·가공·저장·이송시설에서 종사하는 자와 취수·정수 또는 배수시설에서 종사하는 자 및 그 시설 안에 거주하는 자 : 6개월마다 1회
>   2. 먹는샘물 등의 제조업에 종사하는 자로서 제1호 외의 자 : 환경부장관이 전염병의 예방 등을 위하여 필요하다고 인정하는 경우
> ② 건강진단은 관할 보건소 또는 특별시장·광역시장 또는 도지사가 지정하는 지정의료기관에서 실시한다.
> ③ 영업에 종사하지 못하는 질병의 종류는 장티푸스, 파라티푸스, 세균성 이질 병원체의 감염 및 소화기계통 전염병으로 한다.

제36조 기준과 규격 ★ 36

① 환경부장관은 먹는샘물 등, 수처리제, 정수기 또는 그 용기의 종류, 성능, 제조방법, 보존방법, 유통기한(그 기한의 연장에 관한 사항을 포함), 사후관리 등에 관한 기준과 성분에 관한 규격을 정하여 고시할 수 있다.

② 환경부장관은 기준과 규격이 정하여지지 아니한 먹는샘물 등, 수처리제, 정수기 또는 그 용기는 그 제조업자에게 자가기준과 자가규격을 제출하게 하여, 지정된 검사 기관의 검사를 거쳐 이를 그 제품의 기준과 규격으로 인정할 수 있다.

③ 기준과 규격에 맞지 아니한 먹는샘물 등, 수처리제, 정수기 또는 그 용기를 판매하거나 판매할 목적으로 제조, 수입, 저장, 운반, 진열하거나 그 밖의 영업상으로 사용하지 못한다.

제37조 표시기준

① 환경부장관은 먹는샘물 등, 수처리제, 정수기의 용기나 포장의 표시, 제품명의 사용에 필요한 기준을 정하여 고시하여야 한다.

② 먹는물관련영업자는 표시기준에 맞게 표시하지 아니한 먹는샘물 등, 수처리제 또는 정수기를 판매하거나 판매할 목적으로 제조·수입·진열 또는 운반하거나 영업상 사용하여서는 아니 된다.

제38조 수출용 제품의 기준, 규격, 표시 기준

① 수출용으로 제조하는 먹는샘물 등, 수처리제, 정수기 또는 그 용기의 기준, 규격, 표시 기준은 수입하는 자가 요구하는 기준, 규격, 표시 기준을 따를 수 있다.

② 먹는물관련영업자가 수입하는 자가 요구하는 기준, 규격, 표시 기준을 따라 먹는샘물 등, 수처리제, 정수기 또는 그 용기를 제조하려 할 때에는 환경부령으로 정하는 바에 따라 이를 증명하는 서류 등을 시·도지사에게 제출하여야 한다.

제39조 　광고의 제한
① 환경부장관은 공익을 위하여 필요하다고 인정하면 대통령령으로 정하는 바에 따라 먹는샘물 등에 관한 광고를 금지하거나 제한할 수 있다.
② 시·도지사는 먹는샘물 등의 제조업자와 수입판매업자, 유통전문판매업자가 금지 또는 제한을 위반하면 그 먹는샘물 등의 수입 또는 판매를 제한하거나 광고물의 제거 등 시정에 필요한 명령이나 조치를 할 수 있다.

제40조 　거짓 또는 과대 표시·광고의 금지 등
① 먹는샘물 등, 수처리제, 정수기와 그 용기·포장의 명칭, 제조 방법·품질 등에 관하여 거짓 또는 과대의 표시·광고를 하거나 의약품과 혼동할 우려가 있는 표시·광고를 하여서는 아니 된다.
② 거짓 또는 과대의 표시·광고의 범위, 그 밖에 필요한 사항은 환경부령으로 정한다.

제40조의2 　유사 표시의 사용금지
이 법에 따른 정수기, 먹는샘물 등이 아닌 경우에는 정수기, 먹는샘물 등으로 오인될 우려가 있는 "정수기", "샘물", "생수" 등의 제품명을 사용하거나 그 밖의 표시를 하여 제공 또는 판매를 하여서는 아니 된다.

제41조 　자가 품질 검사의 의무 ★ 45
① 먹는샘물 등, 수처리제, 정수기 또는 그 용기의 제조업자는 환경부령으로 정하는 바에 따라 그가 제조하는 제품이 기준과 규격에 적합한지를 자가 검사하고 그 기록을 보존(2년)하여야 한다.
② 시·도지사는 먹는샘물 등, 수처리제, 정수기 또는 그 용기의 제조업자가 직접 검사하는 것이 적합하지 아니하면 지정된 검사기관에 위탁하여 검사하게 할 수 있다.

먹는샘물 제조업자의 자가 품질 검사 기준(시행규칙 별표 6) ★ 42 40 39 38 37

구분	검사항목	검사주기
먹는샘물·먹는염지하수	냄새, 맛, 색도, 탁도, 수소이온농도(5개 항목)	매일 1회 이상
	일반세균(저온균·중온균), 총대장균군, 녹농균(4개 항목)	매주 2회 이상 3 ~ 4일 간격으로 실시
	분원성연쇄상구균, 아황산환원혐기성포자형성균, 살모넬라, 쉬겔라(4개 항목)	매월 1회 이상
	먹는물 수질기준 및 검사 등에 관한 규칙 별표 1에서 정하는 모든 항목	매반기 1회 이상
샘물·염지하수	일반세균(저온균·중온균), 총대장균군, 분원성연쇄상구균, 녹농균, 아황산환원혐기성포자형성균(6개 항목)	매주 1회 이상
	먹는물 수질기준 및 검사 등에 관한 규칙 별표 1에서 정하는 모든 항목	매반기 1회 이상

| 제43조 | **검사기관의 지정** ★ ㊶

① 환경부장관은 거두어들인 원재료, 제품, 용기 등의 검사와 먹는물의 수질검사를 위한 기관을 지정할 수 있다. 지정받은 기관(이하 검사기관)이 지정받은 사항 중 환경부령으로 정하는 중요 사항을 변경하려는 경우에는 환경부장관에게 신고하여야 한다.

④ 검사기관은 먹는물 수질검사기관, 수처리제 검사기관, 정수기 품질검사기관, 정수기 성능검사기관으로 구분한다.

⑤ 다음의 어느 하나에 해당하는 자는 검사기관으로 지정받을 수 없다.
1. 피성년후견인 또는 피한정후견인
2. 이 법을 위반하여 징역의 실형을 선고받고 그 집행이 끝나거나(집행이 끝난 것으로 보는 경우를 포함) 집행이 면제된 날부터 2년이 지나지 아니한 자
3. 이 법을 위반하여 징역형의 집행유예를 선고받고 그 집행유예기간 중에 있는 자
4. 지정이 취소된 후 4년이 지나지 아니한 자
5. 임원 또는 기관의 대표자 중에 1.부터 4.까지의 규정 중 어느 하나에 해당하는 자가 있는 법인이나 기관

⑥ 환경부장관은 검사기관의 지정을 신청받거나 검사기관으로 지정하면 수질의 측정·분석에 관한 능력을 평가할 수 있다.

⑦ 지정받은 정수기품질검사기관은 정수기품질검사를 공정하게 처리하기 위하여 정수기품질심의위원회를 둘 수 있다.

⑨ 검사기관으로 지정받기 위하여 갖추어야 할 기술인력과 시설기준, 검사기관의 지정신청과 지정, 평가 기준 등에 관한 사항은 환경부령으로 정한다.

> **검사기관의 지정 등(시행규칙 제35조 제6항)** ★ ㊹ ㊴
> 다음의 어느 하나에 해당하면 먹는물 수질검사기관(바이러스 및 원생동물검사 분야는 제외)·수처리제 검사기관으로 지정된 것으로 본다.
> 1. 국립환경과학원
> 2. 유역환경청 또는 지방환경청
> 3. 시·도 보건환경연구원
> 4. 특별시·광역시의 상수도연구소·수질검사소
> ※ 자가기준과 자가규격에 관한 검사는 국립환경과학원에서만 할 수 있다.

| 제45조 | **지도와 개선명령**

① 환경부장관, 시·도지사 또는 시장·군수·구청장은 환경보전이나 국민보건에 중대한 위해를 끼치거나 끼칠 우려가 있다고 인정하면 먹는물관련영업자, 냉·온수기 설치·관리자 또는 정수기 설치·관리자에게 필요한 지도와 명령을 할 수 있다.

② 환경부장관, 시·도지사 또는 시장·군수·구청장은 제조시설이 시설 기준에 적합하지 아니하거나 먹는물관련영업자, 냉·온수기 설치·관리자 또는 정수기 설치·관리자가 이 법 또는 이 법에 따른 명령을 위반하면, 기간을 정하여 그 시설을 고치도록 명하거나 그 밖에 필요한 조치를 명할 수 있다.

> **개선기간(시행규칙 제38조 제1항) ★ ④⓪**
> 환경부장관, 시·도지사 또는 시장·군수·구청장은 법 제45조 제2항에 따라 시설을 고치도록 명하거나 그 밖에 필요한 조치를 명하려면 개선에 필요한 조치, 기계·시설의 종류 등을 고려하여 1년의 범위에서 그 기간을 정하여야 한다.

제50조 청 문 ★ ㊷

환경부장관이나 시·도지사는 다음의 어느 하나에 해당하는 처분을 하려면 청문을 하여야 한다.
1. 샘물 등의 개발허가의 취소
2. 환경영향조사 대행자의 등록취소
3의2. 검사기관의 지정취소
4. 먹는물관련영업자의 영업허가나 등록의 취소 또는 영업장의 폐쇄

제51조 과징금 처분 ★ ㊱

① 환경부장관 또는 시·도지사는 검사기관이 업무정지에 해당하거나 먹는물관련영업자가 영업의 정지 또는 취소, 폐쇄에 해당하면 대통령령으로 정하는 바에 따라 업무정지 또는 영업정지를 갈음하여 2억 원 이하의 과징금을 부과할 수 있다.
② 과징금을 부과하는 위반행위의 종류·정도 등에 따른 과징금의 금액이나 그 밖에 필요한 사항은 대통령령으로 정한다.
③ 과징금을 내야 하는 자가 납부기한까지 내지 아니하면 국세 체납처분의 예 또는 지방행정제재·부과금의 징수 등에 관한 법률에 따라 징수한다.

제57조 벌 칙 ★ ㊱

다음의 어느 하나에 해당하는 자는 5년 이하의 징역이나 5천만 원 이하의 벌금에 처한다. 이 경우 징역과 벌금을 병과할 수 있다.
1. 제19조(판매 등의 금지) 제1호 또는 제2호를 위반한 자
2. 제21조(영업의 허가 등) 제1항에 따른 허가 또는 변경허가를 받지 아니하고 먹는샘물 등의 제조업을 하거나 거짓이나 그 밖의 부정한 방법으로 허가 또는 변경허가를 받은 자

CHAPTER 05 폐기물관리법 시행 2025. 08. 07.

제1조 목적

이 법은 폐기물의 발생을 최대한 억제하고 발생한 폐기물을 친환경적으로 처리함으로써 환경보전과 국민생활의 질적 향상에 이바지하는 것을 목적으로 한다.

제2조 정의 ★ 39 38 37 36 35

이 법에서 사용하는 용어의 뜻은 다음과 같다.
1. 폐기물이란 쓰레기, 연소재, 오니, 폐유, 폐산, 폐알칼리 및 동물의 사체 등으로서 사람의 생활이나 사업활동에 필요하지 아니하게 된 물질을 말한다.
2. 생활폐기물이란 사업장폐기물 외의 폐기물을 말한다.
3. 사업장폐기물이란 대기환경보전법, 물환경보전법 또는 소음·진동관리법에 따라 배출시설을 설치·운영하는 사업장이나 그 밖에 대통령령으로 정하는 사업장에서 발생하는 폐기물을 말한다.
4. 지정폐기물이란 사업장폐기물 중 폐유·폐산 등 주변 환경을 오염시킬 수 있거나 의료폐기물 등 인체에 위해를 줄 수 있는 해로운 물질로서 대통령령으로 정하는 폐기물을 말한다.

> **지정폐기물의 종류(시행령 별표 1) ★ 37 35**
> 1. 특정시설에서 발생되는 폐기물
>   가. 폐합성 고분자화합물
>   1) 폐합성 수지(고체상태의 것은 제외)
>   2) 폐합성 고무(고체상태의 것은 제외)
>   나. 오니류(수분함량이 95퍼센트 미만이거나 고형물함량이 5퍼센트 이상)
>   1) 폐수처리 오니(환경부령으로 정하는 물질을 함유한 것으로 환경부장관이 고시한 시설에서 발생되는 것)
>   2) 공정 오니(환경부령으로 정하는 물질을 함유한 것으로 환경부장관이 고시한 시설에서 발생되는 것)
>   다. 폐농약(농약의 제조·판매업소에서 발생되는 것)
> 2. 부식성 폐기물
>   가. 폐산(액체상태의 폐기물로서 수소이온 농도지수가 2.0 이하인 것)
>   나. 폐알칼리(액체상태의 폐기물로서 수소이온 농도지수가 12.5 이상인 것으로 한정하며, 수산화칼륨 및 수산화나트륨을 포함)
> 3. 유해물질함유 폐기물(환경부령으로 정하는 물질을 함유한 것으로 한정)
>   가. 광재[철광 원석의 사용으로 인한 고로슬래그는 제외]
>   나. 분진(대기오염 방지시설에서 포집된 것으로 한정하되, 소각시설에서 발생되는 것은 제외)
>   다. 폐주물사 및 샌드블라스트 폐사
>   라. 폐내화물 및 재벌구이 전에 유약을 바른 도자기 조각
>   마. 소각재
>   바. 안정화 또는 고형화·고화 처리물
>   사. 폐촉매
>   아. 폐흡착제 및 폐흡수제[광물유·동물유 및 식물유폐식용유(식용을 목적으로 식품 재료와 원료를 제조·조리·가공하는 과정, 식용유를 유통·사용하는 과정 또는 음식물류 폐기물을 재활용하는 과정에서 발생하는 기름)는 제외의 정제에 사용된 폐토사를 포함]

4. 폐유기용제
   가. 할로겐족(환경부령으로 정하는 물질 또는 이를 함유한 물질)
   나. 그 밖의 폐유기용제(가. 외의 유기용제를 말함)
5. 폐페인트 및 폐래커(다음의 것을 포함)
   가. 페인트 및 래커와 유기용제가 혼합된 것으로서 페인트 및 래커 제조업, 용적 5세제곱미터 이상 또는 동력 3마력 이상의 도장시설, 폐기물을 재활용하는 시설에서 발생되는 것
   나. 페인트 보관용기에 남아 있는 페인트를 제거하기 위하여 유기용제와 혼합된 것
   다. 폐페인트 용기(용기 안에 남아 있는 페인트가 건조되어 있고, 그 잔존량이 용기 바닥에서 6밀리미터를 넘지 아니하는 것은 제외)
6. 폐유(기름성분을 5퍼센트 이상 함유한 것을 포함하며, 폴리클로리네이티드비페닐함유 폐기물, 폐식용유와 그 잔재물, 폐흡착제 및 폐흡수제는 제외)
7. 폐석면
   가. 건조고형물의 함량을 기준으로 하여 석면이 1퍼센트 이상 함유된 제품·설비(뿜칠로 사용된 것은 포함) 등의 해체·제거 시 발생되는 것
   나. 슬레이트 등 고형화된 석면 제품 등의 연마·절단·가공 공정에서 발생된 부스러기 및 연마·절단·가공 시설의 집진기에서 모아진 분진
   다. 석면의 제거작업에 사용된 바닥비닐시트(뿜칠로 사용된 석면의 해체·제거작업에 사용된 경우에는 모든 비닐시트)·방진마스크·작업복 등
8. 폴리클로리네이티드비페닐 함유 폐기물
   가. 액체상태의 것(1리터당 2밀리그램 이상 함유한 것으로 한정)
   나. 액체상태 외의 것(용출액 1리터당 0.003밀리그램 이상 함유한 것으로 한정)
9. 폐유독물질[화학물질관리법의 유독물질을 폐기하는 경우로 한정하되, 폐농약(농약의 제조·판매업소에서 발생되는 것으로 한정), 부식성 폐기물, 폐유기용제, 폴리클로리네이티드비페닐 함유 폐기물 및 수은폐기물은 제외]
10. 의료폐기물(환경부령으로 정하는 의료기관이나·시험·검사 기관 등에서 발생되는 것으로 한정)
10의2. 천연방사성제품폐기물[생활주변방사선 안전관리법 제2조 제4호에 따른 가공제품 중 안전기준에 적합하지 않은 제품으로서 방사능 농도가 그램당 10베크렐 미만인 폐기물을 말함. 이 경우 가공제품으로부터 천연방사성 핵종을 포함하지 않은 부분을 분리할 수 있는 때에는 그 부분을 제외]
11. 수은폐기물
    가. 수은함유폐기물[수은과 그 화합물을 함유한 폐램프(폐형광등은 제외), 폐계측기기(온도계, 혈압계, 체온계 등), 폐전지 및 그 밖의 환경부장관이 고시하는 폐제품]
    나. 수은구성폐기물(수은함유폐기물로부터 분리한 수은 및 그 화합물)
    다. 수은함유폐기물 처리잔재물(수은함유폐기물을 처리하는 과정에서 발생되는 것과 폐형광등을 재활용하는 과정에서 발생되는 것을 포함하되, 환경부장관이 고시한 폐기물 분야에 대한 환경오염공정시험기준에 따른 용출시험 결과 용출액 1리터당 0.005밀리그램 이상의 수은 및 그 화합물이 함유된 것으로 한정)
12. 그 밖에 주변환경을 오염시킬 수 있는 유해한 물질로서 환경부장관이 정하여 고시하는 물질

5. 의료폐기물이란 보건·의료기관, 동물병원, 시험·검사기관 등에서 배출되는 폐기물 중 인체에 감염 등 위해를 줄 우려가 있는 폐기물과 인체 조직 등 적출물, 실험 동물의 사체 등 보건·환경보호상 특별한 관리가 필요하다고 인정되는 폐기물로서 대통령령으로 정하는 폐기물을 말한다.

의료폐기물의 종류 및 전용용기 색(시행령 별표 2, 시행규칙 별표 5) ★ 46 45 42 41 39 37 36

종 류	폐기물의 종류		전용용기 도형색	보관기간
격리의료 폐기물	감염병의 예방 및 관리에 관한 법률의 감염병으로부터 타인을 보호하기 위하여 격리된 사람에 대한 의료행위에서 발생한 일체의 폐기물		붉은색	7일
위해의료 폐기물	조직물류 폐기물	인체 또는 동물의 조직·장기·기관·신체의 일부, 동물의 사체, 혈액·고름 및 혈액생성물(혈청, 혈장, 혈액제제)	• 봉투형 용기 : 검정색 • 상자형 용기 : 노란색 • 재활용 태반 : 녹색	• 15일 • 치아 : 60일
	병리계 폐기물	시험·검사 등에 사용된 배양액, 배양용기, 보관균주, 폐시험관, 슬라이드, 커버글라스, 폐배지, 폐장갑		15일
	손상성 폐기물	주사바늘, 봉합바늘, 수술용 칼날, 한방침, 치과용침, 파손된 유리재질의 시험기구		30일
	생물·화학 폐기물	폐백신, 폐항암제, 폐화학치료제		15일
	혈액오염 폐기물	폐혈액백, 혈액투석 시 사용된 폐기물, 그 밖에 혈액이 유출될 정도로 포함되어 있어 특별한 관리가 필요한 폐기물		15일
일반의료 폐기물	• 혈액이 함유되어 있는 탈지면, 붕대, 거즈, 일회용 기저귀, 생리대, 일회용 주사기 또는 수액세트 • 혈액이 함유되지 않은 다음의 폐기물 　− 체 액 　− 분비물 　− 체액·분비물·배설물이 함유되어 있는 탈지면, 붕대, 거즈, 일회용 기저귀, 생리대, 일회용 주사기 또는 수액세트			• 15일 • 입원실이 없는 의원·치과의원·한의원에서 발생하는 것으로서 4℃ 이하로 냉장보관하는 것 : 30일

[의료폐기물 도형]

5의2. 의료폐기물 전용용기란 의료폐기물로 인한 감염 등의 위해 방지를 위하여 의료폐기물을 넣어 수집·운반 또는 보관에 사용하는 용기를 말한다.

5의3. 처리란 폐기물의 수집, 운반, 보관, 재활용, 처분을 말한다.

6. 처분이란 폐기물의 소각·중화·파쇄·고형화 등의 중간처분과 매립하거나 해역으로 배출하는 등의 최종처분을 말한다.

7. 재활용이란 다음에 해당하는 활동을 말한다.
   가. 폐기물을 재사용·재생이용하거나 재사용·재생이용할 수 있는 상태로 만드는 활동
   나. 폐기물로부터 에너지법에 따른 에너지를 회수하거나 회수할 수 있는 상태로 만들거나 폐기물을 연료로 사용하는 활동으로서 환경부령으로 정하는 활동

8. 폐기물처리시설이란 폐기물의 중간처분시설, 최종처분시설 및 재활용시설로서 대통령령으로 정하는 시설을 말한다.

대통령령으로 정하는 폐기물 처리시설의 종류(시행령 별표 3)	
중간처분시설	소각시설, 기계적 처분시설, 화학적 처분시설, 생물학적 처분시설
최종처분시설	매립시설
재활용시설	기계적 재활용시설, 화학적 재활용시설, 생물학적 재활용시설, 시멘트 소성로, 용해로(폐기물에서 비철금속을 추출하는 경우로 한정), 소성(시멘트 소성로는 제외)·탄화 시설, 골재가공시설, 의약품 제조시설, 소각열회수시설, 수은회수시설, 선별시설

9. 폐기물감량화시설이란 생산 공정에서 발생하는 폐기물의 양을 줄이고, 사업장 내 재활용을 통하여 폐기물 배출을 최소화하는 시설로서 대통령령으로 정하는 시설을 말한다.

제3조 적용 범위

① 이 법은 다음의 어느 하나에 해당하는 물질에 대하여는 적용하지 아니한다.
1. 원자력안전법에 따른 방사성 물질과 이로 인하여 오염된 물질
2. 용기에 들어 있지 아니한 기체상태의 물질
3. 물환경보전법에 따른 수질 오염 방지시설에 유입되거나 공공 수역으로 배출되는 폐수
4. 가축분뇨의 관리 및 이용에 관한 법률에 따른 가축분뇨
5. 하수도법에 따른 하수·분뇨
6. 가축전염병예방법이 적용되는 가축의 사체, 오염 물건, 수입 금지 물건 및 검역 불합격품
7. 수산생물질병 관리법이 적용되는 수산동물의 사체, 오염된 시설 또는 물건, 수입금지물건 및 검역 불합격품
8. 군수품관리법에 따라 폐기되는 탄약
9. 동물보호법에 따른 동물장묘업의 허가를 받은 자가 설치·운영하는 동물장묘시설에서 처리되는 동물의 사체

제3조의2   폐기물 관리의 기본원칙

① 사업자는 제품의 생산방식 등을 개선하여 폐기물의 발생을 최대한 억제하고, 발생한 폐기물을 스스로 재활용함으로써 폐기물의 배출을 최소화하여야 한다.
② 누구든지 폐기물을 배출하는 경우에는 주변 환경이나 주민의 건강에 위해를 끼치지 아니하도록 사전에 적절한 조치를 하여야 한다.
③ 폐기물은 그 처리과정에서 양과 유해성을 줄이도록 하는 등 환경보전과 국민건강보호에 적합하게 처리되어야 한다.
④ 폐기물로 인하여 환경오염을 일으킨 자는 오염된 환경을 복원할 책임을 지며, 오염으로 인한 피해의 구제에 드는 비용을 부담하여야 한다.
⑤ 국내에서 발생한 폐기물은 가능하면 국내에서 처리되어야 하고, 폐기물의 수입은 되도록 억제되어야 한다.
⑥ 폐기물은 소각, 매립 등의 처분을 하기보다는 우선적으로 재활용함으로써 자원생산성의 향상에 이바지하도록 하여야 한다.

제4조   국가와 지방자치단체의 책무

① **특별자치시장, 특별자치도지사, 시장·군수·구청장은** 관할 구역의 폐기물의 배출 및 처리상황을 파악하여 폐기물이 적정하게 처리될 수 있도록 **폐기물처리시설을 설치·운영하여야 하며,** 폐기물의 처리방법의 개선 및 관계인의 자질 향상으로 폐기물 처리사업을 능률적으로 수행하는 한편, 주민과 사업자의 청소 의식 함양과 폐기물 발생 억제를 위하여 노력하여야 한다.
② 특별시장·광역시장·도지사는 시장·군수·구청장이 책무를 충실하게 하도록 기술적·재정적 지원을 하고, 그 관할 구역의 폐기물 처리사업에 대한 조정을 하여야 한다.
③ **국가는** 지정폐기물의 배출 및 처리 상황을 파악하고 지정폐기물이 적정하게 처리되도록 **필요한 조치를 마련하여야 한다.**
④ 국가는 폐기물 처리에 대한 기술을 연구·개발·지원하고, 특별시장·광역시장·특별자치시장·도지사·특별자치도지사 및 시장·군수·구청장이 책무를 충실하게 하도록 필요한 기술적·재정적 지원을 하며, 특별시·광역시·특별자치시·도·특별자치도 간의 폐기물 처리사업에 대한 조정을 하여야 한다.

제7조   국민의 책무

① 모든 국민은 자연환경과 생활환경을 청결히 유지하고, 폐기물의 감량화와 자원화를 위하여 노력하여야 한다.
② 토지나 건물의 소유자·점유자 또는 관리자는 그가 소유·점유 또는 관리하고 있는 토지나 건물의 청결을 유지하도록 노력하여야 하며, 특별자치시장, 특별자치도지사, 시장·군수·구청장이 정하는 계획에 따라 대청소를 하여야 한다.

제13조 폐기물의 처리 기준 등 ★ ㊱

① 누구든지 폐기물을 처리하려는 자는 대통령령으로 정하는 기준과 방법을 따라야 한다. 다만, 폐기물의 재활용 원칙 및 준수사항에 따라 재활용을 하기 쉬운 상태로 만든 폐기물(이하 "중간가공 폐기물"이라 함)에 대하여는 완화된 처리기준과 방법을 대통령령으로 따로 정할 수 있다.

② 의료폐기물은 검사를 받아 합격한 의료폐기물 전용용기(이하 "전용용기"라 함)만을 사용하여 처리하여야 한다.

> **폐기물의 처리에 관한 구체적 기준 및 방법(시행규칙 별표 5)**
> ① 다음의 의료폐기물은 소각하여야 한다.
>   1. 격리의료폐기물, 위해의료폐기물 중 조직물류폐기물 및 생물·화학폐기물
>   2. 보관 및 운반 과정에서 혈액, 체액, 분비물, 배설물 등 흘러내릴 수 있는 물질을 포함한 의료폐기물
>   3. 폐기물중간처분업자 또는 최종처분업자가 처분하는 의료폐기물
> ② ① 외의 의료폐기물은 소각 또는 멸균분쇄 처분하여야 한다.
> ③ 의료폐기물의 수집·운반차량의 차체는 흰색으로 색칠하여야 한다.
> ④ 의료폐기물의 수집·운반차량의 적재함의 양쪽 옆면에는 의료폐기물의 도형, 업소명 및 전화번호를, 뒷면에는 의료폐기물의 도형을 붙이거나 표기하되, 그 크기는 가로 100센티미터 이상, 세로 50센티미터 이상(뒷면의 경우 가로·세로 각각 50센티미터 이상)이어야 하며, 글자의 색깔은 녹색으로 하여야 한다.
> ⑤ 지정폐기물 수집·운반차량의 차체는 노란색으로 색칠하여야 한다. 다만, 임시로 사용하는 운반차량인 경우에는 그러하지 아니하다.
> ⑥ 지정폐기물의 수집·운반차량 적재함의 양쪽 옆면에는 지정폐기물 수집·운반차량, 회사명 및 전화번호를 잘 알아 볼 수 있도록 붙이거나 표기하여야 한다. 이 경우 그 크기는 가로 100센티미터 이상, 세로 50센티미터 이상으로 하고, 검은색 글자로 하여 붙이거나 표기하되, 폐기물 수집·운반증을 발급하는 기관의 장이 인정하면 차량의 크기에 따라 붙이거나 표기하는 크기를 조정할 수 있다. 임시로 사용하는 운반차량의 경우에도 또한 같다.

제13조의2 폐기물의 재활용 원칙 및 준수사항

① 누구든지 다음을 위반하지 아니하는 경우에는 폐기물을 재활용할 수 있다.
  1. 비산먼지, 악취가 발생하거나 휘발성유기화합물, 대기오염물질 등이 배출되어 생활환경에 위해를 미치지 아니할 것
  2. 침출수나 중금속 등 유해물질이 유출되어 토양, 수생태계 또는 지하수를 오염시키지 아니할 것
  3. 소음 또는 진동이 발생하여 사람에게 피해를 주지 아니할 것
  4. 중금속 등 유해물질을 제거하거나 안정화하여 재활용제품이나 원료로 사용하는 과정에서 사람이나 환경에 위해를 미치지 아니하도록 하는 등 대통령령으로 정하는 사항을 준수할 것
  5. 그 밖에 환경부령으로 정하는 재활용의 기준을 준수할 것

② 다음에 해당하는 폐기물은 재활용을 금지하거나 제한한다.
  1. 폐석면
  2. 폴리클로리네이티드비페닐(PCBs)을 환경부령으로 정하는 농도 이상 함유하는 폐기물
  3. 의료폐기물(태반은 제외)
  4. 폐유독물 등 인체나 환경에 미치는 위해가 매우 높을 것으로 우려되는 폐기물 중 대통령령으로 정하는 폐기물

제14조 생활폐기물의 처리 등

① 특별자치시장, 특별자치도지사, 시장·군수·구청장은 관할 구역에서 배출되는 생활폐기물을 처리하여야 한다. 다만, 환경부령으로 정하는 바에 따라 특별자치시장, 특별자치도지사, 시장·군수·구청장이 지정하는 지역은 제외한다.

> 생활폐기물관리 제외지역(시행규칙 제15조 제1항)
> 1. 가구 수가 50호 미만인 지역
> 2. 산간·오지·섬지역 등으로서 차량의 출입 등이 어려워 생활폐기물을 수집·운반하는 것이 사실상 불가능한 지역

② 특별자치시장, 특별자치도지사, 시장·군수·구청장은 해당 지방자치단체의 조례로 정하는 바에 따라 대통령령으로 정하는 자에게 처리를 대행하게 할 수 있다.

③ 폐기물처리 신고를 한 자(이하 "폐기물처리 신고자"라 함)는 생활폐기물 중 폐지, 고철, 폐식용유(생활폐기물에 해당하는 폐식용유를 유출 우려가 없는 전용 탱크·용기로 수집·운반하는 경우만 해당) 등 환경부령으로 정하는 폐기물을 수집·운반 또는 재활용할 수 있다.

④ 생활폐기물을 수집·운반하는 자는 수집한 생활폐기물 중 환경부령으로 정하는 폐기물을 다음의 자에게 운반할 수 있다.
  1. 자원의 절약과 재활용촉진에 관한 법률에 따른 제품·포장재의 제조업자 또는 수입업자 중 제조·수입하거나 판매한 제품·포장재로 인하여 발생한 폐기물을 직접 회수하여 재활용하는 자(재활용을 위탁받은 자 중 환경부령으로 정하는 자를 포함)
  2. 폐기물 재활용업의 허가를 받은 자
  3. 폐기물처리 신고자
  4. 그 밖에 환경부령으로 정하는 자

⑤ 특별자치시장, 특별자치도지사, 시장·군수·구청장은 생활폐기물을 처리할 때에는 배출되는 생활폐기물의 종류, 양 등에 따라 수수료를 징수할 수 있다. 이 경우 수수료는 해당 지방자치단체의 조례로 정하는 바에 따라 폐기물 종량제 봉투 또는 폐기물임을 표시하는 표지 등을 판매하는 방법으로 징수하되, 음식물류 폐기물의 경우에는 배출량에 따라 산출한 금액을 부과하는 방법으로 징수할 수 있다.

⑥ 특별자치시장, 특별자치도지사, 시장·군수·구청장이 음식물류 폐기물에 대하여 수수료를 부과·징수하려는 경우에는 전자정보처리프로그램을 이용할 수 있다. 이 경우 수수료 산정에 필요한 내용을 환경부령으로 정하는 바에 따라 전자정보처리프로그램에 입력하여야 한다.

⑦ 특별자치시장, 특별자치도지사, 시장·군수·구청장은 조례로 정하는 바에 따라 종량제 봉투등의 제작·유통·판매를 대행하게 할 수 있다.

시행령 제8조 **생활폐기물의 처리대행자**

법 제14조 제2항에서 대통령령으로 정하는 자란 다음에 해당하는 자를 말한다. 다만, 농업활동으로 발생하는 폐플라스틱 필름·시트류를 재활용하거나 폐농약용기 등 폐농약포장재를 재활용 또는 소각하는 경우만 해당한다.

1. 폐기물처리업자
3. 폐기물처리 신고자
4. 한국환경공단
5. 전기·전자제품 재활용의무생산자 또는 전기·전자제품 판매업자(전기·전자제품 재활용의무생산자 또는 전기·전자제품 판매업자로부터 회수·재활용을 위탁받은 자를 포함) 중 전기·전자제품을 재활용하기 위하여 스스로 회수하는 체계를 갖춘 자
7. 재활용센터를 운영하는 자(대형폐기물을 수집·운반 및 재활용하는 것만 해당)
8. 재활용의무생산자 중 제품·포장재를 스스로 회수하여 재활용하는 체계를 갖춘 자(재활용의무생산자로부터 재활용을 위탁받은 자를 포함)
9. 건설폐기물 처리업의 허가를 받은 자(공사·작업 등으로 인하여 5톤 미만으로 발생되는 생활폐기물을 재활용하기 위하여 수집·운반하거나 재활용하는 경우만 해당)

제17조의2 **폐기물분석전문기관의 지정 ★ 44 39**

① 환경부장관은 폐기물에 관한 시험·분석 업무를 전문적으로 수행하기 위하여 다음의 기관을 폐기물 시험·분석 전문기관(이하 "폐기물분석전문기관"이라 함)으로 지정할 수 있다.
 1. 한국환경공단법에 따른 한국환경공단
 2. 수도권매립지관리공사의 설립 및 운영 등에 관한 법률에 따른 수도권매립지관리공사
 3. 보건환경연구원법에 따른 보건환경연구원
 4. 그 밖에 환경부장관이 폐기물의 시험·분석 능력이 있다고 인정하는 기관
② 기관이 폐기물분석전문기관으로 지정을 받으려는 경우에는 대통령령으로 정하는 시설, 장비 및 기술능력을 갖추어 환경부장관에게 지정을 신청하여야 한다.
③ 폐기물분석전문기관으로 지정받은 기관은 지정받은 사항 중 환경부령으로 정하는 중요한 사항을 변경하려는 경우에는 환경부장관으로부터 변경지정을 받아야 한다.
④ 환경부장관은 ①의 기관을 폐기물분석전문기관으로 지정하거나 변경지정하였을 때에는 해당 기관에 지정서를 발급하고, 그 내용을 관보나 인터넷 홈페이지 등에 게시하는 방법으로 공고하여야 한다.

| 제25조 | **폐기물처리업** ★ ④① ㊳

① 폐기물의 수집·운반, 재활용 또는 처분을 업(이하 "폐기물처리업"이라 함)으로 하려는 자(음식물류 폐기물을 제외한 생활폐기물을 재활용하려는 자와 폐기물처리 신고자는 제외)는 환경부령으로 정하는 바에 따라 지정폐기물을 대상으로 하는 경우에는 폐기물 처리 사업계획서를 환경부장관에게 제출하고, 그 밖의 폐기물을 대상으로 하는 경우에는 시·도지사에게 제출하여야 한다. 환경부령으로 정하는 중요 사항을 변경하려는 때에도 또한 같다.

② 환경부장관이나 시·도지사는 제출된 폐기물 처리사업계획서를 다음의 사항에 관하여 검토한 후 그 적합 여부를 폐기물처리사업계획서를 제출한 자에게 통보하여야 한다.
  1. 폐기물처리업 허가를 받으려는 자(법인의 경우에는 임원을 포함)가 결격사유에 해당하는지 여부
  2. 폐기물처리시설의 입지 등이 다른 법률에 저촉되는지 여부
  3. 폐기물처리사업계획서상의 시설·장비와 기술능력이 허가기준에 맞는지 여부
  4. 폐기물처리시설의 설치·운영으로 수도법에 따른 상수원보호구역의 수질이 악화되거나 환경정책기본법에 따른 환경기준의 유지가 곤란하게 되는 등 사람의 건강이나 주변 환경에 영향을 미치는지 여부

③ 적합통보를 받은 자는 그 통보를 받은 날부터 2년(폐기물 수집·운반업의 경우에는 6개월, 폐기물 처리업 중 소각시설과 매립시설의 설치가 필요한 경우에는 3년) 이내에 환경부령으로 정하는 기준에 따른 시설·장비 및 기술능력을 갖추어 업종, 영업대상 폐기물 및 처리분야별로 지정폐기물을 대상으로 하는 경우에는 환경부장관의, 그 밖의 폐기물을 대상으로 하는 경우에는 시·도지사의 허가를 받아야 한다. 이 경우 환경부장관 또는 시·도지사는 적합통보를 받은 자가 그 적합통보를 받은 사업계획에 따라 시설·장비 및 기술인력 등의 요건을 갖추어 허가신청을 한 때에는 지체 없이 허가하여야 한다.

④ 환경부장관 또는 시·도지사는 천재지변이나 그 밖의 부득이한 사유로 기간 내에 허가신청을 하지 못한 자에 대하여는 신청에 따라 **총 연장기간 1년**(폐기물 수집·운반업의 경우에는 총 연장기간 6개월, 폐기물 최종처분업과 폐기물 종합처분업의 경우에는 총 연장기간 2년)의 범위에서 허가신청기간을 연장할 수 있다.

⑤ 폐기물처리업의 업종 구분과 영업 내용은 다음과 같다.
  1. **폐기물 수집·운반업** : 폐기물을 수집하여 재활용 또는 처분 장소로 운반하거나 폐기물을 수출하기 위하여 수집·운반하는 영업
  2. **폐기물 중간처분업** : 폐기물 중간처분시설을 갖추고 폐기물을 소각 처분, 기계적 처분, 화학적 처분, 생물학적 처분, 그 밖에 환경부장관이 폐기물을 안전하게 중간처분할 수 있다고 인정하여 고시하는 방법으로 중간처분하는 영업
  3. **폐기물 최종처분업** : 폐기물 최종처분시설을 갖추고 폐기물을 매립 등(해역 배출은 제외)의 방법으로 최종처분하는 영업
  4. **폐기물 종합처분업** : 폐기물 중간처분시설 및 최종처분시설을 갖추고 폐기물의 중간처분과 최종처분을 함께 하는 영업
  5. **폐기물 중간재활용업** : 폐기물 재활용시설을 갖추고 중간가공 폐기물을 만드는 영업

6. 폐기물 최종재활용업 : 폐기물 재활용시설을 갖추고 중간가공 폐기물을 폐기물의 재활용 원칙 및 준수사항에 따라 재활용하는 영업
7. 폐기물 종합재활용업 : 폐기물 재활용시설을 갖추고 중간재활용업과 최종재활용업을 함께 하는 영업

⑰ 폐기물처리업을 하려는 자 중 다음에 해당하는 자는 절차를 거치지 아니하고 허가를 신청할 수 있다.
  1. 산업단지에서 폐기물처리업을 하려는 자
  2. 재활용단지에서 폐기물처리업을 하려는 자
  3. 폐기물 재활용업을 하려는 자

> 폐기물처리업의 시설 · 장비 · 기술능력의 기준(시행규칙 별표 7)
> 지정폐기물 중 의료폐기물을 중간처분하는 경우 1일 처분능력의 3일분 이상 5일분 이하의 폐기물을 보관할 수 있는 보관창고 및 냉장시설을 갖추어야 한다.
>
> 폐기물처리업자의 폐기물 보관량 및 처리기한(시행규칙 제31조 제1항 제1호)
> 가. 의료폐기물 : 냉장 보관할 수 있는 섭씨 4도 이하의 전용보관시설에서 보관하는 경우 5일 이내, 그 밖의 보관시설에서 보관하는 경우에는 2일 이내. 다만, 격리의료폐기물의 경우에는 보관시설과 무관하게 2일 이내로 한다.
> 나. 의료폐기물 외의 폐기물 : 중량 450톤 이하이고 용적이 300세제곱미터 이하, 5일 이내

제26조 결격사유

다음의 어느 하나에 해당하는 자는 폐기물처리업의 허가를 받거나 전용용기 제조업의 등록을 할 수 없다.
  1. 미성년자, 피성년후견인 또는 피한정후견인
  2. 파산선고를 받고 복권되지 아니한 자
  3. 이 법을 위반하여 금고 이상의 실형을 선고받고 그 형의 집행이 끝나거나 집행을 받지 아니하기로 확정된 후 10년이 지나지 아니한 자
  3의2. 이 법을 위반하여 금고 이상의 형의 집행유예를 선고받고 그 집행유예 기간이 끝난 날부터 5년이 지나지 아니한 자
  4. 이 법을 위반하여 대통령령으로 정하는 벌금형 이상을 선고받고 그 형이 확정된 날부터 5년이 지나지 아니한 자
  5. 폐기물처리업의 허가가 취소되거나 전용용기 제조업의 등록이 취소된 자로서 그 허가 또는 등록이 취소된 날부터 10년이 지나지 아니한 자
  5의2. 허가취소자 등과의 관계에서 자신의 영향력을 이용하여 허가취소자 등에게 업무집행을 지시하거나 허가취소자 등의 명의로 직접 업무를 집행하는 등의 사유로 허가취소자 등에게 영향을 미쳐 이익을 얻는 자 등으로서 환경부령으로 정하는 자
  6. 임원 또는 사용인 중에 결격사유의 어느 하나에 해당하는 자가 있는 법인 또는 개인사업자

제34조 기술관리인

① 대통령령으로 정하는 폐기물처리시설을 설치·운영하는 자는 그 시설의 유지·관리에 관한 기술업무를 담당하게 하기 위하여 기술관리인을 임명(기술관리인의 자격을 갖추어 스스로 기술관리하는 경우를 포함)하거나 기술관리 능력이 있다고 대통령령으로 정하는 자와 기술관리 대행 계약을 체결하여야 한다.

시행령 제15조 기술관리인을 두어야 할 폐기물처리시설

법 제34조 제1항에서 대통령령으로 정하는 폐기물처리시설이란 다음의 시설을 말한다. 다만, 폐기물처리업자가 운영하는 폐기물처리시설은 제외한다.

1. 매립시설의 경우
   가. 지정폐기물을 매립하는 시설로서 면적이 3천300 제곱미터 이상인 시설. 다만, 최종처분시설 중 차단형 매립시설에서는 면적이 330 제곱미터 이상이거나 매립용적이 1천 세제곱미터 이상인 시설로 한다.
   나. 지정폐기물 외의 폐기물을 매립하는 시설로서 면적이 1만 제곱미터 이상이거나 매립용적이 3만 세제곱미터 이상인 시설
2. 소각시설로서 시간당 처분능력이 600킬로그램(의료폐기물을 대상으로 하는 소각시설의 경우에는 200킬로그램) 이상인 시설
3. 압축·파쇄·분쇄 또는 절단시설로서 1일 처분능력 또는 재활용능력이 100톤 이상인 시설
4. 사료화·퇴비화 또는 연료화시설로서 1일 재활용능력이 5톤 이상인 시설
5. 멸균분쇄시설로서 시간당 처분능력이 100킬로그램 이상인 시설
6. 시멘트 소성로
7. 용해로(폐기물에서 비철금속을 추출하는 경우로 한정)로서 시간당 재활용능력이 600킬로그램 이상인 시설
8. 소각열회수시설로서 시간당 재활용능력이 600킬로그램 이상인 시설

시행령 제16조 기술관리대행자

법 제34조 제1항에 따라 폐기물처리시설의 유지·관리에 관한 기술관리를 대행할 수 있는 자는 다음의 자로 한다.

1. 한국환경공단
2. 엔지니어링산업 진흥법에 따라 신고한 엔지니어링사업자
3. 기술사법에 따른 기술사사무소(자격을 가진 기술사가 개설한 사무소로 한정)
4. 그 밖에 환경부장관이 기술관리를 대행할 능력이 있다고 인정하여 고시하는 자

제35조 폐기물 처리 담당자 등에 대한 교육

① 다음에 해당하는 사람은 환경부령으로 정하는 교육기관이 실시하는 교육을 3년마다 받아야 한다.
  1. 다음에 해당하는 폐기물 처리 담당자
     가. 폐기물처리업에 종사하는 기술요원
     나. 폐기물처리시설의 기술관리인
     다. 그 밖에 대통령령으로 정하는 사람
  2. 폐기물분석전문기관의 기술요원
  3. 재활용환경성평가기관의 기술인력
② 교육을 받아야 할 사람을 고용한 자는 그 해당자에게 그 교육을 받게 하여야 한다.
③ 교육을 받는 사람을 고용한 자는 교육에 드는 경비를 부담하여야 한다.

> 교육과정(시행규칙 제51조 제1항)
> 폐기물 처리 담당자 등이 받아야 할 교육과정은 다음과 같다. 이 경우 2.부터 4.까지의 규정 중 어느 하나의 교육과정을 마친 자는 1.의 교육과정을 마친 것으로 본다.
>   1. 사업장폐기물배출자 과정
>   2. 폐기물처리업 기술요원 과정
>   3. 폐기물처리 신고자 과정
>   4. 폐기물 처분시설 또는 재활용시설 기술담당자 과정
>   5. 재활용환경성평가기관 기술인력 과정
>   6. 폐기물분석전문기관 기술요원 과정

시행령 제17조 교육대상자

법 제35조 제1항 제1호 다목에서 그 밖에 대통령령으로 정하는 사람이란 다음의 사람을 말한다.
  1. 폐기물처리시설(기술관리인을 임명한 폐기물처리시설은 제외)의 설치·운영자나 그가 고용한 기술담당자
  2. 사업장폐기물배출자 신고를 한 자나 그가 고용한 기술담당자
  3. 확인을 받아야 하는 지정폐기물을 배출하는 사업자나 그가 고용한 기술담당자
  4. 사업장폐기물을 배출하는 사업자나 그가 고용한 기술담당자로서 환경부령으로 정하는 자
  5. 폐기물수집·운반업의 허가를 받은 자나 그가 고용한 기술담당자
  6. 폐기물처리 신고자나 그가 고용한 기술담당자

제36조 장부 등의 기록과 보존 ★[43]

① 다음에 해당하는 자는 환경부령으로 정하는 바에 따라 장부를 갖추어 두고 폐기물의 발생 · 배출 · 처리상황 등을 기록하고, 마지막으로 기록한 날부터 3년(1.의 경우에는 2년)간 보존하여야 한다. 다만, 전자정보처리프로그램을 이용하는 경우에는 그러하지 아니하다.

1. 음식물류 폐기물의 발생 억제 및 처리 계획을 신고하여야 하는 자

1의2. 사업장폐기물의 종류와 발생량을 신고를 하여야 하는 자

1의3. 지정폐기물을 처리하기 전에 관련 서류를 환경부장관에게 제출하여 확인을 받아야 하는 자

2. 사업장폐기물을 공동으로 수집, 운반, 재활용 또는 처분하는 공동 운영기구의 대표자

4. 폐기물처리업자

4의2. 전용용기 제조업자

5. 폐기물처리시설을 설치 · 운영하는 자

6. 폐기물처리 신고자

7. 제조업자나 수입업자

제54조 사용종료 또는 폐쇄 후의 토지 이용 제한 등

환경부장관은 사후관리 대상인 폐기물을 매립하는 시설의 사용이 끝나거나 시설이 폐쇄된 후 침출수의 누출, 제방의 유실 등으로 주민의 건강 또는 재산이나 주변환경에 심각한 위해를 가져올 우려가 있다고 인정되면 대통령령으로 정하는 바에 따라 그 시설이 있는 토지의 소유권 또는 소유권 외의 권리를 가지고 있는 자에게 대통령령으로 정하는 기간에 그 토지 이용을 수목의 식재, 초지의 조성 또는 공원시설, 체육시설, 문화시설, 신 · 재생에너지 설비의 설치에 한정하도록 그 용도를 제한할 수 있다.

시행령 제35조 토지 이용 제한 등 ★[37]

① 법 제54조에 따른 토지 이용의 제한기간은 폐기물매립시설의 사용이 종료되거나 그 시설이 폐쇄된 날부터 30년 이내로 한다.

CHAPTER 06 하수도법 시행 2024. 5. 17.

제1조 목 적
이 법은 하수도의 계획, 설치, 운영 및 관리 등에 관한 사항을 정함으로써 하수와 분뇨를 적정하게 처리하여 하수의 범람으로 인한 침수 피해를 예방하고 지역사회의 지속가능한 발전과 공중위생의 향상에 기여하며 공공수역의 물환경을 보전함을 목적으로 한다.

제2조 정 의 ★46 44
이 법에서 사용하는 용어의 뜻은 다음과 같다.
1. 하수라 함은 사람의 생활이나 경제활동으로 인하여 액체성 또는 고체성의 물질이 섞이어 오염된 물(이하 "오수"라 함)과 건물·도로 그 밖의 시설물의 부지로부터 하수도로 유입되는 빗물·지하수를 말한다. 다만, 농작물의 경작으로 인한 것은 제외한다.
2. 분뇨라 함은 수거식 화장실에서 수거되는 액체성 또는 고체성의 오염물질(개인하수처리시설의 청소과정에서 발생하는 찌꺼기를 포함)을 말한다.
3. 하수도란 하수와 분뇨를 유출 또는 처리하기 위하여 설치되는 하수관로·공공하수처리시설·간이공공하수처리시설·하수저류시설·분뇨처리시설·배수설비·개인하수처리시설 그 밖의 공작물·시설의 총체를 말한다.
4. 공공하수도라 함은 지방자치단체가 설치 또는 관리하는 하수도를 말한다. 다만, 개인하수도는 제외한다.
5. 개인하수도라 함은 건물·시설 등의 설치자 또는 소유자가 해당 건물·시설 등에서 발생하는 하수를 유출 또는 처리하기 위하여 설치하는 배수설비·개인하수처리시설과 그 부대시설을 말한다.
6. 하수관로란 하수를 공공하수처리시설·간이공공하수처리시설·하수저류시설로 이송하거나 하천·바다 그 밖의 공유수면으로 유출시키기 위하여 지방자치단체가 설치 또는 관리하는 관로와 그 부속시설을 말한다.
7. 합류식하수관로란 오수와 하수도로 유입되는 빗물·지하수가 함께 흐르도록 하기 위한 하수관로를 말한다.
8. 분류식하수관로란 오수와 하수도로 유입되는 빗물·지하수가 각각 구분되어 흐르도록 하기 위한 하수관로를 말한다.
9. 공공하수처리시설이라 함은 하수를 처리하여 하천·바다 그 밖의 공유수면에 방류하기 위하여 지방자치단체가 설치 또는 관리하는 처리시설과 이를 보완하는 시설을 말한다.
9의2. 간이공공하수처리시설이란 강우로 인하여 공공하수처리시설에 유입되는 하수가 일시적으로 늘어날 경우 하수를 신속히 처리하여 하천·바다, 그 밖의 공유수면에 방류하기 위하여 지방자치단체가 설치 또는 관리하는 처리시설과 이를 보완하는 시설을 말한다.

10. 하수저류시설이란 하수관로로 유입된 하수에 포함된 오염물질이 하천·바다, 그 밖의 공유수면으로 방류되는 것을 줄이고 하수가 원활하게 유출될 수 있도록 하수를 일시적으로 저장하거나 오염물질을 제거 또는 감소하게 하는 시설(하천법에 따른 시설과 자연재해대책법에 따른 우수유출저감시설은 제외)을 말한다.
11. 분뇨처리시설이라 함은 분뇨를 침전·분해 등의 방법으로 처리하는 시설을 말한다.
12. 배수설비라 함은 건물·시설 등에서 발생하는 하수를 공공하수도에 유입시키기 위하여 설치하는 배수관과 그 밖의 배수시설을 말한다.
13. 개인하수처리시설이라 함은 건물·시설 등에서 발생하는 오수를 침전·분해 등의 방법으로 처리하는 시설을 말한다.
14. 배수구역이라 함은 공공하수도에 의하여 하수를 유출시킬 수 있는 지역으로서 공고된 구역을 말한다.
15. 하수처리구역이라 함은 하수를 공공하수처리시설에 유입하여 처리할 수 있는 지역으로서 공고된 구역을 말한다.

제3조 국가 및 지방자치단체의 책무

① 국가는 하수도의 설치·관리 및 관련 기술개발 등에 관한 기본정책을 수립하고, 지방자치단체가 책무를 성실하게 수행할 수 있도록 필요한 기술적·재정적 지원을 할 책무를 진다.
② 지방자치단체의 장은 공공하수도의 설치·관리를 통하여 관할구역 안에서 발생하는 하수 및 분뇨를 적정하게 처리하고 하수의 범람으로 인한 침수 피해를 예방할 책무를 진다.

제4조 국가하수도종합계획의 수립 ★ 38

① 환경부장관은 국가 하수도정책의 체계적 발전을 위하여 10년 단위의 국가하수도종합계획(이하 "종합계획"이라 함)을 수립하여야 한다.
② 종합계획에는 다음의 사항이 포함되어야 한다.
  1. 하수처리의 여건에 관한 사항
  2. 하수처리의 목표에 관한 사항
  3. 하수처리의 추진전략·세부시행계획 등 정책방향에 관한 사항
  4. 광역적인 하수도사업의 추진에 관한 사항
  5. 공공하수도의 확충 및 정비에 관한 사항
  6. 개인하수도의 정비 및 보급에 관한 사항
  7. 하수도의 연구 및 기술개발에 관한 사항
  8. 하수도 경영체계의 개선에 관한 사항
  9. 하수도 관련 인력의 확보 및 교육훈련에 관한 사항
  10. 하수도 관련 사업의 시행에 소요되는 비용의 산정 및 재원 조달에 관한 사항
⑤ 환경부장관은 종합계획이 수립된 날부터 5년이 지난 때에는 그 타당성을 검토하여 필요한 경우에는 이를 변경하여야 한다.

제4조의2 **유역하수도정비계획의 수립**
① 유역환경청장 또는 지방환경청장(이하 지방환경관서의 장)은 공공하수도의 중복 설치 방지와 효율적인 운영·관리를 위하여 종합계획을 바탕으로 환경부령으로 정하는 권역별로 하수도의 설치 및 통합 운영·관리에 관한 20년 단위의 계획(이하 유역하수도정비계획)을 수립하여야 한다.
② 환경부령으로 정하는 권역이 둘 이상의 지방환경관서의 장의 관할구역에 걸치거나 그 밖의 특별한 사유가 있을 때에는 환경부령으로 정하는 지방환경관서의 장이 해당 유역하수도정비계획을 수립한다.
③ 유역하수도정비계획에는 다음의 사항이 포함되어야 한다.
   1. 유역물관리종합계획의 이행을 위한 해당 유역 하수도의 관리 목표 및 전략에 관한 사항
   2. 방류수수질기준의 설정에 관한 사항
   3. 유역 내 하수도의 설치, 운영 및 관리의 통합에 관한 사항
   4. 유역의 하수 발생, 처리 및 하수처리수의 재이용 계획에 관한 사항
   5. 유역의 물순환, 도시 침수 가능성 등을 고려한 하수도 설치 및 운영에 관한 사항
   6. 하수도 관련 사업 시행에 드는 비용의 산정 및 재원 조달에 관한 사항
⑥ 지방환경관서의 장은 유역하수도정비계획이 수립된 날부터 5년마다 그 타당성을 검토하여 필요한 경우에는 이를 변경하여야 한다.

제4조의3 **하수도정비중점관리지역의 지정 등**
① 환경부장관은 하수의 범람으로 인하여 침수 피해가 발생하거나 발생할 우려가 있는 지역, 공공수역의 수질을 악화시킬 우려가 있는 지역에 대하여는 관할 시·도지사와 협의하여 하수도정비중점관리지역으로 지정할 수 있다.
② 특별시장·광역시장·시장 또는 군수(광역시의 군수는 제외)는 하수도정비가 시급하다고 인정하는 지역에 대하여는 관할 시·도지사와의 협의를 거쳐 중점관리지역으로 지정하여 줄 것을 환경부장관에게 요청할 수 있다. 지정된 중점관리지역을 변경하는 경우에도 또한 같다.
③ 특별시장·광역시장·시장 또는 군수(광역시의 군수는 제외)는 환경부장관에게 중점관리지역의 지정 또는 변경을 요청할 때에는 환경부령으로 정하는 하수도정비대책을 수립하여 제출하여야 한다. 다만, 환경부장관이 지정한 때에는 중점관리지역 지정 후 하수도정비대책을 수립할 수 있다.

> 하수도정비대책(시행규칙 제1조의4 제1항)
> 1. 하수도정비의 목표 및 이행 기간, 하수도 확충 및 유지·관리 계획
> 2. 강우 및 침수 피해 현황, 하수도정비 현황 및 문제점
> 3. 국가하수도종합계획, 유역하수도정비계획 및 하수도정비기본계획과의 연계성
> 4. 연차별 투자계획 및 재원조달 방안

제5조 **하수도정비기본계획의 수립권자 등**
① 특별시장·광역시장·특별자치시장·특별자치도지사·시장 또는 군수(광역시의 군수는 제외)는 사람의 건강을 보호하는 데 필요한 공중위생 및 생활환경의 개선과 환경정책기본법에서 정한 수질환경기준을 유지하고, 관할 구역의 침수를 예방하기 위하여 종합계획 및 유역하수도정비계획을

바탕으로 관할구역 안의 유역별로 하수도의 정비에 관한 20년 단위의 기본계획(이하 "하수도정비기본계획"이라 함)을 수립하여야 한다. 이 경우 국토의 계획 및 이용에 관한 법률에 따른 도시·군기본계획이 수립된 지역의 경우에는 이를 기본으로 하여야 한다.

② 하수도가 둘 이상의 특별시·광역시·시 또는 군(광역시의 군은 제외)의 관할구역에 걸치거나 그 밖의 특별한 사유가 있을 때에는 대통령령으로 정하는 시·도지사, 시장 또는 군수(광역시의 군수는 제외)가 해당 하수도정비기본계획을 수립한다.

③ 하수도정비기본계획에는 다음의 사항이 포함되어야 한다.
1. 하수도의 정비에 관한 기본방침
2. 유역하수도정비계획에 따른 세부시행방안에 관한 사항
3. 하수도에 따라 하수를 유출 또는 처리하는 구역에 관한 사항
4. 하수도의 기본적 시설의 배치·구조 및 능력에 관한 사항
5. 합류식하수관로와 분류식하수관로의 배치에 관한 사항

5의2. 하수의 원활한 유출을 통한 관할 구역의 침수 피해 위험도 예측분석 및 예방에 관한 사항

5의3. 강우 시 하수 측정 및 처리에 관한 사항

6. 하수도정비사업의 실시순위에 관한 사항
7. 배수구역에서 방류되는 오염물질의 저감계획 및 하수저류시설의 설치에 관한 사항
8. 하수를 공공하수처리시설에서 처리하는 과정에서 발생한 찌꺼기의 처리계획 및 처리시설의 설치에 관한 사항

8의2. 하수처리수의 재이용에 관한 사항

9. 분뇨의 처리계획 및 분뇨처리시설의 설치에 관한 사항
10. 하수와 분뇨의 연계처리에 관한 사항
11. 하수도 관련 사업의 시행에 소요되는 비용의 산정 및 재원조달에 관한 사항
12. 개인하수처리시설의 설치 및 관리에 관한 사항
13. 하수도정비대책의 수립에 관한 사항
14. 그 밖에 환경부장관이 하수도의 정비에 관하여 필요하다고 인정하여 고시하는 사항

제6조 하수도정비기본계획의 수립 등

① 하수도정비기본계획 수립권자는 하수도정비기본계획을 수립하고자 할 때에는 대통령령으로 정하는 바에 따라 환경부장관의 승인을 얻어야 한다. 승인을 얻은 사항 중 환경부령으로 정하는 중요사항을 변경하고자 할 때에도 또한 같다.

② 환경부장관은 승인 또는 변경승인을 하고자 할 때에는 국토교통부장관과 미리 협의하여야 한다.

③ 하수도정비기본계획 수립권자는 승인을 얻은 후에는 5년마다 하수도정비기본계획의 타당성을 검토하여 필요한 경우에는 이를 변경하여야 한다.

제7조 방류수수질기준

① 공공하수처리시설·간이공공하수처리시설·분뇨처리시설 및 개인하수처리시설의 방류수수질기준은 환경부령으로 정한다.

방류수의 수질기준(시행규칙 별표 2)
분뇨처리시설의 방류수질기준 ★ 42

구 분	생물화학적 산소요구량 (BOD) (mg/L)	총유기 탄소량 (TOC) (mg/L)	부유물질 (SS) (mg/L)	총대장균 군수 (개수/mL)	총질소 (T-N) (mg/L)	총인 (T-P) (mg/L)
분뇨처리시설	30 이하	30 이하	30 이하	3,000 이하	60 이하	8 이하

제11조 공공하수도의 설치 등

① 지방자치단체의 장은 하수도정비기본계획에 따라 공공하수도를 설치하여야 한다.
② 시·도지사는 공공하수도를 설치하고자 하는 때에는 대통령령으로 정하는 바에 따라 사업시행지의 위치 및 면적, 설치하고자 하는 시설의 종류, 사업시행기간 등을 고시하여야 한다. 고시한 사항을 변경 또는 폐지하고자 하는 때에도 또한 같다.
③ 시장·군수·구청장은 공공하수도를 설치하려면 대통령령으로 정하는 바에 따라 시·도지사의 인가를 받아야 한다.
④ 시장·군수·구청장은 인가받은 사항을 변경하거나 폐지하려면 시·도지사의 인가를 받아야 한다. 다만, 환경부령으로 정하는 경미한 사항을 변경하려는 경우에는 그러하지 아니하다.
⑥ 시·도지사는 국가의 보조를 받아 설치하고자 하는 공공하수도에 대하여 고시 또는 인가를 하고자 할 때에는 대통령령이 정하는 바에 따라 그 설치에 필요한 재원의 조달 및 사용에 관하여 환경부장관과 미리 협의하여야 한다.
⑦ 시·도지사는 인가를 한 경우에는 대통령령으로 정하는 바에 따라 그 인가내용을 고시하여야 한다.
⑧ 환경부장관은 지방자치단체의 장이 하수도정비기본계획에 따라 공공하수도를 설치하지 아니할 때에는 해당 지방자치단체의 장에게 하수도정비기본계획에 따라 공공하수도를 설치할 것을 요청할 수 있다.

제15조 사용의 공고 등

① 공공하수도관리청은 공공하수도의 사용을 개시하려는 경우에는 그 사용개시 시기, 배수구역(공공하수처리시설의 경우에는 그 하수처리구역), 합류식하수관로 및 분류식하수관로의 현황 그 밖의 대통령령으로 정하는 사항을 공고하고, 관계도면을 일반에게 공람하여야 한다.
② 공공하수도관리청은 하수처리구역을 하수관로로부터 직선거리 300미터의 범위에서 정하되, 하수처리구역의 지정범위에 관한 세부 기준은 지방자치단체의 조례로 정할 수 있다.

제18조 공공하수도관리청

① 공공하수도관리청은 관할지방자치단체의 장이 된다. 이 경우 공공하수도에 대한 공공하수도관리청별 관리범위에 관하여는 환경부령으로 정한다.

② 공공하수도가 둘 이상의 지방자치단체의 장의 관할구역에 걸치거나 그 밖의 특별한 사유가 있을 때에는 대통령령으로 정하는 기준에 따른 지방자치단체의 장이 공공하수도관리청이 된다.

제19조 공공하수도의 운영·관리 및 손괴·방해행위 금지 등

① 공공하수도를 운영·관리하는 자는 대통령령으로 정하는 기준에 따라 공공하수도를 운영·관리하기 위한 기준을 마련하여야 한다.

② 공공하수처리시설, 간이공공하수처리시설 또는 분뇨처리시설을 운영·관리하는 자는 강우·사고 또는 처리공법상 필요한 경우 등 환경부령으로 정하는 정당한 사유 없이 다음에 해당하는 행위를 하여서는 아니 된다.

1. 방류수수질기준을 초과하여 배출하는 행위
2. 공고된 하수처리구역 안의 하수를 공공하수처리시설에 유입시키지 아니하고 배출하거나 공공하수처리시설에 유입시키지 아니하고 배출할 수 있는 시설을 설치하는 행위
3. 공공하수처리시설, 간이공공하수처리시설 또는 분뇨처리시설에 유입된 하수 또는 분뇨를 최종방류구를 거치지 아니하고 배출하거나 최종방류구를 거치지 아니하고 배출할 수 있는 시설을 설치하는 행위
4. 분뇨에 물을 섞어 처리하거나 물을 섞어 배출하는 행위

③ 공공하수도를 운영·관리하는 자는 강우로 인하여 하수처리구역 안의 하수가 공공하수처리시설(간이공공하수처리시설을 포함)에 유입되지 아니하고 배출되는 경우, 배출되는 하수의 수량과 수질을 환경부령으로 정하는 바에 따라 측정·기록하여 5년간 보존하여야 한다.

④ 공공하수처리시설, 간이공공하수처리시설 또는 분뇨처리시설을 운영·관리하는 자는 대통령령으로 정하는 바에 따라 **방류수의 수질검사, 찌꺼기의 성분검사**를 실시하고 그 검사에 관한 기록을 5년간 보존하여야 한다.

⑤ 분뇨처리시설의 설치자 또는 관리자는 분뇨처리시설의 처리용량에 여유가 있을 때에는 가축분뇨를 해당 분뇨처리시설로 유입시켜 처리할 수 있다.

제20조 기술진단 등 ★❹❸

① 공공하수도관리청은 5년마다 소관 공공하수도에 대한 기술진단을 실시하여 공공하수도의 관리상태를 점검하여야 한다.

② 공공하수도관리청은 기술진단의 결과 관리상태가 불량한 공공하수도에 대하여는 개선계획을 수립하여 시행하여야 한다.

제28조 공공하수도 유입제외

다음에 해당하는 하수를 배출하는 자는 하수를 공공하수도에 유입시키지 아니할 수 있다. 이 경우 환경부령으로 정하는 바에 따라 미리 공공하수도관리청의 허가를 받아야 한다.

1. 공공하수처리시설의 방류수수질기준을 초과하지 아니하는 하수
2. 물환경보전법에 따른 공공폐수처리시설의 방류수
3. 그 밖에 환경부령으로 정하는 하수

제32조 개인하수도 설치의 지원 등

① 국가는 개인하수도의 보급확대 등을 위하여 개인하수처리시설의 설치에 필요한 기술적·재정적 지원을 할 수 있다.
② 지방자치단체의 장은 관할구역 안의 하수를 효율적으로 처리하기 위하여 필요한 경우에는 개인하수도를 설치·변경 또는 폐지하는 자에게 소요비용의 전부 또는 일부를 지원하거나 직접 개인하수도에 관한 공사를 할 수 있다.
③ 토지의 소유자는 정당한 사유 없이 배수설비에 관한 공사를 거부 또는 방해하여서는 아니 된다.

제33조 특정공산품의 사용제한 등

① 환경부장관은 하수의 수질 악화를 방지하기 위하여 대통령령으로 정하는 특정공산품을 사용함으로 인하여 하수의 수질을 현저히 악화시키는 것으로 판단되는 때에는 관계중앙행정기관의 장과 협의하여 해당 특정공산품의 제조·수입·판매나 사용의 금지 또는 제한을 명할 수 있다. 다만, 환경부장관의 승인을 받아 연구 또는 시험을 위하여 환경부령으로 정하는 용도로 제조·수입·판매하거나 사용하는 경우에는 그러하지 아니하다.
② 환경부장관은 특정공산품의 제조·수입·판매 또는 사용을 금지하거나 제한하려면 금지 또는 제한하는 대상과 내용 등을 고시하여야 한다.

시행령 제23조 특정공산품의 종류

법 제33조 제1항 본문에서 대통령령으로 정하는 특정공산품이란 주방에서 발생하는 음식물 찌꺼기 등을 분쇄하여 오수와 함께 배출하는 주방용 오물분쇄기를 말한다.

제34조 개인하수처리시설의 설치 ★ ③⑦

① 오수를 배출하는 건물·시설 등(이하 "건물 등"이라 함)을 설치하는 자는 단독 또는 공동으로 개인하수처리시설을 설치하여야 한다. 다만, 다음에 해당하는 경우에는 그러하지 아니하다.
  1. 공공폐수처리시설로 오수를 유입시켜 처리하는 경우
  2. 오수를 흐르도록 하기 위한 분류식하수관로로 배수설비를 연결하여 오수를 공공하수처리시설에 유입시켜 처리하는 경우
  3. 공공하수도관리청이 환경부령으로 정하는 기준·절차에 따라 하수관로정비구역으로 공고한 지역에서 합류식하수관로로 배수설비를 연결하여 공공하수처리시설에 오수를 유입시켜 처리하는 경우
  4. 그 밖에 환경부령으로 정하는 요건에 해당하는 경우
② 개인하수처리시설을 설치하거나 그 시설의 규모·처리방법 등 대통령령으로 정하는 중요한 사항을 변경하려는 자는 환경부령으로 정하는 바에 따라 미리 **특별자치시장·특별자치도지사·시장·군수·구청장**에게 신고하여야 한다. 개인하수처리시설을 폐쇄하려는 경우에도 또한 같다.

제37조 개인하수처리시설의 준공검사 등

① 개인하수처리시설을 설치 또는 변경하는 자가 그 설치 또는 변경공사를 완료한 때에는 특별자치시장·특별자치도지사·시장·군수·구청장의 준공검사를 받아야 한다.

② 특별자치시장·특별자치도지사·시장·군수·구청장은 개인하수처리시설에 대하여 방류수수질기준의 준수 여부를 확인하기 위하여 준공검사 후 방류수수질검사를 실시하여야 한다.

제39조 **개인하수처리시설의 운영·관리**

① 개인하수처리시설의 소유자 또는 관리자는 개인하수처리시설을 운영·관리할 때에는 다음에 해당하는 행위를 하여서는 아니 된다.
1. 건물 등에서 발생하는 오수를 개인하수처리시설에 유입시키지 아니하고 배출하거나 개인하수처리시설에 유입시키지 아니하고 배출할 수 있는 시설을 설치하는 행위
2. 개인하수처리시설에 유입되는 오수를 최종방류구를 거치지 아니하고 중간배출하거나 중간배출할 수 있는 시설을 설치하는 행위
3. 건물 등에서 발생하는 오수에 물을 섞어 처리하거나 물을 섞어 배출하는 행위
4. 정당한 사유 없이 개인하수처리시설을 정상적으로 가동하지 아니하여 방류수수질기준을 초과하여 배출하는 행위

② 개인하수처리시설의 소유자 또는 관리자는 방류수의 수질자가측정 및 내부청소 등에 관하여 환경부령으로 정하는 기준에 따라 그 시설을 유지·관리하여야 한다.

③ 개인하수처리시설의 소유자 또는 관리자는 대통령령으로 정하는 부득이한 사유로 방류수수질기준을 초과하여 방류하게 되는 때에는 특별자치시장·특별자치도지사·시장·군수·구청장에게 미리 신고하여야 한다.

제41조 **분뇨처리 의무 ★ ㊲**

① 특별자치시장·특별자치도지사·시장·군수·구청장은 관할구역 안에서 발생하는 분뇨를 수집·운반 및 처리하여야 한다. 이 경우 특별자치시장·특별자치도지사·시장·군수·구청장은 해당 지방자치단체의 조례로 정하는 바에 따라 분뇨수집·운반업자로 하여금 그 수집·운반을 대행하게 할 수 있다.

② 특별자치시·특별자치도·시·군·구는 오지·벽지 등 분뇨의 수집·운반 및 처리가 어려운 지역에 대하여 환경부령으로 정하는 기준에 따라 적용하지 아니할 수 있는 지역을 해당 지방자치단체의 조례로 정할 수 있다.

③ 화장실이 설치되어 있는 차량·선박 또는 항공기를 운행하는 자 및 이동식 화장실을 설치·관리하는 자는 그 화장실에서 배출되는 분뇨(수세식 화장실에서 발생하는 오수를 포함)를 스스로 수집·운반 및 처리하여야 하며, 스스로 수집·운반할 수 없는 경우에는 분뇨수집·운반업자로 하여금 그 수집·운반을 대행하게 할 수 있다.

④ 특별자치시장·특별자치도지사·시장·군수·구청장은 분뇨를 수집·운반 및 처리하는 경우 해당 지방자치단체의 조례로 정하는 바에 따라 수수료를 징수할 수 있다. 다만, 시·도지사가 분뇨처리시설을 설치·운영하는 경우에는 시·도의 조례가 정하는 바에 따라 해당 시·도지사가 그 분뇨처리에 따른 수수료를 징수할 수 있으며, 분뇨수집·운반업자가 수집·운반을 대행하는 경우에는 대행자가 그 수집·운반에 따른 수수료를 징수할 수 있다.

⑤ 분뇨처리시설을 설치하여 운영하는 공공하수도관리청은 수집·운반된 분뇨에 대하여 분뇨처리시설의 운영중단 등 환경부령으로 정하는 사유가 발생한 경우를 제외하고는 그 처리를 거부하여서는 아니 된다.

제42조 분뇨의 광역관리 등
① 지방자치단체의 장은 둘 이상의 지방자치단체에서 발생하는 분뇨를 광역적으로 처리할 필요가 있다고 인정되는 경우에는 분뇨처리시설을 공동으로 설치·운영할 수 있다.
② 환경부장관(시·도지사가 분뇨처리시설을 설치·운영하는 경우로 한정) 또는 시·도지사(특별자치시장·특별자치도지사·시장·군수·구청장이 분뇨처리시설을 설치·운영하는 경우로 한정)는 지방자치단체 간의 분뇨처리시설 설치·운영에 대하여 필요한 조정을 할 수 있다.
③ 환경부장관 또는 시·도지사는 지방자치단체 간의 분뇨처리시설 설치·운영에 대한 조정을 할 때 분뇨처리시설을 공동으로 사용할 필요가 있는 경우에는 이를 공동으로 사용하도록 권고하고, 해당 시설이 설치된 지역의 생활환경 보전 및 개선을 위하여 필요한 지원이 이루어지도록 관련 지방자치단체의 장에게 권고할 수 있다. 이 경우 관련 지방자치단체의 장은 특별한 사유가 없으면 그 권고에 따라야 한다.

제44조 분뇨의 재활용 ★ ㊳
① 환경부령으로 정하는 양 이상의 분뇨를 재활용하려는 자는 특별자치시장·특별자치도지사·시장·군수·구청장에게 신고하여야 한다. 다만, 분뇨를 사용하는 경우에는 그러하지 아니하다.

> 재활용의 신고 등(시행규칙 제40조 제1항)
> 법 제44조 제1항에서 "환경부령으로 정하는 양 이상의 분뇨를 재활용하고자 하는 자"란 분뇨를 재활용할 목적으로 1일 10킬로그램 이상 처리하려는 자를 말한다.

제45조 분뇨수집·운반업
① 분뇨를 수집(개인하수처리시설 및 분류식하수관로 중 오수가 흐르는 하수관로의 내부청소를 포함)·운반하는 영업(이하 분뇨수집·운반업)을 하려는 자는 대통령령으로 정하는 기준에 따른 시설·장비 및 기술인력 등의 요건을 갖추어 특별자치시장·특별자치도지사·시장·군수·구청장의 허가를 받아야 하며, 허가받은 사항 중 환경부령으로 정하는 중요한 사항을 변경하려는 경우에는 특별자치시장·특별자치도지사·시장·군수·구청장에게 변경신고를 하여야 한다.

제47조 분뇨수집·운반업자의 준수사항
① 분뇨수집·운반업자는 해당 지방자치단체의 조례로 정하는 기준을 초과하여 수수료를 받아서는 아니 된다.
② 분뇨수집·운반업자(소속종사자를 포함)의 영업행위 및 그와 관련한 서류의 작성·보관 등 필요한 준수사항은 환경부령으로 정한다.

> **분뇨수집·운반업자의 준수사항(시행규칙 별표 9)**
> 1. 분뇨 및 개인하수처리시설 찌꺼기의 수집·운반을 의뢰받은 경우에는 정당한 사유 없이 이를 거부하여서는 아니 된다.
> 2. 영업구역, 영업대상, 그 밖의 허가조건을 지켜야 한다.
> 3. 분뇨 및 개인하수처리시설 찌꺼기의 수집·운반에 관한 일지를 작성하고, 수수료 징수내역 등 영업과 관련된 서류를 3년간 보존하여야 한다.
> 4. 영업자의 상호, 영업소재지, 전화번호 등이 변경된 경우에는 지역신문·방송 또는 엽서 등을 이용하여 주민에게 알려야 한다.
> 5. 개인하수처리시설의 스컴 및 침전찌꺼기를 완전히 제거하여야 하며, 수집 후에는 개인하수처리시설의 쇄석, 플라스틱 등 여재를 깨끗한 물로 세척하여야 한다.
> 6. 개인하수처리시설을 청소하거나 폐쇄하는 때에는 반드시 가스(산소, 일산화탄소, 황화수소)측정기를 휴대하여야 한다.

제50조 과징금

① 환경부장관은 관리대행업자에게 영업정지처분을 하여야 할 경우로서 그 영업정지가 주민 생활에 심각한 불편을 주거나 그 밖에 공익을 해할 우려가 있는 때에는 그 **영업정지처분을 갈음하여 2억 원 이하의 과징금을 부과할 수 있다.**

③ 특별자치시장·특별자치도지사·시장·군수·구청장은 분뇨수집·운반업자에게 영업정지처분을 하여야 할 경우로서 그 영업정지가 해당 사업의 이용자 등에게 심한 불편을 주거나 그 밖에 공익을 해할 우려가 있는 때에는 그 **영업정지를 갈음하여 3천만 원 이하의 과징금을 부과할 수 있다.**

제66조 기술관리인

① **대통령령으로 정하는 규모 이상의 개인하수처리시설을 설치·운영하는 자는 해당 시설의 유지·관리에 관한 기술업무를 담당하게 하기 위하여 기술관리인을 두어야 한다.** 다만, 다음에 해당하는 경우에는 그러하지 아니하다.
   1. 처리시설관리업자에게 개인하수처리시설의 관리를 위탁한 경우
   2. 물환경보전법에 따른 환경기술인이 선임된 사업장의 경우

시행령 제37조 기술관리인

① 개인하수처리시설의 유지·관리에 관한 기술업무를 담당할 기술관리인을 두어야 하는 개인하수처리시설의 규모는 다음과 같다.
   1. **1일 처리용량이 50세제곱미터 이상인 오수처리시설**(1개의 건물에 2 이상의 오수처리시설이 설치되어 있는 경우 그 용량의 합계가 50세제곱미터 이상인 것을 포함)
   2. **처리대상 인원이 1천 명 이상인 정화조**(1개의 건물에 2 이상의 정화조가 설치되어 있는 경우 그 처리대상 인원의 합계가 1천 명 이상인 것을 포함)

② 공공하수처리시설 또는 물환경보전법에 따른 공공폐수처리시설로 오수를 유입·처리하는 지역의 개인하수처리시설에는 기술관리인을 두지 아니할 수 있다.

제67조 교 육

① 공공하수처리시설 및 분뇨처리시설을 운영·관리하는 자는 공공하수처리시설 또는 분뇨처리시설의 효율적인 운영·관리를 위하여 그 시설의 운영요원에 대하여 환경부장관 또는 시·도지사가 실시하는 교육을 받게 하여야 한다.
② 분뇨수집·운반업자, 처리시설설계·시공업자, 처리시설제조업자, 처리시설관리업자, 관리대행업자 및 기술관리인 선임의무자는 고용하고 있는 기술인력 및 기술관리인에 대하여 환경부장관 뜨는 시·도지사가 실시하는 교육을 받게 하여야 한다.
③ 환경부장관 또는 시·도지사는 교육에 소요되는 경비를 교육대상자를 고용한 자로부터 징수할 수 있다.

시행령 제38조 교 육

① 교육의 대상자는 다음과 같다.
  1. 공공하수처리시설 및 분뇨처리시설의 운영요원
  2. 관리대행업자의 기술인력(그 자신이 기술인력인 영업자를 포함)
  3. 분뇨수집·운반업자, 처리시설설계·시공업자, 처리시설제조업자, 및 처리시설관리업자의 기술인력(그 자신이 기술인력인 영업자를 포함)
  4. 기술관리인
⑤ 교육과정은 다음과 같다.
  1. 공공하수처리시설 및 분뇨처리시설의 운영요원과정
  2. 관리대행업의 기술인력과정
  3. 분뇨수집·운반업의 기술인력과정
  4. 개인하수처리시설설계·시공업, 개인하수처리설제조업 및 개인하수처리시설관리업의 기술인력과정
  5. 개인하수처리시설의 기술관리인과정

제68조 장부의 기록·보존

① 공공하수도관리청은 환경부령으로 정하는 바에 따라 공공하수도 관리대장을 작성하여 보관하여야 한다.
② 분뇨를 재활용하는 자 또는 분뇨수집·운반업자는 환경부령으로 정하는 바에 따라 장부를 비치하고, 분뇨의 수집장소·수집량 및 처리상황을 기록하여야 하며, 장부의 보존기간은 최종 기재를 한 날부터 3년으로 한다.

5과목 적중예상문제

CHAPTER 01 공중위생관리법

46회 출제유형

01 「공중위생관리법」의 목적으로 옳은 것은?

① 국민의 사회적 지위 향상
② 국민의 수명 연장
③ 위생수준을 향상시켜 국민의 건강증진에 기여
④ 공중이 이용하는 영업시설 확충
⑤ 위생상의 위해 방지

> **해설** 목적(법 제1조)
> 이 법은 공중이 이용하는 영업의 위생관리 등에 관한 사항을 규정함으로써 위생수준을 향상시켜 국민의 건강증진에 기여함을 목적으로 한다.

45회, 44회, 42회, 40회 출제유형

02 다음 중 공중위생영업에 해당하지 않는 것은?

① 목욕장업
② 세탁업
③ 미용업
④ 소독업
⑤ 숙박업

> **해설** 공중위생영업이라 함은 다수인을 대상으로 위생관리서비스를 제공하는 영업으로서 숙박업·목욕장업·이용업·미용업·세탁업·건물위생관리업을 말한다(법 제2조 제1항 제1호).

정답 01 ③ 02 ④

43회 출제유형

03 공중이 이용하는 건축물·시설물 등의 청결유지와 실내공기정화를 위한 청소 등을 대행하는 영업을 정의하는 용어는?

① 숙박업　　　　　　　　　② 목욕장업
③ 이용업　　　　　　　　　④ 세탁업
⑤ 건물위생관리업

해설 공중위생관리법에서 사용하는 용어의 정의(법 제2조)
- "숙박업"이라 함은 손님이 잠을 자고 머물 수 있도록 시설 및 설비 등의 서비스를 제공하는 영업을 말한다.
- "목욕장업"이라 함은 다음의 어느 하나에 해당하는 서비스를 손님에게 제공하는 영업을 말한다.
  - 물로 목욕을 할 수 있는 시설 및 설비 등의 서비스
  - 맥반석·황토·옥 등을 직접 또는 간접 가열하여 발생되는 열기 또는 원적외선 등을 이용하여 땀을 낼 수 있는 시설 및 설비 등의 서비스
- "이용업"이라 함은 손님의 머리카락 또는 수염을 깎거나 다듬는 등의 방법으로 손님의 용모를 단정하게 하는 영업을 말한다.
- "세탁업"이라 함은 의류 기타 섬유제품이나 피혁제품 등을 세탁하는 영업을 말한다.

04 공중위생영업을 하고자 하는 자는 누구에게 영업신고를 해야 하는가?

① 시장·군수·구청장
② 보건복지부장관
③ 시·도지사
④ 노동부장관
⑤ 환경부장관

해설 공중위생영업을 하고자 하는 자는 공중위생영업의 종류별로 보건복지부령이 정하는 시설 및 설비를 갖추고 시장·군수·구청장에게 신고하여야 한다(법 제3조 제1항).

05 공중위생영업을 폐업한 자는 폐업한 날로부터 며칠 이내에 시장·군수·구청장에게 신고하여야 하는가?

① 5일　　　　　　　　　② 10일
③ 15일　　　　　　　　 ④ 20일
⑤ 25일

해설 공중위생영업의 신고를 한 자는 공중위생영업을 폐업한 날부터 20일 이내에 시장·군수·구청장에게 신고하여야 한다(법 제3조 제2항).

06 공중위생업자로서 영업을 승계할 경우 해당 사유가 아닌 것은?

① 영업자가 영업을 양도한 때
② 법인의 합병이 있는 때
③ 공중위생업자가 사망한 때
④ 면허증을 양도받았을 때
⑤ 관련시설 및 설비의 전부를 인수한 때

해설 공중위생영업의 승계(법 제3조의2)
- 공중위생영업자가 그 공중위생영업을 양도하거나 사망한 때 또는 법인의 합병이 있는 때에는 그 양수인·상속인 또는 합병 후 존속하는 법인이나 합병에 의하여 설립되는 법인은 그 공중위생영업자의 지위를 승계한다.
- 민사집행법에 의한 경매, 채무자 회생 및 파산에 관한 법률에 의한 환가나 국세징수법·관세법 또는 지방세징수법에 의한 압류재산의 매각 그 밖에 이에 준하는 절차에 따라 공중위생영업 관련시설 및 설비의 전부를 인수한 자는 이 법에 의한 그 공중위생영업자의 지위를 승계한다.
- 위의 규정에 불구하고 이용업 또는 미용업의 경우에는 면허를 소지한 자에 한하여 공중위생영업자의 지위를 승계할 수 있다.

40회 출제유형

07 건물위생관리업을 하는 경우 갖추고 있어야 할 장비가 아닌 것은?

① 자외선살균기
② 마루광택기
③ 진공청소기
④ 안전벨트
⑤ 안전모

해설 ① 자외선살균기는 이용업, 미용업을 하는 자가 갖추고 있어야 한다.
건물위생관리업을 하는 경우 갖추고 있어야 하는 장비(시행규칙 별표 1)
마루광택기, 진공청소기, 안전벨트·안전모 및 로프, 측정장비(먼지, 일산화탄소, 이산화탄소)

42회 출제유형

08 이·미용기구의 소독기준으로 옳지 않은 것은?

① 증기소독 : 섭씨 100℃ 이상의 습한 열에 20분 이상 쐬어준다.
② 건열멸균소독 : 섭씨 100℃ 이상의 건조한 열에 20분 이상 쐬어준다.
③ 자외선소독 : $1cm^2$당 45μW 이상의 자외선을 30분 이상 쐬어준다.
④ 열탕소독 : 섭씨 100℃ 이상의 물속에 10분 이상 끓여준다.
⑤ 크레졸소독 : 크레졸수(크레졸 3%, 물 97%의 수용액)에 10분 이상 담가둔다.

해설 ③ 자외선소독 : $1cm^2$당 85μW 이상의 자외선을 20분 이상 쐬어준다(시행규칙 별표 3).

정답 06 ④ 07 ① 08 ③

42회 출제유형

09 「공중위생관리법」상 괄호에 들어갈 숫자는?

> 해수를 목욕물로 하는 경우 총대장균군수는 100mL당 (　) 이하여야 한다.

① 10
② 50
③ 100
④ 500
⑤ 1,000

해설 해수를 독욕물로 하는 경우 총대장균군수는 100mL당 1,000 이하여야 한다(시행규칙 별표 2).

42회 출제유형

10 공중위생영업자가 준수하여야 하는 위생관리기준으로 옳은 것은?

① 목욕물은 매년 1회 이상 수질검사를 하여야 한다.
② 피부미용을 위하여 약사법에 따른 의약품을 사용하여야 한다.
③ 숙박업장의 객실 조명도는 20럭스 이상이 되도록 유지하여야 한다.
④ 목욕장 휴식실의 조명도는 70럭스 이상이 되도록 유지하여야 한다.
⑤ 이용업 영업장 안의 조명도는 40럭스 이상이 되도록 유지하여야 한다.

해설　② 피부미용을 위하여 약사법에 따른 의약품 또는 의료기기법에 따른 의료기기를 사용하여서는 아니 된다.
③ 숙박업장의 객실 조명도는 75럭스 이상이 되도록 유지하여야 한다.
④ 목욕장 휴식실의 조명도는 40럭스 이상이 되도록 유지하여야 한다.
⑤ 이용업 영업장 안의 조명도는 75럭스 이상이 되도록 유지하여야 한다.

40회 출제유형

11 건강요주의자의 발한실 입욕 주의사항에 관한 게시문을 부착해야 한다. 이에 해당하지 않는 자는?

① 감기에 걸린 어린이
② 수축기 혈압이 150mmHg 이상인 사람
③ 안면홍조증 환자
④ 술을 마신 후 2시간 이내의 사람
⑤ 출혈을 많이 한 사람

해설　② 수축기 혈압이 180mmHg 이상인 사람

46회, 43회, 39회, 38회, 35회 출제유형

12 위생사가 되려는 사람은 위생사 국가시험에 합격한 후 누구의 면허를 받아야 하는가?

① 한국보건의료인국가시험원장　　② 행정안전부장관
③ 보건복지부장관　　　　　　　　④ 환경부장관
⑤ 국립보건연구원장

해설　위생사가 되려는 사람은 위생사 국가시험에 합격한 후 보건복지부장관의 면허를 받아야 한다(법 제6조의2 제1항).

41회, 38회, 37회 출제유형

13 위생사 시험에 응시할 수 없는 사람은?

① 전문대학에서 보건 또는 위생에 관한 교육과정을 이수한 사람
② 학점인정으로 보건 또는 위생에 관한 학위를 취득한 사람
③ 대학교에서 보건 또는 위생에 관한 교육과정을 이수한 사람
④ 고등학교를 졸업하고 위생업무에 1년 이상 종사한 사람
⑤ 보건복지부장관이 정하여 고시하는 인정기준에 해당하는 외국의 위생사 면허를 가진 사람

해설　위생사의 면허 등(법 제6조의2 제1항)
위생사가 되려는 사람은 다음에 해당하는 사람으로서 위생사 국가시험에 합격한 후 보건복지부장관의 면허를 받아야 한다.
- 전문대학이나 이와 같은 수준 이상에 해당된다고 교육부장관이 인정하는 학교에서 보건 또는 위생에 관한 교육과정을 이수한 사람
- 학점인정 등에 관한 법률에 따라 전문대학을 졸업한 사람과 같은 수준 이상의 학력이 있는 것으로 인정되어 같은 법에 따라 보건 또는 위생에 관한 학위를 취득한 사람
- 외국의 위생사 면허 또는 자격(보건복지부장관이 정하여 고시하는 인정기준에 해당하는 면허 또는 자격을 말한다)을 가진 사람

37회, 34회 출제유형

14 위생사 면허를 받을 수 있는 사람은?

① 정신질환자
② 마약 중독자
③ 향정신성의약품 중독자
④ 보건범죄 단속에 관한 특별조치법을 위반하여 금고 이상의 실형을 선고받고 그 집행이 끝나지 아니한 자
⑤ 시각장애인, 청각장애인

해설　위생사 면허를 받을 수 없는 사람(법 제6조의2 제7항)
- 정신건강복지법에 따른 정신질환자. 다만, 전문의가 위생사로서 적합하다고 인정하는 사람은 그러하지 아니하다.
- 마약류 관리에 관한 법률에 따른 마약류(마약·향정신성의약품 및 대마) 중독자
- 이 법, 감염병의 예방 및 관리에 관한 법률, 검역법, 식품위생법, 의료법, 약사법, 마약류 관리에 관한 법률 또는 보건범죄 단속에 관한 특별조치법을 위반하여 금고 이상의 실형을 선고받고 그 집행이 끝나지 아니하거나 그 집행을 받지 아니하기로 확정되지 아니한 사람

정답　12 ③　13 ④　14 ⑤

41회, 37회 출제유형

15 위생사 시험실시는 며칠 전에 공고해야 하는가?

① 10일 ② 20일
③ 30일 ④ 60일
⑤ 90일

> **해설** 위생사 국가시험의 시험방법 등(시행령 제6조의2)
> 보건복지부장관은 위생사 국가시험을 실시하려는 경우에는 시험일시, 시험장소 및 시험과목 등 위생사 국가시험 시행계획을 시험실시 90일 전까지 공고하여야 한다. 다만, 시험장소의 경우에는 시험실시 30일 전까지 공고할 수 있다.

36회 출제유형

16 다음 중 위생사 면허취소사유에 해당하지 않는 것은?

① 정신질환자
② 마약 중독자, 대마 또는 향정신성의약품 중독자
③ 식품위생법 등에서 금고 이상의 실형의 선고를 받고 그 집행이 종료되지 아니한 자
④ 면허증을 대여한 자
⑤ 의료법에 위반하여 금고 이상의 실형을 선고받고 그 집행이 면제된 자

> **해설** 위생사 면허의 취소 등(법 제7조의2 제1항)
> 보건복지부장관은 위생사가 다음에 해당하는 경우에는 그 면허를 취소한다.
> • 제6조의2(위생사의 면허 등) 제7항 각 호의 어느 하나에 해당하게 된 경우
> • 면허증을 대여한 경우

45회 출제유형

17 위생사가 면허증을 대여했을 때 보건복지부장관이 하는 행정처분은?

① 영업을 정지시킨다.
② 과징금 처분을 한다.
③ 벌금을 부과한다.
④ 취업을 금지한다.
⑤ 면허를 취소한다.

> **해설** 위생사 면허의 취소 등(법 제7조의2 제1항)
> 보건복지부장관은 위생사가 다음에 해당하는 경우에는 그 면허를 취소한다.
> • 제6조의2(위생사의 면허 등) 제7항 각 호의 어느 하나에 해당하게 된 경우
> • 면허증을 대여한 경우

정답 15 ⑤ 16 ⑤ 17 ⑤

44회, 43회, 39회 출제유형

18 위생사의 업무범위로 옳지 않은 것은?

① 공중위생영업소, 공중이용시설 및 위생용품의 위생관리
② 음료수의 처리 및 위생관리
③ 쓰레기, 분뇨, 하수, 그 밖의 폐기물의 처리
④ 유해 곤충·설치류 및 매개체 관리
⑤ 공중이용시설기준 적합 여부의 확인

> **해설** 위생사의 업무범위(법 제8조의2)
> - 공중위생영업소, 공중이용시설 및 위생용품의 위생관리
> - 음료수의 처리 및 위생관리
> - 쓰레기, 분뇨, 하수, 그 밖의 폐기물의 처리
> - 식품·식품첨가물과 이에 관련된 기구·용기 및 포장의 제조와 가공에 관한 위생관리
> - 유해 곤충·설치류 및 매개체 관리
> - 그 밖에 보건위생에 영향을 미치는 것으로서 대통령령으로 정하는 업무(소독업무, 보건관리업무)

46회, 42회 출제유형

19 위생사의 업무 중 대통령령으로 정하는 위생업무는?

① 위생용품의 위생관리
② 음료수의 위생관리
③ 보건관리업무
④ 유해 곤충·설치류 및 매개체 관리
⑤ 공중이용시설의 위생관리

> **해설** 대통령령으로 정하는 위생사의 업무(시행령 제6조의3)
> - 소독업무
> - 보건관리업무

20 공익상 또는 선량한 풍속을 유지하기 위하여 필요하다고 인정하는 때에 공중위생영업자 및 종사원에 대하여 영업시간 및 영업행위에 관한 필요한 제한을 할 수 있는 자는?

① 시장·군수·구청장
② 시·도지사 또는 시장·군수·구청장
③ 관할 법원
④ 대통령
⑤ 국무총리

> **해설** 영업의 제한(법 제9조의2)
> 시·도지사 또는 시장·군수·구청장은 공익상 또는 선량한 풍속을 유지하기 위하여 필요하다고 인정하는 때에는 공중위생영업자 및 종사원에 대하여 영업시간 및 영업행위에 관한 필요한 제한을 할 수 있다.

정답 18 ⑤ 19 ③ 20 ②

21 공중위생영업소의 폐쇄에 대한 내용이다. 다음 ( ) 안에 들어갈 내용으로 옳은 것은?

> 공중위생영업소의 폐쇄 등(법 제11조)
> 시장·군수·구청장은 공중위생영업자가 영업신고를 하지 아니한 경우 ( )월 이내의 기간을 정하여 영업의 정지 또는 일부 시설의 사용중지를 명하거나 영업소폐쇄 등을 명할 수 있다. 다만, 관광숙박업의 경우에는 해당 관광숙박업의 관할행정기관의 장과 미리 협의하여야 한다.

① 2
② 4
③ 6
④ 8
⑤ 10

해설 공중위생영업소의 폐쇄 등(법 제11조 제1항)

시장·군수·구청장은 공중위생영업자가 다음에 해당하면 6월 이내의 기간을 정하여 영업의 정지 또는 일부 시설의 사용중지를 명하거나 영업소폐쇄 등을 명할 수 있다. 다만, 관광숙박업의 경우에는 해당 관광숙박업의 관할행정기관의 장과 미리 협의하여야 한다.
- 영업신고를 하지 아니하거나 시설과 설비기준을 위반한 경우
- 변경신고를 하지 아니한 경우
- 지위승계 신고를 하지 아니한 경우
- 공중위생영업자의 준수사항을 지키지 아니한 경우
- 공중위생영업자의 불법카메라 설치 금지를 위반하여 카메라나 기계장치를 설치한 경우
- 영업소 외의 장소에서 이용 또는 미용 업무를 한 경우
- 보고를 하지 아니하거나 거짓으로 보고한 경우 또는 관계 공무원의 출입, 검사 또는 공중위생영업 장부 또는 서류의 열람을 거부·방해하거나 기피한 경우
- 개선명령을 이행하지 아니한 경우
- 성매매알선 등 행위의 처벌에 관한 법률, 풍속영업의 규제에 관한 법률, 청소년 보호법, 아동·청소년의 성보호에 관한 법률, 의료법 또는 마약류 관리에 관한 법률을 위반하여 관계 행정기관의 장으로부터 그 사실을 통보받은 경우

22 영업소폐쇄명령을 받고도 계속하여 영업하는 때에 관계공무원으로 하여금 해당 영업소를 폐쇄할 수 있도록 조치를 시행할 수 있는 자는?

① 시장·군수·구청장
② 시·도지사
③ 관할 법원
④ 대통령
⑤ 경찰서장

해설 시장·군수·구청장은 영업정지처분을 받고도 그 영업정지 기간에 영업을 한 경우에는 영업소 폐쇄를 명할 수 있다(법 제11조 제3항).

23 행정처분이 확정된 공중위생영업자에 대한 처분과 관련한 영업 정보의 공표 사항이 아닌 것은?

① 공중위생관리법 위반사실의 공표라는 내용의 표제
② 공중위생영업의 종류
③ 영업소의 명칭 및 소재지와 대표자 성명
④ 위반 내용
⑤ 행정처분의 내용 및 처분자

> **해설** 공표 사항(시행령 제7조의5 제1항)
> • 공중위생관리법 위반사실의 공표라는 내용의 표제
> • 공중위생영업의 종류
> • 영업소의 명칭 및 소재지와 대표자 성명
> • 위반 내용(위반행위의 구체적 내용과 근거 법령 포함)
> • 행정처분의 내용, 처분일 및 처분기간
> • 그 밖에 보건복지부장관이 특히 공표할 필요가 있다고 인정하는 사항

43회 출제유형

24 보건복지부장관이 위생사의 면허취소 처분을 하려면 거쳐야 하는 절차는?

① 소 청
② 재 심
③ 심 문
④ 청 문
⑤ 보 상

> **해설** 청문(법 제12조)
> 보건복지부장관 또는 시장·군수·구청장은 다음에 해당하는 처분을 하려면 청문을 하여야 한다.
> • 이용사와 미용사의 면허취소 또는 면허정지
> • 위생사의 면허취소
> • 영업정지명령, 일부 시설의 사용중지명령 또는 영업소 폐쇄명령

44회, 40회, 37회, 36회 출제유형

25 위생사 면허를 취소하려는 경우 청문은 누가 실시하는가?

① 보건복지부장관
② 시·도지사
③ 보건소장
④ 한국보건의료인 국가시험원장
⑤ 해당 지방법원장

> **해설** 청문(법 제12조)
> 보건복지부장관 또는 시장·군수·구청장은 다음에 해당하는 처분을 하려면 청문을 하여야 한다.
> • 이용사와 미용사의 면허취소 또는 면허정지
> • 위생사의 면허취소
> • 영업정지명령, 일부 시설의 사용중지명령 또는 영업소 폐쇄명령

정답 | 23 ⑤ 24 ④ 25 ①

26 위생서비스수준의 평가에 관한 사항 중 옳지 않은 것은?

① 시·도지사는 위생관리수준을 향상시키기 위하여 위생서비스평가계획을 수립하여야 한다.
② 시장·군수·구청장은 평가계획에 따라 공중위생영업소의 위생서비스수준을 평가하여야 한다.
③ 시장·군수·구청장은 위생서비스평가의 전문성을 높이기 위하여 지역 보건소에 평가를 의뢰할 수 있다.
④ 위생서비스평가의 주기·방법, 위생관리등급의 기준 기타 평가에 관하여 필요한 사항은 보건복지부령으로 정한다.
⑤ 위생서비스평가는 2년마다 실시하는 것이 원칙이다.

> **해설** 위생서비스수준의 평가(법 제13조)
> - 시·도지사는 공중위생영업소(관광숙박업 제외)의 위생관리수준을 향상시키기 위하여 위생서비스평가계획을 수립하여 시장·군수·구청장에게 통보하여야 한다.
> - 시장·군수·구청장은 평가계획에 따라 관할지역별 세부평가계획을 수립한 후 공중위생영업소의 위생서비스수준을 평가하여야 한다.
> - 시장·군수·구청장은 위생서비스평가의 전문성을 높이기 위하여 필요하다고 인정하는 경우에는 관련 전문기관 및 단체로 하여금 위생서비스평가를 실시하게 할 수 있다.
> - 위생서비스평가의 주기(2년)·방법, 위생관리등급의 기준 기타 평가에 관하여 필요한 사항은 보건복지부령으로 정한다.

27 위생서비스수준의 평가주기는 몇 년마다 실시함을 원칙으로 하는가?

① 1년　　② 2년
③ 3년　　④ 4년
⑤ 5년

> **해설** 위생서비스수준의 평가주기(시행규칙 제20조)
> 공중위생영업소의 위생서비스수준 평가는 2년마다 실시하되, 공중위생영업소의 보건·위생관리를 위하여 특히 필요한 경우에는 보건복지부장관이 정하여 고시하는 바에 의하여 공중위생영업의 종류 또는 위생관리등급별로 평가주기를 달리할 수 있다.

45회 출제유형

28 위생관리등급을 공중위생영업자에게 통보하고 이를 공표하는 자는?

① 시장·군수·구청장　　② 시·도지사
③ 식품의약품안전처장　　④ 보건소장
⑤ 보건복지부장관

> **해설** 시장·군수·구청장은 위생서비스평가의 결과에 따른 위생관리등급을 해당 공중위생영업자에게 통보하고 이를 공표하여야 한다(법 제14조 제1항).

41회, 39회 출제유형

29 위생서비스수준의 평가에 따른 위생관리등급 구분으로 옳은 것은?

① 최우수업소는 백색등급이다.
② 우수업소는 녹색등급이다.
③ 우수업소는 백색등급이다.
④ 일반관리대상 업소는 백색등급이다.
⑤ 일반관리대상 업소는 황색등급이다.

해설 위생관리등급의 구분(시행규칙 제21조)
- 최우수업소 : 녹색등급
- 우수업소 : 황색등급
- 일반관리대상 업소 : 백색등급

40회, 39회 출제유형

30 공중위생감시원을 두지 않아도 되는 곳은?

① 질병관리청
② 광역시
③ 특별시
④ 도
⑤ 시·군·구(자치구에 한함)

해설 공중위생감시원(법 제15조)
특별시·광역시·도 및 시·군·구(자치구에 한한다)에 공중위생감시원을 둔다.

46회 출제유형

31 공중위생감시원의 자격으로 옳지 않은 것은?

① 위생사 면허가 있는 자
② 환경기사 2급 이상의 자격증이 있는 자
③ 고등교육법에 의한 대학에서 미용학·간호학·행정학 또는 공중보건학 분야를 전공하고 졸업한 자
④ 1년 이상 공중위생 행정에 종사한 경력이 있는 자
⑤ 외국에서 위생사 또는 환경기사의 면허를 받은 자

해설 공중위생감시원의 자격 및 임명(시행령 제8조 제1항)
특별시장·광역시장·도지사 또는 시장·군수·구청장은 다음의 어느 하나에 해당하는 소속공무원 중에서 공중위생감시원을 임명한다.
- 위생사 또는 환경기사 2급 이상의 자격증이 있는 자
- 고등교육법에 의한 대학에서 화학·화공학·환경공학 또는 위생학 분야를 전공하고 졸업한 자 또는 이와 동등 이상의 자격이 있는 자
- 외국에서 위생사 또는 환경기사의 면허를 받은 자
- 1년 이상 공중위생 행정에 종사한 경력이 있는 자

정답 29 ④ 30 ① 31 ③

45회 출제유형

32 공중위생감시원의 업무범위에 해당하지 않는 것은?

① 시설 및 설비의 확인
② 공중위생영업소의 영업소 폐쇄명령 이행여부 확인
③ 공중이용시설의 위생관리상태의 확인·검사
④ 위생교육 이행여부의 확인
⑤ 위생지도 및 개선명령 이행여부의 확인

해설 공중위생감시원의 업무범위(시행령 제9조)
- 시설 및 설비의 확인
- 공중위생영업 관련 시설 및 설비의 위생상태 확인·검사, 공중위생영업자의 위생관리의무 및 영업자준수사항 이행여부의 확인
- 위생지도 및 개선명령 이행여부의 확인
- 공중위생영업소의 영업의 정지, 일부 시설의 사용중지 또는 영업소 폐쇄명령 이행여부의 확인
- 위생교육 이행여부의 확인

33 공중위생의 관리를 지도·계몽 등을 행하기 위하여 명예공중위생감시원을 둘 수 있다. 이들의 임명권자는 누구인가?

① 대통령
② 보건복지부장관
③ 식품의약품안전처장
④ 시·도지사
⑤ 시장·군수·구청장

해설 시·도지사는 공중위생의 관리를 위한 지도·계몽 등을 행하게 하기 위하여 명예공중위생감시원을 둘 수 있다(법 제15조의2).

41회 출제유형

34 다음 괄호에 들어갈 내용으로 옳은 것은?

> 위생교육(법 제17조)
> ① 공중위생영업자는 (   ) 위생교육을 받아야 한다.
> ② 영업신고를 하고자 하는 자는 미리 위생교육을 받아야 한다. 다만, 보건복지부령으로 정하는 부득이한 사유로 미리 교육을 받을 수 없는 경우에는 영업개시 후 (   ) 이내에 위생교육을 받을 수 있다.

① 매년 – 6개월
② 매년 – 1년
③ 2년에 1회 – 6개월
④ 2년에 1회 – 1년
⑤ 1회 – 6개월

해설 위생교육(법 제17조)
- 공중위생영업자는 매년 위생교육을 받아야 한다.
- 신고를 하고자 하는 자는 미리 위생교육을 받아야 한다. 다만, 보건복지부령으로 정하는 부득이한 사유로 미리 교육을 받을 수 없는 경우에는 영업개시 후 6개월 이내에 위생교육을 받을 수 있다.

35 공중위생영업자에 대한 위생교육의 설명으로 옳은 것은?

① 공중위생영업자는 영업신고 시 1회 위생교육을 받아야 한다.
② 2 이상의 장소에서 영업장의 소유자는 영업장별로 위생교육을 받아야 한다.
③ 부득이한 경우 영업개시 후 1년 이내에 위생교육을 받을 수 있다.
④ 영업에 직접 종사하지 아니한 경우라도 소유자는 위생교육을 받아야 한다.
⑤ 위생교육은 보건복지부장관이 허가한 단체 또는 공중위생 영업자단체가 실시할 수 있다.

해설 위생교육(법 제17조)
- 공중위생영업자는 매년 위생교육을 받아야 한다.
- 신고를 하고자 하는 자는 미리 위생교육을 받아야 한다. 다만, 보건복지부령으로 정하는 부득이한 사유로 미리 교육을 받을 수 없는 경우에는 영업개시 후 6개월 이내에 위생교육을 받을 수 있다.
- 위생교육을 받아야 하는 자 중 영업에 직접 종사하지 아니하거나 2 이상의 장소에서 영업을 하는 자는 종업원 중 영업장별로 공중위생에 관한 책임자를 지정하고 그 책임자로 하여금 위생교육을 받게 하여야 한다.
- 위생교육은 보건복지부장관이 허가한 단체 또는 공중위생 영업자단체가 실시할 수 있다.

정답 34 ① 35 ⑤

43회 출제유형

36 다음 ( )에 들어갈 내용으로 옳은 것은?

> 위생교육 실시단체의 장은 위생교육을 수료한 자에게 수료증을 교부하고, 수료증 교부대장 등 교육에 관한 기록을 ( ) 이상 보관·관리하여야 한다.

① 6개월
② 1년
③ 2년
④ 3년
⑤ 5년

해설 위생교육 실시단체의 장은 위생교육을 수료한 자에게 수료증을 교부하고, 교육실시 결과를 교육 후 1개월 이내에 시장·군수·구청장에게 통보하여야 하며, 수료증 교부대장 등 교육에 관한 기록을 2년 이상 보관·관리하여야 한다(시행규칙 제23조 제10항).

44회 출제유형

37 '같은 명칭의 사용금지' 규정을 위반하여 위생사 면허 없이 위생사 명칭을 사용한 자에게 부과하는 과태료는?

① 100만 원 이하의 과태료
② 200만 원 이하의 과태료
③ 300만 원 이하의 과태료
④ 500만 원 이하의 과태료
⑤ 1천만 원 이하의 과태료

해설 제19조의3(같은 명칭의 사용금지)을 위반하여 위생사의 명칭을 사용한 자에게는 100만 원 이하의 과태료를 부과한다(법 제22조 제3항).
※ 법에서는 같은 명칭의 사용금지를 위반하여 위생사의 명칭을 사용한 자에게는 '100만 원 이하의 과태료를 부과한다'로 나와 있고, 시행령에서는 명확하게 '50만 원 과태료 금액'으로 규정하고 있다.

36 ③ 37 ① **정답**

38 위생사 면허증 발급 시 면허대장에 등록하는 사항으로 옳지 않은 것은?

① 면허번호
② 주민등록번호
③ 성명·주소
④ 면허 등급
⑤ 국가시험 합격연월일

해설 위생사 면허증의 발급(시행규칙 제11조의2 제2항)
보건복지부장관은 면허증의 발급 신청이 적합하다고 인정하는 경우에는 다음의 사항이 포함된 면허대장에 해당 사항을 등록하고, 위생사 면허증을 신청인에게 발급하여야 한다.
- 면허번호 및 면허연월일
- 성명·주소 및 주민등록번호
- 위생사 국가시험 합격연월일
- 면허취소 사유 및 취소연월일
- 면허증 재교부 사유 및 재교부연월일
- 그 밖에 보건복지부장관이 면허의 관리에 특히 필요하다고 인정하는 사항

39 목욕장 목욕물의 수질기준 중 원수 몇 mL에서 총대장균군이 검출되지 아니하여야 하는가?

① 100mL
② 200mL
③ 300mL
④ 500mL
⑤ 1,000mL

해설 목욕장 목욕물의 수질기준 중 총대장균군은 100mL 중에서 검출되지 아니하여야 한다(시행규칙 별표 2).

40 목욕장 목욕물의 수질기준 중 원수의 과망간산칼륨 소비량은?

① 10mg/L 이하
② 20mg/L 이하
③ 30mg/L 이하
④ 40mg/L 이하
⑤ 50mg/L 이하

해설 목욕장 목욕물의 수질기준 중 원수의 과망간산칼륨 소비량은 10mg/L 이하가 되어야 한다(시행규칙 별표 2).

정답 38 ④ 39 ① 40 ①

CHAPTER 02 식품위생법

43회, 36회, 35회 출제유형

01 「식품위생법」의 목적이 아닌 것은?

① 식품으로 인하여 생기는 위생상의 위해 방지
② 식품영양의 질적 향상 도모
③ 식품에 관한 올바른 정보 제공
④ 합리적으로 식품생산을 관리
⑤ 국민 건강의 보호·증진에 이바지

해설 목적(법 제1조)
이 법은 식품으로 인하여 생기는 위생상의 위해를 방지하고 식품영양의 질적 향상을 도모하며 식품에 관한 올바른 정보를 제공함으로써 국민 건강의 보호·증진에 이바지함을 목적으로 한다.

38회 출제유형

02 「식품위생법」상 식품의 정의는?

① 모든 음식물을 말한다.
② 의약으로 섭취하는 것을 제외한 모든 음식물을 말한다.
③ 모든 음식물과 첨가물을 말한다.
④ 화학적 합성품을 제외한 모든 음식물이다.
⑤ 모든 음식물과 첨가물, 화학적 합성품을 말한다.

해설 식품이란 모든 음식물(의약으로 섭취하는 것은 제외한다)을 말한다(법 제2조 제1호).

03 「식품위생법」의 정의에 따른 기구에 해당하지 않는 것은?

① 식품섭취에 사용되는 기구
② 식품 또는 식품첨가물에 직접 닿는 기구
③ 식품운반에 사용되는 기구
④ 농업에서 식품을 채취할 때 사용하는 기구
⑤ 식품을 제조할 때 사용하는 기구

해설 기구(법 제2조 제4호)
기구란 다음의 어느 하나에 해당하는 것으로서 식품 또는 식품첨가물에 직접 닿는 기계·기구나 그 밖의 물건(농업과 수산업에서 식품을 채취하는 데에 쓰는 기계·기구나 그 밖의 물건 및 위생용품 관리법에 따른 위생용품은 제외)을 말한다.
• 음식을 먹을 때 사용하거나 담는 것
• 식품 또는 식품첨가물을 채취·제조·가공·조리·저장·소분·운반·진열할 때 사용하는 것

정답 01 ④ 02 ② 03 ④

43회 출제유형

04 「식품위생법」상 용어에 대한 정의로 옳지 않은 것은?

① "화학적 합성품"이란 화학적 수단으로 원소 또는 화합물에 분해 반응 외의 화학 반응을 일으켜서 얻은 물질을 말한다.
② "식품"이란 의약으로 섭취하는 것을 포함한 모든 음식물을 말한다.
③ "식중독"이란 식품 섭취로 인하여 인체에 유해한 미생물 또는 유독물질에 의하여 발생하였거나 발생한 것으로 판단되는 감염성 질환 또는 독소형 질환을 말한다.
④ "위해"란 식품, 식품첨가물, 기구 또는 용기·포장에 존재하는 위험요소로서 인체의 건강을 해치거나 해칠 우려가 있는 것을 말한다.
⑤ "용기·포장"이란 식품 또는 식품첨가물을 넣거나 싸는 것으로서 식품 또는 식품첨가물을 주고받을 때 함께 건네는 물품을 말한다.

해설 ② "식품"이란 모든 음식물(의약으로 섭취하는 것은 제외)을 말한다(법 제2조 제1호).

05 「식품위생법」에서 정의하는 '식품위생'에 해당되지 않는 것은?

① 식 품
② 식품첨가물
③ 기구 또는 용기
④ 치료를 목적으로 섭취하는 식품
⑤ 포 장

해설 식품위생이란 식품, 식품첨가물, 기구 또는 용기·포장을 대상으로 하는 음식에 관한 위생을 말한다(법 제2조 제11호).

06 「식품위생법」에서 정의하는 집단급식소에 관한 설명으로 적절하지 않은 것은?

① 대통령령으로 정한 급식시설을 말한다.
② 기숙사, 학교, 병원, 그 밖의 후생기관 등의 급식시설을 말한다.
③ 특정 다수인에게 계속하여 음식물을 제공하는 곳을 말한다.
④ 1회 50명 이상에게 식사를 제공하는 급식소를 말한다.
⑤ 영리를 목적으로 한다.

해설 집단급식소는 영리를 목적으로 하지 아니한다(법 제2조 제12호).

정답 04 ② 05 ④ 06 ⑤

07 「식품위생법」의 정의에 따를 때 집단급식소에 해당되지 않는 곳은?

① 학교기숙사
② 공장급식소
③ 대중음식점
④ 병원급식소
⑤ 후생기관급식소

> **해설** 집단급식소란 영리를 목적으로 하지 아니하면서 특정 다수인에게 계속하여 음식물을 공급하는 기숙사, 학교, 유치원, 어린이집, 병원, 사회복지시설, 산업체, 국가, 지방자치단체 및 공공기관, 그 밖의 후생기관 등에 해당하는 곳의 급식시설로서 대통령령으로 정하는 시설을 말한다(법 제2조 제12호).

08 식품을 제조·가공단계부터 판매단계까지 각 단계별로 정보를 기록·관리하여 그 식품의 안전성 등에 문제가 발생할 경우 그 식품을 추적하여 원인을 규명하고 필요한 조치를 할 수 있도록 관리하는 것을 일컫는 용어는?

① 식품이력추적관리
② 식품위생
③ 식품 등의 취급
④ 위해식품관리
⑤ HACCP

> **해설** 식품이력추적관리의 정의에 대한 내용이다(법 제2조 제13호).

46회, 43회 출제유형

09 「식품위생법」에서 정의하는 집단급식소의 범위는?

① 1회 50명 이상
② 1회 100명 이상
③ 1회 150명 이상
④ 1회 200명 이상
⑤ 1회 300명 이상

> **해설** 집단급식소는 1회 50명 이상에게 식사는 제공하는 급식소를 말한다(시행령 제2조).

정답 07 ③ 08 ① 09 ①

36회 출제유형

10 다음 중 판매금지대상이 되는 식품이 아닌 것은?

① 안전성 심사를 받지 않은 식품
② 유독·유해물질이 들어 있거나 묻어 있는 식품
③ 설익어서 인체의 건강을 해칠 수 있는 식품
④ 영업자가 아닌 자가 제조 가공한 식품
⑤ 제품외관이 좋지 않은 식품

해설 위해식품 등의 판매 등 금지(법 제4조)
- 썩거나 상하거나 설익어서 인체의 건강을 해칠 우려가 있는 것
- 유독·유해물질이 들어 있거나 묻어 있는 것 또는 그러할 염려가 있는 것. 다만, 식품의약품안전처장이 인체의 건강을 해칠 우려가 없다고 인정하는 것은 제외한다.
- 병을 일으키는 미생물에 오염되었거나 그러할 염려가 있어 인체의 건강을 해칠 우려가 있는 것
- 불결하거나 다른 물질이 섞이거나 첨가된 것 또는 그 밖의 사유로 인체의 건강을 해칠 우려가 있는 것
- 안전성 심사 대상인 농·축·수산물 등 가운데 안전성 심사를 받지 아니하였거나 안전성 심사에서 식용으로 부적합하다고 인정된 것
- 수입이 금지된 것 또는 수입식품안전관리 특별법에 따른 수입신고를 하지 아니하고 수입한 것
- 영업자가 아닌 자가 제조·가공·소분한 것

11 다음 중 질병에 걸렸거나 걸렸을 염려가 있는 동물의 부위 중 식품으로 판매할 수 있는 것은?

① 혈 액   ② 장 기
③ 고 기   ④ 뼈
⑤ 정답 없음

해설 병든 동물 고기 등의 판매 등 금지(법 제5조)
누구든지 총리령으로 정하는 질병에 걸렸거나 걸렸을 염려가 있는 동물이나 그 질병에 걸려 죽은 동물의 고기·뼈·젖·장기 또는 혈액을 식품으로 판매하거나 판매할 목적으로 채취·수입·가공·사용·조리·저장·소분 또는 운반하거나 진열하여서는 아니 된다.

정답 10 ⑤ 11 ⑤

45회, 41회 출제유형

12 다음 중 판매가 금지된 병든 동물이나 병에 걸려 죽은 동물의 질병이 아닌 것은?
① 리스테리아병
② 살모넬라병
③ 파스튜렐라병
④ 선모충증
⑤ 레지오넬라증

> **해설** 판매 등이 금지되는 병든 동물 고기 등(시행규칙 제4조)
> • 축산물 위생관리법 시행규칙에 따라 도축이 금지되는 가축전염병
> • 리스테리아병, 살모넬라병, 파스튜렐라병 및 선모충증

44회 출제유형

13 판매를 목적으로 하는 식품 또는 식품첨가물의 기준과 규격에 대해 식품의약품안전처장이 정하여 고시하는 사항이 아닌 것은?
① 성분에 관한 규격
② 조리 방법에 관한 기준
③ 보존 방법에 관한 기준
④ 가공 방법에 관한 기준
⑤ 가격에 관한 기준

> **해설** 식품 또는 식품첨가물에 관한 기준 및 규격(법 제7조 제1항)
> 식품의약품안전처장은 국민 건강을 보호·증진하기 위하여 필요하면 판매를 목적으로 하는 식품 또는 식품첨가물에 관한 다음의 사항을 정하여 고시한다.
> • 제조·가공·사용·조리·보존 방법에 관한 기준
> • 성분에 관한 규격

14 수출을 목적으로 하는 식품의 기준과 규격은 무엇인가?
① 수입자가 요구하는 기준과 규격
② 국립검역소장이 정하여 고시한 기준과 규칙
③ FDA의 기준과 규격
④ 외교부장관의 별도 허가를 획득한 기준과 규격
⑤ 법의 규정에 의한 식품 등의 제조·가공 등에 관한 기준 및 성분의 규격에 적합한 것

> **해설** 수출할 식품 또는 식품첨가물의 기준과 규격은 수입자가 요구하는 기준과 규격을 따를 수 있다(법 제7조 제3항).

정답 12 ⑤ 13 ⑤ 14 ①

42회 출제유형

15 「식품위생법」상 괄호에 들어갈 숫자는?

> 식품의약품안전처장은 관계 중앙행정기관의 장과의 협의 및 심의위원회의 심의를 거쳐 식품 등의 기준 및 규격 관리 기본계획을 ( )년마다 수립·추진할 수 있다.

① 1　　　　　　　　　　　② 2
③ 3　　　　　　　　　　　④ 4
⑤ 5

해설　식품 등의 기준 및 규격 관리계획 등(법 제7조의4 제1항)
식품의약품안전처장은 관계 중앙행정기관의 장과의 협의 및 심의위원회의 심의를 거쳐 식품 등의 기준 및 규격 관리 기본계획을 5년마다 수립·추진할 수 있다.

43회 출제유형

16 식품 등의 기준 및 규격 관리 기본계획에 포함되는 노출량 평가·관리의 대상이 되는 유해물질의 종류가 아닌 것은?

① 중금속　　　　　　　　　② 제조·가공 과정에서 생성되는 오염물질
③ 유기성오염물질　　　　　④ 곰팡이 독소
⑤ 보건복지부장관이 노출량 평가·관리가 필요하다고 인정한 유해물질

해설　식품 등의 기준 및 규격 관리 기본계획에 포함되는 노출량 평가·관리의 대상이 되는 유해물질의 종류(시행규칙 제5조의4 제1항)
중금속, 곰팡이 독소, 유기성오염물질, 제조·가공 과정에서 생성되는 오염물질, 그 밖에 식품 등의 안전관리를 위하여 식품의약품안전처장이 노출량 평가·관리가 필요하다고 인정한 유해물질

46회, 43회, 35회 출제유형

17 기구·용기·포장과 그 원재료에 대한 규격과 기준은 누가 정하여 고시하는가?

① 시·도 보건환경소장　　　② 국립보건원장
③ 보건복지부장관　　　　　④ 식품의약품안전처장
⑤ 국립검역소장

해설　기구 및 용기·포장에 관한 기준 및 규격(법 제9조 제1항)
식품의약품안전처장은 국민보건을 위하여 필요한 경우에는 판매하거나 영업에 사용하는 기구 및 용기·포장에 관하여 다음의 사항을 정하여 고시한다.
- 제조 방법에 관한 기준
- 기구 및 용기·포장과 그 원재료에 관한 규격

39회, 37회 출제유형

18 식품, 식품첨가물 등의 공전은 누가 작성하여 보급하여야 하는가?

① 도지사
② 보건복지부장관
③ 국립보건원장
④ 식품의약품안전처장
⑤ 보건소장

해설 식품 등의 공전(법 제14조)
식품의약품안전처장은 다음의 기준 등을 실은 식품 등의 공전을 작성·보급하여야 한다.
- 식품 또는 식품첨가물의 기준과 규격
- 기구 및 용기·포장의 기준과 규격

44회, 42회 출제유형

19 식품 등의 위해평가에서 평가하여야 할 위해요소가 아닌 것은?

① 잔류농약
② 중금속
③ 식품 등의 이물
④ 식품첨가물
⑤ 트랜스지방

해설 위해평가에서 평가하여야 할 위해요소(시행령 제4조 제2항)
- 잔류농약, 중금속, 식품첨가물, 잔류 동물용 의약품, 환경오염물질 및 제조·가공·조리과정에서 생성되는 물질 등 화학적 요인
- 식품 등의 형태 및 이물 등 물리적 요인
- 식중독 유발 세균 등 미생물적 요인

45회 출제유형

20 식품 등을 채취·제조·가공·사용·조리·저장·소분·운반 또는 진열하는 영업자에 대하여 식품전문 시험·검사기관 또는 국외시험·검사기관에서 검사를 받을 것을 명할 수 있는 자는?

① 시장·군수·구청장
② 시·도지사
③ 보건소장
④ 보건복지부장관
⑤ 식품의약품안전처장

해설 식품의약품안전처장은 식품 등을 채취·제조·가공·사용·조리·저장·소분·운반 또는 진열하는 영업자에 대하여 식품·의약품분야 시험·검사 등에 관한 법률에 따른 식품전문 시험·검사기관 또는 국외시험·검사기관에서 검사를 받을 것을 명할 수 있다(법 제19조의4 제1항).

정답 18 ④ 19 ⑤ 20 ⑤

21 국내외에서 유해물질이 검출된 식품을 가공하는 영업자가 검사명령을 받은 경우에 검사를 받거나 관련 자료를 제출해야 하는 기한으로 옳은 것은?

① 10일 이내
② 20일 이내
③ 30일 이내
④ 40일 이내
⑤ 50일 이내

해설 검사명령을 받은 영업자는 총리령으로 정하는 검사기한 내에 검사를 받거나 관련 자료 등을 검사명령을 받은 날부터 20일 이내에 제출하여야 한다(법 제19조의4 제2항).

45회, 35회 출제유형

22 자가품질검사에 관한 기록서 보관 기관은?

① 1년
② 2년
③ 3년
④ 4년
⑤ 5년

해설 자가품질검사에 관한 기록서는 2년간 보관하여야 한다(시행규칙 제31조 제4항).

44회 출제유형

23 식품위생감시원을 두지 않아도 되는 곳은?

① 보건복지부
② 식품의약품안전처
③ 특별시
④ 광역시
⑤ 시·군·구

해설 관계 공무원의 직무와 그 밖에 식품위생에 관한 지도 등을 하기 위하여 식품의약품안전처(대통령령으로 정하는 그 소속 기관을 포함). 특별시·광역시·특별자치시·도·특별자치도 또는 시·군·구에 식품위생감시원을 둔다(법 제32조 제1항).

정답 21 ② 22 ② 23 ①

45회, 36회, 35회 출제유형

24 식품위생감시원의 자격과 거리가 먼 것은?

① 위생사
② 식품산업기사
③ 외국에서 위생사의 면허를 받은 사람
④ 6개월 이상 식품위생행정에 종사한 사람
⑤ 대학에서 생물학과를 졸업한 사람

해설 ④ 1년 이상 식품위생행정에 관한 사무에 종사한 경험이 있는 사람(시행령 제16조 제2항 제4호)

46회, 43회, 38회, 37회 출제유형

25 다음 중 식품위생감시원의 직무에 해당되지 않는 것은?

① 수입·판매 또는 사용 등이 금지된 식품 등의 취급 여부에 관한 단속
② 식품 등의 위생적인 취급에 관한 기준의 이행 지도
③ 조리사 및 영양사의 법령 준수사항 이행 여부의 확인·지도
④ 영업자 및 종업원의 건강진단 및 위생교육의 이행 여부의 확인·지도
⑤ 식품조리법에 대한 기술지도

해설 식품위생감시원의 직무(시행령 제17조)
- 식품 등의 위생적인 취급에 관한 기준의 이행 지도
- 수입·판매 또는 사용 등이 금지된 식품 등의 취급 여부에 관한 단속
- 표시 또는 광고기준의 위반 여부에 관한 단속
- 출입·검사 및 검사에 필요한 식품 등의 수거
- 시설기준의 적합 여부의 확인·검사
- 영업자 및 종업원의 건강진단 및 위생교육의 이행 여부의 확인·지도
- 조리사 및 영양사의 법령 준수사항 이행 여부의 확인·지도
- 행정처분의 이행 여부 확인
- 식품 등의 압류·폐기 등
- 영업소의 폐쇄를 위한 간판 제거 등의 조치
- 그 밖에 영업자의 법령 이행 여부에 관한 확인·지도

정답 24 ④ 25 ⑤

42회 출제유형

26 소비자식품위생감시원의 직무로 옳은 것은?

① 출입·검사 및 검사에 필요한 식품 등의 수거
② 식품 등의 압류·폐기
③ 영업소의 폐쇄를 위한 간판의 제거
④ 수입·판매 또는 사용 등이 금지된 식품 등의 취급 여부에 관한 단속
⑤ 식품접객영업자에 대한 위생관리 상태 점검

해설 ①·②·③·④ 식품위생감시원의 직무에 해당한다.
소비자식품위생감시원의 직무(법 제33조)
- 식품접객영업자에 대한 위생관리 상태 점검
- 유통 중인 식품 등이 표시·광고의 기준에 맞지 아니하거나 부당한 표시 또는 광고행위의 금지 규정을 위반한 경우 관할 행정관청에 신고하거나 그에 관한 자료 제공
- 식품위생감시원이 하는 식품 등에 대한 수거 및 검사 지원
- 그 밖에 식품위생에 관한 사항으로서 대통령령으로 정하는 사항(식품위생감시원의 직무 중 행정처분의 이행 여부 확인을 지원하는 업무)

27 영업의 종류 중 식품접객업에 속하지 않는 것은?

① 휴게음식점영업
② 단란주점영업
③ 일반음식점영업
④ 간이연회장영업
⑤ 유흥주점영업

해설 **식품접객업(시행령 제21조 제8호)**
휴게음식점영업, 일반음식점영업, 단란주점영업, 유흥주점영업, 위탁급식영업, 제과점영업

28 다음 중 영업허가를 받아야 하는 업종으로 옳은 것은?

① 식품운반업   ② 단란주점영업
③ 식품냉동업   ④ 위탁급식영업
⑤ 포장류제조업

해설 허가를 받아야 하는 영업에는 식품조사처리업, 단란주점영업, 유흥주점영업이 있다(시행령 제23조).

정답 26 ⑤ 27 ④ 28 ②

45회, 44회, 42회, 41회, 40회 출제유형

29 식품조사처리업의 허가권자는?
① 보건복지부장관
② 식품의약품안전처장
③ 농림축산식품부장관
④ 시·도지사
⑤ 시장·군수·구청장

해설 허가를 받아야 하는 영업 및 허가관청(시행령 제23조)
- 식품조사처리업 : 식품의약품안전처장
- 단란주점영업과 유흥주점영업 : 특별자치시장·특별자치도지사 또는 시장·군수·구청장

30 허가업종으로서 허가를 받고 변경해야 하는 사항은?
① 영업자의 성명
② 영업소의 소재지
③ 영업소의 명칭
④ 휴업 및 재개업
⑤ 작업자의 구조 변경

해설 허가받은 사항을 변경할 때 허가를 받아야 하는 사항은 영업소 소재지로 한다(시행령 제24조).

46회 출제유형

31 영업신고를 해야 하는 업종으로 옳지 않은 것은?
① 즉석판매가공업
② 식품운반업
③ 유흥주점영업
④ 식품소분·판매업
⑤ 일반음식점영업

해설 영업의 신고를 하여야 할 업종(시행령 제25조 제1항)
특별자치시장·특별자치도지사 또는 시장·군수·구청장에게 신고를 하여야 하는 영업은 다음과 같다.
- 즉석판매제조·가공업
- 식품운반업
- 식품소분·판매업
- 식품냉동·냉장업
- 용기·포장류제조업(자신의 제품을 포장하기 위하여 용기·포장류를 제조하는 경우는 제외)
- 휴게음식점영업, 일반음식점영업, 위탁급식영업, 제과점영업

정답 29 ② 30 ② 31 ③

32 신고를 하여야 하는 변경사항이 아닌 것은?

① 영업자의 성명
② 영업소의 명칭
③ 영업소의 소재지
④ 영업장의 면적
⑤ 시·도에서 식품자동판매기의 설치 대수를 증감하려는 경우

> **해설** 신고를 하여야 하는 변경사항(시행령 제26조)
> - 영업자의 성명(법인인 경우에는 그 대표자의 성명)
> - 영업소의 명칭 또는 상호
> - 영업소의 소재지
> - 영업장의 면적
> - 즉석판매제조·가공업을 하는 자가 즉석판매제조·가공 대상 식품 중 식품의 유형을 달리하여 새로운 식품을 제조·가공하려는 경우
> - 식품운반업을 하는 자가 냉장·냉동차량을 증감하려는 경우
> - 식품자동판매기영업을 하는 자가 같은 특별자치시·시·군·구에서 식품자동판매기의 설치 대수를 증감하려는 경우

33 특별자치시장·특별자치도지사 또는 시장·군수·구청장에게 등록하여야 하는 영업은?

① 식품제조·가공업
② 식품조사처리업
③ 단란주점영업
④ 유흥주점영업
⑤ 식품운반업

> **해설** 식품제조·가공업, 식품첨가물제조업, 공유주방 운영업은 특별자치시장·특별자치도지사 또는 시장·군수·구청장에게 등록하여야 한다(시행령 제26조의2 제1항).

46회 출제유형

34 「식품위생법」상 영업에 종사하지 못하는 질병의 종류가 아닌 것은?

① 감염성 결핵
② 피부병
③ 화농성질환
④ 후천성면역결핍증
⑤ C형간염

> **해설** 영업에 종사하지 못하는 질병의 종류(시행규칙 제50조)
> - 결핵(비감염성인 경우는 제외)
> - 콜레라, 장티푸스, 파라티푸스, 세균성이질, 장출혈성대장균감염증, A형간염
> - 피부병 또는 그 밖의 고름형성(화농성) 질환
> - 후천성면역결핍증(성매매감염병에 관한 건강진단을 받아야 하는 영업에 종사하는 사람만 해당)

정답 32 ⑤ 33 ① 34 ⑤

45회 출제유형

35 식품위생교육기관 등이 하는 식품위생교육 및 위생관리책임자에 대한 교육내용으로 옳지 않은 것은?

① 식품의 품질관리
② 학교위생관리
③ 개인위생
④ 식품위생
⑤ 식품위생시책

해설 식품위생교육 및 위생관리책임자에 대한 교육의 내용은 식품위생, 개인위생, 식품위생시책, 식품의 품질관리 등으로 한다(시행규칙 제51조 제2항).

36 유흥주점영업의 유흥종사자와 집단급식소 운영자가 받아야 하는 교육시간으로 옳은 것은?

① 2시간 – 2시간
② 2시간 – 3시간
③ 3시간 – 2시간
④ 3시간 – 3시간
⑤ 3시간 – 4시간

해설 유흥주점영업의 유흥종사자는 2시간, 집단급식소를 설치·운영하는 자는 3시간의 식품위생교육 시간을 받아야 한다(시행규칙 제52조 제1항).

37 식품위생교육의 대상자가 아닌 것은?

① 식품제조·가공업자
② 즉석판매제조·가공업자
③ 식품첨가물제조업자
④ 식품운반업자
⑤ 식용얼음판매업자

해설 **식품위생교육의 대상(시행령 제27조)**
식품제조·가공업자, 즉석판매제조·가공업자, 식품첨가물제조업자, 식품운반업자, 식품소분·판매업자(식용얼음판매업자 및 식품자동판매기영업자는 제외), 식품보존업자, 용기·포장류제조업자, 식품접객업자, 공유주방 운영업자

정답 35 ② 36 ② 37 ⑤

38 영업 질서와 선량한 풍속을 유지하기 위하여 식품접객영업자와 그 종업원에 대하여 영업시간 및 영업행위를 제한할 수 있는 자가 아닌 것은?

① 보건복지부장관
② 특별자치시장
③ 특별자치도지사
④ 시장·군수
⑤ 구청장

해설 특별자치시장·특별자치도지사·시장·군수·구청장은 영업 질서와 선량한 풍속을 유지하는 데에 필요한 경우에는 영업자 중 식품접객영업자와 그 종업원에 대하여 영업시간 및 영업행위를 제한할 수 있다(법 제43조 제1항).

39 특별자치시·특별자치도·시·군·구의 조례로 영업을 제한하는 경우 영업시간의 제한은 몇 시간 이내인가?

① 2시간
② 4시간
③ 6시간
④ 8시간
⑤ 12시간

해설 특별자치시·특별자치도·시·군·구의 조례로 영업을 제한하는 경우 영업시간의 제한은 1일당 8시간 이내로 하여야 한다(시행령 제28조).

40 식품접객영업자는 청소년 보호법의 규정에 의한 다음의 행위를 하여서는 아니 된다. 이때 옳지 않은 내용은?

① 청소년을 유흥접객원으로 고용하여 유흥행위를 하게 하는 것
② 청소년고용금지업소에서 청소년을 고용하는 행위
③ 청소년고용금지업소에 청소년을 출입시키는 행위
④ 청소년에게 주류를 제공하는 행위
⑤ 청소년출입·고용금지업소에 청소년을 출입시키거나 고용하는 행위

해설 영업자 등의 준수사항(법 제44조 제2항)
식품접객영업자는 청소년 보호법에 따른 청소년에게 다음에 해당하는 행위를 하여서는 아니 된다.
- 청소년을 유흥접객원으로 고용하여 유흥행위를 하게 하는 행위
- 청소년 보호법에 따른 청소년출입·고용 금지업소에 청소년을 출입시키거나 고용하는 행위
- 청소년 보호법에 따른 청소년고용금지업소에 청소년을 고용하는 행위
- 청소년에게 주류를 제공하는 행위

정답 38 ① 39 ④ 40 ③

41 식품접객업소의 위생등급의 유효기간은 위생등급을 지정한 날로부터 몇 년인가?

① 1년
② 2년
③ 5년
④ 6년
⑤ 7년

해설 위생등급의 유효기간은 위생등급을 지정한 날부터 2년으로 한다. 다만, 총리령으로 정하는 바에 따라 그 기간을 연장할 수 있다(법 제47조의2 제5항).

44회, 41회 출제유형

42 다음 중 식품안전관리인증기준 대상 식품이 아닌 것은?

① 어육가공품류 중 어묵·어육소시지
② 레토르트식품
③ 빙과류 중 빙과
④ 커피류
⑤ 특수용도식품

해설 식품안전관리인증기준 대상 식품에서 음료류 중 다류 및 커피류는 제외한다(시행규칙 제62조 제1항 제6호).

43 식품안전관리인증기준(HACCP)의 신규 영업자의 교육훈련 시간으로 옳은 것은?

① 2시간
② 4시간
③ 6시간
④ 8시간
⑤ 10시간

해설 HACCP 영업자 및 종업원에 대한 교육훈련(시행규칙 제64조 제3항)
- 신규 교육훈련 : 영업자의 경우 2시간 이내, 종업원의 경우 16시간 이내
- 정기교육훈련 : 4시간 이내
- 식품위해사고의 발생 및 확산이 우려되어 영업자 및 종업원에게 명하는 교육훈련 : 8시간 이내

정답 41 ② 42 ④ 43 ①

43회 출제유형

44 식품안전관리인증기준적용업소로 받은 인증의 유효기간은 인증을 받은 날로부터 몇 년인가?

① 1년
② 2년
③ 3년
④ 5년
⑤ 7년

해설 인증의 유효기간은 인증을 받은 날부터 3년으로 하며, 변경 인증의 유효기간은 당초 인증 유효기간의 남은 기간으로 한다(법 제48조의2 제1항).

46회, 42회 출제유형

45 식품의약품안전처장은 식품이력추적관리기준에 따라 등록한 영유아 식품을 제조·가공 또는 판매하는 자에 대하여 식품이력추적관리기준의 준수 여부 등을 몇 년마다 조사·평가하여야 하는가?

① 1년　　　　　　　　　　　　② 2년
③ 3년　　　　　　　　　　　　④ 5년
⑤ 10년

해설 식품의약품안전처장은 식품이력추적관리기준에 따라 등록한 식품을 제조·가공 또는 판매하는 자에 대하여 식품이력추적관리기준의 준수 여부 등을 3년마다 조사·평가하여야 한다. 다만, 영유아 식품을 제조·가공 또는 판매하는 자에 대하여는 2년마다 조사·평가하여야 한다(법 제49조 제5항).

46 집단급식소 운영자 중 조리사를 두지 않아도 되는 경우는?

① 1회 급식인원 100명 미만의 산업체인 경우
② 공공기관
③ 기숙사, 학교
④ 병원
⑤ 사회복지시설

해설 **조리사(법 제51조 제1항)**
집단급식소 운영자와 대통령령으로 정하는 식품접객업자는 조리사를 두어야 한다. 다만, 다음의 어느 하나에 해당하는 경우에는 조리사를 두지 아니하여도 된다.
• 집단급식소 운영자 또는 식품접객영업자 자신이 조리사로서 직접 음식물을 조리하는 경우
• 1회 급식인원 100명 미만의 산업체인 경우
• 영양사가 조리사의 면허를 받은 경우. 다만, 총리령으로 정하는 규모 이하의 집단급식소에 한정한다.

정답 44 ③　45 ②　46 ①

47 조리사를 두어야 하는 식품접객업은?

① 복어독 제거가 필요한 복어를 조리 · 판매하는 영업
② 제과점영업
③ 유흥주점영업
④ 단란주점영업
⑤ 휴게음식점영업

> **해설** 조리사를 두어야 하는 식품접객업자는 식품접객업 중 복어독 제거가 필요한 복어를 조리 · 판매하는 영업을 하는 자를 말한다. 이 경우 해당 식품접객업자는 국가기술자격법에 따른 복어 조리 자격을 취득한 조리사를 두어야 한다(시행령 제36조).

48 집단급식소에 근무하는 영양사의 직무로 옳지 않은 것은?

① 집단급식소에서의 식단 작성, 검식 및 배식관리
② 구매식품의 검수 및 관리
③ 급식시설의 위생적 관리
④ 집단급식소의 운영일지 작성
⑤ 집단급식소의 운영회계일지 작성

> **해설** 집단급식소에서 근무하는 영양사의 직무(법 제52조 제2항)
> - 집단급식소에서의 식단 작성, 검식 및 배식관리
> - 구매식품의 검수 및 관리
> - 급식시설의 위생적 관리
> - 집단급식소의 운영일지 작성
> - 종업원에 대한 영양 지도 및 식품위생교육

49 조리사 자격 면허를 교부할 수 있는 자로 옳은 것은?

① 농림축산식품부장관
② 특별자치시장
③ 보건복지부장관
④ 국립보건원장
⑤ 한국산업인력공단 이사장

> **해설** 조리사가 되려는 자는 국가기술자격법에 따라 해당 기능분야의 자격을 얻은 후 특별자치시장 · 특별자치도지사 · 시장 · 군수 · 구청장의 면허를 받아야 한다(법 제53조 제1항).

정답 47 ① 48 ⑤ 49 ②

50 집단급식소에 종사하는 조리사와 영양사는 몇 년마다 교육을 받아야 하는가?

① 1년
② 2년
③ 3년
④ 5년
⑤ 7년

> 해설 식품의약품안전처장은 식품위생 수준 및 자질의 향상을 위하여 필요한 경우 조리사와 영양사에게 교육(조리사의 경우 보수교육을 포함)을 받을 것을 명할 수 있다. 다만, 집단급식소에 종사하는 조리사와 영양사는 1년마다 교육을 받아야 한다(법 제56조 제1항).

43회 출제유형

51 식품위생심의위원회에서 조사·심의하는 사항이 아닌 것은?

① 식중독 방지에 관한 사항
② 농약·중금속 등 유독·유해물질 잔류 허용 기준에 관한 사항
③ 식품 등의 기준과 규격에 관한 사항
④ 식품위생에 관한 중요 사항
⑤ 감염병 예방에 관한 사항

> 해설 식품위생심의위원회의 설치 등(법 제57조)
> - 식중독 방지에 관한 사항
> - 농약·중금속 등 유독·유해물질의 잔류 허용 기준에 관한 사항
> - 식품 등의 기준과 규격에 관한 사항
> - 그 밖에 식품위생에 관한 중요 사항

42회 출제유형

52 식품안전정보원의 사업으로 옳은 것은?

① 식품위생에 관한 교육·연구 기관의 육성 및 지원
② 식품산업에 관한 조사·연구
③ 건강 위해가능 영양성분 관리 실천사업장 운영 지원
④ 식품 등의 기준과 규격에 관한 사항
⑤ 식품이력추적관리의 등록·관리

> 해설 식품안전정보원의 사업(법 제68조)
> - 국내외 식품안전정보의 수집·분석·정보제공 등
> - 식품안전정책 수립을 지원하기 위한 조사·연구 등
> - 식품안전정보의 수집·분석 및 식품이력추적관리 등을 위한 정보시스템의 구축·운영 등
> - 식품이력추적관리의 등록·관리 등

정답 50 ① 51 ⑤ 52 ⑤

- 식품이력추적관리에 관한 교육 및 홍보
- 식품사고가 발생한 때 사고의 신속한 원인규명과 해당 식품의 회수·폐기 등을 위한 정보제공
- 식품위해정보의 공동활용 및 대응을 위한 기관·단체·소비자단체 등과의 협력 네트워크 구축·운영
- 소비자 식품안전 관련 신고의 안내·접수·상담 등을 위한 지원
- 그 밖에 식품안전정보 및 식품이력추적관리에 관한 사항으로서 식품의약품안전처장이 정하는 사업

53 식품위생에 관한 위해가 발생하였다고 인정되는 때에 영업자에게 그 사실의 공표를 명할 수 있는 자는?

① 행정안전부장관
② 보건복지부장관
③ 질병관리청장
④ 국립보건연구원장
⑤ 식품의약품안전처장, 시·도지사 또는 시장·군수·구청장

해설 위해식품 등의 공표(법 제73조 제1항)

식품의약품안전처장, 시·도지사 또는 시장·군수·구청장은 다음에 해당되는 경우에는 해당 영업자에 대하여 그 사실의 공표를 명할 수 있다. 다만, 식품위생에 관한 위해가 발생한 경우에는 공표를 명하여야 한다.
- 식품위생에 관한 위해가 발생하였다고 인정되는 때
- 회수계획을 보고받은 때

54 업무정지기간 중 조리사 업무를 한 조리사의 행정처분으로 옳은 것은?

① 시정명령
② 업무정지 1개월 연장
③ 업무정지 2개월 연장
④ 업무정지 3개월 연장
⑤ 면허취소

해설 업무정지기간 중에 조리사의 업무를 하는 경우 면허를 취소하여야 한다(법 제80조 제1항 제5호).

55 식품의약품안전처장이 청문 후 처분을 해야 하는 사항이 아닌 것은?

① 식품안전관리인증기준적용업소의 인증취소
② 영업허가 또는 등록의 취소
③ 영업소의 폐쇄명령
④ 조리사 면허의 취소
⑤ 영양사 면허의 취소

해설 청문(법 제81조)
식품의약품안전처장, 시·도지사 또는 시장·군수·구청장은 다음에 해당하는 처분을 하려면 청문을 하여야 한다.
- 제7조(식품 또는 식품첨가물에 관한 기준 및 규격) 제5항·제9조(기구 및 용기·포장에 관한 기준 및 규격) 제5항·제9조의2(기구 및 용기·포장에 사용하는 재생원료에 관한 인정) 제6항에 따른 인정의 취소 또는 제18조(유전자변형식품 등의 안전성 심사 등) 제7항에 따른 안전성 승인의 취소
- 식품안전관리인증기준적용업소의 인증취소
- 교육훈련기관의 지정취소
- 영업허가 또는 등록의 취소나 영업소의 폐쇄명령
- 조리사 면허의 취소

56 식중독환자를 진단한 의사는 누구에게 보고하여야 하는가?

① 읍·면·동장
② 보건소장
③ 경찰서장
④ 특별자치시장·시장·군수·구청장
⑤ 식품의약품안전처장

해설 식중독 환자나 식중독이 의심되는 자를 진단하였거나 그 사체를 검안한 의사 또는 한의사는 지체 없이 관할 특별자치시장·시장(제주특별자치도 설치 및 국제자유도시 조성을 위한 특별법에 따른 행정시장을 포함)·군수·구청장에게 보고하여야 한다(법 제86조 제1항).

57 식중독에 관한 보고를 받은 특별자치시장·시장·군수·구청장이 해야 할 업무로 옳지 않은 것은?

① 식품의약품안전처장 및 시·도지사에게 통보
② 식중독의 원인이 된 식품 등과 환자 간의 연관성을 확인하기 위해 실시하는 설문조사
③ 섭취음식 위험도 조사 및 역학적 조사
④ 식중독의 원인이 된 식품 등의 오염경로를 찾기 위하여 실시하는 환경조사
⑤ 식중독 환자나 식중독이 의심되는 자의 혈액 또는 배설물을 보관

해설 의사나 한의사는 대통령령으로 정하는 바에 따라 식중독 환자나 식중독이 의심되는 자의 혈액 또는 배설물을 보관하는 데에 필요한 조치를 하여야 한다(법 제86조 제1항).

정답 55 ⑤ 56 ④ 57 ⑤

44회 출제유형

58 집단급식소를 설치 · 운영하려는 자는 누구에게 신고를 해야 하는가?

① 국립보건원장
② 특별자치시장 · 특별자치도지사, 시장 · 군수 · 구청장
③ 보건복지부장관
④ 보건소장
⑤ 식품의약품안전처장

해설 집단급식소를 설치 · 운영하려는 자는 총리령이 정하는 바에 따라 특별자치시장 · 특별자치도지사, 시장 · 군수 · 구청장에게 신고하여야 한다(법 제88조 제1항).

59 집단급식소를 설치 · 운영하는 자가 집단급식소 시설의 유지 · 관리 등 급식을 위생적으로 관리하기 위하여 지켜야 하는 사항으로 잘못된 것은?

① 식중독 환자가 발생하지 아니하도록 위생관리를 철저히 할 것
② 조리 · 제공한 식품의 매회 1인분 분량을 120시간 이상 보관할 것
③ 영양사를 두고 있는 경우 그 업무를 방해하지 아니할 것
④ 영양사를 두고 있는 경우 영양사가 집단급식소의 위생관리를 위하여 요청하는 사항에 대하여는 정당한 사유가 없으면 따를 것
⑤ 식품 등의 위생적 관리를 위하여 필요하다고 총리령으로 정하는 사항을 지킬 것

해설 조리 · 제공한 식품의 매회 1인분 분량을 총리령으로 정하는 바에 따라 144시간 이상 보관해야 한다(법 제88조 제2항 제2호).

40회 출제유형

60 집단급식소에서 매회 1인분 분량을 보관하는 온도는?

① 5℃ 이하
② 0℃ 이하
③ -5℃ 이하
④ -10℃ 이하
⑤ -18℃ 이하

해설 집단급식소의 설치 · 운영자 준수사항(시행규칙 제95조 제1항)
- 조리 · 제공한 식품(병원의 경우에는 일반식만 해당)을 보관할 때에는 매회 1인분 분량을 섭씨 영하 18도 이하로 보관하여야 한다.
- 완제품 형태로 제공한 가공식품은 소비기한 내에서 해당 식품의 제조업자가 정한 보관방법에 따라 보관할 수 있다.

45회 출제유형

61 탄저병에 걸린 동물을 사용하여 판매할 목적으로 식품 또는 식품첨가물을 제조 · 가공 · 수입 또는 조리한 자가 처하는 벌칙은?

① 1년 이상의 징역
② 2년 이상의 징역
③ 3년 이상의 징역
④ 5년 이상의 징역
⑤ 7년 이상의 징역

해설 소해면상뇌증, 탄저병, 가금 인플루엔자에 걸린 동물을 사용하여 판매할 목적으로 식품 또는 식품첨가물을 제조 · 가공 · 수입 또는 조리한 자는 3년 이상의 징역에 처한다(법 제93조 제1항).

62 마황, 부자, 천오 등을 사용하여 판매할 목적으로 식품을 제조한 자가 처하는 징역은?

① 1년 이상의 징역
② 2년 이상의 징역
③ 3년 이상의 징역
④ 4년 이상의 징역
⑤ 5년 이상의 징역

해설 마황, 부자, 천오, 초오, 백부자, 섬수, 백선피, 사리풀을 이용하여 판매할 목적으로 식품 또는 식품첨가물을 제조 · 가공 · 수입 또는 조리한 자는 1년 이상의 징역에 처한다(법 제93조 제2항).

63 병든 동물 고기 등의 판매 등 금지를 위반하여 병든 고기를 판매한 자의 벌칙은?

① 10년 이하의 징역 또는 1억 원 이하의 벌금에 처하거나 병과할 수 있다.
② 7년 이하의 징역 또는 7천만 원 이하의 벌금에 처하거나 병과할 수 있다.
③ 5년 이하의 징역 또는 5천만 원 이하의 벌금에 처하거나 병과할 수 있다.
④ 3년 이하의 징역 또는 3천만 원 이하의 벌금에 처하거나 병과할 수 있다.
⑤ 1년 이하의 징역 또는 1천만 원 이하의 벌금에 처하거나 병과할 수 있다.

해설 위해식품 등의 판매 등 금지, 병든 동물 고기 등의 판매 등 금지, 기준 · 규격이 정하여지지 아니한 화학적 합성품 등의 판매 등 금지를 위반한 자는 10년 이하의 징역 또는 1억 원 이하의 벌금에 처하거나 이를 병과할 수 있다(법 제94조 제1항 제1호).

정답 61 ③ 62 ① 63 ①

46회, 42회 출제유형

64 식품위생법상 괄호에 들어갈 내용을 바르게 나열한 것은?

> 기준·규격이 정해지지 아니한 화학적 합성품인 첨가물을 함유한 식품을 판매한 자에 대해서는 ( ) 이하의 징역 또는 ( ) 이하의 벌금에 처하거나 이를 병과할 수 있다.

① 1년 - 1천만 원
② 3년 - 3천만 원
③ 5년 - 5천만 원
④ 8년 - 8천만 원
⑤ 10년 - 1억 원

해설 기준·규격이 정하여지지 아니한 화학적 합성품인 첨가물과 이를 함유한 물질을 식품첨가물로 사용하는 행위를 한 자는 10년 이하의 징역 또는 1억 원 이하의 벌금에 처하거나 이를 병과할 수 있다(식품위생법 제94조 제1항 제1호).

65 1년 이하의 징역 또는 1천만 원 이하의 벌금에 처하는 내용이 아닌 것은?

① 접객행위를 하거나 다른 사람에게 그 행위를 알선한 자
② 소비자로부터 이물 발견의 신고를 접수하고 이를 거짓으로 보고한 자
③ 이물의 발견을 거짓으로 신고한 자
④ 제45조(위해식품 등의 회수) 제1항 후단을 위반하여 보고를 하지 아니하거나 거짓으로 보고한 자
⑤ 유독기구 등의 판매·사용금지를 위반한 자

해설 벌칙(법 제98조)
다음의 어느 하나에 해당하는 자는 1년 이하의 징역 또는 1천만 원 이하의 벌금에 처한다.
- 제44조(영업자 등의 준수사항) 제3항을 위반하여 접객행위를 하거나 다른 사람에게 그 행위를 알선한 자
- 제46조(식품 등의 이물 발견보고 등) 제1항을 위반하여 소비자로부터 이물 발견의 신고를 접수하고 이를 거짓으로 보고한 자
- 이물의 발견을 거짓으로 신고한 자
- 제45조(위해식품 등의 회수) 제1항 후단을 위반하여 보고를 하지 아니하거나 거짓으로 보고한 자

66 집단급식소에서 제공한 식품 등으로 인하여 식중독 환자나 식중독으로 의심되는 증세를 보이는 자를 발견한 집단급식소의 설치·운영자가 관할 특별자치시장·시장·군수·구청장에게 보고하지 않았을 경우 처하는 과태료는?

① 300만 원 이하의 과태료
② 500만 원 이하의 과태료
③ 1천만 원 이하의 과태료
④ 5천만 원 이하의 과태료
⑤ 1억 원 이하의 과태료

해설 식중독 환자나 식중독이 의심되는 자를 진단하였거나 그 사체를 검안한 의사 또는 한의사, 집단급식소에서 제공한 식품 등으로 인하여 식중독 환자나 식중독으로 의심되는 증세를 보이는 자를 발견한 집단급식소의 설치·운영자는 지체 없이 관할 특별자치시장·시장·군수·구청장에게 보고하여야 하는데 이를 위반한 자는 1천만 원 이하의 과태료를 부과한다(과태료 제101조 제1항 제2호).

정답 64 ⑤ 65 ⑤ 66 ③

CHAPTER 03 감염병의 예방 및 관리에 관한 법률

46회, 44회 출제유형

01 제1급감염병에 해당하는 것은?

① 신종감염병증후군
② 결 핵
③ 수 두
④ 홍 역
⑤ 콜레라

해설 ②·③·④·⑤ 제2급감염병에 해당한다.
제1급감염병(법 제2조 제2호)
에볼라바이러스병, 마버그열, 라싸열, 크리미안콩고출혈열, 남아메리카출혈열, 리프트밸리열, 두창, 페스트, 탄저, 보툴리눔독소증, 야토병, 신종감염병증후군, 중증급성호흡기증후군(SARS), 중동호흡기증후군(MERS), 동물인플루엔자 인체감염증, 신종인플루엔자, 디프테리아

43회 출제유형

02 음압격리와 같은 높은 수준의 격리가 필요한 감염병은?

① 제1급감염병
② 제2급감염병
③ 제3급감염병
④ 제4급감염병
⑤ 의료관련감염병

해설 ② 제2급감염병 : 전파가능성을 고려하여 발생 또는 유행 시 24시간 이내에 신고하여야 하고, 격리가 필요한 감염병
③ 제3급감염병 : 그 발생을 계속 감시할 필요가 있어 발생 또는 유행 시 24시간 이내에 신고하여야 하는 감염병
④ 제4급감염병 : 제1급감염병부터 제3급감염병까지의 감염병 외에 유행 여부를 조사하기 위하여 표본감시 활동이 필요한 감염병
⑤ 의료관련감염병 : 환자나 임산부 등이 의료행위를 적용받는 과정에서 발생한 감염병으로서 감시활동이 필요하여 질병관리청장이 고시하는 감염병

정답 01 ① 02 ①

44회 출제유형

03 「감염병의 예방 및 관리에 관한 법률」상 전파가능성을 고려하여 감염병의 발생 또는 유행 시 24시간 이내에 신고하여야 하고, 격리가 필요한 감염병은?

① 제1급감염병 ② 제2급감염병
③ 제3급감염병 ④ 제4급감염병
⑤ 기생충감염병

해설 ① 제1급감염병 : 생물테러감염병 또는 치명률이 높거나 집단 발생의 우려가 커서 발생 또는 유행 즉시 신고하여야 하고, 음압격리와 같은 높은 수준의 격리가 필요한 감염병
③ 제3급감염병 : 그 발생을 계속 감시할 필요가 있어 발생 또는 유행 시 24시간 이내에 신고하여야 하는 감염병
④ 제4급감염병 : 제1급감염병부터 제3급감염병까지의 감염병 외에 유행 여부를 조사하기 위하여 표본감시 활동이 필요한 감염병
⑤ 기생충감염병 : 기생충에 감염되어 발생하는 감염병 중 질병관리청장이 고시하는 감염병

45회, 42회 출제유형

04 「감염병의 예방 및 관리에 관한 법률」상 제3급감염병은?

① 중증급성호흡기증후군(SARS)
② 신종인플루엔자
③ 유행성이하선염
④ E형간염
⑤ 일본뇌염

해설 ①·② 제1급감염병, ③·④ 제2급감염병에 해당한다.

05 「감염병의 예방 및 관리에 관한 법률」에 따른 생물테러감염병이 아닌 것은?

① 탄 저 ② 보툴리눔독소증
③ 페스트 ④ 야토병
⑤ 콜레라

해설 ⑤ 콜레라는 제2급감염병이면서 세계보건기구 감시대상 감염병에 해당한다.
생물테러감염병(법 제2조 제9호)
탄저, 보툴리눔독소증, 페스트, 마버그열, 에볼라바이러스병, 라싸열, 두창, 야토병

정답 03 ② 04 ⑤ 05 ⑤

45회 출제유형

06 제2급감염병에 해당하는 것은?

① 폐렴구균 감염증
② 에볼라바이러스병
③ 신종감염병증후군
④ 신증후군출혈열
⑤ 비브리오패혈증

해설 ② · ③ 제1급감염병, ④ · ⑤ 제3급감염병에 해당한다.
제2급감염병
결핵, 수두, 홍역, 콜레라, 장티푸스, 파라티푸스, 세균성이질, 장출혈성대장균감염증, A형간염, 백일해, 유행성이하선염, 풍진, 폴리오, 수막구균 감염증, b형헤모필루스인플루엔자, 폐렴구균 감염증, 한센병, 성홍열, 반코마이신내성황색포도알균(VRSA) 감염증, 카바페넴내성장내세균목(CRE) 감염증, E형간염

45회 출제유형

07 표본감시의 대상이 되는 감염병은?

① 제1급감염병
② 제2급감염병
③ 제3급감염병
④ 제4급감염병
⑤ 성매개감염병

해설 제4급감염병이란 제1급감염병부터 제3급감염병까지의 감염병 외에 유행 여부를 조사하기 위하여 표본감시 활동이 필요한 감염병을 말한다. 다만, 질병관리청장이 지정하는 감염병을 포함한다.

44회 출제유형

08 감염병의 예방 및 관리에 관한 기본계획을 몇 년마다 수립 · 시행해야 하는가?

① 1년
② 2년
③ 3년
④ 4년
⑤ 5년

해설 질병관리청장은 보건복지부장관과 협의하여 감염병의 예방 및 관리에 관한 기본계획을 5년마다 수립 · 시행하여야 한다(법 제7조 제1항).

정답 06 ① 07 ④ 08 ⑤

45회 출제유형

09 보건복지부장관은 내성균 관리대책을 몇 년마다 수립·추진하여야 하는가?

① 1년
② 2년
③ 3년
④ 4년
⑤ 5년

해설 보건복지부장관은 내성균 발생 예방 및 확산 방지 등을 위하여 감염병관리위원회의 심의를 거쳐 내성균 관리대책을 5년마다 수립·추진하여야 한다(법 제8조의3 제1항).

44회 출제유형

10 감염병관리위원회의 심의사항으로 옳지 않은 것은?

① 감염병의 예방·관리 등에 관한 지식 보급
② 예방접종의 실시기준과 방법
③ 의약품 및 장비 등의 생산과 비축
④ 예방접종 등으로 인한 피해에 대한 국가보상
⑤ 감염병병원체의 보유허가

해설 감염병관리위원회의 심의사항(법 제9조 제2항)
- 기본계획의 수립
- 감염병 관련 의료 제공
- 감염병에 관한 조사 및 연구
- 감염병의 예방·관리 등에 관한 지식 보급 및 감염병환자 등의 인권 증진
- 해부명령에 관한 사항
- 예방접종의 실시기준과 방법에 관한 사항
- 필수예방접종 및 임시예방접종에 사용되는 의약품(이하 필수예방접종약품 등)의 사전 비축 및 장기 구매에 관한 사항
- 필수예방접종약품 등의 공급의 우선순위 등 분배기준, 그 밖에 필요한 사항의 결정
- 감염병 위기관리대책의 수립 및 시행
- 예방·치료 의료·방역 물품의 사전 비축, 장기 구매 및 생산에 관한 사항
- 의료·방역물품(약사법에 따른 의약품 및 의료기기법에 따른 의료기기로 한정) 공급의 우선순위 등 분배기준, 그 밖에 필요한 사항의 결정
- 개발 중인 백신 또는 의약품의 구매 및 공급에 필요한 계약에 관한 사항
- 예방접종 등으로 인한 피해에 대한 국가보상에 관한 사항
- 내성균 관리대책에 관한 사항
- 그 밖에 감염병의 예방 및 관리에 관한 사항으로서 위원장이 위원회의 회의에 부치는 사항

정답 09 ⑤ 10 ⑤

11 감염병의 예방 및 관리에 관한 주요 시책을 심의하기 위하여 감염병관리위원회를 둘 수 있는 곳은?

① 보건복지부
② 질병관리청
③ 보건소
④ 특별시
⑤ 시·군·구

> **해설** 감염병의 예방 및 관리에 관한 주요 시책을 심의하기 위하여 질병관리청에 감염병관리위원회를 둔다(법 제9조 제1항).

12 다음 중 감염병관리위원회의 위원 자격으로 옳지 않은 것은?

① 비영리민간단체의 추천을 받은 사람
② 감염병을 전공한 의료인
③ 감염병의 관리업무를 담당하고 있는 공무원
④ 감염병에 관한 지식과 경험이 풍부한 사람
⑤ 감염병에 걸렸거나, 치료된 사람

> **해설** 위원회의 위원 자격(법 제10조 제2항)
> - 감염병의 예방 또는 관리 업무를 담당하는 공무원
> - 감염병 또는 감염관리를 전공한 의료인
> - 감염병과 관련된 전문지식을 소유한 사람
> - 지방자치법에 따른 시·도지사협의체가 추천하는 사람
> - 비영리민간단체가 추천하는 사람
> - 그 밖에 감염병에 관한 지식과 경험이 풍부한 사람

43회, 37회, 35회 출제유형

13 의료기관에 소속되지 아니한 의사, 치과의사 또는 한의사는 감염병환자 등을 진단하거나 그 사체를 검안한 사실을 누구에게 신고하여야 하는가?

① 국립보건연구원장
② 식품의약품안전처장
③ 시·도지사
④ 보건복지부장관
⑤ 관할 보건소장

> **해설** 의사 등의 신고(법 제11조 제1항)
> 의사, 치과의사 또는 한의사는 다음의 어느 하나에 해당하는 사실(표본감시 대상이 되는 제4급감염병으로 인한 경우는 제외)이 있으면 소속 의료기관의 장에게 보고하여야 하고, 해당 환자와 그 동거인에게 질병관리청장이 정하는 감염 방지 방법 등을 지도하여야 한다. 다만, 의료기관에 소속되지 아니한 의사, 치과의사 또는 한의사는 그 사실을 관할 보건소장에게 신고하여야 한다.
> - 감염병환자 등을 진단하거나 그 사체를 검안한 경우
> - 예방접종 후 이상반응자를 진단하거나 그 사체를 검안한 경우
> - 감염병환자 등이 제1급감염병부터 제3급감염병까지에 해당하는 감염병으로 사망한 경우
> - 감염병환자로 의심되는 사람이 감염병병원체 검사를 거부하는 경우

정답 11 ② 12 ⑤ 13 ⑤

45회 출제유형

14 괄호에 들어갈 내용은?

> 그 밖의 신고대상 감염병 중 '보건복지부령으로 정하는 감염병'이란 ( ), 홍역, ( ), ( ), 파라티푸스, 세균성이질, 장출혈성대장균감염증, A형간염을 말한다.

① 페스트, 야토병, 백일해
② 두창, 라싸열, 풍진
③ 결핵, 콜레라, 장티푸스
④ 디프테리아, 폴리오, 성홍열
⑤ 비브리오패혈증, 회충증, 일본뇌염

해설 그 밖의 신고대상 감염병 중 '보건복지부령으로 정하는 감염병'이란 결핵, 홍역, 콜레라, 장티푸스, 파라티푸스, 세균성이질, 장출혈성대장균감염증, A형간염을 말한다(시행규칙 제8조 제1항).

15 제1급감염병부터 제3급감염병까지에 해당하는 감염병으로 사망하였을 때 '그 밖의 신고의무자'는 어떻게 하여야 하는가?

① 질병관리청에 신고하여야 한다.
② 보건복지부에 신고하여야 한다.
③ 시·도지사에게 신고하여야 한다.
④ 시장에게 신고하여야 한다.
⑤ 해당 주소지를 관할하는 보건소장에게 신고하여야 한다.

해설 그 밖의 신고의무자(법 제12조 제1항)
제1급감염병부터 제3급감염병까지에 해당하는 감염병 중 보건복지부령으로 정하는 감염병이 발생한 경우에는 의사, 치과의사 또는 한의사의 진단이나 검안을 요구하거나 해당 주소지를 관할하는 보건소장에게 신고하여야 한다.

37회 출제유형

16 제1급감염병 환자가 사망했을 경우 '그 밖의 신고의무자'에 속하지 않는 사람은?

① 세대주·세대원
② 회사의 대표이사
③ 관공서의 장
④ 학교의 교장
⑤ 일반 주택의 건물주

해설 그 밖의 신고의무자(법 제12조 제1항)
- 일반가정에서는 세대를 같이하는 세대주. 다만, 세대주가 부재중인 경우에는 그 세대원
- 학교, 사회복지시설, 병원, 관공서, 회사, 공연장, 예배장소, 선박·항공기·열차 등 운송수단, 각종 사무소·사업소, 음식점, 숙박업소 또는 그 밖에 여러 사람이 모이는 장소로서 보건복지부령으로 정하는 장소의 관리인, 경영자 또는 대표자
- 약사·한의사 및 약국개설자

정답 14 ③ 15 ⑤ 16 ⑤

43회 출제유형

17 그 밖의 신고의무자가 제1급감염병 중 보건복지부령으로 정하는 감염병이 발생한 경우 관할 보건소장에게 지체 없이 신고하거나 알려야 하는 사항으로 옳지 않은 것은?

① 감염병환자가 입원한 병원의 주소
② 감염병환자와의 관계
③ 감염병환자의 주요 증상
④ 감염병환자의 발병일
⑤ 감염병환자의 직업

해설 그 밖의 신고의무자의 신고(시행규칙 제9조)

법 제12조 제1항 및 제2항에 따라 그 밖의 신고의무자는 다음의 사항을 서면, 구두, 전보, 전화 또는 컴퓨터통신의 방법으로 보건소장에게 지체 없이 신고하거나 알려야 한다.
- 신고인의 성명, 주소와 감염병환자 등 또는 사망자와의 관계
- 감염병환자 등 또는 사망자의 성명, 주소 및 직업
- 감염병환자 등 또는 사망자의 주요 증상 및 발병일

42회 출제유형

18 발병 신고를 받은 시장·군수·구청장이 즉시 발병 사실을 질병관리청장에게 통보하여야 하는 가축전염병은?

① 탄 저
② 결 핵
③ 공수병
④ Q 열
⑤ 브루셀라증

해설 인수공통감염병의 통보(법 제14조 제1항)

가축전염병예방법에 따라 신고를 받은 국립가축방역기관장, 신고대상 가축의 소재지를 관할하는 시장·군수·구청장 또는 시·도 가축방역기관의 장은 같은 법에 따른 가축전염병 중 다음의 어느 하나에 해당하는 감염병의 경우에는 즉시 질병관리청장에게 통보하여야 한다.
- 탄 저
- 고병원성조류인플루엔자
- 광견병
- 그 밖에 대통령령으로 정하는 인수공통감염병(동물인플루엔자)

19 다음 중 감염병환자 등의 명부는 몇 년간 보관하여야 하는가?

① 1년
② 2년
③ 3년
④ 5년
⑤ 10년

해설 감염병환자 등의 명부 작성 및 관리(시행규칙 제12조)
- 보건소장은 감염병환자 등의 명부를 작성하고 이를 3년간 보관하여야 한다.
- 보건소장은 예방접종 후 이상반응자의 명부를 작성하고 이를 10년간 보관하여야 한다.

정답 17 ① 18 ① 19 ③

20 감염병 표본감시기관을 지정할 수 있는 자는?
① 보건복지부장관
② 질병관리청장
③ 보건소장
④ 시·도지사
⑤ 시장·군수·구청장

> **해설** 질병관리청장은 감염병의 표본감시를 위하여 질병의 특성과 지역을 고려하여 보건의료기본법에 따른 보건의료기관이나 그 밖의 기관 또는 단체를 감염병 표본감시기관으로 지정할 수 있다(법 제16조 제1항).

44회 출제유형

21 질병관리청장 및 시·도지사가 실시하는 실태조사 중 '감염병 실태조사'에 포함되어야 할 사항이 아닌 것은?
① 의료기관의 감염관리체계
② 감염병환자 등의 임상적 증상 및 경과
③ 감염병환자 등의 연령별·성별·지역별 분포
④ 감염병에 대한 각종 문헌 및 자료 등의 조사
⑤ 감염병환자 등의 진단·검사·처방 등 진료정보

> **해설** 감염병 실태조사(시행규칙 제15조 제1항 제2호)
> • 감염병환자 등의 연령별·성별·지역별 분포 등에 관한 사항
> • 감염병환자 등의 임상적 증상 및 경과 등에 관한 사항
> • 감염병환자 등의 진단·검사·처방 등 진료정보에 관한 사항
> • 감염병의 진료 및 연구와 관련된 인력·시설 및 장비 등에 관한 사항
> • 감염병에 대한 각종 문헌 및 자료 등의 조사에 관한 사항
> • 그 밖에 감염병의 관리를 위하여 질병관리청장이 특히 필요하다고 인정하는 사항

46회 출제유형

22 감염병 실태조사의 실시 주기는?
① 6개월
② 1년
③ 2년
④ 3년
⑤ 5년

> **해설** 실태조사의 실시 주기(시행규칙 제15조 제2항)
> • 의료기관의 감염관리 실태조사 : 3년
> • 감염병 실태조사 : 3년
> • 내성균 실태조사 : 매년

정답 20 ② 21 ① 22 ④

45회, 39회 출제유형

23 감염병이 발생하여 유행할 우려가 있다고 인정되면 지체 없이 역학조사를 하여야 하는 자는?

① 질병관리청장, 시·도지사 또는 시장·군수·구청장
② 보건소장
③ 보건복지부장관
④ 식품의약품안전처장
⑤ 의료기관의 장

해설 역학조사(법 제18조 제1항)

질병관리청장, 시·도지사 또는 시장·군수·구청장은 감염병이 발생하여 유행할 우려가 있거나, 감염병 여부가 불분명하나 발병원인을 조사할 필요가 있다고 인정하면 지체 없이 역학조사를 하여야 하고, 그 결과에 관한 정보를 필요한 범위에서 해당 의료기관에 제공하여야 한다. 다만, 지역확산 방지 등을 위하여 필요한 경우 다른 의료기관에 제공하여야 한다.

42회 출제유형

24 장출혈성대장균 역학조사의 검체 대상은?

① 냉·온수기의 물　　② 상수도
③ 지하수　　　　　　④ 조리도구
⑤ 보존식

해설 환경검체 채취 및 시험의 방법(시행규칙 별표 1의3)

시험 종류	검체 대상
레지오넬라균 검출 시험	상수도, 지하수, 공중시설의 물
장출혈성대장균 검출 시험	수영장, 냉·온수기의 물
노로바이러스 검출 시험	상수도, 지하수, 보존식
먹는 물 관리법에 따른 먹는물 검사	상수도, 지하수, 냉·온수기의 물
식품공전에 따른 식품 규격 시험	장관감염증 집단발생 시 보존식
식품공전에 따른 조리기구 규격 시험	장관감염증 집단발생 시 조리도구
수인성 원충 검출 시험	상수도, 지하수, 수영장

정답　23 ①　24 ①

25 중앙역학조사반의 임무가 아닌 것은?

① 역학조사 계획의 수립, 시행 및 평가
② 시·도역학조사반 및 시·군·구역학조사반에 대한 교육·훈련
③ 감염병에 대한 역학적인 연구
④ 감염병의 발생·유행 사례 및 예방접종 후 이상반응의 발생 사례 수집, 분석 및 제공
⑤ 관할 지역 역학조사의 세부 실시 기준 및 방법의 개발

> **해설** ⑤ 시·도역학조사반의 임무이다.
> **중앙역학조사반의 임무(시행령 제16조 제1항 제1호)**
> • 역학조사 계획의 수립, 시행 및 평가
> • 역학조사의 실시 기준 및 방법의 개발
> • 시·도역학조사반 및 시·군·구역학조사반에 대한 교육·훈련
> • 감염병에 대한 역학적인 연구
> • 감염병의 발생·유행 사례 및 예방접종 후 이상반응의 발생 사례 수집, 분석 및 제공
> • 시·도역학조사반에 대한 기술지도 및 평가

46회, 42회 출제유형

26 고위험병원체의 분리, 분양·이동 시 누구에게 어떻게 하여야 하는가?

① 시·도지사 - 신고　　② 시·도지사 - 허가
③ 질병관리청장 - 신고　　④ 질병관리청장 - 허가
⑤ 보건소장 - 신고

> **해설** **고위험병원체의 분리, 분양·이동 및 이동신고(법 제21조 제1항)**
> 감염병환자, 식품, 동식물, 그 밖의 환경 등으로부터 고위험병원체를 분리한 자는 지체 없이 고위험병원체의 명칭, 분리된 검체명, 분리 일자 등을 질병관리청장에게 신고하여야 한다.

27 고위험병원체를 국내로 반입하려는 자가 행하여야 할 절차는?

① 시·도지사 - 신고　　② 시·도지사 - 허가
③ 보건복지부장관 - 신고　　④ 질병관리청장 - 허가
⑤ 보건소장 - 신고

> **해설** **고위험병원체의 반입 허가 등(법 제22조 제1항)**
> 감염병의 진단 및 학술 연구 등을 목적으로 고위험병원체를 국내로 반입하려는 자는 자격 요건을 갖추어 질병관리청장의 허가를 받아야 한다.

정답 25 ⑤　26 ③　27 ④

35회 출제유형

28 필수예방접종은 누가 실시하는가?

① 시·도지사
② 보건복지부장관
③ 식품의약품안전처장
④ 국립보건연구원장
⑤ 특별자치시장·특별자치도지사 또는 시장·군수·구청장

해설 특별자치시장·특별자치도지사 또는 시장·군수·구청장은 관할 보건소를 통하여 필수예방접종을 실시하여야 한다(법 제24조 제1항).

46회, 44회, 40회, 37회, 35회 출제유형

29 필수예방접종을 실시하여야 하는 질병이 아닌 것은?

① 디프테리아
② 요충증
③ 풍 진
④ 파상풍
⑤ 유행성이하선염

해설 필수예방접종을 실시하여야 하는 종류(법 제24조 제1항)
디프테리아, 폴리오, 백일해, 홍역, 파상풍, 결핵, B형간염, 유행성이하선염, 풍진, 수두, 일본뇌염, b형헤모필루스인플루엔자, 폐렴구균, 인플루엔자, A형간염, 사람유두종바이러스 감염증, 그 밖에 질병관리청장이 감염병의 예방을 위하여 필요하다고 인정하여 지정하는 감염병(장티푸스, 신증후군출혈열)

30 특별자치시장·특별자치도지사 또는 시장·군수·구청장은 보건소에서 시행하기 어렵거나 보건소를 이용하기 불편한 주민 등에 대한 예방접종업무를 위탁할 수 있는 의료기관은?

| 가. 종합병원 | 나. 병 원 |
| 다. 요양병원 | 라. 의 원 |

① 가, 나, 다
② 가, 다
③ 나, 라
④ 라
⑤ 가, 나, 다, 라

해설 예방접종업무의 위탁(시행령 제20조 제1항)
특별자치시장·특별자치도지사 또는 시장·군수·구청장은 보건소에서 시행하기 어렵거나 보건소를 이용하기 불편한 주민 등에 대한 예방접종업무를 의원, 병원급 의료기관(치과병원 및 한방병원은 의사를 두어 의과 진료과목을 추가로 설치·운영하는 경우로 한정) 중에서 특별자치시장·특별자치도지사 또는 시장·군수·구청장이 지정하는 의료기관에 위탁할 수 있다. 이 경우 특별자치시장·특별자치도지사 또는 시장·군수·구청장은 위탁한 기관을 공고해야 한다.
※ 병원급 의료기관 : 병원, 치과병원, 한방병원, 요양병원, 정신병원, 종합병원

정답 28 ⑤ 29 ② 30 ⑤

46회, 43회 출제유형

31 임시예방접종의 공고에 관한 사항이 아닌 것은?

① 예방접종의 일시
② 예방접종의 장소
③ 예방접종의 종류
④ 예방접종을 받을 사람의 범위
⑤ 예방접종약품의 수량

> **해설** 예방접종의 공고(법 제26조)
> 특별자치시장 · 특별자치도지사 또는 시장 · 군수 · 구청장은 임시예방접종을 할 경우에는 예방접종의 일시 및 장소, 예방접종의 종류, 예방접종을 받을 사람의 범위를 정하여 미리 인터넷 홈페이지에 공고하여야 한다. 다만, 예방접종의 실시기준 등이 변경될 경우에는 그 변경 사항을 미리 인터넷 홈페이지에 공고하여야 한다.

43회, 37회 출제유형

32 예방접종을 받은 자에게 예방접종증명서를 교부하는 자는?

① 보건소장
② 시 · 도지사
③ 질병관리청장, 특별자치시장 · 특별자치도지사 또는 시장 · 군수 · 구청장
④ 보건복지부장관
⑤ 국립보건연구원장

> **해설** 예방접종증명서(법 제27조 제1항)
> 질병관리청장, 특별자치시장 · 특별자치도지사 또는 시장 · 군수 · 구청장은 필수예방접종 또는 임시예방접종을 받은 사람 또는 법정대리인에게 보건복지부령으로 정하는 바에 따라 예방접종증명서를 발급하여야 한다.

38회 출제유형

33 예방접종에 대한 역학조사를 함에 있어 예방접종의 효과에 대한 조사를 실시해야 하는 자는?

① 보건복지부장관
② 국립보건연구원장
③ 질병관리청장
④ 시 · 도지사
⑤ 관할 보건소장

> **해설** 예방접종에 관한 역학조사(법 제29조)
> 질병관리청장, 시 · 도지사 또는 시장 · 군수 · 구청장은 다음에 따라 조사를 실시하고, 예방접종 후 이상반응 사례가 발생하면 그 원인을 밝히기 위하여 역학조사를 하여야 한다.
> • 질병관리청장 : 예방접종의 효과 및 예방접종 후 이상반응에 관한 조사
> • 시 · 도지사 또는 시장 · 군수 · 구청장 : 예방접종 후 이상반응에 관한 조사

정답 31 ⑤ 32 ③ 33 ③

34 예방접종피해조사반은 어디에 두는가?

① 질병관리청
② 보건복지부
③ 보건소
④ 시·도
⑤ 시·군·구

해설 예방접종피해조사반(법 제30조 제1항)
예방접종으로 인한 질병·장애·사망의 원인 규명 및 피해 보상 등을 조사하고 제3자의 고의 또는 과실 유무를 조사하기 위하여 질병관리청에 예방접종피해조사반을 둔다.

35 특별자치시장·특별자치도지사 또는 시장·군수·구청장이 예방접종 완료 여부를 확인하기 위해 기록을 제출하도록 요청할 수 있는 자는?

① 세대주
② 초등학교와 중학교의 장
③ 청소년수련관장
④ 청소년이용시설의 장
⑤ 청소년복지시설의 장

해설 특별자치시장·특별자치도지사 또는 시장·군수·구청장은 초등학교와 중학교의 장에게 예방접종 완료 여부에 대한 검사 기록을 제출하도록 요청할 수 있다(법 제31조 제1항).

38회 출제유형

36 감염병의 예방접종에 필요한 예방접종약품을 의약품 제조업자에게 생산하게 할 수 있는 자로 옳은 것은?

① 질병관리청장
② 식품의약품안전처장
③ 보건복지부장관
④ 보건소장
⑤ 국립보건원장

해설 예방접종약품의 계획 생산(법 제33조 제1항)
질병관리청장은 예방접종약품의 국내 공급이 부족하다고 판단되는 경우 등 보건복지부령으로 정하는 경우에는 예산의 범위에서 감염병의 예방접종에 필요한 수량의 예방접종약품을 미리 계산하여 약사법에 따른 의약품 제조업자에게 생산하게 할 수 있으며, 예방접종약품을 연구하는 자 등을 지원할 수 있다.

정답 34 ① 35 ② 36 ①

37 생물테러감염병 및 그 밖의 감염병의 대유행이 우려되면 예방·치료 의약품 및 장비 등의 품목을 정하여 미리 비축할 수 있는 자는?

① 질병관리청장
② 국립보건원장
③ 국립검역소장
④ 시·도지사
⑤ 시·군·구청장

> **해설** 생물테러감염병 등에 대비한 의약품 및 장비의 비축(법 제40조 제1항)
> 질병관리청장은 생물테러감염병 및 그 밖의 감염병의 대유행이 우려되면 위원회의 심의를 거쳐 예방·치료 의료·방역 물품 등의 품목을 정하여 미리 비축하거나 장기 구매를 위한 계약을 미리 할 수 있다.

38 감염병환자 등이 있다고 인정되는 주거시설에 들어가 필요한 조사나 진찰을 할 수 있는 질병이 아닌 것은?

① 제1급감염병
② 제2급감염병 중 결핵, 홍역
③ 성매개감염병
④ 세계보건기구 감시대상 감염병
⑤ 제3급감염병 중 질병관리청장이 정하는 감염병

> **해설** 감염병에 관한 강제처분(법 제42조 제1항)
> 질병관리청장, 시·도지사 또는 시장·군수·구청장은 해당 공무원으로 하여금 다음의 어느 하나에 해당하는 감염병환자 등이 있다고 인정되는 주거시설, 선박·항공기·열차 등 운송수단 또는 그 밖의 장소에 들어가 필요한 조사나 진찰을 하게 할 수 있으며, 그 진찰 결과 감염병환자 등으로 인정될 때에는 동행하여 치료받게 하거나 입원시킬 수 있다.
> • 제1급감염병
> • 제2급감염병 중 결핵, 홍역, 콜레라, 장티푸스, 파라티푸스, 세균성이질, 장출혈성대장균감염증, A형간염, 수막구균 감염증, 폴리오, 성홍열 또는 질병관리청장이 정하는 감염병
> • 제3급감염병 중 질병관리청장이 정하는 감염병
> • 세계보건기구 감시대상 감염병

43회 출제유형

39 일시적으로 식품접객업 업무 종사의 제한을 받는 감염병은?

① 편충증
② 연성하감
③ 폐흡충증
④ 회충증
⑤ 콜레라

> **해설** 업무 종사의 일시 제한(시행규칙 제33조)
> • 업무 종사의 제한을 받는 감염병 : 콜레라, 장티푸스, 파라티푸스, 세균성이질, 장출혈성대장균감염증, A형간염
> • 업무 종사의 제한을 받는 업종 : 집단급식소, 식품접객업

42회 출제유형

40 집단급식소 업무 종사를 일시적으로 제한하는 감염병은?

① A형간염
② 유행성이하선염
③ 야토병
④ 신종인플루엔자
⑤ 중동호흡기증후군(MERS)

해설 업무 종사의 일시 제한(시행규칙 제33조)
- 업무 종사의 제한을 받는 감염병 : 콜레라, 장티푸스, 파라티푸스, 세균성이질, 장출혈성대장균감염증, A형간염
- 업무 종사의 제한을 받는 업종 : 집단급식소, 식품접객업

41 일반인과 접촉하는 일이 많은 집단급식소에 종사하는 자가 콜레라에 걸렸다면 업무 종사의 제한 기간은 언제까지인가?

① 5일
② 7일
③ 14일
④ 21일
⑤ 감염력이 소멸되는 날까지

해설 업무 종사의 일시 제한(시행규칙 제33조 제1항)
일시적으로 업무 종사의 제한을 받는 감염병환자 등은 다음의 감염병에 해당하는 감염병환자 등으로 하고, 그 제한 기간은 감염력이 소멸되는 날까지로 한다.
- 콜레라
- 장티푸스
- 파라티푸스
- 세균성이질
- 장출혈성대장균감염증
- A형간염

36회 출제유형

42 감염병에 감염되었으리라고 의심되는 충분한 이유가 있는 자에게 건강진단을 받거나 예방접종을 받게 할 수 있는 자는?

① 식품의약품안전처장
② 보건소장
③ 국립검역소장
④ 대통령
⑤ 질병관리청장, 시·도지사 또는 시장·군수·구청장

해설 질병관리청장, 시·도지사 또는 시장·군수·구청장은 해당하는 사람에게 건강진단을 받거나 감염병 예방에 필요한 예방접종을 받게 하는 등의 조치를 할 수 있다(법 제46조).

정답 40 ① 41 ⑤ 42 ⑤

43 질병관리청장과 시·도지사 또는 시장·군수·구청장이 건강진단 또는 감염병 예방에 필요한 예방접종을 받을 것을 명할 수 있는 경우가 아닌 것은?

① 환자를 소독한 자
② 감염병환자 등의 가족 또는 동거인
③ 감염병 발생지역에 거주하는 자
④ 감염병 발생지역에 출입하는 자로 감염 의심이 있는 자
⑤ 감염병환자 등과 접촉하여 감염 의심이 있는 자

> **해설** 건강진단 및 예방접종 등의 조치(법 제46조)
> 질병관리청장, 시·도지사 또는 시장·군수·구청장은 보건복지부령으로 정하는 바에 따라 해당하는 사람에게 건강진단을 받거나 감염병 예방에 필요한 예방접종을 받게 하는 등의 조치를 할 수 있다.
> • 감염병환자 등의 가족 또는 그 동거인
> • 감염병 발생지역에 거주하는 사람 또는 그 지역에 출입하는 사람으로서 감염병에 감염되었을 것으로 의심되는 사람
> • 감염병환자 등과 접촉하여 감염병에 감염되었을 것으로 의심되는 사람

44 소독장비를 갖춘 주택관리업자가 관리하는 공동주택의 소독은 누가 해야 하는가?

① 시장·군수·구청장
② 그 공동주택의 관리업자
③ 보건복지부장관의 의뢰를 받은 소독업자
④ 시·도지사의 의뢰를 받은 소독업자
⑤ 관할 보건소장의 의뢰를 받은 소독업자

> **해설** 소독 의무(법 제51조 제3항)
> 공동주택, 숙박업소 등 여러 사람이 거주하거나 이용하는 시설 중 대통령령으로 정하는 시설을 관리·운영하는 자는 보건복지부령으로 정하는 바에 따라 감염병 예방에 필요한 소독을 하여야 한다.

45 감염병 예방에 필요한 소독을 하여야 하는 시설의 기준이 아닌 것은?

① 객실 수 20실 이상의 숙박업소
② 식품접객업업소 중 연면적 300제곱미터 이상의 업소
③ 연면적 1천제곱미터 이상의 학원
④ 500세대 이상의 공동주택
⑤ 객석수 300석 이상의 공연장

> **해설** ④ 300세대 이상의 공동주택은 감염병 예방에 필요한 소독을 하여야 한다(시행령 제24조 제13호).

46 소독업의 신고는 누구에게 하여야 하는가?

① 특별자치시장 · 특별자치도지사 또는 시장 · 군수 · 구청장
② 식품의약품안전처장
③ 질병관리청장
④ 환경부장관
⑤ 보건복지부장관

> **해설** 소독업의 신고 등(법 제52조 제1항)
> 소독을 업으로 하려는 자(주택관리업자는 제외)는 보건복지부령으로 정하는 시설 · 장비 및 인력을 갖추어 특별자치시장 · 특별자치도지사 또는 시장 · 군수 · 구청장에게 신고하여야 한다. 신고한 사항을 변경하려는 경우에도 또한 같다.

47 휴업이나 폐업 신고를 하지 아니하고 소독업에 필요한 시설 등이 없어진 상태가 몇 개월 이상 계속 되면 소독업 신고가 취소된 것으로 보는가?

① 3개월
② 6개월
③ 1년
④ 2년
⑤ 3년

> **해설** 특별자치시장 · 특별자치도지사 또는 시장 · 군수 · 구청장은 소독업의 신고를 한 자가 휴업이나 폐업 신고를 하지 아니하고 소독업에 필요한 시설 등이 없어진 상태가 6개월 이상 계속된 경우에 해당하면 소독업 신고가 취소된 것으로 본다(법 제52조 제3항 제3호).

정답 45 ④ 46 ① 47 ②

48 소독업자가 그 영업을 얼마 이상 휴업하려고 할 때는 특별자치시장·특별자치도지사 또는 시장·군수·구청장에게 신고하여야 하는가?

① 10일
② 20일
③ 30일
④ 40일
⑤ 60일

해설 소독업자가 그 영업을 30일 이상 휴업하거나 폐업하려면 보건복지부령으로 정하는 바에 따라 특별자치시장·특별자치도지사 또는 시장·군수·구청장에게 신고하여야 한다(법 제53조 제1항).

39회 출제유형

49 소독업자가 소독하였을 때 그 소독에 관한 사항을 기록하고, 몇 년간 보관하여야 하는가?

① 1년
② 2년
③ 3년
④ 4년
⑤ 5년

해설 소독업자는 소독실시대장에 소독에 관한 사항을 기록하고, 이를 2년간 보존하여야 한다(시행규칙 제40조 제3항).

50 소독업자는 소독업의 신고를 한 날부터 며칠 이내에 소독에 관한 교육을 받아야 하는가?

① 3개월
② 6개월
③ 1년
④ 2년
⑤ 3년

해설 소독업자는 소독업의 신고를 한 날부터 6개월 이내에 교육과정에 따른 소독에 관한 교육을 받아야 한다. 다만, 신고를 한 날이 교육을 받은 날(해당 교육이 종료된 날)부터 3년이 지나지 아니한 경우에는 그러하지 아니하다(시행규칙 제41조 제1항).

48 ③ 49 ② 50 ② 정답

51 소독업무 종사자의 보수교육 기간은?

① 6개월 이내에 1회 이상 보수교육
② 1년 이내에 1회 이상 보수교육
③ 2년 이내에 1회 이상 보수교육
④ 3년 이내에 1회 이상 보수교육
⑤ 5년 이내에 1회 이상 보수교육

해설 소독업자는 소독업무 종사자에게 소독업무에 종사한 날부터 6개월 이내에 교육과정에 따른 소독에 관한 교육을 받게 해야 하고, 그 후에는 직전의 교육이 종료된 날부터 3년이 되는 날이 속하는 달의 말일까지 1회 이상 보수교육을 받게 해야 한다(시행규칙 제41조 제2항).

52 소독업자가 소독업자 등에 대한 교육을 받지 않은 경우 몇 개월 이상의 기간을 정하여 누가 시정명령을 할 수 있는가?

① 1개월 – 시·도지사
② 1개월 – 특별자치시장·특별자치도지사 또는 시장·군수·구청장
③ 2개월 – 보건복지부장관
④ 2개월 – 시장·군수·구청장
⑤ 3개월 – 보건복지부장관

해설 시정명령(법 제58조)
특별자치시장·특별자치도지사 또는 시장·군수·구청장은 소독업자가 다음의 어느 하나에 해당하면 1개월 이상의 기간을 정하여 그 위반 사항을 시정하도록 명하여야 한다.
• 소독업을 하려는 자가 시설·장비 및 인력 기준을 갖추지 못한 경우
• 소독업자가 소독에 관한 교육을 받지 아니하거나 소독업무 종사자에게 소독에 관한 교육을 받게 하지 아니한 경우

53 소독업자 영업소의 폐쇄를 명하여야 하는 경우는?

① 변경 신고를 하지 아니한 경우
② 소독의 기준과 방법에 따르지 아니하고 소독을 실시한 경우
③ 관계 서류의 제출 요구에 따르지 아니한 경우
④ 시정명령에 따르지 아니한 경우
⑤ 영업정지기간 중에 소독업을 한 경우

해설 ①·②·③·④에 해당하면 영업소의 폐쇄를 명하거나 6개월 이내의 기간을 정하여 영업의 정지를 명할 수 있다(법 제59조 제1항).

54 「감염병의 예방 및 관리에 관한 법률」상 방역관을 임명하는 자는?

① 국립보건연구원장
② 3차 의료기관장
③ 보건소장
④ 보건복지부장관
⑤ 질병관리청장 및 시·도지사

해설 방역관 등(법 제60조 제1항)
질병관리청장 및 시·도지사는 감염병 예방 및 방역에 관한 업무를 담당하는 방역관을 소속 공무원 중에서 임명한다. 다만, 감염병 예방 및 방역에 관한 업무를 처리하기 위하여 필요한 경우에는 시장·군수·구청장이 방역관을 소속 공무원 중에서 임명할 수 있다.

55 시·도지사가 임명한 검역위원의 직무에 해당하지 않는 것은?

① 역학조사에 관한 사항
② 감염병병원체에 오염된 장소의 소독에 관한 사항
③ 위생교육에 관한 사항
④ 감염병환자 등의 추적, 입원치료 및 감시에 관한 사항
⑤ 검역의 공고에 관한 사항

해설 검역위원의 직무(시행규칙 제43조 제2항)
- 역학조사에 관한 사항
- 감염병병원체에 오염된 장소의 소독에 관한 사항
- 감염병환자 등의 추적, 입원치료 및 감시에 관한 사항
- 감염병병원체에 오염되거나 오염이 의심되는 물건 및 장소에 대한 수거, 파기, 매몰 또는 폐쇄에 관한 사항
- 검역의 공고에 관한 사항

40회 출제유형

56 특별자치시장·특별자치도지사 또는 시장·군수·구청장이 임명한 예방위원의 직무가 아닌 것은?

① 역학조사에 관한 사항
② 감염병 발생의 정보 수집 및 판단에 관한 사항
③ 위생교육에 관한 사항
④ 감염병환자 등의 관리 및 치료에 관한 기술자문에 관한 사항
⑤ 검역의 공고에 관한 사항

> **해설** 예방위원의 직무(시행규칙 제44조 제2항)
> - 역학조사에 관한 사항
> - 감염병 발생의 정보 수집 및 판단에 관한 사항
> - 위생교육에 관한 사항
> - 감염병환자 등의 관리 및 치료에 관한 기술자문에 관한 사항
> - 그 밖에 감염병 예방을 위하여 필요한 사항

57 다음 중 특별자치시·특별자치도·시·군·구가 부담할 경비가 아닌 것은?

① 건강진단에 필요한 경비
② 예방위원의 배치에 드는 경비
③ 의료기관이 예방접종을 하는 데 드는 경비
④ 식수 공급에 드는 경비
⑤ 한센병의 진료 업무를 수행하는 단체에 대한 지원 경비의 일부

> **해설** ① 시·도가 부담할 경비에 해당한다(법 제65조 제5호).

58 국가가 보조할 경비에 해당하는 것은?

① 시·도가 부담할 경비의 2분의 1 이상
② 감염병 교육 및 홍보를 위한 경비
③ 표본감시활동에 드는 경비
④ 감염병환자 등의 진료 및 보호에 드는 경비
⑤ 예방접종 등으로 인한 피해보상을 위한 경비

> **해설** ②·③·④·⑤ 국고 부담 경비에 해당한다.
> **국가가 보조할 경비(법 제68조)**
> - 한센병의 예방 및 진료 업무를 수행하는 법인 또는 단체에 대한 지원 경비의 일부
> - 시·도가 부담할 경비의 2분의 1 이상

정답 57 ① 58 ①

41회 출제유형

59 「감염병의 예방 및 관리에 관한 법률」에 따라 보건복지부장관의 권한 또는 업무의 일부를 위임받을 수 있는 자는?

① 질병관리청장 또는 시·도지사
② 시장·군수·구청장
③ 국립보건연구원장
④ 식품의약품안전처장
⑤ 관할 보건소장

> **해설** 위임 및 위탁(법 제76조 제1항)
> 이 법에 따른 보건복지부장관의 권한 또는 업무는 대통령령으로 정하는 바에 따라 그 일부를 질병관리청장 또는 시·도지사에게 위임하거나 관련 기관 또는 관련 단체에 위탁할 수 있다.

60 고위험병원체의 반입 허가를 받지 아니하고 반입한 자에게 적용되는 벌칙은?

① 300만 원 이하의 벌금
② 1년 이하의 징역 또는 2천만 원 이하의 벌금
③ 2년 이하의 징역 또는 2천만 원 이하의 벌금
④ 3년 이하의 징역 또는 3천만 원 이하의 벌금
⑤ 5년 이하의 징역 또는 5천만 원 이하의 벌금

> **해설** 고위험병원체의 반입 허가를 받지 아니하고 반입한 자는 5년 이하의 징역 또는 5천만 원 이하의 벌금에 처한다(법 제77조).

40회, 36회 출제유형

61 보건의료기관·시설 또는 단체 등에서 건강진단 등 감염병 관련업무에 종사하는 자가 업무상 알게 된 타인의 비밀을 누설하였을 때의 벌칙은?

① 3년 이하의 징역 또는 3천만 원 이하의 벌금
② 2년 이하의 징역 또는 1천만 원 이하의 벌금
③ 1년 이하의 징역 또는 1천만 원 이하의 벌금
④ 300만 원 이하의 벌금
⑤ 1천만 원 이하의 벌금

> **해설** 비밀누설의 금지를 위반하여 업무상 알게 된 비밀을 누설한 자는 3년 이하의 징역 또는 3천만 원 이하의 벌금에 처한다(법 제78조 제3호).

정답 59 ① 60 ⑤ 61 ①

62 예방접종증명서를 거짓으로 발급한 자의 벌칙은?

① 200만 원 이하의 벌금
② 300만 원 이하의 벌금
③ 500만 원 이하의 벌금
④ 1년 이하의 징역 또는 2천만 원 이하의 벌금
⑤ 2년 이하의 징역 또는 2천만 원 이하의 벌금

해설 예방접종증명서를 거짓으로 발급한 자는 200만 원 이하의 벌금에 처한다(법 제81조 제7호).

40회 출제유형

63 약물소독은 다음의 약품을 소독대상물건에 뿌려야 한다. 그 기준으로 틀린 것은?

① 석탄산 – 석탄산 5% 수용액
② 크레졸 – 크레졸액 3% 수용액
③ 승홍 – 승홍 0.1% + 식염수 0.1% + 물 99.8% 혼합액
④ 크롤칼키수 – 크롤칼키 5% 수용액
⑤ 그 밖의 소독약을 사용하고자 할 때에는 석탄산 3% 수용액에 해당하는 소독력이 있는 약제를 사용하여야 한다.

해설 석탄산의 기준은 석탄산 3% 수용액이다(시행규칙 별표 6).

42회 출제유형

64 「감염병의 예방 및 관리에 관한 법률」상 약물소독에 사용되는 약품이 아닌 것은?

① 크레졸수(크레졸액 3% 수용액)
② 포르마린(대한약전 규격품)
③ 석탄산수(석탄산 3% 수용액)
④ 크롤칼키수(크롤칼키 5% 수용액)
⑤ 메탄올수(메탄올 70% 수용액)

해설 감염병의 예방 및 관리에 관한 법률상 약물소독에 사용되는 약품에는 ①·②·③·④ 외에도 승홍수(승홍 0.1%, 식염수 0.1%, 물 99.8% 혼합액), 생석회(대한약전 규격품), 석탄산 3% 수용액에 해당하는 소독력이 있는 약제 등이 있다.

정답 62 ① 63 ① 64 ⑤

CHAPTER 04　먹는물관리법

45회 출제유형

01 '여러 사람에게 먹는물을 공급할 목적으로 개발했거나 저절로 형성된 약수터, 샘터, 우물 등'을 말하는 용어는?

① 먹는물공동시설
② 냉·온수기
③ 먹는해양심층수
④ 샘 물
⑤ 먹는샘물

해설　정의(법 제3조)
- 냉·온수기 : 용기에 담긴 먹는샘물 또는 먹는염지하수를 냉수·온수로 변환시켜 취수꼭지를 통하여 공급하는 기능을 가진 것을 말한다.
- 먹는해양심층수 : 해양심층수를 먹는 데 적합하도록 물리적으로 처리하는 등의 방법으로 제조한 물을 말한다.
- 샘물 : 암반대수층 안의 지하수 또는 용천수 등 수질의 안전성을 계속 유지할 수 있는 자연 상태의 깨끗한 물을 먹는 용도로 사용할 원수를 말한다.
- 먹는샘물 : 샘물을 먹기에 적합하도록 물리적으로 처리하는 등의 방법으로 제조한 물을 말한다.

46회, 43회 출제유형

02 암반대수층 안의 지하수 또는 용천수 등 수질의 안전성을 계속 유지할 수 있는 자연 상태의 깨끗한 물을 먹는 용도로 사용할 원수를 정의하는 용어는?

① 샘 물
② 상 수
③ 하 수
④ 수돗물
⑤ 염지하수

해설　샘물이란 암반대수층 안의 지하수 또는 용천수 등 수질의 안전성을 계속 유지할 수 있는 자연 상태의 깨끗한 물을 먹는 용도로 사용할 원수를 말한다(법 제3조 제2호).

46회, 44회 출제유형

03 먹는물관련영업이 아닌 것은?

① 정수기 제조업
② 지표수 제조업
③ 먹는샘물 제조업
④ 수처리제 제조업
⑤ 먹는염지하수 제조업

해설 먹는물관련영업"이란 먹는샘물·먹는염지하수의 제조업·수입판매업·유통전문판매업, 수처리제 제조업 및 정수기의 제조업·수입판매업을 말한다(법 제3조 제9호).

46회 출제유형

04 먹는물, 샘물 및 염지하수의 수질기준을 정하여 보급하는 등 먹는물, 샘물 및 염지하수의 수질 관리를 위하여 필요한 시책을 마련하여야 하는 자는?

① 보건환경연구원장
② 보건복지부장관
③ 식품의약품안전처장
④ 시·도지사
⑤ 환경부장관

해설 환경부장관은 먹는물, 샘물 및 염지하수의 수질기준을 정하여 보급하는 등 먹는물, 샘물 및 염지하수의 수질 관리를 위하여 필요한 시책을 마련하여야 한다(먹는물관리법 제5조 제1항).

35회 출제유형

05 먹는물의 수질검사를 실시하여야 하는 자는?

① 질병관리청장
② 국립보건원장
③ 국립환경연구원장
④ 시장·군수·구청장
⑤ 환경부장관 또는 시·도지자

해설 환경부장관 또는 특별시장·광역시장·특별자치시장·도지사·특별자치도지사(이하 "시·도지사"라 함)는 먹는물, 샘물 및 염지하수의 수질검사를 실시하여야 한다(법 제5조 제2항).

정답 03 ② 04 ⑤ 05 ⑤

42회, 40회 출제유형

06 먹는물의 수질기준 중 건강상 유해영향 무기물질의 기준이 아닌 것은?
① 납
② 아 연
③ 크 롬
④ 카드뮴
⑤ 비 소

해설 ② 아연은 심미적 영향물질에 관한 기준이다.
건강상 유해영향 유기물질에 관한 기준(먹는물 수질기준 및 검사 등에 관한 규칙 별표 1)
페놀, 다이아지논, 파라티온, 페니트로티온, 카바릴, 1,1,1-트리클로로에탄, 테트라클로로에틸렌, 트리클로로에틸렌, 디클로로메탄, 벤젠, 톨루엔, 에틸벤젠, 크실렌, 1,1-디클로로에틸렌, 사염화탄소, 1,2-디브로모-3-클로로프로판, 1,4-다이옥산 등

07 먹는물의 수질기준 중 총 대장균군에 대한 기준은?
① 10mL 중 검출되지 않을 것
② 50mL 중 검출되지 않을 것
③ 100mL 중 검출되지 않을 것
④ 200mL 중 검출되지 않을 것
⑤ 300mL 중 검출되지 않을 것

해설 총 대장균군은 100mL(샘물·먹는샘물, 염지하수·먹는 염지하수 및 먹는해양심층수의 경우 250mL)에서 검출되지 아니할 것. 다만, 매월 또는 매 분기 실시하는 총 대장균군의 수질검사 시료수가 20개 이상인 정수시설의 경우에는 검출된 시료수가 5퍼센트를 초과하지 아니하여야 한다(먹는물 수질기준 및 검사 등에 관한 규칙 별표 1).

45회, 35회 출제유형

08 먹는물 수질감시원의 자격에 해당하지 않는 자는?
① 수질환경기사
② 위생사
③ 대학에서 환경공학과를 졸업한 자
④ 영양사
⑤ 1년 이상 환경행정 또는 식품위생행정 분야의 사무에 종사한 자

해설 **먹는물 수질감시원의 자격요건(시행령 제2조 제1항)**
먹는물 수질감시원은 환경부장관, 특별시장·광역시장·특별자치시장·도지사·특별자치도지사 또는 시장·군수·구청장이 다음에 해당하는 소속 공무원 중에서 임명한다.
- 수질환경기사 또는 위생사의 자격증이 있는 자
- 대학에서 상수도공학, 환경공학, 화학, 미생물학, 위생학 또는 식품학 등 관련분야의 학과·학부를 졸업한 자이거나 이와 같은 수준 이상의 자격이 있는 자
- 1년 이상 환경행정 또는 식품위생행정 분야의 사무에 종사한 자

06 ② 07 ③ 08 ④

45회 출제유형

09 먹는물 수질감시원의 직무 범위에 해당하는 것은?

① 폐수의 수질관리에 관한 조사·지도 및 감시
② 먹는물의 수질관리에 관한 조사·지도 및 감시
③ 잡배수의 수질관리에 관한 조사·지도 및 감시
④ 분뇨의 수질관리에 관한 조사·지도 및 감시
⑤ 생활하수의 수질관리에 관한 조사·지도 및 감시

해설 먹는물 수질 감시원의 직무 범위(시행령 제2조 제2항)
- 먹는물의 수질관리에 관한 조사·지도 및 감시
- 먹는물 관련 영업에 대한 조사·지도 및 감시

42회, 35회 출제유형

10 특별자치시장·특별자치도지사·시장·군수 또는 구청장이 지정하는 관리대상 먹는물공동시설의 상시 이용인구는?

① 50명 이상
② 300명 이상
③ 500명 이상
④ 1,000명 이상
⑤ 2,000명 이상

해설 먹는물공동시설의 관리대상(시행규칙 제2조 제1항)
- 상시 이용인구가 50명 이상으로서 먹는물공동시설 소재지의 특별자치시장·특별자치도지사·시장·군수 또는 구청장이 지정하는 시설
- 상시 이용인구가 50명 미만으로서 시장·군수·구청장이 수질관리가 특히 필요하다고 인정하여 지정하는 시설

39회 출제유형

11 냉·온수기 설치·관리자가 냉·온수기를 설치할 때 누구에게 신고해야 하는가?

① 시장·군수·구청장
② 시·도지사
③ 환경부장관
④ 보건복지부장관
⑤ 국무총리

해설 냉·온수기 설치·관리자 또는 정수기 설치·관리자는 환경부령으로 정하는 바에 따라 냉·온수기 또는 정수기의 설치 장소, 설치 대수 등을 시장·군수·구청장에게 신고하여야 한다. 신고한 사항 중 환경부령으로 정하는 중요한 사항을 변경하려는 때에도 또한 같다(법 제8조의2 제1항).

정답 09 ② 10 ① 11 ①

46회, 44회 출제유형

12 샘물보전구역을 지정하는 자는?

① 시·도지사
② 환경부장관
③ 보건복지부장관
④ 식품의약품안전처장
⑤ 시장·군수·구청장

해설 **샘물보전구역의 지정(법 제8조의3 제1항)**
시·도지사는 샘물의 수질보전을 위하여 다음에 해당하는 지역 및 그 주변지역을 샘물보전구역으로 지정할 수 있다.
• 인체에 이로운 무기물질이 많이 함유되어 있어 먹는샘물의 원수로 이용가치가 높은 샘물이 부존되어 있는 지역
• 샘물의 수량이 풍부하게 부존되어 있는 지역
• 그 밖에 샘물의 수질보전을 위하여 필요한 지역으로서 대통령령으로 정하는 지역

45회, 43회, 40회 출제유형

13 대통령령으로 정하는 규모 이상의 샘물을 개발하려는 자는 누구의 허가를 받아야 하는가?

① 시장·군수·구청장
② 시·도지사
③ 환경부장관
④ 식품의약품안전처장
⑤ 국무총리

해설 대통령령으로 정하는 규모 이상의 샘물 또는 염지하수(이하 "샘물 등"이라 함)를 개발하려는 자는 환경부령으로 정하는 바에 따라 시·도지사의 허가를 받아야 한다(법 제9조 제1항).

44회, 42회 출제유형

14 먹는염지하수의 개발허가 대상자는?

① 1일 취수능력 50톤 이상 개발하려는 자
② 1일 취수능력 100톤 이상 개발하려는 자
③ 1일 취수능력 300톤 이상 개발하려는 자
④ 1일 취수능력 500톤 이상 개발하려는 자
⑤ 1일 취수능력 1,000톤 이상 개발하려는 자

해설 **샘물 또는 염지하수의 개발허가 대상(시행령 제3조)**
"대통령령으로 정하는 규모 이상의 샘물 또는 염지하수(이하 "샘물 등"이라 함)를 개발하려는 자"란 다음의 자를 말한다.
• 먹는샘물 또는 먹는염지하수의 제조업을 하려는 자
• 1일 취수능력 300톤 이상의 샘물 등을 개발하려는 자

44회 출제유형

15 샘물 등의 개발허가의 유효기간과 연장기간은?

① 유효기간 2년, 연장기간 2년
② 유효기간 3년, 연장기간 3년
③ 유효기간 3년, 연장기간 5년
④ 유효기간 5년, 연장기간 3년
⑤ 유효기간 5년, 연장기간 5년

> **해설** 샘물 등의 개발허가의 유효기간(법 제12조)
> • 샘물 등의 개발허가의 유효기간은 5년으로 한다.
> • 시·도지사는 샘물 등의 개발허가를 받은 자가 유효기간의 연장을 신청하면 허가할 수 있다. 이 경우 매 회의 연장기간은 5년으로 한다.

16 샘물 제조업을 하고자 하는 자는 주변환경에 미치는 영향과 주변환경으로부터 발생하는 해로운 영향을 줄일 수 있는 방안에 대하여 조사하여야 한다. 이러한 조사를 무엇이라 하는가?

① 환경영향심사
② 환경영향평가
③ 환경영향조사
④ 환경조사
⑤ 수질관리

> **해설** 환경영향조사(법 제13조 제1항)
> 샘물 등의 개발허가를 받으려는 자 중 먹는샘물 등의 제조업을 하려는 자와 그 밖에 1일 취수능력이 대통령령으로 정하는 기준에 해당하는 규모의 샘물 등을 개발하려는 자는 샘물 등의 개발로 주변 환경에 미치는 영향과 주변 환경으로부터 발생하는 해로운 영향을 예측·분석하여 이를 줄일 수 있는 방안에 관한 환경영향조사를 실시하여야 하며, 조사서를 작성하여 허가를 신청할 때에 시·도지사에게 제출하여야 한다.

44회, 43회 출제유형

17 시·도지사의 허가를 받아야 하는 업종은?

① 수처리제 제조업
② 먹는샘물 등의 제조업
③ 먹는샘물 등의 수입판매업
④ 먹는샘물 등의 유통전문판매
⑤ 정수기의 제조업

> **해설** 영업의 허가 등(법 제21조)
> • 먹는샘물 등의 제조업을 하려는 자는 시·도지사의 허가를 받아야 한다.
> • 수처리제 제조업을 하려는 자는 시·도지사에게 등록하여야 한다.
> • 먹는샘물 등의 수입판매업을 하려는 자는 시·도지사에게 등록하여야 한다.
> • 먹는샘물 등의 유통전문판매업을 하려는 자는 시·도지사에게 신고하여야 한다.
> • 정수기의 제조업 또는 수입판매업을 하려는 자는 시·도지사에게 신고하여야 한다.

정답 15 ⑤ 16 ③ 17 ②

35회 출제유형

18 먹는샘물의 수입판매업을 하고자 하는 자는 다음 중 누구에게 등록하여야 하는가?

① 시장·군수
② 보건복지부장관
③ 국토교통부장관
④ 시·도지사
⑤ 식품의약품안전처장

해설 먹는샘물 등의 수입판매업을 하려는 자는 환경부령으로 정하는 바에 따라 시·도지사에게 등록하여야 한다. 환경부령으로 정하는 중요한 사항(수입처에 관한 사항)을 변경하려는 때에도 또한 같다(법 제21조 제3항).

45회 출제유형

19 「먹는물관리법」상 품질관리인을 두어야 하는 곳은?

① 먹는샘물 등의 제조업자
② 시·도지사
③ 시·군·구청장
④ 먹는샘물 수입판매업자
⑤ 정수기 설치·관리자

해설 먹는샘물 등의 제조업자, 수처리제 제조업자, 정수기 제조업자는 품질관리인을 두어야 한다. 다만, 개인인 먹는샘물 등의 제조업자, 수처리제 제조업자 또는 정수기 제조업자가 품질관리인의 자격을 갖추고 업무를 직접 수행하는 경우에는 품질관리인을 따로 두지 아니할 수 있다(법 제27조 제1항).

20 장티푸스, 파라티푸스, 세균성이질 병원체의 감염 여부에 관하여 건강진단을 받아야 하는 주기는?

① 1개월마다 1회
② 3개월마다 1회
③ 6개월마다 1회
④ 1년마다 1회
⑤ 즉 시

해설 먹는물관리법 및 수도법에 따라 건강진단을 받아야 하는 자는 장티푸스, 파라티푸스 및 세균성이질 병원체의 감염 여부에 관하여 6개월마다 1회 건강진단을 받아야 한다. 다만, 소화기계통 전염병이 먹는샘물 또는 먹는염지하수(이하 "먹는샘물 등"이라 함)의 제조공장 또는 수도의 취수장·배수지 부근에서 발생하였거나 발생할 우려가 있는 경우에는 즉시 건강진단을 받아야 한다(먹는 물 수질기준 및 검사 등에 관한 규칙 제5조 제1항 제1호).

21 「먹는물관리법」상 영업에 종사하지 못하는 질병으로만 연결된 것은?

① 파라티푸스, 세균성이질, 간염
② 파라티푸스, 세균성이질, 폴리오
③ 장티푸스, 파라티푸스, 아메바성이질
④ 장티푸스, 파라티푸스, 세균성이질
⑤ 장티푸스, 파라티푸스, 콜레라

> **해설** 영업에 종사하지 못하는 질병의 종류는 장티푸스, 파라티푸스, 세균성이질 병원체의 감염 및 소화기계 전염병으로 한다(먹는물 수질기준 및 검사 등에 관한 규칙 제5조 제3항).

22 먹는샘물의 광고를 금지 또는 제한할 수 있는 자는?

① 시·도지사
② 시장·군수·구청장
③ 보건복지부장관
④ 환경부장관
⑤ 국립환경연구원장

> **해설** 환경부장관은 공익상 필요하다고 인정하면 대통령령으로 정하는 바에 따라 먹는샘물 등에 관한 광고를 금지하거나 제한할 수 있다(법 제39조 제1항).

40회, 37회, 35회 출제유형

23 먹는샘물 등의 제조업자의 자가품질검사기준에서 매주 2회 이상 측정해야 하는 것은?

① 냄새
② 총대장균군
③ 살모넬라
④ 수소이온농도
⑤ 아황산환원혐기성포자형성균

정답 | 21 ④ 22 ④ 23 ②

해설 먹는샘물 제조업자의 자가 품질 검사 기준(시행규칙 제33조 별표 6)

구분	검사항목	검사주기
먹는샘물·먹는염지하수	냄새, 맛, 색도, 탁도, 수소이온농도	매일 1회 이상
	일반세균(저온균·중온균), 총대장균군, 녹농균	매주 2회 이상 3~4일 간격으로 실시
	분원성연쇄상구균, 아황산환원혐기성포자형성균, 살모넬라, 쉬겔라	매월 1회 이상
	먹는물 수질기준 및 검사 등에 관한 규칙 별표 1에서 정하는 모든 항목 매반기	매반기 1회 이상
샘물·염지하수	일반세균(저온균·중온균), 총대장균군, 분원성연쇄상구균, 녹농균, 아황산환원혐기성포자형성균	매주 1회 이상
	먹는물 수질기준 및 검사 등에 관한 규칙 별표 1에서 정하는 모든 항목 매반기	매반기 1회 이상

40회, 38회 출제유형

24 먹는샘물 등의 제조업자의 자가품질검사기준에서 매일 1회 이상 측정해야 하는 것은?

① 냄새, 맛, 탁도, 색도, 수소이온농도
② 냄새, 맛, 탁도, 대장균군
③ 냄새, 맛, 탁도, 일반세균
④ 맛, 탁도, 색도, 수소이온농도, 대장균군
⑤ 맛, 탁도, 색도, 수소이온농도, 일반세균

해설 문제 23 해설 참고

45회, 39회 출제유형

25 먹는샘물 등의 제조업자, 수처리제 제조업자, 정수기의 제조업자는 제조하는 제품이 기준과 규격에 적합한지를 자가품질검사를 하고, 그 기록은 얼마간 보관하여야 하는가?

① 1년
② 2년
③ 3년
④ 4년
⑤ 5년

해설 먹는샘물 등의 제조업자, 수처리제 제조업자, 정수기의 제조업자는 환경부령으로 정하는 바에 따라 그가 제조하는 제품이 기준과 규격에 적합한지를 자가 검사하고 그 기록을 2년간 보존하여야 한다(법 제41조 제1항, 시행규칙 제33조 제2항).

정답 24 ① 25 ②

41회 출제유형

26 먹는물의 수질검사를 위한 기관을 지정할 수 있는 자는?

① 환경부장관
② 식품의약품안전처장
③ 한국수자원공사사장
④ 시 · 도지사
⑤ 시장 · 군수 · 구청장

해설 환경부장관은 거두어들인 원재료, 제품, 용기 등의 검사와 먹는물의 수질검사를 위한 기관을 지정할 수 있다. 지정받은 기관이 지정받은 사항 중 환경부령으로 정하는 중요 사항을 변경하려는 경우에는 환경부장관에게 신고하여야 한다(법 제43조 제1항).

44회, 39회 출제유형

27 먹는물에 대한 수질검사기관이 아닌 것은?

① 국립환경과학원
② 지방환경청
③ 지방식품의약품안전청
④ 광역시 수질검사소
⑤ 시 · 도 보건환경연구원

해설 **검사기관의 지정(시행규칙 제35조 제6항)**
다음의 어느 하나에 해당하는 기관은 먹는물 수질검사기관(바이러스 및 원생동물검사 분야는 제외) 및 수처리제 검사기관으로 지정된 것으로 본다. 자가기준과 자가규격에 관한 검사는 국립환경과학원에서만 할 수 있다.
- 국립환경과학원
- 유역환경청 또는 지방환경청
- 시 · 도 보건환경연구원
- 특별시 · 광역시의 상수도연구소 · 수질검사소

40회 출제유형

28 먹는물 관련 영업의 시설개선 명령기간은?

① 6개월
② 1년
③ 2년
④ 3년
⑤ 5년

해설 환경부장관, 시 · 도지사 또는 시장 · 군수 · 구청장은 시설을 고치도록 명하거나 그 밖에 필요한 조치를 명하려면 개선에 필요한 조치, 기계 · 시설의 종류 등을 고려하여 1년의 범위에서 그 기간을 정하여야 한다(시행규칙 제38조 제1항).

정답 26 ① 27 ③ 28 ②

42회 출제유형

29 「먹는물관리법」상 청문하지 않아도 되는 처분은?

① 환경영향조사 대행자의 등록취소
② 먹는물관련영업자의 영업허가 취소
③ 먹는물검사기관의 지정취소
④ 품질관리인의 자격취소
⑤ 샘물 등의 개발허가 취소

해설 청문(법 제50조)

환경부장관이나 시·도지사는 다음의 어느 하나에 해당하는 처분을 하려면 청문을 하여야 한다.
- 샘물 등의 개발허가의 취소
- 환경영향조사 대행자의 등록취소
- 검사기관의 지정취소
- 먹는물관련영업자의 영업허가나 등록의 취소 또는 영업장의 폐쇄

43회 출제유형

30 ( )에 들어갈 내용을 순서대로 기재한 것은?

> 누구든지 먹는 데 제공할 목적으로 먹는샘물 등 외의 물을 판매한 자는 ( ) 이하의 징역이나 ( ) 이하의 벌금에 처한다. 이 경우 징역과 벌금을 병과할 수 있다.

① 1년, 3천만 원
② 1년, 5천만 원
③ 3년, 3천만 원
④ 3년, 5천만 원
⑤ 5년, 5천만 원

해설 벌칙(법 제57조)

다음의 어느 하나에 해당하는 자는 5년 이하의 징역이나 5천만 원 이하의 벌금에 처한다. 이 경우 징역과 벌금을 병과할 수 있다.
- 제19조(판매 등의 금지) 제1호 또는 제2호를 위반한 자
- 제21조(영업의 허가 등) 제1항에 따른 허가 또는 변경허가를 받지 아니하고 먹는샘물 등의 제조업을 하거나 거짓이나 그 밖의 부정한 방법으로 허가 또는 변경허가를 받은 자

29 ④ 30 ⑤

CHAPTER 05 폐기물관리법

01 '사업장폐기물 외의 폐기물'로 정의되는 것은?
① 폐기물
② 생활폐기물
③ 사업장폐기물
④ 지정폐기물
⑤ 폐기물처리

> **해설** 생활폐기물이라 함은 사업장폐기물 외의 폐기물을 말한다(법 제2조 제2호).

02 용어의 정의로 옳지 않은 것은?
① 생활폐기물이란 사업장폐기물 외의 폐기물을 말한다.
② 폐기물이란 쓰레기, 연소재, 오니 폐유, 폐산, 폐알칼리 및 동물의 사체 등으로서 사람의 생활이나 사업활동에 필요하지 아니하게 된 물질을 말한다.
③ 사업장폐기물이란 배출시설을 설치·운영하는 사업장이나 그 밖에 대통령령으로 정하는 사업장에서 발생하는 폐기물을 말한다.
④ 폐기물처리시설이란 폐기물의 중간처분시설, 최종처분시설 및 재활용시설로서 대통령령으로 정하는 시설을 말한다.
⑤ 처리란 폐기물의 소각·중화·파쇄·고형화 등의 중간처분과 매립하거나 해역으로 배출하는 등의 최종처분을 말한다.

> **해설**
> • 처리란 폐기물의 수집, 운반, 보관, 재활용, 처분을 말한다(법 제2조 제5의3호).
> • 처분이란 폐기물의 소각·중화·파쇄·고형화 등의 중간처분과 매립하거나 해역으로 배출하는 등의 최종처분을 말한다(법 제2조 제6호).

정답 01 ② 02 ⑤

03 지정폐기물 기준으로 옳지 않은 것은?

① 수소이온 농도지수가 12 이상인 폐알칼리
② 기름성분이 5% 이상인 폐유
③ 폐페인트 및 폐래커
④ 폐합성 수지
⑤ 폐합성 고무

해설 ① 수소이온 농도지수가 12.5 이상인 폐알칼리가 지정폐기물의 대상이 된다(시행령 별표 1).

41회, 38회, 36회, 35회 출제유형

04 혈액이 함유되어 있는 탈지면과 붕대는 어느 의료폐기물에 속하는가?

① 조직물류폐기물
② 병리계폐기물
③ 손상성폐기물
④ 일반의료폐기물
⑤ 혈액오염폐기물

해설 일반의료폐기물(시행령 별표 2)
- 혈액이 함유되어 있는 탈지면, 붕대, 거즈, 일회용 기저귀, 생리대, 일회용 주사기 또는 수액세트
- 혈액이 함유되지 않은 다음의 폐기물
  - 체액
  - 분비물
  - 체액·분비물·배설물이 함유되어 있는 탈지면, 붕대, 거즈, 일회용 기저귀, 생리대, 일회용 주사기 또는 수액세트

46회 출제유형

05 생물·화학폐기물에 해당하는 것은?

① 동물의 사체
② 배양용기
③ 수술용 칼날
④ 폐항암제
⑤ 폐혈액백

해설 생물·화학폐기물(시행령 별표 2)
폐백신, 폐항암제, 폐화학치료제

40회 출제유형

06 의료폐기물 중 손상성폐기물은?
① 주사바늘
② 일회용 주사기
③ 동물사체의 혈액
④ 폐항암제
⑤ 폐배지

해설　손상성폐기물(시행령 별표 2)
주사바늘, 봉합바늘, 수술용 칼날, 한방침, 치과용침, 파손된 유리재질의 시험기구

42회 출제유형

07 병리계폐기물에 해당하는 것은?
① 폐혈액백
② 주사바늘
③ 혈 장
④ 시험에 사용된 배양액
⑤ 인체 조직

해설　병리계폐기물(시행령 별표 2)
시험·검사 등에 사용된 배양액, 배양용기, 보관균주, 폐시험관, 슬라이드, 커버글라스, 폐배지, 폐장갑

45회 출제유형

08 위해의료폐기물 중 조직물류폐기물에 해당하는 것은?
① 시험·검사 등에 사용된 배양액
② 봉합바늘
③ 동물의 사체
④ 폐항암제
⑤ 혈액투석 시 사용된 폐기물

해설　조직물류폐기물(시행령 별표2)
인체 또는 동물의 조직·장기·기관·신체의 일부, 동물의 사체, 혈액·고름 및 혈액생성물(혈청, 혈장, 혈액제제)

정답　06 ①　07 ④　08 ③

37회, 36회 출제유형

09 격리의료폐기물 전용용기 도형의 색은?

① 노란색
② 붉은색
③ 검정색
④ 녹 색
⑤ 파란색

해설 격리의료폐기물 전용용기 도형의 색(시행규칙 별표 5)
- 격리의료폐기물 : 붉은색
- 위해의료폐기물(재활용하는 태반은 제외) 및 일반의료폐기물
  - 봉투형 용기 : 검정색
  - 상자형 용기 : 노란색
- 재활용하는 태반 : 녹색

40회 출제유형

10 의료폐기물 중 재활용하는 태반의 용기에 표시하는 도형의 색상은?

① 흰 색
② 녹 색
③ 노란색
④ 검은색
⑤ 파란색

해설 문제 9 해설 참고

40회 출제유형

11 폐기물 처리시설의 종류 중 최종처분시설에 해당하는 것은?

① 소각시설
② 기계적 처분시설
③ 화학적 처분시설
④ 기계적 재활용시설
⑤ 매립시설

해설 대통령령으로 정하는 폐기물 처리시설의 종류(시행령 별표 3)
- 중간처분시설 : 소각시설, 기계적 처분시설, 화학적 처분시설, 생물학적 처분시설
- 최종처분시설 : 매립시설
- 재활용시설 : 기계적 재활용시설, 화학적 재활용시설, 생물학적 재활용시설, 시멘트 소성로, 용해로(폐기물에서 비철금속을 추출하는 경우로 한정), 소성(시멘트 소성로는 제외)·탄화 시설, 골재가공시설, 의약품 제조시설, 소각열회수시설, 수은회수시설, 선별시설

12 폐기물 관리의 기본원칙으로 틀린 것은?

① 사업자는 제품의 생산방식 등을 개선하여 폐기물의 발생을 최대한 억제해야 한다.
② 폐기물은 우선적으로 소각, 매립 등의 처분을 한다.
③ 폐기물로 인하여 환경오염을 일으킨 자는 오염된 환경을 복원할 책임을 져야 한다.
④ 누구든지 폐기물을 배출하는 경우에는 주변 환경이나 주민의 건강에 위해를 끼치지 아니하도록 사전에 적절한 조치를 하여야 한다.
⑤ 국내에서 발생한 폐기물은 가능하면 국내에서 처리되어야 하고, 폐기물의 수입은 되도록 억제되어야 한다.

해설 ② 폐기물은 소각, 매립 등의 처분을 하기보다는 우선적으로 재활용함으로써 자원생산성의 향상에 이바지하도록 하여야 한다(법 제3조의2 제6항).

13 지정폐기물의 배출 및 처리 상황을 파악하고 적정하게 처리되도록 조치를 마련하여야 하는 자는?

① 국 가
② 행정안전부
③ 보건복지부장관
④ 시·도지사
⑤ 시장·군수·구청장

해설 국가는 지정폐기물의 배출 및 처리 상황을 파악하고 지정폐기물이 적정하게 처리되도록 필요한 조치를 마련하여야 한다(법 제4조 제3항).

44회, 35회 출제유형

14 의료폐기물 수집·운반차량의 차체의 색상은?

① 흰 색
② 녹 색
③ 노란색
④ 검은색
⑤ 파란색

해설 의료폐기물 수집·운반차량의 차체는 흰색, 지정폐기물 수집·운반차량의 차체는 노란색으로 색칠하여야 한다(시행규칙 별표 5).

정답 12 ② 13 ① 14 ①

46회 출제유형

15 보관기간이 30일인 의료폐기물은?

① 조직물류폐기물
② 병리계폐기물
③ 손상성폐기물
④ 생물·화학폐기물
⑤ 혈액오염폐기물

해설 손상성폐기물은 보관기간이 30일, 나머지는 15일이다. 단, 조직물류폐기물 중 치아는 60일이다(시행규칙 별표 5).

16 폐기물 재활용이 가능한 것은?

① 의료폐기물 중 태반
② 의료폐기물
③ 폐석면
④ 폐유독물
⑤ 폴리클로리네이티드비페닐(PCBs)이 환경부령으로 정하는 농도 이상 들어있는 폐기물

해설 폐기물의 재활용 원칙 및 준수사항(법 제13조의2)
다음의 어느 하나에 해당하는 폐기물은 재활용을 금지하거나 제한한다.
- 폐석면
- 폴리클로리네이티드비페닐(PCBs)이 환경부령으로 정하는 농도 이상 들어있는 폐기물
- 의료폐기물(태반은 제외)
- 폐유독물 등 인체나 환경에 미치는 위해가 매우 높을 것으로 우려되는 폐기물 중 대통령령으로 정하는 폐기물

17 생활폐기물을 수집·운반·처리하는 자는?

① 특별자치시장, 특별자치도지사, 시장·군수·구청장
② 시·도지사
③ 환경부장관
④ 지방환경청장
⑤ 행정안전부장관

해설 특별자치시장, 특별자치도지사, 시장·군수·구청장은 관할구역에서 배출되는 생활폐기물을 수집·운반·처리하여야 한다(법 제14조 제1항).

18 생활폐기물관리 제외지역을 지정하는 자는?

① 환경부장관
② 보건복지부장관
③ 행정안전부장관
④ 보건소장
⑤ 특별자치시장, 특별자치도지사, 시장·군수·구청장

해설 생활폐기물관리 제외지역의 지정(시행규칙 제15조 제1항)
특별자치시장, 특별자치도지사, 시장·군수·구청장은 생활폐기물을 수집·운반·처리하여야 하는 구역에서 제외할 수 있는 지역을 지정하는 경우에는 다음에 해당하는 지역을 대상으로 하여야 한다.
• 가구수가 50호 미만인 지역
• 산간·오지·섬지역 등으로서 차량의 출입 등이 어려워 생활폐기물을 수집·운반하는 것이 사실상 불가능한 지역

19 생활폐기물관리 제외지역으로 지정할 수 있는 지역은?

① 가구수가 100호 미만 지역
② 가구수가 50호 미만 지역
③ 가구수가 500호 미만 지역
④ 가구수가 300호 미만 지역
⑤ 가구수가 150호 미만 지역

해설 생활폐기물관리 제외지역의 지정(시행규칙 제15조 제1항)
• 가구수 50호 미만인 지역
• 산간·오지·섬지역 등으로 차량의 출입 등이 어려워 생활폐기물을 수집·운반하는 것이 사실상 불가능한 지역

44회 출제유형
20 환경부장관이 폐기물분석전문기관으로 지정할 수 있는 곳은?

① 한국환경공단
② 한국수자원공사
③ 한국농어촌공사
④ 국립환경과학원
⑤ 폐기물처리공제조합

정답 18 ⑤ 19 ② 20 ①

해설 폐기물분석전문기관의 지정(법 제17조의2 제1항)

환경부장관은 폐기물에 관한 시험·분석 업무를 전문적으로 수행하기 위하여 다음의 기관을 폐기물 시험·분석 전문기관(이하 "폐기물분석전문기관"이라 함)으로 지정할 수 있다.
- 한국환경공단
- 수도권매립지관리공사
- 보건환경연구원
- 그 밖에 환경부장관이 폐기물의 시험·분석 능력이 있다고 인정하는 기관

41회, 38회 출제유형

21 지정폐기물 수집·운반·처리를 업으로 하고자 하는 자는 누구의 허가를 받아야 하는가?

① 시·도지사 ② 시장·군수·구청장
③ 관할 보건소장 ④ 보건복지부장관
⑤ 환경부장관

해설 적합통보를 받은 자는 그 통보를 받은 날부터 2년 이내에 환경부령으로 정하는 기준에 따른 시설·장비 및 기술능력을 갖추어 업종, 영업대상 폐기물 및 처리분야별로 지정폐기물을 대상으로 하는 경우에는 환경부장관의, 그 밖의 폐기물을 대상으로 하는 경우에는 시·도지사의 허가를 받아야 한다(법 제25조 제3항).

---

22 소각 처분, 기계적 처분, 화학적 처분, 생물학적 처분 등의 방법으로 폐기물을 처리하는 영업은?

① 폐기물 수집·운반업 ② 폐기물 중간처분업
③ 폐기물 최종처분업 ④ 폐기물 종합재활용업
⑤ 폐기물 종합처분업

해설 폐기물처리업(법 제25조 제5항)
- 폐기물 수집·운반업 : 폐기물을 수집하여 재활용 또는 처분 장소로 운반하거나 폐기물을 수출하기 위하여 수집·운반하는 영업
- 폐기물 중간처분업 : 폐기물 중간처분시설을 갖추고 폐기물을 소각 처분, 기계적 처분, 화학적 처분, 생물학적 처분, 그 밖에 환경부장관이 폐기물을 안전하게 중간처분할 수 있다고 인정하여 고시하는 방법으로 중간처분하는 영업
- 폐기물 최종처분업 : 폐기물 최종처분시설을 갖추고 폐기물을 매립 등(해역 배출은 제외)의 방법으로 최종처분하는 영업
- 폐기물 종합처분업 : 폐기물 중간처분시설 및 최종처분시설을 갖추고 폐기물의 중간처분과 최종처분을 함께하는 영업
- 폐기물 중간재활용업 : 폐기물 재활용시설을 갖추고 중간가공 폐기물을 만드는 영업
- 폐기물 최종재활용업 : 폐기물 재활용시설을 갖추고 중간가공 폐기물을 폐기물의 재활용 원칙 및 준수사항에 따라 재활용하는 영업
- 폐기물 종합재활용업 : 폐기물 재활용시설을 갖추고 중간재활용업과 최종재활용업을 함께 하는 영업

21 ⑤ 22 ②

23 지정폐기물 중 의료폐기물을 중간처분하는 경우 최대 며칠분의 폐기물을 보관할 수 있는 시설을 갖추어야 하는가?

① 2일 ② 3일
③ 5일 ④ 7일
⑤ 10일

해설 지정폐기물 중 의료폐기물을 중간처분하는 경우 1일 처분능력의 3일분 이상 5일분 이하의 폐기물을 보관할 수 있는 보관창고 및 냉장시설을 갖추어야 한다(시행규칙 별표 7).

24 의료폐기물처리업자가 섭씨 4도 이하의 전용보관시설에서 폐기물을 보관하는 경우 며칠 이내에 처리해야 하는가?

① 2일 ② 3일
③ 5일 ④ 7일
⑤ 10일

해설 의료폐기물은 냉장 보관할 수 있는 섭씨 4도 이하의 전용보관시설에서 보관하는 경우 5일 이내, 그 밖의 보관시설에서 보관하는 경우에는 2일 이내에 처리한다. 다만, 격리의료폐기물의 경우에는 보관시설과 무관하게 2일 이내로 한다(시행규칙 제31조 제1항 제1호).

25 폐기물처리시설의 유지·관리 등 기술업무는 누가 담당하는가?

① 기술관리인
② 폐기물처리업자
③ 시 장
④ 시·도지사
⑤ 군 수

해설 기술관리인(법 제34조 제1항)
대통령령으로 정하는 폐기물처리시설을 설치·운영하는 자는 그 시설의 유지·관리에 관한 기술업무를 담당하게 하기 위하여 기술관리인을 임명(기술관리인의 자격을 갖추어 스스로 기술관리하는 경우를 포함)하거나 기술관리능력이 있다고 대통령령으로 정하는 자와 기술관리대행계약을 체결하여야 한다.

정답 23 ③ 24 ③ 25 ①

43회 출제유형

26 폐기물 처리업자는 폐기물의 발생·배출·처리상황 등을 기록하여 최종 기재한 날부터 얼마 동안 보존하여야 하는가?

① 1년
② 2년
③ 3년
④ 4년
⑤ 5년

해설 폐기물의 수집·운반·처리상황 등을 기록하고, 마지막으로 기록한 날부터 3년간 보존하여야 한다. 다만, 전자정보처리프로그램을 이용하는 경우에는 그러하지 아니하다(법 제36조 제1항).

27 사후관리 대상인 폐기물을 매립하는 시설의 사용이 끝나거나 시설이 폐쇄된 날로부터 몇 년 이내로 토지 이용을 제한하는가?

① 5년
② 10년
③ 20년
④ 25년
⑤ 30년

해설 토지 이용의 제한기간은 폐기물매립시설의 사용이 종료되거나 그 시설이 폐쇄된 날부터 30년 이내로 한다(시행령 제35조).

CHAPTER 06 하수도법

01 하수도법의 목적과 관련이 없는 내용은?
① 하수도의 설치 및 관리의 기준 등을 정함
② 하수와 분뇨를 적정하게 처리
③ 먹는물의 수질과 위생을 합리적으로 관리
④ 공중위생의 향상에 기여
⑤ 지역사회의 건전한 발전

> **해설** 하수도법은 하수도의 설치 및 관리의 기준 등을 정함으로써 하수와 분뇨를 적정하게 처리하여 하수의 범람으로 인한 침수 피해를 예방하고 지역사회의 건전한 발전과 공중위생의 향상에 기여하며 공공수역의 수질을 보전함을 목적으로 한다(법 제1조).

44회 출제유형

02 수거식 화장실에서 수거되는 액체성 또는 고체성의 오염물질은?
① 분 뇨
② 하 수
③ 중수도
④ 축산폐수
⑤ 생활폐기물

> **해설** "분뇨"라 함은 수거식 화장실에서 수거되는 액체성 또는 고체성의 오염물질(개인하수처리시설의 청소과정에서 발생하는 찌꺼기를 포함한다)을 말한다(법 제2조 제2호).

03 하수도에 포함되는 시설이 아닌 것은?
① 배수구역
② 하수관로
③ 공공하수처리시설
④ 분뇨처리시설
⑤ 개인하수처리시설

> **해설** 하수도란 하수와 분뇨를 유출 또는 처리하기 위하여 설치되는 하수관로·공공하수처리시설·간이공공하수처리시설·하수저류시설·분뇨처리시설·배수설비·개인하수처리시설 그 밖의 공작물·시설의 총체를 말한다(법 제2조 제3호).

정답 01 ③ 02 ① 03 ①

04 다음 괄호에 들어갈 용어로 옳은 것은?

"분뇨처리시설"이라 함은 분뇨를 (   )·(   ) 등의 방법으로 처리하는 시설을 말한다.

① 중화, 응집
② 호기성, 혐기성
③ 산화, 환원
④ 물리적 처리, 화학적 처리
⑤ 침전, 분해

해설 "분뇨처리시설"이라 함은 분뇨를 침전·분해 등의 방법으로 처리하는 시설을 말한다(법 제2조 제11호).

05 국가하수도종합계획에 꼭 포함되어야 할 사항이 아닌 것은?

① 하수처리의 목표에 관한 사항
② 개인하수도의 정비 및 보급에 관한 사항
③ 광역적인 하수도사업의 추진에 관한 사항
④ 하수도 관련 사업의 재원 조달에 관한 사항
⑤ 상수도와 하수도의 연계에 관한 사항

해설 국가하수도종합계획에 포함되어야 하는 사항(법 제4조)
- 하수처리의 여건에 관한 사항
- 하수처리의 목표에 관한 사항
- 하수처리의 추진전략·세부시행계획 등 정책방향에 관한 사항
- 광역적인 하수도사업의 추진에 관한 사항
- 공공하수도의 확충 및 정비에 관한 사항
- 개인하수도의 정비 및 보급에 관한 사항
- 하수도의 연구 및 기술개발에 관한 사항
- 하수도 경영체계의 개선에 관한 사항
- 하수도 관련 인력의 확보 및 교육훈련에 관한 사항
- 하수도 관련 사업의 시행에 소요되는 비용의 산정 및 재원 조달에 관한 사항

04 ⑤ 05 ⑤

06 국가하수도종합계획과 하수도정비기본계획의 계획단위는 각각 몇 년인가?

① 10년 – 10년
② 20년 – 20년
③ 10년 – 20년
④ 20년 – 10년
⑤ 10년 – 5년

해설
- 환경부장관은 국가 하수도정책의 체계적 발전을 위하여 10년 단위의 국가하수도종합계획을 수립하여야 한다(법 제4조 제1항).
- 특별시장·광역시장·특별자치시장·특별자치도지사·시장 또는 군수(광역시의 군수를 제외)는 사람의 건강을 보호함에 필요한 공중위생 및 생활환경의 개선과 환경정책기본법에서 정한 수질환경기준을 유지하고, 관할구역의 침수를 예방하기 위하여 종합계획을 바탕으로 관할구역 안의 유역별로 하수도의 정비에 관한 20년 단위의 기본계획을 수립하여야 한다(법 제5조 제1항).

07 하수도정비기본계획에 꼭 포함되어야 하는 사항이 아닌 것은?

① 하수도의 정비에 관한 기본방침
② 하수도에 따라 하수를 유출 또는 처리하는 구역에 관한 사항
③ 하수와 분뇨의 연계처리에 관한 사항
④ 하수도의 기본적 시설의 배치·구조 및 능력에 관한 사항
⑤ 상수와 분뇨의 연계처리에 관한 사항

해설 하수도정비기본계획에 포함되어야 하는 사항(법 제5조 제3항)
- 하수도의 정비에 관한 기본방침
- 유역하수도정비계획에 따른 세부시행방안에 관한 사항
- 하수도에 따라 하수를 유출 또는 처리하는 구역에 관한 사항
- 하수도의 기본적 시설의 배치·구조 및 능력에 관한 사항
- 합류식하수관로와 분류식하수관로의 배치에 관한 사항
- 하수의 원활한 유출을 통한 관할 구역의 침수 피해 위험도 예측분석 및 예방에 관한 사항
- 강우 시 하수 측정 및 처리에 관한 사항
- 하수도정비사업의 실시순위에 관한 사항
- 배수구역에서 방류되는 오염물질의 저감계획 및 하수저류시설의 설치에 관한 사항
- 하수를 공공하수처리시설에서 처리하는 과정에서 발생한 찌꺼기의 처리계획 및 처리시설의 설치에 관한 사항
- 하수처리수의 재이용에 관한 사항
- 분뇨의 처리계획 및 분뇨처리시설의 설치에 관한 사항
- 하수와 분뇨의 연계처리에 관한 사항
- 하수도 관련 사업의 시행에 소요되는 비용의 산정 및 재원조달에 관한 사항
- 개인하수처리시설의 설치 및 관리에 관한 사항
- 하수도정비대책의 수립에 관한 사항
- 그 밖에 환경부장관이 하수도의 정비에 관하여 필요하다고 인정하여 고시하는 사항

정답 06 ③ 07 ⑤

45회 출제유형

08 엄격한 방류수수질기준 적용지역 중 '대통령령으로 정하는 지역'이 아닌 곳은?

① 상수원보호구역
② 특별대책지역
③ 산림보전지역
④ 지하수보전구역
⑤ 해양보호구역

해설 엄격한 방류수수질기준 적용지역(시행령 제4조)
- 수도법에 따른 수도시설 중 취수시설로부터 유하거리 4킬로미터 이내의 상류지역과 상수원보호구역
- 환경정책기본법에 따른 특별대책지역
- 한강수계 상수원 수질개선 및 주민지원 등에 관한 법률, 낙동강수계 물관리 및 주민지원 등에 관한 법률, 금강수계 물관리 및 주민지원 등에 관한 법률 및 영산강·섬진강수계 물관리 및 주민지원 등에 관한 법률에 따른 수변구역
- 자연공원법에 따른 자연공원
- 지하수법에 따른 지하수보전구역
- 습지보전법에 따른 습지보호지역, 습지주변관리지역 및 습지개선지역
- 해양생태계의 보전 및 관리에 관한 법률에 따른 해양보호구역
- 해양환경관리법에 따른 환경보전해역 및 특별관리해역
- 국토의 계획 및 이용에 관한 법률에 따른 수산자원보호구역
- 환경정책기본법 시행령 별표 제3호에 따른 수질 및 수생태계의 환경기준을 등급 Ia로 보전하여야 할 필요성이 인정되는 수역의 수질에 영향을 미치는 지역으로서 환경부장관이 정하여 고시하는 지역

42회 출제유형

09 분뇨처리시설의 방류수수질기준으로 옳은 것은?

① 총대장균 군수 : 1,000개수/mL 이하
② 생물화학적 산소요구량(BOD) : 50mg/L 이하
③ 부유물질(SS) : 30mg/L 이하
④ 총인(T-P) : 30mg/L 이하
⑤ 총질소(T-N) : 50mg/L 이하

해설 분뇨처리시설의 방류수수질기준(시행규칙 별표 2)

구 분	생물화학적 산소요구량 (BOD) (mg/L)	총유기탄소량 (TOC) (mg/L)	부유물질 (SS) (mg/L)	총대장균 군수 (개수/mL)	총질소 (T-N) (mg/L)	총인 (T-P) (mg/L)
분뇨처리시설	30 이하	30 이하	30 이하	3,000 이하	60 이하	8 이하

10 시장·군수·구청장이 공공하수도를 설치하려면 누구의 인가를 받아야 하는가?

① 환경부장관
② 보건복지부장관
③ 보건소장
④ 지방환경청장
⑤ 시·도지사

해설　시장·군수·구청장은 공공하수도를 설치하려면 대통령령으로 정하는 바에 따라 시·도지사의 인가를 받아야 한다(법 제11조 제3항).

11 시·도지사는 국가의 보조를 받아 설치하고자 하는 공공하수도에 대하여 고시 또는 인가를 하고자 할 때에는 그 설치에 필요한 재원의 조달 및 사용에 관하여 누구와 사전에 협의하여야 하는가?

① 시·도지사
② 보건복지부장관
③ 보건소장
④ 환경부장관
⑤ 지방환경청장

해설　시·도지사는 국가의 보조를 받아 설치하고자 하는 공공하수도에 대하여 고시 또는 인가를 하고자 할 때에는 대통령령으로 정하는 바에 따라 그 설치에 필요한 재원의 조달 및 사용에 관하여 환경부장관과 미리 협의하여야 한다(법 제11조 제6항).

12 공공하수처리시설, 간이공공하수처리시설 또는 분뇨처리시설을 운영·관리하는 자는 방류수의 수질검사, 찌꺼기의 성분검사를 실시하고 그 검사에 관한 기록을 몇 년간 보존하여야 하는가?

① 1년
② 2년
③ 3년
④ 5년
⑤ 10년

해설　공공하수처리시설, 간이공공하수처리시설 또는 분뇨처리시설을 운영·관리하는 자는 대통령령으로 정하는 바에 따라 방류수의 수질검사, 찌꺼기의 성분검사를 실시하고 그 검사에 관한 기록을 5년간 보존하여야 한다(법 제19조 제4항).

정답　10 ⑤　11 ④　12 ④

43회 출제유형

13 ( )에 들어갈 내용으로 옳은 것은?

> 공공하수도관리청은 ( )마다 소관 공공하수도에 대한 기술진단을 실시하여 공공하수도의 관리상태를 점검하여야 한다.

① 1년 ② 2년
③ 3년 ④ 4년
⑤ 5년

해설 공공하수도관리청은 5년마다 소관 공공하수도에 대한 기술진단을 실시하여 공공하수도의 관리상태를 점검하여야 한다(법 제20조 제1항).

14 특정공산품(주방용 오물분쇄기)을 사용함으로 인하여 하수의 수질을 현저히 악화시키는 것으로 판단되는 때에는 특정공산품(주방용 오물분쇄기)을 제조·수입·판매나 사용의 금지 또는 제한을 명할 수 있는 사람은?

① 시·도지사
② 보건복지부장관
③ 보건소장
④ 환경부장관
⑤ 지방환경청장

해설 환경부장관은 하수의 수질 악화를 방지하기 위하여 대통령령으로 정하는 특정공산품(주방용 오물분쇄기)을 사용함으로 인하여 하수의 수질을 현저히 악화시키는 것으로 판단되는 때에는 관계중앙행정기관의 장과 협의하여 해당 특정공산품(주방용 오물분쇄기)의 제조·수입·판매나 사용의 금지 또는 제한을 명할 수 있다. 다만, 환경부장관의 승인을 받아 연구 또는 시험을 위하여 환경부령으로 정하는 용도로 제조·수입·판매하거나 사용하는 경우에는 그러하지 아니하다(법 제33조 제1항 및 시행령 제23조).

정답 13 ⑤ 14 ④

37회 출제유형

15 개인하수처리시설을 설치 또는 변경하는 자가 그 설치 또는 변경공사를 완료한 때에는 누구에게 준공검사를 받아야 하는가?

① 특별자치시장·특별자치도지사·시장·군수·구청장
② 환경부장관
③ 시·도지사
④ 유역환경청장
⑤ 공공하수도관리청

> **해설** 개인하수처리시 설을 설치 또는 변경하는 자가 그 설치 또는 변경공사를 완료한 때에는 특별자치시장·특별자치도지사·시장·군수·구청장의 준공검사를 받아야 한다(법 제37조 제1항).

16 개인하수처리시설의 소유자 또는 관리자가 개인하수처리시설을 운영·관리함에 있어 금지되는 행위로 부적당한 것은?

① 건물 등에서 발생하는 오수를 개인하수처리시설에 유입시키지 아니하고 배출하거나 개인하수처리시설에 유입시키지 아니하고 배출할 수 있는 시설을 설치하는 행위
② 개인하수처리시설에 유입되는 오수를 최종방류구를 거치지 아니하고 중간배출하거나 중간배출할 수 있는 시설을 설치하는 행위
③ 방류수의 수질자가측정 및 내부청소를 하는 행위
④ 건물 등에서 발생하는 오수에 물을 섞어 처리하거나 물을 섞어 배출하는 행위
⑤ 정당한 사유 없이 개인하수처리시설을 정상적으로 가동하지 아니하여 방류수수질기준을 초과하여 배출하는 행위

> **해설** 개인하수처리시설의 소유자 또는 관리자는 방류수의 수질자가측정 및 내부청소 등에 관하여 환경부령으로 정하는 기준에 따라 그 시설을 유지·관리하여야 한다(법 제39조 제2항).

17 관할 구역 안에서 발생하는 분뇨를 수집·운반 및 처리하여야 하는 사람은?

① 환경부장관
② 보건복지부장관
③ 보건소장
④ 행정안전부장관
⑤ 특별자치시장·특별자치도지사·시장·군수·구청장

> **해설** 특별자치시장·특별자치도지사·시장·군수·구청장은 관할구역 안에서 발생하는 분뇨를 수집·운반 및 처리하여야 한다. 이 경우 특별자치 시장·특별자치도지사·시장·군수·구청장은 해당 지방자치단체의 조례로 정하는 바에 따라 분뇨수집·운반 업자로 하여금 그 수집·운반을 대행하게 할 수 있다(법 제41조 제1항).

정답 15 ① 16 ③ 17 ⑤

37회 출제유형

18 분뇨의 처리에 대한 설명으로 틀린 것은?

① 특별자치시장·특별자치도지사·시장·군수·구청장은 관할구역 안에서 발생하는 분뇨를 수집·운반 및 처리하여야 한다.
② 특별자치시장·특별자치도지사·시장·군수·구청장은 해당 지방자치단체의 조례로 정하는 바에 따라 분뇨수집·운반업자로 하여금 그 수집·운반을 대행하게 할 수 있다.
③ 특별자치시장·특별자치도지사·시장·군수·구청장은 분뇨를 수집·운반 및 처리함에 있어서 환경부령으로 정하는 바에 따라 수수료를 징수할 수 있다.
④ 화장실이 설치되어 있는 차량·선박 또는 항공기를 운행하는 자 및 이동식 화장실을 설치·관리하는 자는 그 화장실에서 배출되는 분뇨를 스스로 수집·운반 및 처리하여야 한다.
⑤ 지방자치단체의 장은 둘 이상의 지방자치단체에서 발생하는 분뇨를 광역적으로 처리할 필요가 있다고 인정되는 경우에는 분뇨처리시설을 공동으로 설치·운영할 수 있다.

해설 특별자치시장·특별자치도지사·시장·군수·구청장은 분뇨를 수집·운반 및 처리하는 경우 해당 지방자치단체의 조례로 정하는 바에 따라 수수료를 징수할 수 있다(법 제41조 제4항).

19 분뇨의 수집·운반 및 처리기준으로 부적당한 것은?

① 분뇨는 흡인식 장비로 수집할 것
② 흡인식 장비에는 수집량을 측정할 수 있는 계기를 갖출 것
③ 수집·운반 전용 장비를 사용하되 분뇨가 흘러나오거나 악취가 나지 아니하도록 할 것
④ 분뇨를 재활용하는 경우 공공하수처리시설이나 분뇨처리시설에서 처리할 것
⑤ 분뇨를 처리하여 방류하는 경우에는 방류수수질기준에 맞게 처리할 것

해설 **분뇨의 수집·운반 및 처리기준(시행규칙 제39조)**
- 분뇨의 수집·운반기준은 다음과 같다.
  - 분뇨는 흡인식 장비로 수집할 것. 다만, 흡인식 장비를 사용하기 어려운 지역에서는 수거식 장비로 수집할 수 있다.
  - 흡인식 장비에는 수집량을 측정할 수 있는 계기를 갖출 것
  - 수집·운반 전용 장비를 사용하되 분뇨가 흘러나오거나 악취가 나지 아니하도록 할 것
- 분뇨의 처리기준은 다음과 같다.
  - 공공하수처리시설이나 분뇨처리시설에서 처리할 것. 다만, 분뇨를 재활용하는 경우에는 그러하지 아니하다.
  - 분뇨를 처리하여 방류하는 경우에는 방류수수질기준에 맞게 처리할 것
- 분뇨를 스스로 처리하는 경우에는 오수처리시설로 유입하여 처리할 수 있다.

20 분뇨를 재활용하고자 하는 자가 행하여야 하는 절차는?

① 특별자치시장 · 특별자치도지사 · 시장 · 군수 · 구청장 – 신고
② 특별자치시장 · 특별자치도지사 · 시장 · 군수 · 구청장 – 허가
③ 환경부장관 – 신고
④ 환경부장관 – 허가
⑤ 보건소장 – 신고

해설 환경부령으로 정하는 양 이상의 분뇨를 재활용하고자 하는 자는 특별자치시장 · 특별자치도지사 · 시장 · 군수 · 구청장에게 신고하여야 한다(법 제44조 제1항).

21 분뇨를 수집을 하려는 자는 대통령령으로 정하는 기준에 따른 시설 · 장비 및 기술인력 등의 요건을 갖추어 행하여야 하는 절차는?

① 특별자치시장 · 특별자치도지사 · 시장 · 군수 · 구청장 – 신고
② 특별자치시장 · 특별자치도지사 · 시장 · 군수 · 구청장 – 허가
③ 환경부장관 – 신고
④ 환경부장관 – 허가
⑤ 보건소장 – 신고

해설 분뇨수집 · 운반업(법 제45조 제1항)
분뇨를 수집 · 운반하는 영업을 하려는 자는 대통령령으로 정하는 기준에 따른 시설 · 장비 및 기술인력 등의 요건을 갖추어 특별자치시장 · 특별자치도지사 · 시장 · 군수 · 구청장의 허가를 받아야 하며, 허가받은 사항 중 환경부령으로 정하는 중요한 사항을 변경하려는 경우에는 특별자치시장 · 특별자치도지사 · 시장 · 군수 · 구청장에게 변경신고를 하여야 한다.

22 환경부장관은 관리대행업자에게 영업정지처분을 하여야 할 경우로서 그 영업정지가 주민 생활에 심각한 불편을 줄 때 얼마의 과징금을 부과할 수 있는가?

① 2천만 원 이하의 과징금
② 3천만 원 이하의 과징금
③ 5천만 원 이하의 과징금
④ 1억 원 이하의 과징금
⑤ 2억 원 이하의 과징금

> **해설** 환경부장관은 관리대행업에게 영업정지처분을 하여야 할 경우로서 그 영업정지가 주민 생활에 심각한 불편을 주거나 그 밖에 공익을 하할 우려가 있는 때에는 그 영업정지처분을 갈음하여 2억 원 이하의 과징금을 부과할 수 있다(법 제50조 제1항).

23 다음 괄호 안에 알맞은 말을 채우시오.

> 특별자치시장·특별자치도지사·시장·군수·구청장은 분뇨수집·운반업자가 결격사유에 해당하여 영업정지처분을 하여야 할 경우로서 그 영업정지가 해당 사업의 이용자 등에게 심한 불편을 주거나 그 밖에 공익을 해할 우려가 있는 때에는 그 영업정지를 갈음하여 (   )의 과징금을 부과할 수 있다.

① 5백단 원 이하
② 1천만 원 이하
③ 2천단 원 이하
④ 3천만 원 이하
⑤ 5천만 원 이하

> **해설** 특별자치시장·특별자치도지사·시장·군수·구청장은 분뇨수집·운반업자가 결격사유에 해당하여 영업정지처분을 하여야 할 경우로서 그 영업정지가 해당 사업의 이용자 등에게 심한 불편을 주거나 그 밖에 공익을 해할 우려가 있는 때에는 그 영업정지를 갈음하여 3천만 원 이하의 과징금을 부과할 수 있다(법 제50조 제3항).

정답 22 ⑤ 23 ④

24 공공하수도에 관한 비용 부담에 대한 설명으로 틀린 것은?

① 공공하수도에 관한 비용은 해당 공공하수도관리청이 속하는 지방자치단체의 부담으로 한다.
② 공공하수도관리청은 해당 공공하수도로 인하여 이익을 받는 다른 지방자치단체에 대하여 그 이익의 범위 안에서 공공하수도의 설치·개축·수선·유지에 필요한 비용의 전부 또는 일부를 분담시킬 수 있다.
③ 비용의 분담에 관하여는 관계지방자치단체가 상호 협의하여야 한다.
④ 협의가 성립되지 아니한 때에는 관계지방자치단체는 시·도지사에게 재정을 신청할 수 있다.
⑤ 환경부장관은 재정을 하는 때에는 국토교통부장관과 미리 협의하여야 한다.

> **해설** 비용부담의 원칙(법 제57조)
> 공공하수도에 관한 비용은 이 법 또는 다른 법률에 특별한 규정이 있는 경우를 제외하고는 해당 공공하수도관리청이 속하는 지방자치단체의 부담으로 한다.
> 비용분담(법 제58조)
> • 공공하수도관리청은 해당 공공하수도로 인하여 이익을 받는 다른 지방자치단체에 대하여 그 이익의 범위 안에서 공공하수도의 설치·개축·수선·유지에 필요한 비용의 전부 또는 일부를 분담시킬 수 있다.
> • 비용의 분담에 관하여는 관계지방자치단체가 상호 협의하여야 한다.
> • 협의가 성립되지 아니한 때에는 관계지방자치단체는 시·도지사에게 재정을 신청할 수 있다
> • 환경부장관은 재정을 하는 때에는 행정안전부장관과 미리 협의하여야 한다.
> • 재정이 있는 때에는 협의가 성립된 것으로 본다.

25 개인하수처리시설의 유지·관리에 관한 기술업무를 담당할 기술관리인을 두어야 하는 개인하수처리시설의 규모가 아닌 것은?

① 1일 처리용량이 50세제곱미터 이상인 오수처리시설
② 1개의 건물에 2 이상의 오수처리시설이 설치되어 있는 경우 그 용량의 합계가 50세제곱미터 이상인 것을 포함
③ 처리대상 인원이 1천 명 이상인 정화조
④ 처리대상 인원이 5백 명 이상인 정화조
⑤ 1개의 건물에 2 이상의 정화조가 설치되어 있는 경우 그 처리대상 인원의 합계가 1천 명 이상인 것을 포함

> **해설** 기술관리인(시행령 제37조 제1항)
> 개인하수처리시설의 유지·관리에 관한 기술업무를 담당할 기술관리인을 두어야 하는 개인하수처리시설의 규모는 다음과 같다.
> • 1일 처리용량이 50세제곱미터 이상인 오수처리시설(1개의 건물에 2 이상의 오수처리시설이 설치되어 있는 경우 그 용량의 합계가 50세제곱미터 이상인 것을 포함)
> • 처리대상 인원이 1천 명 이상인 정화조(1개의 건물에 2 이상의 정화조가 설치되어 있는 경우 그 처리대상 인원의 합계가 1천 명 이상인 것을 포함)

정답 24 ⑤ 25 ④

26 공공하수처리시설 및 분뇨처리시설을 운영·관리하는 자는 공공하수처리시설 또는 분뇨처리시설의 효율적인 운영·관리를 위하여 그 시설의 운영요원에 대하여 누가 실시하는 교육을 받게 하여야 하는가?

① 행정안전부장관
② 보건복지부장관
③ 시장·군수·구청장
④ 질병관리청장
⑤ 환경부장관 또는 시·도지사

해설 공공하수처리시설 및 분뇨처리시설을 운영·관리하는 자는 공공하수처리시설 또는 분뇨처리시설의 효율적인 운영·관리를 위하여 그 시설의 운영요원에 대하여 환경부장관 또는 시·도지사가 실시하는 교육을 받게 하여야 한다(법 제67조 제1항).

27 공공하수처리시설 또는 분뇨처리시설의 효율적인 운영·관리를 위하여 그 시설의 운영요원에 대하여 환경부장관이 실시하는 교육을 받게 하여야 하는데 그 대상자가 아닌 자는?

① 공공하수처리시설 및 분뇨처리시설의 운영요원
② 분뇨수집·운반업자
③ 위생사
④ 처리시설설계·시공업자
⑤ 기술관리인

해설 교육의 대상자(시행령 제38조 제1항)
- 공공하수처리시설 및 분뇨처리시설의 운영요원
- 관리대행업자의 기술인력(그 자신이 기술인력인 영업자를 포함)
- 분뇨수집·운반업자·처리시설설계·시공업자, 처리시설제조업자, 및 처리시설관리업자의 기술인력(그 자신이 기술인력인 영업자를 포함)
- 기술관리인

28 분뇨를 재활용하는 자 또는 분뇨수집·운반업자는 환경부령이 정하는 바에 따라 장부를 비치하고, 분뇨의 수집장소·수집량 및 처리상황을 기록하여야 하는데, 그 장부의 보존기간은?

① 최종 기재를 한 날부터 1년으로 한다.
② 최종 기재를 한 날부터 2년으로 한다.
③ 최종 기재를 한 날부터 3년으로 한다.
④ 최종 기재를 한 날부터 5년으로 한다.
⑤ 최종 기재를 한 날부터 10년으로 한다.

해설 분뇨를 재활용하는 자 또는 분뇨수집·운반업자는 환경부령으로 정하는 바에 따라 장부를 비치하고, 분뇨의 수집장소·수집량 및 처리상황을 기록하여야 하며, 장부의 보존기간은 최종 기재를 한 날부터 3년으로 한다(법 제68조 제2항).

시대에듀 회원만을 위한 특별한 혜택

회원 가입만 해도 누릴 수 있는 다양한 프리미엄 혜택!

01 무료 회원 혜택
- 전문가와 1:1 무료 상담 서비스 제공
- 자격증/공무원/취업 관련 무료 특강 제공
- 월별 이슈 & 상식 특강 제공
- 인적성 검사 및 면접 특강 지원

02 유료 회원 혜택
- 750명 교수진의 고품질 명품 강의 제공
- 무제한 반복 수강 가능
- 모바일 강의 다운로드 및 스트리밍
- Full HD 고화질 강의 시청

03 추가 제공 서비스
- 교재 및 동영상 구매 시 적립금 3,000원 제공
- 강의 수강료 5% 할인 쿠폰 제공
- 원격지원 서비스를 통한 빠른 문제 해결

※ 모의고사 및 무료특강은 일부 상품에 한해 제공되며, 상품에 따라 제공 여부가 달라질 수 있습니다. 또한, 상품 정책에 따라 서비스 내용은 사전 예고 없이 변경될 수 있습니다.

합격을 위한 최고의 선택! 시대에듀 회원 혜택!
합격을 위한 첫 걸음, 지금 바로 QR코드로 확인하세요!

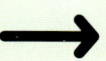 

위생사 면허증 취득은
시대에듀와 함께!

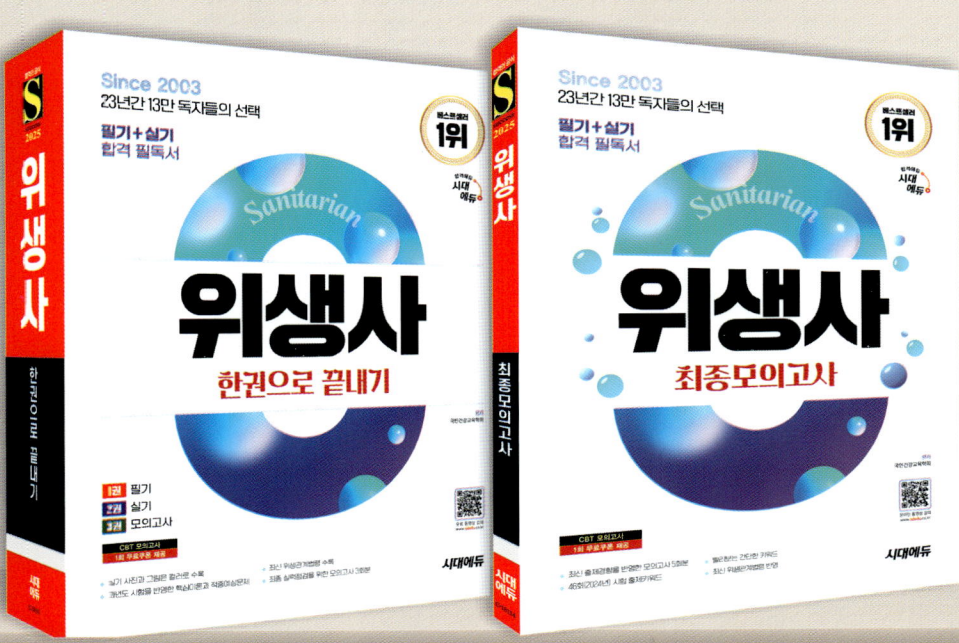

- 과년도 시험을 반영한 핵심이론
- 시험에서 만나볼 적중예상문제
- 컬러풀한 사진, 그림 수록
- 최종 실력점검을 위한 모의고사 3회분
- 최신 위생관계법령 반영
- 빨리보는 간단한 키워드
- 46회 출제키워드 분석

- 출제예상 모의고사 5회분 수록
- 핵심만 콕콕 짚은 해설
- 최신 위생관계법령 반영
- 빨리보는 간단한 키워드
- 46회 출제키워드 분석

위생사 한권으로 끝내기
| 가격 | 42,000원

위생사 최종모의고사
| 가격 | 25,000원

영양사 면허증 취득은
시대에듀와 함께!

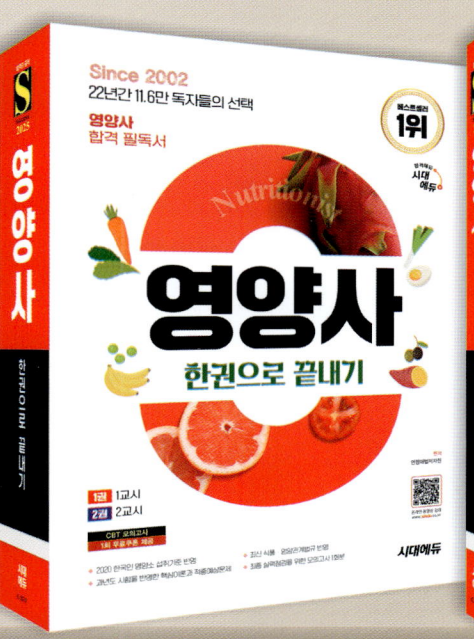
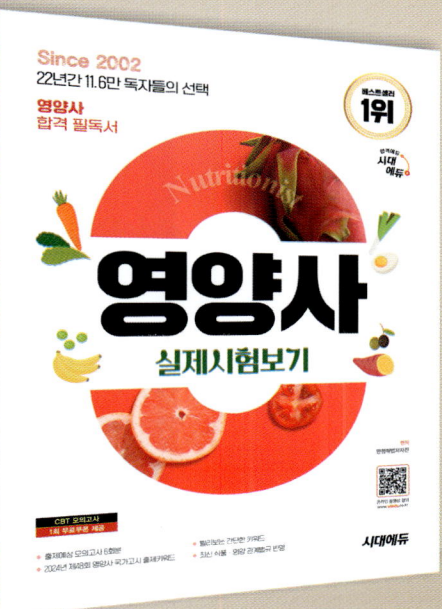

- 과년도 시험을 반영한 핵심이론
- 시험에서 만나볼 적중예상문제
- 최종 실력점검을 위한 모의고사 1회분
- 최신 식품·영양관계법규 반영
- 2020 한국인 영양소 섭취기준 반영
- 빨리보는 간단한 키워드
- 48회 출제키워드 분석

영양사 한권으로 끝내기
| 가격 | 45,000원

- 출제예상 모의고사 6회분 수록
- 핵심만 콕콕 짚은 해설
- 최신 식품·영양관계법규 반영
- 빨리보는 간단한 키워드
- 48회 출제키워드 분석

영양사 실제시험보기
| 가격 | 26,000원

※ 도서의 이미지와 가격은 변경될 수 있습니다.

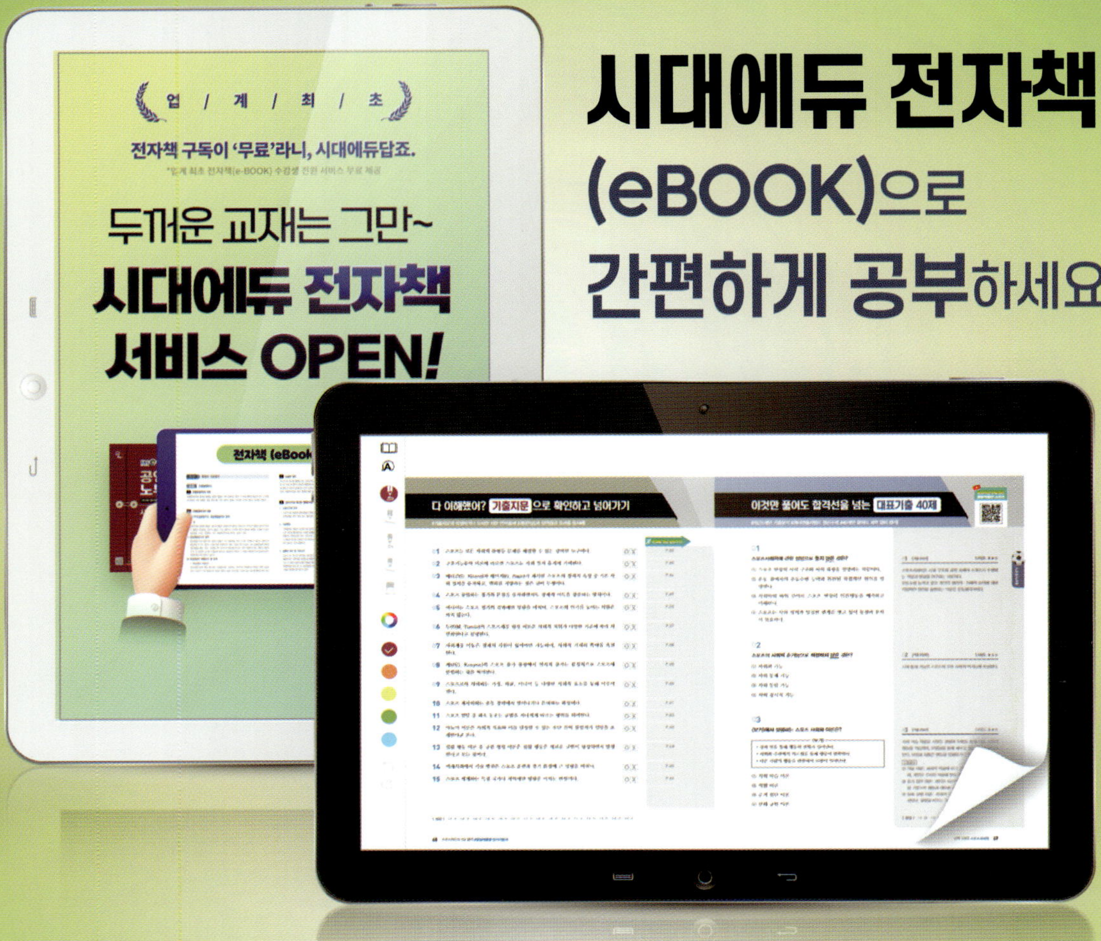

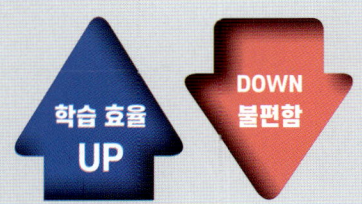

46.2%

*2024년 위생사 시험 합격률

CBT 모의고사, 이제 선택이 아닌 필수!

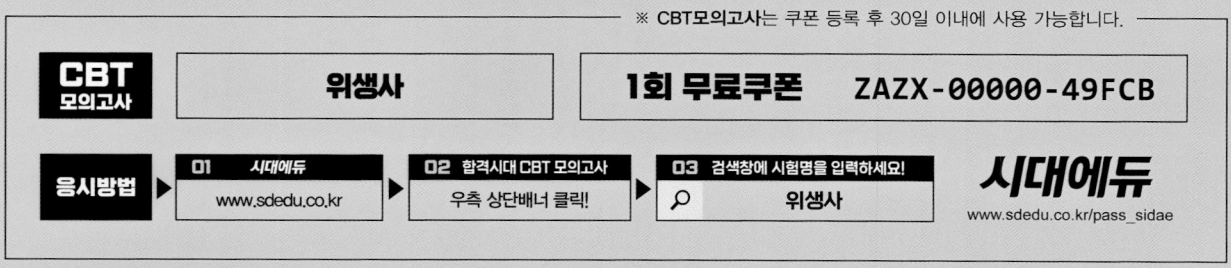

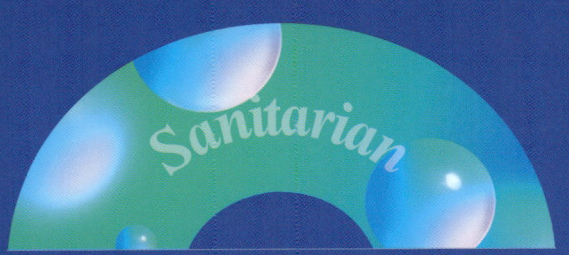

위생사
한권으로 끝내기

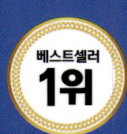

[판매량 1위]
YES24 월별 베스트
국내도서 〉 수험서 자격증 〉 보건/위생/의학 〉 위생사
2021년 2~3월, 5~12월 / 2022년 1~12월
2023년 1~10월, 12월 / 2024년 1~9월, 12월
2025년 1월, 3~8월

Since 2003
3년간 13만 독자들의 선택

필기+실기
합격 필독서

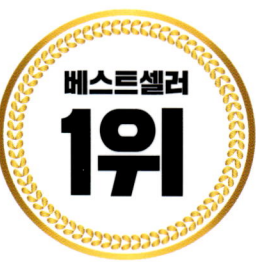

베스트셀러 1위

합격에듀
시대에듀

위생사
한권으로 끝내기

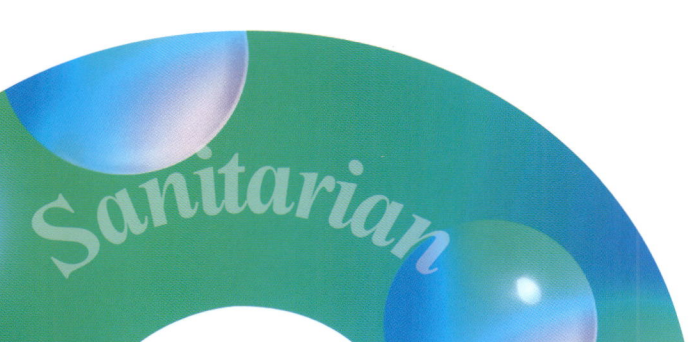

편저
국민건강교육학회

2권 실기
1과목 환경위생학
2과목 식품위생학
3과목 위생곤충학

유료 동영상 강의
www.sdedu.co.kr

CBT 모의고사
1회 무료쿠폰 제공

◆ 실기 사진과 그림은 컬러로 수록
◆ 과년도 시험을 반영한 핵심이론과 적중예상문제
◆ 최신 위생관계법령 수록
◆ 최종 실력점검을 위한 모의고사 3회분

시대에듀

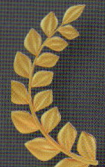 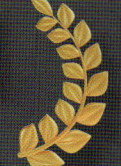

합격생 후기 언급량 1위
수험생들이 가장 많이 검색한 시대에듀

전과목 전강좌 0원

전 교수진 최신 강의 — 100% 무료

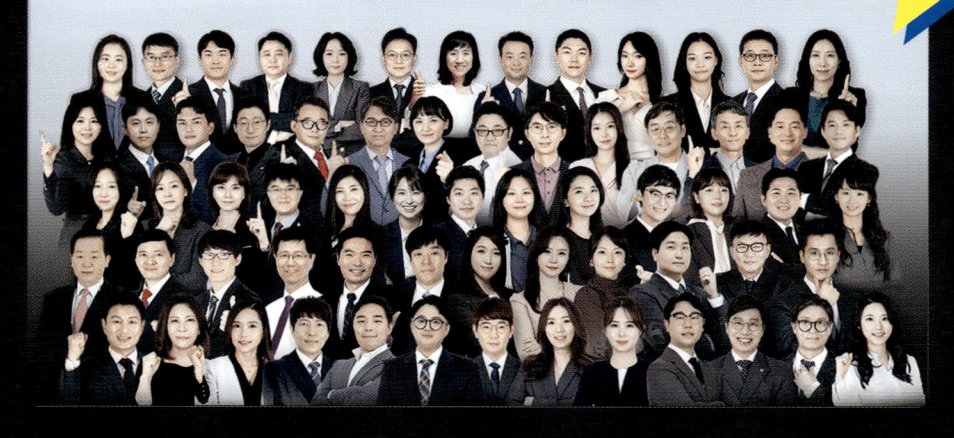

지금 바로 1위 강의 100% 무료 수강하기 GO »

*노무사 합격 후기 / 수강 후기 게시판 김희향 언급량 기준
*네이버 DataLab 검색어 트렌드 조회 결과(주제어: 업체명+법무사 / 3개 업체 비교 / 2016.05.~2025.05.)

판매량으로 증명된 **위생사** 합격 교재

위생사 수험생이라면, 필독서!

도서 판매율 1위 yes24

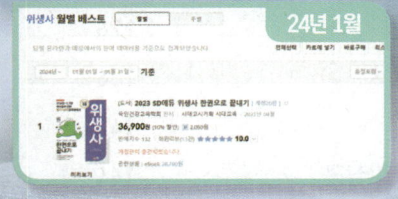
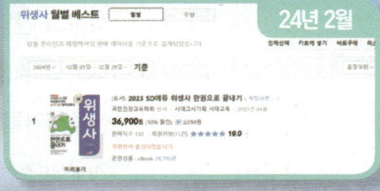
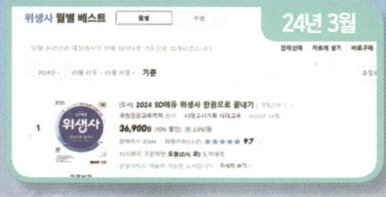
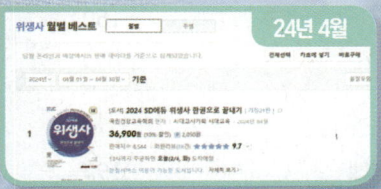
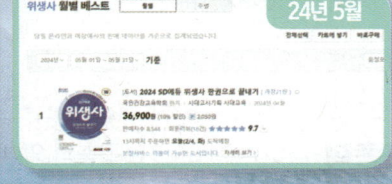
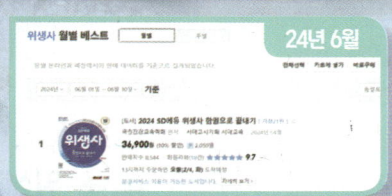
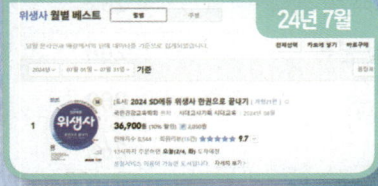
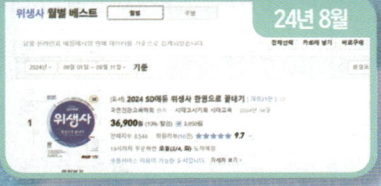
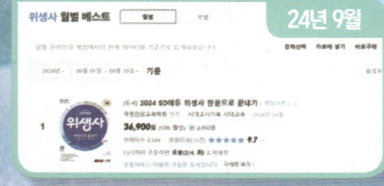
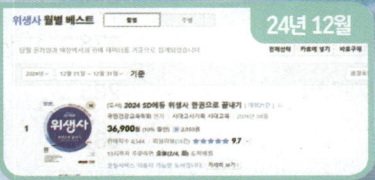

YES24 기준
[위생사 월별 베스트]에서
2024년 1, 2, 3, 4, 5, 6, 7, 8, 9, 12월에
1위를 하였습니다.

이 책의 목차

2025 시대에듀 위생사 한권으로 끝내기

CONTENTS

2권 실기

1과목 환경위생학
- CHAPTER 01 환경측정 · 003
- CHAPTER 02 공기검사 · 018
- CHAPTER 03 조도·소음·진동 · · · · · · · · · · · · · · · 031
- CHAPTER 04 먹는물검사 · 034
- CHAPTER 05 하수검사 · 047
- CHAPTER 06 폐기물 · 062
- 적중예상문제 · 066

2과목 식품위생학
- CHAPTER 01 식품취급 및 시설 위생 · · · · · · · 109
- CHAPTER 02 식품의 감별방법 · · · · · · · · · · · · · · · 116
- CHAPTER 03 식중독, 세균, 곰팡이 · · · · · · · · · 119
- CHAPTER 04 식품과 감염병 · · · · · · · · · · · · · · · · · 126
- CHAPTER 05 식품의 위생검사 · · · · · · · · · · · · · · · 136
- CHAPTER 06 식품첨가물 · 142
- CHAPTER 07 기구의 소독 및 살균 · · · · · · · · · · 144
- 적중예상문제 · 150

3과목 위생곤충학
- CHAPTER 01 곤충의 외부형태 · · · · · · · · · · · · · · · 197
- CHAPTER 02 곤충의 내부형태 및 생리 · · · · · 202
- CHAPTER 03 곤충의 발육 및 분류 · · · · · · · · · · 206
- CHAPTER 04 위생곤충 · 209
- CHAPTER 05 쥐류 · 266
- CHAPTER 06 위생곤충의 채집, 보존 및 표본제작 · · · 274
- CHAPTER 07 살충제 · 278
- CHAPTER 08 매개곤충의 방제방법 · · · · · · · · · · 285
- 적중예상문제 · 288

제1과목
환경위생학

CHAPTER 01	환경측정
CHAPTER 02	공기검사
CHAPTER 03	조도 · 소음 · 진동
CHAPTER 04	먹는물검사
CHAPTER 05	하수검사
CHAPTER 06	폐기물
적중예상문제	

행운이란 100%의 노력 뒤에 남는 것이다.

– 랭스턴 콜먼(Langston Coleman)

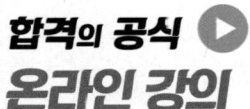

보다 깊이 있는 학습을 원하는 수험생들을 위한
시대에듀의 동영상 강의가 준비되어 있습니다.

www.sdedu.co.kr → 회원가입(로그인) → 강의 살펴보기

CHAPTER 01 환경측정

1 공기의 조성

(1) 공기의 성분과 농도(표준상태)
① 질소(N_2 78.09v/v%), 산소(O_2 20.95v/v%), 아르곤(Ar 0.93v/v%), 이산화탄소(CO_2 0.032v/v%), 기타
② 공기의 평균 분자량 : 약 28.84g
③ 공기의 밀도 : 1.293g/L

(2) 대기의 수직구조와 온도변화
① 대류권에서는 고도가 올라갈수록 온도가 떨어짐 ★ ③⑦
② 성층권의 오존층은 고도로 올라갈수록 온도가 올라감
③ 성층권 : 지상 11~50km[25km(25~35km)에서 O_3은 최대밀도가 되는데 이 층을 오존층이라 함]

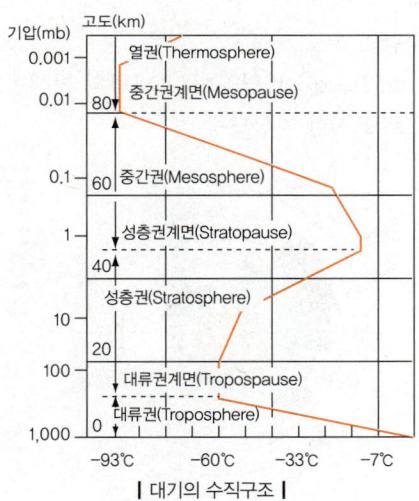

| 대기의 수직구조 |

(3) 대기오염물질
① 1차 오염물질 : 직접 대기로 방출되는 물질
  ㉠ 아침, 저녁, 밤 : 대기 중 농도 증가
  ㉡ 낮 : 대기 중 농도 감소(1차 오염물질이 자외선과 반응하여 2차 오염물질을 형성하기 때문)

출제경향 파헤치기

1차 오염물질과 2차 오염물질의 종류를 구분하는 것을 주로 묻는다.

☑ 다음 중 2차 오염물질에 해당하는 것은?
☑ 다음 중 1차 오염물질의 생성 원인으로 옳은 것은?

핵심 OX

01 대류권에서는 고도가 올라갈수록 온도가 상승한다. (O, X)

02 1차 대기오염물질은 직접 대기로 방출되는 물질이다. (O, X)

|정답| 01 X 02 O

㉢ 오전 9시경 증가, 12시경 감소, 오후 6시경 증가

㉣ CO, CO_2, H_2, H_2S, NH_3, Pb, Zn, Hg, SiO_2, 중금속 산화물 등

② **2차 오염물질** : 1차 오염물질 간 또는 1차 오염물질과 다른 물질이 반응하여 생성된 물질 ★37

㉠ 외부의 광합성도, 반응물질의 농도, 지형, 습도 등에 영향 받음

㉡ 태양광선(자외선)이 있는 낮 : 대기 중 농도 증가

㉢ 낮 12시경 증가, 오후 2시경 가장 높음, 오후 4시 이후 감소

㉣ O_3, PAN(Peroxy Acetyl Nitrate), H_2O_2, PBN 등

③ **1 · 2차 오염물질**

㉠ 발생원에서 직접 또는 대기 중에서 생성된 물질

㉡ SO_2, SO_3, H_2SO_4, NO, NO_2, 케톤, 유기산 등

(4) 오염물질의 확산

① 바람(Wind)

㉠ 대기오염물질의 확산에 가장 큰 영향을 미침

㉡ 바람 : 공기의 움직임에서 수평방향의 움직임

㉢ 대류 : 공기의 움직임에서 수직방향의 움직임

㉣ 바람 표시

- 풍향 : 바람이 불어오는 방향
- 풍속 : 바람의 속도

㉤ 풍배도(Wind Rose ; 바람장미) : 바람의 발생빈도와 풍속을 16방향의 막대기형으로 표시한 기상도형

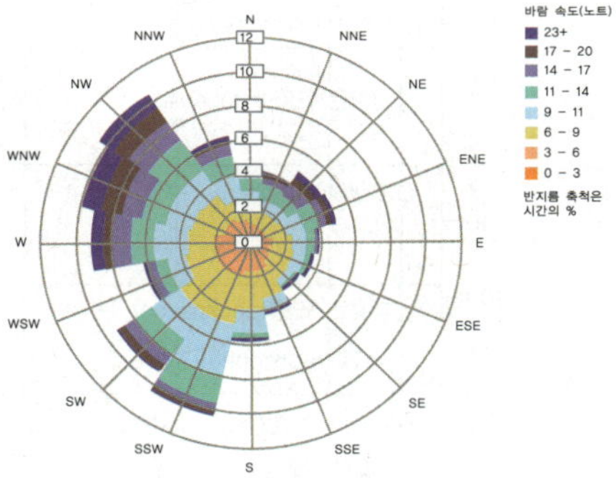

| 풍배도 |

㉥ 주 풍

- 해당 기간 중 가장 빈번하게 발생하는 풍향
- 바람이 발생한 곳의 이름을 따서 바람의 이름을 지음

㉦ 바람을 불게 하는 원동력 : 기압경도력, 전향력, 마찰력, 중력

② 바람의 종류
　㉠ 지균풍(Geostrophic Wind)
　㉡ 경도풍(Gradient Wind)
　㉢ 지상풍(Surface Wind)
　㉣ 국지환류
　　• 해륙풍 : 바다와 육지의 비열차로 인해 발생
　　　– 해풍 : 비열차에 의해 육지가 바다보다 빨리 더워져서 가벼운 공기가 위로 올라가면 바다의 찬 공기가 이동하면서 발생하는 바람(낮에 바다에서 육지로 부는 바람)
　　　– 육풍 : 해가 지면 육지가 바다보다 빨리 식어 육지의 공기가 바다로 이동하면서 발생하는 바람(육지에서 바다로 부는 바람)

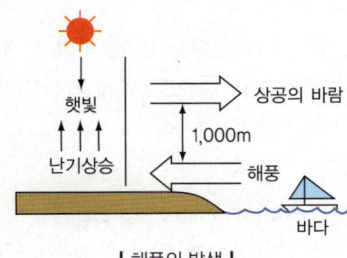

| 해풍의 발생 |

　　• 산곡풍
　　　– 곡풍 : 낮에 햇빛에 의해 경사면이 산 아래보다 더 빨리 가열되어 상승기류가 발생(산 아래에서 산 위로 부는 바람)
　　　– 산풍 : 밤에 경사면이 빨리 냉각되어 발생(산 위에서 산 아래로 부는 바람)

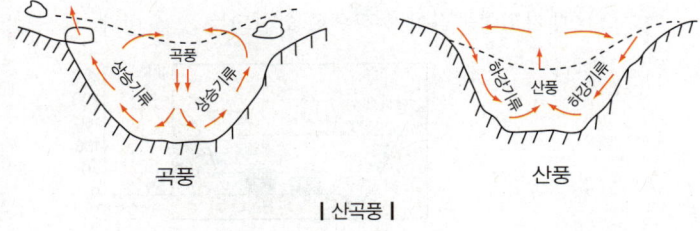

| 산곡풍 |

　　• 푄풍(높새바람) ★ 36

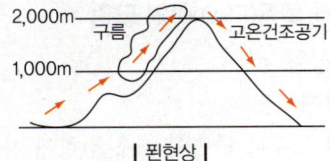

| 푄현상 |

핵심 OX

01 CO는 1차 대기오염물질이다. (O, X)

02 2차 대기오염물질은 직접 대기로 방출되는 물질이다. (O, X)

03 해륙풍은 바다와 육지의 비열차로 인해 발생한다. (O, X)

| 정답 | 01 O 02 X 03 O

- 습윤한 바람이 산을 넘으면 온도가 상승하고 고온 건조해지는 현상
- 우리나라에서는 태백산맥을 중심으로 발생
• 전원풍
- 도시의 중심부가 고온이 되어 상승기류가 발생
- 시골에서 도시로 부는 바람

(5) 기온역전

① 대류권에서는 평균 기온감률이 0.65℃/100m(-0.65℃/100m)로 하층에서 상공으로 올라갈수록 기온이 감소하는 것이 보통이나 환경감률이 상공으로 올라가면서 일정하거나 또는 상승하는 현상
② 수직운동이 억제됨
③ 대류현상이 생기지 않음
④ 하층에서 생긴 대류현상도 이 층에서는 저지됨
⑤ 대기오염물질이 대기층으로 쉽게 확산되지 못함
⑥ 지표 부근의 오염농도가 커짐
⑦ 역전의 종류
  ㉠ 복사역전(Radiation Inversion)
    • 복사 냉각이 심하게 일어날 때는 지표에 접한 공기가 상공의 공기에 비해 더 차가워져서 발생
    • 지면에 접하여 발생하기 때문에 접지역전이라고도 함
  ㉡ 침강역전(Subsidence Inversion)
    • 고기압 중심 부분에서 발생
    • 기층이 서서히 침강되면서 단열변화로 승온되어서 발생
    • 장기적으로 지속됨
    • 대기오염물질이 수직으로 확산되는 것을 방해

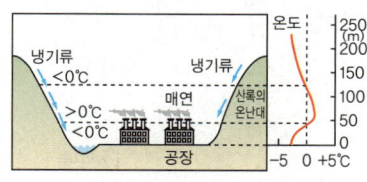

| 기온역전 |

(6) 대기안정도와 플룸(Plume)의 모양

① 환상형(파상형)
  ㉠ 대기 상태 : 절대불안정
  ㉡ 맑은 날 오후나 풍속이 매우 강하여 상·하층 간에 혼합이 크게 일어날 때 발생

출제경향 파헤치기

기온역전의 발생과 피해를 주로 묻는다.
☑ 기온역전이 발생하는 원인으로 옳은 것은?
☑ 기온역전이 발생하면 나타나는 현상으로 옳은 것은?

ⓒ 풍하측 지면에 심한 오염의 영향을 미침
ⓓ 지표농도 최대

② 원추형
ⓐ 대기 상태 : 중립 조건
ⓑ 플륨의 단면도가 전형적인 가우시안 분포(Gaussian Distribution)를 이룸

③ 부채형
ⓐ 대기 상태 : 안정
ⓑ 역전층 내에서 발생
ⓒ 오염농도 추정 곤란

④ 상승형(지붕형 = 처마형) : 역전이 연기의 아래에만 존재하여 하향방향으로 혼합이 안 되는 경우에 발생

⑤ 훈증형(끌림형)
ⓐ 대기 상태 : 하층 불안정
ⓑ 오염물질이 지면에까지 영향을 미치면서 지표 부근을 심하게 오염시킴

⑥ 함정형(구속형) : 침강역전과 복사역전이 있는 경우 역전층 사이에서 오염물질이 배출될 때 발생

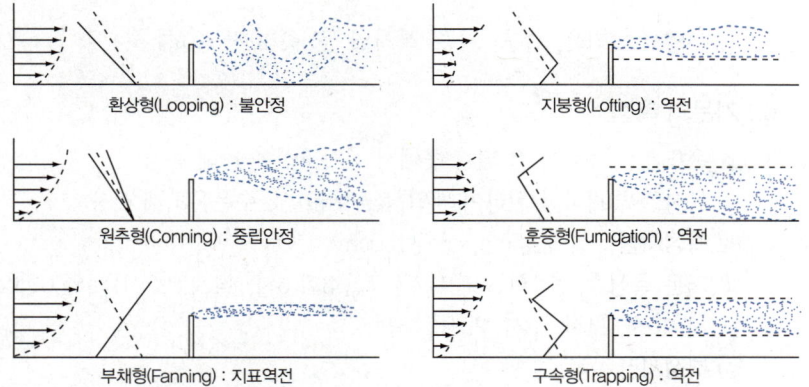

| 굴뚝연기의 분산상태 |

(7) 장애물에 대한 플륨의 영향

① 다운워시(Down Wash) 현상
ⓐ 굴뚝의 수직 배출속도에 비해 굴뚝 높이에서의 평균풍속이 크면 플륨이 굴뚝 아래로 흩날리는 현상
ⓑ $V_S < V$ (V : 굴뚝 높이에서 평균풍속, V_S : 연기 배출속도)
ⓒ 방지 대책 : 수직 배출속도를 굴뚝 높이에서 부는 풍속의 2배 이상이 되게 함 ($V_S / V > 2$)

핵심 OX

01 기온역전이 발생하면 대류권 상층부에 오염농도가 커진다. (O, X)

02 기온역전이 발생하면 대류현상이 생기지 않는다. (O, X)

03 부채형인 플륨은 역전층 내에서 발생한다. (O, X)

|정답| 01 X 02 O 03 O

② 다운드래프트(Down Draft) 현상
  ㉠ 오염물질을 배출하는 굴뚝의 풍상측에 굴뚝의 높이에 비교할 만한 건물이 있으면 난류 발생 → 이 난류로 인해 플룸이 풍상측 건물 후면으로 흐르게 되는 현상
  ㉡ 방지 대책 : 굴뚝 높이를 주위 건물의 2.5배 이상으로 함

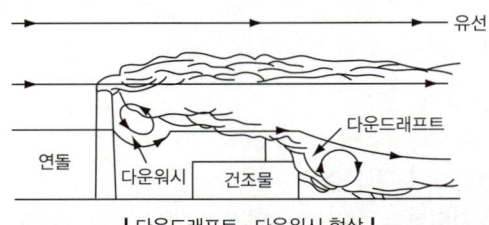

| 다운드래프트 · 다운워시 현상 |

2 기 온

(1) 기온의 정의
① 태양의 복사열에 의한 것으로 보통 지상 1.5m의 그늘진 곳에서 측정한 건구온도
② 온열요소(기온, 습도, 기류, 복사열 등) 중 가장 중요

(2) 기온의 측정
① 온도계는 통풍이 잘 되는 곳에서 직사광선을 피해 측정
② 복사열을 피하기 위하여 백엽상(百葉箱) 및 수은온도계 사용
③ 측정지점 : 실내 45cm, 실외 150cm
④ 기온 측정 : 1일 1회(오전 10시), 1일 3회(6시, 14시, 22시), 1일 6회(2시, 6시, 10시, 14시, 18시, 22시)
⑤ 측정시간
  ㉠ 수은온도계 : 2분 후 측정(보통 온도 측정) ★ 39
  ㉡ 알코올온도계 : 3분 후 측정(이상 저온 측정) ★ 43
  ㉢ 구부가 큰 온도계 : 5분 이상(측정 장소 곤란 시)

> **출제경향 파헤치기**
> 측정기구의 차이와 측정할 수 있는 것을 주로 묻는다.
> ☑ 아스만통풍건습계에 대한 설명으로 옳은 것은?
> ☑ 젖은 헝겊을 사용하며, 기온과 기습을 동시에 측정 가능한 기구는?

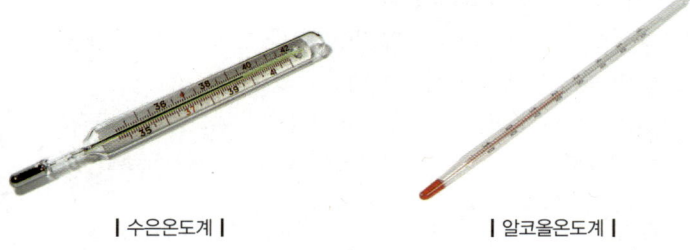

| 수은온도계 | | 알코올온도계 |

⑥ 일교차 : 하루 중 최저 온도(일출 30분 전)와 최고 온도(오후 2시경)의 차이
  ㉠ 일교차 : 내륙 > 해안 > 산림지대
  ㉡ 연교차 : 한대 > 온대 > 열대
⑦ 대기권의 기온 : 기온은 지상 12km 이하의 대기권에서는 지상 100m마다 0.6~1.0℃ 정도로 점점 낮아지며, 성층권에서는 고도에 따라 높아짐
⑧ 적정 온도 : 실내 18±2℃, 침실 15±1℃, 병실 21±2℃

(3) 측정기구

① **봉상온도계** : 수은온도계, 알코올온도계, 톨루엔온도계
② **아스만통풍건습계** ★ 44 38 35
  ㉠ 기온과 기습 동시 측정 가능
  ㉡ 건구·습구온도계가 부속되어 있음
  ㉢ 건구 : 보통의 온도계
  ㉣ 습구 : 온도계의 둥근 부분을 젖은 헝겊으로 싼 온도계

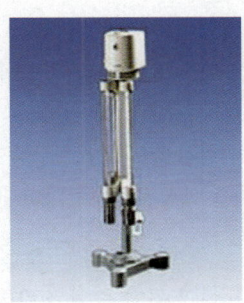
| 아스만통풍건습계 |

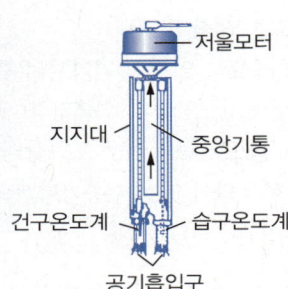
| 아스만통풍건습계 구조 |

③ **자기온도계** : 바이메탈(Bimetal) 사용, 기온의 시각적 변화 측정 ★ 39 37

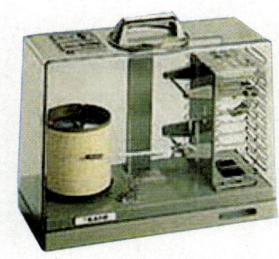
| 자기온도계 | ★ 45

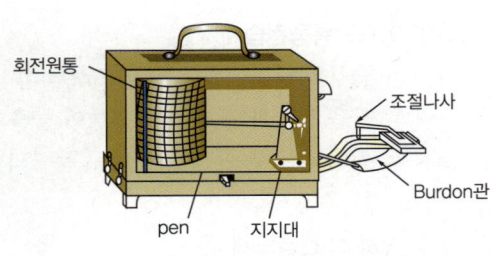
| 자기온도계 구조 |

> **알아두기**
>
> **백엽상**
>
>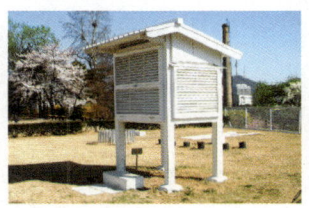
>
> - 실외기온 측정으로 지상 1.5m에서 측정
> - 기상관측인 경우 백엽상 가운데에서 온도계를 고정시킴
> - 일정한 장소의 기온을 측정할 때 좋음
>
> **섭씨(℃)와 화씨(℉)의 환산식**
>
> - $℃ = \dfrac{5}{9}(℉ - 32)$
> - $℉ = \dfrac{9}{5}℃ + 32$

> **핵심 OX**
>
> 01 다운드래프트 현상은 굴뚝 높이를 주위 건물의 2.5배 이상 높이면 예방할 수 있다. (O, X)
>
> 02 수은온도계는 2분 후 측정한다. (O, X)
>
> 03 아스만통풍건습계는 기온과 기습을 동시에 측정할 수 있다. (O, X)
>
> |정답| 01 O 02 O 03 O

④ 최고 · 최저온도계 : 일정한 시간 내의 최고온도와 최저온도 측정

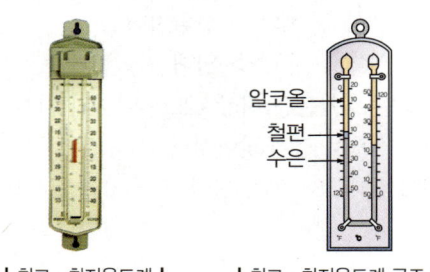

| 최고 · 최저온도계 | | 최고 · 최저온도계 구조 |

3 기습(습도)

(1) 기습의 정의

일정 온도의 공기 중에 포함될 수 있는 수분의 양으로서 일반적으로 상대습도(비교습도)를 말한다.

① **포화습도** : 일정 공기가 함유할 수 있는 수증기량의 한계에 달했을 때(포화상태) 공기 중의 수증기량(g) 또는 수증기장력(mmHg)
② **비교습도** : 공기 $1m^3$ 포화상태에서 함유할 수 있는 수증기량과 현재 그중에 함유되어 있는 수증기량과의 비를 백분율(%)로 나타낸 것

$$비교습도 = \frac{절대습도}{포화습도} \times 100$$

③ **절대습도** : 수증기량을 단위체적($1m^3$)의 공기 중의 질량(g)으로 표시한 것
④ **포차** : 포화습도와 절대습도의 차

(2) 측정기구

① **아스만통풍건습계** ★ ㊳
  ㉠ 습구의 거즈에 물을 떨어뜨려 적심
  ㉡ 물을 적심과 동시에 잘 흔들어 물을 뺀 다음 금속덮개로 덮어 사용
  ㉢ 팬이 4~5분 회전한 후 습구 눈금의 저하가 멈췄을 때 건구와 습구온도를 측정

② **August 건습도계**
  ㉠ 동일온도계(T, T′)를 놓고, 그중 한 개의 구를 헝겊으로 싸고 실을 물컵에 연결하여 측정
  ㉡ 실의 길이는 약 10cm(4cm는 물컵 속에 잠기게 함)로 하고, 건구온도계(T)를 먼저 읽음
  ㉢ T를 건구온도계, T′를 습구온도계라 부르고 건구온도 t, 습구온도 t′를 측정하여 공기의 습도를 구함

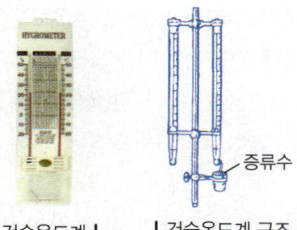

| 건습온도계 | | 건습온도계 구조 |

③ 모발습도계
  ㉠ 습하면 늘어나고 건조하면 줄어드는 머리카락의 성질을 이용
  ㉡ 온도에 영향을 많이 받으므로 40℃ 이하에서는 사용 금지

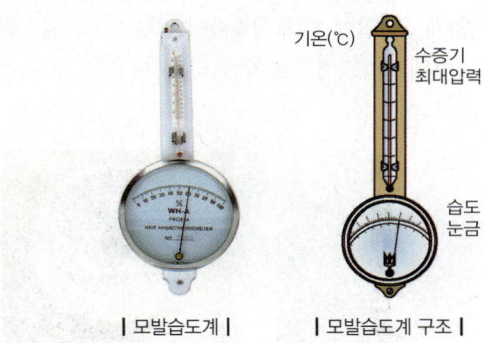

| 모발습도계 | | 모발습도계 구조 |

④ 자기습도계 : 모발습도계의 원리를 이용한 습도계로, 회전원통에 종이를 감아 연속적으로 측정 가능

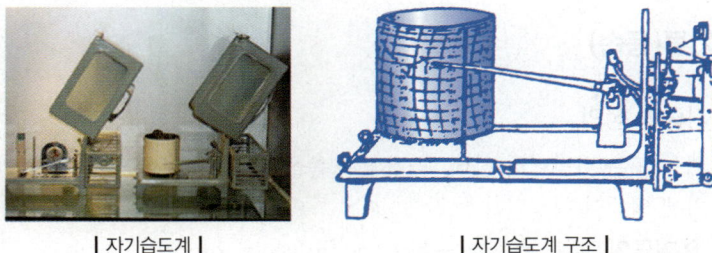

| 자기습도계 | | 자기습도계 구조 |

4 기압

(1) 기압의 정의

어떤 높이에 있어서 공기의 압력을 말한다. 공기 내에서 어떤 점의 압력은 모든 방향으로 균일하지만, 어떤 점의 기압이란 그 점을 중심으로 한 단위면적 위에서 연직으로 취한 공기 기둥 안의 공기의 무게를 의미한다.

핵심 OX

01 아스만통풍건습계는 팬이 4~5분 회전한 후 습구 눈금의 저하가 멈췄을 때 측정한다. (O, X)

02 모발습도계는 습도에 따라 늘어나고 줄어드는 머리카락의 성질을 이용한다. (O, X)

03 기압은 공기의 압력을 뜻한다. (O, X)

|정답| 01 O 02 O 03 O

① 1기압 : 1013.25hPa = 1013.25mb = 수은주 760mmHg = 1Hp에 해당
② 기압의 측정 : 극댓값(9시, 21시), 극솟값(3시, 15시)
③ 높은 곳일수록 공기의 무게가 감소하기 때문에 기압은 고도와 함께 감소하여 고도가 5km 높아질 때마다 거의 절반이 됨
④ 기압의 변화
 ㉠ 수평방향 : 장소와 시간에 따라 기압이 변함
 ㉡ 수직방향 : 위로 올라갈수록 기압이 낮아짐

(2) 측정기구 ★ 46 40 38

① 수은기압계 : 수은 기둥을 이용한 기압계(1기압 = 760mmHg)
② 아네로이드기압계 : 기압에 따라 금속통이 팽창·수축하는 원리를 이용
③ 자기기압계 : 아네로이드기압계의 원리를 이용한 것으로 연속적인 변화 측정

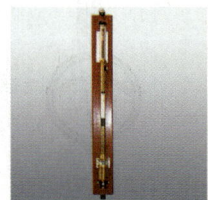
| 수은기압계 |

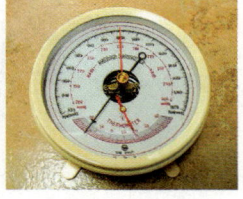
| 아네로이드기압계 |

5 기류(풍속)

(1) 기류의 정의

기동 또는 바람이라 하며, 공기의 흐름을 말하는 것으로 주로 기압과 기온의 차에 의해서 형성된다.

① 기류의 단위 : m/sec 또는 knot(1m/sec = 2knot)
② 기류의 종류
 ㉠ 무풍 : 0.1m/sec 이하의 기류
 ㉡ 쾌적기류 : 실내 0.2~0.3m/sec, 실외 1.0m/sec 이하의 기류
 ㉢ 불감기류 : 0.5m/sec 이하의 기류

출제경향 파헤치기

측정기구의 차이와 측정할 수 있는 것을 주로 묻는다.
- ☑ 카타온도계의 최상눈금과 최하눈금으로 옳은 것은?
- ☑ 다음 중 기류를 측정하는 풍속계로 옳은 것은?

(2) 측정기구

① 카타온도계 ★ 41 36
  ㉠ 실내기류 측정
  ㉡ 알코올이 최상눈금 100°F 선에서 최하눈금 95°F 선까지 강하한 시간을 4~5회 정도 멈춤시계로 잰 뒤 평균을 측정

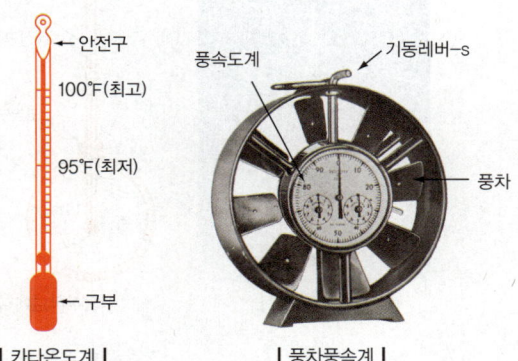

| 카타온도계 | | 풍차풍속계 |

② 풍차풍속계
  ㉠ 실외기류 측정
  ㉡ 풍차의 회전수에 의해 측정하는 것으로 작은 풍속에 사용(1~15m/sec)

③ 회전형 풍속계
  ㉠ 바람에 의해 회전하는 회전수 혹은 속도에서 풍속을 구함
  ㉡ 기상관측용 풍속계
  ㉢ 종류 : 로빈슨(Robinson)형, 에어로베인(Aerovane)형

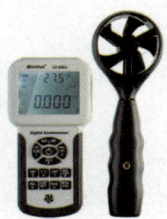

| 회전형 풍속계 |

6 복사열

(1) 복사열의 정의
① 대류를 통해서 열이 전달되지 않고, 열이 직접 이동하는 것
② 적외선에 의한 열로 태양광선, 난로 등의 발열체에서 발생
③ 거리의 제곱에 비례하여 온도 감소 ★ 37

출제경향 파헤치기

복사열을 측정하는 흑구온도계에 대해 주로 묻는다.

☑ 복사열을 측정하는 기구로 옳은 것은?

핵심 OX

01 기압은 고도가 5km 높아질 때 마다 거의 절반이 된다. (O, X)

02 카타온도계의 최상눈금은 100°F이다. (O, X)

03 복사열이란 대류와 전도가 같이 일어나는 것이다. (O, X)

|정답| 01 O 02 O 03 X

(2) 흑구온도계 ★ [46] [42] [39] [38] [37] [36]

① 구부를 검게 칠한 동판으로 흑체(黑體)에 가깝게 만든 온도계
② 목적하는 위치에서 15~20분간 방치 후 측정
③ 기류가 심한 곳에서는 사용 불가

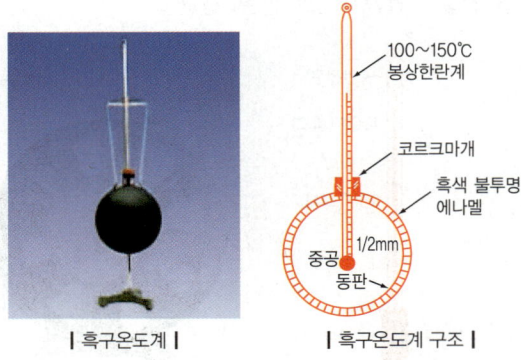

| 흑구온도계 |

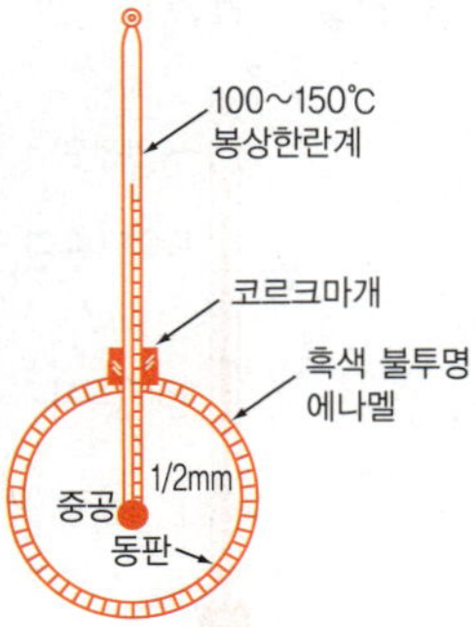

| 흑구온도계 구조 |

7 일 광

(1) 일광의 정의

복사선으로서 원자 내부의 변화에 의하여 방출되는 복사에너지이며 물리학상으로 전자파라고도 한다.

(2) 일광의 종류

① 자외선 ★ [41]
㉠ 태양광의 스펙트럼을 사진으로 찍었을 때, 가시광선보다 짧은 파장으로 눈에 보이지 않는 빛
㉡ 범위 : 200~400nm(2,000~4,000Å)
㉢ 화학적 · 생리적 · 살균적 작용
㉣ 도노선(Dorno-ray) : 건강선, 비타민선, 2,800~3,150Å
㉤ 2,650Å은 살균력이 강함

② 가시광선
㉠ 전자기파 중에서 사람의 눈에 보이는 범위의 파장을 가지고 있는 것
㉡ 범위 : 400~700nm(4,000~7,000Å)

③ 적외선
㉠ 가시광선보다 파장이 긴 전자기파
㉡ 범위 : 780~3,000nm(7,800~30,000Å)
㉢ 열선(熱線)으로 온실효과 유발
㉣ 일사병, 백내장, 홍반 등을 유발

8 온열지수

(1) 감각온도(체감온도 = 실효온도) ★ 46 41 38 37 36

① 온도, 습도(100% 습도 = 포화온도), 기류(무풍)의 3인자가 종합하여 인체에 주는 온감을 지수로 표시한 것
② 기온 t°F, 포화습도 100%, 무풍상태를 기본으로 함
③ 피복, 성별, 계절, 연령별, 기타 조건에 따라 변화함

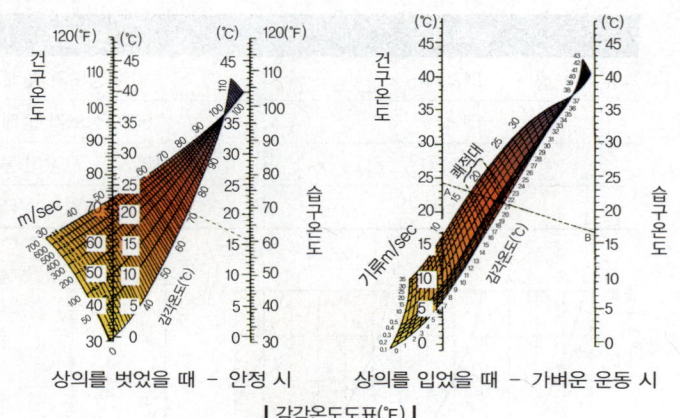

| 감각온도도표(°F) |

(2) 쾌감대

① 무풍 안정 시 보통의 착의상태에서 쾌감을 느끼는 기후의 범위
② 쾌감을 느낄 수 있는 온도는 18±2℃, 습도는 40~70% 정도
③ 여름철 쾌감온도는 64~79°F, 겨울철 쾌감온도는 60~74°F

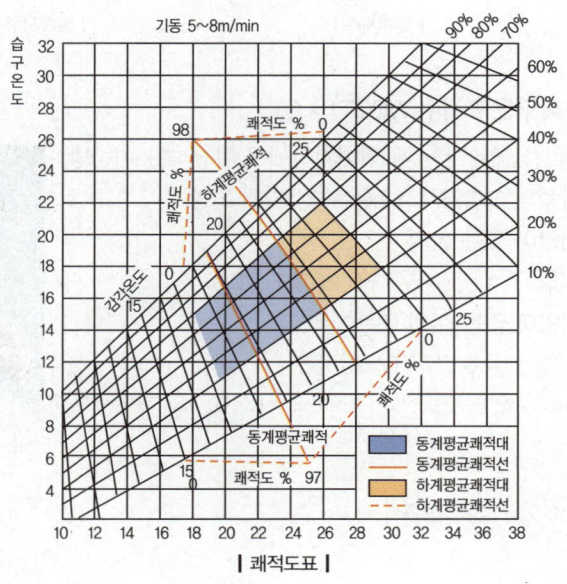

| 쾌적도표 |

출제경향 파헤치기

감각온도의 정의와 불쾌지수의 공식을 주로 묻는다.
- ☑ 감각온도의 내용과 다른 것은?
- ☑ 다음 중 거의 모든 사람이 불쾌감을 느끼는 불쾌지수는?

핵심 OX

01 흑구온도계는 복사열을 측정하는 기구이다. (O, X)

02 적외선은 열선이다. (O, X)

03 온도, 습도, 기류는 감각온도의 3인자이다. (O, X)

| 정답 | 01 O 02 O 03 O

(3) 불쾌지수(DI ; Discomfort Index)

① 대기 중 또는 국한된 장소에서 각종의 기상상태 및 온열조건에 의하여 사람이 느끼는 불쾌도를 숫자로 표시한 것

② 불쾌지수 산출공식 ★[45][44][42][41][38][35]

DI = (건구온도℃ + 습구온도℃) × 0.72 + 40.6

　= (건구온도℉ + 습구온도℉) × 0.40 + 15.0

③ 불쾌지수와 불쾌감

불쾌지수	불쾌감
DI≥70	10% 정도가 불쾌
DI≥75	50% 정도가 불쾌
DI≥80	거의 모든 사람이 불쾌
DI≥85	견딜 수 없는 상태

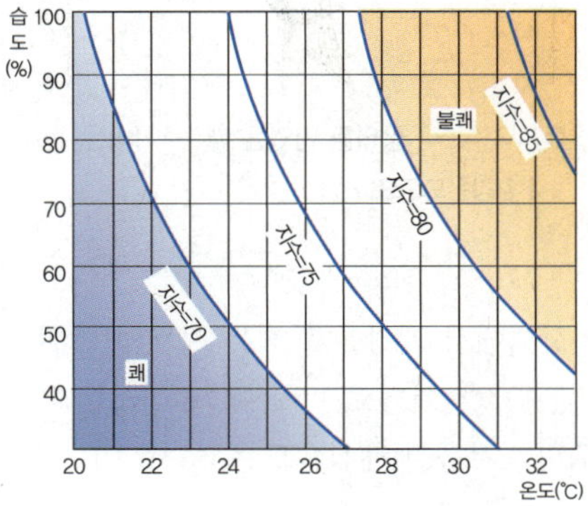

| 불쾌지수 |

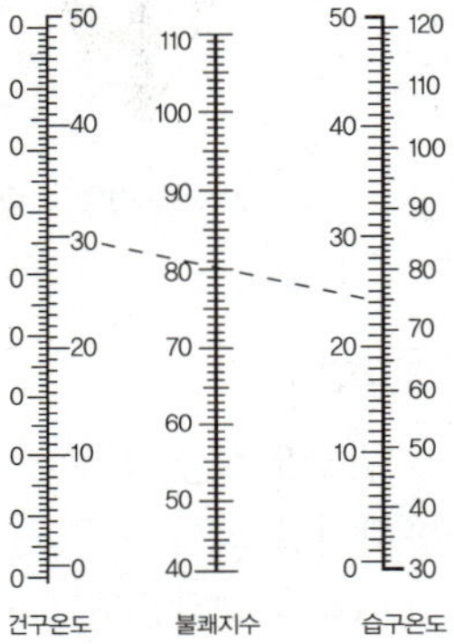

| 불쾌지수 산출도표 |

(4) 습구흑구온도지수(WBGT) ★[43]

① 제2차 세계대전 때 열대지방에서 작전하는 미군병사들의 고온장애를 예방하기 위해 고안

② 태양이 있는 실외

WBGT = 0.7NWB + 0.2GT + 0.1DB

③ 태양이 없는 실외 또는 실내

WBGT = 0.7NWB + 0.3GT

※ NWB : 자연습구온도, GT : 흑구온도(복사온도), DB : 건구온도

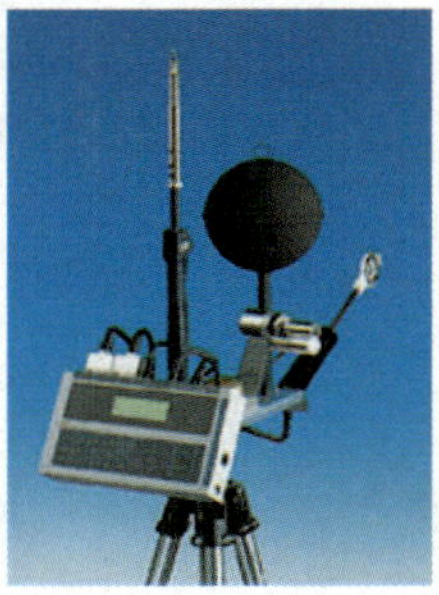
| WBGT |

(5) 냉각력

① 여러 가지 조건하의 공기 중에서 36.5℃의 인체표면 열 손실 정도를 측정하는 방법 ★ ㊳

② 알코올이 100°F에서 95°F까지 하강하는 데 방출하는 열량을 일정한 것으로 보고 이동한 냉각에 요하는 시간을 측정해서 이 값으로 공기의 냉각력, 즉 단위시간에 단위면적에서 손실되는 열량($cal/cm^2 \cdot sec$)을 표시한 것

③ **장점** : 기류를 가장 정확히 측정할 수 있음

④ **단점** : 체온조절 능력을 가진 생체에 그대로 적용할 수 없음

⑤ **종류**
 ㉠ 건구 카타온도계 : 기온과 기류에 의한 냉각력 측정
 ㉡ 습구 카타온도계 : 기온, 기류, 증발에 의한 냉각력 측정

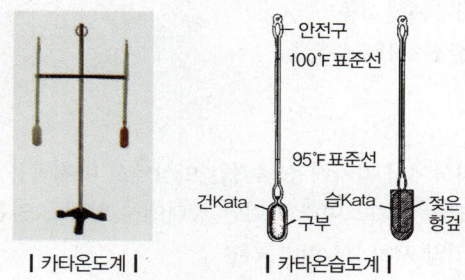

| 카타온도계 | | 카타온습도계 |

핵심 OX

01 DI = (건구온도℃+습구온도℃) ×0.72+40.6 (O, X)

02 거의 모든 사람이 불쾌감을 느끼는 불쾌지수는 80 이상이다. (O, X)

03 냉각력의 기준은 체온인 36.5℃이다. (O, X)

|정답| 01 O 02 O 03 O

CHAPTER 02 공기검사

1 공 기

(1) 산소(O_2)

① 성인 1일 공기량 : 12~13L/day 정도 호흡

② 성인 1일 산소소비량 : $13kL \times \frac{4}{100}$(또는 $\frac{5}{100}$) = 0.52(0.64)kL

③ 산소결핍 : 저산소증

④ 고농도 산소 : 산소중독증

(2) 질소(N_2)

① 3기압 이상에서 자극작용, 4기압 이상에서 마취작용, 환각, 의식소실

② 생리적 불활성 가스이나 고기압 상태에서 인체에 영향을 미침

③ 급격한 기압 저하 : 잠함병 ★ 37

④ 분석방법 : 자동살츠만법, 그리스–살츠만법, 야콥스–호흐하이저법

(3) 이산화탄소(CO_2)

① 성상 : 무색, 무취, 비독성 가스, 약산성

② 서한량 : 0.1%(1,000ppm), 광산에서는 0.1~1.5%

③ 안정 시 호흡작용으로 약 4%의 이산화탄소를 함유한 공기를 1시간에 20L 정도 배출

④ 용도 : 소화제, 청량음료, 실내공기 오염도 기준 물질

⑤ 정량법 : $Ba(OH)_2$법, NaOH법 및 검지관법 사용 ★ 38

(4) 일산화탄소(CO)

① 성상 : 무색, 무취, 무자극성, 맹독성 가스

② 서한량 : 0.01%(100ppm)

③ Hb와 결합력 : 산소에 비해 CO의 결합력이 200~300배(약 250배) 강함

④ 이중작용

　㉠ Hb+O_2의 결합방해

　㉡ 저산소증 초래

⑤ 분석방법 : 비분산적외선분석법, 가스크로마토그래피법, 검지관법

(5) 아황산가스(SO_2)

① 대기오염 지표 및 대기오염의 주원인
② 허용치 : 0.02ppm(연간 평균치), 0.15ppm(1시간 평균치)
③ 분석방법 : 파라로자닐린법, 산정량법, 용액전도도법, 자외선형광법

2 먼 지

(1) 먼 지

① 발생원 : 석탄 등 화석연료의 연소, 자동차의 배출가스, 분쇄 등 기계적 공정 등
② 형태 : 비산먼지(10μm 이하), 강하먼지(10μm 이상)
③ 측정 위치
   ㉠ 수직 연도 내 배출가스의 하부 난류가 시작되는 곳부터 연도 내경의 8배 이상 위를 향한 곳을 측정공 위치로 선정
   ㉡ 상부 난류지점부터 아래로 향하여 연도 내경의 2배 이상 내려온 곳을 측정공 위치로 선정
   ㉢ 측정공 설치가 곤란할 때 : 하부직경의 2배 이상, 상부직경의 0.5배 이상 내려온 곳을 측정공 위치로 선정
④ 굴뚝직경 계산
   ㉠ 굴뚝단면이 원형일 때(상하 동일 단면적) : 연도 상·하 직경은 수직굴뚝의 배출 가스가 흐트러짐이 시작되는 위치의 내경을 기준으로 함
   ㉡ 굴뚝단면이 사각형일 때

   $$환산직경 = \frac{2(A \times B)}{(A+B)} = \frac{2(가로 \times 세로)}{(가로+세로)}$$

⑤ 측정점의 선정 : 측정점 총수는 20점 이상을 넘지 않아야 함

(2) 비산먼지

① 하이볼륨에어샘플러법(High Volume Air Sampler법) ★ ㊻
   ㉠ 부유하는 먼지 또는 비산을 하이볼륨에어샘플러를 사용하여 여과지 위에 포집하여 중량 농도를 구하는 방법
   ㉡ 포집입경 : 0.1~100μm
   ㉢ 흡입유량 : $2m^3/min$, 24시간 이상 연속 측정할 수 있어야 함
   ㉣ 장치의 구성 : 공기흡입구, 여과지홀더, 유량측정부, 보호상자
   ㉤ 여과지 : 0.3μm되는 입자를 99% 이상 포집할 수 있는 것을 사용
   ㉥ 여과지의 재질 : 유리섬유, 석영섬유, 폴리스틸렌, 니트로셀룰로오스, 불소수지 등 ★ ㊶

출제경향 파헤치기

측정하는 먼지의 크기와 방식에 따라 사용하는 기구의 구분에 대해 주로 묻는다.

☑ 실내공기 중 부유세균 및 부유진균을 채취하는 기구는?

☑ 다음 중 침강먼지를 측정하는 기구는?

핵심 OX

01 이산화탄소에 의해서 잠함병이 발생한다. (O, X)

02 이산화탄소는 $Ba(OH)_2$법, NaOH법 및 검지관법 사용해 측정한다. (O, X)

03 크기가 10μm 이상인 먼지는 강하먼지이다. (O, X)

|정답| 01 X 02 O 03 O

ⓢ 장소 및 위치선정 : 풍향을 고려하여 비산농도가 높을 것으로 예상되는 3개소 이상을 선정하여 측정

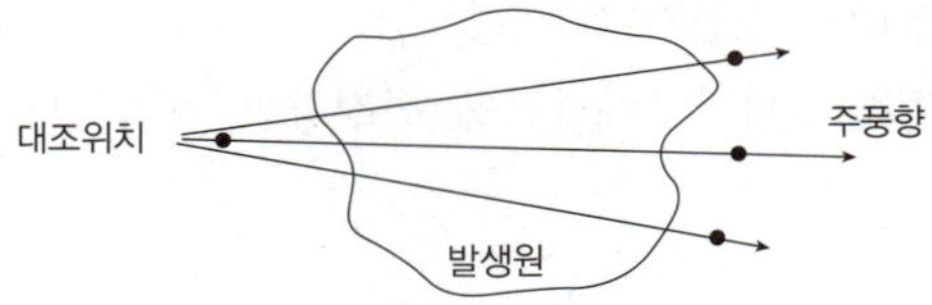

| 시료 채취 장소의 선정 |

ⓞ 측정 금지 : 눈 또는 비가 올 때, 풍속 0.5m/sec 미만, 풍속 10m/sec 이상, 대기발생원의 조업이 중단되었을 때

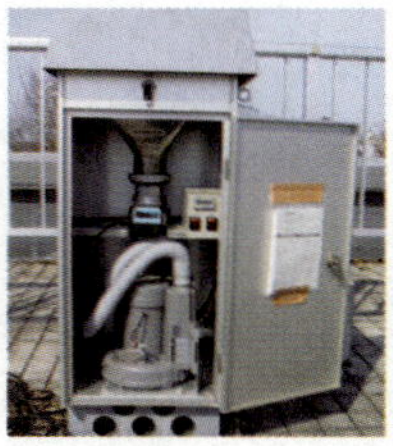

| 하이볼륨에어샘플러 |

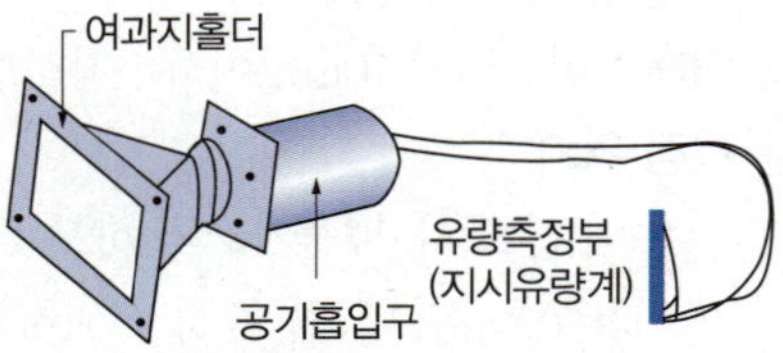

| 하이볼륨에어샘플러의 구조 |

② 로우볼륨에어샘플러법(Low Volume Air Sampler법) ★ 44 35

㉠ 적용범위 : 직경이 10μm 이하(비산먼지)의 입자상 물질을 포집하는 데 사용

㉡ 장치의 구성 : 흡인펌프, 입자분리기, 여과지홀더, 유량측정부

㉢ 흡인펌프의 조건

- 30일 이상 연속 가동할 수 있을 것
- 진공도가 높을 것
- 유량이 클 것
- 맥동이 없고 고르게 가동할 것
- 운반이 용이할 것

㉣ 유량측정부 : 20℃, 10~30L/min 범위를 0.5L/min까지 측정할 수 있는 것

㉤ 입자분리기 : 크기 10μm 이상의 입자 제거, 사이클론식과 다단형식이 있음

㉥ 흡입유량 : 20L/min씩 흡입

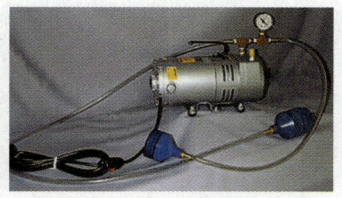
| 로우볼륨에어샘플러 |

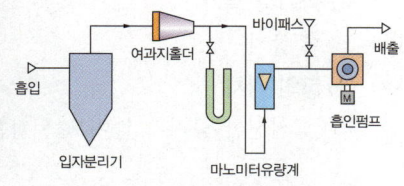
| 로우볼륨에어샘플러의 구성도 |

(3) 강하먼지

① 데포지게이지(Deposit Gauge) : 측정단위는 ton/km²/month로 한 달 이상 방치하여 그 지역의 침강물질의 평균측정치를 얻는 데 사용 ★ 36

② 이끼 발생을 방지하기 위하여 황산구리(CuSO₄ 5H₂O)를 사용 ★ 39

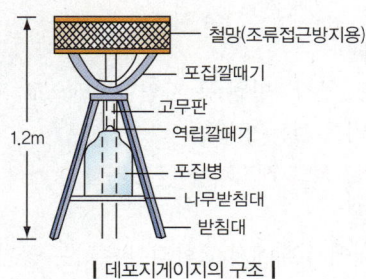
| 데포지게이지의 구조 |

(4) 부유세균 및 부유진균 ★ 38

미생물에어샘플러법(Bio Air Sampler법) : 실내공기 중 부유세균 및 부유진균을 채취

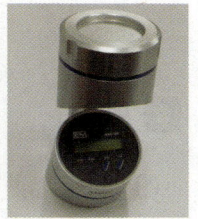
| 미생물에어샘플러 |

3 환 기

(1) 자연환기

① 특별한 장치가 없어도 출입문, 창, 벽, 문 등의 틈새에서 공기가 유동되는 것

② 자연환기의 원동력 : 실내외의 온도차, 기체의 확산력, 외기의 풍력

③ 중성대 : 실내로 들어오는 공기는 하부로, 나가는 공기는 상부로 이동하게 되어 그 중간에 압력 0으로 형성된 지대

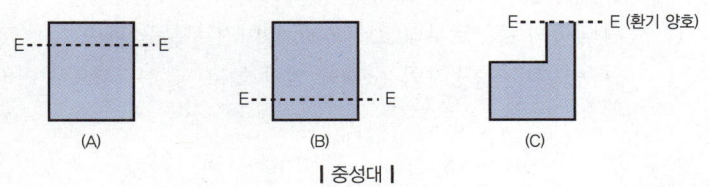
| 중성대 |

핵심 OX

01 로우볼륨에어샘플러는 비산먼지를 포집하는 데 사용한다. (O, X)

02 데포지게이지의 측정단위는 ton/km²/month이다. (O, X)

03 데포지게이지는 부유세균이나 부유진균을 포집할 수 있다. (O, X)

| 정답 | 01 O 02 O 03 X

④ 환기량 증가 : 중성대가 천장 가까이에 위치할수록, 실내외의 기온차가 클수록 증가
⑤ 창의 위치
  ㉠ 신선한 공기가 들어오는 창은 낮은 곳, 혼탁한 공기가 나가는 창은 높은 곳
  ㉡ 서로 마주보는 벽면에 높이가 다른 창문을 내는 것이 좋음

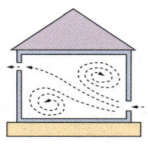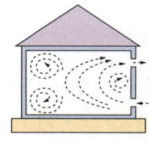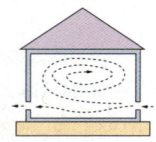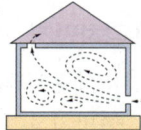

| 환 기 |

(2) 인공환기 ★ ㊱
① 주방, 공장, 극장, 병원 등 자연환기만으로 불충분한 경우에 기계력을 이용하여 환기를 하는 방법
② 종류 : 공기조정법, 배기(흡인)식 환기법, 송기식 환기법, 평형식 환기법
③ 필요 환기량
  ㉠ 1시간 내에 실내에서 교환되어야 하는 공기량
  ㉡ 성인은 안정 시 20~22L/hr, 수면 시 12L/hr 전후

4 매 연

(1) 매 연
① 적용범위 : 링겔만 매연농도계(Ringelmann Smoke Chart)에 의해 비교 · 측정하는 시험방법에 대하여 규정
② 링겔만 매연농도계
  ㉠ 크기 : 가로 14cm, 세로 20cm
  ㉡ 매연의 농도 : 0~5도
  ㉢ 측정방법
    • 측정자는 굴뚝에서 약 40m 떨어져 연기의 흐름에 직각인 방향에 위치
    • 태양광선을 측면으로 받는 방향에 위치
    • 굴뚝의 출구로부터 30~45cm 떨어진 부분을 관측
    • 농도계는 측정자의 15~16m 앞에 놓고, 10초 간격으로 여러 번 관측

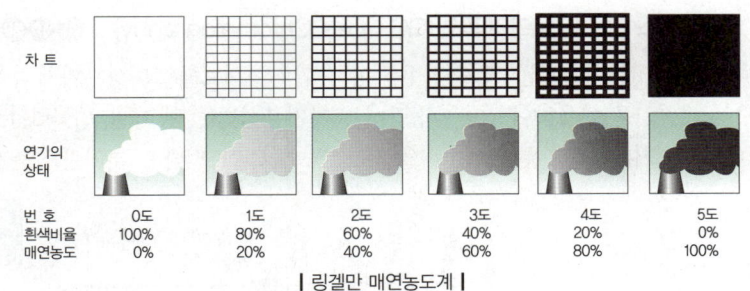

| 링겔만 매연농도계 |

알아두기

석 면 ★ 44 35
- 공기 중 입자상 오염물질
- 절연성과 내연성을 지닌 부드럽고 질긴 광물질
- 건축자재, 방화재, 전기절연재 등으로 많이 쓰임
- 호흡기계통을 자극하여 기관지암, 폐암 등을 유발하는 1급 발암물질

(2) 배출가스의 유속 및 유량 측정

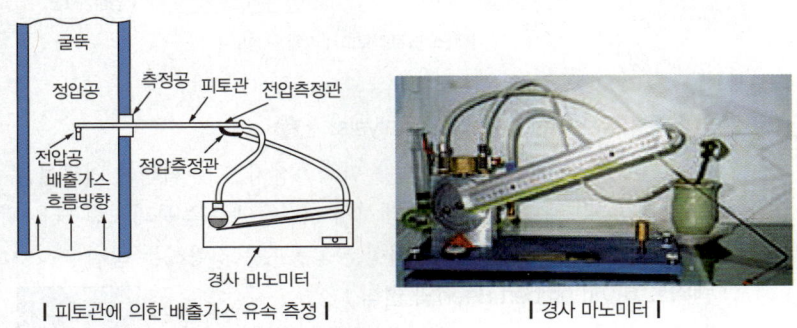

| 피토관에 의한 배출가스 유속 측정 | | 경사 마노미터 |

(3) 먼지 측정

원통형 여과지를 110±5℃(배출가스 온도가 110±5℃ 이상일 경우 배출가스 온도와 동일하게 건조)에서 충분히(1~3시간) 건조 → 데시케이터 내에서 실온까지 냉각 → 무게를 0.1mg까지 정확히 달기

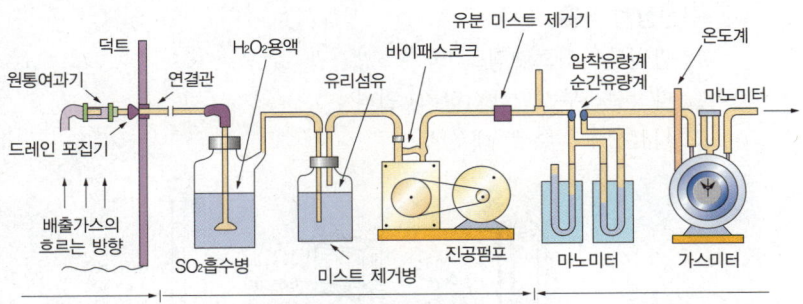

| 먼지시료채취장치 |

핵심 OX

01 자연환기는 중성대가 천장 가까이 위치할수록 원활하다. (O, X)

02 링겔만 매연농도계를 사용할 때는 굴뚝의 출구로부터 30~45cm 떨어진 부분을 관측한다. (O, X)

03 석면은 기관지암이나 폐암을 유발한다. (O, X)

[정답] 01 O 02 O 03 O

> **출제경향 파헤치기**
>
> 가스 크로마토그래피법으로 측정할 수 있는 원소를 주로 묻는다.
>
> ☑ 다음 중 가스 크로마토그래피법으로 측정할 수 있는 원소는?
> ☑ 가스 크로마토그래피법의 구성의 순서가 옳은 것은?

(4) 가스 크로마토그래피법(GC ; Gas Chromatography) ★ 41 40 39 37 36

① 이동상으로 기체를 사용하여 혼합기체시료를 그 성분기체의 열전도율의 차를 이용하여 검출·정량하는 기기분석법(벤젠, 페놀, 이황화탄소 검출)
② 기본구성 : 운반가스 → 압력조절부 → 시료도입부 → 분리관 검출기

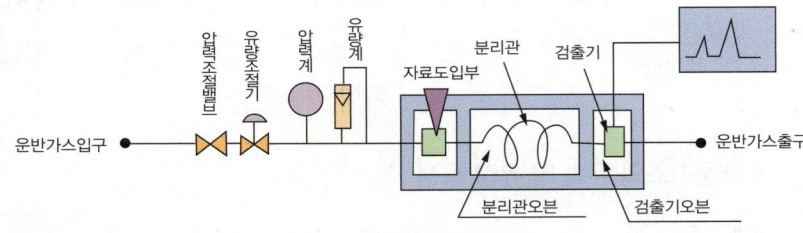

| 가스 크로마토그래피의 구성도 |

(5) 흡광광도법(Absorptiometric Analysis) ★ 38

① 원리 : 광원으로부터 나오는 빛을 단색화장치 또는 필터에 의하여 좁은 파장 범위의 빛만을 선택하여 발색시킨 시료용액층을 통과시킨 다음 광전측광으로 흡광도를 측정하여 목적성분의 농도를 정량하는 방법
② 램버트 비어(Lambert Beer)의 법칙
  ㉠ $A = \log(1/t) = \log(I_0/I_t) = \varepsilon cl = I_t/I_0$
    ※ A : 흡광도, t : 투과도
  ㉡ $I_t = I_0 \times 10^{-\varepsilon cl}$
    ※ I_t : 투사광의 강도, I_0 : 입사광의 강도, ε : 흡광계수,
      c : 농도, l : 빛의 투과거리

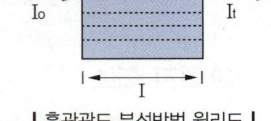

| 흡광광도 분석방법 원리도 |

③ 측정장치 : 광원부 → 파장선택부 → 시료부 → 측광부 ★ 40
④ 구성장치 ★ 37
  ㉠ 광원부 : 텅스텐램프, 중수소방전관
  ㉡ 파장선택부 : 단색화장치, 필터
  ㉢ 시료셀 : 흡수셀, 대조셀

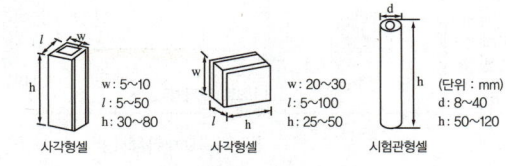

| 흡수셀의 모양 – 보통형 |

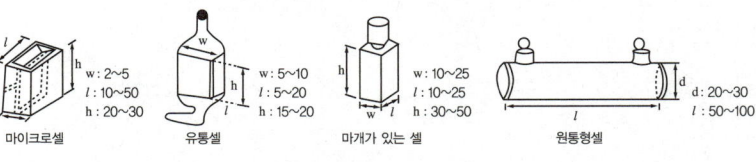

| 흡수셀의 모양 – 특수형 |

(6) 원자흡수분광광도법(Atomic Absorption Spectrophotometry) ★ 45 44 39

① 원리 : 시료를 중성원자로 증기화하여 생긴 바닥상태의 원자가 이 원자 증기층을 투과하는 특유 파장의 빛을 흡수하는 현상을 이용하여 광전측광과 같은 개개의 특유 파장에 대한 흡광도를 측정하여 시료 중의 원소농도를 정량하는 방법

② 30종류의 분석이 가능하므로 공장배수 속의 구리, 아연, 카드뮴, 니켈, 코발트, 망간, 철, 크롬 등에 이용되고 있음

③ 측정장치 : 광원부 → 시료원자화부 → 단색화부 → 측광부

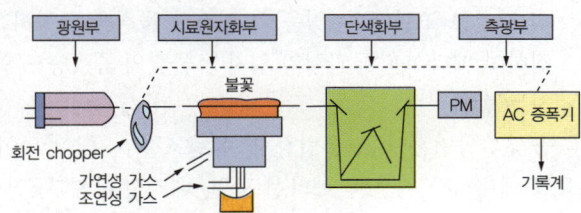

출제경향 파헤치기

원자흡수분광광도법으로 측정할 수 있는 원소를 주로 묻는다.

☑ 다음 중 원자흡수분광광도법으로 측정할 수 있는 원소는?

☑ 원자흡수분광광도법으로 확인할 수 있는 원소로 옳은 것은?

(7) 검지관법 ★ 41 38 37 36

① 대기 중의 가스성분 검출 및 정량분석에 사용

② 검지제가 포함된 검지관에 시료를 통과시키면 농도에 따라 검지제의 착색도가 변화함

③ 일산화탄소, 암모니아, 시안화수소, 유화수소, 염소 등의 검출에 사용

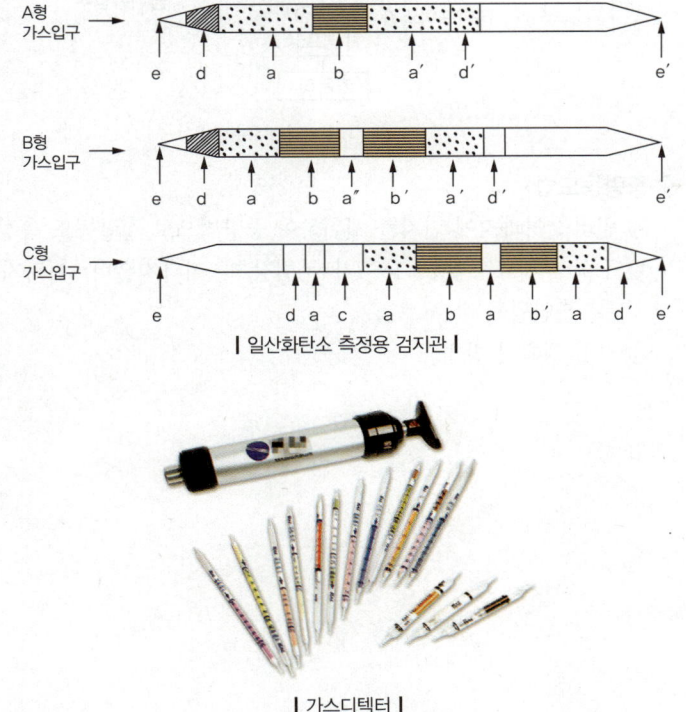

| 일산화탄소 측정용 검지관 |

| 가스디텍터 |

출제경향 파헤치기

검지관법으로 측정할 수 있는 원소를 주로 묻는다.

☑ 다음 중 검지관법으로 측정할 수 있는 원소는?

☑ 검지관법으로 착색된 검지제와 CO 농도의 연결이 옳은 것은?

핵심 OX

01 가스 크로마토그래피법으로 벤젠, 페놀, 이황화탄소 등을 검출할 수 있다. (O, X)

02 흡광광도법 측정장치는 광원부, 파장선택부, 시료부, 측광부로 구성돼 있다. (O, X)

03 검지관법은 대기 중의 가스성분을 검출할 때 사용한다. (O, X)

| 정답 | 01 O 02 O 03 O

[비색표]

색	황	녹황	황록	녹	청록	청
CO 농도 (ppm)	0	100	200	300	600	1,000

(8) 미세먼지 포집법

① 베타선 흡수법(Beta gauge) ★ 39

㉠ 원리 : 대기 중에 부유하고 있는 10μm 이하(분립장치에 따라 포집입자의 크기를 조절할 수 있음)의 입자상 물질을 일정시간 여과지 위에 포집하여 베타선을 투과시켜 입자상 물질의 중량농도를 연속적으로 측정하는 방법

㉡ 구성 : 공기흡인부, 분립장치, 유량조절부, 테이프 여과지, 교정부, 시료 채취시간 조정부, 베타선 광원, 베타선 감지부, 연산장치

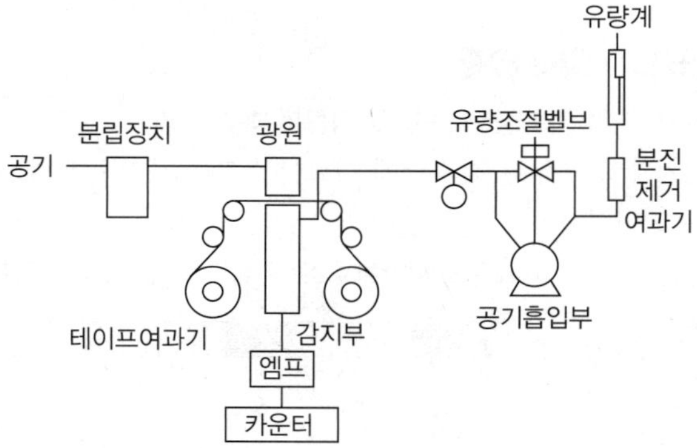

| 베타선 흡수법 |

② 중량농도법

㉠ 원리 : 여과지에 먼지를 채취하여 중량법으로 질량농도 측정

㉡ 구성 : 시료흡입부, 1 · 2차 분립장치, 여과지홀더, 여과지, 유량측정부, 흡인펌프

㉢ 가장 정확한 방법

알아두기

미세먼지 포집법

- 수동 측정법 : 중량농도법(PM 2.5)
- 자동 측정법 : 베타선 측정법(Beta gauge, PM 10), 광산란법(Light Scattering Method), TEOM(Tapered Element Oscillating Microbalance)

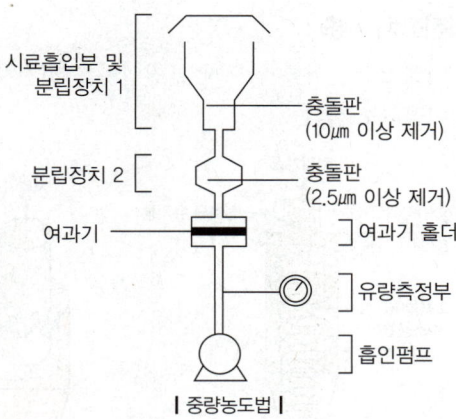

| 중량농도법 |

5 대기오염 방지시설

(1) 중력 집진장치
① 함진가스 중의 입자를 중력에 의한 자연 침강에 의하여 분리·포집하는 장치
② 시설비와 유지비가 저렴하나 집진기의 크기가 크고 집진효율이 낮음
③ 제거 대상 : 입자의 밀도가 작은 경우에는 입경이 50㎛ 이상, 입자의 밀도가 큰 경우에는 입경이 10㎛의 크기까지 제거

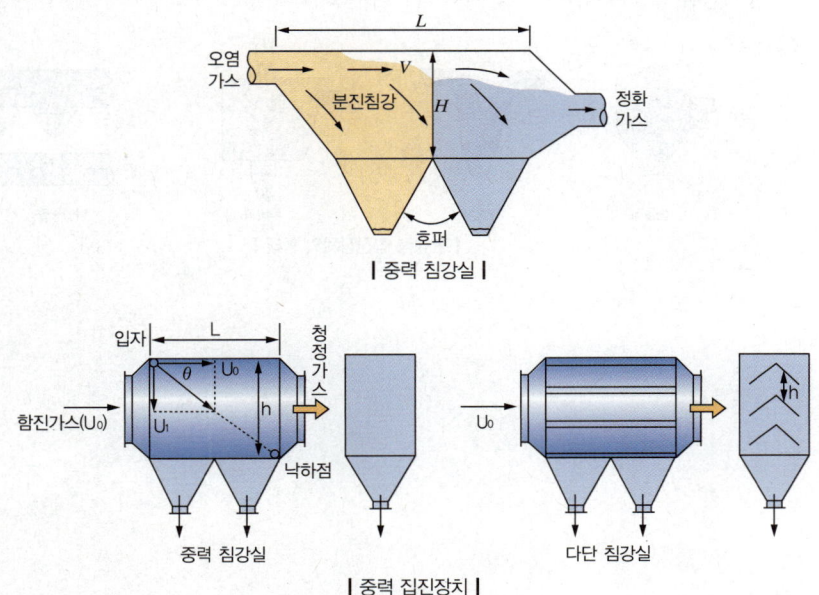

| 중력 침강실 |

| 중력 침강실 | 중력 집진장치 | 다단 침강실 |

핵심 OX

01 미세먼지 포집법 중 가장 정확한 것은 중량농도법이다. (O, X)

02 중력 집진장치는 중력에 의한 자연 침강을 이용한다. (O, X)

|정답| 01 O 02 O

(2) 원심력 집진장치 ★ ㊳

원심력에 의해 소용돌이를 일으켜 분진입자를 침전시키는 것으로 사이클론(Cyclone)이라고도 한다.

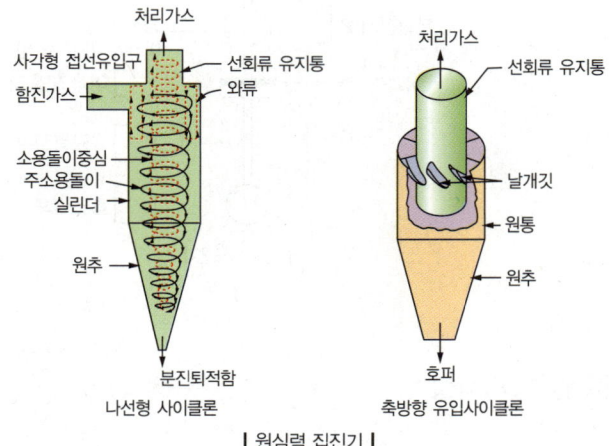

| 원심력 집진기 |

(3) 관성력 집진장치

① 함진가스를 방해판 등에 충돌시켜 기류의 급격한 방향전환을 일으켜 입자의 관성력에 의하여 분리하는 장치
② 종류 : 충돌식, 반전식, 루버식, 다열충돌식 등

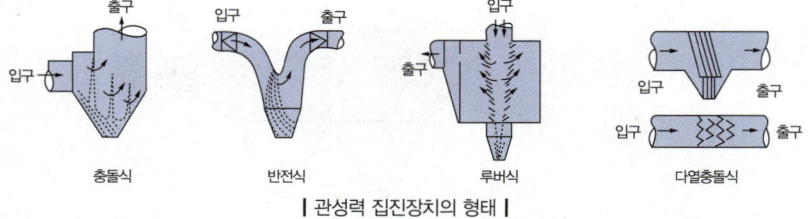

| 관성력 집진장치의 형태 |

(4) 여과 집진장치

① **여과재 속에 함진가스를 통과시켜 입자를 분리·포집하는 장치**
② 집진효율이 좋으나 여과포 내에 포집된 물질을 주기적으로 청소해야 함

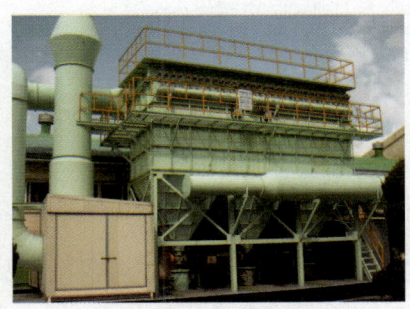
| 섬유여과 집진기 |

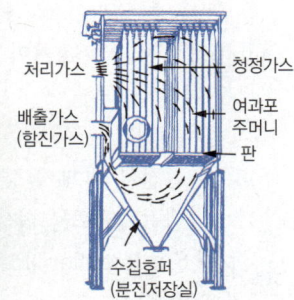
| 섬유여과 집진기 구조 |

③ 여과 집진기에 작용하는 분리력
　㉠ 관성충돌 : 1㎛(마이크로미터) 이상의 먼지를 0.3m/sec의 속도로 처리할 때 먼지는 유선을 벗어나 섬유에 충돌·부착
　㉡ 직접차단 : 유선을 따라 이동하는 입자는 섬유에 정면충돌하여 포집
　㉢ 확산 : 포집 입자경이 0.1㎛(마이크로미터) 이하일 때 입자의 확산이동에 의하여 포집

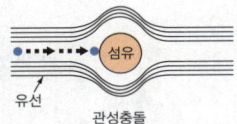
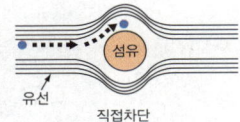
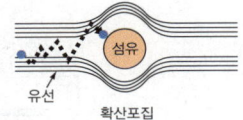

(5) 전기 집진장치

① **정전기적 인력**을 이용한 집진장치로, 입자상 물질을 함유한 가스가 유입되는 쪽에 코로나 방전극을 설치하여 분진들이 모두 양전하를 갖도록 하전시킨 후 음극집진판으로 집진하는 장치
② **집진된 분진은 집진판에서 중성이 되어 포집**

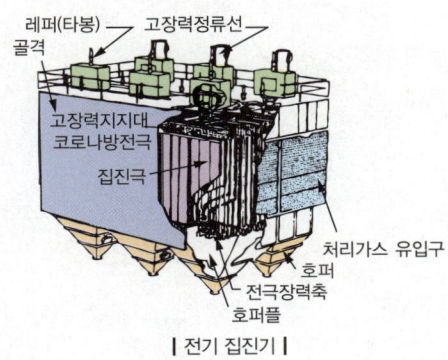
| 전기 집진기 |

핵심 OX

01 원심력 집진장치는 분진입자를 방해판에 충돌시켜 침전시킨다. (O, X)

02 여과 집진장치는 여과재를 주기적으로 청소해야 한다는 단점이 있다. (O, X)

03 전기 집진장치는 정전기적 인력을 이용한다. (O, X)

|정답| 01 X 02 O 03 O

(6) 세정 집진장치

① 세정액을 분산하거나 함진가스를 분산시켜 생성된 액적·액막·기포 등에 의해서 함진가스 중의 미립자를 부착·제거하는 장치
② 입자상 물질과 가스상 물질을 동시에 제거할 수 있음
③ 미세입자의 제거효율이 높음
④ 분류
    ㉠ 유수식
       • 집진실 내에 일정한 양의 액체를 넣고 처리가스를 유입하여 다량의 액적·액포를 형성시켜 함진가스를 세정시킴
       • S형 Impeller, Rata형, 나선 Guide Vane형, 분수형
    ㉡ 가압수식
       • 물을 가압하여 함진가스를 처리하는 방법
       • 벤투리 스크러버 : 가압수식 중 집진율이 가장 높아 많이 이용
       • 제트 스크러버, 사이클론 스크러버, 충전탑, 스프레이탑(분무탑)
    ㉢ 회전식
       • 송풍기의 팬 회전을 이용하여 액적·액막·액포를 형성시켜 함진가스를 세정하는 방법
       • 타이젠 워셔, 임펄스 스크러버

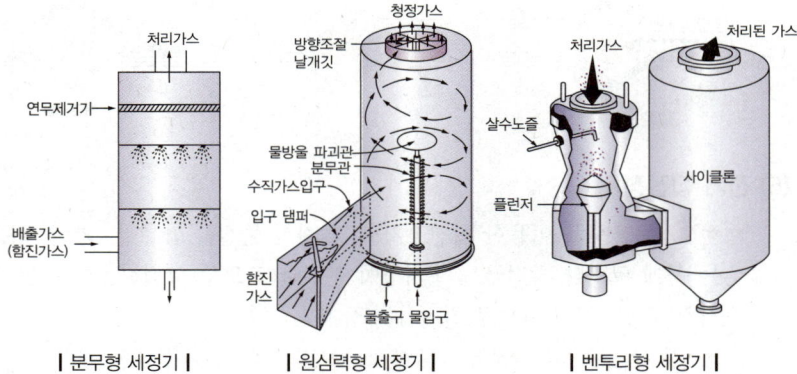

| 분무형 세정기 | | 원심력형 세정기 | | 벤투리형 세정기 |

03 조도·소음·진동

1 채광 및 조도

(1) 채 광

① 창으로 햇빛을 실내에 들어오게 하는 기술

② 대상물을 확실히 볼 수 있고, 피로감이나 불쾌감을 일으키지 않는 것이 좋으며 밝기와 분위기 모두가 적당히 조절되어야 함

(2) 조 도 ★35

① 빛을 받는 면의 단위면적이 단위시간에 받는 빛의 양

② 단위 : Lux

③ 측정기구 ★38

㉠ 광전지 조도계

- 광전지의 광량에 비례해서 전류가 흐르는 성질을 이용한 조도계, 아황산구리나 셀렌(Selen) 사용
- 장점 : 광전지가 특징
- 단점 : 낮은 조도(0.1Lux 이하)는 측정 불가능, 감도가 일정하지 않음

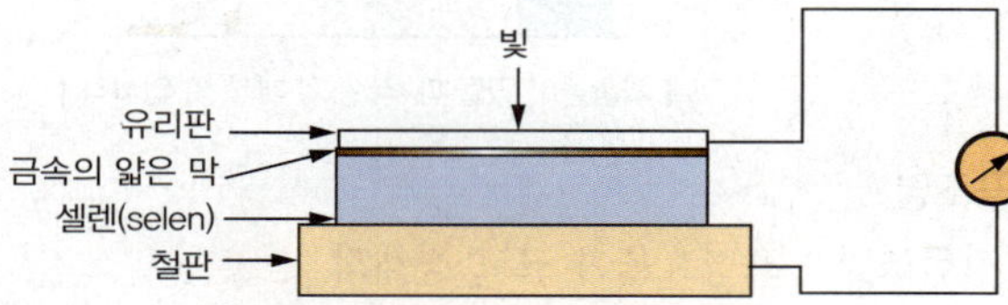

| 광전지 조도계 |

㉡ Lux 조도계 : 간이 조도계 ★39 36

㉢ 맥베스 조도계 : 정밀 조도계

㉣ 광전관 조도계

- 금속전극에 빛을 조사하면 전자가 튀어나오는 현상을 이용
- 시간의 지체 없이 조도로 전류가 비례하여 빛에 민감함
- 피로현상이 없음

출제경향 파헤치기

측정할 것과 그것에 대한 기구를 주로 묻는다.

☑ 광량에 비례해서 전류가 흐르는 성질을 이용한 조도계는?

☑ 다음 중 진동을 측정하는 기구로 옳은 것은?

핵심 OX

01 세정 집진장치는 가스상 물질과 입자상 물질을 동시에 제거할 수 있다. (O, X)

02 조도의 단위는 dB이다. (O, X)

03 Lux 조도계는 간이 조도계이다. (O, X)

| 정답 | 01 O 02 X 03 O

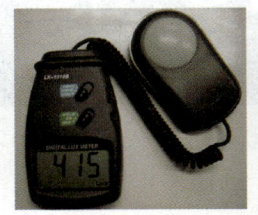
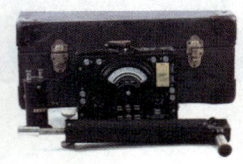

| Lux 조도계 | ★ 45 | | 맥베스 조도계 |

(3) 조명

① 자연조명
  ㉠ 신체의 모든 세포를 자극하여 피부를 건강하게 하고, 정신적 상쾌감을 줌
  ㉡ 비타민 D의 생성으로 구루병 예방, 살균작용 등의 효과가 있음
  ㉢ 창의 방향 : 거실 남향창, 작업실 북향창
  ㉣ 일조시간 : 1일 6시간
  ㉤ 창의 면적 : 방바닥 면적의 1/7~1/5(14~20%)
  ㉥ 거실의 안쪽 길이 : 창틀 상단 높이의 1.5배 이하
  ㉦ 실내는 개각 4~5°, 입사각 27~28° 정도가 적당함 ★ 36

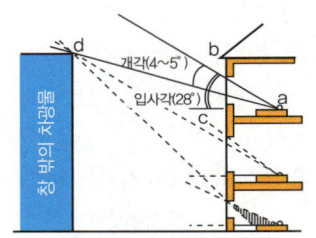

| 차광물이 있을 때 각 층의 개각 및 입사각 |

② 인공조명
  ㉠ 직접조명 : 조명효율이 크고 경제적, 현훈을 일으킴, 강한 음영으로 불쾌감
  ㉡ 간접조명 : 온화한 느낌, 조명효율이 낮아 비경제적
  ㉢ 반간접조명 : 빛을 대부분 상향으로 내지만, 하향으로도 어느 정도 빛을 내어 대상을 직접 비추는 방법, 간접조명의 결점을 보완

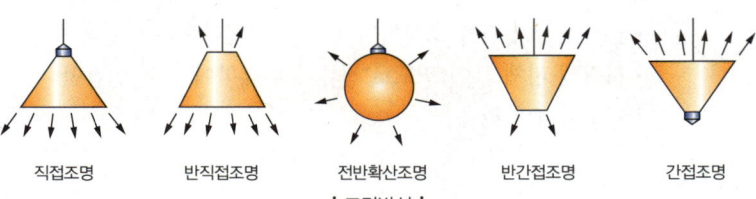

직접조명   반직접조명   전반확산조명   반간접조명   간접조명
| 조명방식 |

2 소음 및 진동

(1) 소음
① 원치 않는 음으로 불쾌함을 느끼게 만드는 소리
② 단위 : dB(Decibel)
③ 측정기구 : 소음계
④ 배경소음(암소음) : 측정하고자 하는 음이 없을 때 그 지점에서 나는 소음
⑤ 청감 보정회로의 사용법 : A, B, C의 특정곡선으로 되어 있음
   ㉠ A곡선 : 소리의 세기보다 감각에 대한 특성을 나타낸 것
   ㉡ B곡선 : 별로 사용하지 않음
   ㉢ C곡선 : 녹음을 하는 경우에 사용
⑥ 소음측정 ★ 46 44 43 41 36

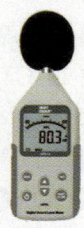
| 소음계 |

   ㉠ 소음계의 마이크로폰은 지면에서 1.2~1.5m 높이, 장애물은 3.5m 거리에서 측정
   ㉡ 소음계와 측정자와의 거리의 간격은 0.5m
   ㉢ 공장이나 사업장 주변의 소음 측정은 부지경계선(소음의 피해지점)에서 측정
   ㉣ 불규칙한 소음은 10회 측정음 중 최고 소음의 평균치 측정
   ㉤ 손으로 소음계를 잡고 측정할 때 측정자의 몸으로부터 되도록 멀리 측정

(2) 진동 ★ 43 36

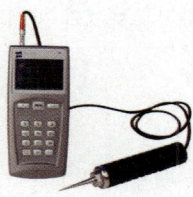
| 휴대용 진동기 |

① 기계·기구의 사용으로 인하여 발생하는 강한 흔들림
② 단위 : dB(V), mm, m/sec^2
③ 종류 : 전신진동, 국소진동(레이노병)
④ 측정기구 : 휴대용 진동기, 진동수준계

알아두기

음의 세기(sound intensity) ★ 44
음이 진행하는 방향과 수직이 되는 단위면적을 단위시간에 통과하는 음에너지이다.

핵심 OX

01 창의 면적은 방바닥 면적의 1/7~1/5 정도가 좋다. (O, X)

02 소음계와 측정자와의 간격은 1m 정도가 좋다. (O, X)

03 국소진동으로 인해 발생하는 질병은 레이노병이다. (O, X)

|정답| 01 O 02 X 03 O

CHAPTER 04 먹는물검사

1 먹는물의 수질 기준

(1) 미생물에 관한 기준

① 일반세균
  ㉠ 1mL 중 100CFU(Colony Forming Unit)를 넘지 아니할 것
  ㉡ 샘물 및 염지하수 : 저온일반세균은 20CFU/mL, 중온일반세균은 5CFU/mL를 넘지 아니할 것
  ㉢ 먹는샘물, 먹는염지하수 및 먹는해양심층수 : 병에 넣은 후 4℃를 유지한 상태에서 12시간 이내에 검사. 저온일반세균은 100CFU/mL, 중온일반세균은 20CFU/mL를 넘지 아니할 것

② 총 대장균군 : 100mL(샘물·먹는샘물, 염지하수·먹는염지하수 및 먹는해양심층수의 경우에는 250mL)에서 검출되지 아니할 것 ★ 37

③ 대장균·분원성 대장균군 : 100mL에서 검출되지 아니할 것

④ 분원성 연쇄상구균·녹농균·살모넬라 및 쉬겔라 : 250mL에서 검출되지 아니할 것(샘물·먹는샘물, 염지하수·먹는염지하수 및 먹는해양심층수의 경우에만 적용)

⑤ 아황산환원혐기성포자형성균 : 50mL에서 검출되지 아니할 것(샘물·먹는샘물, 염지하수·먹는염지하수 및 먹는해양심층수의 경우에만 적용)

⑥ 여시니아균 : 2L에서 검출되지 아니할 것(먹는물공동시설의 물의 경우에만 적용)

(2) 건강상 유해영향 무기물질에 관한 기준 ★ 37

① 납 : 0.01mg/L를 넘지 아니할 것
② 불소 : 1.5mg/L(샘물·먹는샘물 및 염지하수·먹는염지하수의 경우에는 2.0mg/L)를 넘지 아니할 것
③ 비소 : 0.01mg/L(샘물·염지하수의 경우에는 0.05mg/L)를 넘지 아니할 것
④ 셀레늄 : 0.01mg/L(염지하수의 경우에는 0.05mg/L)를 넘지 아니할 것
⑤ 수은 : 0.001mg/L를 넘지 아니할 것
⑥ 시안 : 0.01mg/L를 넘지 아니할 것
⑦ 크롬 : 0.05mg/L를 넘지 아니할 것
⑧ 암모니아성 질소 : 0.5mg/L를 넘지 아니할 것

⑨ 질산성 질소 : 10mg/L를 넘지 아니할 것
⑩ 카드뮴 : 0.005mg/L를 넘지 아니할 것
⑪ 붕소 : 1.0mg/L를 넘지 아니할 것(염지하수의 경우에는 적용하지 아니함)
⑫ 브롬산염 : 0.01mg/L를 넘지 아니할 것(수돗물, 먹는샘물, 염지하수·먹는염지하수, 먹는해양심층수 및 오존으로 살균·소독 또는 세척 등을 하여 음용수로 이용하는 지하수만 적용)
⑬ 스트론튬 : 4mg/L를 넘지 아니할 것(먹는염지하수 및 먹는해양심층수의 경우에만 적용)
⑭ 우라늄 : 30μg/L를 넘지 아니할 것(수돗물, 샘물, 먹는샘물, 먹는염지하수 및 먹는물공동시설의 물의 경우에만 적용)

(3) 건강상 유해영향 유기물질에 관한 기준

① 페놀 : 0.005mg/L를 넘지 아니할 것
② 다이아지논 : 0.02mg/L를 넘지 아니할 것
③ 파라티온 : 0.06mg/L를 넘지 아니할 것
④ 페니트로티온 : 0.04mg/L를 넘지 아니할 것
⑤ 카바릴 : 0.07mg/L를 넘지 아니할 것
⑥ 1,1,1-트리클로로에탄 : 0.1mg/L를 넘지 아니할 것
⑦ 테트라클로로에틸렌 : 0.01mg/L를 넘지 아니할 것
⑧ 트리클로로에틸렌 : 0.03mg/L를 넘지 아니할 것
⑨ 디클로로메탄 : 0.02mg/L를 넘지 아니할 것
⑩ 벤젠 : 0.01mg/L를 넘지 아니할 것
⑪ 톨루엔 : 0.7mg/L를 넘지 아니할 것
⑫ 에틸벤젠 : 0.3mg/L를 넘지 아니할 것
⑬ 크실렌 : 0.5mg/L를 넘지 아니할 것
⑭ 1,1-디클로로에틸렌 : 0.03mg/L를 넘지 아니할 것
⑮ 사염화탄소 : 0.002mg/L를 넘지 아니할 것
⑯ 1,2-디브로모-3-클로로프로판 : 0.003mg/L를 넘지 아니할 것
⑰ 1,4-다이옥산 : 0.05mg/L를 넘지 아니할 것

(4) 소독제 및 소독부산물질에 관한 기준 ★45

① 잔류염소(유리잔류염소) : 4.0mg/L를 넘지 아니할 것
② 총트리할로메탄 : 0.1mg/L를 넘지 아니할 것
③ 클로로포름 : 0.08mg/L를 넘지 아니할 것
④ 브로모디클로로메탄 : 0.03mg/L를 넘지 아니할 것
⑤ 디브로모클로로메탄 : 0.1mg/L를 넘지 아니할 것

알아두기

미량원소의 질환
- 대표적 만성질환
  - 수은(Hg) : 미나마타병, 헌터러셀 증후군
  - 카드뮴(Cd) : 이타이이타이병
  - 망간(Mn) : 파킨슨 증후군과 유사한 증상
  - 불소(F) : 법랑 반점
  - PCB(Poly Chlorinated Biphenyls) : 카네미유증
- 인체의 미량원소 부족질환
  - 구리의 대사이상 : 윌슨(Willson)씨병
  - 아연 부족 : 소인증
  - 철분 부족 : 빈혈
  - 몰리브덴 결핍 : 치아 부식 및 식도암

핵심 OX

01 총 대장균군은 100mL에서 검출되지 아니할 것 (O, X)

02 불소는 1.5mg/L를 넘지 아니할 것 (O, X)

03 수은은 0.001mg/L를 넘지 아니할 것 (O, X)

|정답| 01 O 02 O 03 O

> **알아두기**
>
> **총트리할로메탄(THM)** ★ ㊳
> - 물의 유기물질과 정수과정의 염소가 반응하여 생성되는 발암성 물질
> - 수소가 염소, 브롬, 요오드 등으로 치환된 화합물
> - 클로로포름($CHCl_3$), 브로모디클로로메탄($CHBrCl_2$), 디브로므클로로데탄($CHBr_2Cl$), 브로모포름($CHBr_3$)
> - 생성 요인
>   - 상수원에 유기물질이 많을수록 생성량은 증가
>   - pH가 증가할수록 생성량은 증가
>   - 온도가 증가할수록 생성량은 증가 (25℃보다 30℃에서 약 2배)
>   - 전구물질의 농도가 높을수록 생성량은 증가
>   - THM의 생성반응은 느림
>   - 살균과정이 길수록 생성량은 증가
>   - 송수관에 물이 오래 더물수록 생성될 가능성이 높음
>   - 배수관말에서 THM이 생성될 가능성이 높음
>   - 염소주입량 20ppm까지 THM 생성이 급속하게 증가하지만 그 이후 서서히 증가

⑥ 클로랄하이드레이트 : 0.03mg/L를 넘지 아니할 것
⑦ 디브로모아세토니트릴 : 0.1mg/L를 넘지 아니할 것
⑧ 디클로로아세토니트릴 : 0.09mg/L를 넘지 아니할 것
⑨ 트리클로로아세토니트릴 : 0.004mg/L를 넘지 아니할 것
⑩ 할로아세틱에시드(디클로로아세틱에시드, 트리클로로아세틱에시드 및 디브로모아세틱에시드의 합) : 0.1mg/L를 넘지 아니할 것
⑪ 포름알데히드 : 0.5mg/L를 넘지 아니할 것

(5) 심미적 영향물질에 관한 기준 ★ ㊹

① 경도(硬度) : 1,000mg/L(수돗물의 경우 300mg/L, 먹는염지하수 및 먹는해양심층수의 경우 1,200mg/L)를 넘지 아니할 것
② 과망간산칼륨 : 소비량은 10mg/L를 넘지 아니할 것
③ 냄새와 맛 : 소독으로 인한 냄새와 맛 이외의 냄새와 맛이 있어서는 아니 될 것. 맛의 경우는 샘물, 염지하수, 먹는샘물 및 먹는물공동시설의 물에는 적용하지 아니함
④ 동 : 1mg/L를 넘지 아니할 것
⑤ 색도 : 5도를 넘지 아니할 것
⑥ 세제(음이온 계면활성제) : 0.5mg/L를 넘지 아니할 것. 샘물·먹는샘물, 염지하수·먹는염지하수 및 먹는해양심층수의 경우에는 검출되지 아니함
⑦ 수소이온농도 : pH 5.8 이상 pH 8.5 이하이어야 할 것. 샘물, 먹는샘물 및 먹는물공동시설의 물의 경우에는 pH 4.5 이상 pH 9.5 이하
⑧ 아연 : 3mg/L를 넘지 아니할 것
⑨ 염소이온 : 250mg/L를 넘지 아니할 것(염지하수의 경우에는 적용하지 아니함)
⑩ 증발잔류물 : 수돗물의 경우에는 500mg/L, 먹는염지하수 및 먹는해양심층수의 경우에는 미네랄 등 무해성분을 제외한 증발잔류물이 500mg/L를 넘지 아니할 것
⑪ 철 : 0.3mg/L를 넘지 아니할 것. 샘물 및 염지하수의 경우에는 적용하지 아니함
⑫ 망간 : 0.3mg/L(수돗물의 경우 0.05mg/L)를 넘지 아니할 것. 샘물 및 염지하수의 경우에는 적용하지 아니함
⑬ 탁도 : 1NTU(Nephelometric Turbidity Unit)를 넘지 아니할 것. 지하수를 원수로 사용하는 마을상수도, 소규모급수시설 및 전용상수도를 제외한 수돗물의 경우에는 0.5NTU를 넘지 아니함
⑭ 황산이온 : 200mg/L를 넘지 아니할 것. 샘물, 먹는샘물 및 먹는물공동시설의 물은 250mg/L를 넘지 아니함
⑮ 알루미늄 : 0.2mg/L를 넘지 아니할 것

(6) 방사능에 관한 기준(염지하수의 경우에만 적용)
  ① 세슘(Cs-137) : 4.0mBq/L를 넘지 아니할 것
  ② 스트론튬(Sr-90) : 3.0mBq/L를 넘지 아니할 것
  ③ 삼중수소 : 6.0Bq/L를 넘지 아니할 것

2 먹는물 관련 영업의 시설기준

(1) 먹는샘물·먹는염지하수 제조업의 시설기준
  ① 취수정 설치
    ㉠ 취수정의 보호를 위해서는 양수장에 자물쇠가 달린 보호시설을 설치
    ㉡ 취수정 안으로 오염물질이 유입되지 않도록 외부 케이싱의 상반부는 양수장의 바닥면보다 최소 30cm 이상 높게 설치
    ㉢ 취수정 자재 : KS 제품의 304~316 스테인리스 재질이거나 그 이상의 재질
    ㉣ 감시정의 설치와 관리 중 연속자동계측기 설치 및 관리 : 감시정에는 원수의 수위·전기전도도·수소이온농도(pH)·온도 등을 자동으로 연속 측정·기록할 수 있는 연속자동계측기를 설치
  ② 기본기계·기구 및 설치의 설비
    ㉠ 표준제조공정 : 취수 → 원수 저장 → 정수 → 자외선살균 → 처리수 저장 → 충전(청정실 설치) → 검사 → 포장
    ㉡ 원수저장 탱크 : 밀폐되도록 뚜껑을 설치하고 자외선 공기살균기 등 소독시설을 설치
  ③ 검사실 : 제조시설과 격리하여 설치, 검사에 필요한 급수시설 및 환기시설을 구비

(2) 수처리제 제조업 시설기준
  ① 응집제, 살균·소독제, 부식억제제, 수산화칼슘, 활성탄, 황산구리, 수산화나트륨, 제올라이트 등 구비
  ② 제조공정상 부식 방지를 위하여 내산성 및 내열성 자재를 사용

(3) 먹는샘물·먹는염지하수 수입판매업 시설기준
  ① 반품·교환품 등의 보관시설 구비
  ② 영업 활동을 위한 사무실 구비

핵심 OX

01 색도는 5도를 넘지 아니할 것 (O, X)

02 수소이온농도는 pH 5 이상 pH 8 이하이어야 할 것 (O, X)

03 염소이온은 250mg/L를 넘지 아니할 것 (O, X)

|정답| 01 O 02 X 03 O

(4) 정수기 제조업 시설기준

① 검사실 구비
② 유리잔류염소 · 클로로포름 · 색도 · 탁도를 검사할 수 있는 장비 · 기구 및 시약류를 구비

3 수원의 종류 및 시설

(1) 수원의 종류

① 천수(우수) : 강우, 강설로 수증기가 공중에서 응결되어 땅에 떨어진 pH 5.6 정도인 물
② 지표수 : 부식성, 유기물의 함량이 많아서 세균, 미생물의 번식에 알맞은 광물질의 함량과 경도가 낮은 물
③ 지하수 : 계절 강우에 의한 변동이 적고 수온이 거의 일정한 탁도가 낮고 경도가 높은 물
　㉠ 천층수
　　• 빗물이나 지표수가 지층에 침투하여 스며든 물
　　• 하수가 침투하여 세균을 함유하고 있는 경우가 있어 위생상 주의 필요
　㉡ 심층수 : 균이 거의 없어서 위생상 안전함
　㉢ 복류수 : 호수 바닥 또는 측부의 사력층 속을 흐르는 물
　㉣ 용천수 : 지하에서 솟아나는 물

(2) 상수원의 분류

① 매우 좋음(Ia)
　㉠ 용존산소가 풍부하고 오염물질이 없는 청정상태의 생태계
　㉡ 여과 · 살균 등 간단한 정수처리 후 생활용수로 사용할 수 있음
② 좋음(Ib)
　㉠ 용존산소가 많은 편이고 오염물질이 거의 없는 청정상태에 근접한 생태계
　㉡ 여과 · 침전 · 살균 등 일반적인 정수처리 후 생활용수로 사용할 수 있음
③ 약간 좋음(II)
　㉠ 약간의 오염물질은 있으나 용존산소가 많은 상태의 다소 좋은 생태계
　㉡ 여과 · 침전 · 살균 등 일반적인 정수처리 후 생활용수나 수영용수로 사용할 수 있음
④ 보통(III)
　㉠ 보통의 오염물질로 인하여 용존산소가 소모되는 일반 생태계

알아두기

지구상의 수자원

구 분		수량(m^3)	백분율(%)
지표수	담수호	1.3×10^{14}	0.009
	연해와 내해	1.0×10^{14}	0.008
	하천수	1.2×10^{12}	0.0001
지하수	토양수분 및 결합수	7.0×10^{13}	0.005
	0.8km까지의 지하수	4.2×10^{15}	0.31
	0.8km 이하의 지하수	4.2×10^{15}	0.31
기타	빙설 및 빙하	8.6×10^{15}	2.15
	대기(수증기)	1.3×10^{13}	0.001
	해 양	1.3×10^{19}	97.2

ⓒ 여과·침전·활성탄 투입·살균 등 고도의 정수처리 후 생활용수로 이용하거나 일반적 정수처리 후 공업용수로 이용
⑤ 약간 나쁨(Ⅳ)
  ㉠ 상당량의 오염물질로 인하여 용존산소가 소모되는 생태계
  ㉡ 농업용수로 사용하거나 여과, 침전, 활성탄 투입, 살균 등 고도의 정수처리 후 공업용수로 사용할 수 있음
⑥ 나쁨(Ⅴ)
  ㉠ 다량의 오염물질로 인하여 용존산소가 소모되는 생태계
  ㉡ 산책 등 국민의 일상생활에 불쾌감을 주지 않으며, 활성탄 투입, 역삼투압 공법 등 특수한 정수처리 후 공업용수로 사용할 수 있음
⑦ 매우 나쁨(Ⅵ) : 용존산소가 거의 없는 오염된 물로 물고기가 살기 어려움

(3) 물의 순환과 이동

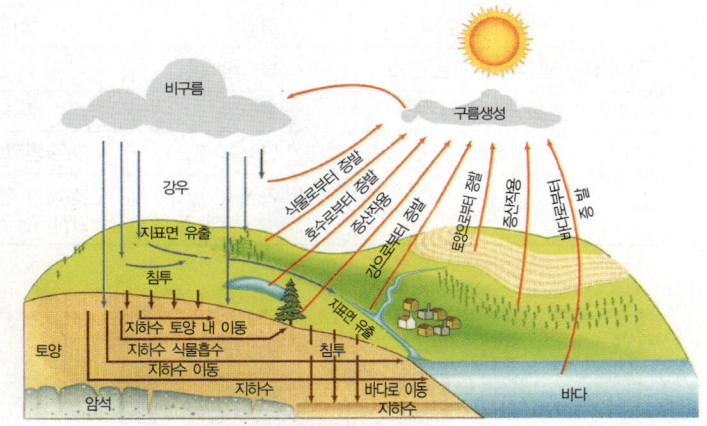

| 물의 순환과 이동 |

(4) 급수시설

① 상수도가 갖추어야 할 기본 조건
  ㉠ 충분한 수량
  ㉡ 사용목적에 적합한 수질
  ㉢ 적당한 수압
  ㉣ 사용의 편리성
  ㉤ 자연유하식의 취수 및 배수가 가능할 것
② 상수의 6단계 정수과정 : 취수 → 도수 → 정수 → 송수 → 배수 → 급수
  ㉠ 취수 : 좋은 수질의 물을 필요한 양만큼 모으는 방법
  ㉡ 도수 : 수원이 멀리 떨어져 있을 경우 물을 정수장까지 도수로를 통해 끌어오는 것

출제경향 파헤치기

완속사 여과법과 급속사 여과법을 비교하는 내용과 염소소독에 대한 지식을 주로 묻는다.

☑ 급속사 여과법에 대한 내용으로 옳은 것은?
☑ 다음 그래프 중 불연속점에 해당하는 것은?

핵심 OX

01 지표수는 광물질 함량이 높다. (O, X)

02 지표수는 경도가 높다. (O, X)

03 지하수는 탁도가 높고 경도가 낮다. (O, X)

|정답| 01 X 02 X 03 X

ⓒ 정수 : 정수장에서 침전 → 여과 → 소독의 순서로 물을 깨끗하게 하는 과정
ⓒ 송수 : 정수장에서 배수까지 끌어가는 것
ⓒ 배수 : 급수된 물이 모여 있는 것
ⓒ 급수 : 배수지에서 각 가정 부담의 수도관으로 급수

③ **정 수**
㉠ 여과 : 완속사 여과법, 급속사 여과법

구 분	완속사 여과법(영국식)	급속사 여과법(미국식)
여과속도	3~5m/day	120~150m/day
침전법	보통침전법(중력침전)	약품침전법
세균 제거율	98~99%	95~98%
1차 사용 일수	20~60일(1~2개월)	12시간~2일(1일)
모래층 청소	사면대치	역류세척
탁도·색도가 높을 때	불리함	좋 음
이끼류가 발생하기 쉬운 장소	불리함	좋 음
수면이 동결되기 쉬운 장소	불리함	좋 음
면 적	광대한 면적이 필요함	좁은 면적도 가능
비 용	건설비가 많이 들고, 경상비는 적게 듦	건설비가 적게 들고, 경상비는 많이 듦

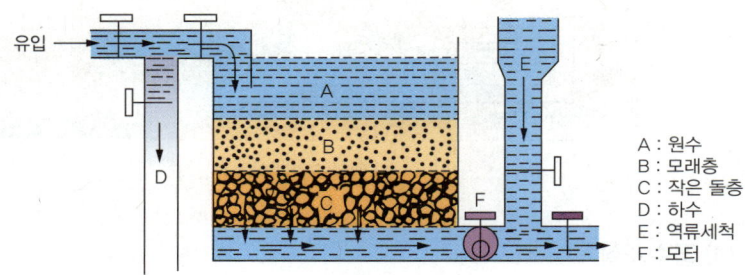

| 급속 여과지 단면도 |

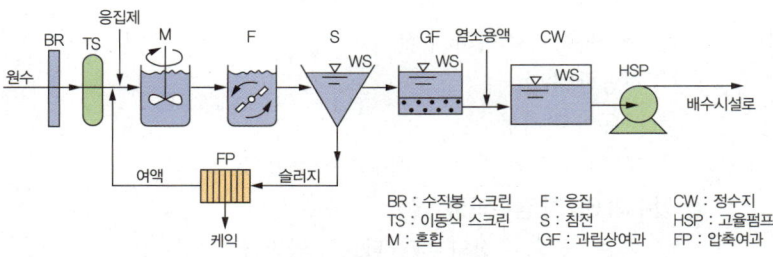

| 급속 모래여과장치에 의한 정수처리도 |

ⓛ 염소소독

```
Cl₂+H₂O → HOCl+H+Cl⁻(pH 5~6)
HOCl → H⁺+OCl⁻(pH 9~10)
Cl₂ : pH < 5
```

- 살균력이 강한 순서 : HOCl > OCl⁻ > 클로라민 ★ 36
  ※ HOCl은 OCl⁻보다 살균력이 80배 정도 더 강함
- 결합잔류염소 : 수중에 암모니아 화합물이 존재할 경우, 클로라민(Chloramine)의 형태로 존재
- 염소주입량 = 염소요구량 + 잔류염소량
- 상수도 염소소독 시 유리잔류염소량 기준
  - 0.1ppm(수도꼭지 기준) 이상, 4.0ppm(정수장 기준)을 넘지 아니할 것
  - 병원미생물에 의하여 오염되었거나 오염될 우려가 있는 경우에는 0.4ppm 이상(수도꼭지 기준)
- 장점 : 소독력이 강하고 잔류효과가 큼, 경제적이고 조작이 간편함
- 단점 : 냄새가 심하며 독성이 있음

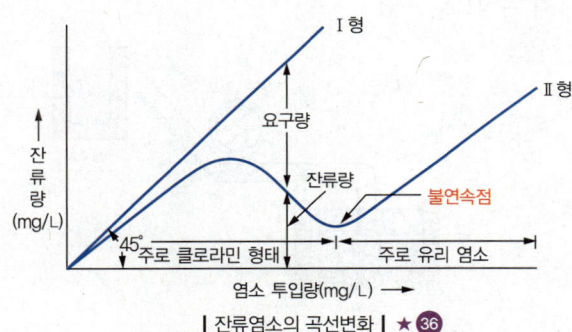

| 잔류염소의 곡선변화 | ★ 36

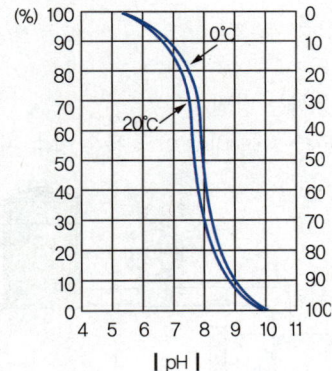

핵심 OX

01 완속사 여과법에는 광대한 면적이 필요하다. (O, X)

02 급속사 여과법에는 약품침전법을 사용한다. (O, X)

03 OCl⁻보다 HOCl의 살균력이 더 강하다. (O, X)

|정답| 01 O 02 O 03 O

4 급수시설의 형태

(1) 자연유하식

① 동력이 필요 없음(펌프를 사용하지 않음)
② 높은 위치에 있는 물을 각 가정으로 공급하는 방법
③ 유지비 저렴
④ 적합한 위치 선정 곤란

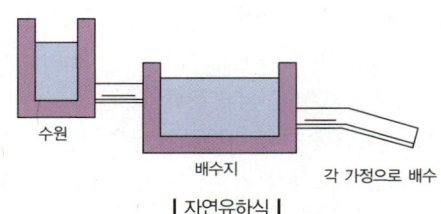

| 자연유하식 |

(2) 양수식

① 펌프를 이용하는 방법
② 수원이 배수지보다 낮을 때 낮은 위치에 있는 우물을 양수 펌프로 퍼 올려 각 가정으로 공급

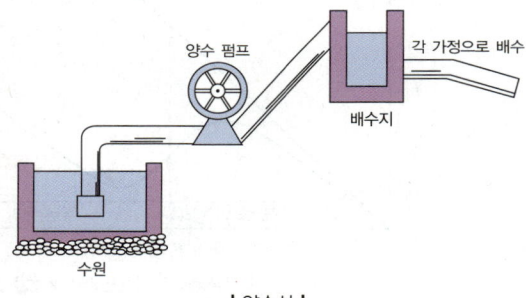

| 양수식 |

(3) 압축송수식

① 펌프를 이용하는 방법
② 평지에서 동일 지역 내에 있는 물을 양수 펌프를 이용하여 각 가정으로 공급

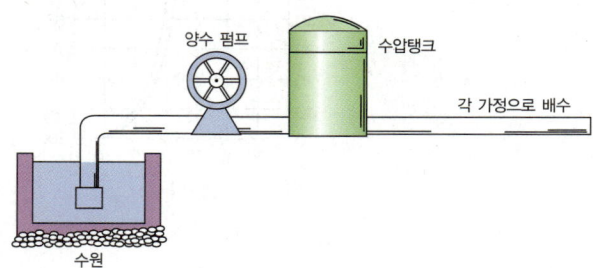

| 압축송수식 |

5 수질검사방법

(1) 시료채취 시 고려사항
① 목적하는 성분을 취할 수 있는 장소에서 채취할 것
② 시험을 실시하고자 하는 자가 직접 채취할 것
③ 채취병은 채취하고자 하는 시료로 2~3회 씻은 후 채취할 것
④ 펌프로 채취하는 경우 관내의 물이 새로운 물로 바뀌게 한 다음 채취할 것
⑤ 급수 전에 채취할 경우 급수관의 용량에 해당량 이상의 물을 방류할 것
⑥ 시료채취 후 시험하기까지의 보관
  ㉠ 깨끗한 물 : 72시간
  ㉡ 오염된 물 : 12시간
  ㉢ 오염 가능성이 있는 물 : 48시간

(2) 시험방법
① 탁 도
  ㉠ 물의 탁한 정도
  ㉡ 단위 : NTU(Nephelometric Turbidity Unit) ★ ③⑦
  ㉢ 1NTU : 황산히드라진과 헥사메틸테트라아민을 포함한 탁도 표준원액 2.5mL를 증류수 1L에 용해시켰을 때의 탁한 정도
  ㉣ 1NTU 이하의 낮은 수준으로 유지
  ㉤ 측정방법 : 표준탁도계, 암상자
② 온 도
  ㉠ 채수현장에서 직사광선을 피해 즉시 측정
  ㉡ 측정기구 : Pettenkofer 수온계, 봉상수은온도계 등
③ 색 도
  ㉠ 물의 색깔 정도
  ㉡ 1도 : 증류수 1L에 염화백금산칼륨 표준용액 1mL(백금 1mg 포함)를 용해할 때 나타나는 색상
  ㉢ 측정기구 : 비색관, 색도계

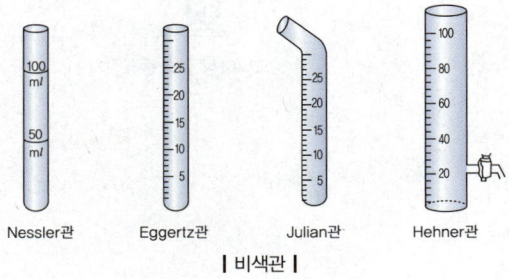

| 비색관 |

출제경향 파헤치기
시험에 사용하는 용액, 기구, 변화에 대한 내용을 주로 묻는다.
☑ 다음 중 정색반응에 대한 내용과 다른 것은?
☑ 다음 중 시약과 반응 후 나타나는 변화의 연결이 다른 것은?

핵심 OX
01 압축송수식은 평지에서 동일 지역 내에 물을 보내는 방법이다. (O, X)

02 탁도의 단위는 FTU이다. (O, X)

03 색도의 측정기구는 비색관과 색도계이다. (O, X)

|정답| 01 O 02 X 03 O

④ **잔류염소**
  ㉠ 염소처리 후 수중에 잔류하는 유리잔류염소와 클로라민 같은 결합잔류염소
  ㉡ 분해가 쉬우므로 채수 후에 즉시 측정
  ㉢ 살균력 : 유리잔류염소 > 결합잔류염소
  ㉣ 정색반응 : 물에 오르도톨루딘 용액을 가하여 검수가 황색이 되었을 때 잔류염소량을 측정 ★ 35
    • 유리잔류염소 : 5초 이내 즉시 정색반응
    • 결합잔류염소 : 5분 후 정색반응
  ㉤ 잔류염소의 제거는 티오황산나트륨($Na_2S_2O_3$)을 이용 ★ 36

⑤ **암모니아성 질소(NH_3-N)** ★ 35
  ㉠ 유기물질의 오염 정도, 분변오염의 의심 파악
  ㉡ 검수에 Nessler 시약을 가했을 때 암모니아성 질소가 함유되어 있을 때에는 황~적갈색이 나타남
  ㉢ 측정기구 : 비색관 등
  ㉣ 시약 : 요오드화칼륨, 염화제2수은, 수산화칼륨, Nessler 시약 등

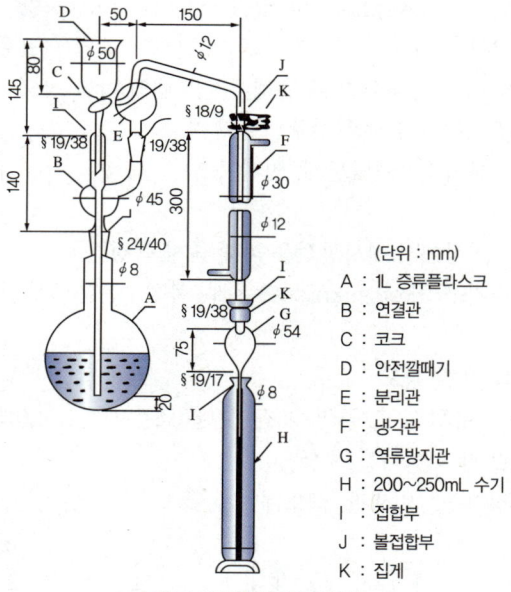

| 암모니아성 질소 증류장치 |

⑥ 과망간산칼륨($KMnO_4$) 소비량 ★ ③⑥
  ㉠ 수중에서 산화되기 쉬운 물질(유기물)에 의해 소비되는 $KMnO_4$의 양
  ㉡ 측정 : 증류수에 황산을 넣고 $KMnO_4$의 미홍색이 없어지지 않고 남아 있을 때까지 측정

⑦ 경도
  ㉠ 2가의 금속이온(칼슘, 마그네슘 등)의 양을 이것에 대응하는 탄산칼슘($CaCO_3$)의 밀리그램당 양으로 나타낸 것 ★ ④③
  ㉡ 경도 1 : 물 $1m^3$ 중의 산화칼슘(CaO) 10g을 함유할 때
  ㉢ 경도 측정 시 필요 시약 : EBT, EDTA, $MgCl_2$, NH_4Cl, KCN 등

⑧ 냄새 : 검수 약 10mL를 300mL 삼각플라스크에 취하여 가볍게 흔들어 40~50℃로 데운 후 뚜껑을 열어 냄새를 맡음

⑨ 맛 : 검수 100mL를 비커에 넣고 40~50℃로 따뜻하게 하여 맛을 봄

(3) 세균학적 검사

① 기구소독
  ㉠ 채수병 : 고압증기멸균(121℃, 2기압에서 30분간), 건열멸균
  ㉡ 유리 : 건열멸균기에 넣고 170℃로 1시간 멸균

② 일반세균 ★ ③⑥
  ㉠ 보통한천배지 사용
  ㉡ 평판배양 : 35±0.5℃, 48±3시간
  ㉢ 음용수의 일반세균수 권장기준 : 1mL당 100 이하
  ㉣ 측정기구 : Colony Counter

③ 대장균군
  ㉠ 호기성 또는 통성혐기성, 그람음성, 무아포성 간균으로 35℃에서 48시간 배양했을 때 유당을 분해하여 가스를 형성하는 균을 총칭
  ㉡ 시료의 보관 : 4℃, 6시간 이내
  ㉢ 시험방법 ★ ③⑤
    • 정성시험(LB발효관배지 이용 시) : 추정시험 → 확정시험 → 완전시험
    – 추정시험 : 라우릴 트립토오스 부이온 또는 유당 부이온을 넣은 발효관을 35~37℃, 24±2시간 배양하여 가스발생이 있으면 대장균군의 존재 추정
    – 확정시험 : 추정시험에서 가스발생이 있는 발효관으로부터 직경 3mm의 백금이를 사용, 무균조작으로 BGLB 배지가 분주된 발효관에 이식하여 35~37℃, 24±2시간 배양(가스발생이 없으면 48±3시간까지 관찰)하여 가스가 발생하면 확정시험은 양성

핵심 OX

01 암모니아성 질소 검사방법은 검수에 황산을 넣는다. (O, X)

02 일반세균 검사를 위해 배양할 때 보통한천배지를 사용한다. (O, X)

03 대장균군의 정성시험은 추정시험, 확정시험, 완전시험 순으로 한다. (O, X)

|정답| 01 X 02 O 03 O

- **완전시험** : 평판상의 집락이 그람음성, 무아포성의 간균임을 확인하고 유당을 분해하여 가스의 발생을 재확인
• 정량시험 : 일정량의 시료 중에 1개 이상의 대장균군의 수를 측정
  - 최확수(MPN ; Most Probable Number)법을 많이 사용
  - 최확수는 연속한 3단계 이상의 희석시료(10, 1, 0.1 또는 1, 0.1, 0.01 또는 0.1, 0.01, 0.001)를 각각 5개씩 또는 3개씩 발효관에 가하여 배양 후 얻은 결과에 의하여 검체 1mL 중 또는 1g 중에 존재하는 대장균군수를 표시하는 것

CHAPTER 05 하수검사

1 유량측정방법

(1) 관(Pipe) 내의 유량측정방법

① 벤투리미터(Venturi Meter) : 관수로 중간에 수축관을 설치하여 수축부에서 압력이 저하할 때, 이 압력차에 의하여 용량(Q)을 구하는 장치

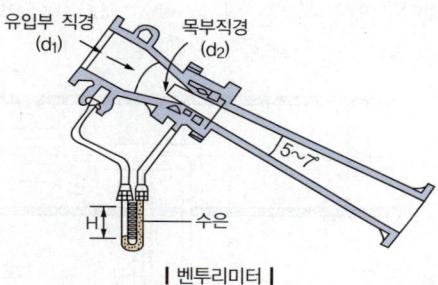

| 벤투리미터 |

② 유량측정용 노즐(Nozzle) : 벤투리미터와 오리피스 모두의 특성을 고려하여 만든 유량측정용 기구, 정수압이 유속으로 변화하는 원리를 이용

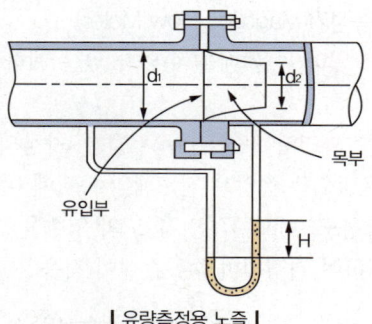

| 유량측정용 노즐 |

③ 오리피스(Orifice)
  ㉠ 설치비용이 적게 들고 유량측정이 비교적 정확하여 얇은 판오리피스가 널리 이용되고 있으며 흐름의 수로 내에 설치
  ㉡ 장점 : 단면이 축소되는 목(Throat) 부분을 조절하여 유량의 조절 가능
  ㉢ 단점 : 오리피스 단면에서 커다란 수두 손실 발생

핵심 OX

01 벤투리미터는 수축관에서 압력차에 의하여 용량을 구하는 장치이다. (O, X)

02 유량측정용 노즐은 정수압이 유속으로 변하는 원리를 이용한다. (O, X)

| 정답 | 01 O 02 O

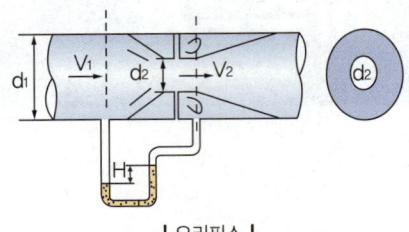

| 오리피스 |

④ 피토(Pitot)관
  ㉠ 마노미터에 나타나는 **수두 차**에 의하여 계산
  ㉡ 왼쪽 관은 정수압을 측정, 오른쪽 관은 유속이 0인 상태(정체압력)를 측정
  ㉢ 부유물질이 많이 흐르는 폐하수에서는 사용이 곤란, **부유물질이 적은 대형관에서 효율적**인 유량측정기

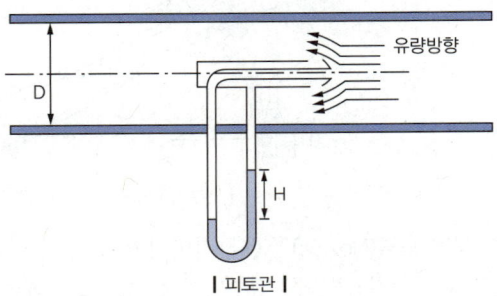

| 피토관 |

⑤ 자기식 유량측정기(Magnetic Flow Meter)
  ㉠ **고형물질이 많아** 관을 메울 우려가 있는 폐하수에 이용할 수 있는 유량측정기기
  ㉡ 측정원리 : **패러데이(Faraday)의 법칙**, 자장의 직각에서 전도체를 이동시킬 때 유발되는 전압은 전도체의 속도에 비례함
  ㉢ 전압이 활성도, 탁도, 점성, 온도의 영향을 받지 않고, 유체(폐하수)의 유속에 의하여 결정되며 수두손실이 적음

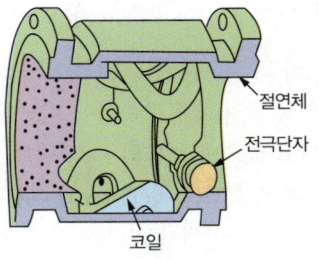

| 자기식 유량측정기 |

(2) 측정용 수로에 의한 유량측정방법

① 위어(Weir) : 3각위어, 4각위어

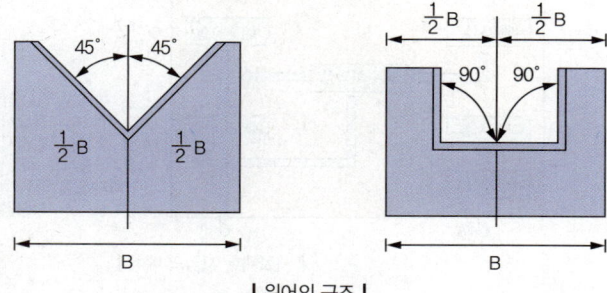

| 위어의 구조 |

② 파샬플룸(Parshall Flume) : 부유물질의 침전이 적고 자연유하 가능

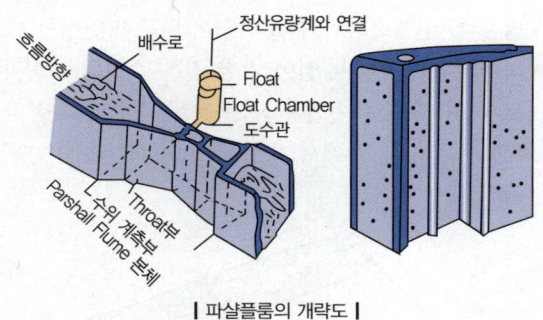

| 파샬플룸의 개략도 |

2 하수시험

(1) 시료채취 시 유의사항

① 시료는 목적 시료의 성질을 대표할 수 있는 위치에서 시료채취용기 또는 채수기를 사용하여 채취
② 채취용기는 시료를 채우기 전에 시료로 3회 이상 씻은 다음 사용
③ 유류 또는 부유물질 등이 함유된 시료는 침전물 등이 부상하여 혼입되지 않도록 채취
④ 용존가스, 환원성 물질, 휘발성 유기물질, 유류 및 수소이온농도 등을 측정하기 위한 시료는 운반 중 공기와의 접촉이 없도록 가득 채워 채취
⑤ 시료채취용기에 시료를 채울 때에는 어떠한 경우에도 시료의 교란이 일어나서는 안 되며, 가능한 한 공기와 접촉하는 시간을 짧게 하여 채취
⑥ 채취된 시료는 즉시 실험하여야 하며, 그렇지 못한 경우에는 시료의 보존방법에 따라 보존하여 규정된 시간 내에 실험
⑦ 시료채취량은 시험항목 및 시험 횟수에 따라 차이가 있으나 보통 3~5L 정도 채취

핵심 OX

01 피토관 방법은 부유물질이 적은 대형관에서 효과적이다.
(O, X)

02 시료 채취용기는 시료를 채우기 전에 소독약으로 소독한 후 채취한다.
(O, X)

03 시료는 채취 즉시 실험해야 한다.
(O, X)

|정답| 01 O 02 X 03 O

⑧ 시료채취 지점
  ㉠ 배출시설 등의 폐수 : 폐수의 성질을 대표할 수 있는 곳에서 채취

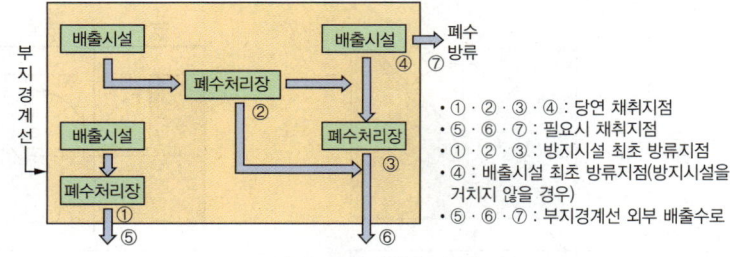

| 시료채취 지점의 예시 |

  ㉡ 하천수 : 하천수의 오염 및 용수의 목적에 따라 채수지점 선정
  ㉢ 하천수 채수지점
   • 맑은 날이 계속되어 수질 하천이 비교적 안정할 때 측정
   • 하천의 단면에서 수심이 가장 깊은 수면의 지점과 그 지점을 중심으로 하여 좌우로 수면폭을 2등분한 각각의 지점의 수심이 2m 미만일 때에는 수심의 1/3에서 채취, 2m 이상일 때에는 수심의 1/3 및 2/3에서 각각 채취

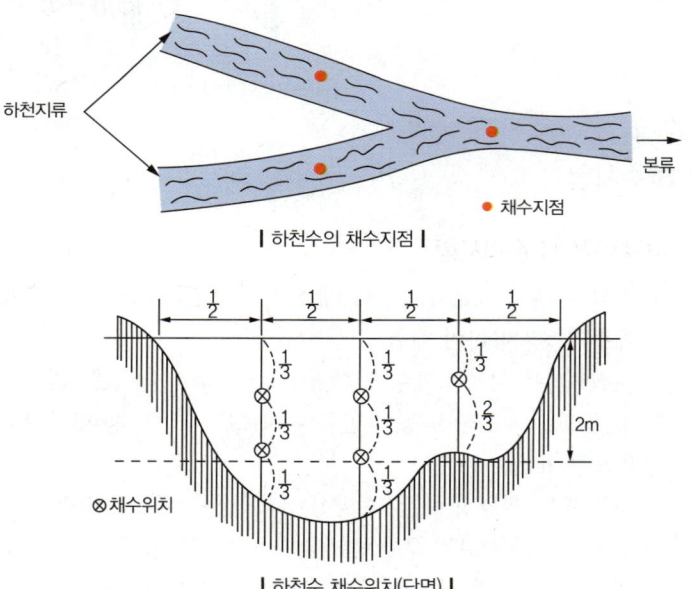

| 하천수의 채수지점 |

| 하천수 채수위치(단면) |

(2) 시험방법

① 생물화학적 산소요구량(BOD ; Biochemical Oxygen Demand) ★ 35

㉠ 수중의 오염원이 될 수 있는 물질이 미생물에 의해 산화되어 주로 무기성의 산화물과 가스체가 될 때의 소비량을 ppm으로 표시한 것

㉡ 20℃에서 보통 5일간에 소모되는 산소량을 측정하여 표시 ★ 45 41

㉢ 1단계 BOD : 주로 탄소화합물의 산화 완료까지에 소비되는 산소량(20일 정도 소요)

㉣ 2단계 BOD : 주로 질소화합물의 산화 완료까지에 소비되는 산소량(100일 이상 소요)

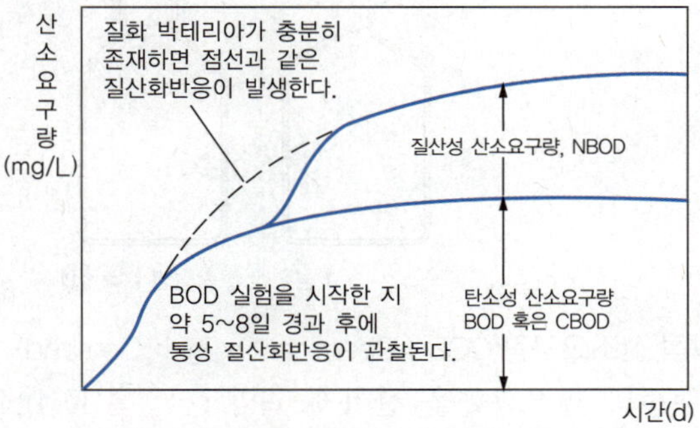

| BOD곡선 |

② 용존산소량(DO ; Dissolved Oxygen) ★ 35

㉠ 물속에 녹아 있는 산소량

㉡ 순수한 물의 경우 0℃ 1기압에서 14.62ppm, 20℃에서 9.17ppm, 30℃에서 7.63ppm

㉢ 수온이 낮을수록 용존산소의 포화농도는 높아짐

㉣ 오염되지 않은 물일수록 용존산소의 농도는 높고 BOD는 낮음

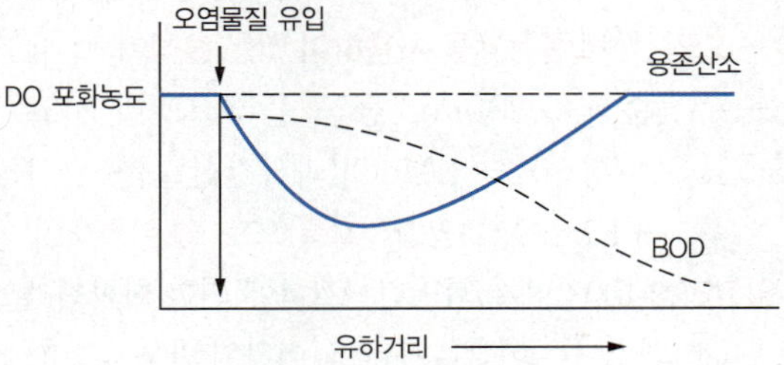

| 용존산소 그래프 |

㉤ 측정방법 : 윙클러-아지드화나트륨(Winkler-azide Natrium) 변법 ★ 36

- 시료채취 즉시 시험
- 시료를 가득 채운 300mL 용존산소 측정병에 황산망간 용액 1mL와 NaOH-KI-NaN_3 용액 1mL를 넣고 기포가 남지 않게 마개를 닫고 수회 병을 회전시키면서 섞음

출제경향 파헤치기

주로 용존산소량을 측정하는 방법과 과정에 대해서 묻는다.

☑ 용존산소 측정병 용액에 넣는 시약으로 옳은 것은?

핵심 OX

01 하천수 수심이 2m 미만일 경우 수심의 2/3에서 채수한다. (O, X)

02 BOD는 20℃에서 보통 10일간 소모되는 산소량을 측정한 것이다. (O, X)

03 수온이 높을수록 용존산소의 포화농도는 높아진다. (O, X)

|정답| 01 X 02 X 03 X

- 100mL 이상의 맑은 층이 생기면 마개를 열고 황산 2.0mL를 병목으로부터 넣고, 마개를 다시 닫고 갈색의 침전물이 완전히 용해할 때까지 병을 회전시킴
- 용존산소 측정병의 용액 200mL를 정확히 취하여 **황색이 될 때까지** 0.025N-**티오황산나트륨** 용액으로 적정한 다음, **전분용액** 1mL를 넣고 **청색의 용액이 무색**으로 될 때까지 적정 ★ 44 40

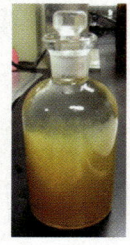

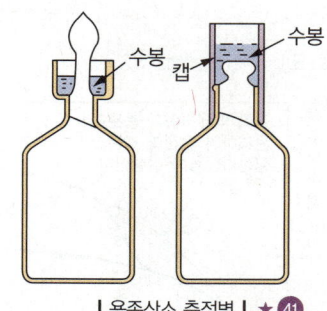

| 용존산소 측정병 | ★ 41

③ **화학적 산소요구량**(COD ; Chemical Oxygen Demand)
  ㉠ 수중의 피산화물을 산화제 **과망간산칼륨**(KMnO₄), **중크롬산칼륨**(K₂Cr₂O₇)을 이용하여 화학적으로 산화시킬 때 소비되는 산소량을 ppm 단위로 표시한 것
  ㉡ 장점 : BOD에 비하여 신속히 측정할 수 있음
  ㉢ 단점 : 생화학적으로 불안한 유기물 및 무기성 피산화물을 구별할 수 없음
  ㉣ 측정방법
   - **산성** 100℃에서 과망간산칼륨에 의한 화학적 산소요구량 측정
     - Cl⁻(염소이온)이 2,000mg/L 이하인 반응시료(100mg)에 적용하는 것
     - **과망간산칼륨용액을 사용하여 엷은 홍색**이 될 때까지 적정 ★ 40
     - 측정순서 : 300mL 둥근 플라스크에 시료 적당량을 취함 → H₂SO₄(황산) → KMnO₄(과망간산칼륨) → Na₂C₂O₄(옥살산나트륨) → KMnO₄(**과망간산칼륨**)으로 **엷은 홍색**이 될 때까지 적정
   - **알칼리성** 100℃에서 과망간산칼륨에 의한 화학적 산소요구량 측정 ★ 39
     - Cl⁻(염소이온)이 2,000mg/L 이하인 반응시료(100mg)에 적용하는 것
     - NaS₂O₃(**티오황산나트륨용액**)으로 **무색**이 될 때까지 적정
     - 측정순서 : 300mL 둥근 플라스크에 시료 적당량을 취함 → NaOH(수산화나트륨), KMnO₄(과망간산칼륨) → KI(요오드화칼륨) → 전분용액 → NaS₂O₃(**티오황산나트륨**)으로 **무색**이 될 때까지 적정

④ 수소이온농도(pH)
  ㉠ 유리전극 보관 : pH는 보통 유리전극과 비교전극으로 된 pH미터(Meter)를 사용하여 측정하는데, pH미터를 사용하지 않을 때에는 유리전극을 증류수에 담가 보관
  ㉡ pH미터 : 물의 액성을 측정하기 위한 기구
  ㉢ 지시약 : 용액의 액성을 알아내기 위해서 수소이온농도, 즉 pH를 결정하는 방법에 사용하는 약품
  ㉣ pH미터의 유지·관리 : 유지, 그리스 등이 전극에 부착되면 중성세제로 얼룩을 지울 수 있는 부드러운 종이로 문질러 흐르는 물에 씻기

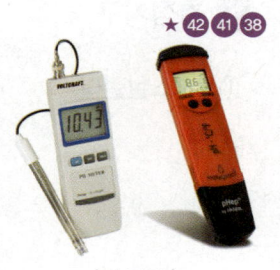
| pH미터 |

⑤ **부유물질(SS ; Suspended Solids)** ★ 42 38 35
  ㉠ 0.1㎛ 이상의 크기
  ㉡ 독립침전이 가능한 크기 : 5~1,000㎛

```
0.001            0.1              5           1,000㎛
```

콜로이드 상태		부유 상태	
분산 상태		침강 가능	자연 침전 가능

  ㉢ 측정원리
    • 유리섬유여과지(GF/C)를 여과기에 부착하여 일정량의 시료를 여과시킨 다음 항량으로 건조(105~110℃)하여 무게를 달아 여과 전·후의 유리섬유여과지의 무게차를 산출하여 부유물질의 양을 구하는 방법
    • 하·폐수처리의 침전성 부유물질 : 메스실린더나 임호프콘으로 측정

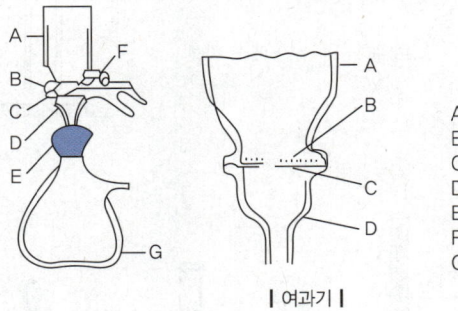

A : 상부 여과관
B : 여과재
C : 여과재 지지대
D : 하부 여과관
E : 고무패킹
F : 금속제 클램프
G : 흡인병

| 여과기 |

⑥ 증발잔류물 : 증발잔류물의 양(mg/L)을 측정 시 증발건조한 증발접시를 110±5℃, 2시간 건조 후에 무게를 평량
⑦ 폴리클로리네이티드비페닐(PCB) : 가스크로마토그래피법으로 측정, 농축장치는 구테르나다니쉬 농축기 이용

핵심 OX

01 윙클러-아지드법에서 티오황산나트륨용액을 적정했을 때 종말점의 색은 무색이다. (O, X)

02 산성 COD법의 종말점 색은 엷은 홍색이다. (O, X)

03 알칼리성 COD법의 종말점 색은 무색이다. (O, X)

04 하수처리의 침전성 부유물질은 메스실린더나 임호프콘으로 측정한다. (O, X)

|정답| 01 O 02 O 03 O 04 O

3 측정기구

(1) 메스실린더

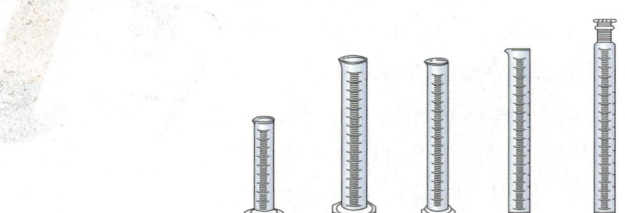

(2) 어댑터

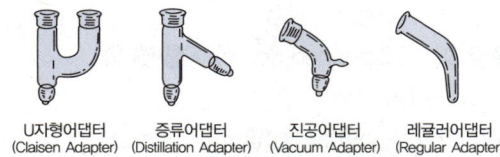

(3) 피펫류

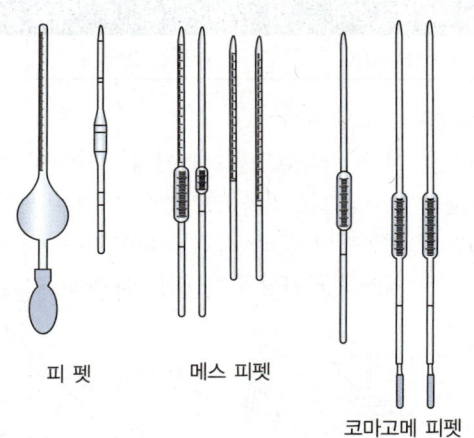

(4) 뷰렛류

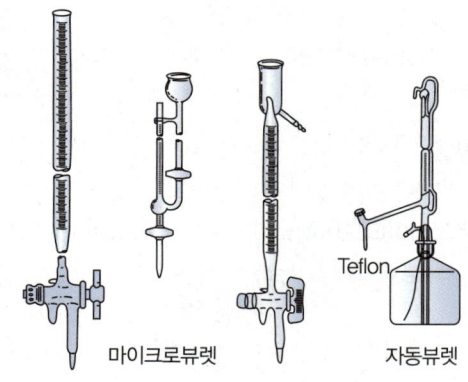

(5) 비커 및 플라스크 ★ ③⑧

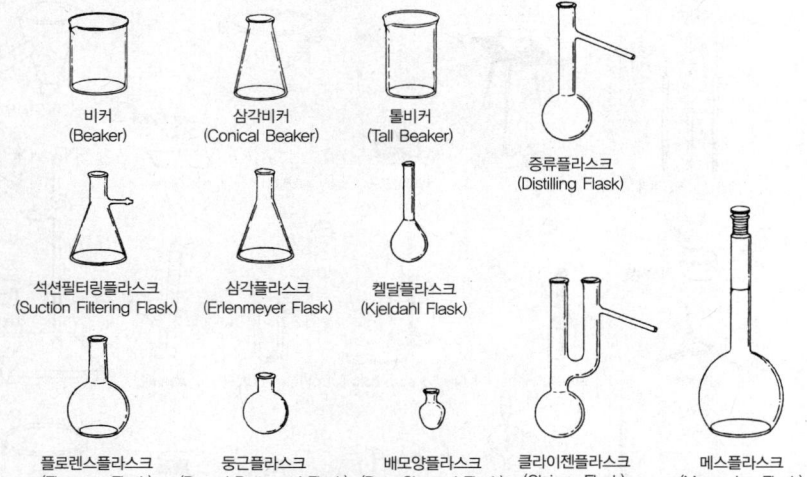

(6) 여과깔때기

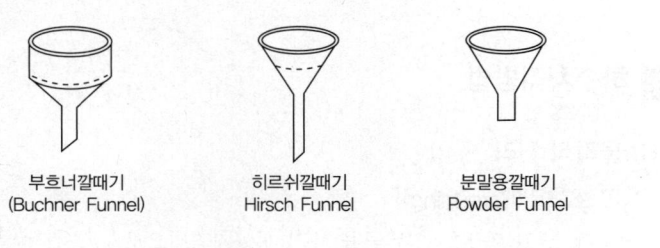

(7) 분리깔때기

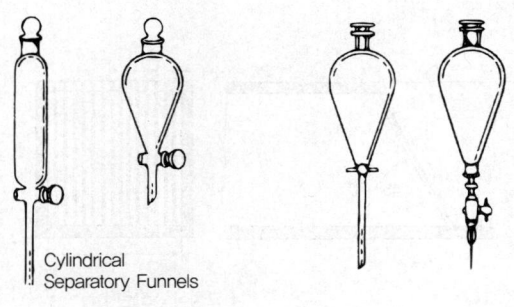

(8) 기타 ★ 38 36

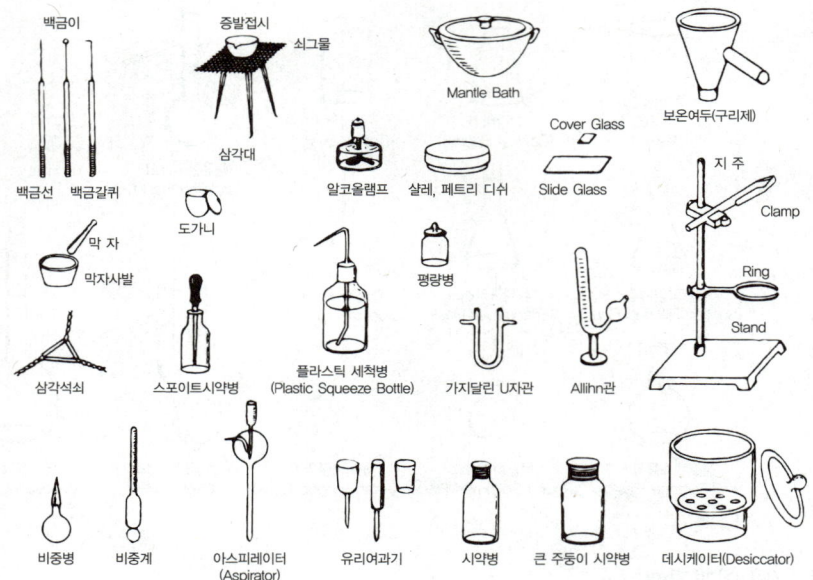

4 하수처리방법

(1) 물리적 처리

① 스크린(Screening)
  ㉠ 크고 가벼운 부유물을 제거하는 처리법으로 나뭇조각, 플라스틱, 천조각, 종이조각 등을 제거
  ㉡ 고정식 스크린

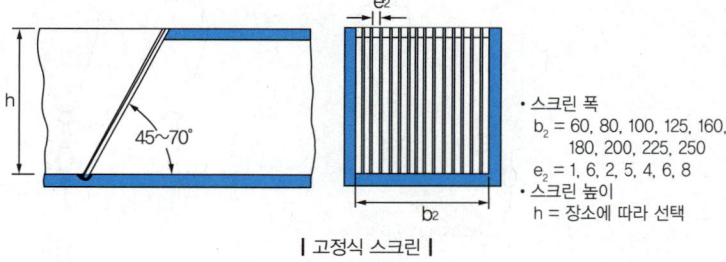

- 스크린 폭
  b_2 = 60, 80, 100, 125, 160, 180, 200, 225, 250
  e_2 = 1, 6, 2, 5, 4, 6, 8
- 스크린 높이
  h = 장소에 따라 선택

| 고정식 스크린 |

ⓒ 가동식 스크린

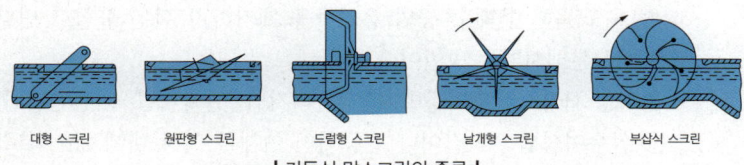

| 가동식 망스크린의 종류 |

② 침사지(Grit Chamber)
  ㉠ 폐수가 침전지로 흘러 들어가기 전에 굵은 모래, 뼛조각, 식물의 종자, 작은 자갈 등을 제거할 목적으로 침전지 앞에 설치한 유수지
  ㉡ 종류 : 수직류식, 수평류식, 폭기식 등

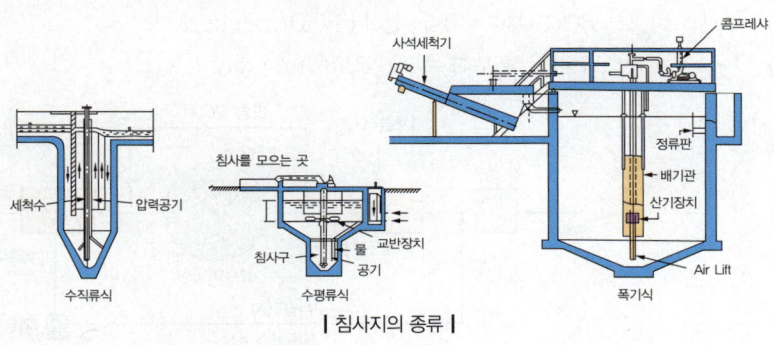

| 침사지의 종류 |

③ 침전지(Setting Pond)
  ㉠ 중력을 이용하여 **큰 부유물질을 침전**시키는 것으로 스토크스(Stocke's) 법칙 적용 ★ ㊸
  ㉡ 종류 : 직사각형 침전지, 원형 침전지

(2) 화학적 처리
① 응집 : 응집제(철염, 알루미늄염 등)를 사용하여 부유물을 응집시키는 방법
② 중화 : 산성·알칼리성 하수는 생물학적 처리를 하기 전 또는 방류하기 전에 중화시켜 pH 6.5~8.5 범위 유지
③ 산화 및 환원
  ㉠ 산화 : 산소와 결합하거나 원자가가 늘거나 수소 또는 전자를 잃게 되는 화학반응
  ㉡ 환원 : 산소를 잃거나 원자가가 감소되거나 수소 또는 전자를 얻게 되는 화학반응

핵심 OX

01 날개형 스크린은 고정식 스크린에 속한다. (O, X)

02 침전지는 폐수가 침사지로 흘러들어가기 전에 설치한 유수지이다. (O, X)

03 산화란 산소를 잃거나 원자가가 감소되거나 수소 또는 전자를 얻게 되는 화학반응이다. (O, X)

|정답| 01 X 02 X 03 X

(3) 생물학적 처리

미생물을 이용하여 폐수 중의 유기물을 제거하기 쉬운 물질로 변환시키거나 무기물로 분해시키는 방법이다.

① **호기성 처리** : 살수여상법, 활성슬러지법, 산화지법, 회전원판법 등
  ㉠ 살수여상법 : 자갈이나 인공적인 여재를 여상 내에 2m 정도의 깊이로 쌓고 여상에 하수를 살수하여 처리하는 방법
  - 표준살수여상
    - BOD 부하 = $0.1 \sim 0.4 \text{kgBOD}/\text{m}^3 \cdot \text{day}$
    - 수리학적 부하 = $1 \sim 4\text{m}^3/\text{m}^2 \cdot \text{day}$
  - 고율살수여상
    - BOD 부하 = $0.5 \sim 1.5 \text{kgBOD}/\text{m}^3 \cdot \text{day}$
    - 수리학적 부하 = $10 \sim 30\text{m}^3/\text{m}^2 \cdot \text{day}$

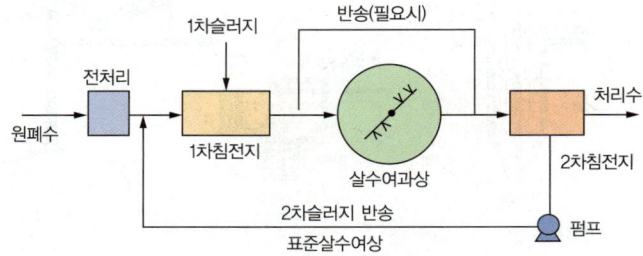

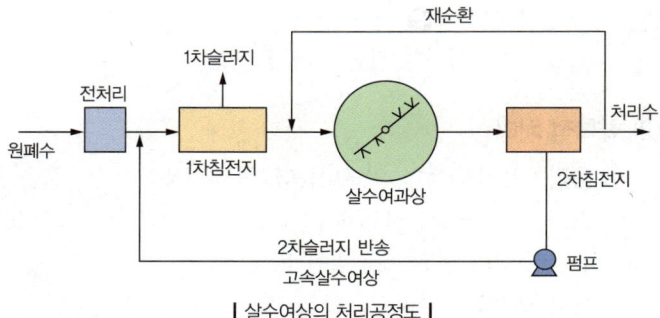

| 살수여상의 처리공정도 |

ⓒ 활성슬러지법(활성오니법)
- 수중의 유기물질을 호기성 미생물이 분해하고 침전할 수 있는 플록을 생성하여 제거하는 방법

> 스크린 → 침사지 → 1차 침전지 → 포기조 → 2차 침전지 → 소독 → 방류
> ↓   ↑   ↓
> 폐슬러지   반송슬러지   폐슬러지

- 1차 처리(물리적 처리=예비처리) : 스크린~1차 침전지 ★ ㊷
- 2차 처리(본처리) : 포기조~2차 침전지
- 활성슬러지변법(공법)
  - 재래식 활성슬러지법이라고도 함
  - 가정하수의 2차 처리를 위한 것
  - 종류 : 표준활성슬러지공법, 계단식폭기법, 장기폭기법, 접촉안정법, 산화구법, Kraus법 등

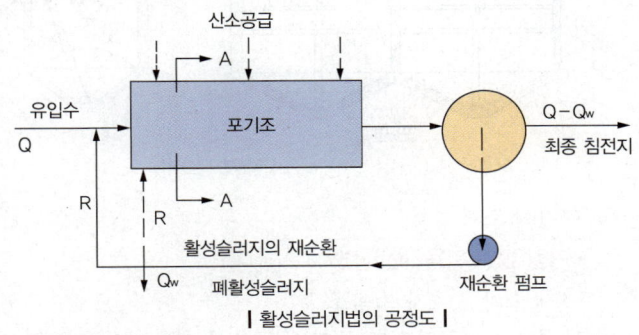

| 활성슬러지법의 공정도 |

ⓒ 산화지법 ★ ㊻
- 하수를 장시간 연못이나 웅덩이에 저장하는 동안 세포의 정화작용 및 조류의 광합성작용으로 인해 산소를 생성함에 따라 하수를 정화하는 방법
- 원리 : 하수 중의 유기물이 호기성 세균에 의해 산화되어 CO_2와 H_2O로 분해, 생성된 CO_2는 조류의 광합성에 이용되고 조류가 생성한 산소는 호기성 세균의 산화에 이용

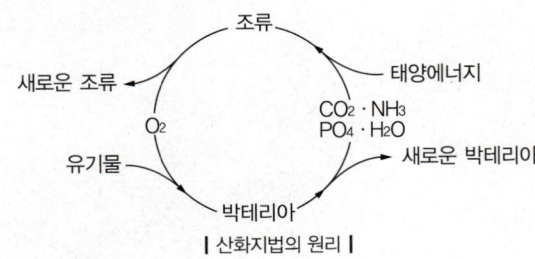

| 산화지법의 원리 |

핵심 OX

01 살수여상법은 여상에 하수를 살수해 처리하는 방법이다. (O, X)

02 활성슬러지법에서 포기조와 2차 침전지 과정을 2차 처리라고 한다. (O, X)

03 활성슬러지법은 메탄가스를 연료로 사용할 수 있다는 장점이 있다. (O, X)

|정답| 01 O 02 O 03 X

② **혐기성 처리** : 유기물질의 농도가 높아 산소공급이 어려워 호기성 처리가 곤란할 때 사용하는 방법으로 고농도 유기성 하수의 처리에 사용되며 메탄가스를 연료로 이용 가능

㉠ 임호프탱크
  • 탱크 내에 침전실과 소화실이 분리되어 있음
  • 스컴이 발생하면 교반을 함
  • 침전 및 소화가 한 탱크에서 일어남

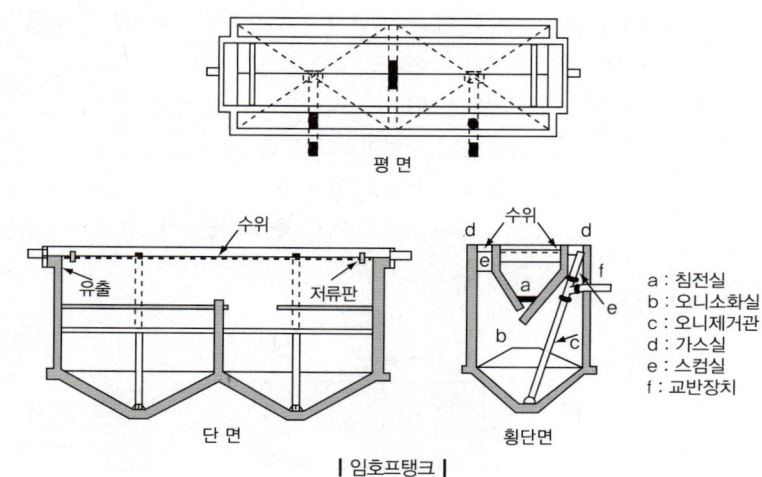

| 임호프탱크 |

㉡ 혐기성 소화
  • 가장 많이 이용하는 방법
  • 1차 소화조, 2차 소화조

㉢ 부패조 : 공공하수도가 없는 곳에서 이용되었으나 현재는 거의 사용하지 않음

(4) 하수도의 시설 및 특징

① 합류식
  ㉠ 우수와 하수를 합쳐서 처리하는 방식
  ㉡ 가정용수, 자연수, 천수 등 모든 하수를 운반하는 것
  ㉢ 장 점
    • 건설비가 적게 듦
    • 관이 크므로 보수·점검·청소가 용이
    • 하수관이 우수에 의해 자연적으로 청소가 됨
  ㉣ 단 점
    • 강우 시 하수량이 많아져 수처리가 어려움
    • 강우 시 큰 유량에 대비하여 단면적을 크게 하므로 가뭄이 계속되는 여름철에는 침전물이 생겨 부패하기 쉬움

② 분류식
  ㉠ 천수를 별도로 운반하도록 되어있는 구조
  ㉡ 장·단점은 합류식의 반대

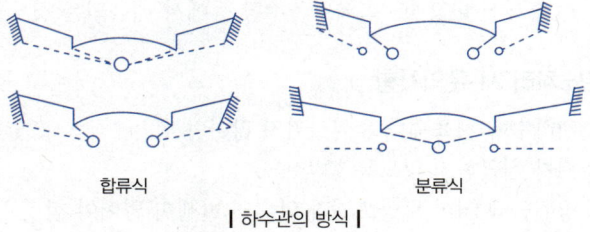

| 하수관의 방식 |

알아두기

슬러지 처리의 계통도
하수·폐수 또는 정수장에서 나오는 슬러지를 처리하는 장치

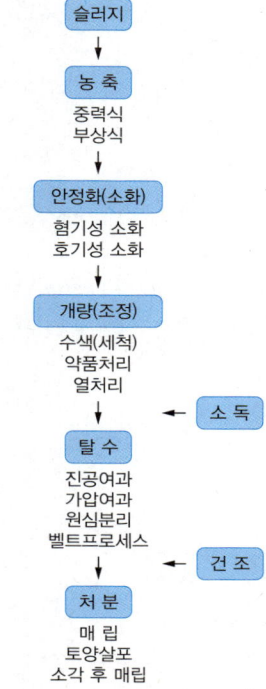

핵심 OX

01 부패조는 가장 많이 사용하는 방법이다. (O, X)

02 합류식 하수도는 건설비가 적게 든다는 장점이 있다. (O, X)

03 분류식 하수도는 천수와 하수를 별도로 운반하는 구조이다. (O, X)

|정답| 01 X 02 O 03 O

CHAPTER 06 폐기물

1 분뇨처리

(1) 분뇨의 개념

① 정화조
  ㉠ 수세식 화장실에서 나오는 오수를 침전·분해(호기성, 혐기성, 토양 침투성) 등의 방법으로 정화시키는 시설
  ㉡ 수세식 변소에서 부패가 일어나는 곳
② 오 수
  ㉠ 일상생활이나 사업 활동에 사용할 수 없는 액체성·고체성의 더러운 물질
  ㉡ 수세식 화장실·목욕탕·주방 등에서 배출되는 것

(2) 분뇨처리 시 유의사항

① 지하수나 지표수를 오염시키지 않아야 함
② 쥐가 접근하지 않도록 함
③ 병원균에 의한 토양오염과 악취의 발생이 없어야 함
④ 분변을 토양에 살포하려면 완전히 썩힌 후(겨울 3개월, 여름 1개월) 사용

(3) 변소의 유형

① 분뇨 분리식 변소 : 대변과 소변을 분리하여 소변만을 비료로 사용
② 메탄가스 발생식 변소 : 분뇨를 부패조에서 메탄 발효시켜 메탄가스를 연료로 사용
③ 농촌형 부패조 : 대소변만 저류할 수 있도록 한 가족의 분뇨 4~6개월분을 저장할 수 있는 크기로 만들고, 대소변 유입구의 변기 반대쪽에 출구를 설치하여 분뇨를 퍼낼 수 있도록 한 것
④ 수조변소 : 분뇨정화조를 가지는 변소
⑤ 수세식 변소 : 하수관리가 잘 정비된 도시에서 분뇨를 하수처리장으로 이송시켜 처리하는 방식, 가장 위생적이고 안전한 처리방법

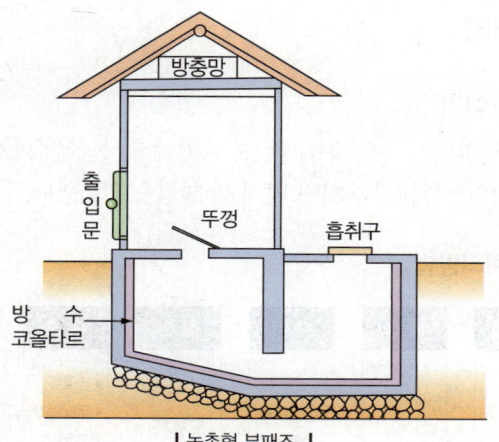

| 농촌형 부패조 |

(4) 분뇨정화조

부패조 → 예비여과조 → 산화조 → 소독조(염소, 표백분 등으로 소독)

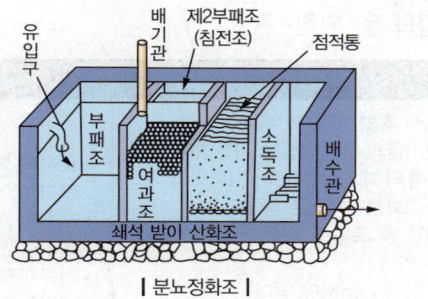

| 분뇨정화조 |

(5) 분뇨의 처리법

① 1차 처리 : 혐기성 소화, 고온습식 소화, 호기성 소화 등
② 2차 처리 : 활성오니법, 살수여상법, 회전원판법 등 → 1·2차 처리방법은 하·폐수의 1·2차 처리의 원리와 동일함
③ 습식산화법(Wet Air Oxydation Process)
  ㉠ Zimpro 방식이라고도 함
  ㉡ 고온(170~250℃), 고압(70~80기압) 하에서 충분한 산소를 공급하여 소각하는 방법

핵심 OX

01 정화조란 수세식 변소에서 부패가 일어나는 곳이다. (O, X)

02 수세식 변소는 가장 위생적이고 안전한 분뇨 처리방법이다. (O, X)

03 분뇨 처리법 중 습식산화법은 소각하는 방식이다. (O, X)

|정답| 01 O 01 O 01 O

> **알아두기**
>
> 폐기물의 3성분 ★ 42
> 수분, 가연분, 회분

2 폐기물처리

(1) 폐기물의 정의

쓰레기, 연소재, 오니, 폐유, 폐산, 폐알칼리, 동물의 사체 등으로 사람의 생활이나 사업활동에 필요하지 않게 된 물질을 의미한다.

(2) 폐기물 처리방법

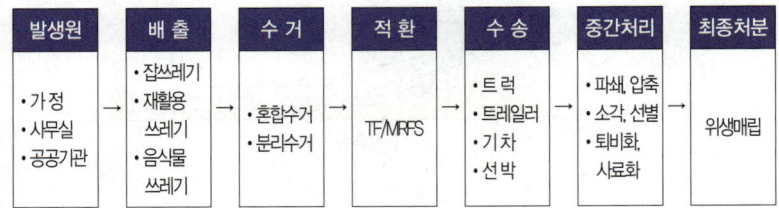

(3) 매립

① 위생매립의 장·단점

장 점	단 점
• 토지 확보 시 경제적이다. • 폐기물의 혼합매립이 가능하여 많은 종류의 폐기물 처분이 가능하다. • 환경보전면에서 유용하다. • 매립 후 토지를 다른 용도로 사용할 수 있다. • 초기 투자비용이 낮다. • 발생되는 메탄가스를 에너지로 활용할 수도 있다.	• 토지의 과다소요 및 토지 확보가 어렵다. • 자원의 재생효율이 저하된다. • 특수설계와 시공이 요구된다. • 인근지역 주민의 반발이 발생한다. • 매립완료 매립지는 침하된다.

② 위생매립의 종류
  ㉠ 지역법(Area Method)
    • 가장 보편적 형태로 트렌치굴착을 할 수 없을 때 사용
    • 일정한 면적에 2~3m의 쓰레기를 쌓은 다음 다지고 복토하는 방법으로 복토는 외부에서 운반하여 사용
  ㉡ 경사법(Ramp Method)
    • 지역법의 일종으로 복토의 일부를 바닥에서 얻을 때 쓰는 방법
    • 바닥의 복토를 일부 퍼서 다지고 부족한 복토는 외부에서 반입하여 사용
    • 매립 시 표면은 30° 경사가 좋음

ⓒ 도랑법(Trench Method) : 바닥에 복토가 충분할 때 사용하는 방법으로 매립장의 인접 부분을 계속 굴착하여 복토
ⓓ 계곡매립법 : 계곡, 협곡, 토취장, 채석장 등에 사용하는 방법

③ 폐기물 매립 시 복토
  ㉠ 일일복토 : 하루의 작업 종료 후 15cm 정도 복토
  ㉡ 중간복토 : 7일 이상 작업 중단시 30cm 정도 복토
  ㉢ 최종복토 : 매립이 끝난 후 60cm 정도 복토

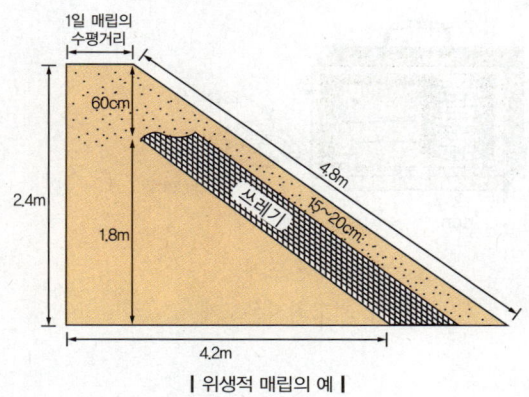

| 위생적 매립의 예 |

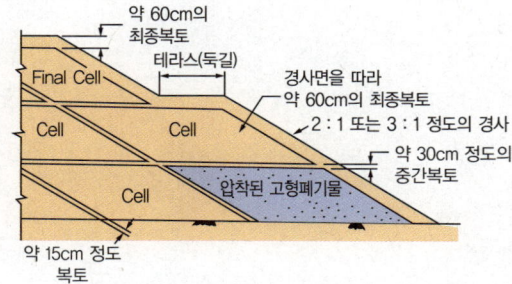

| 위생매립의 단면 |

핵심 OX

01 위생매립의 단점으로는 토지의 과다소요와 자원의 재생효율이 저하되는 것이 있다. (O, X)

02 경사법으로 매립 시 표면은 45° 경사가 좋다. (O, X)

03 폐기물 매립 시 최종복토는 60cm 정도로 해야 한다. (O, X)

|정답| 01 O 02 X 03 O

1과목 적중예상문제

45회, 39회, 37회 출제유형

01 다음 그림의 측정기구는?

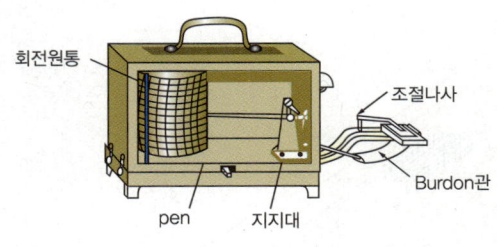

① 카타온습도계
② 흑구온도계
③ 자기온도계
④ 최고최저온도계
⑤ 카타온도계

해설 자기온도계는 바이메탈(Bimetal)을 사용하여 기온의 시각적 변화를 측정하는 것으로 자기력으로 기온을 측정한다.

02 백엽상 온도계는 지상으로부터 몇 m 위에서 측정하는가?

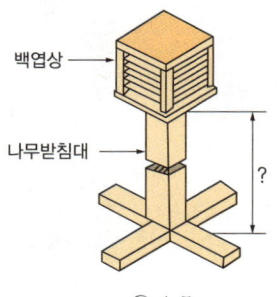

① 1.0m
② 1.5m
③ 2.0m
④ 2.5m
⑤ 3.0m

해설 백엽상은 실외기온 측정으로 지상 1.5m에서 측정한다.

01 ③ 02 ② 정답

46회, 39회, 37회, 36회 출제유형

03 다음 그림은 무엇을 측정하는 기구인가?

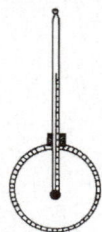

① 기 습
② 온 도
③ 냉각력
④ 복사열
⑤ 기 류

해설 흑구온도계는 구부를 검게 칠한 동판을 흑체(黑體)에 가깝게 만든 온도계로서 복사열의 측정 시 사용한다.

44회, 42회 출제유형

04 다음은 어떤 지수의 공식인가?

(건구온도℃ + 습구온도℃) × 0.72 + 40.6

① 불쾌지수
② 등온지수
③ 습구흑구온도지수
④ 온열지수
⑤ 감각지수

해설 **불쾌지수(DI) 산출공식**
- (건구온도℃ + 습구온도℃) × 0.72 + 40.6
- (건구온도℉ + 습구온도℉) × 0.40 + 15.0

05 다음 사진과 같은 기구를 무엇이라 하는가?

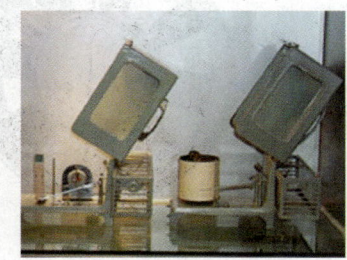

① 모발습도계
② 수은기압계
③ 자기습도계
④ 아스만통풍습도계
⑤ 건습계

해설 자기습도계는 모발습도계의 원리를 이용하여 회전원통에 종이를 감아 연속적으로 측정이 가능하다.

정답 03 ④ 04 ① 05 ③

38회, 35회 출제유형

06 다음 사진에 대한 설명으로 옳지 않은 것은?

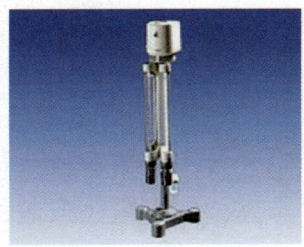

① 기습은 측정할 수 없고 기온만을 측정한다.
② 건 · 습구의 두 가지 온도계가 부속되어 있다.
③ 관측하기 전에 통풍을 시작하여 온도계의 눈금이 정상이 되도록 한다.
④ 통풍 후 5분 정도 지날 때의 눈금이 정확하다.
⑤ 건구는 보통의 온도계이다.

해설 아스만통풍건습계는 기온과 기습을 동시에 측정 가능하다.

07 다음 사진과 같은 기구를 무엇이라 하는가?

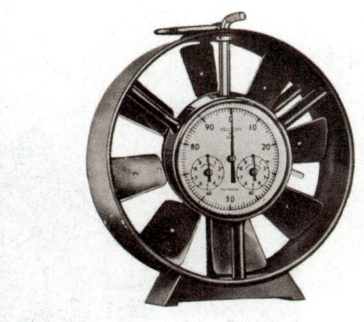

① 자기일사계   ② 모발습도계
③ 아스만통풍온도계   ④ 자기습도계
⑤ 풍차풍속계

해설 풍차풍속계는 풍차의 회전수에 의해 측정하는 것으로 작은 풍속에 이용하는 기구이다.

46회, 38회 출제유형

08 다음 기구로 측정하는 것은?

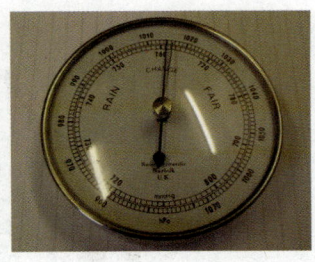

① 기 습
② 기 압
③ 기 온
④ 기 류
⑤ 복사열

> **해설** 아네로이드기압계는 액체를 사용하지 않고 기압의 변화에 따른 수축과 팽창으로 얇은 금속판이 변하는 것을 이용하여 기압을 측정한다.

41회, 36회, 35회 출제유형

09 다음 그림에 대한 설명으로 옳지 않은 것은?

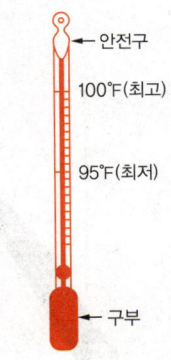

① 실내기류 측정에 쓰인다.
② 풍차의 회전수에 의해 측정하는 것으로 작은 풍속에 이용한다.
③ 최고눈금은 100°F, 최저눈금은 95°F이다.
④ 알코올이 100°F에서 95°F선까지 강하한 시간을 잰다.
⑤ 4~5회 정도 측정한 후 평균을 낸다.

> **해설** 제시된 그림은 카타온도계이고, ②는 풍차풍속계에 대한 설명이다.

정답 08 ② 09 ②

46회 출제유형

10 다음 도표가 나타내는 것은?

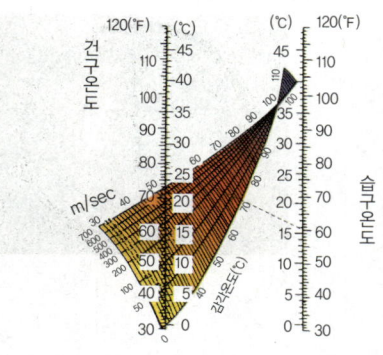

① 감각온도도표
② 온열지수도표
③ 불쾌지수도표
④ 풍향도표
⑤ 쾌적도표

해설 그림의 경우 상의를 벗었을 경우 혹은 안정 시의 감각온도도표이다.

11 다음 도표가 나타내는 감각온도는?

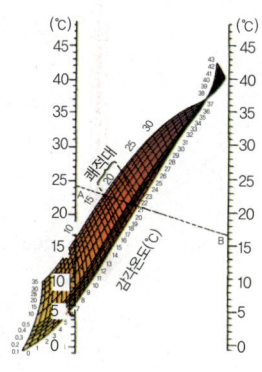

① 상의를 벗었을 때, 안정 시
② 상의를 입었을 때, 안정 시
③ 상의를 벗었을 때, 가벼운 운동 시
④ 상의를 입었을 때, 가벼운 운동 시
⑤ 상의를 입었을 때, 중노동 시

해설 그림의 경우 상의를 입었을 경우 혹은 가벼운 운동 시의 감각온도도표이다.

45회, 41회 출제유형

12 건구온도 25℃, 습구온도 20℃일 때의 불쾌지수 값은?

① 68℃
② 73℃
③ 78℃
④ 83℃
⑤ 88℃

해설 불쾌지수
(건구온도℃ + 습구온도℃) × 0.72 + 40.6 = (25 + 20) × 0.72 + 40.6 = 73℃

46회 출제유형

13 다음은 무엇을 측정하는 장치인가?

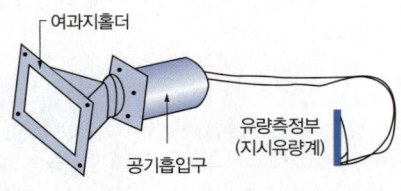

① 비산먼지
② 강하먼지
③ 일산화탄소(CO)
④ 이산화탄소(CO_2)
⑤ 산소(O_2)

해설 하이볼륨에어샘플러(High Volume Air Sampler)
부유하는 먼지 또는 비산의 중량 농도를 구하거나 성분분석 시료의 포집 시 사용하는 것으로 공기흡입구, 여과지홀더, 유량측정부, 보호상자 등으로 구성되어 있다.

14 다음 그림은 환기의 상태를 나타낸 것이다. 환기가 가장 잘 되는 것은?

① 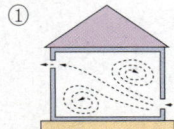 ② 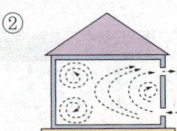 ③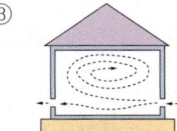

④ 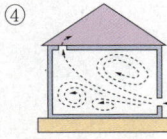 ⑤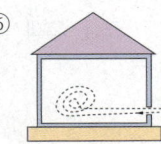

해설 환기가 잘 되기 위해서는 신선한 공기가 들어오는 창은 낮은 곳, 혼탁한 공기가 나가는 창은 높은 곳이 좋으며, 서로 마주보는 벽면에 높이가 다른 창문을 내는 것이 좋다. 따라서 환기의 효율이 좋은 순서는 ①>②>③>④>⑤의 순이다.

정답 12 ② 13 ① 14 ①

41회, 36회 출제유형

15 다음 사진에 있는 기구로 무엇을 분석하는가?

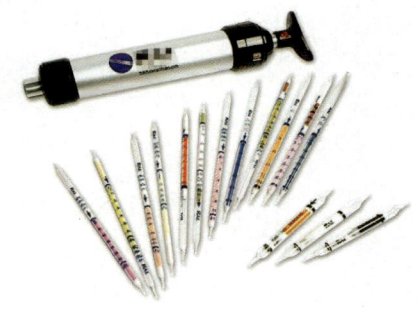

① CO
② pH
③ DO
④ COD
⑤ SS

해설 가스디텍터
- 유리관 속에 가스검지제를 넣어 가스의 성분을 분석하는 기기이다.
- 지름 2~4㎜의 가는 유리관 속에 가스검지제를 집어넣고 양끝을 녹여 봉한다.
- 검지제의 변색된 길이나 변색의 정도를 농도표 또는 비색표와 비교하여 유해성분의 농도를 판정한다.

37회 출제유형

16 다음 일산화탄소(CO) 측정용 검지관법에서 검지관 입구에서부터 변색되는 색의 층으로 옳은 것은?

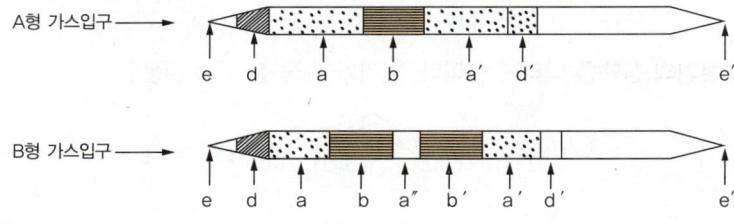

① 황색 → 청색
② 황색 → 녹색
③ 황색 → 적색
④ 녹색 → 황색
⑤ 적색 → 황색

해설 비색표

색	황	녹황	황록	녹	청록	청
CO 농도(ppm)	0	100	200	300	600	1,000

41회 출제유형

17 그림은 휘발성 유기화합물을 정량분석하는 방법이다. 명칭으로 옳은 것은?

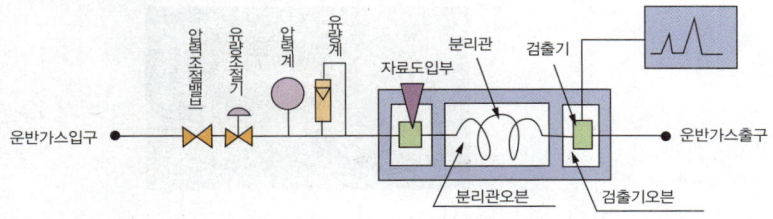

① 분광광도법
② 검지관법
③ 흡광광도법
④ 원자흡수분광광도법
⑤ 가스 크로마토그래피법

해설 가스 크로마토그래피법은 이동상으로 기체를 사용하여 혼합기체시료를 그 성분기체의 열전도율의 차를 이용하여 검출·정량하는 기기분석법이다.

18 다음 사진의 명칭은 무엇인가?

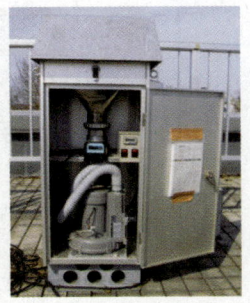

① 하이볼륨에어샘플러
② 로우볼륨에어샘플러
③ 자기온도계
④ 카타온도계
⑤ 흑구온도계

해설 하이볼륨에어샘플러를 사용하여 부유하는 먼지 또는 비산을 여과지 위에 포집하여 중량 농도를 구한다.

정답 17 ⑤ 18 ①

19 다음 사진에 대한 설명으로 옳지 않은 것은?

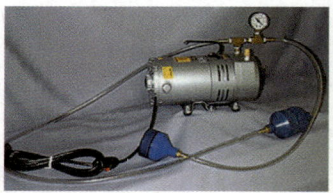

① 직경이 10㎛ 이하의 입자상 물질을 포집하는 데 사용한다.
② 흡인펌프는 운반이 쉽지 않아야 한다.
③ 20L/min씩 흡입한다.
④ 흡인펌프는 진공도가 높아야 한다.
⑤ 흡인펌프, 입자분리기, 여과지홀더, 유량측정부로 구성되어 있다.

해설 　사진은 로우볼륨에어샘플러로, 흡인펌프는 운반이 용이해야 한다.

20 다음 그림의 명칭은?

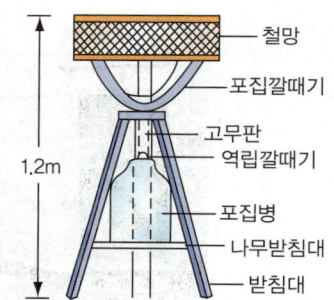

① 풍차풍속계
② 아우구스트 건습계
③ 아네로이드 기압계
④ 데포지게이지
⑤ 적산기체계량기

해설 　데포지 게이지는 한 달 이상 강하먼지를 방치하여 그 지역의 침강물질의 평균측정치를 얻는 데 사용한다.

21 다음 그림의 명칭은?

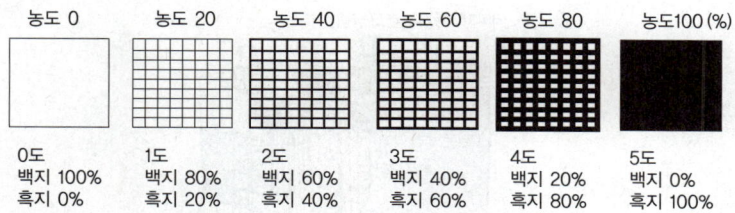

① 가스상물질 측정표
② 데포지게이지
③ 오염물질 측정표
④ 링겔만 차트
⑤ 하이볼륨에어샘플러

해설 링겔만 차트는 굴뚝 등에서 배출되는 매연을 비교·측정하는 기준이 되는 매연농도표이다.

37회 출제유형

22 다음 그림은 배기가스 중의 먼지를 제거하기 위한 장치이다. 이 장치의 명칭은?

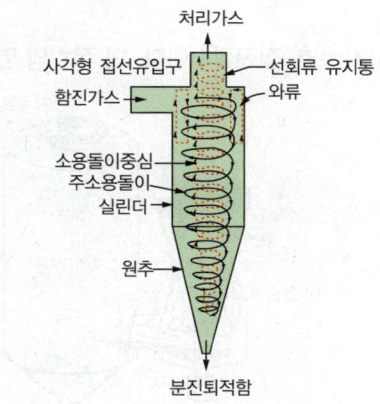

① 백필터
② 타이젠워시
③ 제트스크러버
④ 원심력 집진기
⑤ 충전탑

해설 원심력에 의해 소용돌이를 일으켜 분진입자를 침전시키는 것으로 원심력 집진장치(사이클론)라고도 한다.

정답 21 ④ 22 ④

23 다음 그림은 배기가스 중의 먼지를 제거하기 위한 집진원리를 나타낸 것이다. 이 장치의 명칭은?

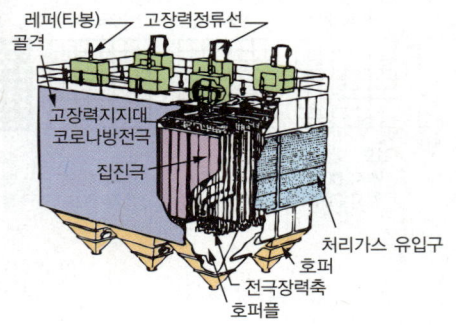

① 전기 집진기
② 원심력 집진장치
③ 관성력 집진장치
④ 충전탑
⑤ 타이젠워시

> **해설** 전기 집진기는 정전기적 인력을 이용한 집진장치로 입자상 물질을 함유한 가스가 유입되는 쪽에 코로나방전극을 설치하여 분진들이 모두 음전하를 갖도록 하전시킨 후 음극집진판으로 집진하는 장치이다.

24 다음은 대기 중의 먼지를 제거하기 위한 집진장치이다. 이 장치의 명칭은?

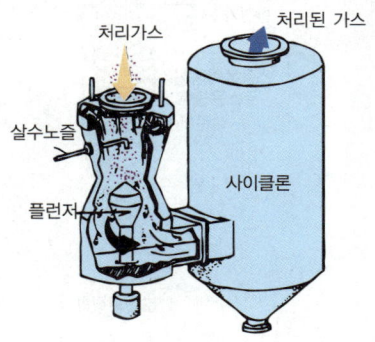

① 분무형 세정기
② 벤투리형 세정기
③ 원심력형 세정기
④ 제트스크러버
⑤ 백필터

> **해설** **벤투리 스크러버(Venturi Scrubber)**
> 벤투리관의 목(Throat)부에서 유속을 70~100m/sec 정도로 빠르게 하여 가스를 통과시키고 노즐을 통해 물을 분사시키면 물방울과 입자가 충돌하여 제거된다.

46회 출제유형

25 소음계로 일반지역의 소음을 측정할 때 지상 몇 미터에서 측정해야 하는가?

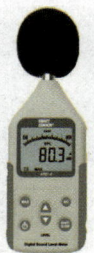

① 0.5~0.8m
② 0.8~1.0m
③ 1.2~1.5m
④ 1.5~1.8m
⑤ 1.8~2.0m

해설   소음계 측정 시 일반지역의 경우에는 가능한 한 측정점 반경 3.5m 이내에 장애물(담, 건물, 기타 반사성 구조물 등)이 없는 지점의 지면 위 1.2~1.5m로 한다.

26 다음 조명방식에 해당하는 것은?

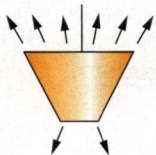

① 직접조명
② 간접조명
③ 반직접조명
④ 반간접조명
⑤ 직간접조명

해설   반간접조명은 빛이 대부분 상향으로 내지만, 하향으로도 빛을 내어 대상을 직접 비추는 방법으로 간접조명의 결점을 보완한 것이다.

정답 25 ③ 26 ④

27 다음 사진의 명칭은?

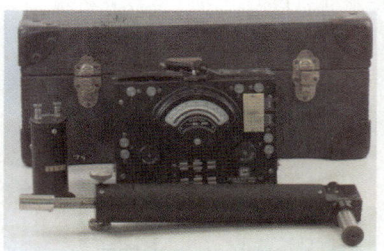

① 조도계
② 기압계
③ 온도계
④ 진동계
⑤ 소음계

해설 맥베스 조도계로 원래 눈금은 10~15Lux이나, 필터를 이용하면 오차 3% 정도로 정밀하게 측정이 가능하다.

28 다음 중 조명도를 측정하는 단위는?

① dB
② Watt
③ pound
④ ppm
⑤ Lux

해설 dB(데시벨)은 소리의 상대적인 크기를 나타내는 단위, Watt(와트)는 일률(행한 일의 시간에 대한 변화율)의 단위, pound(파운드)는 무게 단위, ppm은 100만분의 1을 나타내는 단위이다.

29 광전지 조도계에서 빛을 전류로 바꾸는 부분은?

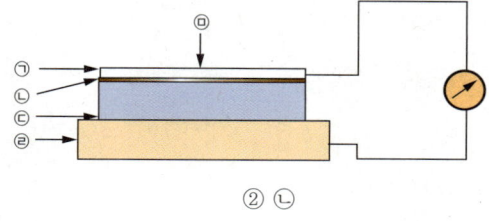

① ㉠
② ㉡
③ ㉢
④ ㉣
⑤ ㉤

해설 ㉠ 유리판, ㉡ 금속의 얇은 막, ㉢ 셀렌, ㉣ 철판, ㉤ 빛에 해당하여, 빛을 전류로 바꾸는 것은 셀렌이다.

36회 출제유형

30 다음 기구에 대한 설명으로 옳은 것은?

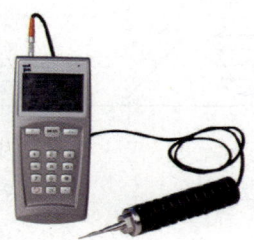

① 가스 누출이 의심될 때 사용한다.
② 인공조명의 조도를 측정한다.
③ 기구의 이름은 진동계이다.
④ 측정단위는 폰(Phone)이다.
⑤ 1cc의 공기 중 먼지를 측정할 수 있다.

해설 진동계
- 기계·기구의 사용으로 인하여 발생하는 강한 흔들림
- 단위 : dB(V), mm, m/sec^2
- 종류 : 전신진동, 국소진동(레이노드병)

31 실내의 적절한 조명을 위해 개각은 몇 도로 해야 하는가?

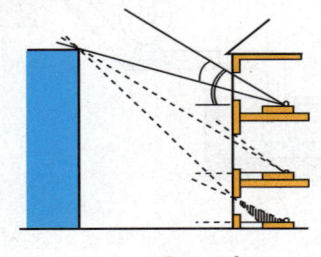

① 0~1° ② 4~5°
③ 8~9° ④ 12~13°
⑤ 16~17°

해설 실내의 적정 개각은 4~5°, 입사각은 27~28° 정도가 적당하다.

정답 30 ③ 31 ②

32 다음 그림의 플륨 분산상태는 어떤 형인가?

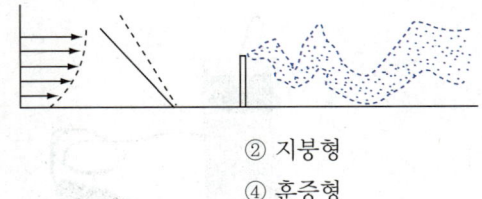

① 환상형
② 지붕형
③ 원추형
④ 훈증형
⑤ 부채형

해설 그림은 대기상태가 절대불안정한 환상형에 해당한다.

33 다음은 농어촌 간이급수시설의 형태 중 어떤 방식에 해당하는가?

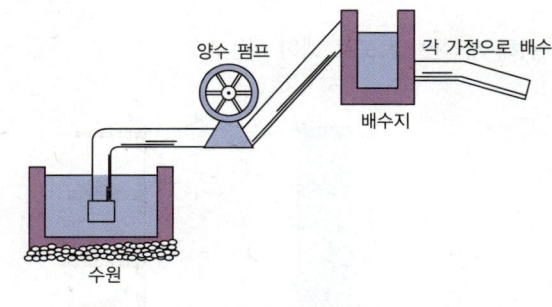

① 양수식
② 수도식
③ 압축송수식
④ 자연유하식
⑤ 압축유하식

해설 양수식은 펌프를 이용하는 방법으로 수원이 배수지보다 낮을 때 낮은 위치에 있는 우물을 양수 펌프로 퍼 올려 각 가정으로 공급한다.

34 다음 그림은 무엇을 측정하는 기구인가?

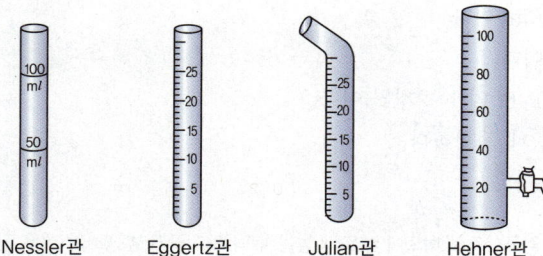

Nessler관 Eggertz관 Julian관 Hehner관

① 색 도
② 탁 도
③ 잔류염소
④ 암모니아성 질소
⑤ 농 도

해설 비색관은 물의 색깔 정도(색도)를 측정하는 기구이다.

35 유기물의 함량이 많아 세균과 같은 미생물의 번식에 알맞은 수원은?
① 천 수
② 우 수
③ 지표수
④ 지하수
⑤ 심층수

해설 유기물의 함량이 많은 수원은 지표수로 하천수, 호수수, 저수지수가 해당한다.

36 상수의 6단계 정수과정 중 정수장에서 배수까지 끌어가는 것을 이르는 과정은?
① 취 수
② 도 수
③ 정 수
④ 송 수
⑤ 배 수

해설 **상수의 6단계 정수과정**
취수 → 도수 → 정수 → 송수 → 배수 → 급수

정답 34 ① 35 ③ 36 ④

37 완속사 여과법에 대한 설명으로 옳지 않은 것은?

① 여과속도는 3~5m/day이다.
② 제거율은 98~99%이다.
③ 1차 사용 일수는 20~60일(1~2개월)이다.
④ 탁도나 색도가 높을 때 적합하다.
⑤ 광대한 면적이 필요하다.

해설 완속사 여과법은 영국식으로 탁도나 색도가 높을 때나 이끼류가 발생하기 쉬운 장소, 수면이 동결되기 쉬운 장소에서는 불리하다.

38 급속사 여과법에 대한 설명으로 옳지 않은 것은?

① 여과속도는 120~150m/day이다.
② 모래층 청소법은 사면대치이다.
③ 수면이 동결되기 쉬운 장소에 좋다.
④ 좁은 면적에도 사용 가능하다.
⑤ 건설비가 적게 든다.

해설 급속사 여과법의 모래층 청소법은 역류세척이며, 사면대치는 완속사 여과법에 해당한다.

39 다음 그림은 어떤 시설인가?

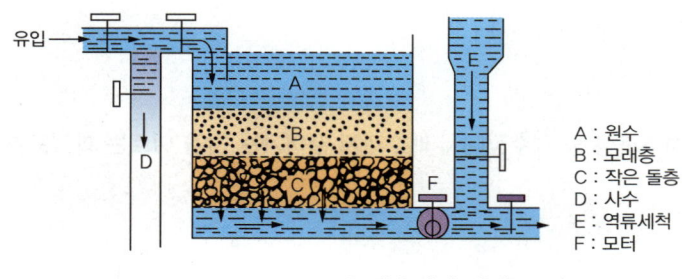

A : 원수
B : 모래층
C : 작은 돌층
D : 사수
E : 역류세척
F : 모터

① 급속여과 시설
② 완속여과 시설
③ 하수처리 시설
④ 폐수처리 시설
⑤ 분뇨처리 시설

45회 출제유형

40 먹는물 수질기준 중 소독제 및 소독 부산물에 해당하는 것은?

① 납
② 유리잔류염소
③ 불 소
④ 페 놀
⑤ 과망간산칼륨

> **해설** 먹는물 수질기준 중 소독제 및 소독 부산물
> 잔류염소(유리잔류염소), 총트리할로메탄, 클로로포름, 브로모디클로로메탄, 디브로모클로로메탄, 클로랄하이드레이트, 디브로모아세토니트릴, 디클로로아세토니트릴, 트리클로로아세토니트릴, 할로아세틱에시드, 포름알데히드

41 먹는 물의 건강상 유해영향 유기물질에 관한 기준으로 옳지 않은 것은?

① 사염화탄소는 0.01mg/L를 넘지 아니할 것
② 페놀은 0.005mg/L를 넘지 아니할 것
③ 벤젠은 0.01mg/L를 넘지 아니할 것
④ 톨루엔은 0.7mg/L를 넘지 아니할 것
⑤ 파라티온은 0.06mg/L를 넘지 아니할 것

> **해설** 사염화탄소는 0.002mg/L를 넘지 않아야 한다.

44회, 41회 출제유형

42 먹는 물의 심미적 영향물질에 해당하는 것은?

① 납
② 불 소
③ 냄 새
④ 수 은
⑤ 비 소

> **해설** ① · ② · ④ · ⑤ 건강상 유해영향 무기물질에 해당한다.

정답 40 ② 41 ① 42 ③

45회 출제유형

43 「실내공기질공정시험 기준」 중 라돈의 방사능 농도 단위는?

① Bq/m^3
② mg/m^3
③ mg/cm^2
④ CFU/m^3
⑤ $\mu g/m^3$

해설 베크렐(Bq)
방사성 원자핵이 방사선을 방출하며 붕괴하는 비율을 나타내는 단위로 1초 동안 1개의 원자핵이 붕괴하는 방사능을 1Bq이라고 한다. 방사능 농도는 단위 부피에 포함된 해당 원소의 방사능으로 Bq/m^3의 단위를 사용한다.

46회 출제유형

44 하수를 연못에 넣어, 표면에서 용해되는 산소 또는 조류의 동화작용에 의하여 발생하는 산소를 호기성 미생물이 이용하여 유기물을 분해시키는 하수처리방법은?

① 활성오니법
② 회전원판법
③ 살수여상법
④ 산화지법
⑤ 흡착반응법

해설 산화지법
- 하수를 장시간 연못이나 웅덩이에 저장하는 동안 세포의 정화작용 및 조류의 광합성작용으로 인해 산소를 생성함에 따라 하수를 정화하는 방법이다.
- 원리 : 하수 중의 유기물이 호기성 세균에 의해 산화되어 CO_2와 H_2O로 분해되고, 생성된 CO_2는 조류의 광합성에 이용되고 조류가 생성한 산소는 호기성 세균의 산화에 이용된다.

45 상수도 염소소독 시 유리잔류염소량은 몇 ppm을 넘지 않아야 하는가?

① 0.001ppm
② 0.05ppm
③ 1.0ppm
④ 4.0ppm
⑤ 7.0ppm

해설 0.1ppm(수도꼭지 기준) 이상, 4.0ppm(정수장 기준)을 넘지 않아야 한다.

정답 43 ① 44 ④ 45 ④

36회 출제유형

46 잔류염소 그래프에서 각 지점에 대한 설명으로 옳지 않은 것은?

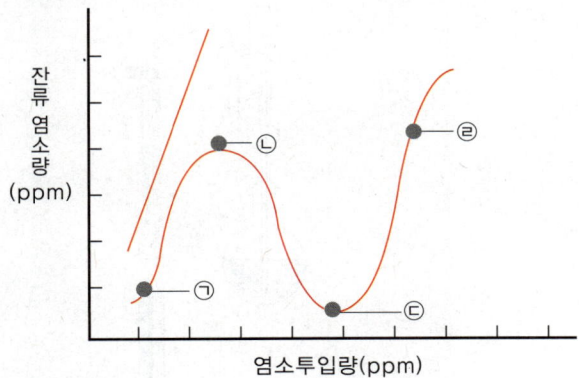

① ㉠ 염소를 주입하여 증가되는 지점
② ㉠~㉡ 결합잔류염소가 형성되는 지점
③ ㉡~㉢ 결합잔류염소가 파괴되는 지점
④ ㉢ 연속점으로 유리잔류염소가 검출되기 시작하는 지점
⑤ ㉢~㉣ 유리잔류염소가 형성되는 지점

해설 ㉢은 불연속점(Break Point)이다. ㉢ 지점까지 주입한 염소량을 염소요구량이라고 하며 ㉢ 이상으로 염소를 가하는 처리법을 불연속점 염소처리라고 한다.

47 먹는 물의 탁도 기준은?

① 1NTU를 넘지 아니할 것
② 2NTU를 넘지 아니할 것
③ 3NTU를 넘지 아니할 것
④ 4NTU를 넘지 아니할 것
⑤ 5NTU를 넘지 아니할 것

해설 먹는물의 탁도는 1NTU(Nephelometric Turbidity Unit)를 넘지 않아야 한다.

정답 46 ④ 47 ①

35회 출제유형

48 다음 그림은 어떤 실험을 하기 위한 장치인가?

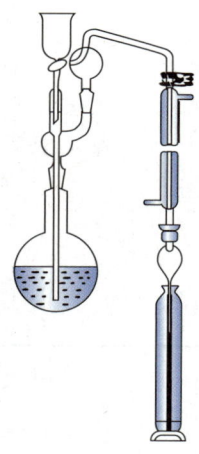

① 불소 증류장치
② 염소 증류장치
③ 페놀 증류장치
④ 질소 증류장치
⑤ 암모니아성 질소 증류장치

해설 그림은 유기물질의 오염 정도, 분변오염의 의심 파악을 위한 암모니아성 질소 증류장치이다.

49 대장균군 시료의 보관 조건은?

① 0℃, 2시간 이내
② 4℃, 4시간 이내
③ 4℃, 6시간 이내
④ 0℃, 8시간 이내
⑤ 4℃, 10시간 이내

해설 대장균군 시료는 4℃(냉암소)에서 6시간 이내에 시험한다.

50 대장균군 정성시험 순서는?

① 완전시험 → 추정시험 → 완전시험
② 추정시험 → 완전시험 → 확정시험
③ 추정시험 → 확정시험 → 결과시험
④ 추정시험 → 결과시험 → 확정시험
⑤ 추정시험 → 확정시험 → 완전시험

해설 LB발효관배지를 이용한 대장균군 정성시험 순서는 추정시험 → 확정시험 → 완전시험이다.

51 다음 그림은 어떤 하수도의 종류인가?

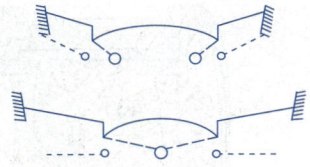

① 합류식
② 분류식
③ 혼합식
④ 자연유하식
⑤ 폭기식

해설 하수도의 종류
· 합류식 : 가정용수, 자연수, 천수 등 모든 하수를 운반하는 것
· 분류식 : 천수를 별도로 운반하도록 되어있는 구조

52 다음 그림은 어떤 기구인가?

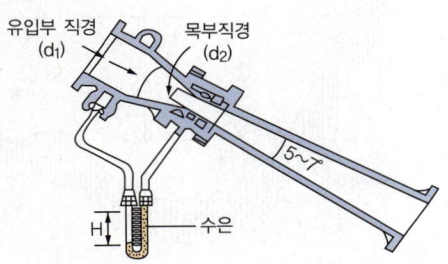

① 유량측정용 노즐
② 오리피스
③ 피토관
④ 벤투리미터
⑤ 자기식 유량측정기

해설 벤투리미터(Venturi Meter)는 관수로 도중에 수축관을 설치하여 수축부에서 압력이 저하할 때 이 압력차에 의하여 용량(Q)을 구하는 장치이다.

정답 51 ② 52 ④

53 다음 기구의 명칭은?

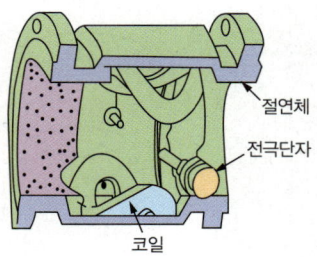

① 피토관
② 오리피스
③ 자기식 유량측정기
④ 잔류염소측정기
⑤ 벤투리미터

해설 자기식 유량측정기(Magnetic Flow Meter)는 고형물질이 많아 관을 메울 우려가 있는 폐하수에 이용할 수 있는 유량 측정기기이다.

54 수심이 4m인 하천에서 시료를 채취하려고 한다. 어느 지점에서 채수해야 하는가?

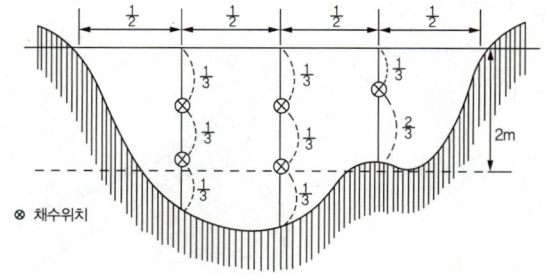

① 1/2 지점과 1/3 지점
② 수면 지점
③ 1/3 지점
④ 1/2 지점
⑤ 1/3 지점과 2/3 지점

해설 수면으로부터 수심이 2m 미만일 때에는 수심의 1/3 지점에서, 수심이 2m 이상일 때에는 수심의 1/3 및 2/3 지점에서 각각 채취한다.

55 다음 기구의 명칭은?

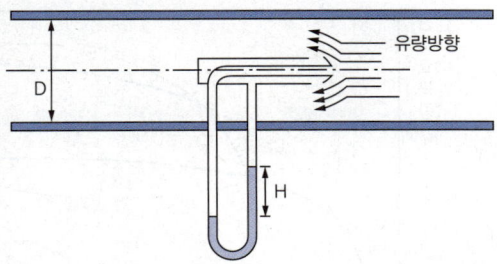

① 피토관
② 오리피스
③ 자기식 유량측정기
④ 벤투리미터
⑤ 파샬플룸

> **해설** 피토관(Pitot Tube)은 부유물질이 많이 흐르는 폐하수에서는 사용이 곤란하고 부유물질이 적은 대형관에서 효율적인 유량측정기이다.

35회 출제유형

56 다음 그림의 장치에서 부유물질의 양을 구하려면 어떤 것을 항량으로 달아야 하는가?

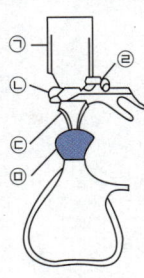

① ㉠
② ㉡
③ ㉢
④ ㉣
⑤ ㉤

> **해설** 부유물질을 실험하기 위한 여과기이다. 유리섬유여과지(GF/C)를 여과기에 부착하여 일정량의 시료를 여과시킨 다음 항량으로 건조(105~110℃)하여 무게를 달아 여과 전·후의 유리섬유여과지의 무게차를 산출하여 부유물질의 양을 구한다.
> ㉠ 상부 여과관, ㉡ 여과재, ㉢ 하부 여과관, ㉣ 금속제 클램프, ㉤ 고무패킹을 가리킨다.

정답 55 ① 56 ②

57 다음 BOD(Biochemical Oxygen Demand) 곡선에서 탄소성분이 분해되는 곡선은?

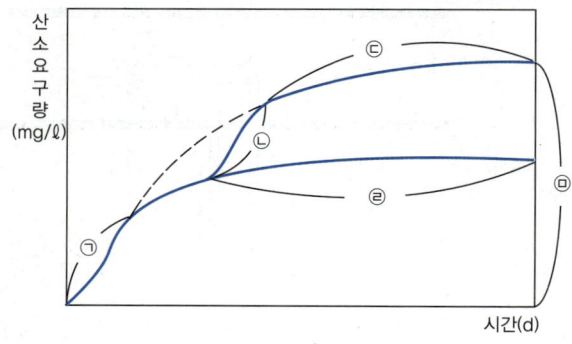

① ㉠
② ㉡
③ ㉢
④ ㉣
⑤ ㉤

해설 ㉣ 1단계 BOD(탄소분해 BOD)로, 탄소화합물의 산화에 소비되는 산소량이다.

45회 출제유형

58 다음의 사진의 기구로 측정하는 항목은?

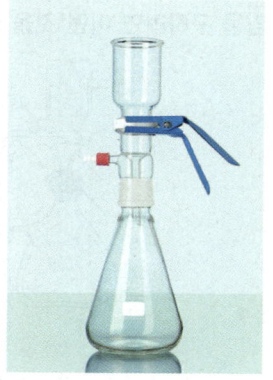

① 경도
② 부유물질(SS)
③ 온도
④ 염도
⑤ 색도

해설 사진의 기구는 여과장치로, 부유물질(SS)의 양을 구하는 데 사용된다.

57 ④ 58 ②

59 윙클러-아지드화나트륨 변법으로 용존산소를 측정할 경우 지시약으로 첨가하는 용액으로 옳은 것은?

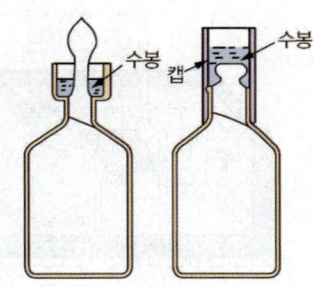

① 과망간산칼륨
② 중크롬산칼륨
③ 수산화나트륨
④ 황산나트륨
⑤ 전 분

해설 ①·②·③·④ 화학적 산소요구량(COD)을 측정할 때 넣는 용액이나 생성되는 것들이다.

60 다음 기구의 용도로 옳은 것은?

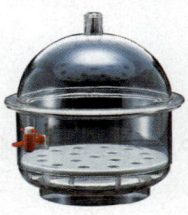

① 분 리
② 여 과
③ 보 온
④ 방 냉
⑤ 추 출

해설 데시케이터는 수분이나 무기질 정량 시 가열한 시료를 흡습시키지 않고 실온까지 방냉할 때에도 사용한다.

61 다음 그림의 명칭은?

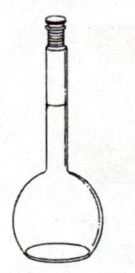

① 켈달플라스크
② 증류플라스크
③ 클라이젠플라스크
④ 메스플라스크
⑤ 둥근플라스크

해설 메스플라스크는 일정한 부피의 액체를 측정하는 화학용 체적계이다.

정답 59 ⑤　60 ④　61 ④

62 다음 분뇨정화조의 ㉠에 해당하는 부분은?

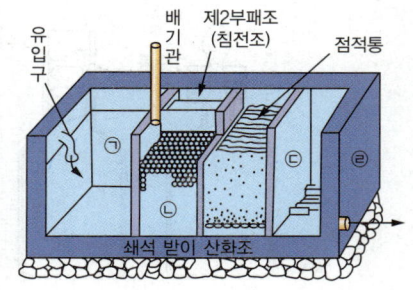

① 부패조
② 여과조
③ 소독조
④ 배수관
⑤ 상수관

해설   ㉠ 부패조, ㉡ 여과조, ㉢ 소독조, ㉣ 배수관에 해당한다.

63 한 가족의 분뇨 4~6개월분을 저장할 수 있는 크기이며, 대소변 유입구의 변기 반대쪽에 출구를 설치하여 분뇨를 퍼낼 수 있도록 만들어진 변소의 유형은?

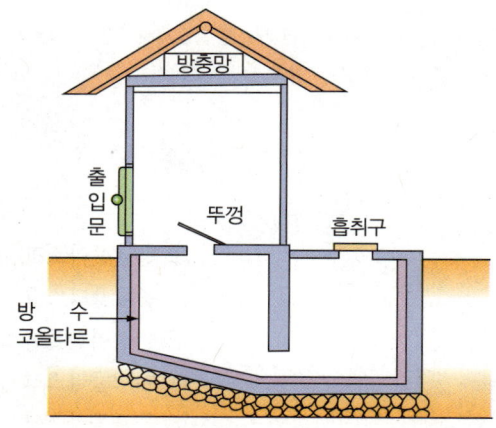

① 분뇨 분리식 변소
② 메탄가스 발생식 변소
③ 수조 변소
④ 수세식 변소
⑤ 농촌형 부패소

42회, 41회, 38회 출제유형

64 다음 기구로 측정할 수 있는 것은?

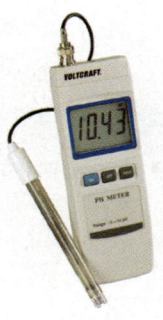

① 진 동
② 색 도
③ 수소이온농도
④ 탁 도
⑤ 조 도

해설 　사진은 pH 측정기(pH meter)이다. 용액 중의 수소이온농도(pH)를 측정하는 기구로 두 전극의 전극전위차를 이용하여 pH값을 확인할 수 있다.

39회 출제유형

65 다음 사진의 온도계로 온도를 측정할 때 몇 분 후에 확인해야 하는가?

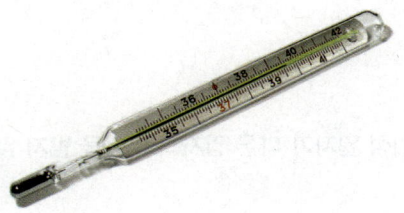

① 1분
② 2분
③ 3분
④ 4분
⑤ 5분

해설 　사진은 수은온도계이다. 수은온도계는 측정할 위치에 2분간 둔 후 눈금을 확인한다.

정답　64 ③　65 ②

66 이산화질소(NO_2)의 검지관에 의해 발색된 색깔의 범위는?

① 녹~황색 ② 황~녹색
③ 청~적색 ④ 적~황색
⑤ 청~황색

> **해설** 이산화질소(NO_2)의 검지관에 의해 발색된 색깔의 범위는 황~녹색이다.

67 다음 기구의 흡입유량으로 옳은 것은?

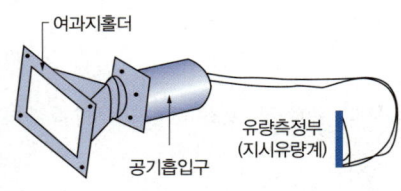

① $2m^2/min$ ② $2m^3/min$
③ $3m^3/min$ ④ $4m^2/min$
⑤ $3m^2/min$

> **해설** 하이볼륨에어샘플러(High Volume Air Sampler)의 흡입유량은 $2m^3/min$이고, 24시간 이상 연속 측정할 수 있어야 한다.

43회 출제유형

68 하수 처리 중 비중이 큰 무기성 입자가 다른 입자의 영향을 받지 않고 침전할 경우 침전속도에 관한 법칙은?

① 아보가드로 법칙
② 샤를의 법칙
③ 헨리의 법칙
④ 스토크스의 법칙
⑤ 게이뤼삭의 법칙

> **해설** **스토크스의 법칙(Stoke's Law)**
> 미립자의 침강속도와 그에 영향을 주는 요소와의 관계에 대한 식으로, 완만하고 일정한 흐름의 유체 속에 있는 미립자의 유체로부터 받는 저항력에 관한 법칙이다.

정답 66 ② 67 ② 68 ④

69 다음은 염소이온 측정시험을 나타낸 것이다. 빈칸에 해당하는 시약으로 옳은 것은?

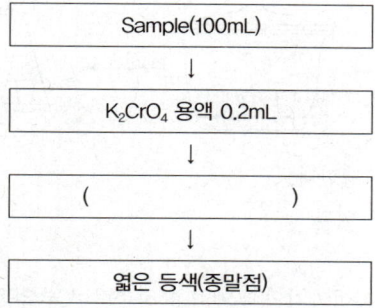

① 염화나트륨(NaCl)
② 과망간산칼륨($KMnO_4$)
③ 질산은($AgNO_3$)
④ 염화마그네슘($MgCl_2$)
⑤ 탄산나트륨(Na_2CO_3)

해설 염소이온의 측정시험 시 사용하는 시약은 크롬산칼륨(K_2CrO_4) 용액 0.2mL와 0.01N 질산은($AgNO_3$) 시액이다.

42회 출제유형

70 하천수 부유물질(SS)을 측정하는 시험에서 유리섬유여과지를 건조하는 온도는?

① 65~70℃
② 75~80℃
③ 85~90℃
④ 95~100℃
⑤ 105~110℃

해설 **부유물질(SS) 측정 시험**
• 시료를 여과시켜서 고형물을 포집·건조시킨 후 전후의 무게차에 의해서 고형물의 농도를 구하고 mg/L 또는 ppm으로 나타낸다.
• 유리섬유여과지를 105~110℃의 건조기 안에서 2시간 건조시켜 황산데시케이터에 넣고 방냉한 후 항량으로 하여 무게를 측정한다.

정답 69 ③ 70 ⑤

71 폐수 부유물질(SS ; Suspended Solid)의 실험에 관한 설명으로 바르지 않은 것은?

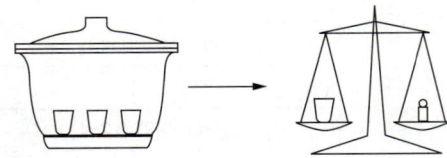

① 시료는 황산데시케이터로 방냉한다.
② 여지의 건조조건은 85~90℃이다.
③ 물에 용해되지 않는 물질이다.
④ 시료의 여과 전후의 유리섬유여과지의 무게차를 산출하여 부유물질의 양을 구한다.
⑤ 시료는 105~110℃에서 2시간 동안 건조한다.

> **해설** **부유물질(SS ; Suspended Solids)**
> • 시료를 여과시켜서 고형물을 포집·건조시킨 후 전후의 무게차에 의해서 고형물의 농도를 구하고 mg/L 또는 ppm으로 나타낸다.
> • 유리섬유여과지(GF/C)를 105~110℃의 건조기 안에서 2시간 건조시켜 황산데시케이터에 넣고 방냉한 후 항량으로 하여 무게를 단다.

72 다음 중 인테리어 내장재로서 폴리우레탄 바닥재 및 바닥접착제 등으로 쓰이는 유해물질은?

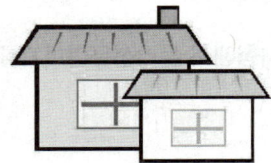

① 벤젠
② 황화수소
③ 페놀수지
④ 폼알데하이드
⑤ 탄산수소

> **해설** 폼알데하이드는 무색무취의 기체로 휘발성이 있어 도배를 새로 하면 바로 공기 중으로 나와 유독가스가 된다. 폼알데하이드가 사용된 방에서 지내면 의욕저하, 두통, 현기증과 불면증 등이 생기고, 천식을 유발하며 다른 자극에 과민반응을 보일 수도 있다.

73 하이볼륨에어샘플러(High Volume Air Sampler)에서 채취 가능한 분진의 크기는?

① 0.1~100㎛
② 0.5~1.0㎛
③ 10~100㎛
④ 0.1~150㎛
⑤ 10~150㎛

해설 하이볼륨에어샘플러는 부유하는 먼지 또는 비산을 여과지 위에 포집하여 중량 농도를 구하고자 할 때 사용하며, 채취 가능한 분진의 크기는 0.1~100㎛이다.

74 산성 100℃에서 과망간산칼륨($KMnO_4$)에 의한 산소요구량인 COD 측정 시 필요한 시약은?

① 폼알데하이드(HCHO)
② 초산(CH_3COOH)
③ 황산은($AgSO_4$)
④ 수산화나트륨(NaOH)
⑤ 황산(H_2SO_4)

해설 산성 100℃에서 과망간산칼륨에 의한 화학적 산소요구량 측정
- 염소이온이 2,000mg/L 이하인 반응시료(100mg)에 적용하는 것으로서 과망간산칼륨용액을 사용하여 엷은 홍색이 될 때까지 적정한다.
- 측정순서 : 300mL 둥근 플라스크에 시료 적당량을 취함 → 황산(H_2SO_4) → 과망간산칼륨($KMnO_4$) → 옥살산나트륨($Na_2C_2O_4$) → 과망간산칼륨으로 엷은 홍색이 될 때까지 적정하여 계산한다.

41회 출제유형

75 대장균군의 추정시험 시 LB발효관의 조건배양온도 및 시간으로 알맞은 것은?

① 30~35℃, 12±2시간
② 35~37℃, 24±2시간
③ 37~40℃, 12±2시간
④ 42~45℃, 24±2시간
⑤ 37~40℃, 24±2시간

해설 대장균군의 추정시험은 LB발효관 배지에 접종하여 35~37℃, 24±2시간 배양했을 때 가스 발생이 있으면 대장균군의 존재를 추정하는 시험이다.

정답 73 ① 74 ⑤ 75 ②

76 정화조의 처리 순서로 옳은 것은?

① 예비여과조 → 소독조 → 산화조 → 부패조
② 소독조 → 산화조 → 예비여과조 → 부패조
③ 산화조 → 소독조 → 부패조 → 예비여과조
④ 소독조 → 예비여과조 → 부패조 → 산화조
⑤ 부패조 → 예비여과조 → 산화조 → 소독조

해설 **분뇨 정화조의 구조**
부패조 → 예비여과조 → 산화조 → 소독조

77 다음 중 눈에 보이지 않는 파장으로 화학작용과 살균작용을 하는 것은?

① 적외선
② 자외선
③ 엑스선
④ 가시광선
⑤ 감마선

해설 자외선은 태양광의 스펙트럼을 사진으로 찍었을 때 가시광선보다 짧은 파장으로, 눈으로 볼 수는 없으나 화학작용이 강하므로 화학선이라고도 한다. 생리적 작용이 강하고 살균작용을 한다.

42회, 40회 출제유형

78 위상차현미경으로 측정 가능한 것은?

① 석 면
② 경 도
③ 염 소
④ 질 소
⑤ 회 분

해설 위상차현미경은 시료를 따로 염색할 필요가 없으며 투명한 시료라도 그 내부의 구조를 관찰할 수 있다. 대기환경 중 석면 측정 시 주 시험법으로 위상차현미경을 사용한다.

76 ⑤ 77 ② 78 ①

40회 출제유형

79 COD 측정방법 중 산성 과망간산칼륨법의 종말점 색은?

① 엷은 홍색
② 무 색
③ 적 색
④ 흑 색
⑤ 보라색

해설 산성 100℃에서 과망간산칼륨에 의한 화학적 산소요구량 측정하는 것으로 엷은 홍색이 될 때까지 적정한다.

45회, 41회 출제유형

80 다음의 사진의 기구로 측정하는 항목은?

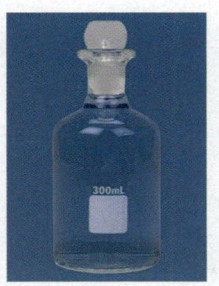

① 생물화학적 산소요구량(BOD)
② 부유물질(SS)
③ 증발잔류물질
④ 화학적산소요구량(COD)
⑤ 과망간산칼륨소비량

해설 사진의 기구는 BOD병이다. BOD를 측정하기 위하여 우선 DO량을 측정하는데, 이때 사용된다.

42회 출제유형

81 폐기물 시료의 전체 수분이 48.0%, 회분이 8.2%로 분석되었을 때, 가연분 함량은?

① 31.6%
② 39.8%
③ 43.8%
④ 50.0%
⑤ 56.2%

해설 폐기물의 3성분은 수분, 회분, 가연분으로, 가연분 측정은 100%에서 수분과 회분을 뺀 나머지를 구하면 된다.
100% − 48.0% − 8.2% = 43.8%

정답 79 ① 80 ① 81 ③

43회 출제유형

82 사진의 알코올온도계를 이용하여 작은 공간의 공기 온도를 측정할 때, 온도계의 최소 노출 시간은?

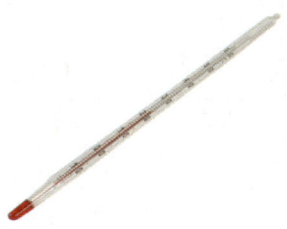

① 10초
② 20초
③ 30초
④ 1분
⑤ 3분

해설 사진은 알코올온도계이다. 알코올온도계는 측정할 위치에 3분간 둔 후 눈금을 확인한다.

43회 출제유형

83 사진의 소음계로 일반지역의 소음을 측정할 때, 가능한 한 측정점 반경 얼마 이내에 장애물이 없어야 하는가?

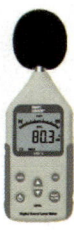

① 0.5m
② 1.5m
③ 2.5m
④ 3.5m
⑤ 4.5m

해설 소음계 측정 시 일반지역의 경우에는 가능한 한 측정점 반경 3.5m 이내에 장애물(담, 건물, 기타 반사성 구조물 등)이 없는 지점의 지면 위 1.2~1.5m로 한다.

82 ⑤ 83 ④

43회 출제유형

84 습구흑구온도지수(WBGT)를 산출할 때 필요한 요소는?

① 카타냉각력
② 자연습구온도
③ 등온지수
④ 쾌적선
⑤ 불쾌지수

해설 습구흑구온도지수(WBGT)
- 고온 작업환경의 쾌적 조건을 나타낸다.
- 태양이 있는 실외 : WBGT = (0.7×자연습구온도)+(0.2×흑구온도)+(0.1×건구온도)
- 태양이 없는 실외 또는 실내 : WBGT = (0.7×자연습구온도)+(0.3×흑구온도)

43회 출제유형

85 다음은 먹는물수질공정시험기준에서 제시하는 경도의 정의이다. ( ) 안에 들어갈 내용은?

> 경도(hardness)란 먹는물 중에 존재하는 칼슘과 마그네슘의 농도를 (   )의 농도(mg/L)로 나타낸 값이다.

① 탄산칼슘
② 염화칼슘
③ 탄산구리
④ 산화칼슘
⑤ 염화나트륨

해설 경도(hardness)란 먹는물 중에 존재하는 칼슘과 마그네슘의 농도를 탄산칼슘의 농도(mg/L)로 나타낸 값이다.

45회 출제유형

86 생물학적 산소요구량(BOD_5)을 측정하기 위해 폐수시료를 배양하는 온도는?

① 10℃
② 20℃
③ 30℃
④ 40℃
⑤ 50℃

해설 생물학적 산소요구량(Biochemical Oxygen Demand ; BOD)
물속의 유기물질이 호기성 미생물에 의해 분해되어 안정화되는 데 소비하는 산소량을 말한다. 실험실에서는 관습적으로 20℃에서 5일간 시료를 배양했을 때 소모된 산소량을 측정하며 그 값을 5일 BOD 또는 BOD_5라고 하며 mg/L(ppm) 단위로 표시한다.

정답 84 ② 85 ① 86 ②

43회 출제유형

87 진동 가속도레벨을 나타내는 단위는?

① sone
② phon
③ Bq
④ dB
⑤ Gy

해설 ① 소리 크기의 단위, ② 음의 강도 단위, ③ 방사능 단위, ⑤ 방사선 흡수선량의 단위에 해당한다.

43회 출제유형

88 대기오염공정시험기준에서 미세먼지의 직경 기준은?

① 5㎛ 이하
② 10㎛ 이하
③ 15㎛ 이하
④ 20㎛ 이하
⑤ 30㎛ 이하

해설 대기오염공정시험기준에서 연소시설, 폐기물소각시설 및 기타 산업공정의 배출시설을 대상으로 굴뚝 배출가스의 입자상 물질 중 공기역학적 직경이 10㎛(PM-10)와 2.5㎛(PM-2.5) 이하인 미세먼지에 대한 측정을 수행하는 경우에 대하여 규정한다.

43회 출제유형

89 용액 중에 분자가 물리적 또는 화학적 결합력에 의해서 고체 표면에 붙는 현상은?

① 응 집
② 흡 착
③ 탈 착
④ 중 화
⑤ 침 전

해설 ① 응집 : 액체 또는 기체 중에 분산해 있는 미립자가 결합해서 큰 입자를 만드는 현상
③ 탈착 : 흡착 상태의 물질이 흡착 계면에서 이탈하는 현상
④ 중화 : 산과 염기가 당량씩 반응하여 산 및 염기로서의 성질을 잃는 현상
⑤ 침전 : 액체 속에 존재하는 작은 고체가 액체 바닥에 가라앉아 쌓이는 현상

정답 87 ④ 88 ② 89 ②

44회 출제유형

90 사진의 장비로 측정하는 온열인자는?

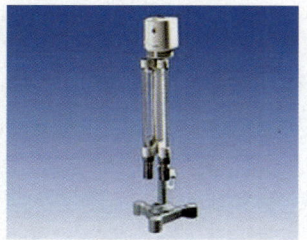

① 기 압
② 기 습
③ 기 류
④ 복사열
⑤ 냉각열

해설 아스만통풍건습계는 기온과 기습을 동시에 측정 가능하다.

44회 출제유형

91 경도측정기로 측정하는 경도의 단위는?

① mS/L
② mV/m
③ cm/m^3
④ mg/L
⑤ $\mu L/m^2$

해설 경도(hardness)란 먹는물 중에 존재하는 칼슘과 마그네슘의 농도를 탄산칼슘의 농도(mg/L)로 나타낸 값이다.

44회 출제유형

92 화학적 폐수처리방법은?

① 부상법
② 증발법
③ 침강법
④ 살수여상법
⑤ 이온교환법

해설 **폐수처리법**
- 물리적 방법 : 침강법, 증발법, 부상법 등
- 화학적 방법 : 이온교환법, 중화법, 산화환원법 등
- 생물학적 방법 : 살수여상법, 활성슬러지법, 산화지법, 메탄발효법 등

정답 90 ② 91 ④ 92 ⑤

44회 출제유형

93 공기 중 입자상 오염물질로, 폐암을 유발하는 것은?

① 철
② 납
③ 망 간
④ 아 연
⑤ 석 면

해설 석 면
공기 중 입자상 오염물질로, 건축자재 · 방화재 · 전기절연재 등으로 많이 쓰인다. 호흡기 계통을 자극하여 기관지암 · 폐암 등을 유발하는 1급 발암물질이다.

44회 출제유형

94 하천수의 DO(용존산소)를 적정법으로 측정할 때 종말점에서의 색상 변화는?

① 녹색 → 홍색
② 녹색 → 청색
③ 황색 → 자색
④ 청색 → 홍색
⑤ 청색 → 무색

해설 하천수의 DO(용존산소)를 적정법으로 측정할 때 종말점에서의 색상은 '청색 → 무색'으로 변화한다.

44회 출제유형

95 원자흡수분광광도계(AAS)로 측정할 수 있는 항목은?

① 구 리
② 탁 도
③ 페 놀
④ 유기염소계농약
⑤ 음이온계면활성제

해설 원자흡수분광광도법(atomic absorption spectrophotometry)
시료를 중성원자로 증기화하여 생긴 바닥상태의 원자가 이 원자 증기층을 투과하는 특유 파장의 빛을 흡수하는 현상을 이용하여 광전측광과 같은 개개의 특유 파장에 대한 흡광도를 측정하여 시료 중의 원소농도를 정량하는 방법이다. 구리, 아연, 카드뮴, 니켈, 코발트, 망간, 철, 크롬 등에 이용되고 있다.

96 먹는물의 저온일반세균 측정에서 즉시 시험할 수 없는 시료를 보관할 때의 온도와 최대 보존시간으로 옳은 것은?

① 0℃, 12시간
② 4℃, 24시간
③ 12℃, 8시간
④ 16℃, 12시간
⑤ 20℃, 24시간

해설 먹는물수질공정시험기준의 저온일반세균-평판집락법에 따르면 멸균된 시료용기를 사용하여 무균적으로 시료를 채취하고 즉시 시험하여야 한다. 즉시 시험할 수 없는 경우에는 빛이 차단된 4℃ 냉장보관 상태에서 24시간 이내에 시험하여야 한다.

97 음이 진행하는 방향과 수직인 단위면적을 단위시간에 흐르는 음에너지를 나타내는 것은?

① 음의 세기
② 주파수
③ 파 장
④ 진 폭
⑤ 변 위

해설 ② 주파수(frequency) : 주기 현상에 있어서 단위 시간 또는 길이 사이에 동일한 상태가 반복되는 횟수
③ 파장(wavelength) : 시간의 흐름이 정지된 상태에서 반복되는 모양을 주기적으로 보이는 파동을 관찰했을 때 마루와 마루 사이의 거리
④ 진폭(amplitude) : 파동의 구성요소 중 하나로, 파동의 진동의 크기를 의미하는 스칼라양
⑤ 변위(displacement) : 물체가 운동하고 있을 때 물체의 위치 변화

98 사진의 기기로 측정할 수 있는 것은?

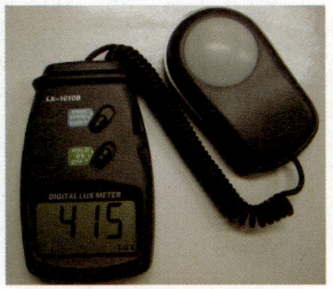

① pH
② 조 도
③ 기 압
④ 소 음
⑤ 온 도

해설 사진의 기구는 럭스계(Luxmeter)로, 조도를 재는 기기이다. 럭스(lux, 기호 lx)는 조도의 국제단위계에서의 단위이다.

44회 출제유형

99 사진의 기기를 사용하여 미세먼지(PM-10)를 측정하는 방법은?

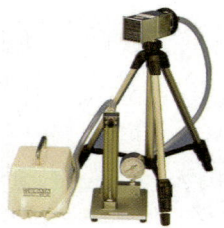

① 고용량공기포집법(High Volume Air Sampler Method)
② 저용량공기포집법(Low Volume Air Sampler Method)
③ 광산란법(Light Scattering Method)
④ 광투과법(Light Transmission Method)
⑤ 베타선법(β-Ray Method)

해설 로우볼륨에어샘플러(Low Volume Air Sampler)는 직경이 10㎛ 이하(비산먼지)의 입자상 물질을 포집하는 데 사용한다.

45회 출제유형

100 다음 그림과 같은 기구를 활용한 실험법은?

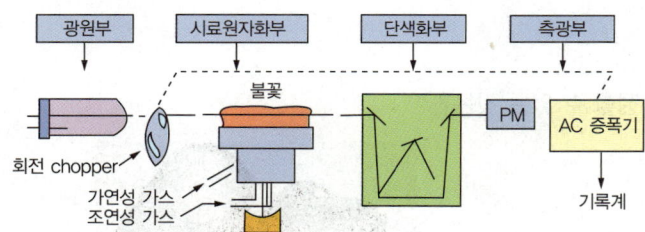

① 원자흡수분광광도법
② 기체크로마토그래프
③ 비분산적외선분광분석법
④ 이온그래마토그래피
⑤ 자외선가시선분광법

해설 원자흡수분광광도법(atomic absorption spectrophotometry)
시료를 중성원자로 증기화하여 생긴 바닥상태의 원자가 이 원자 증기층을 투과하는 특유 파장의 빛을 흡수하는 현상을 이용하여 광전측광과 같은 개개의 특유 파장에 대한 흡광도를 측정하여 시료 중의 원소농도를 정량하는 방법이다. 구리, 아연, 카드뮴, 니켈, 코발트, 망간, 철, 크롬 등에 이용되고 있다.

99 ② 100 ①

합격의 공식 시대에듀 | www.sdedu.co.kr

제 2 과목
식품위생학

CHAPTER 01	식품취급 및 시설 위생
CHAPTER 02	식품의 감별방법
CHAPTER 03	식중독, 세균, 곰팡이
CHAPTER 04	식품과 감염병
CHAPTER 05	식품의 위생검사
CHAPTER 06	식품첨가물
CHAPTER 07	기구의 소독 및 살균

적중예상문제

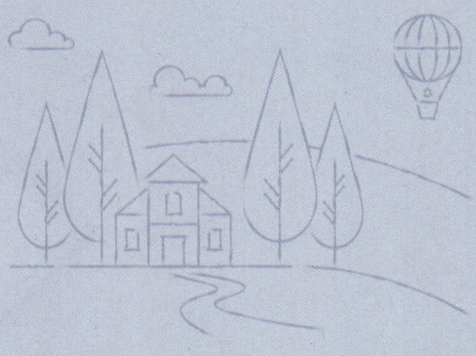

행운이란 100%의 노력 뒤에 남는 것이다.

— 랭스턴 콜먼(Langston Coleman)

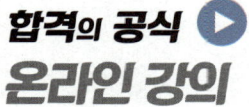 

보다 깊이 있는 학습을 원하는 수험생들을 위한
시대에듀의 동영상 강의가 준비되어 있습니다.
www.sdedu.co.kr ➜ 회원가입(로그인) ➜ 강의 살펴보기

CHAPTER 01 식품취급 및 시설 위생

1 식품위생

(1) 의 의
① 식품의 안전성과 건전성을 확보하기 위한 여러 가지 수단이나 기술
② **식품위생** : 식품, 식품첨가물, 기구 또는 용기, 포장을 대상으로 하는 음식에 관한 위생 ★ ㊴
③ **식품에 의한 질병** : 경구감염병, 인수공통감염병, 기생충병, 식중독 및 기타 여러 가지 질병 등

※ 식품위생법 : 1962년 1월 20일 제정
※ 식품 : 모든 음식물. 다만, 의약으로 쓰이는 것은 제외

(2) 목 적
① 식품으로 인한 위생상의 위해 방지
② 식품영양의 질적 향상 도모, 식품에 관한 올바른 정보 제공
③ 국민 건강의 보호·증진에 이바지함

2 식품취급

① 내부는 항상 청결하게 취급
② 식품의 원료 및 제품 등은 냉동·냉장시설에 보관·관리
③ 채소는 흐르는 물에 5회 이상 세척
④ 유지식품은 일광을 차단하고 저온으로 보존
⑤ **식품 종사자의 위생태도** ★ ㊶ ㊳
  ㉠ 손 : 역성비누로 소독
  ㉡ 모발 : 위생모 착용 의무화
  ㉢ 복장 및 장신구
    • 청결하고 장식물이 부착되지 않은 것
    • 보석류 착용 금지(장신구 대부분이 미생물에 오염되어 있어 식품을 오염시킬 수 있음)
  ㉣ 식품 종사자의 위생관련 설비
    • 작업에 종사하는 사람으로부터 식품의 오염을 최소화
    • 장갑 비치 및 청결한 화장실과 라커 설치 등

> **출제경향 파헤치기**
> 필기 부분에서와 같이 식품취급 시 어떻게 해야 위생을 지킬 수 있는지를 주로 묻는다.
> ☑ 다음 사진에서 식품 종사자의 올바른 태도는?

> **핵심 OX**
> 01 식품 종사자는 역성비누로 손을 소독해야 한다. (O, X)
> 02 식품의 원료 및 재료는 일광으로 소독해야 한다. (O, X)
> |정답| 01 O 02 X

> **출제경향 파헤치기**
>
> 식품을 물리적·화학적 처리하 보관하는 방법은 매년 꾸준히 출제되고 있다.
>
> ☑ 다음 식품의 저장법으로 옳은 것은?
>
> ☑ 냉장고의 사용방법으로 옳은 것은?

3 식품 보관방법

(1) 물리적 처리

① 냉동·냉장법

㉠ 10℃ 이하에서 세균 발육 억제

㉡ -5℃ 이하에서 대부분의 미생물 발육 억제

㉢ 냉장고는 벽에서 10cm 정도 떨어뜨려 주위의 통풍을 좋게 할 것

㉣ 냉장고 문을 자주 열지 않을 것

㉤ 냉장고 내 식품은 전체 용량의 80% 정도만 저장할 것

㉥ 냉장고 내부의 중간에 온도계를 비치할 것

㉦ 식품 저장방법

- 식품의 조직 손상 또는 단백질의 변성을 줄이기 위해 -40℃ 정도에서 급속 동결 후 -18℃ 이하에서 저장하면 장기간 보존 가능(온도를 일정하게 유지해야 함)
- 식품의 저장 온도는 저온일수록 좋음

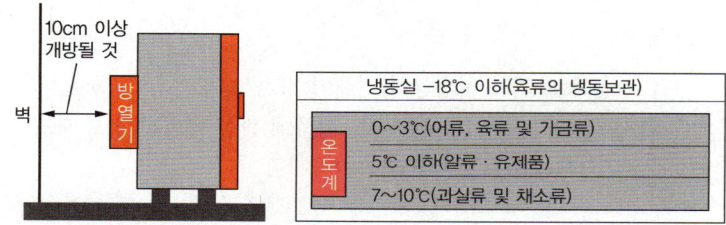

| 냉장고의 위치 |

저장법	저장온도	저장기간	저장식품
냉장법	-2 ~ 10℃	단기간 저장	과일류, 채소류
냉동법(동결 저장법)	-18 ~ -30℃	장기간 저장	육류, 어패류

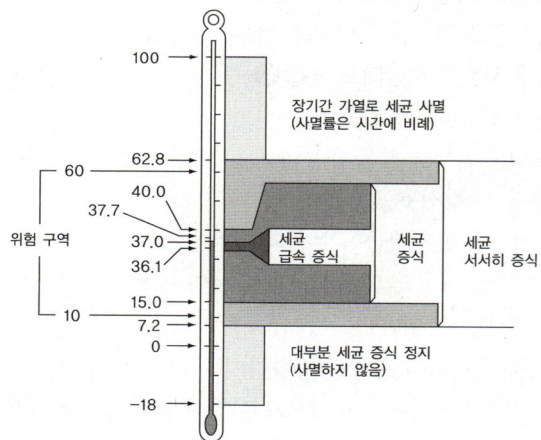

| 식품 안전성과 관련된 중요 온도 |

② 건조 · 탈수법 : 수분 15% 이하에서 세균 발육억제 ★ ③⑤
  ㉠ 일광건조법 : 햇볕을 이용해 건조(과일, 농산물, 해산물 등)
  ㉡ 인공건조법

건조법	특 징
열풍건조법	육류 · 어류 등
고온건조법	90℃ 이상
증발건조법	액체 식품 농축(엿, 연유, 과즙)
냉동건조법	냉동 후 저온에서 건조
포말건조법	점조제나 계면활성제 사용
분무건조법	액체를 무상으로 분무하여 열풍으로 건조
감압건조법	저온에서 감압(채소, 분유, 건조달걀 등)
적외선건조법	식품 적외선 조사
고주파건조법	고속으로 식품이 타지 않게 균일하게 건조
배건법	차, 깨 등 특수한 식품의 향을 낼 때(직접 불로 건조)

③ 가열살균법 : 100℃ 정도로 가열살균
④ 자외선 조사 : 태양광선 중 자외선을 조사하여 살균 후 보관하는 것으로, 식품 내부까지는 살균이 되지 않음
⑤ 방사선 조사 : 방사선 β선이나 γ선을 조사하여 미생물을 살균 후 보관하는 방법
⑥ 밀봉법 : 밀봉용기에 식품을 넣고 수분의 증발과 흡수, 해충의 침범, 공기(산소)의 통과 등을 막아 보존하는 방법

(2) 화학적 처리
① 염장법
  ㉠ 소금 농도 10% 이상
  ㉡ 수분활성도를 낮추고 삼투압을 높여 미생물의 생육 억제(젓갈, 생선 등)
② 당장법
  ㉠ 50% 이상의 농도 유지
  ㉡ 벌꿀, 잼류, 마멀레이드, 양갱, 당삼 등
③ 산 첨가법
  ㉠ 산성에는 저항성이 약함
  ㉡ pH 4.5 이하가 되면 생육이 어려움
  ㉢ 아세트산, 시트르산, 락트산, 프로피온산 등의 유기산 등
  ㉣ 풍미 때문에 적용이 제한됨 → 주로 과일 · 채소의 저장에 이용되고, 조미의 목적도 겸함

핵심 OX

01 냉장고는 벽에서 10cm 정도 떨어뜨려야 한다. (O, X)

02 냉장고에 과일을 보관할 경우 온도는 7~10℃가 적당하다. (O, X)

03 염장법은 소금 농도를 50% 이상 유지해야 한다. (O, X)

|정답| 01 O 02 O 03 X

④ 방부제 첨가법 : 데히드로초산(DHA), 안식향산나트륨, 프로피온산나트륨, 프로피온산칼륨
⑤ 산화방지제 첨가법 : 디부틸히드록시톨루엔(BHT), 부틸히드록시아니솔(BHA), 몰식자산프로필, DL-α-토코페롤

(3) 미생물을 이용한 식품 저장방법

발효식품에는 장류로 간장, 된장, 고추장 등이 있고 김치류, 젓갈류, 식초류, 장아찌류, 주류 등이 있다.

4 식품 시설 위생

(1) 식품 관련 설비의 종류

시설의 분류	시설의 종류
식품생산 및 집산시설	• 도축장 및 식육시장 • 착유장(젖소 사육농가 및 목장) • 어시장 및 채소시장 • 어선, 수산물 및 생산해역 및 집합장소, 빙설 채취장 및 빙설 제조공장
식품처리 · 가공 · 저장 시설	• 우유처리장 • 각종 식품제조공장(유제품, 빙과류, 마가린, 식육제품, 어육연제품, 통조림 및 병조림식품, 청량음료수, 과자류, 양금류, 간장 · 된장 및 소스류, 주류, 두부 등) • 식품의 냉동 및 냉장시설
식품의 조리 · 판매 및 급식시설	음식점, 집단급식시설, 각종 식품판매점
기타 시설	• 식품첨가물 제조공장 • 음식용 기구 · 용기 · 포장의 제조공장

(2) 식품 관련 건물의 위치

① 주위 환경의 공기가 맑고 깨끗한 곳
② 양질의 물을 풍부히 얻을 수 있는 곳
③ 폐수와 페기물 처리가 용이한 곳
④ 수송 및 교통이 편리하고 전력 사정이 좋은 곳

출제경향 파헤치기

식품 관련 건물의 구조, 조건 등을 알고 있는지를 주로 묻는다.

☑ 다음 조리장의 구조에 대한 설명 중 옳은 것은?

☑ 식품 관련 시설에서 요구되는 위생상 조건으로 옳은 것은?

(3) 건물의 내부 구조와 실내 조건 ★ 36

건물의 내부 구조에서 바닥, 배수구, 벽, 천장의 구조 및 급수시설에 대하여 위생상 일정한 조건이 요구되며, 실내 조건으로는 환기, 온도, 습도, 조명, 채광, 방서, 방충 등이 양호해야 한다.

① 바닥 및 배수구 ★ 42 37
  ㉠ 내구성 자재의 사용 및 배수시설의 설치
  ㉡ 바닥의 기울기 : 바닥 1m에 대하여 2~4cm의 구배
  ㉢ 바닥의 배수구 : 벽과 평행하여 15cm 떨어진 곳에 깊이는 최소 15cm, 내경은 최소 10cm 정도로 설치
  ㉣ 바닥은 타일이나 콘크리트 등으로 두껍고 견고하게 함
  ㉤ 단면은 직각을 피하여 오물의 걸림 방지, 청소 용이
  ㉥ 실내배수구와 실외배수구가 교차하는 곳에 방서 및 방취시설 설치
  ㉦ 상수도와 하수도는 교차되지 않도록 설치

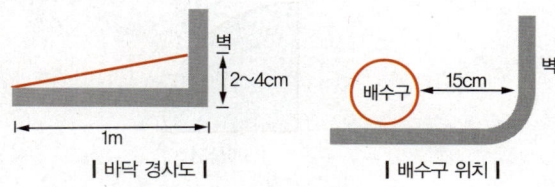

| 바닥 경사도 | 배수구 위치 |

② 벽
  ㉠ 주방의 벽면은 매끈한 불침투성 재료 및 밝은 색 사용
  ㉡ 바닥에서 벽면 1.5m까지 내수성 자재의 설비 및 방균 페인트로 도색
    ★ 42 39 38
  ㉢ 창문 및 환기시설을 설치하고 창문과 벽면은 50°의 경사 유지

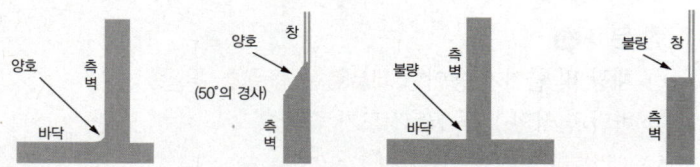

| 바닥과 벽 창살과의 접속부 |

  ㉣ 공장 벽면에 기계 설치 시 고려사항
    • 식품 찌꺼기가 남지 않는 구조
    • 침전물의 제거가 용이한 구조
    • 단순한 구조

핵심 OX

01 미생물을 이용한 식품 저장방법으로 간장, 고추장 등의 발효 식품이 있다. (O, X)

02 바닥 1m에 10cm 정도의 구배가 있어야 한다. (O, X)

03 바닥에서 벽면 1.5m까지 내수성 자재로 설비해야 한다. (O, X)

|정답| 01 O 02 X 03 O

③ 천 장
- ㉠ 내수성 재질 및 밝은 색 사용
- ㉡ 천장과 지붕을 받치는 동량, 전선 등이 외부에 노출되지 않도록 천장에 덮개 설치
- ㉢ 천장에 수증기가 응축되지 않도록 방지
- ㉣ 방우, 방서, 방충, 공중 낙하균의 방지
- ㉤ 벽과 천장이 만나는 부분은 경사 또는 완만한 구조 ★ ㊴

④ 출입문
- ㉠ 출입구에는 폭 2m, 길이 4m, 깊이 10~30cm 정도의 소독시설 설치
- ㉡ 출입 시 신발소독(1~2% 크레졸 비누액 사용)
- ㉢ 개방식 문(도어식) 사용 : 위생해충 번식의 방지와 오염물질의 방지
- ㉣ 바닥과 문 밑바닥과의 공간은 0.5cm가 적당함
- ㉤ 문 밑 부분은 내구성 자재 이용

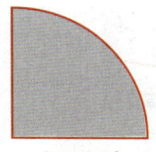
| 도어식 |

⑤ 조 명
- ㉠ 식당 : 30~60Lux
- ㉡ 조리실 : 50~100Lux
- ㉢ 광원의 방향 : 명암의 차가 크지 않고 눈부심이 적은 것
- ㉣ 자연채광 이용 : 창문의 면적은 벽 면적의 70% 정도(바닥 면적의 20~30%)

⑥ 창 문 ★ ㊱
- ㉠ 채광 및 환기가 용이한 세로로 된 높은 창
- ㉡ 바닥 면적의 1/7~1/5 정도가 좋음
- ㉢ 개각(가시각) 4~5°, 입사각 27~28°
- ㉣ 창과 창틀 사이의 경사 50°
- ㉤ 방충망 설치(1Inch당 30Mesh)

⑦ 환기·통풍
  ㉠ 환기와 통풍이 안 되면 열기, 가스, 수증기 등이 많아져 작업능률이 떨어지고 식품 및 시설물이 오염되기 쉬우므로 충분한 환기시설을 갖추어야 함
  ㉡ 환기를 위해 창, 팬, 환풍기 등을 사용
⑧ **싱크대** : 수도꼭지는 만수면의 7cm 이상 거리 유지
⑨ **쓰레기통** : 내수성 자재, 최소 2일간의 폐기물 저장 용적
⑩ **식품용기** : 용기를 잘 씻을 수 있도록 둥근 용기를 사용(각이 지거나 파손된 것 사용 금지)
⑪ **조리장**
  ㉠ 가열대, 싱크대, 조리대 설치
  ㉡ 세정과 소독 순서 : 세정시설 → 헹굼시설 → 살균시설 → 소독시설
  ㉢ 필수설비 : 세척시설, 냉장시설, 찬장 등
  ㉣ 세척 시 온수 온도 : 40~60℃
  ㉤ 열탕 소독 : 칼, 도마, 행주
⑫ **화장실**
  ㉠ 작업장에서 5~6m 정도 떨어진 곳에 설치, 위생관리
  ㉡ 콘크리트 등으로 내수처리
  ㉢ 바닥과 내벽(바닥으로부터 1.5m까지) : 타일 또는 방수페인트로 도장

핵심 OX

01 창문은 가로가 넓은 것이 좋다. (O, X)

02 조리실의 조명은 30~60Lux 정도로 해야 한다. (O, X)

03 창문의 방충망은 1Inch당 30Mesh를 사용한다. (O, X)

| 정답 | 01 X 02 X 03 O

CHAPTER

02 식품의 감별방법

출제경향 파헤치기

각 식품의 신선도에 따른 구별법을 주로 묻는다.
- ☑ 다음 중 신선한 돼지고기의 설명과 다른 것은?
- ☑ 신선한 달걀의 구별법으로 옳은 것은?

1 식품별 감별방법

구 분	내 용
관능검사법	• 외관적으로 식품을 관찰하여 품질을 감별하는 방법 • 맛, 색, 향기, 광택, 촉감 등
이화학적 방법	• 화학적 방법 • 미생물 존재 유무, 유해성분의 혼입 여부 등

(1) 육 류 ★ ③⑤

① 적갈색을 띠는 것이 좋음
② 암갈색을 띠는 것은 좋지 않음
③ 고기 특유의 냄새가 나야 하며, 암모니아 냄새가 나는 것은 변질된 것
④ pH 6.5 이하가 좋고, 6.5 이상이면 주의해야 함
⑤ 소고기 지방은 흰색, 돼지고기 지방은 다갈색, 닭고기는 황백색을 띠는 것이 좋음

※ 육류의 변질 과정
중성(pH 7.3) → 사후 강직되면 산성(pH 5.5~5.6) → 부패되면 알칼리성(pH 11)

알아두기

휘발성 염기질소(VBN) ★ ㊺ ㊸
단백질 식품은 신선도 저하와 함께 아민이나 암모니아 등을 생성한다. 어육과 식육의 신선도를 나타내는 지표로 이용되며 초기부패 어육에서는 30~40mg%이 검출된다.

(2) 어 류

분 류	신선한 것	신선하지 않은 것
눈	광택이 나고 투명	상태가 불투명
비 늘	광택이 남	광택이 없음
아가미	선홍색이고 입이 다물어져 있음	회백색이고 아가미가 열려 있음
육 질	탄력이 있음	탄력이 없음
pH	5.5 전후의 것이 좋음	–
비 중	무거워 침전	가벼워 침전하지 않고 뜸

※ 오징어 : 갈색에 점이 있는 것이 신선한 것이다.

알아두기

트리메틸아민(TMA) ★ ㊹
해산어류 비린내의 원인이 되는 물질로, 해산어류가 죽으면 체내의 미생물과 효소에 의해 TMAO가 분해되어 TMA이 생성된다. TMA는 신선어류 중에는 거의 없으며, 선도가 떨어지면서 증가하므로 어패류의 초기부패 판정지표로 이용된다

(3) 달 걀 ★ 38 35

분류	신선한 것	신선하지 않은 것
외관판정법	표면이 거칠고, 균열이 없으며, 타원형인 것	표면이 매끈하고 광택이 나는 것
투시법	전구의 빛을 투사했을 때 노른자와 흰자가 명확히 구분되고, 기실의 크기가 작은 것	전구의 빛을 투사했을 때 혼혈점이 보이는 것
비중법	11%의 식염수에 가라앉는 것	11%의 식염수에 뜨는 것
난황계수	0.3~0.4 이상인 것	약 0.3 이하인 것
흔들었을 때	소리가 나지 않는 것	소리가 나는 것

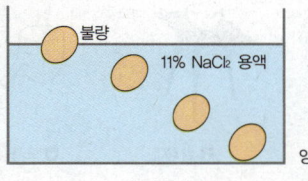
| 비중법 |

※ 난황계수 = $\dfrac{\text{난황의 높이}}{\text{난황의 지름}}$

※ 난백지수 = $\dfrac{\text{농후 난백의 높이}}{\text{난백의 최장경 + 난백의 최단경}}$

(4) 우유
① **자비법**: 가열 후 물을 가하여 응고물이 생기지 않아야 신선한 우유
② **메틸렌블루 환원실험법**
  ㉠ 유가공 공장에서 많이 쓰임
  ㉡ 탈색시간이 짧을수록 세균 오염의 정도가 심한 우유
③ **알코올 검사법**: 정상우유는 백색과립상의 응고물이 생기지 않음
④ **레자주린시험**: 파란색의 레자주린이 미생물에 의해 환원되어 퇴색되는 원리를 이용하는 것으로, 환원시간이 빠를수록 미생물학적 품질 열악

(5) 곡류
① **쌀**
  ㉠ 우량 품질: 자외선 조사 시 청백색
  ㉡ 불량 품질: 자외선 조사 시 황색 또는 등황색
② **밀**
  ㉠ 우량 품질: 하얗고 입자가 고른 것
  ㉡ 불량 품질: 맥각이 많고, 흑색인 것

(6) 가공품
① **버터**: 잘랐을 때 물방울이 생기지 않는 것이 좋음
② **소시지**: 변질된 소시지는 포장비닐과 소시지 사이에 기포, 반점, 얼룩이 나타남

> **알아두기**
>
> **식품공전상 우유류의 기준 및 규격**
> ★ 43
>
> - 산도(%): 0.18 이하(젖산으로서)
> - 유지방(%): 3.0 이상(다만, 저지방제품은 0.6~2.6, 무지방제품은 0.5 이하)
> - 세균수: n=5, c=2, m=10,000, M=50,000(멸균제품의 경우 55℃에서 1주 또는 30℃에서 2주 보관 후 일반 세균수 시험법에 의할 때 n=5, c=0, m=0이어야 함. 다만, 유산균 첨가제품은 제외)
> - 대장균군: n=5, c=2, m=0, M=10(멸균제품은 제외)
> - 포스파타제: 음성(저온장시간 살균제품, 고온단시간 살균제품에 한함)
> - 살모넬라: n=5, c=0, m=0/25g
> - 리스테리아 모노사이토제네스: n=5, c=0, m=0/25g
> - 황색포도상구균: n=5, c=0, m=0/25g

> **핵심 OX**
>
> 01 지방이 흰색인 소고기는 좋은 것이다. (O, X)
>
> 02 어류의 아가미가 열려있으면 신선하지 않은 것이다. (O, X)
>
> 03 11% 식염수에 가라앉는 계란은 신선한 것이다. (O, X)
>
> | 정답 | 01 O 02 O 03 O

③ **식용유** : 투명한 것이 좋음
④ **청량음료** : 침전물이 없는 것이 좋음
⑤ **깡통 통조림** : 깡통이 팽창되지 않고, 외관이 파손되지 않은 것이 좋음

※ 통조림 표시법

MOYL
ABCD
5A15

- MOYL : MO(품종), Y(조리방법), L(크기)
- ABCD : 제조회사 고유번호
- 5A15 : 5(제조연도), A[제조월(4월 : April)], 15(제조날짜)

2 측정기구

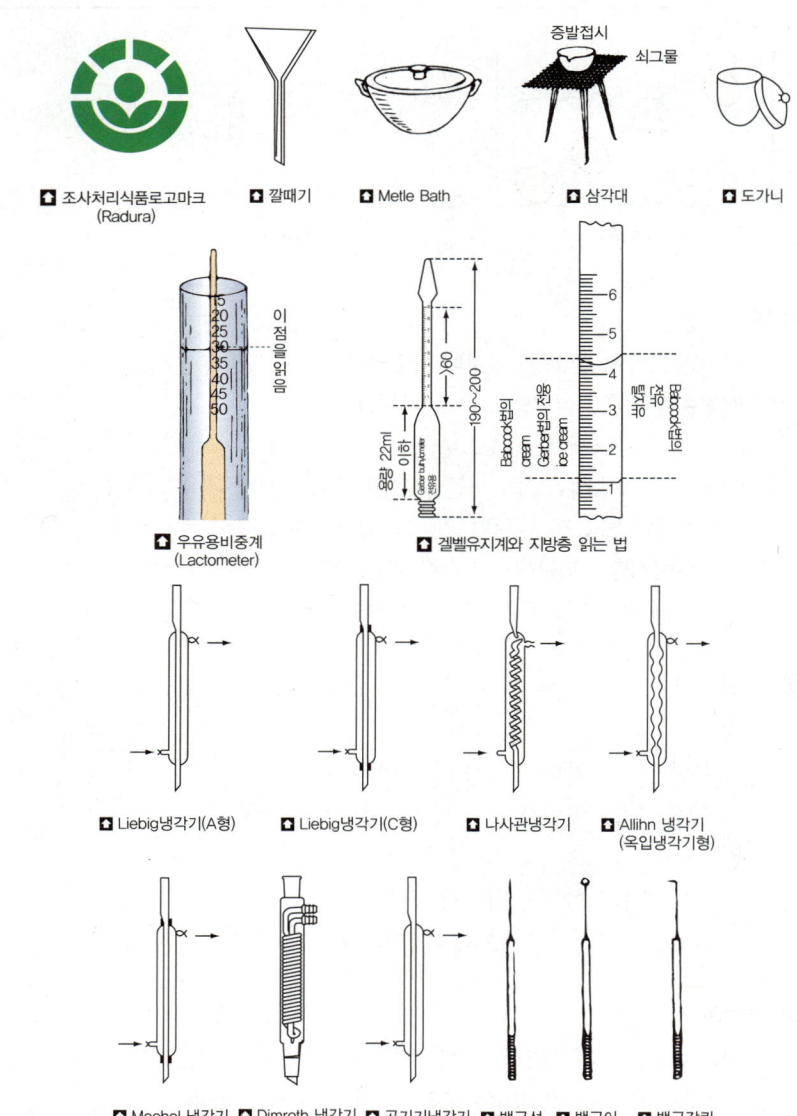

CHAPTER 03 식중독, 세균, 곰팡이

1 식중독

(1) 세균성 식중독

① 감염형 식중독

㉠ 살모넬라(Salmonella) 식중독 ★ 42 36 35

구 분	내 용
원인균	Salmonella enteritidis, Salmonella typhimurium
외부형태	그람음성, 무포자, 간균, 주모성 편모, 통성혐기성
주요증상	메스꺼움, 구토, 설사, 복통, 발열
잠복기	12~24시간(평균 20시간)
원인식품	유가공품, 달걀가공품, 샐러드, 어패류가공품 등
온도, pH	• 최적온도 37℃ • 증식 최적 pH 7.0~8.0
예 방	• 저온 보존·유통 • 음식물 섭취 직전에 가열 • 60℃에서 20분간 가열하면 사멸

| 살모넬라균 |

㉡ 장염비브리오 식중독 ★ 46 45 43 41 39 37 36 35

구 분	내 용
원인균	Vibrio parahaemolyticus
외부형태	그람음성, 무포자, 간균, 단모균, 통성혐기성
주요증상	복통, 구토, 혈액이 섞인 설사, 약간의 발열
잠복기	10~18시간
감염경로	하절기 해산어패류의 생식, 어패류를 취급한 조리기구, 행주 등
원인식품	3~5%의 식염농도에서 잘 자람
온도, pH	• 최적온도 30~37℃, 10℃ 이하에서는 잘 발육하지 못함 • 최적 pH 7.0~8.0
예 방	• 여름철 어패류의 생식 금지 • 담수 세척 후 저온(10℃ 이하) 저장, 냉동

| 비브리오균 |

출제경향 파헤치기

식중독을 일으키는 각각의 균, 증상, 예방법, 감염경로 등에 따라 식중독을 구별할 수 있는지를 주로 묻는다.

☑ 계란 샌드위치를 20시간 전에 섭취 후 식중독이 발생을 때, 추측할 수 있는 식중독은?

☑ 크림빵을 섭취한 후 3시간이 지나 복통, 설사, 구토의 증상이 나타났다. 이 식중독의 특징으로 옳은 것은?

알아두기

그람염색법
그람염색법에 의해 보라색으로 염색되는 세균을 그람양성균, 붉은색으로 염색되는 세균을 그람음성균이라 부른다.

핵심 OX

01 깡통 통조림의 외관이 파손되었다면 내용물의 변질이 있을 수 있다. (O, X)

02 살모넬라의 원인식품은 유가공품과 달걀가공품 등이다. (O, X)

03 장염비브리오균은 그람음성의 무포자 간균이다. (O, X)

|정답| 01 O 02 O 03 O

2과목 식품위생학 | 119

ⓒ 병원성 대장균 식중독 ★[38][36][35]

구 분	내 용
원인균	Escherichia coli
외부형태	그람음성, 무포자, 간균, 주모균, 호기성 또는 통성혐기성
주요증상	유아의 설사 유발, 성인의 급성 위장염 유발
잠복기	10~30시간(평균 13시간)
온 도	최적온도 37℃
예 방	• 분변오염 방지 및 위생 개선 • 가열 후 섭취 • 냉장보관(10℃ 이하) 및 냉동보관(−18℃ 이하)

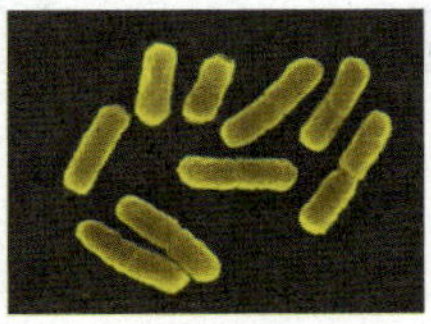

| 병원성 대장균 |

※ 기타 감염형 식중독균 : 비브리오 패혈증, 클로스트리듐 퍼프린겐스균, 리스테리아, 예르시니아균, 캠필로박터균 등

※ 장관출혈성 대장균 : O−157:H7, O−26, O−111 등 생물학적 변이를 일으키는 병원성 세균, 베로독소(verotoxin)을 생성 ★[43]

② 독소형 식중독

㉠ 황색포도상구균 식중독 ★[46][44][43][42][41][38][37][36]

구 분	내 용
원인균	Staphylococcus aureus
외부형태	그람양성, 무포자, 구균, 통성혐기성
주요증상	구역질, 구토, 복통, 설사
잠복기	1~6시간(평균 3시간)으로 세균성 식중독 중 가장 짧음
특 징	장독소인 Enterotoxin 생성
예 방	조리사의 위생관리, 화농성 환자의 식품 취급금지

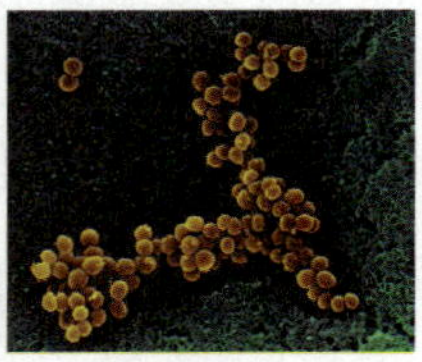

| 황색포도상구균 |

ⓒ 보툴리누스 식중독 ★ 44 41 38 37 35

구분	내용
원인균	Clostridium botulinum
외부형태	그람양성, 간균, 주모균, 편성혐기성, 내열성 포자 형성
주요증상	신경계 증상, 세균성 식중독 중 치명률이 가장 높음
원인식품	가열처리 후 밀봉 저장된 식품 (통조림, 병조림 등)
특징	신경독소인 Neurotoxin 생성
예방	가열조리 후 섭취, 저온저장

| 보툴리누스균 |

※ 기타 독소형 식중독 : 바실러스 세레우스균

(2) 화학적 식중독 ★ 40

식중독	유형	특징
중금속	비소	식품첨가물 중의 불순물로 혼입
	납	통조림의 땜납, 도기의 유약 성분, 법랑제품의 유약 성분
	구리	녹색채소 가공품을 발색제로 남용하는 경우
	수은	콩나물의 배양 시 소독제로 오용, 공장폐수에 오염된 어패류 및 농작물, 미나마타병 유발
	카드뮴	법랑제품이나 도기의 유약 성분, 광산폐수에 오염된 어패류 및 농작물, 이타이이타이병 유발
	주석	주석을 도금한 용기의 과일통조림
	안티몬 및 아연	에나멜을 코팅한 기구로 산성식품을 제조할 때
유기농약	유기인제	맹독성 물질, 분해가 잘 됨
	유기염소제	독성은 낮지만 분해가 잘 안 됨, 체내에 축적
	유기수은제	체내에 축적되어 만성 중독을 일으킴
유해성 식품 첨가제	유해감미료	Dulcin, Cyclamate, Nitrotoluidine 등
	유해착색료	Auramine, Rhodamine, Silk Scarlet 등
	유해보존료	붕산, Formaldehyde, 승홍 등
	유해표백제	Rongalite, 삼염화질소 등

핵심 OX

01 보툴리누스균 식중독은 여름철 어패류의 생식 시 감염될 수 있다. (O, X)

02 손에 상처를 입어 염증이 생긴 사람이 식품을 취급하면 황색포도상구균 식중독에 감염될 수 있다. (O, X)

03 과일통조림에서 인체에 유해한 주석이 용출될 수 있다. (O, X)

|정답| 01 X 02 O 03 O

> **출제경향 파헤치기**
>
> 독을 가지고 있는 것과 그 독의 연결을 주로 묻는다.
>
> ☑ 다음 식물과 그 식물이 가지고 있는 독의 연결로 옳은 것은?
>
> ☑ 복어독이 가장 많은 부위로 옳은 것은?

(3) 자연독에 의한 식중독

① 동물성 자연독

㉠ 복어 ★ 38 36

- 독성분 : Tetrodotoxin으로 물에 녹지 않고 열에 안정함
- 중독증상 : 신경계 마비증상, 진행속도가 빠르고 해독제 없음, 치사율 높음(60%)

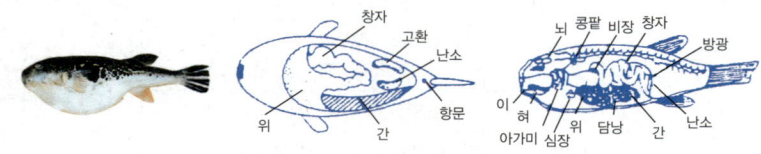

| 복어 |　　　　　| 복어의 해부도 |

㉡ 조개류

- 굴, 모시조개, 바지락 : Venerupin
- 홍합, 섭조개, 대합조개 : Saxitoxin

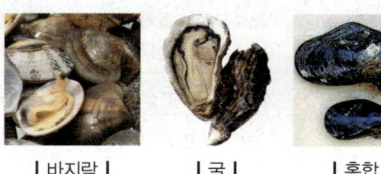 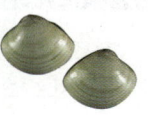

| 바지락 |　| 굴 |　| 홍합 |　| 대합 |

② 식물성 자연독

㉠ 감자 : Solanine
㉡ 면실유 : Gossypol
㉢ 피마자 기름 : Ricin, Ricinin
㉣ 청매 : Amygdalin ★ 37
㉤ 독미나리 : Cicutoxin
㉥ 독버섯 : Muscarine, Muscaridine, Phalin, Amanitatoxin, Choline 등
★ 38 37

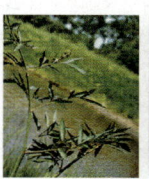 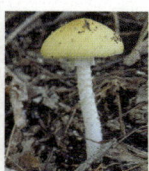 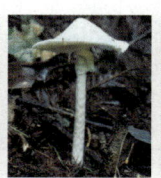 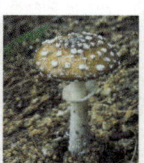 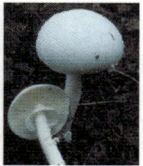

| 독미나리 |　| 개나리광대버섯 |　| 독우산광대버섯 |　| 마귀광대버섯 |　| 흰알광대버섯 |

2 세 균

(1) 세균의 분류

① 생육온도에 따른 분류

세 균	생육온도
저온균	발육가능온도 0~20℃
	최적온도 10℃ 내외
중온균	발육가능온도 20~40℃
	최적온도 25~37℃
고온균	발육가능온도 40~75℃
	최적온도 60~70℃

② 산소의 존재 여부에 따른 분류
  ㉠ 호기성균 : 산소가 존재하는 상태에서만 증식 가능
  ㉡ 혐기성균 : 산소가 없을 때 증식 가능
  ㉢ 통성혐기성균 : 산소의 존재 유무와 관계없이 증식 가능

(2) 세균의 형태

세균의 기본 외부형태는 구균, 간균, 나선균으로 분류할 수 있다.
① 구균 : 연쇄상구균, 쌍구균, 4연구균, 8연구균, 포도상구균
② 간균 : 막대상, 봉상
③ 나선균 : S자형, 바나나형

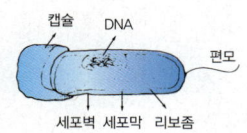

| 세균의 모형도 |

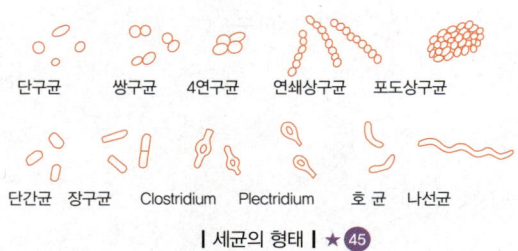

| 세균의 형태 | ★ 45

핵심 OX

01 호기성균은 산소가 존재하는 상태에서만 증식이 가능하다. (O, X)

02 Tetrodotoxin은 끓는 물에 분해된다. (O, X)

03 Cicutoxin은 독버섯의 독성분이다. (O, X)

|정답| 01 O 02 X 03 X

(3) 편 모 ★ 37

편모는 세균의 운동기관으로 편모의 형태에 따라 무모균, 단모균, 양모균, 속모균, 주모균으로 분류한다.

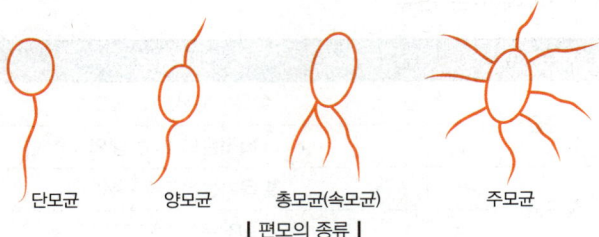

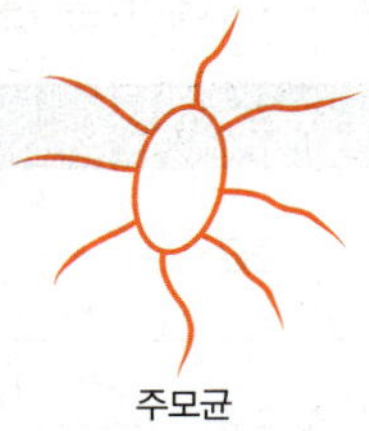

| 편모의 종류 |

(4) 포자(아포)

① 불리한 환경 조건에서 형성

② 균체가 죽어도 살아남으며, 외부 생활환경이 좋아지면 다시 발아하여 영양형 균체 형성

③ 100℃로 가열해도 죽지 않음

④ 물리 · 화학적 자극(소독제, 방사선, 건조, 동결 등)에 대해 저항이 강함

3 곰팡이

(1) 곰팡이의 특징

① 균사로 번식

② **균총** : 자실체 + 균사체

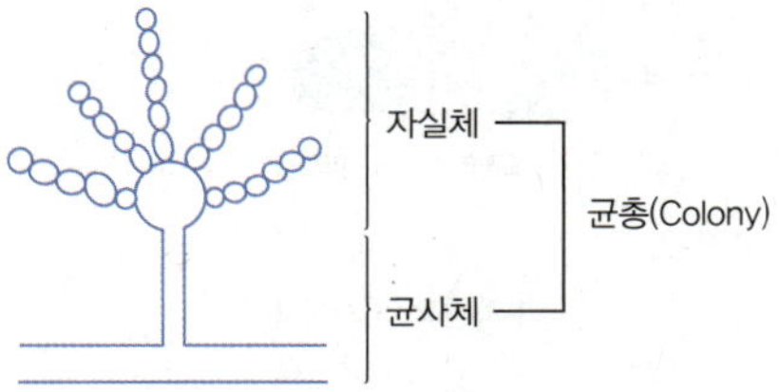

| 곰팡이 구조 |

(2) 곰팡이의 종류

① Mucor속 : 털곰팡이, 흙·마분에 이용

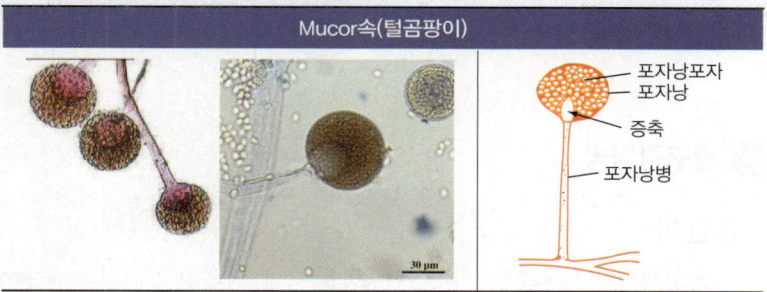

② Rhizopus속 : 거미줄곰팡이, 빵·곡류·과일, 알코올 발효공업에 이용

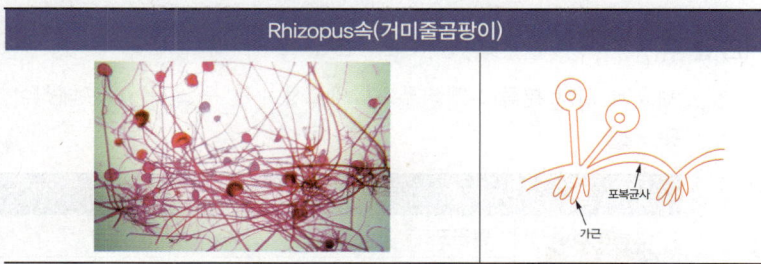

③ Aspergillus속 : 누룩곰팡이, 간장·된장·양조공업에 이용

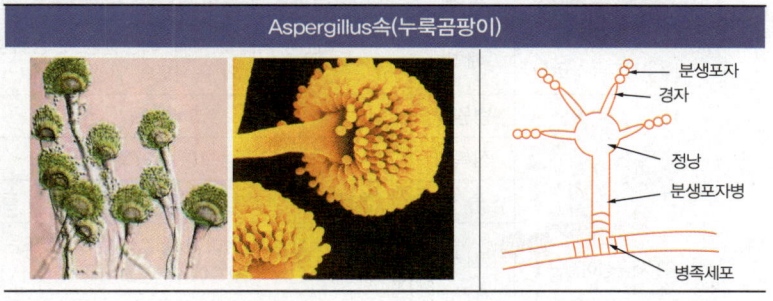

④ Penicillium속 : 푸른색곰팡이, 페니실린·항생물질 제조, 치즈숙성에 이용

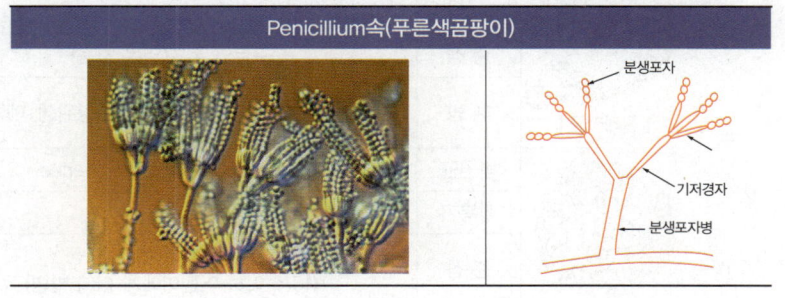

핵심 OX

01 포자는 물리·화학적 자극에 대해 저항이 강하다. (O, X)

02 알코올 발효공업에 이용하는 곰팡이는 Rhizopus속이다. (O, X)

03 누룩곰팡이는 페니실린이나 항생물질을 만들 수 있다. (O, X)

|정답| 01 O 02 O 03 X

CHAPTER 04 식품과 감염병

> **출제경향 파헤치기**
>
> 감염병을 일으키는 균과 증상, 특징 및 예방법을 주로 묻는다.
>
> ☑ 다음 사진의 균으로 옳은 것은?
> ☑ 예방접종으로 예방하지 못하는 감염병은?

> **알아두기**
>
> **세균의 외부형태 및 특징** ★ 46 44 43
> - 비브리오콜레라균 : 그람음성, 단모균, 콤마형 간균
> - 장티푸스균 : 그람음성, 간균, 주모균
> - 디프테리아균 : 그람양성, 무포자, 곤봉형 간균
> - 세균성이질균 : 그람음성 간균, 무편모
> - 장염비브리오균 : 그람음성, 간균, 단모균, 무포자
> - 살모넬라균 : 그람음성, 무포자, 간균, 주모균
> - 병원성대장균 : 그람음성, 무포자 간균, 주모균
> - 웰치균 : 그람양성, 간균, 포자 형성
> - 포도상구균 : 그람양성, 구균, 무편모
> - 보툴리누스균 : 그람양성, 간균, 주모균, 포자 형성
> - 바실러스균 : 그람양성, 간균
> - 장구균 : 그람양성, 구균
> - 리스테리아균 : 그람양성, 간균
> - 캠필로박터균 : 그람음성, 나선형 간균
> - 여시니아균 : 그람음성, 간균
> - 탄저균 : 그람양성, 간균, 포자 형성
> - 돈단독균 : 그람양성, 무포자, 간균

1 경구감염병

(1) 정의

병원체가 음식물, 손, 기구, 위생동물 등에 의해 매개되어 **입을 통해 체내로 침입**하여 일으키는 질병이다.

(2) 분류

① **세균에 의한 분류** : 장티푸스, 세균성이질, 콜레라, 디프테리아, 성홍열 등 ★ 36

세균	구분	내용
장티푸스균	병원균	Salmonella typhi
	잠복기	1~3주
	증상	오한과 두통 동반, 발열은 단계적으로 상승
	예방	보균자 색출과 격리, 예방접종, 환경위생, 식수와 음식물의 위생처리
세균성이질균 ★ 42 39	병원균	Shigella
	잠복기	보통 2~7일
	증상	잠복기가 지나면 권태감, 식욕부진, 두통 등 발생
	예방	저항성이 약하여 55℃에서 30분 또는 60℃에서 10분 가열
콜레라균 ★ 44	병원균	Vibrio cholerae
	잠복기	10시간~5일(보통 3일 전후)
	증상	구토와 복통(열은 없음)
	예방	항생제, 충분한 양의 수분 공급, 환경위생, 예방접종
디프테리아균	병원균	Corynebacterium diphtheriae
	잠복기	3~5일
	증상	고열, 목의 통증, 기침 등 (10세 이하 어린이에게 쉽게 발병)
	예방	디프테리아, 백일해, 파상풍을 동시에 예방(DPT 접종)

② 바이러스에 의한 분류 : 급성회백수염(Polio, 소아마비), 유행성간염, 감염성설사
③ 예 방
　㉠ 병원체의 제거 : 소독 및 살균
　㉡ 병원체 전파의 차단 : 환자와 보균자의 격리, 매개체(위생곤충)의 구제, 식품과 음료수의 위생관리 철저
　㉢ 병원체에 대한 저항력 증강 : 예방접종

2 인수공통감염병

(1) 정 의
식품을 매개로 발생하는 감염병 가운데 사람과 동물을 공통숙주로 하여 자연적으로 전파되는 감염병이다.

(2) 분 류
① 종 류

감염병	매개체	내 용
탄저(Anthrax) ★46 44 43 37	소, 양, 돼지 등(간혹 사람도 감염됨)	• 병원균 : Bacillus anthracis • 잠복기 : 보통 4일 이내 • 증상 : 발적, 종창, 수포, 가피 • 예방 : 감염된 동물을 조기발견하여 격리·치료 또는 도살, 가축에 대한 예방접종 시행
결핵(Tuberculosis) ★36	감염된 사람, 소	• 병원균 : Mycobacterium tuberculosis, 우형, 인형 • 잠복기 : 4~6주 • 예방 : 정기적인 OT(Old Tuberculin) 반응 검사 → 음성자는 BCG 접종, 식품은 충분히 가열 후 섭취
야토병(Tularemia) ★38 37	산토끼	• 병원균 : Francisella tularensis • 잠복기 : 1~10일, 보통 3~4일 • 증상 : 오한과 발열, 피부의 경우 염증 → 궤양 • 예방 : 토끼고기는 충분히 가열한 후 섭취
돈단독(Swine Erysipeloid) ★39 35	돼 지	• 병원균 : Erysipelothrix rhusiopathiae • 잠복기 : 10~20일 정도 • 증상 : 발적, 종창, 작열감, 자홍색 반점 등 • 예방 : 55℃에서 15분 가열 시 사멸, 페놀에 대한 저항성 강함

출제경향 파헤치기

각 감염병에 대한 차이를 이해하고 있는지를 주로 묻는다.
- 다음 중 소나 양, 돼지 등을 통해 발생하는 인수공통감염병으로 옳은 것은?
- 인수공통감염병과 매개체에 대한 연결이 옳은 것은?

핵심 OX

01 장티푸스는 주모균이다. (O, X)

02 돈단독은 돼지를 통해 감염된다. (O, X)

03 야토병은 BCG 접종으로 예방이 가능하다. (O, X)

|정답| 01 O 02 O 03 X

> **알아두기**
>
> **파상열(브루셀라증)** ★ 45 42 41
> - 소, 돼지, 양, 염소 등에 감염성 유산을 일으키는 질환
> - 불규칙한 발열이 계속됨
> - 살균되지 않은 우유나 유제품을 섭취하지 않도록 주의

| 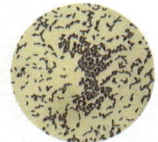 리스테리아증 (Listeriosis) | 토끼, 닭 | • 병원균 : Listeria monocytogenes
• 잠복기 : 3일~수 주일
• 증 상
  – 임산부의 경우 : 혈증, 수막염 및 유산 등
  – 건강한 사람의 경우 : 증상이 없거나 감기와 비슷
• 예방 : 음식물은 충분히 가열 조리한 후에 섭취하고 남은 식품은 위생관리 |

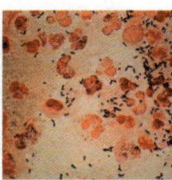 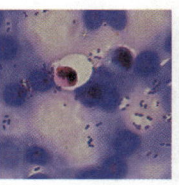 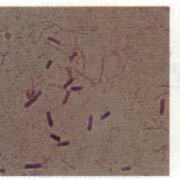 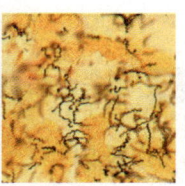

| 임질균 (Neisseria gonorrhoeae) | 폐렴균 (Streptococcus pneumoniae) | 웰치균 (Clostridium perfringens) | 매독균 (Treponema pallidum) |

| 기타 감염병의 원인균 |

② 예 방
　㉠ 이환동물의 조기발견 및 격리치료
　㉡ 이환동물의 사체 및 배설물의 소독을 철저히 할 것
　㉢ 우유의 살균처리
　㉣ 질병에 이환된 축육의 식용을 삼갈 것
　㉤ 동물의 예방접종
　㉥ 수입 유제품, 고기, 가축의 검역을 철저히 할 것

3 경구감염 기생충

> **출제경향 파헤치기**
>
> 각 기생충에 대한 차이를 이해하고 있는지를 주로 묻는다.
> ☑ 채소를 통해서 감염되는 기생충은?
> ☑ 그림에 있는 기생충의 감염경로로 옳은 것은?

[기생충의 분류]

분 류	감염경로	기생충
채소류	주로 잎채소류(특히 봄·가을 채소)	회충, 십이지장충(구충), 요충, 편충, 동양모양선충
어패류	붕어와 같은 담수어류(은어), 해산어류	간디스토마(간흡충), 폐디스토마(폐흡충), 광절열두조충(긴촌충)
육 류	소, 돼지	유구조충(갈고리촌충), 무구조충(민촌충), 선모충
갑각류	참게, 담수게 및 가재	폐디스토마

(1) 채소류에서 감염되는 기생충

① 회 충 ★ 45 42 39 36

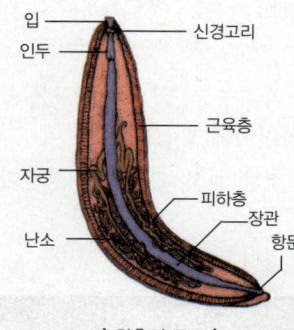

| 회충의 구조 |

㉠ 크기 : 길이 암컷 20~35cm, 수컷 15~25cm
㉡ 색 : 연한 분홍색 또는 누런빛을 띤 흰색
㉢ 서식장소 : 사람의 소장
㉣ 특징 : 경구침입, 장내 군거생활
㉤ 증상 : 장폐쇄, 급성장염, 권태감, 식욕부진, 두통, 설사 등
㉥ 예방 : 채소류는 흐르는 물에 3회 이상 씻은 후 섭취, 70℃에서 가열 시 사멸

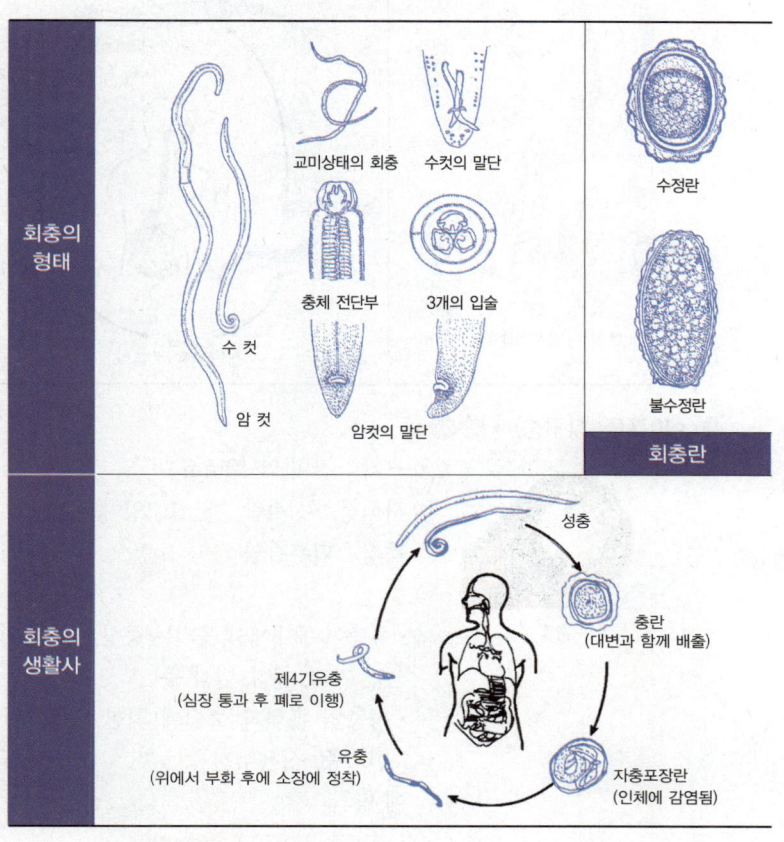

핵심 OX

01 리스테리아는 닭을 통해 감염된다. (O, X)

02 회충은 경피감염이다. (O, X)

03 회충은 채소류를 통해서 감염된다. (O, X)

|정답| 01 O 02 X 03 O

② 요 충 ★ 43 38

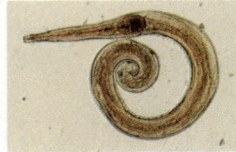

| 요충 |

㉠ 크기 : 길이 암컷 10~13mm, 수컷 3~5mm
㉡ 서식장소 : 사람의 맹장
㉢ 특징 : 자가감염, 집단감염, 항문 주위 산란
㉣ 증상 : 항문의 가려움증, 불면증, 신경질증, 식욕감소 등(특히 어린이에게 심함)
㉤ 예방 : 가족 내 구충 실시, 개인위생 청결히, 침구 일광소독
㉥ 스카치테이프 검출법

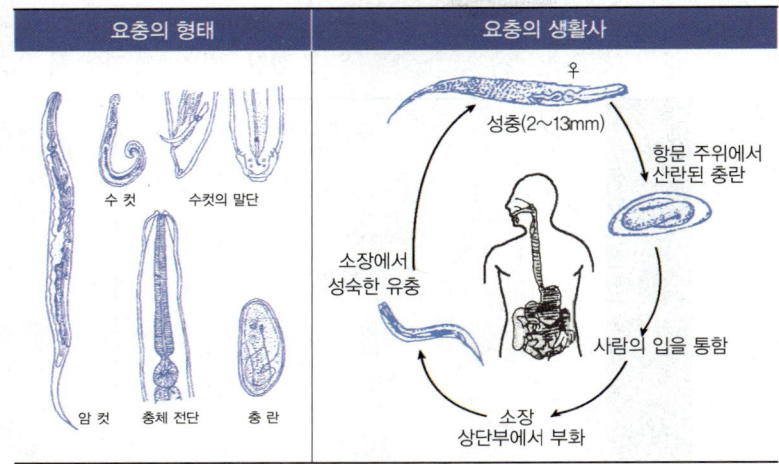

③ 십이지장충(구충) ★ 45 37

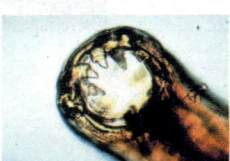

| 구충 |

㉠ 크기 : 길이 약 10mm
㉡ 서식장소 : 사람, 개, 소, 양 등
㉢ 특징 : 피부감염(경피감염)
㉣ 증 상
  • 유충이 체내에서 옮기는 증상 : 급성 위장병 증상, 가래, 천식, 발작 등
  • 성충의 흡혈과 출혈에 의한 빈혈, 전신권태, 현기증, 식욕부진 등
㉤ 예 방
  • 맨발로 흙과의 접촉을 피함
  • 채소를 씻거나 익혀서 섭취
  • 70℃에서 1초 만에 사멸
  • 각종 소독약에 쉽게 사멸

④ 편충 ★ 43

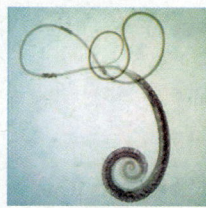
|편충|

㉠ 크기 : 길이 수컷 3~4.5cm, 암컷 3.5~5cm
㉡ 서식장소 : 사람의 맹장
㉢ 특징 : 경구침입, 말채찍 모양
㉣ 증상 : 불면증, 식욕부진, 만성 맹장염, 설사, 빈혈 등

편충의 형태	편충의 생활사

(2) 어패류에서 감염되는 기생충

① 간디스토마(간흡충) ★ 46 38 36
㉠ 크기 : 길이 10~25mm, 너비 3~4mm
㉡ 색 : 황갈색 또는 담홍색
㉢ 서식장소 : 사람, 고양이, 개 등 포유류의 간이나 쓸개
㉣ 증상 : 황달, 담관염, 간경화증, 간암, 복수염 등
㉤ 예방 : 담수어의 생식을 금하고, 조리기구 등을 철저히 소독
㉥ 중간숙주 : 제1중간숙주 → 왜우렁, 제2중간숙주 → 민물고기(붕어, 잉어 등)

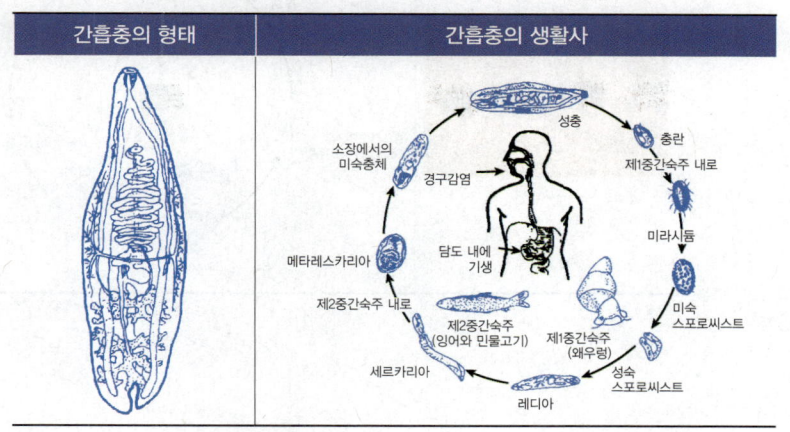

출제경향 파헤치기

기생충과 중간숙주와의 연결을 주로 묻는다.

☑ 다음 그림의 기생충의 제1중간숙주와 제2중간숙주의 연결로 옳은 것은?

핵심 OX

01 요충은 집단감염이고, 스카치테이프법으로 검사한다. (O, X)

02 채소밭을 맨발로 다닐 경우 구충에 감염될 수 있다. (O, X)

03 폐흡충의 중간숙주는 게나 가재이다. (O, X)

정답 | 01 O 02 O 03 O

② 폐디스토마(폐흡충) ★ 44 40 39
　㉠ 크기 : 길이 7~14mm
　㉡ 서식장소 : 인체 등 포유류, 갑각류
　㉢ 증상 : 기침, 혈담, 기관지염 등 폐결핵과 비슷한 증상
　㉣ 예방 : 참게 취식 금지, 청결한 조리기구의 사용
　㉤ 중간숙주 : 제1중간숙주 → 다슬기, 제2중간숙주 → 게·가재

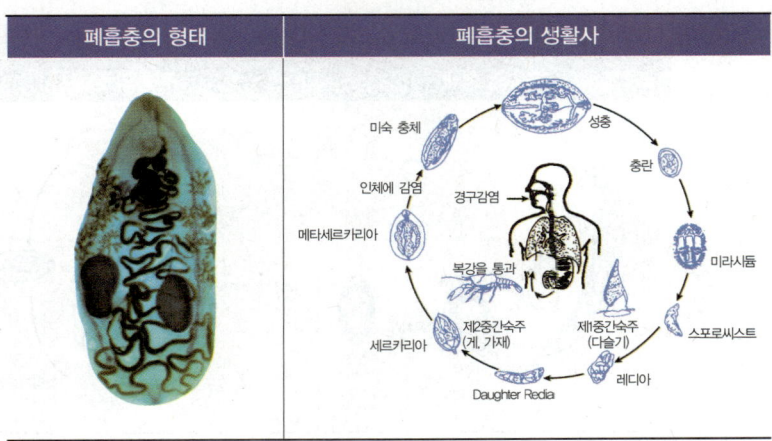

| 폐흡충의 형태 | 폐흡충의 생활사 |

③ 광절열두조충(긴촌충) ★ 37
　㉠ 크기 : 길이 2~9m, 3,000~4,000개의 편절로 되어 있음
　㉡ 형태적 특징 : 두부의 경부
　㉢ 증상 : 복통, 구토, 설사 등
　㉣ 중간숙주 : 제1중간숙주 → 물벼룩, 제2중간숙주 → 민물고기(송어, 연어 등)

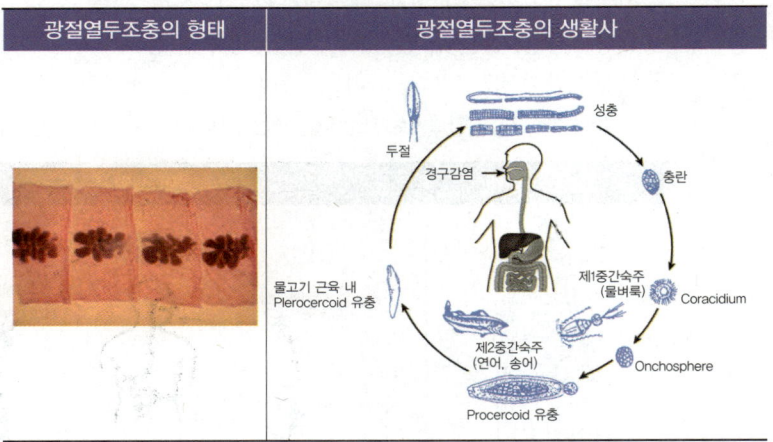

| 광절열두조충의 형태 | 광절열두조충의 생활사 |

④ 유극악구충 ★ ㊳
  ㉠ 크기 : 길이 10~40mm
  ㉡ 형태 : 머리에 여러 개의 갈고리, 몸의 겉에 작은 가시
  ㉢ 증상 : 악구충증, 부종, 염증
  ㉣ 예방 : 자연수와 약수를 생수로 섭취 금지, 담수어ㆍ양서류ㆍ파충류ㆍ조류ㆍ포유류 생식 금지
  ㉤ 중간숙주 : 제1중간숙주 → 물벼룩, 제2중간숙주 → 민물고기(가물치, 메기 등), 최종숙주 → 개, 고양이
  ㉥ 사람은 제2중간숙주에 의해 감염
  ㉦ 특징 : 종말숙주는 개, 고양이 등이며, 사람에게 유충이 기생하더라도 종말숙주가 아니므로 성충이 되지 못함

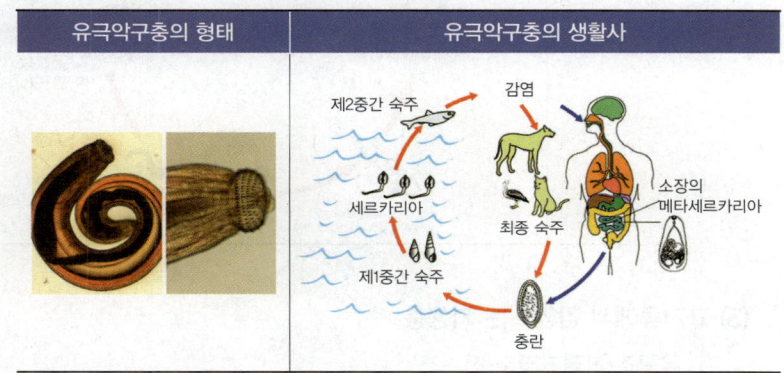

| 유극악구충의 형태 | 유극악구충의 생활사 |

⑤ 아니사키스(고래회충) ★ ㊶ ㊴
  ㉠ 크기 : 성충은 8~12cm, 사람에서는 20~30mm
  ㉡ 형태 : 가늘고 긴 원통형으로 체절은 없음
  ㉢ 예방 : 영하 20℃ 이하에서 24시간 냉동 또는 70℃ 이상에서 가열 후 섭취, 생선의 내장은 섭취 금지
  ㉤ 중간숙주 : 제1중간숙주 → 갑각류(크릴새우), 제2중간숙주 → 바다생선(고등어, 오징어 등), 최종숙주 → 해양 포유류(고래, 물개 등)
  ㉥ 사람에게 유충이 기생하더라도 종말숙주가 아니므로 성충이 되지 못함

핵심 OX

01 유극악구충의 최종숙주는 사람이다. (O, X)

02 긴촌충의 중간숙주는 물벼룩이다. (O, X)

03 고래회충의 최종숙주는 사람이다. (O, X)

|정답| 01 X 02 O 03 X

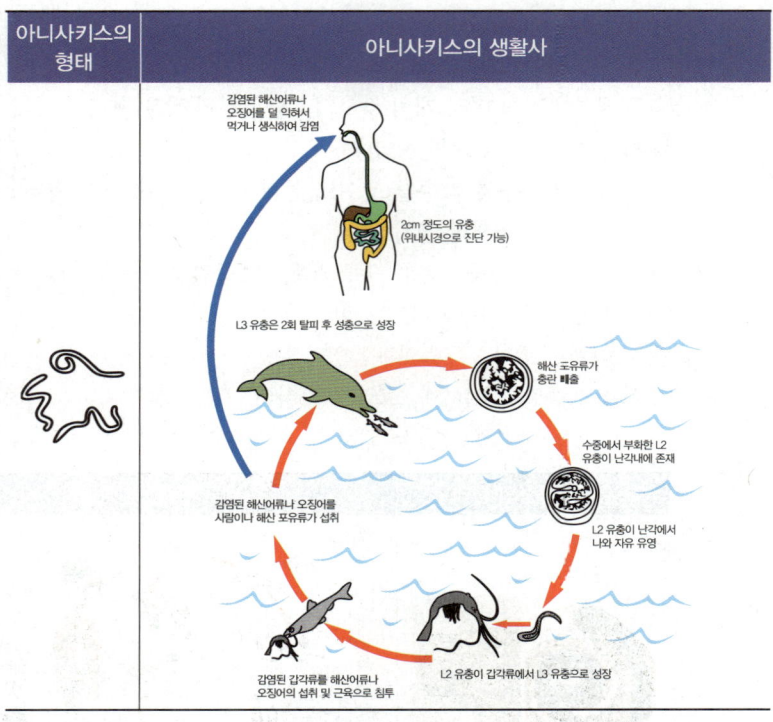

출제경향 파헤치기

기생충과 중간숙주와의 연결을 주로 묻는다.

☑ 다음 그림의 기생충의 제1중간숙주와 제2중간숙주의 연결로 옳은 것은?

(3) 고기류에서 감염되는 기생충

① 유구조충(갈고리촌충)
  ㉠ 크기 : 길이 2~3m, 너비 5~6mm
  ㉡ 서식장소 : 돼지고기나 사람의 소장에 기생
  ㉢ 특징 : 두부의 형태가 갈고리 모양
  ㉣ 증상 : 소화불량, 식욕부진, 두통 등

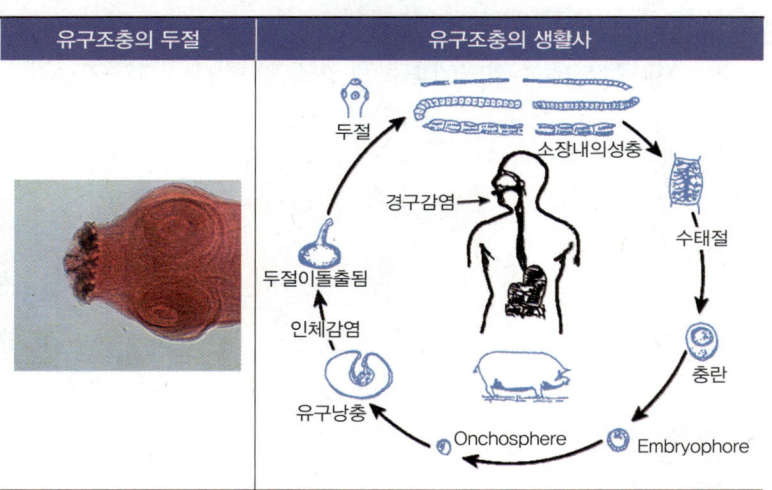

② 무구조충(민촌충) ★ 44 40
  ㉠ 크기 : 길이 4~10m
  ㉡ 서식장소 : 소의 근육이나 피부, 사람의 소장
  ㉢ 특징 : 두부에 갈고리가 없음

무구조충의 두절	무구조충의 생활사

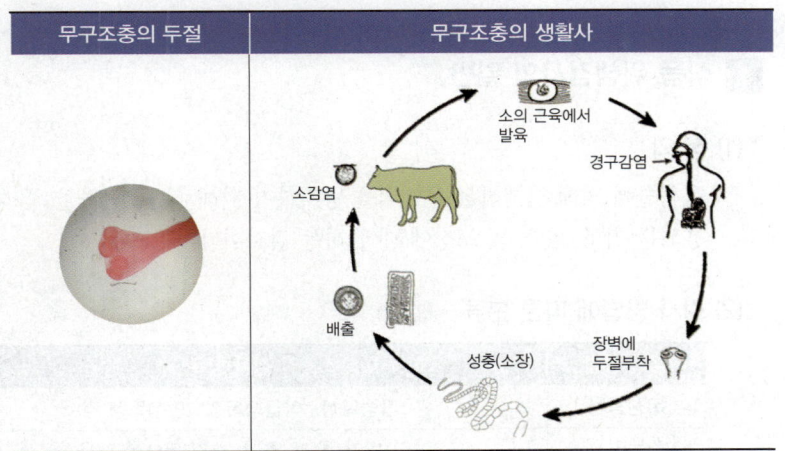

알아두기

톡소플라스마 ★ 42
- 톡소포자충(Toxoplasma gondii)에 감염된 고양이가 배설한 분변을 직접 또는 이에 오염된 식품을 섭취 시 발생
- 감염된 돼지고기 생식에 의해서 발생
- 발열, 발진, 근육통, 두통 유발
- 임신부가 감염되면 유산·조산될 수 있음

③ 선모충 ★ 38
  ㉠ 크기 : 길이 수컷 1.4~1.6mm, 암컷 3~4mm
  ㉡ 중간숙주 : 돼지

형태	선모충의 생활사

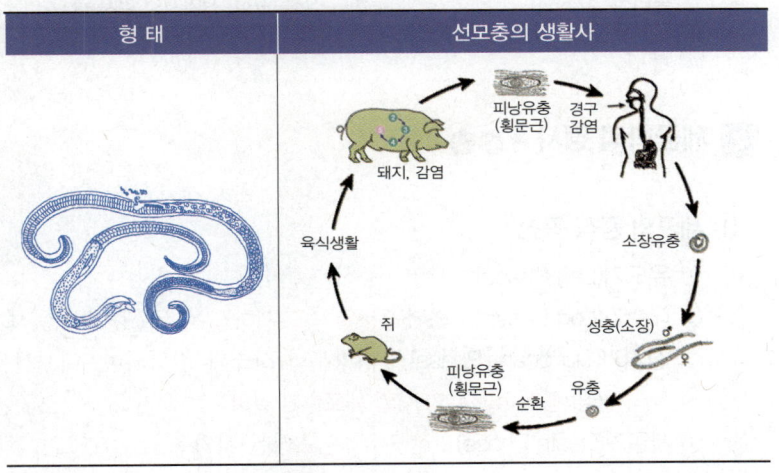

(4) 기생충 예방대책
  ① 분변의 오염 방지
  ② 정기적으로 구충검사 실시
  ③ 조리기구 청결
  ④ 육류나 어패류 등은 충분히 익힌 후 섭취
  ⑤ 채소류는 흐르는 물에 충분히 씻은 후 섭취

핵심 OX

01 돼지고기를 생식할 경우 유구조충에 감염될 수 있다. (O, X)

02 무구조충은 길이가 1m 정도로 짧은 편이다. (O, X)

03 선모충의 중간숙주는 돼지이다. (O, X)

|정답| 01 O 02 X 03 O

CHAPTER 05 식품의 위생검사

1 식품 위생검사의 일반

(1) 정 의
음식물에 의해 발생하는 문제점을 방지하기 위해 식품, 첨가물, 음식물에 사용되는 기구, 용기 및 포장에 대해 하는 검사이다.

(2) 검사 방법에 따른 분류 ★ 44 35

검사 방법	검사 항목
독성검사	급성독성 · 아급성독성 · 만성독성 검사
관능검사	미각, 시각, 촉각, 후각 등으로 검사
생물학적 검사	일반세균, 대장균, 곰팡이 · 효모 검사, 최확수법 등
화학적 검사	일반성분, 유해물질, 식품첨가물, 항생물질, 화학적 식중독, 잔류농약 검사 등
물리적 검사	경도, 점성, 탄성, 전기저항 검사 등

2 세균학적 검사 ★ 42 39

(1) 세균의 증식 곡선

① 유도기(Lag Phase) : 분열 · 증식을 준비하는 시기
② 대수기(Log Phase) : 최대의 분열 속도(기하급수적)로 증식하는 시기
③ 정지기(Stationary Phase) : 영양분과 산소가 결핍되며, 대사산물이 축적되어 균의 증식 세포수와 사멸 세포수가 같아지는 시기
④ 사멸기(Death Phase) : 생균수가 감소하는 시기

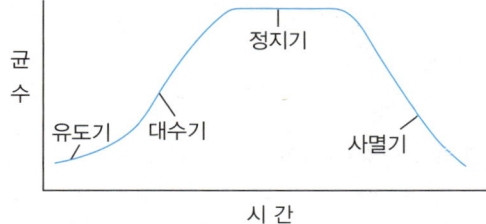

> **출제경향 파헤치기**
> 세균의 증식 곡선과 대장균의 정성시험에 대해서 묻는다.

(2) 총균수 검사
① 원리 : 균일한 시료의 일정량을 일정 면적 내에 단위 용적당의 총균수를 산출
② 브리드(Breed, 직접현미경)법
  ㉠ 생우유의 총균수 측정에 이용
  ㉡ 우유를 브리드 슬라이드상의 일정 면적에 도말하고, 건조 · 염색 · 검경하여 염색된 세균 수를 측정
  ㉢ 현미경 시야의 면적과의 관계에서 시료 중에 존재하는 세균수를 추정

(3) 일반세균수의 검사 ★ ㊶
① 원리 : 식품에 오염된 세균수를 조사하기 위하여 시료를 희석한 후 한천평판배양을 실시하고 나타난 집락의 수(표준한천평판균수 : Standard Plate Count, SPC)를 산출
② 표준평판법
  ㉠ 우유를 적당한 농도로 희석
  ㉡ 일정량을 Petri Dish(직경 9~10cm)를 사용하여 표준한천배지에서 35±1℃로 48±2시간 배양하여 검사
  ㉢ 집락수 계산
  ㉣ 희석률을 곱하여 우유 중에 존재하는 세균수로 측정
  ※ Petri Dish : 세균배양 등에 쓰이는 둥글넓적한 작은 접시

(4) 대장균군 검사
① 대장균군 : 그람음성, 무아포성 간균으로서 유당을 분해하여 가스를 발생하는 모든 호기성 또는 통성혐기성균
② 검사방법
  ㉠ 정성시험 : 대장균군의 유무를 검사(유당배지법, BGLB배지법, 데스옥시콜레이트유당한천배지법)
  ㉡ 정량시험 : 대장균군의 수를 산출(최확수법, 데스옥시콜레이트유당한천배지법, 건조필름법, 자동화된 최확수법)

핵심 OX

01 물리적 검사항목에는 경도, 점성, 탄성 등이 있다. (O, X)

02 대수기는 세균의 최대의 분열 속도로 증식하는 시기이다. (O, X)

03 세균의 수가 가장 많을 때는 유도기이다. (O, X)

|정답| 01 O 02 O 03 X

정성시험 ★38	〈유당배지법〉 • 추정시험 : 시험용액을 접종한 유당배지를 35~37℃에서 24±2시간 배양한 후 발효관 내에 가스가 발생하면 추정시험 양성이다. 24±2시간 내에 가스가 발생하지 아니하였을 때에 배양을 계속하여 48±3시간까지 관찰한다. 이때까지 가스가 발생하지 않았을 때에는 추정시험 음성이고 가스 발생이 있을 때에는 추정시험 양성이며 다음의 확정시험을 실시한다. • 확정시험 : 추정시험에서 가스가 발생한 유당배지발효관으로부터 BGLB배지에 접종하여 35~37℃에서 24±2시간 동안 배양한 후 가스발생 여부를 확인하고 가스가 발생하지 아니하였을 때에는 배양을 계속하여 48±3시간까지 관찰한다. 가스발생을 보인 BGLB배지로부터 Endo한천배지 또는 EMB한천배지에 분리 배양한다. 35~37℃에서 24±2시간 배양 후 전형적인 집락이 발생되면 확정시험 양성으로 한다. BGLB배지에서 35~37℃로 48±3시간 동안 배양하였을 때 배지의 색이 갈색으로 되었을 때에는 가스생성 여부와 관계없이 반드시 완전시험을 실시한다. • 완전시험 : 확정시험의 Endo한천배지나 EMB한천배지에서 전형적인 집락 1개 또는 비전형적인 집락 2개 이상을 보통한천배지 또는 Tryptic Soy한천배지에 접종하여 35~37℃에서 24±2시간 동안 배양한다. 보통한천배지 또는 Tryptic Soy한천배지의 집락에 대하여 그람음성, 무아포성 간균이 증명되면 완전시험은 양성이며 대장균군 양성으로 판정한다.
정량시험	• 최확수(MPN ; Most Probable Number)법을 많이 사용한다. • 최확수는 연속한 3단계 이상의 희석시료(10, 1, 0.1 또는 1, 0.1, 0.01 또는 0.1, 0.01, 0.001)를 각각 5개씩 또는 3개씩 발효관에 가하여 배양 후 얻은 결과에 의하여 검체 1mL 중 또는 1g 중에 존재하는 대장균군수를 표시하는 것이다.

※ 정성시험순서 : 추정시험 → 확정시험 → 완전시험

3 미생물의 배지 및 배양

(1) 배지(Medium) ★36

미생물 성장에 필요한 탄소원, 질소원, 무기이온, 아미노산, 비타민 및 생육인자 등의 적당한 영양성분을 혼합해서 무균 상태의 액체 또는 고체로 만든 인공적인 증식 환경을 말한다.

① 배지의 주요성분
  ㉠ 탄소원 : 당류, 유기산
  ㉡ 질소원 : 무기, 유기 질소화합물을 요구함과 동시에 각종 무기염류

② 물리적 성상에 따른 분류
  ㉠ 액체배지
    • 미생물의 생화학적 연구, 혹은 미생물의 대량배양에 사용
    • 각 성분을 증류수에 녹인 것
  ㉡ 고체배지 : 액체배지에 한천이나 젤라틴을 사용하여 응고시킨 것으로, 미생물의 보존배양, 순수분리 등에 사용
    • 평판배지(Plate Medium)
      – 배양접시에 배지를 약 4mm 정도 넣어 굳힌 것
      – 미생물의 분리배양, 집락의 관찰, 용혈능 및 항생제 감수성 검사 등에 사용
    • 사면배지(Slant Medium)
      – 여러 영양소를 혼합하여 만든 배지를 치상을 용이하게 하기 위해 표면을 경사지게 굳힌 것
      – 호기성 미생물의 증식 및 보존
      – 세균의 생화학적 검사 등에 사용
    • 고층배지(Stab Medium) ★ ㊴
      – 시험관에 고체배지를 수직으로 세운 상태로 굳힌 것
      – 미호기성균이나 혐기성균의 배양균주의 보존, 세균의 운동성 시험 등에 사용
    • 반고체배지(Semisolid Medium)
      – 젤리 같은 반고형상의 배지로 적은 양(0.3~0.5%)의 아가(Agar) 함유
      – 세균의 설탕 이용성이나 운동성 관찰에 이용

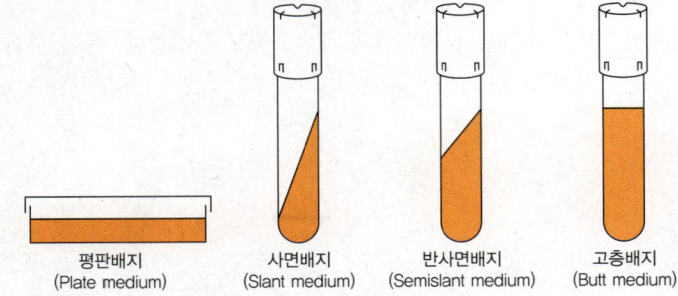

평판배지(Plate medium)　사면배지(Slant medium)　반사면배지(Semislant medium)　고층배지(Butt medium)

③ 성분에 따른 분류
  ㉠ 천연배지(Natural Medium) : 배지 중의 영양분이 모두 천연물인 동·식물체에서 얻은 것
  ㉡ 합성배지(Synthetic Medium)
    • 화학적 성분이 분명한 순수한 물질을 일정량 혼합하여 만든 것
    • 구성성분의 화학적 조성 및 양을 정확히 알 수 있음

핵심 OX

01 정성시험의 순서는 추정시험, 확정시험, 완전시험이다. (O, X)

02 배지는 인공적인 증식환경을 말한다. (O, X)

03 고층배지는 시험관에 고체배지를 사면으로 경사지게 굳힌 것이다. (O, X)

|정답| 01 O　02 O　03 X

④ 사용 목적에 따른 분류
  ㉠ 증식배지(Growth Medium)
    • 여러 종류의 영양소를 적당량 함유한 배지
    • 미생물의 증식, 순수배양, 보존 등 일반적인 배양에 쓰임
  ㉡ 증균배지(Enrichment Medium) : 특정한 균종만을 다른 균종보다 빨리 증식시켜 분리배양이 용이함
  ㉢ 선택배지(Selective Medium) : 두 종류 이상의 미생물이 혼합되어 있는 검체에서 원하는 미생물만을 선택적으로 분리배양
  ㉣ 감별배지(Differential Medium) : 순수배양된 미생물의 특정한 효소반응을 정상적으로 확인하여 균종의 감별과 동정을 하기 위한 것
  ㉤ 수송배지(Transport Medium)
    • 보존배지
    • 분리배양하기 전까지 시간이 늦어지거나 검사재료를 수송할 때 사용

(2) 배양

인공적인 환경(배양배지)에서 미생물 개체군을 기르는 것을 말한다.

① 분리배양법
  ㉠ 순수배양을 얻기 위하여 행하는 것
  ㉡ 불순한 재료로부터 특정한 미생물을 찾아내기 위하여 사용
  ㉢ 재료 중의 모든 세균을 모조리 조사하기 위하여 사용
  ㉣ 보통은 재료를 적당히 묽게 하여 고형배지의 표면에 혹은 속에 독립된 집락을 만듦
  ㉤ 평판분리 배양법
    • 평판배지의 표면에 집락을 만드는 방법
    • 필요한 경우에는 분리배양의 예비조작으로서 증균, 동물 통과, 가열, 화학적 처리 등 가능

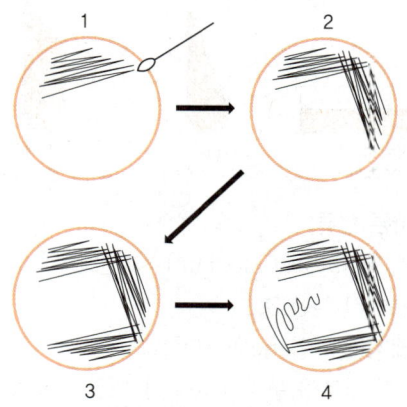

| 평판배지에서의 집락분리과정 |

② 순수배양법
  ㉠ 한 종류의 균을 배양하는 경우
  ㉡ 혼재된 균을 한천 평판배지의 표면에 획선 도말하여 균을 순수분리하는 데 사용
  ㉢ 방법
  - 천자배양법 : 반고체배지, 고층한천배지 또는 반고층 한천배지 등에 균을 접종할 때 백금선에 검체균을 취하여 배지 중앙에 수직으로 천자하여 배양(혐기성균에 사용) ★ 37
  - 획선배양법
    - 사면배지에 접종 배양하는 방법
    - 멸균된 백금선에 균을 취하여 한 개의 선을 사면배지 가장 밑부분으로부터 중앙 부분에 도말하고 그 위를 사행과 같이 한 번 더 도포 배양
  - 액체배양법 : 균을 액체배지에 배양할 때 관벽을 이용하여 소량의 균을 배지 중에 미끄러져 들어가듯이 넣는 방법

4 이물 검사

(1) 와일드만 플라스크법 ★ 43
곤충 및 동물의 털 등과 같이 물에 잘 젖지 않는 가벼운 이물을 검출하는 방법이다.

(2) 체분별법
시료가 미세한 분말인 경우 체로 포집하여 육안 또는 현미경으로 확인하는 방법이다.

(3) 침강법
비교적 무거운 이물의 검사 시에 사용하며 비중이 무거운 용매에 이물을 침전시킨 후 검사하는 방법이다.

(4) 여과법
액체인 시료를 여과지에 투과하여 여과지상에 남은 이물질을 확인하는 방법이다.

핵심 OX

01 분리배양법은 순수배양을 얻기 위해 한다. (O, X)

02 천자배양법은 혐기성균에 사용한다. (O, X)

03 침강법은 물에 잘 젖지 않는 가벼운 이물을 검출한다. (O, X)

|정답| 01 O 02 O 03 X

CHAPTER 06 식품첨가물

1 식품첨가물의 정의와 구비조건

(1) 정 의

식품첨가물이란 식품을 제조·가공·조리 또는 보존하는 과정에서 감미, 착색, 표백 또는 산화방지 등을 목적으로 식품에 사용되는 물질을 말한다. 이 경우 기구·용기·포장을 살균·소독하는 데에 사용되어 간접적으로 식품으로 옮아갈 수 있는 물질을 포함한다.

(2) 구비조건

① 식품의 외관을 좋게 할 것
② 식품의 영양가를 유지할 것
③ 식품을 소비자에게 이롭게 할 것
④ 식품의 제조가공에 필수불가결할 것
⑤ 인체에 유해한 영향을 끼치지 않을 것
⑥ 식품에 나쁜 이화학적 변화를 주지 않을 것
⑦ 사용목적에 따른 효과를 소량으로도 충분히 나타낼 것
⑧ 식품의 화학분석 등에 의하여 그 첨가물을 확인할 수 있을 것

2 식품첨가물의 종류와 용도

사용 목적	종 류
변질·변패 방지	보존료, 살균제, 산화방지제, 피막제
품질 개량 및 향상	밀가루개량제, 품질개량제, 호료, 유화제, 이형제
영양 강화	영양강화제
관능(모양, 맛, 냄새 등)의 만족	착색료, 발색제, 표백제, 감미료, 조미료, 산미료, 착향료
기타 식품제조에 필요한 것	껌기초제, 팽창제, 추출제, 소포제

(1) 보존료(방부제)
    ① 정의 : 식품 저장 중 미생물의 증식에 의해 일어나는 부패나 변질을 방지하기 위해 사용하는 물질
    ② 종류
        ㉠ 데히드로초산나트륨 : 치즈류·버터류·마가린
        ㉡ 안식향산, 안식향산나트륨 : 과일·채소류음료, 탄산음료, 인삼·홍삼 음료, 간장 등
        ㉢ 프로피온산, 프로피온산나트륨, 프로피온산칼슘 : 빵류, 치즈류, 잼류
        ㉣ 파라옥시안식향산메틸, 소르브산 등

(2) 산화방지제(항산화제)
    ① 정의 : 유지의 산패 및 식품의 변색이나 퇴색을 방지하기 위해 사용하는 물질
    ② 종류 : 디부틸히드록시톨루엔(BHT), 부틸히드록시아니솔(BHA), 터셔리부틸히드로퀴논, 에리소르브산, 몰식자산프로필, 토코페롤(비타민 E), 아스코르빈산(비타민 C) 등

(3) 발색제
    ① 정의 : 그 자체에는 색이 없으나 식품 중의 색소단백질과 반응하여 식품 자체의 색을 고정(안정화)시키고, 선명하게 하거나 발색시키게 하는 물질
    ② 종류 : 육제품 발색제로 사용하는 아질산나트륨, 질산나트륨, 질산칼륨

(4) 착색료
    ① 정의 : 식품의 가공 공정에서 퇴색되는 색을 복원하는 물질
    ② 종류
        ㉠ 타르색소 : 적색 제3호·제102호, 적색 제2호·제40호(알루미늄레이크), 청색 제1호·제2호(알루미늄레이크), 황색 제4호·제5호(알루미늄레이크), 녹색 제3호(알루미늄레이크)
        ㉡ 베타카로틴, 이산화티타늄, 동클로로필, 캐러멜색소 등

(5) 감미료
    ① 정의 : 식품에 단맛을 주고 식욕을 돋우기 위하여 사용하는 물질
    ② 종류 : 사카린나트륨, 글리실리진산이나트륨, D-소르비톨, D-리보오스, 아스파탐, 수크랄로, 스테비올배당체, 네오탐, 감초추출물, 락티톨 등

핵심 OX

01 식품첨가물은 식품의 외관을 좋게 하기 위해 사용한다. (O, X)

02 식품첨가물은 식품에 나쁜 이화학적 변화를 주지 않아야 한다. (O, X)

03 식품첨가물은 식품을 소비자에게 이롭게 하기 위해 사용한다. (O, X)

|정답| 01 O 02 O 03 O

CHAPTER 07 기구의 소독 및 살균

1 정 의

(1) 소독(Disinfection)
비교적 약한 살균력을 이용하여 병원미생물의 성장을 억제하거나 파괴하여 감염의 위험성을 없애는 것이다.

(2) 멸균(Sterilization)
세균의 포자를 포함한 생활력 있는 모든 종류의 미생물을 완전히 사멸시키는 것이다.

(3) 살균(Sterilization)
세균·효모·곰팡이 등 미생물의 영양 세포를 불활성화하여 감소시키는 것이다.

(4) 이상적인 소독제로서 갖추어야 할 조건 ★ 42
① 살균력이 강할 것(석탄산 계수가 높을 것)
② 가격이 저렴할 것
③ 침투력이 강할 것
④ 사용법이 간편할 것
⑤ 불쾌한 냄새가 나지 않을 것
⑥ 인축에 대한 독성이 약할 것
⑦ 안정성이 있을 것
⑧ 용해성이 높을 것
⑨ 부식성 및 표백성이 없을 것

2 소독방법

소독방법에는 물리적 방법과 화학적 방법이 있으며 세균과의 접촉, 수분, 시간, 온도, 농도 등이 소독작용에 영향을 준다.

(1) 물리적 소독법 ★ ③⑦ ③⑥ ③⑤

① 일광소독 : 1~2시간, 결핵균·장티푸스균·페스트균 사멸
② 열탕(자비)소독법
  ㉠ 100℃의 물에 15~20분간 가열
  ㉡ 1~2%의 중조를 넣으면 살균효과의 증가 및 금속제품의 부식 방지
  ㉢ 완전 멸균은 불가능함
  ㉣ 행주, 유리제품, 도자기류, 금속제품 등
③ 건열멸균법 ★ ㊹ ㊸ ㊴ ㊳
  ㉠ 건열멸균기를 이용하여 160~170℃에서 1~2시간 정도 처리
  ㉡ 유리(초자)기구(피펫, 페트리디쉬 등)

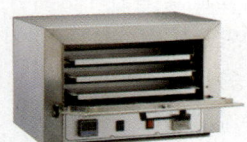

| 건열멸균기 |

④ 화염멸균법 ★ ㊸ ㊵
  ㉠ 알코올램프나 버너 등을 이용
  ㉡ 물체 표면의 미생물을 화염으로 20초 이상 직접 태워서 멸균
  ㉢ 백금이, 핀셋, 유리(초자)기구

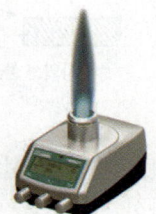

| 화염멸균기 |

⑤ 간헐멸균법 : 100℃에서 하루에 30분씩 3회 반복

출제경향 파헤치기

물리적 소독법의 종류와 소독 가능한 대상물을 주로 묻는다.
☑ 물리적 소독법인 것은?
☑ 그림의 소독기로 소독할 수 있는 도구로 옳은 것은?

알아두기

물리적 소독법 ★ ㊹
- 비가열살균법 : 일광소독, 자외선살균법, 방사선살균법
- 가열살균법 : 화염멸균법, 건열멸균법, 자비소독법, 고압증기멸균법, 간헐멸균법, 저온소독법, 초고온순간멸균법

핵심 OX

01 건열멸균기는 유리기구를 멸균할 수 있다. (O, X)

02 간헐멸균법은 100℃에서 하루에 3분씩 30회 반복한다. (O, X)

03 화염멸균법은 화염에 직접 태워서 멸균한다. (O, X)

|정답| 01 O 02 X 03 O

⑥ 고압증기멸균법 ★ ㊻ ㊺ ㊹ ㊶ ㊳
  ㉠ 고압멸균기(Autoclave)를 이용하여 121℃, 15Lb에서 15~20분간 실시
  ㉡ 유리(초자)기구, 의류, 고무제품, 자기류, 배지 등에 사용

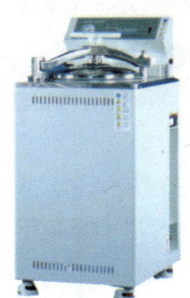

| 고압증기멸균기 |

⑦ 자외선 살균법
  ㉠ 가장 강한 살균력(2,400~2,800 Å)
  ㉡ 시설 내의 공기살균 및 물이나 용액의 살균
  ㉢ 조리기구의 표면살균(침투력이 약하기 때문)
  ㉣ 식품공장의 공중낙하균 제거
  ㉤ 균에 내성을 주지 않음
  ㉥ 물체로부터 가까울수록 좋으나 최소 50cm 정도의 간격을 두는 것이 좋음

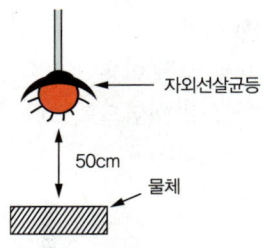

| 자외선 살균등의 거리 |

⑧ 방사선 살균법
  ㉠ 살균력 있는 방사선 : 전자 방사선인 X-선, γ-선, 입자 방사선인 α-선, β-선, 중성자, 양자선
  ㉡ 살균력 강한 순서 : γ-선 > β-선 > α-선
⑨ 저온소독법 : 62~65℃에서 30분간 처리
⑩ 초고온순간멸균법 : 135℃에서 2초간 처리

(2) 화학적 소독법

가열할 수 없는 기구에 소독제를 사용하여 세균을 죽이는 방법이다.

① 크레졸(Cresol) ★ 42
  ㉠ 석탄산의 약 2배 효과
  ㉡ 비누에 녹여 크레졸 비누액을 3%로 만들어 수용액으로 사용
  ㉢ 식품에는 부적당
  ㉣ 손·발·오물·축사·객담 등의 소독에 이용

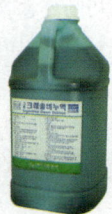
| 크레졸 |

② 생석회(CaO) : 오물, 하수구, 분뇨 등에 사용

③ 역성비누(양성비누) ★ 42
  ㉠ 원액(10% 용액)을 200~400배로 희석해서 5~10분간 처리
  ㉡ 결핵균에는 살균력이 떨어지고, 보통비누와 같이 사용하면 효력이 떨어짐
  ㉢ 손이나 식기의 소독에 이용
  ㉣ 4급 암모늄염이 주성분

④ 오존(Ozone) ★ 46
  ㉠ 물 소독에 사용
  ㉡ 대개 1m³의 물에 3~4g의 오존이 필요

⑤ 승홍
  ㉠ 1,000배로 희석(승홍 1, 염산 10, 물 989)하여 손, 발, 무균실 등에 사용
  ㉡ 부식성이 있어 금속에는 사용하지 않음

⑥ 에틸알코올(에탄올) ★ 45
  ㉠ 70% 용액의 살균력이 가장 강함
  ㉡ 손이나 주사 부위의 소독에 사용

⑦ 과산화수소
  ㉠ 2.5~3.5%
  ㉡ 상처소독, 구내염, 인두염, 입안세척 등에 사용

⑧ 석탄산(Phenol)
  ㉠ 3~5%
  ㉡ 오염된 실내 벽이나 기물 소독에 사용

⑨ 염소계 소독제 : 표백분, 차아염소산나트륨 ★ 45

출제경향 파헤치기

화학적 소독법의 종류와 소독 가능한 대상물을 주로 묻는다.

☑ 화학적 소독법인 것은?
☑ 그림의 소독방식으로 소독할 수 있는 도구로 옳은 것은?

알아두기

석탄산 계수 ★ 46 40

- 소독제의 평균시약으로 5%의 석탄산을 이용하여 일정한 온도하에서 장티푸스균에 대한 살균력과 비교하여 각종 소독제의 효능을 표시하는 것

- 석탄산 계수(PC) = $\dfrac{\text{소독액의 희석배수}}{\text{석탄산의 희석배수}}$

- 석탄산 계수의 특징
  - 소독제의 살균력 지표
  - 석탄산 계수가 높을수록 살균력이 좋음
  - 장티푸스균 및 포도상구균을 이용

핵심 OX

01 화학적 소독법은 소독제를 사용하는 방법이다. (O, X)

02 양성비누는 보통비누와 함께 사용해야 한다. (O, X)

03 석탄산 계수의 기준은 장티푸스균이다. (O, X)

| 정답 | 01 O 02 X 03 O

(3) 우유의 살균법

① 식품공전에 따른 살균법 ★ ㊺ ㊹ ㊸
   ㉠ 저온 장시간 살균법 : 63~65℃에서 30분간
   ㉡ 고온 단시간 살균법 : 72~75℃에서 15~20초간
   ㉢ 초고온 순간 처리법 : 130~150℃에서 0.5~5초간

② 노스(North) 곡선 ★ ㊷ ㊴
   ㉠ 저온살균 시 온도와 시간과의 관계
   ㉡ 중간대 : 우유 성분 중 열에 가장 쉽게 파괴되는 크림선에는 영향을 미치지 않고 우유 중에 혼입된 병원미생물 중 열에 저항력이 강한 결핵균을 파괴할 수 있는 온도와 시간의 관계
   ㉢ 우유를 매개로 하는 질병 : A형간염, Q열, 결핵, 탄저, 연쇄상구균, 장티푸스, 디프테리아, 병원성 대장균성 설사 등

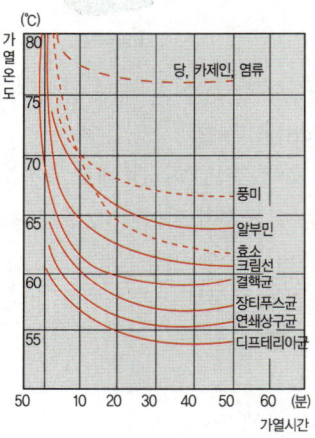

| 우유의 살균온도와 살균시간의 관계를 나타내는 North 곡선 |

3 기구 세척

(1) 세척의 순서
① 수세 : 충분한 양의 물로 씻어 표면에 부착되어 있는 잔사와 불결한 물질을 제거
② 온수로 씻기
　㉠ 충분한 양의 물로 수세 후 40~50℃의 온수로 솔을 사용하여 부착물을 세척하여 제거
　㉡ 온도가 너무 높은 물을 사용하면 단백질과 탄수화물이 변질 응고되어 제거하기 곤란하므로 주의
③ 세제로 씻기 : 온수로 수세 후 식품에 알맞은 세제(알칼리성 세제, 계면활성제)를 선택하여 솔로 세정
④ 온수 및 정수로 세정 : 잔존하는 세제를 제거하기 위하여 온수와 충분한 양의 맑은 물로 세척

(2) 세제의 종류

세제의 종류	용도	특징
무기세제(염류, 산류)	• 단백질이나 지방의 세척 • 무기 염류의 제거	계면활성이 없음(거품이 없음)
중성 세제	식품가공 시설, 과채류, 식기 등의 세척	금속 이온이 있으면 찌꺼기가 발생하는 단점이 있음
계면활성제 (이온형, 비이온형)	유화제, 비누, 세제 등	-
역성비누	공장 소독, 손 소독 등	유기물 또는 세제가 있는 경우 효과 상실

(3) 세제 선택 시 주의사항
① 제거해야 할 찌꺼기의 성질
② 세척면과 세제와의 접촉 시간
③ 세척하여야 할 표면의 성질
④ 물의 성질

알아두기

역성비누
- 4급 암모늄염의 유도체로서 보통비누와 반대로 해리하여 양이온이 비누의 주체가 되므로 역성비누라고 함
- 세척력은 약하나 살균력이 강하고 가용성이며 냄새가 없고, 자극성, 부식성이 없으므로 손, 식기의 소독에 이용
- 일반비누와 병용하면 효과가 없으므로 같이 사용하면 안 됨

핵심 OX

01 노스 곡선에서 크림선과 결핵균 사멸선을 중간대라 한다. (O, X)

02 노스 곡선은 결핵균 사멸과 관계가 있다. (O, X)

03 역성비누는 유기물이 있으면 효과를 상실한다. (O, X)

|정답| 01 O 02 O 03 O

2과목 적중예상문제

42회 출제유형

01 식품제조업 작업장의 내벽은 바닥으로부터 얼마까지 내수성 설비를 해야 하는가?

① 0.1m　　② 0.5m
③ 1.0m　　④ 1.5m
⑤ 2.0m

해설　바닥에서 벽면 1.5m까지 밝은색으로 내수성 자재를 설비하는 것이다.

44회 출제유형

02 식품의 부패를 판정하는 방법 중 화학적 검사법은?

① 세균수 검사
② 탄성 측정
③ 경도 측정
④ 점성 측정
⑤ 수소이온농도(pH) 측정

해설　① 생물학적 검사법, ② · ③ · ④ 물리적 검사법에 해당한다.

03 쌀의 신선도를 측정하기 위하여 사용되는 효소는?

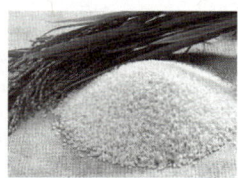

① 카탈라아제(Catalase)　　② 페록시다아제(Peroxidase)
③ 리파아제(Lipase)　　④ 아밀라아제(Amylase)
⑤ 말타아제(Maltase)

해설　페록시다아제는 산화제로서 H_2O_2를 이용해 산화물을 만들며 쌀의 신선도 측정에 사용된다.

01 ④　02 ⑤　03 ②

45회, 43회 출제유형

04 식품공전상 우유류의 '초고온 순간 처리법(UHT)'의 온도와 시간은?

① 63~65℃, 30분
② 72~75℃, 15~20초
③ 100~110℃, 0.5~5초
④ 130~150℃, 0.5~5초
⑤ 180~200℃, 0.5~2초

해설 **식품공전에 따른 살균법**
- 저온 장시간 살균법 : 63~65℃에서 30분간
- 고온 단시간 살균법 : 72~75℃에서 15~20초간
- 초고온 순간 처리법 : 130~150℃에서 0.5~5초간

05 식품보관 냉장고는 벽으로부터 몇 cm 위치에 있는 것이 좋은가?

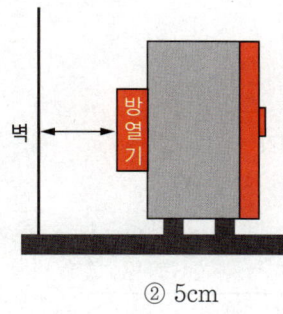

① 1cm
② 5cm
③ 10cm
④ 50cm
⑤ 100cm

해설 냉장고는 벽으로부터 10cm 떨어뜨리는 것이 좋다.

06 식품보관 냉장고에 대한 설명 중 옳은 것은?

① 냉장고 문을 자주 열어 환기를 시킨다.
② 냉장고 내 식품은 전체 용량의 100%를 저장한다.
③ 냉장고는 벽에서 10cm 정도 떨어뜨려 놓는다.
④ 육류는 냉동실 −5℃ 이하에서 보관한다.
⑤ 온도계는 냉장고 내부의 상단에 비치한다.

해설
① 냉장고 문을 자주 열지 않는다.
② 냉장고 내 식품은 전체 용량의 80% 정도 저장한다.
④ 육류는 냉동실 −18℃ 이하에서 보관한다.
⑤ 온도계는 냉장고 내부의 중간에 비치한다.

42회 출제유형

07 그림은 미생물의 성장곡선으로, 미생물이 기하급수적으로 증식하는 구간은?

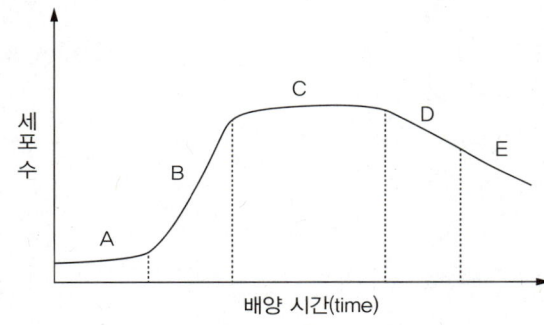

① A   ② B
③ C   ④ D
⑤ E

해설 미생물 성장곡선

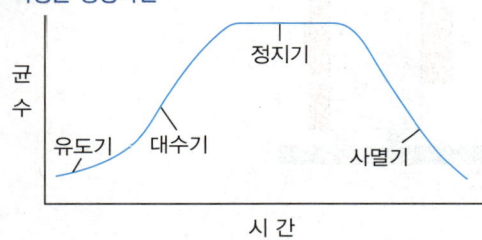

- 유도기 : 분열 · 증식을 준비하는 시기
- 대수기 : 최대의 분열 속도(기하급수적)로 증식하는 시기
- 정지기 : 영양분과 산소가 결핍되며, 대사산물이 축적되어 균의 증식 세포수와 사멸 세포수가 같아지는 시기
- 사멸기 : 생균수가 감소하는 시기

45회 출제유형

08 염소유도체 성분의 소독제에 해당하는 것은?

① 크레졸
② 표백분
③ 과산화수소
④ 에탄올
⑤ 승 홍

해설 염소계 소독제에는 표백분, 차아염소산나트륨이 있다.

37회 출제유형

09 다음 그림에서 바닥의 경사도로 옳은 것은?

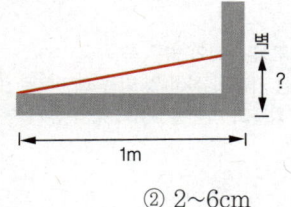

① 2~4cm
② 2~6cm
③ 3~6cm
④ 3~8cm
⑤ 5~9cm

해설 바닥의 기울기는 1m에 대하여 2~4cm의 구배가 적당하다.

37회 출제유형

10 다음 그림에서 배수구와 벽의 거리가 옳은 것은?

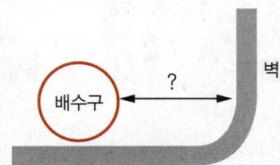

① 10cm
② 15cm
③ 20cm
④ 25cm
⑤ 30cm

해설 배수구는 벽에서 15cm 떨어진 곳에 위치하도록 한다.

정답 | 08 ② 09 ① 10 ②

36회 출제유형

11 주방에서 벽이 갖추어야 할 3가지 조건은?

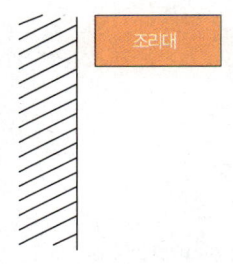

① 내수성 자재, 어두운 색, 매끈할 것
② 내수성 자재, 밝은 색, 매끈할 것
③ 내수성 자재, 밝은 색, 거칠 것
④ 침수성 자재, 어두운 색, 거칠 것
⑤ 침수성 자재, 밝은 것, 매끈할 것

해설 **벽의 설비**
• 주방의 벽면은 매끈하고, 불침투성 재료와 밝은 색 사용
• 바닥에서 벽면 1.5m까지 내수성 자재의 설비 및 방균 페인트로 도색
• 창문 및 환기시설을 설치하고 창문과 벽면은 50°의 경사 유지

12 다음 그림에서 양호한 것으로만 묶인 것은?

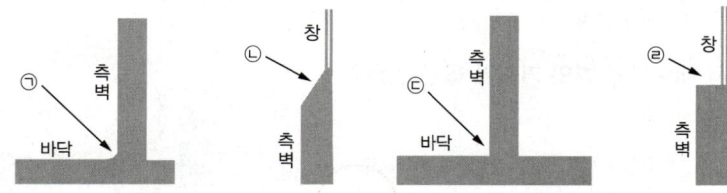

① ㉠, ㉡
② ㉠, ㉢
③ ㉡, ㉢
④ ㉢, ㉣
⑤ ㉠, ㉣

해설 ㉠과 ㉡은 양호하고, ㉢과 ㉣은 불량한 접속부를 나타낸다.

정답 11 ② 12 ①

13 다음 중 제조가공시설의 벽과 창틀의 이상적인 각도는?

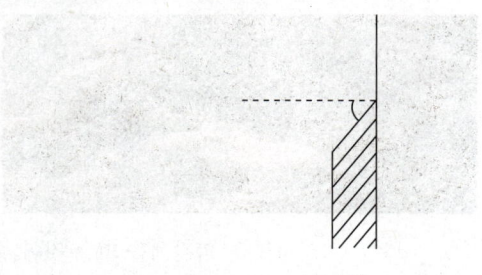

① 35° ② 40°
③ 50° ④ 60°
⑤ 55

> **해설** 벽과 창틀 사이 각도는 50° 정도가 좋다.

36회, 35회 출제유형

14 다음 그림은 11% 식염수에 달걀을 담근 것이다. 가장 신선한 것은?

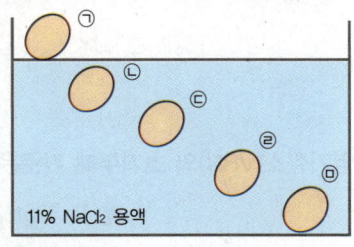

① ㉠ ② ㉡
③ ㉢ ④ ㉣
⑤ ㉤

> **해설** 11%의 식염수에 담갔을 때 많이 가라앉을수록 신선한 것이다.

정답 | 13 ③ 14 ⑤

15 다음 중 신선한 육류의 조건에 해당하지 않는 것은?

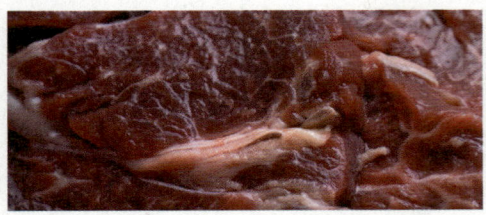

① 적갈색을 띠는 것이 좋다.
② 암갈색을 띠는 것이 좋다.
③ 고기 특유의 냄새가 나는 것이 좋다.
④ pH 6.5 이하가 좋다.
⑤ 소고기 지방은 흰색이다.

해설 육류는 피가 적고 적갈색을 띠는 것이 좋다.

16 다음 중 신선한 어류의 조건에 해당하지 않는 것은?

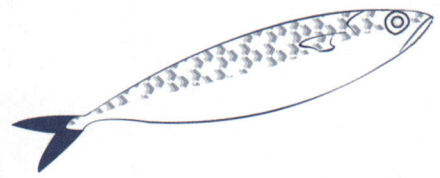

① 눈의 빛깔이 광택이 나고 투명하다.
② 아가미의 색이 선홍색이다.
③ 육질이 탄력이 있다.
④ 침전하지 않고 뜨는 것이 좋다.
⑤ 아가미가 다물어져 있다.

해설 비중이 가벼워 침전하지 않고 뜨는 것은 신선하지 않은 어류이며, pH는 5.5 전후의 것이 좋다.

45회 출제유형

17 어육의 신선도 판정 시 휘발성 염기질소(VBN)의 초기부패 기준은?

① 0~5mg%
② 10~15mg%
③ 20~30mg%
④ 30~40mg%
⑤ 60~70mg%

해설 **휘발성 염기질소(VBN)**
단백질 식품은 신선도 저하와 함께 아민이나 암모니아 등을 생성한다. 어육과 식육의 신선도를 나타내는 지표로 이용되며 초기부패 어육에서는 30~40mg%이 검출된다.

15 ② 16 ④ 17 ④

18 달걀의 난황계수를 구하는 식으로 옳은 것은?

① 난황의 높이 / 난황의 지름
② 난황의 지름 / 난황의 높이
③ 농후 난백의 높이 / 난백의 최장경
④ 농후 난백의 높이 / 난백의 최단경
⑤ 농후 난백의 높이 / 난백의 최장경 + 난백의 최단경

해설 달걀의 난황 · 난백지수
- 난황계수 = 난황의 높이 / 난황의 지름
- 난백지수 = 농후 난백의 높이 / (난백의 최장경 + 난백의 최단경)

19 다음 그림은 통조림 표시기준에 관한 내용이다. 5A10은 무엇을 의미하는가?

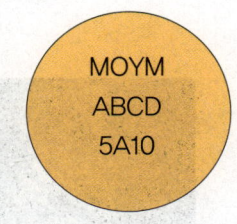

① 2005년 2월 1일 ② 2005년 4월 10일
③ 1995년 1월 5일 ④ 1995년 8월 10일
⑤ 1995년 5월 10일

해설 통조림 표시법
- MOYL : MO(품종), Y(조리방법), L(크기)
- ABCD : 제조회사 고유번호
- 5A10 : 5(제조연도), A[제조월(4월 : April)], 10(제조날짜)

정답 18 ① 19 ②

20 다음 그림과 같이 찌그러진 통조림에서 문제가 될 수 있는 것은?

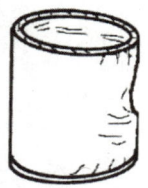

① 액성의 변화
② 내용물의 고형화
③ 포르말린(Formalin) 중독
④ 유통기한 변화
⑤ 유해성 금속의 용출

해설 통조림은 통의 외관이나 표시 내용으로 판단하는데 외관이 팽창되어 있거나 찌그러진 것은 내부가 산화되어 내용물 변질의 우려가 있고, 중금속 성분이 내용물에 녹아 들어갈 수 있는 등의 문제가 있으므로 고르지 않는 것이 좋다.

21 다음 중 열에 가장 강한 식중독 원인균은?

① 황색포도상구균
② 장염비브리오균
③ 병원성 대장균
④ 보툴리누스균
⑤ 살모넬라균

해설 보툴리누스균은 그람양성의 포자를 형성하는 편성혐기성 간균으로 80℃에서 30분 가열하면 파괴된다.

44회, 42회, 41회 출제유형

22 사진의 식중독균이 생산하는 독소는?

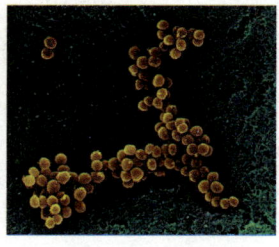

① 엔테로톡신(enterotoxin)
② 테트로도톡신(tetrodotoxin)
③ 삭시톡신(saxitoxin)
④ 베로톡신(verotoxin)
⑤ 뉴로톡신(neurotoxin)

해설 사진은 황색포도상구균 식중독의 원인균인 Staphylococcus aureus로, 엔테로톡신(enterotoxin)을 생성한다.

42회, 35회 출제유형

23 다음 사진은 어떤 종류의 균에 속하는가?

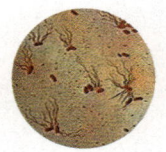

① 살모넬라균   ② 비브리오균
③ 병원성 대장균   ④ 황색포도상구균
⑤ 보툴리누스균

해설 살모넬라균
- 원인균 : 살모넬라 엔테리티디스, 살모넬라 티피무륨(Salmonella typhimurium)
- 외부형태 : 그람음성, 무포자, 간균, 주모성 편모, 통성혐기성
- 원인식품 : 유가공품, 달걀가공품, 샐러드, 어패류가공품 등

37회 출제유형

24 편모를 기준으로 분류했을 때 다음 그림은 어떤 균에 속하는가?

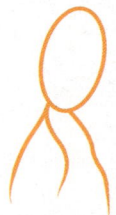

① 단모균
② 양모균
③ 총모균(속모균)
④ 주모균
⑤ 간 균

해설 편모를 기준으로 분류한 균의 형태

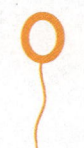 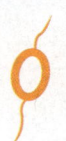  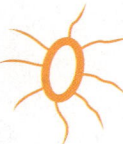

단모균   양모균   총모균(속모균)   주모균

45회 출제유형

25 다음 그림 중 연쇄상구균은?

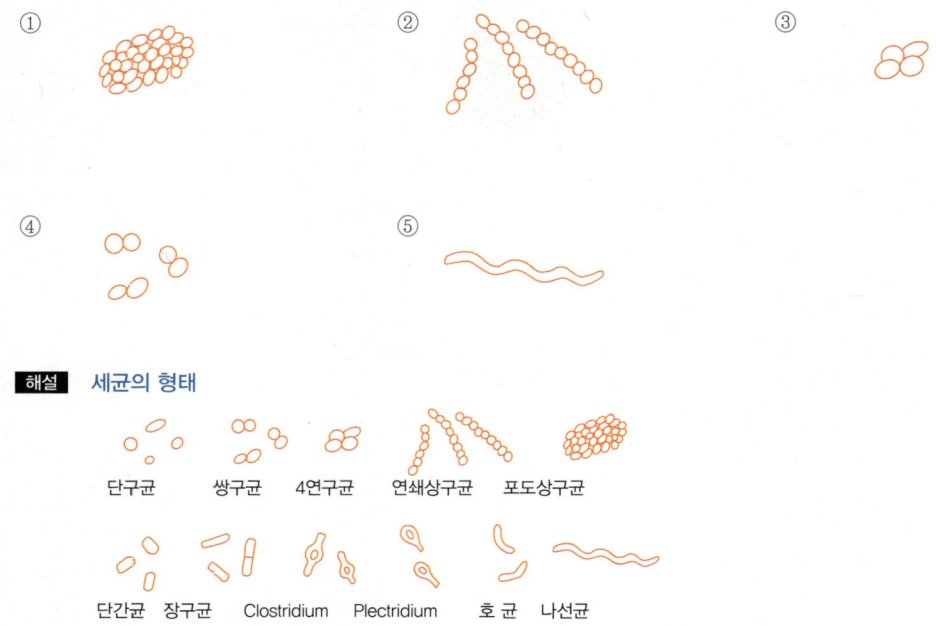

44회 출제유형

26 다음에서 설명하는 식중독균은?

- 그람양성 간균이며, 편성혐기성균이다.
- 통조림 제품과 관련된 식중독 원인균이다.
- 내열성 포자를 형성하고 신경독소(Neurotoxin)를 생성한다.

① Clostridium botulinum
② Listeria monocytogenes
③ Campylobacter jejuni
④ Staphylococcus aureus
⑤ Yersinia enterocolitica

해설 ② Listeria monocytogenes : 리스테리아 식중독 원인균, 그람양성, 간균, 통성혐기성
③ Campylobacter jejuni : 캠필로박터 식중독 원인균, 그람음성, 간균, 미호기성
④ Staphylococcus aureus : 황색포도상구균 식중독 원인균, 그람양성, 통성혐기성, 장독소 생성
⑤ Yersinia enterocolitica : 여시니아 식중독 원인균, 그람음성, 간균, 통성혐기성

정답 25 ② 26 ①

27 다음 사진은 병원성 대장균이다. 이 균을 염색한 형태와 성질로 옳은 것은?

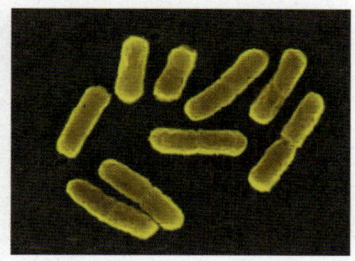

① 그람양성, 구균
② 그람양성, 간균
③ 그람음성, 구균
④ 그람음성, 간균
⑤ 그람양성, 주모균

해설 병원성 대장균
그람음성, 무포자, 간균, 호기성 또는 통성혐기성균

45회 출제유형

28 그림과 같이 환자의 체온 변화가 나타나며, 동물에게 유산을 일으킬 수 있는 인수공통감염병은?

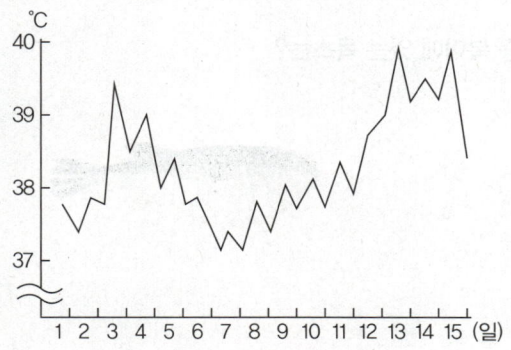

① 결 핵
② 탄 저
③ 브루셀라증
④ 야토병
⑤ 렙토스피라증

해설 브루셀라증
불규칙한 발열이 특징으로, 파상열이라도 하며, 가축 유산의 원인이 되기도 한다.

정답 27 ④ 28 ③

45회 출제유형

29 다음 사진의 장염비브리오균의 특징으로 옳은 것은?

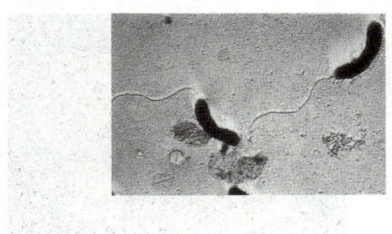

① 주모균
② 구 균
③ 호염성
④ 비운동성
⑤ 그람양성

해설 **장염비브리오균**
그람음성, 간균, 단모균, 통성혐기성, 호염성

36회 출제유형

30 자연독에 의한 식중독 중 복어에 있는 독소는?

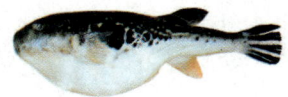

① Tetrodotoxin
② Venerupin
③ Saxitoxin
④ Muscarine
⑤ Ergotoxin

해설 ① 복어의 독소분은 Tetrodotoxin으로 물에 녹지 않고 열에 안전하다.
② 굴, 모시조개, 바지락 등에 있는 독소이다.
③ 섭조개, 대합조개, 홍합 등에 있는 독소이다.
④ 독버섯의 유독물질이다.
⑤ 맥각의 유독물질이다.

31 식물성 식중독 중 독미나리에 있는 독소는?

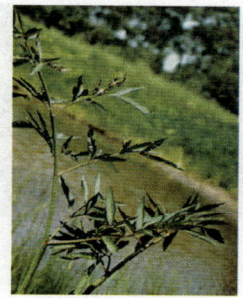

① Solanine ② Gossypol
③ Amygdalin ④ Cicutoxin
⑤ Muscarine

해설 **식물성 식중독**
- 감자 : Solanine
- 면실유 : Gossypol
- 피마자 기름 : Ricin, Ricinin
- 청매 : Amygdalin
- 독미나리 : Cicutoxin
- 독버섯 : Muscarine

32 다음 그림의 식물이 갖고 있는 독소는?

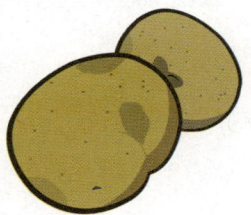

① Solanine ② Venerupin
③ Muscarin ④ Tetrodotoxin
⑤ Cicutoxin

해설 감자는 Solanine(솔라닌)이라는 독소를 갖고 있다.

정답 31 ④ 32 ①

37회 출제유형

33 다음 중 독버섯의 독소가 아닌 것은?

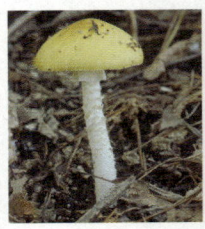 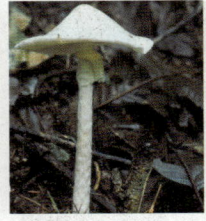 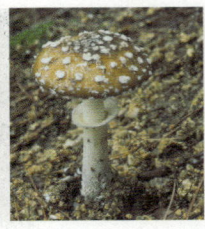 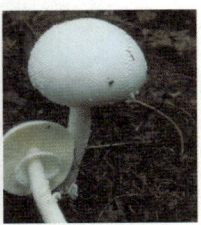

① Muscarine
② Phalin
③ Muscaridine
④ Amygdalin
⑤ Choline

해설 아미그달린은 식물성 자연독 중 청매의 독소이다.

34 다음에 해당하는 곰팡이의 종류는?

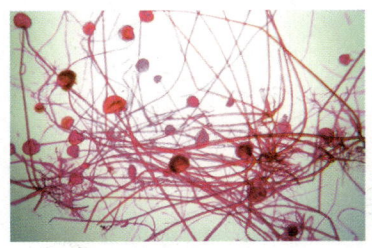

① Mucor속
② Rhizopus속
③ Aspergillus속
④ Penicillium속
⑤ Neurospora속

해설
② Rhizopus속 : 거미줄곰팡이, 빵·곡류·과일, 알코올 발효공업에 이용
① Mucor속 : 털곰팡이, 흙·마분
③ Aspergillus속 : 누룩곰팡이, 간장·된장·양조공업
④ Penicillium속 : 푸른색곰팡이, 페니실린·항생물질 제조, 치즈숙성
⑤ Neurospora속 : 붉은빵곰팡이

33 ④ 34 ②

35 다음 그림은 무엇의 형태를 나타내는 것인가?

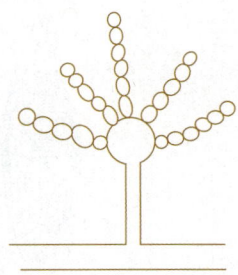

① 효모의 형태
② 곰팡이의 형태
③ 무성생식 형태
④ 유성생식 형태
⑤ 세균의 형태

해설 **곰팡이의 구조**

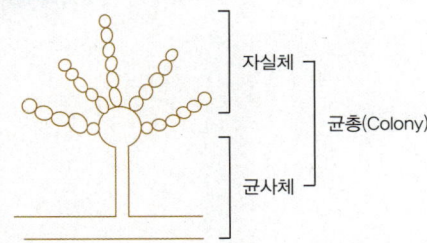

36 다음 그림은 어떤 종류의 곰팡이인가?

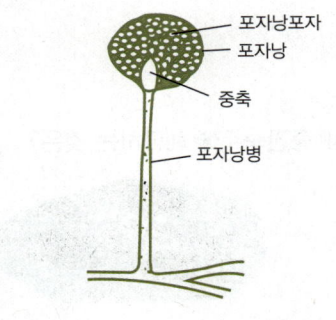

① 거미줄곰팡이
② 털곰팡이
③ 빵곰팡이
④ 누룩곰팡이
⑤ 푸른색곰팡이

해설 털곰팡이는 무색의 포자가 균사의 끝에 둥근 공모양으로 달려 있는 형태이다.

정답 35 ② 36 ②

37 다음 그림에 해당하는 기생충은?

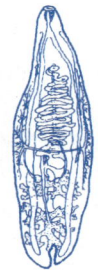

① 무구조충 ② 유구조충
③ 간디스토마 ④ 폐디스토마
⑤ 십이지장충

해설 간디스토마(간흡충)
- 길이 10~25mm, 너비 3~4mm의 오이나 버들잎 모양
- 황갈색 또는 담홍색
- 자웅동체이며, 낙동강 유역에 많이 분포
- 제1중간숙주는 왜우렁, 제2중간숙주는 민물고기(붕어, 잉어 등)

38 다음 그림은 폐흡충의 충란이다. 제1중간숙주에 해당하는 것은?

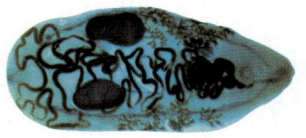

① 물벼룩 ② 가재
③ 연어 ④ 다슬기
⑤ 잉어

해설 폐디스토마(폐흡충)의 제1중간숙주는 다슬기, 제2중간숙주는 게·가재이다.

37 ③ 38 ④

45회, 42회 출제유형

39 다음 그림은 어떤 기생충의 생활사인가?

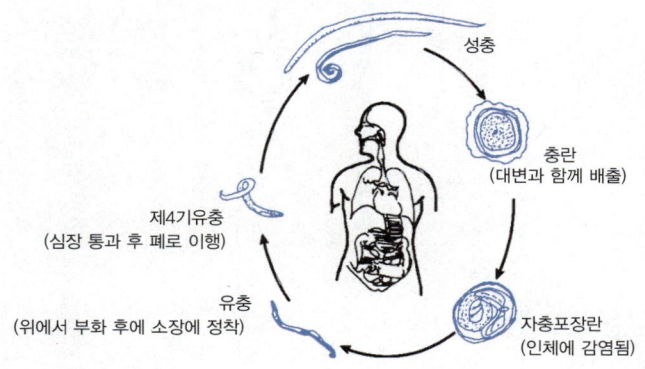

① 회 충
② 요 충
③ 편 충
④ 구 충
⑤ 선모충

해설 **회 충**
- 크기 : 길이 암컷 20~35cm, 수컷 15~25cm
- 색 : 연한 분홍색 또는 누런빛을 띤 흰색
- 서식장소 : 사람의 소장
- 특징 : 경구침입, 장내 군거생활
- 증상 : 장폐쇄, 급성장염, 권태감, 식욕부진, 두통, 설사 등
- 예방 : 채소류는 흐르는 물에 3회 이상 씻은 후 섭취, 70°C에서 가열 시 사멸

40 다음 그림은 어떤 기생충의 구조인가?

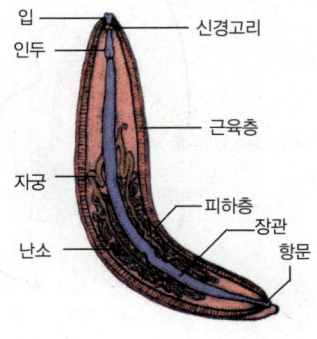

① 편 충
② 십이지장충
③ 갈고리충
④ 요 충
⑤ 회 충

정답 39 ① 40 ⑤

43회, 38회 출제유형

41 어린이에게 불면증, 식욕감소, 신경과민, 불쾌감을 나타내며, 항문 주위에 산란하는 그림의 기생충은?

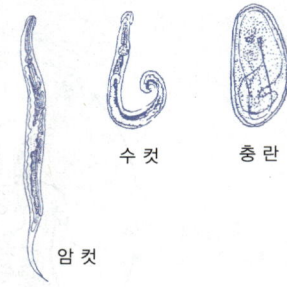

① 회 충   ② 요 충
③ 구 충   ④ 편 충
⑤ 긴촌충

해설 요 충
- 크기 : 길이 암컷 10~13mm, 수컷 3~5mm
- 서식장소 : 사람의 맹장
- 특징 : 자가감염, 집단감염, 항문 주위 산란
- 증상 : 항문의 가려움증, 불면증, 신경질증 등(특히 어린이에게 심함)
- 예방 : 가족 내 구충 실시, 개인위생 철저히, 침구 일광소독
- 스카치테이프 검출법

42 다음 그림은 어떤 기생충의 생활사인가?

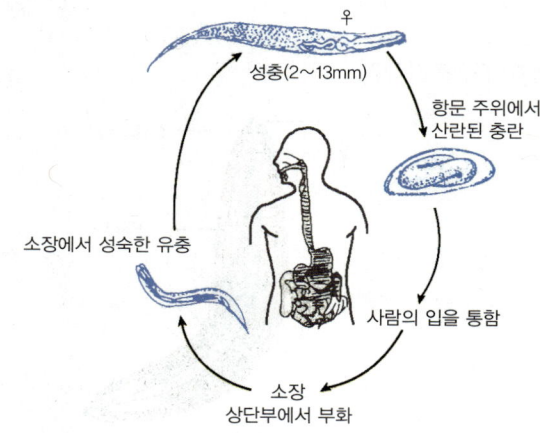

① 편 충   ② 회 충
③ 무구조충   ④ 유구조충
⑤ 요 충

41 ② 42 ⑤ 정답

43 사진과 같은 식품에서 감염되는 기생충은?

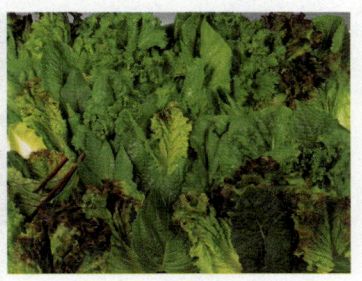

① 폐흡충
② 십이지장충(구충)
③ 간흡충
④ 유구조충
⑤ 선모충

해설 ① · ③ 어패류, ④ · ⑤ 육류에서 감염되는 기생충이다.

40회 출제유형

44 가재류에서 발견되는 기생충의 종류는?

① 폐흡충
② 간흡충
③ 유구조충
④ 무구조충
⑤ 긴촌충

해설 **기생충의 분류**

분류	감염경로	기생충의 종류
채소류	주로 잎채소류(특히 봄 · 가을 채소)	회충, 십이지장충(구충), 요충, 편충, 동양모양선충
어패류	붕어 같은 담수어류(은어), 해산어류	간디스토마(간흡충), 폐디스토마(폐흡충), 광절열두조충(긴촌충)
육류	소, 돼지	유구조충(갈고리촌충), 무구조충(민촌충), 선모충
갑각류	참게, 담수게 및 가재	폐디스토마(폐흡충)

정답 43 ② 44 ①

37회 출제유형

45 사진의 동물이 매개체인 감염병은?

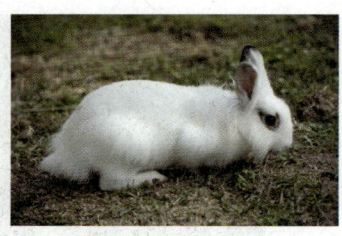

① 탄 저
② 결 핵
③ 야토병
④ 돈단독
⑤ 브루셀라증

해설 **야토병(Tularemia)**
- 매개체 : 산토끼
- 병원균 : Francisella tularensis
- 잠복기 : 1~10일, 보통 3~4일
- 증상 : 오한과 발열, 피부의 경우 염증 → 궤양
- 예방 : 토끼고기는 충분히 가열한 후 섭취

43회 출제유형

46 다음 그림처럼 말채찍 모양이 특징인 기생충은?

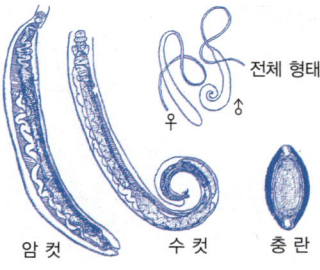

① 편 충
② 회 충
③ 구 충
④ 선모충
⑤ 요 충

해설 **편 충**
- 크기 : 길이 수컷 3~4.5cm, 암컷 3.5~5cm
- 서식장소 : 사람의 맹장
- 특징 : 경구침입, 말채찍 모양
- 증상 : 불면증, 식욕부진, 만성 맹장염, 설사, 빈혈 등

45 ③ 46 ① **정답**

47 다음 그림은 어떤 기생충의 생활사인가?

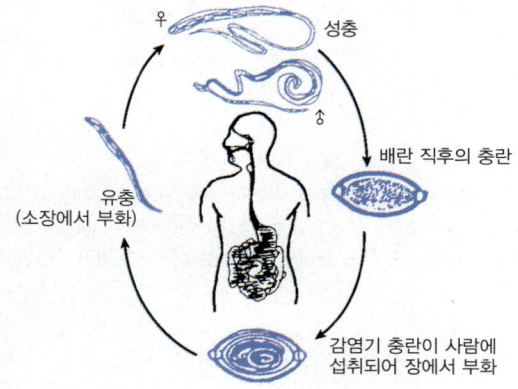

① 간흡충　　　　　　　　② 회 충
③ 요 충　　　　　　　　　④ 편 충
⑤ 십이지장충

해설　편충은 채찍 같은 모양이 특징이며, 소장상부에서 부화하여 대장, 특히 맹장 부위에 정착한다.

46회, 36회 출제유형

48 다음 그림은 어떤 기생충의 생활사인가?

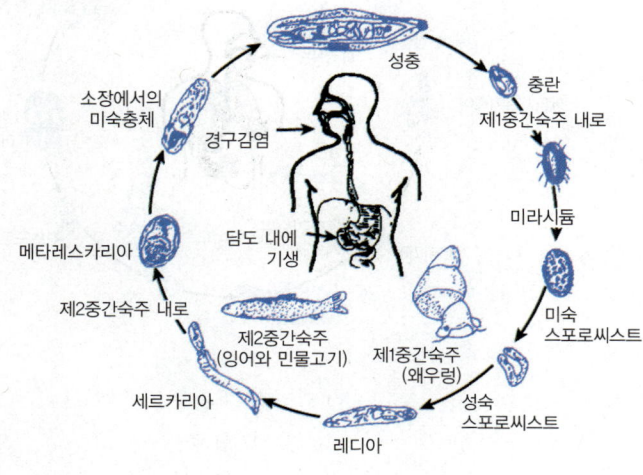

① 간흡충　　　　　　　　② 폐흡충
③ 회 충　　　　　　　　　④ 요 충
⑤ 편 충

해설　**간흡충**
- 제1중간숙주 : 민물에 사는 왜우렁이, 제2중간숙주 : 담수어(참붕어, 잉어)
- 인체의 십이지장에서 탈낭하여 유약충이 되며 이것은 총수담관을 거쳐 담관에 기생한다.

정답　47 ④　48 ①

46회 출제유형

49 제1중간숙주는 왜우렁이, 제2중간숙주는 붕어·잉어인 것은?

① 간흡충 ② 폐흡충
③ 광절열두조충 ④ 편 충
⑤ 회 충

해설 기생충별 중간숙주
- 간디스토마(간흡충) : 제1중간숙주 → 왜우렁, 제2중간숙주 → 민물고기(붕어, 잉어 등)
- 폐디스토마(폐흡충) : 제1중간숙주 → 다슬기, 제2중간숙주 → 게·가재
- 광절열두조충(긴촌충) : 제1중간숙주 → 물벼룩, 제2중간숙주 → 민물고기(송어, 연어 등)

44회, 39회 출제유형

50 다음 그림은 어떤 기생충의 생활사인가?

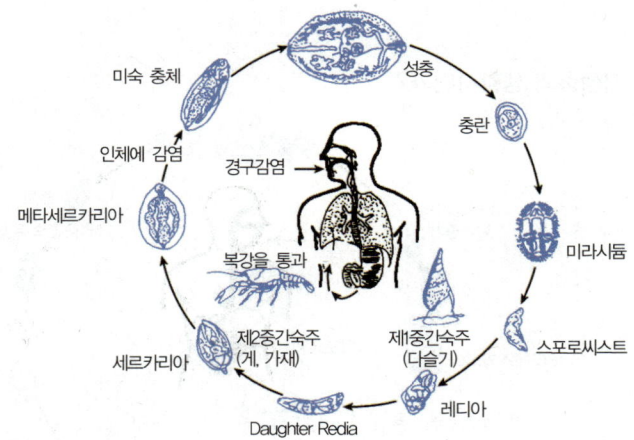

① 간흡충 ② 폐흡충
③ 편 충 ④ 회 충
⑤ 선모충

해설 폐흡충
- 제1증간숙주 : 다슬기, 제2중간숙주 : 게나 가재 등 갑각류
- 사람이 생식하면 십이지장에서 탈낭하여 복강 내로 들어왔다가 횡격막을 거쳐 폐에 들어가 작은 기관지 부근에서 성충으로 발전한다.

49 ① 50 ②

51 다음 사진은 어떤 기생충의 체절인가?

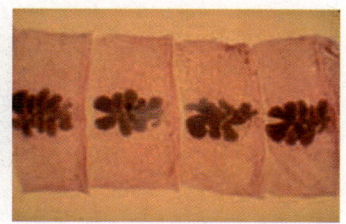

① 간디스토마
② 이질아메바
③ 광절열두조충
④ 요 충
⑤ 편 충

해설 광절열두조충의 편절이다.

40회, 37회 출제유형

52 물벼룩과 민물고기를 중간숙주로 생활하는 기생충은?

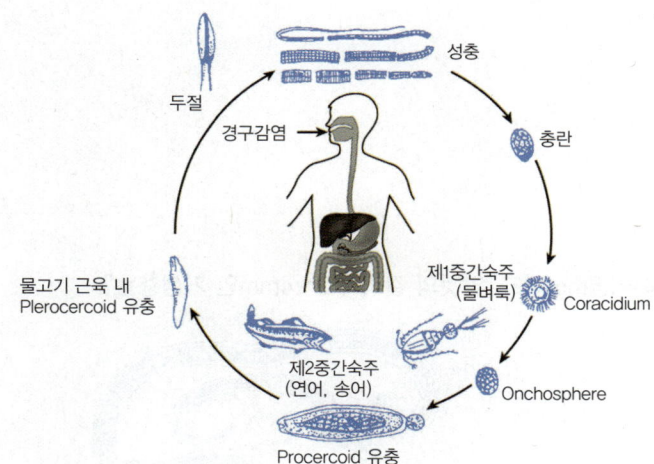

① 광절열두조충   ② 유구조충
③ 간흡충   ④ 요 충
⑤ 편 충

해설 **광절열두조충(긴촌충)**
• 제1중간숙주 : 물벼룩
• 제2중간숙주 : 민물고기(송어, 연어 등)

정답 51 ③ 52 ①

53 다음 사진은 어떤 기생충의 형태인가?

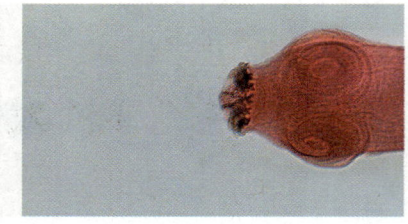

① 간흡충 ② 구 충
③ 폐흡충 ④ 갈고리촌충
⑤ 편 충

> **해설** 유구조충(갈고리촌충)
> • 크기 : 길이 2~3m, 너비 5~6mm
> • 서식장소 : 돼지고기나 사람의 소장에 기생
> • 두부의 형태 : 갈고리 모양

54 수컷은 길이가 1.4~1.6mm이고, 암컷의 길이가 3~4mm인 기생충은?

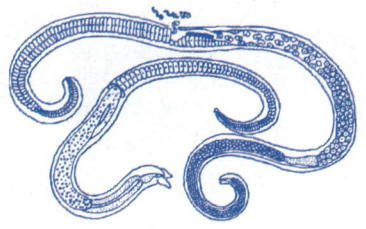

① 선모충 ② 요 충
③ 유구조충 ④ 무구조충
⑤ 폐흡충

> **해설** 선모충의 길이는 수컷 1.4~1.6mm, 암컷 3~4mm이고, 중간숙주는 돼지이다.

39회 출제유형

55 다음 그림과 같은 세균이 유발하는 질병은?

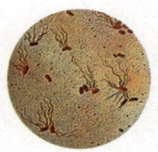

① 콜레라 ② 이 질
③ 장티푸스 ④ 결 핵
⑤ 페스트

해설 장티푸스는 급성·전신성·열성 질환으로 장티푸스균을 병원체로 하는 법정감염병이다.

56 다음 중 디프테리아균에 해당하는 것은?

① 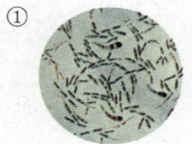 ② 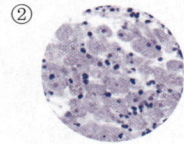 ③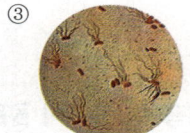

④ 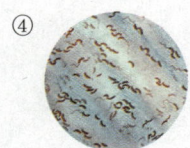 ⑤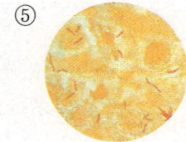

해설 ① 디프테리아균, ② 세균성이질균, ③ 장티푸스균, ④ 콜레라균, ⑤ 결핵균에 해당한다.

41회 출제유형

57 식품의 외관, 색깔, 맛, 냄새 등을 검사하는 방법은?

① 관능 검사 ② 물리적 검사
③ 미생물학적 검사 ④ 화학적 검사
⑤ 독성 검사

해설 관능 검사는 미각, 시각, 촉각, 후각 등으로 하는 검사이다.

정답 55 ③ 56 ① 57 ①

58 식품의 경도, 점성, 탄성, 전기저항 등을 검사하는 것은?

① 관능 검사
② 물리적 검사
③ 미생물학적 검사
④ 화학적 검사
⑤ 독성 검사

해설 물리적 검사는 짧은 시간에 결과를 얻을 수 있는 것으로, 식품의 경도, 점성, 탄성, 전기저항 등을 측정한다.

59 미생물 증식곡선의 순서가 옳은 것은?

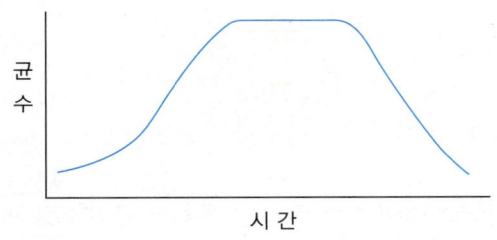

① 유도기 → 대수기 → 정지기 → 사멸기
② 유도기 → 정지기 → 대수기 → 사멸기
③ 사멸기 → 유도기 → 대수기 → 정지기
④ 사멸기 → 대수기 → 정지기 → 유도기
⑤ 사멸기 → 정지기 → 대수기 → 유도기

해설 **세균의 증식 곡선**
- 유도기(Lag Phase) : 분열 · 증식을 준비하는 시기
- 대수기(Log Phase) : 최대의 분열 속도로 증식하는 시기
- 정지기(Stationary Phase) : 대수기 중 왕성한 세포분열을 한 결과 영양분과 산소가 결핍되며, 대사산물이 축적되어 균의 증식 세포 수와 사멸 세포 수가 같아지는 시기
- 사멸기(Death Phase) : 생균 수가 감소하는 시기

60 다음 사진과 같은 식중독균의 성상 및 특징으로 옳은 것은?

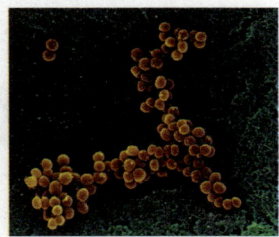

① 화농성 질환자의 식품취급을 금지한다.
② 그람음성균이다.
③ 호기성이다.
④ 간균이다.
⑤ 편모가 있다.

> **해설** **Staphylococcus aureus**
> • 황색포도상구균 식중독의 원인균이다.
> • 그람양성, 구균, 무편모, 무포자, 통성혐기성이다.
> • 화농성 질환자의 식품취급을 금지한다.

61 식품 중의 총균수를 측정하는 방법으로 옳은 것은?
① 현미경을 사용하여 미생물의 세균수 추정
② 현미경을 사용하여 집락수 계산
③ Petri Dish를 사용하여 집락수 계산
④ Petri Dish를 사용하여 세균수 측정
⑤ 집락수에서 세균수 산출

> **해설** **총균수 검사**
> 우유를 브리드 슬라이드상의 일정 면적에 도말하고, 건조·염색·검경하여 염색된 세균의 수를 측정. 현미경 시야의 면적과의 관계에서 시료 중에 존재하는 세균수를 추정한다.

정답 60 ① 61 ①

43회, 40회, 36회 출제유형

62 다음 기구의 명칭으로 옳은 것은?

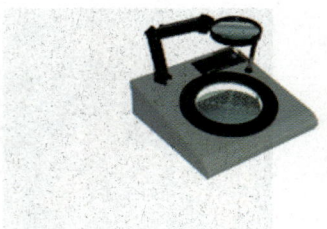

① 한천배지
② 집락계수기
③ LB 발효관
④ 염소증류장치
⑤ 데포지게이지

해설 배지를 원판에 올려서 세균의 수를 측정하는 기구로 숫자를 기억할 필요 없이 펜으로 누르기만 하면 카운트가 된다.

44회 출제유형

63 다음에서 (   ) 안에 들어갈 내용은?

집단급식소 조리장에는 주방용 식기류를 소독하기 위한 (   ) 또는 전기살균 소독기를 설치하거나 열탕세척 소독시설을 갖추어야 한다.

① 자외선
② 적외선
③ 엑스선
④ 감마선
⑤ 방사선

해설 집단급식소 조리장에는 주방용 식기류를 소독하기 위한 자외선 또는 전기살균 소독기를 설치하거나 열탕세척 소독시설(식중독을 일으키는 병원성 미생물 등이 살균될 수 있는 시설이어야 한다)을 갖추어야 한다(식품위생법 시행규칙 별표 25).

45회 출제유형

64 손소독 시 적합하며, 살균력이 강한 에탄올의 농도는?

① 10%   ② 20%
③ 40%   ④ 70%
⑤ 100%

해설 에탄올(에틸알코올)은 70% 용액의 살균력이 가장 강하며, 손이나 주사 부위의 소독에 사용된다.

46회 출제유형

65 화학적 소독방법에 해당하는 것은?

① 방사선살균법 ② 화염멸균법
③ 자비소독법 ④ 오존소독법
⑤ 일광소독법

해설 ①·②·③·⑤ 물리적 소독방법에 해당한다.

45회 출제유형

66 사진은 표준한천배지를 멸균하는 데 사용하는 기구이다. 이 기구의 명칭은?

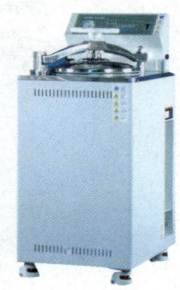

① 건열멸균기 ② 화염멸균기
③ 고압증기멸균기 ④ 여과멸균기
⑤ 유통증기멸균기

해설 고압증기멸균기는 유리(초자)기구, 의류, 고무제품, 자기류, 배지 등에 사용된다.

67 평판 한천배지의 접종순서가 옳은 것은?

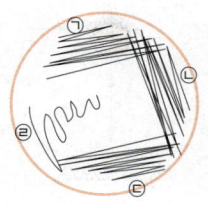

① ㉠ → ㉡ → ㉢ → ㉣ ② ㉣ → ㉡ → ㉢ → ㉠
③ ㉡ → ㉠ → ㉣ → ㉢ ④ ㉣ → ㉢ → ㉡ → ㉠
⑤ ㉠ → ㉢ → ㉡ → ㉣

정답 65 ④ 66 ③ 67 ①

해설

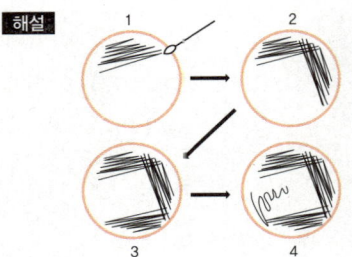

46회, 44회, 42회, 38회, 35회, 34회 출제유형

68 사진과 같은 기구로 배지를 멸균할 경우의 조건으로 옳은 것은?

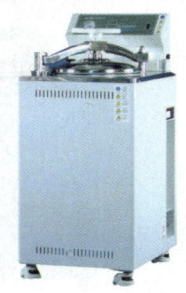

① 121℃, 5~10분   ② 121℃, 15~20분
③ 131℃, 15~20분   ④ 131℃, 20~30분
⑤ 131℃, 30~40분

해설 고압증기멸균법은 고압멸균기(Autoclave)에서 121℃, 15Lb, 15~20분간 실시한다.

69 자외선 살균등의 거리로 옳은 것은?

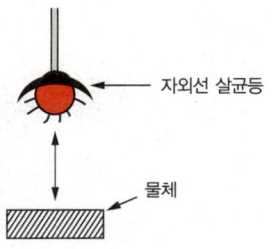

① 최소 50cm   ② 최소 100cm
③ 최소 15Ccm   ④ 최소 200cm
⑤ 최소 250cm

해설 물체로부터 가까울수록 좋으나 최소 50cm 정도의 간격을 두는 것이 좋다.

70 다음 기구의 소독방법으로 옳은 것은?

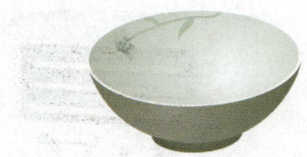

① 건열멸균 ② 고압멸균
③ 열탕소독 ④ 화염멸균
⑤ 자외선살균

해설 열탕(자비)소독법
- 100℃의 물에 30분 이상 가열, 1~2%의 중조를 넣으면 살균효과의 증가 및 금속제품의 부식 방지 → 완전 멸균은 불가능함
- 행주, 유리제품, 도자기류, 금속제품 등

71 냉살균이라고도 하며, 살균력과 투과력이 강하여 식품의 보존처리에 이용되는 방사선은?

① X-선 ② α-선
③ β-선 ④ γ-선
⑤ 자외선

해설 살균력이 강한 순서
γ-선 > β-선 > α-선

45회 출제유형

72 세균 배양 시 균접종에 사용하는 그림의 실험기구는?

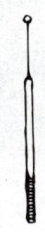

① 뷰렛 ② 피펫
③ 백금이 ④ 도가니
⑤ 메스실린더

해설 백금이
세균 배양에 사용되는 도구로, 배양한 균을 긁어모아 새로운 배지에 이식하는 데 사용된다.

정답 70 ③ 71 ④ 72 ③

38회 출제유형

73 사진과 같은 기기를 사용하여 멸균할 때 사용온도와 시간이 옳은 것은?

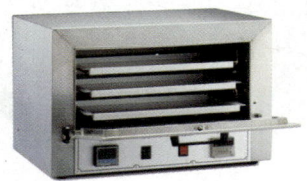

① 120℃, 20~30분
② 120℃, 30~60분
③ 121℃, 15~30분
④ 150℃, 10~30분
⑤ 160℃, 1~2시간

해설 건열멸균기는 보통 160~170℃에서 1~2시간 정도 유지한다.

39회, 36회 출제유형

74 사진의 기구를 멸균할 때 사용할 수 있는 소독방법은?

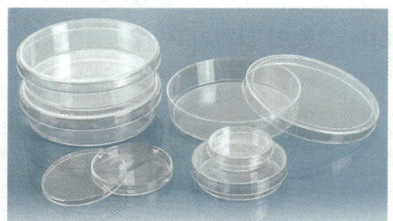

① 여과멸균
② 고압멸균
③ 자비소독
④ 건열멸균
⑤ 화염멸균

해설 사진의 기구는 Petri dish이다. 건열멸균법으로 유리기구(페트리디쉬), 주사침, 유지, 글리세린, 분말 등을 멸균할 수 있다.

42회 출제유형

75 다음 곡선과 관계있는 것은?

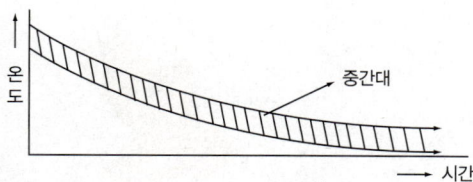

① 장티푸스균
② 결핵균
③ 유산균
④ 디프테리아균
⑤ 장염비브리오균

해설 노스(North) 곡선
우유의 저온살균 시 온도와 시간과의 관계를 나타낸 것이며, 결핵균 사멸과 관계를 나타낸 것이다.

76 이상적인 우유 살균온도의 영역으로 옳은 것은?

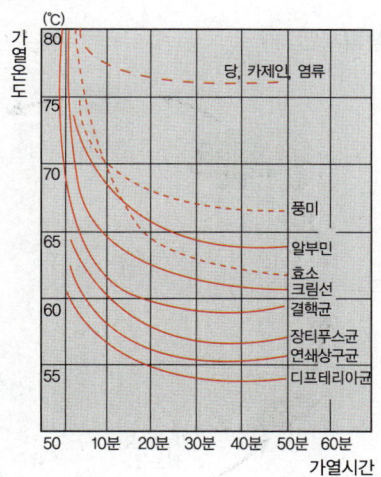

① 최고대
② 최저대
③ 중간대
④ 쾌적대
⑤ 고저대

해설 중간대
우유 성분 중 열에 가장 쉽게 파괴되는 크림선에는 영향을 미치지 않고 우유 중에 혼입된 병원미생물 중 열에 저항력이 강한 결핵균을 파괴할 수 있는 온도와 시간의 관계를 나타낸다.

정답 75 ② 76 ③

41회, 38회, 36회 출제유형

77 다음 소독제 중 손을 씻는 데 가장 좋은 것은?

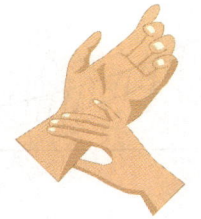

① 과산화수소 ② 역성비누
③ 알코올 ④ 승 홍
⑤ 오 존

해설 **역성비누(양성비누)**
- 원액(10% 용액)을 200~400배로 희석해서 5~10분간 처리한다.
- 결핵균에는 살균력이 떨어지고, 보통비누와 같이 사용하면 효력이 떨어진다.
- 손이나 식기의 소독에 이용한다.

38회 출제유형

78 다음 그림은 어떤 기생충의 생활사인가?

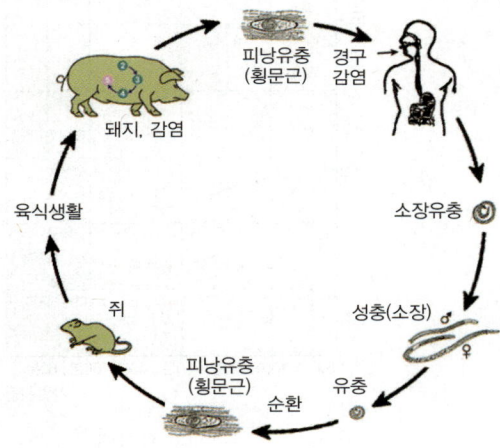

① 선모충 ② 민촌충
③ 폐흡충 ④ 구 충
⑤ 동양모양선충

해설 선모충은 덜 익힌 돼지고기 등의 섭취를 통해 감염된다.

40회 출제유형

79 석탄산 계수가 2이고 석탄산의 희석배수가 30인 경우, 실제 소독액의 희석배수는?

① 30
② 60
③ 90
④ 120
⑤ 150

해설 석탄산 계수(P.C)= $\dfrac{\text{소독액의 희석배수}}{\text{석탄산의 희석배수}}$ 이므로, $2=\dfrac{x}{30}$ 가 된다.
$x=2\times30$ 이므로, 소독액의 희석배수는 60이다.

46회, 43회, 41회 출제유형

80 사진과 같이 단편모가 있으며 3~5%의 식염배지에서 잘 자라는 간균은?

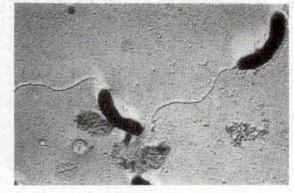

① 웰치균
② 살모넬라균
③ 보툴리누스균
④ 장염비브리오균
⑤ 대장균군

해설 **장염비브리오균**
- 외부형태 : 그람음성, 간균, 단모균, 통성혐기성
- 주요증상 : 복통, 구토, 혈액이 섞인 설사, 약간의 발열
- 잠복기 : 10~18시간
- 감염경로 : 하절기 해산어패류의 생식, 어패류를 취급한 도마
- 특징 : 3~5%의 식염농도에서 잘 자람
- 예방 : 여름철 어패류의 생식 금지, 담수 세척 후 저온(10℃ 이하) 저장, 냉동

정답 79 ② 80 ④

81 다음 중 식품용기의 바닥으로 가장 적절한 것은?

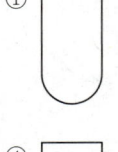 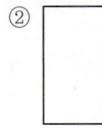 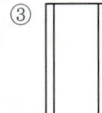

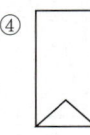 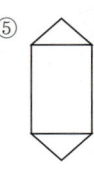

> **해설** 식품용기의 바닥이 각이 지거나 파손된 것은 이물질이 쌓이거나 미생물이 번식할 우려가 있으므로 사용을 금지하고, 청소 및 이물질 제거가 용이한 둥그스름한 바닥의 식품용기를 사용한다.

43회, 40회 출제유형

82 그림의 기구를 멸균할 때 사용하는 소독방법으로 가장 적절한 것은?

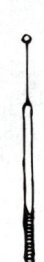

① 자비소독법
② 화염멸균법
③ 건열멸균법
④ 고압증기멸균법
⑤ 자외선살균법

> **해설** 그림은 백금이를 나타낸 것으로 화염멸균으로 백금이, 핀셋, 유리기구 등을 멸균할 수 있다.

83 다음 그림이 병원소인 감염병은?

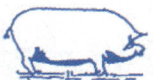

① 말라리아
② 사상충병
③ 일본뇌염
④ 발진티푸스
⑤ 콜레라

해설 ①·②·④·⑤ 사람이 병원소인 감염병이다.

84 소고기를 생식으로 먹었을 때 감염될 수 있는 기생충은?

① 간흡충
② 폐흡충
③ 긴촌충
④ 유구조충
⑤ 무구조충

해설 ①·②·③ 어패류, ④ 돼지와 관련이 있다.

85 단백질 식품의 부패와 신선도 판정을 위한 검사는?

① 요오드가
② 검화가
③ 휘발성 염기질소(VBN)
④ 과산화물가
⑤ 라이헤르트-마이슬가

해설 **휘발성 염기질소(VBN)**
단백질 식품은 신선도 저하와 함께 아민이나 암모니아 등을 생성한다. 어육과 식육의 신선도를 나타내는 지표로 이용되며 초기부패 어육에서는 30~40mg%이 검출된다.

정답 83 ③ 84 ⑤ 85 ③

40회 출제유형

86 다음 보기와 모두 관련된 것은?

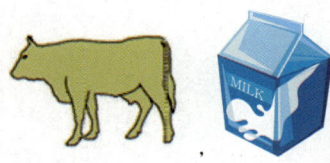, 동물 감염성 유산

① 톡소플라스마
② 야토병
③ 브루셀라증
④ 돈단독증
⑤ 렙토스피라증

해설 브루셀라증은 파상열이라고도 하며, 가축에게는 유산과 불임증을 유발하며 감염된 소가 생산한 우유를 멸균하지 않고 먹었을 때 발생한다.

42회 출제유형

87 다음에 해당하는 기생충은?

- 감염경로 : 고양이의 배설물에 오염된 식품 섭취 시 감염
- 증상 : 두통, 발열, 근육통
- 임신부는 유산·조산될 수 있음

① 톡소플라스마
② 동양모양선충
③ 페디스토마
④ 광절열두조충
⑤ 아니사키스

해설 톡소플라스마는 톡소포자충(Toxoplasma gondii)에 의해 감염되는 질병으로, 사람을 포함한 포유동물과 조류에서 흔히 발견된다.

86 ③ 87 ①

42회 출제유형

88 객담이나 오물 소독 시 사용하며, 석탄산 계수가 2인 소독약은?

① 과산화수소
② 양성비누
③ 크레졸
④ 승 홍
⑤ 포르말린

해설 크레졸(Cresol)
• 석탄산의 약 2배 효과를 보인다.
• 비누에 녹여 크레졸 비누액을 3%로 만들어 수용액으로 사용한다.
• 손 · 발 · 오물 · 축사 · 객담 등의 소독에 이용하고, 식품에는 부적당하다.

42회 출제유형

89 화학적 소독법에서 소독제가 갖추어야 할 조건은?

① 용해성이 낮을 것
② 석탄산 계수가 높을 것
③ 부식성이 있을 것
④ 안정성이 없을 것
⑤ 침투력이 약할 것

해설 소독제의 구비 조건
• 높은 살균력(높은 석탄산 계수를 가질 것)
• 안정성이 있을 것
• 용해도가 높을 것
• 침투력이 강할 것
• 인체에 대한 독성이 약할 것
• 부식성 및 표백성이 없을 것
• 방취력이 있을 것
• 가격이 저렴하고 구입이 용이할 것
• 사용방법이 간단할 것

정답 88 ③ 89 ②

42회 출제유형

90 역성비누(invert soap)의 주성분은?

① 지방족화합물
② 4급 암모늄염
③ 질산염
④ 과산화수소
⑤ 초산은

해설 **역성비누**
- 4급 암모늄염의 유도체로서 보통비누와 반대로 해리하여 양이온이 비누의 주체가 되므로 역성비누라고 한다.
- 세척력은 약하나 살균력이 강하고 가용성이며 냄새가 없고, 자극성, 부식성이 없으므로 손, 식기의 소독에 이용된다.
- 유의할 점은 일반비누와 병용하면 효과가 없으므로 같이 사용하면 안 된다.

43회 출제유형

91 곤충 및 동물의 털과 같이 물에 잘 젖지 아니하는 가벼운 이물검출에 적용하는 이물검사는?

① 여과법
② 체분별법
③ 와일드만 플라스크법
④ 침강법
⑤ 적정법

해설 **이물검사**
- 와일드만 플라스크법 : 곤충 및 동물의 털 등과 같이 물에 잘 젖지 않는 가벼운 이물을 검출하는 방법
- 체분별법 : 시료가 미세한 분말인 경우 체로 포집하여 육안 또는 현미경으로 확인하는 방법
- 침강법 : 비교적 무거운 이물의 검사 시에 사용하며 비중이 무거운 용매에 이물을 침전시킨 후 검사하는 방법
- 여과법 : 액체인 시료를 여과지에 투과하여 여과지상에 남은 이물질을 확인하는 방법

43회 출제유형

92 「식품공전」상 우유류 규격기준 중 산도(젖산으로서) 값은?

① 0.18% 이하
② 0.25~0.30%
③ 0.30~0.45%
④ 0.50~0.65%
⑤ 0.65% 이상

해설 식품공전에 의한 우유류 규격기준 중 산도는 0.18% 이하(젖산으로서)이어야 한다.

정답 90 ② 91 ③ 92 ①

43회 출제유형

93 독소형 식중독균 중 식품 섭취 후 2~4시간 내에 구역질, 구토, 복통, 설사를 유발하는 것은?

① 브루셀라
② 황색포도상구균
③ 에어로모나스
④ 캠필로박터
⑤ 살모넬라

해설 황색포도상구균(Staphylococcus aureus)
- 잠복기 : 평균 3시간으로 세균성 식중독 중 잠복기가 가장 짧음
- 주요증상 : 구역질, 구토, 복통, 설사
- 예방 : 조리사의 위생관리, 화농성 환자의 식품 취급금지

43회 출제유형

94 병원성 대장균 O157 : H7은 어디에 속하는가?

① 장관출혈성 대장균(EHEC)
② 장관독소원성 대장균(ETEC)
③ 장관침투성 대장균(EIEC)
④ 장관병원성 대장균(EPEC)
⑤ 장관응집성 대장균(EAEC)

해설 병원성 대장균 O157 : H7
장관출혈성 대장균의 일종으로, 1982년 미국의 햄버거 식중독 사건의 원인균으로 보고된 바 있다. 사람의 장관에 감염되면 장관 내에서 증식하여 Verotoxin이라는 강력한 독소를 생산하며, 이 독소는 용혈성요독증후군을 유발한다.

43회 출제유형

95 장티푸스균의 편모 및 균의 형태는?

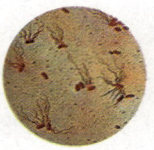

① 주모성 간균　　　　　　　　② 주모성 구균
④ 단모성 나선균　　　　　　　⑤ 단모성 구균
③ 양모성 간균

해설 장티푸스는 균체의 주위에 많은 편모가 분포되어 있는 주모성 편모이며, 막대 모양의 간균이다.

정답 93 ②　94 ①　95 ①

43회 출제유형

96 사진은 기구를 160~170℃에서 1~2시간 멸균하는 기기이다. 이 기기는 무엇인가?

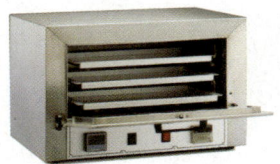

① 열수멸균기
② 스팀멸균기
③ 방사선멸균기
④ 고압증기멸균기
⑤ 건열멸균기

해설 건열멸균기

삼각플라스크 등 초자기구를 160~170℃에서 1~2시간 멸균하는 기기로, 고압증기살균과는 달리 기내가 건조 상태를 유지하므로 세척 후에는 기구를 건조시키는 기능도 있다.

46회, 43회 출제유형

97 사진은 인수공통감염병의 원인균으로 포자가 있는 그람양성 간균이다. 이에 해당하는 것은?

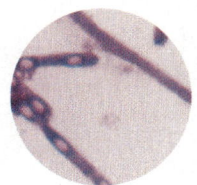

① 야토병
② 발진티푸스
③ Q 열
④ 탄 저
⑤ 신증후군출혈열

해설 탄 저

탄저균은 호기성의 그람양성 간균으로 운동성이 없고, 협막을 가지며, 환경조건이 나빠지면 균체 중앙이나 가장자리에 포자를 형성하지만 살아있는 숙주에서는 포자를 형성하지 않는다.

정답 96 ⑤ 97 ④

44회 출제유형

98 해산어류의 부패로 생성되는 물질은?

① 카테킨
② 헥사날
③ 헤모글로빈
④ 트리메틸아민
⑤ 글루탐산나트륨

해설 트리메틸아민(TMA)
해산어류 비린내의 원인이 되는 물질로, 해산어류가 죽으면 체내의 미생물과 효소에 의해 Trimethylamine Oxide(TMAO)가 분해되어 Trimethylamine(TMA)이 생성된다. 트리메틸아민은 신선어류 중에는 거의 없으며, 선도가 떨어지면서 증가하므로 어패류의 초기부패 판정지표로 이용된다.

44회 출제유형

99 비가열살균법에 해당하는 것은?

① 자비소독법
② 건열멸균법
③ 간헐멸균법
④ 방사선살균법
⑤ 고압증기멸균법

해설 물리적 소독법
- 비가열살균법 : 일광소독, 자외선살균법, 방사선살균법
- 가열살균법 : 화염멸균법, 건열멸균법, 자비소독법, 고압증기멸균법, 간헐멸균법, 저온소독법, 초고온순간멸균법

44회 출제유형

100 피펫 등 유리기구의 멸균에 사용되는 방법은?

① 저온살균법
② 건열멸균법
③ 자외선멸균법
④ 초고온순간살균법
⑤ 고온단시간살균법

해설 건열멸균법
160~170℃의 건열멸균기로 1~2시간 처리하여 미생물 사멸하는 방법으로, 주로 유리기구(피펫, 페트리디쉬 등)에 사용한다.

정답 98 ④ 99 ④ 100 ②

44회 출제유형

101 살모넬라균의 그람염색 결과 나타나는 색은?

① 황 색
② 흑 색
③ 적 색
④ 청 색
⑤ 자 색

해설 그람음성균은 그람염색법으로 염색했을 때 붉은색을 보이는 세균으로 살모넬라균, 대장균, 콜레라균 등을 포함한다.

44회 출제유형

102 가축을 사육하는 중 사람의 피부 상처, 호흡기 등으로 침입하는 포자형성균은?

① 결핵균
② 탄저균
③ 돈단독균
④ 살모넬라균
⑤ 병원성 대장균

해설 **탄저균(Bacillus anthracis)**
- 포자를 형성하는 비운동성의 그람양성 간균이다.
- 사람은 감염된 동물과 직접 접촉 또는 오염된 양모 · 털 · 뼈 등과 접촉하거나 호흡기 감염으로 전파된다.

46회 출제유형

103 소독약의 희석배수가 200이고, 석탄산의 희석배수가 100일 때 석탄산 계수는?

① 1.0
② 2.0
③ 3.0
④ 4.0
⑤ 5.0

해설 석탄산 계수 = $\dfrac{\text{소독액의 희석배수}}{\text{석탄산의 희석배수}} = \dfrac{200}{100} = 2.0$

정답 101 ③ 102 ② 103 ②

제3과목 위생곤충학

CHAPTER 01	곤충의 외부형태
CHAPTER 02	곤충의 내부형태 및 생리
CHAPTER 03	곤충의 발육 및 분류
CHAPTER 04	위생곤충
CHAPTER 05	쥐 류
CHAPTER 06	위생곤충의 채집, 보존 및 표본제작
CHAPTER 07	살충제
CHAPTER 08	매개곤충의 방제방법
적중예상문제	

행운이란 100%의 노력 뒤에 남는 것이다.
— 랭스턴 콜먼(Langston Coleman)

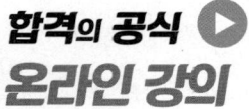

보다 깊이 있는 학습을 원하는 수험생들을 위한
시대에듀의 동영상 강의가 준비되어 있습니다.
www.sdedu.co.kr → 회원가입(로그인) → 강의 살펴보기

CHAPTER 01 곤충의 외부형태

1 곤충의 일반적 형태

(1) 곤충의 외부형태
① 곤충은 동물분류상 절지동물 곤충강에 속하는 소동물의 총칭
② 일반적으로 앞뒤가 길고 원통형이며 좌우대칭의 형태
③ 모든 곤충은 환절 또는 체절로 이루어져 있으며 두부, 흉부, 복부 등 3부분으로 구성

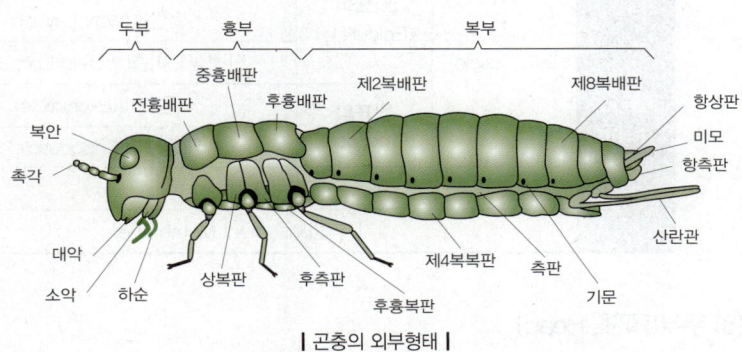

| 곤충의 외부형태 |

(2) 외피(Integument)
① 외벽이 골격 구실을 하기 위해 밖에 있어서 외부골격이라 부름
② 몸의 형태를 유지·보호함
③ 대부분의 근육이 외피에 부착되어 있음
④ 체내로부터의 수분증산, 외적, 병원체 침입을 방지
⑤ 특별한 감각기관이 외피에 있어서 외계로부터의 자극을 감수
⑥ 외피의 구성
　㉠ 표피층(表皮層) : 화학적 성분은 주로 각질, 단백질, 색소 등으로 구성되며, 표피층의 최외부인 시멘트층과 밀랍층은 손상을 입거나 마찰로 소멸되면 다시 진피세포층에서 세도관을 통해 분비물이 나와 재형성
　㉡ 진피층(眞皮層) : 진피세포로 형성, 극모 등을 형성하는 조모세포로 구성
　㉢ 기저막(基底膜) : 진피와 체강 사이의 경계, 진피세포의 분비로 형성

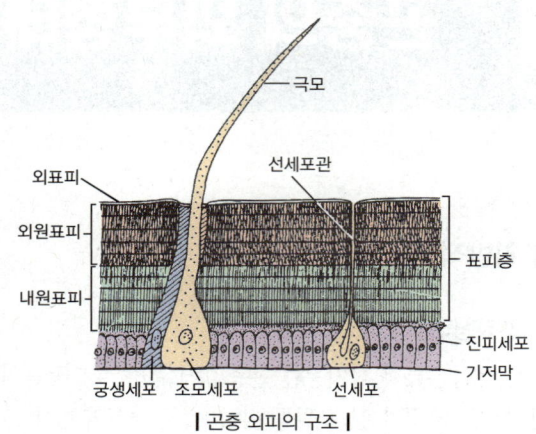

| 곤충 외피의 구조 |

외피 (Integu- ment)	표피(Cuticle)	외표피 (Epicuticle)	시멘트층(Cement Layer)
			밀랍층(Wax Layer)
			단백성표피층(Protein Epicuticle)
		원표피 (Procuticle)	외원표피(Exocuticle)
			내원표피(Endocuticle)
	진피(Epidermis)		
	기저막(Basement Membrane)		

(3) 두부(頭部, Head)

① 1쌍의 복안(複眼, Compound Eye, 겹눈), 1쌍의 촉각(觸角, Antenna, 더듬이), 3개의 단안(單眼, Ocellus, 홑눈)과 복잡한 구기

② 두부의 명칭
  ㉠ 두정(頭頂, Vertex) : 두부의 배면
  ㉡ 안면(顔面, Frons) : 전면
  ㉢ 볼(Gena) : 측면
  ㉣ 후두(後頭, Occiput) : 후면의 주연부
  ㉤ 후후두(後後頭, Postocciput) : 후두 후면의 주연부
  ㉥ 두순(頭楯, Clypeus) : 안면에 구기와 접하는 부분

③ 촉각의 명칭
  ㉠ 제1절은 병절(柄節, Scape), 제2절은 경절(硬節, Pedicel), 제3절에서 끝부분까지는 편절(鞭節, Flagellum)
  ㉡ 형태 : 편상, 사상, 주수상, 거치상, 두상, 즐치상, 새엽상, 곤봉상
④ 구기(口器)의 명칭
  ㉠ 저작형
    • 두순 바로 밑에서 구부의 전면을 덮고 있는 부분은 상순(上脣, Labrum)
    • 상순 후방 양 옆에 1쌍의 대악(大顎, Mandible)과 1쌍의 소악(小顎, Maxilla)
    • 구부의 후면을 덮고 있는 하순(下脣, Labium)
    • 소악과 하순에는 각각 부속지인 촉수(觸鬚, Palp)를 가지고 있음
    • 구조 중심부에는 혀 모양의 하인두(下咽頭, Hypopharynx) 위치
    • 하인두 부근에는 열려 있는 타액선(唾液腺, Salivary gland) 위치
  ㉡ 흡수형
    • 수액이나 혈액 등 액상의 식물을 섭취할 수 있게 변형된 가늘고 긴 주둥이 형성
    • 상기 저작형 구기의 각 부분이 변화한 것

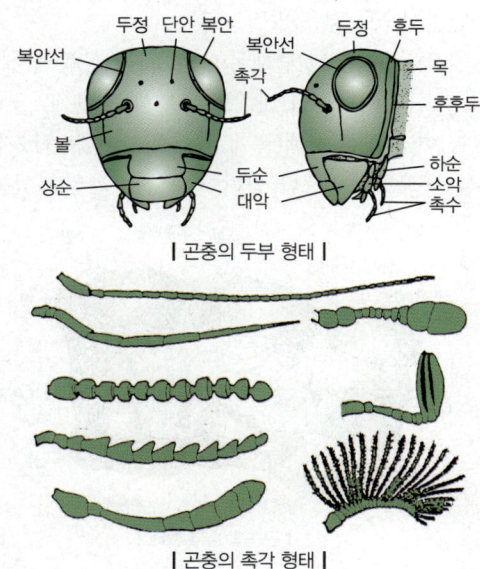

| 곤충의 두부 형태 |

| 곤충의 촉각 형태 |

핵심 OX

01 표피층의 최외부는 시멘트층이다. (O, X)

02 원표피는 외원표피와 내원표피로 구성되어 있다. (O, X)

03 조모세포는 진피층에 있다. (O, X)

[정답] 01 O 02 O 03 O

(4) 흉부(Thorax)

① **3환절로 구성** : 전흉(前胸, Prothorax), 중흉(中胸, Mesothorax), 후흉(後胸, Metathorax)
② 무시곤충(無翅昆蟲)에서는 모두 같은 구조이나, 유시곤충(有翅昆蟲)에서는 종류에 따라 매우 다름
③ 흉부의 각 환절은 원칙적으로 4개의 판(板)으로 되어있는데, 배면(背面)의 배판(背板), 복면(腹面)의 복판(腹板), 양옆의 측판(側板)
④ 흉부에는 기본적으로 2쌍의 기문(氣門, Spiracle)이 있음
⑤ 다리는 기부에서 선단(先端)으로 향하여 기절(基節, Coxa), 전절(轉節, Trochanter), 퇴절(腿節, Femur), 경절(勁節, Tibia) 및 1~5절로 되는 부절로 구성
⑥ 부절의 말단에는 1쌍의 발톱, 1쌍의 욕반, 1개의 조간반
⑦ 날 개
　㉠ 흉배판과 측판 사이에서 좌우로 편평하게 늘어나서 만들어진 것으로 근육이 없음
　㉡ 중흉에 있는 것이 전시(前翅, Forewing), 후흉의 후시(後翅)
　㉢ 파리목(Diptera)에서는 후시가 퇴화해서 평균곤(平均棍)
　㉣ 날개는 일반적으로 얇은 막질
　㉤ 바퀴목(Blattaria), 딱정벌레목(Coleoptera) 등에서는 전시가 경화(硬化)해서 시초(翅鞘, Elytron) 또는 복시(覆翅, Tegmen)가 되었음
　㉥ 기관(氣管)이 변화한 시맥(종맥과 종맥 사이를 가로지르는 횡맥)
　㉦ 막면이나 시맥에는 미모나 인편이 나있는 경우도 있음

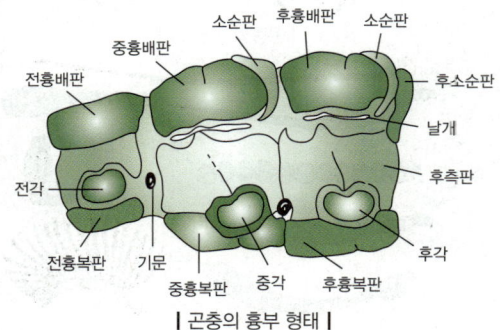

| 곤충의 흉부 형태 |

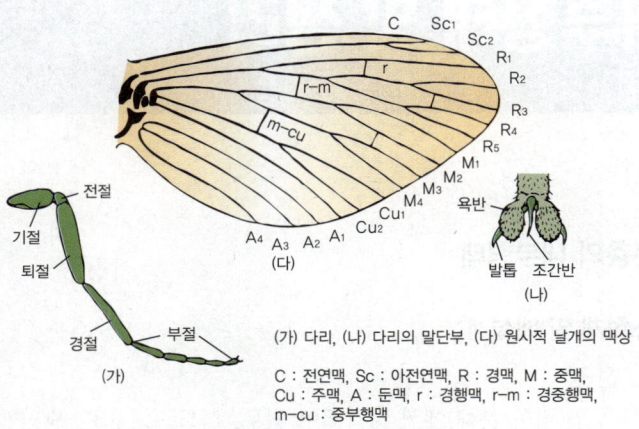

(가) 다리, (나) 다리의 말단부, (다) 원시적 날개의 맥상

C : 전연맥, Sc : 아전연맥, R : 경맥, M : 중맥,
Cu : 주맥, A : 둔맥, r : 경행맥, r-m : 경중행맥,
m-cu : 중부행맥

| 곤충의 다리와 날개 |

(5) 복부(Abdomen)

① 원래는 11환절이었으나 몇 개가 퇴화, 몰입, 융합하여 적은 수의 환절을 가짐
② 많은 종류의 곤충에서 말단의 환절들은 외부생식기로 변형되었음
③ 각 환절에는 배판, 복판의 견고한 판이 상하로 덮여 있고 그 사이는 막질의 측판으로 연결되어 있음
④ 1쌍의 기문이 열려 있음
⑤ 성충은 부속지를 갖지 않음
⑥ 제11절의 부속지는 미모로 되어 있음
⑦ **수컷** : 9환절과 그 부속지가 융합하여 교미 시 사용되는 파악기로 발달
⑧ **암컷** : 제8환절 및 제9환절의 부속지가 변형되어 산란관을 형성

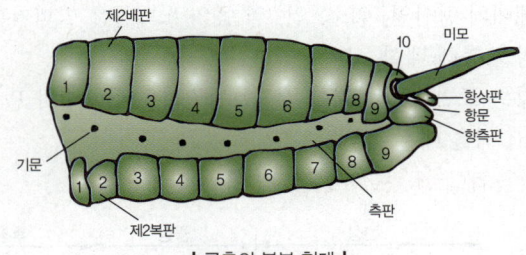

| 곤충의 복부 형태 |

핵심 OX

01 곤충의 흉부는 4환절로 구성되어 있다. (O, X)

02 부절의 말단에는 1쌍의 발톱, 1쌍의 욕반, 1개의 조간반이 있다. (O, X)

03 성충은 부속지를 갖고 있다. (O, X)

| 정답 | 01 X 02 O 03 X

CHAPTER 02 곤충의 내부형태 및 생리

> **출제경향 파헤치기**
> 곤충의 소화계 및 배설계를 이해하고 있는지를 주로 묻는다.
> ☑ 다음 중 곤충의 소화계에 대한 설명으로 옳은 것은?

1 곤충의 내부형태

(1) 소화계 및 배설계

① 전 장
  ㉠ 입(먹이 분쇄)에서 시작되어 인두, 식도, 소낭이나 맹낭(먹이 일시 저장)과 전위(섭취한 먹이의 역행을 막는 밸브 역할)로 구성
  ㉡ 입 안에 타액관이 열려 있어 타액선과 연결
  ㉢ 흡혈성 곤충의 타액선은 항응혈성 물질을 함유하고 있어서 섭취하는 혈액의 응고를 방지

② 중 장
  ㉠ 위의 역할
  ㉡ 먹이의 소화가 이루어짐
  ㉢ 여러 가지 효소 분비

③ 후 장
  ㉠ 배설기관인 말피기관이 붙어 있는 곳에서 시작하여 가는 관으로 된 회장, 결장, 넓은 관으로 된 직장에 이어 항문에서 끝남
  ㉡ 직장의 직장세포는 배설되는 분에 남아 있는 수분을 흡수

④ 말피기관
  ㉠ 체내의 탄산염, 염소, 인, 염 등의 노폐물은 말피기관에서 여과되어 후장을 통해 배설
  ㉡ 넓은 표면적을 차지할 수 있도록 적용되어 수가 많을 때는 길이가 짧고, 적을 때는 긺
  ㉢ 체강 내에 떠 있으며 중장과 후장 사이에 연결

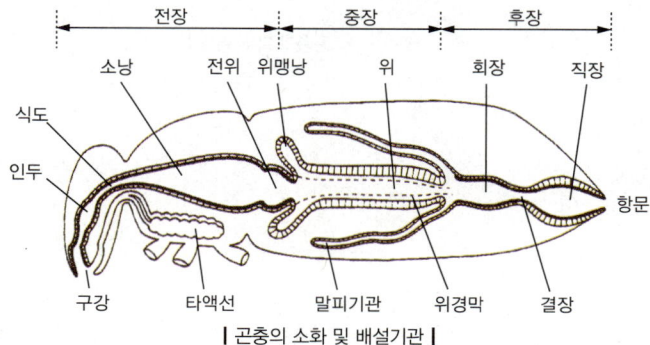

| 곤충의 소화 및 배설기관 |

(2) 순환계

① 배관(1개의 긴 관), 개식계(開式系)
② 혈림프액 ★ 38
    ㉠ 엷은 담황색·담녹색·무색
    ㉡ 영양분을 각 조직에 공급
    ㉢ 노폐물을 배설기관으로 운반
    ㉣ 수분 유지
    ㉤ 호흡작용을 돕고 탈피과정의 원활화에 도움
③ 심장 : 9개, 심문이 열려 있어 혈액이 심실로 공급 ★ 37
④ 1쌍의 익근 : 심장의 펌프작용을 통해 심실로 들어간 혈액을 대동맥으로 흐르게 함
⑤ 대동맥의 끝은 두부에 열려 있어 혈액이 흘러 나와 몸 후방으로 흐르게 함

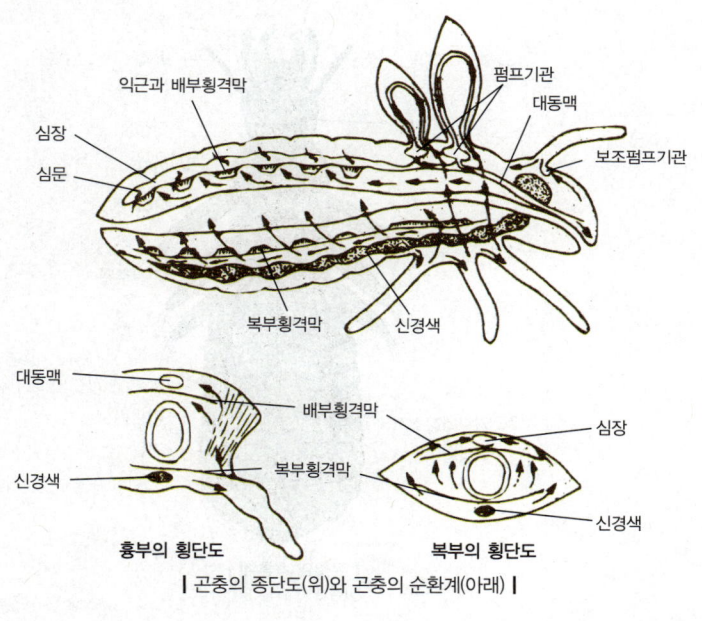

| 곤충의 종단도(위)와 곤충의 순환계(아래) |

출제경향 파헤치기

곤충의 순환계를 이해하고 있는지를 주로 묻는다.

☑ 다음 중 곤충의 순환계에 대한 설명으로 옳은 것은?

핵심 OX

01 곤충의 맹낭은 먹이를 일시 저장하는 기능을 한다. (O, X)

02 혈림프액은 먹이의 소화를 위한 여러 가지 소화효소이다. (O, X)

03 혈림프액은 노폐물을 배설기관으로 운반하는 역할을 한다. (O, X)

|정답| 01 O 02 X 03 O

(3) 호흡계

① **기관계** : 기문과 기관으로 구성
  ㉠ 기관 : 기관주관, 기관지, 기관소지의 순으로 점점 가늘어지고 가지가 많아지면서 각 조직에 분포
  ㉡ 기문 : 흉부 2쌍, 복부 8쌍(곤충에 따라 차이가 있음)
② **기관주관** : 측기관주관과 연쇄주관으로 구성
③ **기관낭의 역할** ★ ㊻
  ㉠ 공기를 저장하여 호흡을 돕는 일
  ㉡ 산소를 공급하는 풀무작용
  ㉢ 체온을 식히는 일
  ㉣ 비상곤충의 체중 감소 기능
  ㉤ 탈피 시 공간 조성

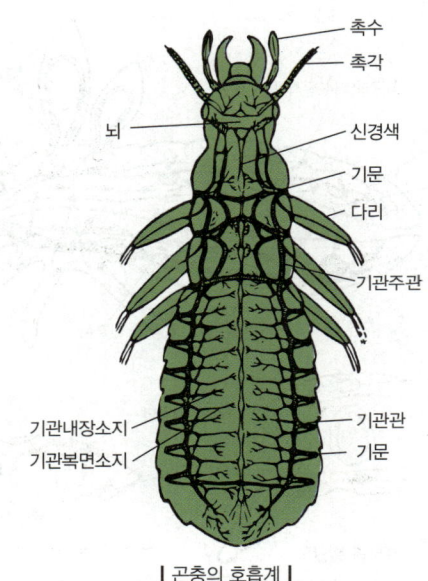

| 곤충의 호흡계 |

(4) 신경계 및 감각 기능

① **신경계** : 중추신경계(뇌, 복신경색), 전장신경계, 말초신경계로 구성
② **감각** : 시각(복안에서 관장), 청각, 촉각, 취각, 미각 등의 감각기관, 몸의 털은 물리적·화학적 자극을 느끼는 감각기관

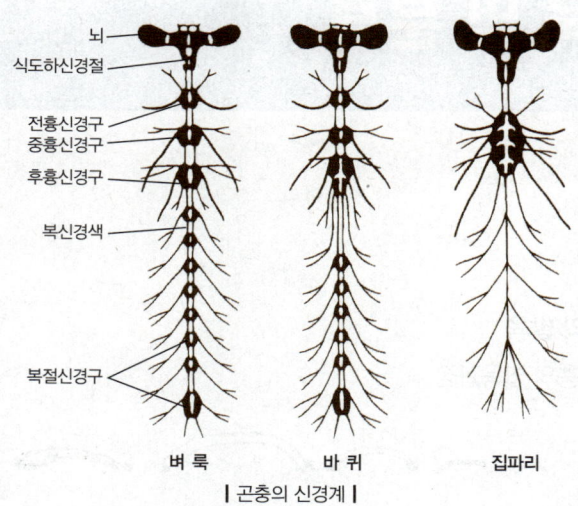

| 곤충의 신경계 |

(5) 생식계
① 단성생식(자웅이체)
② 교미와 수정
  ㉠ 교미 : 수컷이 파악기(Clasper)로 암컷의 복부 끝을 붙잡고 음경을 질 속에 삽입하여 정자를 주입시키는 행위
  ㉡ 수정낭 : 정자의 보관
  ㉢ 수정 : 교미와 관계없이 산란할 때마다 이루어짐
  ㉣ 대부분의 경우 일생 동안 한 번의 교미
    • 암컷 생식기관 : 좌우 한 쌍의 난소와 많은 수의 난소소관 – 측수란관 – 주수란관 – 질
    • 수컷 생식기관 : 1쌍의 정소 – 수정관 – 사정관 – 음경

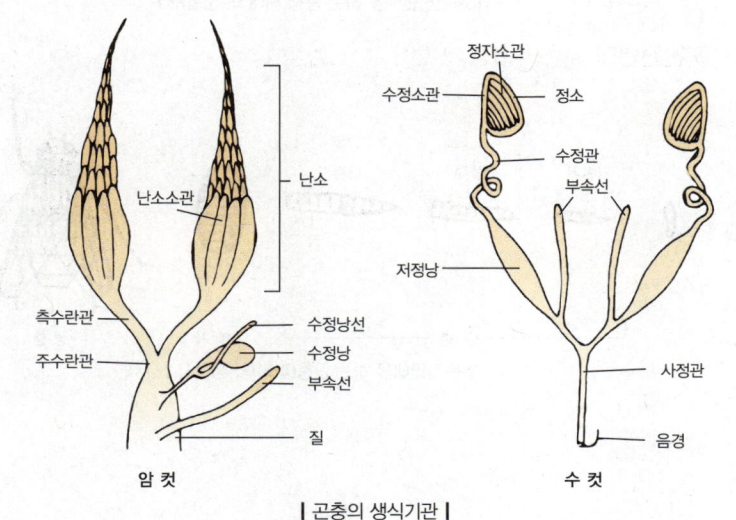

| 곤충의 생식기관 |

핵심 OX

01 기관주관은 측기관주관과 연쇄주관으로 구성된다. (O, X)

02 수정낭은 난자를 보관하는 곳이다. (O, X)

03 대부분 암컷 곤충은 일생 동안 한 번의 교미를 한다. (O, X)

|정답| 01 O 02 X 03 O

03 곤충의 발육 및 분류

> **출제경향 파헤치기**
> 불완전변태를 하는 곤충과 완전변태를 하는 곤충을 구분하는 것을 주로 묻는다.
> ☑ 다음 그림의 곤충 중 불완전변태를 하는 곤충은?

1 발 육

(1) 곤충의 발육

① 곤충의 발육과정

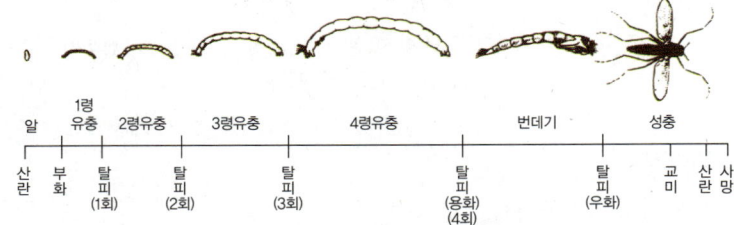

| 곤충(파리목, 깔따구과, 깔따구속)의 발육과정 |

② **불완전변태** : 번데기 시기를 생략하고 '알 → 약충 → 성충'의 순으로 발육
★ ㉞

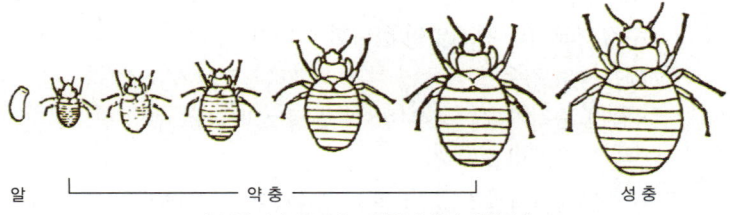

| 불완전변태를 하는 곤충(빈대)의 생활사 |

③ **완전변태** : 알 → 유충 → 번데기 → 성충

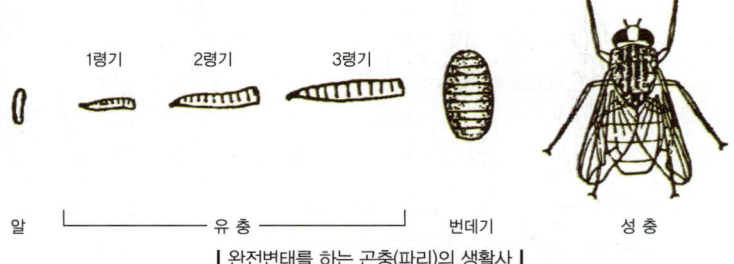

| 완전변태를 하는 곤충(파리)의 생활사 |

2 분류

(1) 분류의 목적 및 방법

① 목 적
　㉠ 곤충에 관한 모든 연구의 기초는 사용되는 곤충의 종명을 정확히 결정하는 것, 즉 동정(同定, Identification)에 있음
　㉡ 곤충의 종명을 결정하고 분류군으로 정리하는 것
　㉢ 종 및 분류 간의 유연관계를 밝히는 것
　㉣ 진화과정을 연구하여 곤충과 다른 동물군과의 연관성을 규명하는 것
　㉤ 역학적 양상이나 질병방제책 수립에 기본적인 질병 매개 종을 규명하는 것

② 방 법
　㉠ 외부 혹은 내부의 형태적 특징 관찰
　㉡ 생태학적인 방법
　㉢ 유전학적 방법 : 염색체(Chromosome)의 관찰이나 종간 교배실험에 의한 방법
　㉣ 새로운 분자적 기법과 분석방법들이 계통분류학 및 진화학에 도입
　　• 중합효소 연쇄반응(PCR ; Polymerase Chain Reaction) : 2~3시간 만에 원하는 유전자 부위를 수 백만 개로 증폭시킬 수 있는 기술
　　• DNA염기서열분석법(Sequencing)
　　　- DNA 및 RNA의 염기서열과 이로 유추 가능한 단백질 아미노산 서열
　　　- RNA나 단백질의 이차구조 등의 정보
　　• 동위효소 전기영동법(Isozyme Electrophoresis)
　　• DNA-DNA Hybridization
　　• 제한효소분석법(Restriction Endonuclease Analysis)

(2) 분류의 기초

① 분류의 단위(모기 예시)
　㉠ 종(種) : 작은빨간집모기(Culex Tritaeniorhynchus)
　㉡ 속(屬) : 집모기속(Genus Culex)
　㉢ 과(科) : 모기과(Family Culicidae)
　㉣ 목(目) : 파리목(Order Diptera)
　㉤ 강(綱) : 곤충강(Class Insecta)
　㉥ 문(門) : 절지동물문(Phylum Arthropoda)
　㉦ 계(系) : 동물계(Kingdom Animal)

핵심 OX

01 빈대는 불완전변태를 한다. (O, X)

02 완전변태는 번데기 시기가 없다. (O, X)

03 곤충의 종명을 결정하고 분류군을 정리하면 역학이나 질병방제책 수립에 유용하다. (O, X)

|정답| 01 O　02 X　03 O

② 종(Species)과 아종(Subspecies)
  ㉠ 종
    • 일정한 형태적·생태적 및 생리적 특성
    • 특성이 후손에 유전됨
    • 다른 종의 무리와는 교배가 일어나지 않는 한 무리를 종으로 정의
  ㉡ 아 종
    • 지리적 또는 기타 요인에 의한 격리
    • 한 종이 오랜 세월 두 집단으로 격리되어 두 개의 종으로 분화하는 과정에 있는 두 개체군으로서 종의 개념상 원종과는 뚜렷이 구별
③ 학명(Zoological Nomenclature)
  ㉠ 계(系)에서 아종(亞種)에 수많은 분류군의 혼란을 피하고 효율적으로 체계화하기 위해 국제적으로 모든 이름은 통일하여 사용
  ㉡ 국제적으로 통용되는 규정이 필요하고, 동물명명국제위원회에서 제정한 국제동물명명규약에 따름

(3) 위생절지동물의 분류
① 갑각강(Crustacea)
② 노래기강(Diplopoda)
③ 곤충강(Insecta)
  ㉠ 바퀴목(Order Blattaria)
  ㉡ 노린재목(Order Hemiptera)
  ㉢ 이목(Order Anoplura)
  ㉣ 벌목(Order Hymenoptera)
  ㉤ 벼룩목(Order Siphonaptera)
  ㉥ 나비목(Order Lepidoptera)
  ㉦ 딱정벌레목(Order Coleoptera)
  ㉧ 파리목(Order Diptera)
④ 지네강(Chilopoda)
⑤ 거미강(Arachnida)
  ㉠ 거미목(Order Araneae)
  ㉡ 전갈목(Order Scorpiones)
  ㉢ 진드기목(Order Acarid)

CHAPTER 04 위생곤충

1 바퀴

(1) 형태

① 몸 : 상하로 편형
② 두부
  ㉠ 작은 역삼각형이며 수직으로 위치
  ㉡ 발달한 Y자형의 두개선(頭蓋線, Epicranial Suture)
  ㉢ 복안은 1쌍으로 대형이고 단안은 1쌍
  ㉣ 대악(Mandible)과 소악(Maxilla)은 짧고 강하게 발달
③ 촉각 : 길고 편상(鞭狀)이며 다수절(100절 이상) ★ ④④
④ 구기 : 저작형
⑤ 흉부
  ㉠ 전흉배판은 대형(大形)
  ㉡ 중흉과 후흉은 동형(同形)
  ㉢ 날개 : 2쌍으로 모두 발달했으나 종류에 따라 퇴화
  ㉣ 다 리
    • 달리기에 적합하도록 잘 발달
    • 3쌍이 거의 동형(同形)
    • 기절, 전절, 퇴절, 경절 및 5절의 부절로 구성
⑥ 복부
  ㉠ 크고 넓은 10절로 구성
  ㉡ 제1절은 짧게 퇴화되어 실제적인 복절은 제2절
  ㉢ 제10배판 : 항상판(Suranal Plate)으로 외부생식기의 일부
  ㉣ 복판(腹板) : 수컷은 9절까지, 암컷은 7절까지 뚜렷하고 나머지는 생식기로 변형
  ㉤ 암수 모두 제10배판에서 나온 미모(Cercus)가 1쌍

핵심 OX

01 바퀴의 구기는 저작형이다.
(O, X)

02 바퀴의 촉각은 길고 편상이다.
(O, X)

03 바퀴는 거미강에 속한다. (O, X)

|정답| 01 O 02 O 03 X

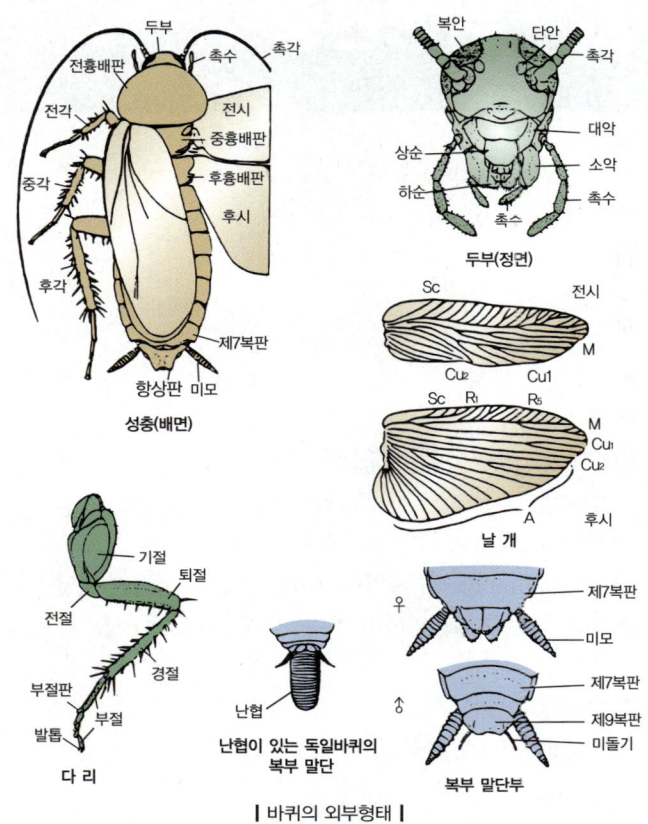

| 바퀴의 외부형태 |

(2) 습성 ★ 43

① 식성
   ㉠ 잡식성 : 동물질, 식물질 및 동·식물의 부패물 등 다양한 먹이 섭취 ★ 37
   ㉡ 영양물질 : 단백질, 탄수화물, 비타민, 콜레스테롤, 무기염 등
② 가주성(집에서 서식)
③ 야간활동성 : 일주성 작용
④ 군서성 : 군서생활, 집합페로몬 작용 ★ 38
⑤ 번식요인 : 높은 온도 유지, 충분한 먹이
⑥ 불완전변태 : 알(Egg) → 약충(Nymph) → 성충(Adult)
⑦ 생활사
   ㉠ 알 : 난협(卵莢)이라는 알주머니 속에 보호되어 산란 ★ 41 39 38
   ㉡ 암컷 : 미절(尾節)에 열린 생식낭에 난협을 달고 다니다가 적당한 장소에 떨어뜨림
   ㉢ 약충(Nymph) : 알에서 부화한 후 자유생활
   ㉣ 성충 : 교미활동을 하며 암컷은 죽을 때까지 산란
   ㉤ 각종 질병의 기계적 전파 ★ 37

출제경향 파헤치기

바퀴의 기본적인 특징을 주로 묻는다.

☑ 다음 사진의 곤충에 대한 설명으로 옳은 것은?

(3) 한국산 바퀴의 주요 종류

① 독일바퀴(Blattella germanica) ★ 36
　㉠ 분포 : 세계적으로 가장 널리 분포
　㉡ 기원지 : 에티오피아
　㉢ 길이 : 가주성 중 **가장 소형(10~15mm)**
　㉣ 색상 : **밝은 황갈색**
　㉤ 전흉배판 : **2줄 흑색종대**
　㉥ 날개 : 암컷 – 복부전면, 수컷 – 복부선단 노출
　㉦ 교미 : 7~10일 내
　㉧ 부화기간 : 2~4주
　㉨ 난수 : 37~44개
　㉩ 난협산출 : 일생 4~8개
　㉪ 최적온도 : 30℃
　㉫ 성충수명 : 100일

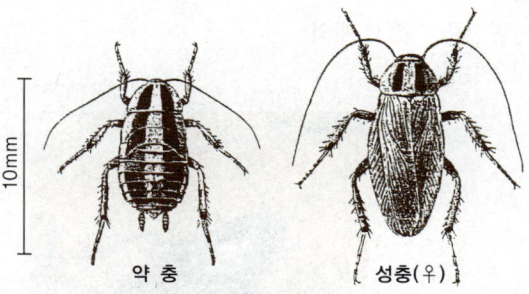

| 독일바퀴(배면) |

② 이질바퀴(Periplaneta americana) ★ 46 40 37 36
　㉠ 분포 : 남부지방
　㉡ 기원지 : 중앙아프리카
　㉢ 길이 : 대형(35~40mm)
　㉣ 색상 : **광택 있는 적갈색**
　㉤ 전흉배판 : 가장자리에 **황색의 윤상무늬**
　㉥ 날개 : **암컷 – 복부 길이 정도**, **수컷 – 복부보다 긺**
　㉦ 교미 : 우화 후 수일 내
　㉧ 부화기간 : 30~45일
　㉨ 난수 : 14~18개
　㉩ 난협산출 : 21~59개
　㉪ 최적온도 : 28℃
　㉫ 성충수명 : 1년

출제경향 파헤치기

바퀴 종류에 따른 차이점을 주로 묻는다.

☑ 다음 사진의 곤충에 대한 설명으로 옳은 것은?
☑ 두 사진의 곤충의 공통점으로 옳은 것은?

핵심 OX

01 바퀴의 알은 난협이라는 알주머니에 보호되어 산란된다. (O, X)

02 바퀴는 단독생활을 하고, 교미 때만 집합페로몬이 작용한다. (O, X)

03 독일바퀴는 전흉배판에 2줄 흑색종대가 있다. (O, X)

|정답| 01 O 02 X 03 O

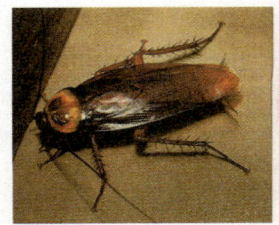 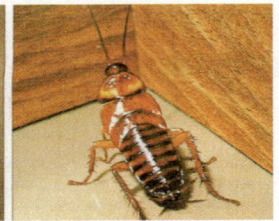

| 이질바퀴 |

③ **먹바퀴**(Periplanera fuliginosa)
    ㉠ 분포 : 제주도 · 남부지방
    ㉡ 길이 : 대형(30~38mm)
    ㉢ 색상 : 광택 있는 암갈색
    ㉣ 날개 : 복부 전체 덮음
    ㉤ 교미 : 1주일
    ㉥ 부화기간 : 40~60일
    ㉦ 난수 : 18~22개
    ㉧ 난협산출 : 20개 내외
    ㉨ 성충수명 : 1년

| 먹바퀴 성충 암컷 |

④ **집바퀴**(Periplaneta japonica) ★ 42 38
    ㉠ 분포 : 세계적으로 가장 북방에 서식
    ㉡ 길이 : 중형(20~25mm)
    ㉢ 색상 : 무광택의 흑갈색
    ㉣ 전흉배판 : 울퉁불퉁함
    ㉤ 날개 : 암컷 – 복부의 절반, 수컷 – 복부 전체
    ㉥ 부화기간 : 24~35일
    ㉦ 난수 : 12~17개
    ㉧ 난협산출 : 14개
    ㉨ 성충수명 : 3~4개월

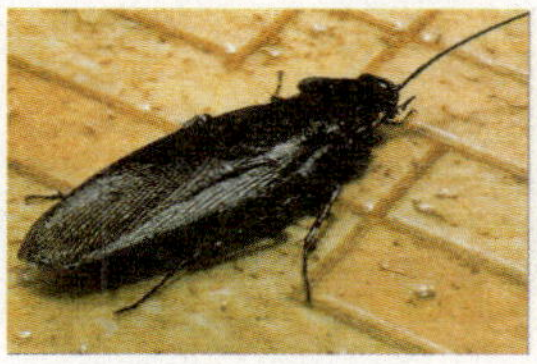
| 집바퀴 수컷 |

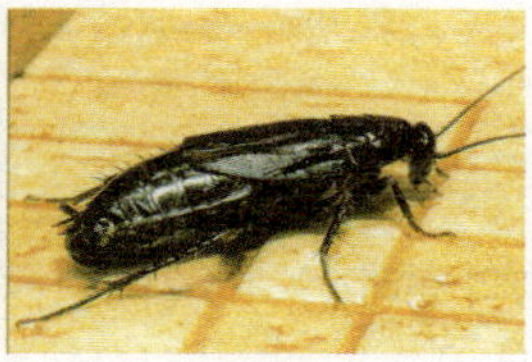
| 집바퀴 암컷 |

(4) 바퀴의 방제 ★ 35

① 환경위생 관리 ★ 37

㉠ 음식물 관리

㉡ 건물 내부의 청결 유지(주방 등)

㉢ 침입 예방

- 외부 : 여러 종류의 짐, 세탁물, 식료품, 중고가구 등
- 인접가옥 : 창문, 문, 쓰레기통, 배수관, 기타 파이프 등

② 트랩 설치

㉠ '바퀴오라오라'와 같이 Cardboard를 양 옆으로 접은 후 밑바닥에 비응고성 접착제(Plasticized Gum) 처리

㉡ 집합페로몬과 같은 유인제 혼합 사용

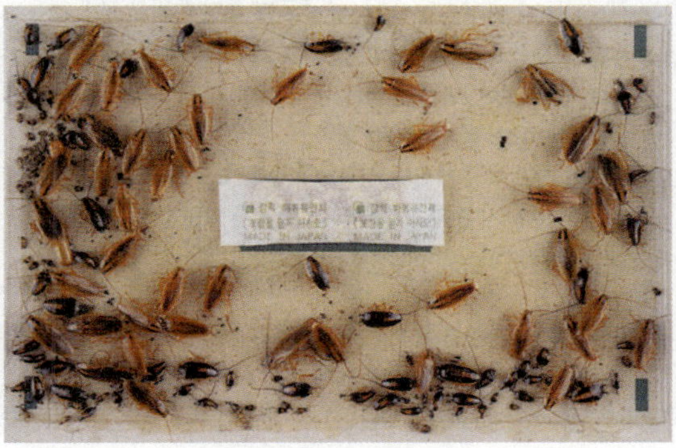
| 바퀴 트랩 |

③ 살충제 사용

㉠ 독먹이법 : 적당한 먹이에 살충제를 혼합하여 식독작용을 일으킴

㉡ 연무법과 훈증법 : 속효성 · 휘발성 살충제를 50μm 이하의 미립자로 밀폐된 공간에 충분한 양을 연무하거나 훈증하는 방법

㉢ 잔류분무 : 잔효성 살충제를 바퀴의 서식장소 주변에 잔류분무하는 것(효과적)

㉣ 분제살포 : 사람의 손이 닿지 않는 장소에 분제를 살포

출제경향 파헤치기

바퀴의 방제에 사용하는 방법을 주로 묻는다.

☑ 다음 중 바퀴 방제에 가장 효과적인 방법은?

☑ 바퀴 방제에 사용하는 살충제는?

핵심 OX

01 먹바퀴의 날개는 복부 전체를 덮는다. (O, X)

02 집바퀴는 광택이 있고 적갈색을 띈다. (O, X)

03 바퀴의 방제 중 환경위생 관리 방법으로는 음식물 관리가 가장 중요하다. (O, X)

| 정답 | 01 O 02 X 03 O

2 모기

(1) 형태

① 성충의 형태

㉠ 두부
- 흉부에 비해 소형이고 구형
- 큰 복안(겹눈)
- 긴 촉각과 길게 돌출한 주둥이(Proboscis)
- 두 개의 복안(Compound eye)은 콩팥형, 대형

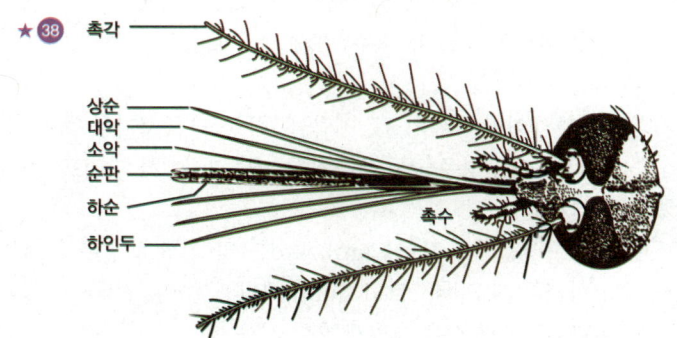

| 두부와 벌려 놓은 구기 |

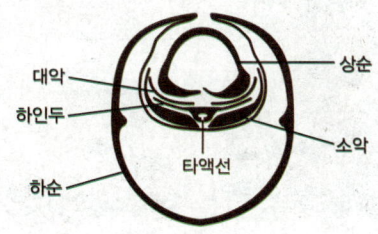

| 구기의 횡단도 |

㉡ 흉부
- 약간 굽은형
- 비늘(Scale), 극모(Seta), 털(Hair)로 덮여 있으며 종 구별의 중요한 특징
- 세 배판으로 세분되어 있는데 흉배부의 대부분은 순판

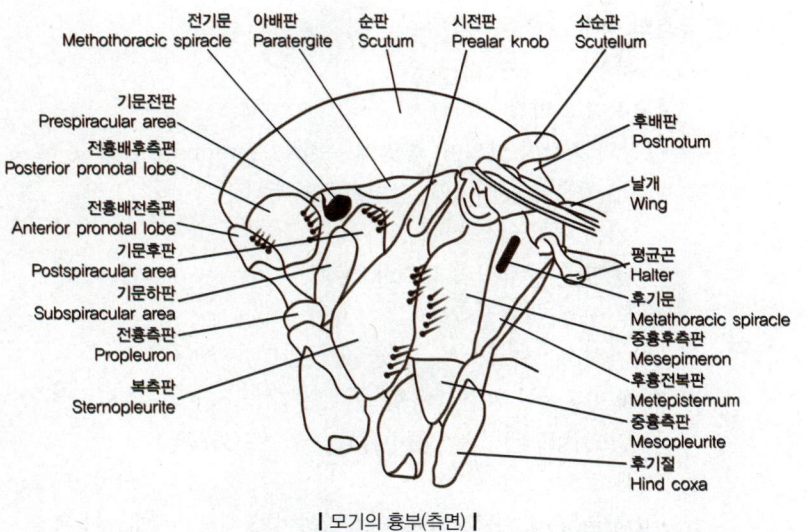

| 모기의 흉부(측면) |

ⓒ 복부
- 가늘고 길지만 흡혈과, 난소 발육 후에는 폭이 넓어져 난형(卵形)
- 10절로 구성, 마지막 제9절과 **제10절은 외부생식기**의 역할

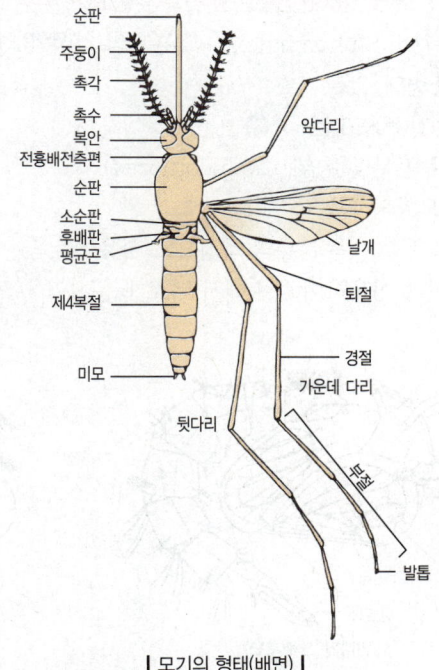

| 모기의 형태(배면) |

핵심 OX

01 모기의 흉부에는 비늘, 극모, 털로 덮여 있고, 이것이 종 구별에 중요한 특징이다. (O, X)

02 모기의 눈은 복안이다. (O, X)

03 모기의 복부는 난형이다. (O, X)

|정답| 01 O 02 O 03 O

② 유충의 형태
　㉠ 두 부
　　• 넓적하고 약간 편평함
　　• 1쌍의 촉각이 있으며, 중앙에 촉각모(Antennal Hair)
　　• 두부 양측에 눈이 있고 안연모(眼緣毛)
　　• 구기는 머리 앞쪽 밑에 위치
　　• 각종 털은 분류상의 중요한 특징
　㉡ 흉 부
　　• 약간 편평
　　• 3개의 흉절이 완전히 융합
　　• 내견모(內肩毛) · 중견모(中肩毛) · 외견모(外肩毛)
　㉢ 복 부
　　• 10절로 구성 : 8절과 9절이 융합하여 실제로는 9개절이 관찰
　　• 1~7절에는 각각 14쌍의 털이 있는데 0~6번은 배면에, 7~13번은 복면에 나 있음
　　• 제8절에는 호흡관이 있고 그 끝에 1쌍의 기문(氣門)이 열려 있음
　　• 호흡관모 및 즐치(櫛齒)는 분류학상 중요한 부분
　　• 호흡관비(Siphon index) : 호흡관의 길이와 최대폭과의 비(比)

③ 번데기의 형태
　㉠ 수서생활(水棲生活) ★ ㊴
　㉡ 둥근 두흉부(頭胸部, Cephalothorax)
　㉢ 새우 모양의 복부
　㉣ 호흡각은 모기속 분류의 특징으로 사용
　㉤ 유영편을 이용하여 물속에서 빠르게 움직임

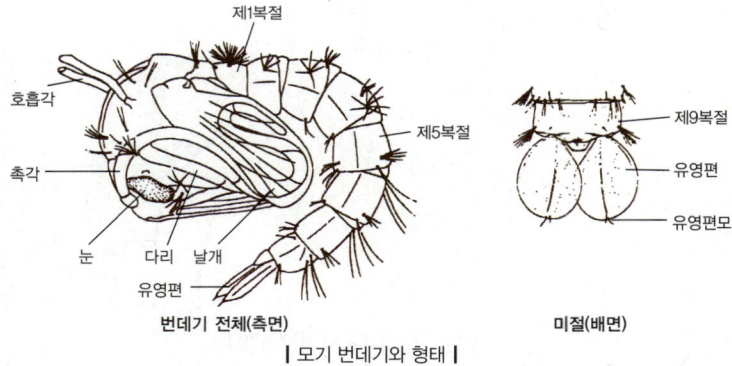

| 모기 번데기와 형태 |

(2) 습성

① 교미습성
- ㉠ 모기는 우화하면 얼마 동안의 생식기관 성숙 후 교미활동을 함
- ㉡ 수컷들의 군무(群舞, Swarming ; 수컷이 떼를 지어 상하로 비상운동을 하는 현상)에 의함
- ㉢ 숲모기속은 암수 1 : 1로 교미

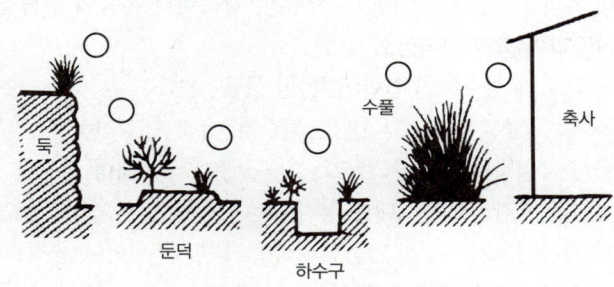

| 모기의 군무장소(○표한 곳) | ★ 44

② 흡혈습성
- ㉠ 암모기는 흡혈을 위해 숙주를 찾음(흡혈은 산란의 필수 조건)
- ㉡ 난소의 알은 동물성 단백질이 있어야 발육 가능(흡혈을 못하면 알이 자라지 않음)
- ㉢ Gonadotropic Cycle : 흡혈 – 휴식(알 발육기간) – 산란 – 흡혈
- ㉣ 지상 1~2m 높이로 바람을 거슬러가며 지그재그로 비상(飛翔)
- ㉤ 요인 : 동물이 발산하는 탄산가스(중거리)와 체취(원거리), 시각(근거리), 체온, 습기 등 ★ 38
- ㉥ 흡혈활동 : 야간활동성(집모기), 주간활동성(숲모기)

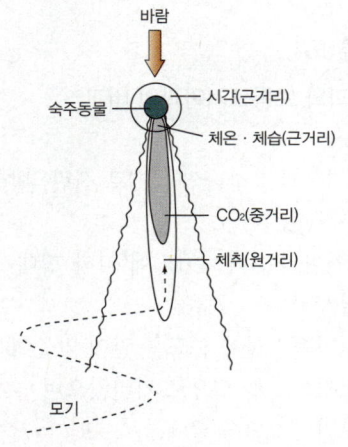

| 모기가 숙주동물을 찾아가는 요인 |

출제경향 파헤치기
모기의 기본적인 특징을 주로 묻는다.

☑ 다음 사진의 곤충에 대한 설명으로 옳은 것은?

핵심 OX

01 모기 유충의 호흡관모와 즐치는 분류학상 중요하다. (O, X)

02 모기의 유충은 수서생활을 한다. (O, X)

03 모기가 숙주동물을 찾아가는 요인은 탄산가스, 체취, 시각, 체온 등이 있다. (O, X)

|정답| 01 O 02 O 03 O

③ 휴식습성(Resting habit)
  ㉠ 흡혈을 마친 암모기가 난소 내의 알 발육이 끝나 산란할 때까지 기다리는 습성
  ㉡ 온도가 높아질수록 짧아지는 발육기간
  ㉢ 3일 간격으로 흡혈
  ㉣ 옥내휴식성(Endophily) : 실내, 축사 내의 벽
  ㉤ 옥외휴식성(Exophily) : 하수관, 강둑이나 논둑의 수풀
④ 산란과 유충의 서식장소
  ㉠ 난소가 성숙하면 산란(産卵)할 물을 찾음
  ㉡ 모기유충은 암모기가 산란한 물속에 서식하므로 산란장소가 곧 서식장소
  ㉢ 중국얼룩날개모기 : 흐르는 개울, 관개수로, 대형 정지수
  ㉣ 작은빨간집모기 : 대형 정지수(논, 늪, 호수, 빗물 고인 웅덩이 등)
  ㉤ 빨간집모기 : 소형 인공용기(물독, 꽃병, 헌 타이어, 방화수통 등), 인공적으로 유기물에 오염된 물
  ㉥ 숲모기 : 자연적인 소형의 발생원(나무 구멍, 절단한 대나무 밑둥, 바위 구멍, 나뭇잎 사이 등)
⑤ 계절적 소장
  ㉠ 빨간집모기 : 전 계절을 통해 밀도의 변동 없이 계속됨
  ㉡ 중국얼룩날개모기 : 초여름에 급격히 증가
  ㉢ 작은빨간집모기 : 늦여름에 급격히 증가
  ㉣ 모기의 개체군 밀도 요인 : 기온, 강수량
⑥ 월 동
⑦ 분산과 비상
⑧ 완전변태 : 알 → 유충 → 번데기 → 성충(탈피 4회)

(3) 모기과의 분류

① 학질모기아과와 보통모기아과의 비교
  ㉠ 알
    • 학질모기아과 : 하나씩 낱개로 산란, 방추형, 수면에 뜰 수 있는 부낭이 있음 ★ 37
    • 보통모기아과 : 각 속(屬)에 따라 형태가 다르나, 부낭 없는 포탄형으로 구별
      - 집모기속 : 물에 뜨도록 알이 맞붙어서 난괴를 형성
      - 숲모기속 : 물 밑으로 가라앉으며 낱개로 흩어짐
      - 늪모기속 : 한쪽 끝에 가시 모양 돌기가 있음 ★ 36

출제경향 파헤치기

모기 종류에 따른 차이점을 주로 묻는다.

☑ 다음 사진의 곤충에 대한 설명으로 옳은 것은?

☑ 그림과 같은 모양의 알을 낳는 곤충에 대한 설명으로 옳은 것은?

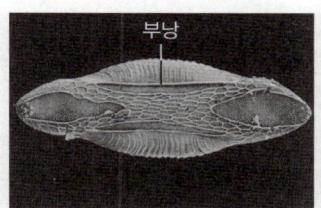
얼룩날개모기속(Anopheles) 알

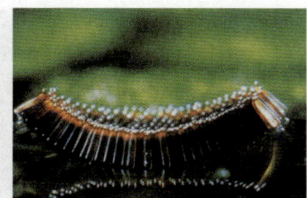
집모기속(Culex) 알무더기 ★ 42

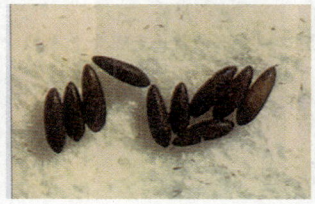
숲모기속(Aedes) 알

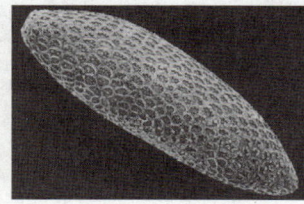

| 모기의 알 |

ⓒ 유 충
- 학질모기아과 ★ 39
  - 호흡관이 없는 대신에 각 복절의 배면에 장상모가 수평으로 뜨게 함
  - 두순모(頭循毛)가 발달했으며 각 복절 배면 중앙에 배판(背板)이 있음
- 보통모기아과 : 제8복절의 배면에 호흡관이 발달하여 호흡관 끝만 수면에 뜨고 몸은 수직으로 매달림(장상모 없음)

ⓒ 번데기
- 형태가 유사하여 큰 차이점은 없음
- 두흉부(頭胸部)에 위치하는 1쌍의 호흡각이 보통모기아과는 길고 가늘며, 학질모기아과는 짧고 굵음
- 늪모기속 호흡각 끝이 특수하게 변형되었음

ⓔ 성 충 ★ 36
- 암수 형태에 차이가 있음
- 학질모기아과 : 암컷의 촉수와 주둥이의 길이가 거의 같음
- 보통모기아과 : 암컷의 촉수가 현저하게 짧음

핵심 OX

01 물독이나 꽃병, 헌 타이어 등에 산란하는 모기는 빨간집모기이다. (O, X)

02 모기알에 부낭이 있다면 보통모기아과의 알이다. (O, X)

03 학질모기아과는 암컷의 촉수와 주둥이의 길이가 거의 같다. (O, X)

|정답| 01 O 02 X 03 O

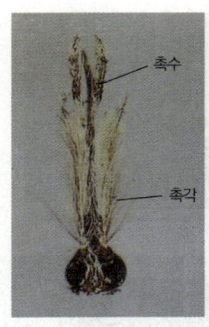 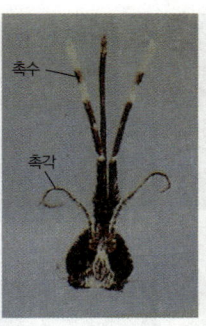 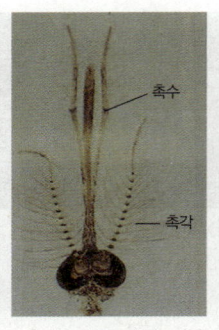 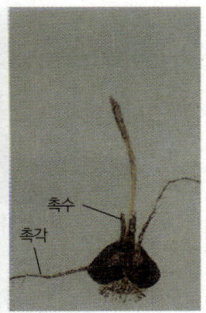

촉수가 길고 끝이 곤봉모양인 학질모기아과 수컷 / 촉수가 길고 굵기가 일정한 학질모기아과 암컷 / 촉수가 길고 끝이 낫모양인 보통모기아과 수컷 / 촉수가 짧은 보통모기아과

| 모기 성충의 촉각과 촉수 비교 |

② **학질모기아과(Anophelinae)** ★ ㊹ ㊲
  ㉠ 3개 속(屬) : Chagasia, Bironella, Anopheles
  ㉡ Anopheles(얼룩날개모기속) : 세계적으로 분포하고 있으며 현재 400여 종
  ㉢ 말라리아 원충
   • 얼룩날개모기 체내에서만 증식
   • 세계적으로 가장 중요시되고 있는 모기
   • 60종의 말라리아 매개종이 알려짐

③ **보통모기아과(Culicinae)**
  ㉠ 사상충증(Flariasis)뿐 아니라 황열병(Yellow fever)도 전파
  ㉡ 인체에 감염되는 9가지의 바이러스성 질환 매개
  ㉢ 숲모기속(Genus aedes)
  ㉣ 집모기속(Genus culex)
  ㉤ 늪모기속(Genus mansonia)

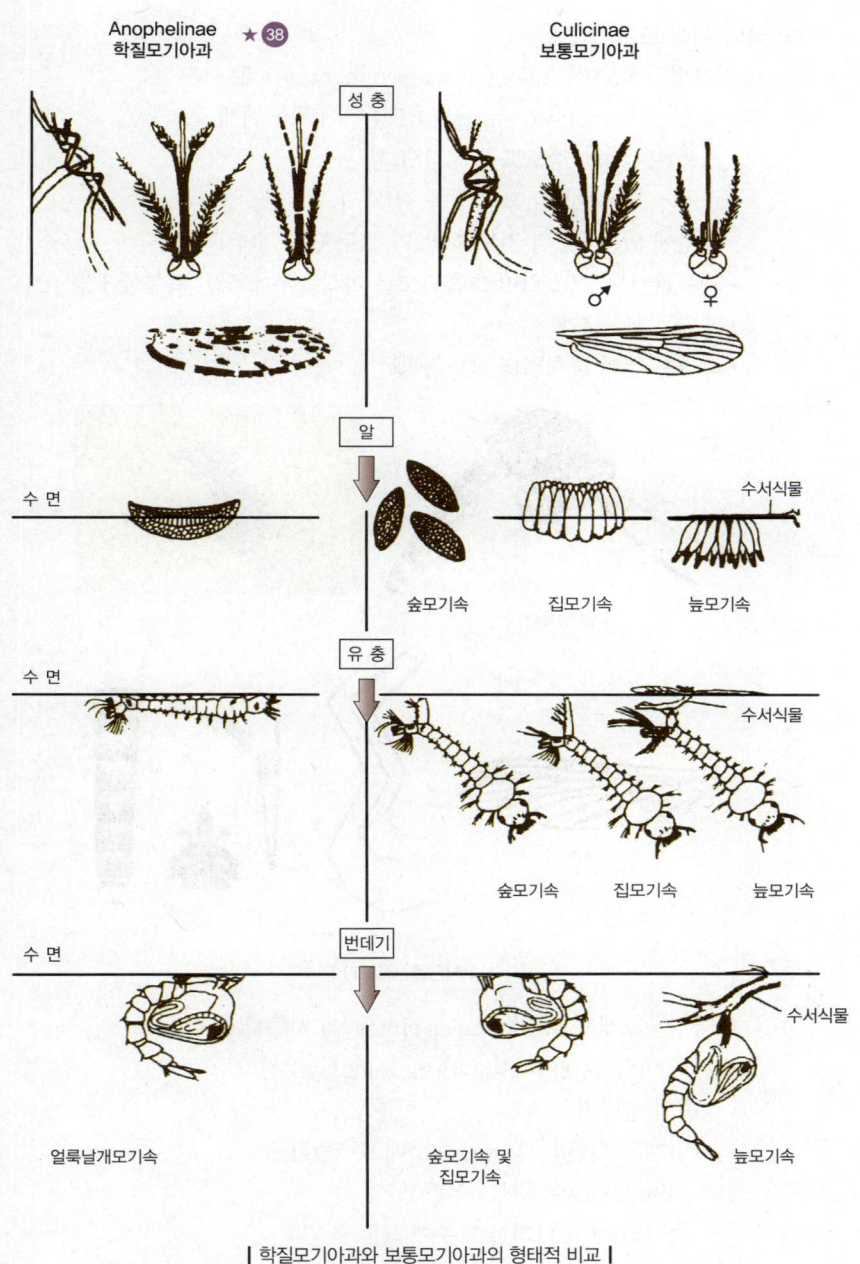

| 학질모기아과와 보통모기아과의 형태적 비교 |

④ 왕모기아과
  ㉠ 대형모기(12~19mm)
  ㉡ 주둥이(Proboscis)의 전반부가 가늘며 굴곡이 있어서 동물의 피부를 뚫을 수 없음
  ㉢ 성충은 흡혈하지 않으므로 해충이 아님

핵심 OX

01 학질모기아과가 중요시되는 이유는 말라리아 매개종이기 때문이다. (O, X)

02 학질모기아과의 유충은 장상모가 있어 물에 수평으로 뜬다. (O, X)

03 얼룩날개모기속과 늪모기속은 보통모기아과이다. (O, X)

|정답| 01 O 02 O 03 X

⑤ 국내 서식 모기

㉠ 작은빨간집모기(Culex tritaeniorhynchus) ★[43]

- 일본뇌염(Japanese encephalitis) 바이러스 매개
- 성충은 4.5mm 정도로 비교적 소형
- 주둥이 중앙에 백색 띠가 있음, 전체적으로 암갈색
- 흉부에 있는 3쌍의 견모(肩毛)가 모두 단모(單毛)
- 호흡관이 가늘고 길며 호흡관모는 아복측부에 5쌍, 측부에 1쌍
- 즐치는 11~14개
- 측즐은 끝이 뭉툭하며 30~40개

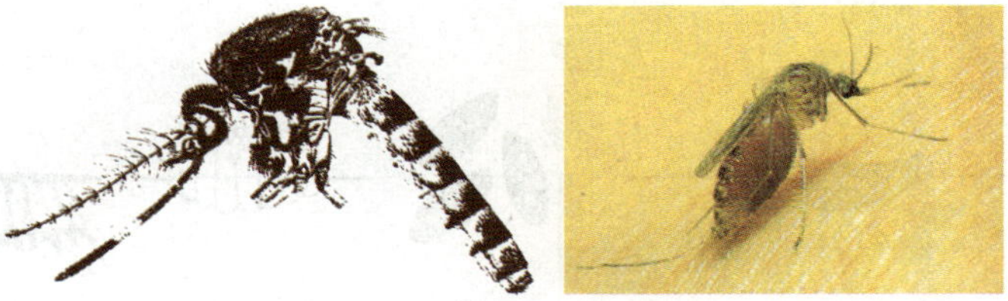

| 암컷(측면) |

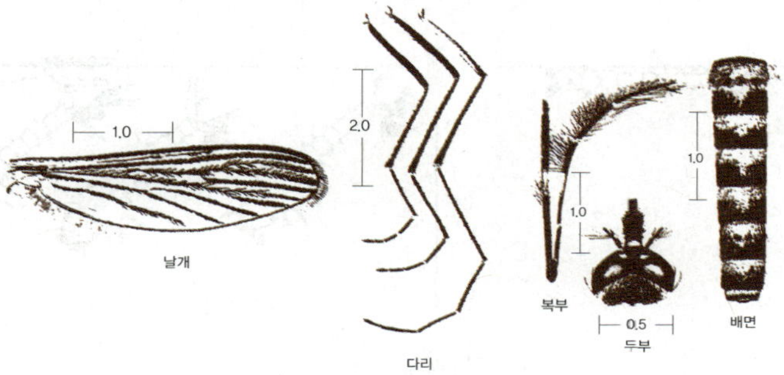

| 작은빨간집모기 |

㉡ 중국얼룩날개모기(Anopheles sinensis) ★[45][41][40][35]

- 말라리아와 말레이사상충(Brugia malayi) 전파
- 성충의 형태적 특징
  - 날개의 전연맥(Costa vein)에 백색반점 2개
  - 전맥(Anal vein)에 흑색반점 2개
  - 촉수의 각 마디의 말단부에 좁은 흰 띠
- 유충의 분류학적 특징
  - 촉각모가 촉각의 중앙에 위치하고 6~10갈래로 분지
  - 외두순모(外頭循毛)가 33~60갈래로 분지
  - 내견모(內肩毛)는 작고 끝에서 2~3갈래로 갈라졌고 외견모와 같은 길이

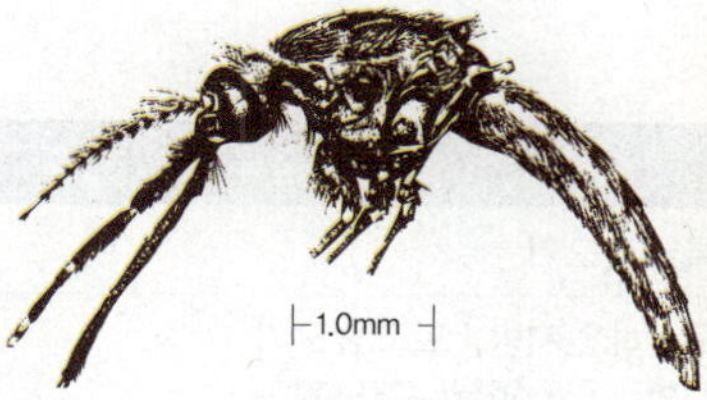

암컷(측면)

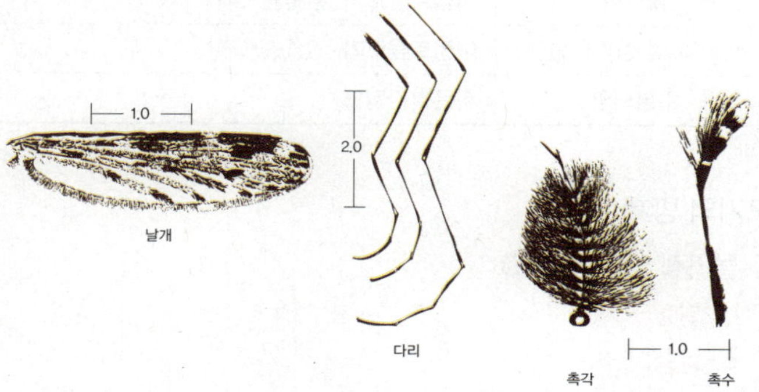

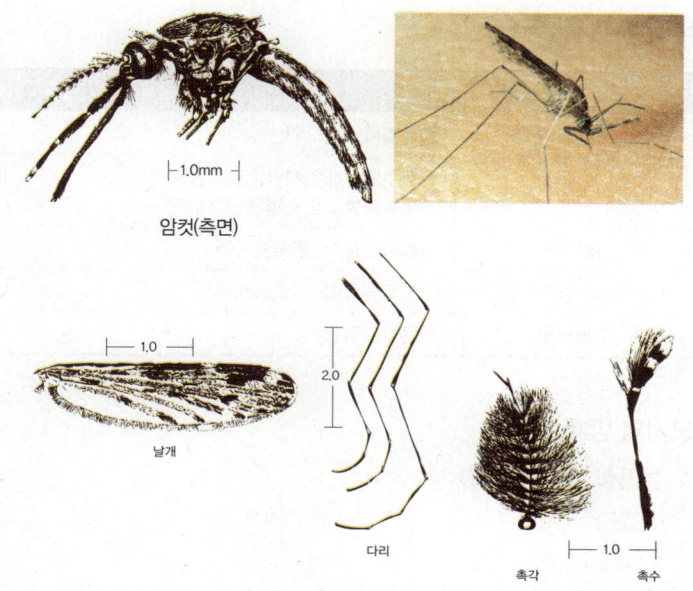

❙ 중국얼룩날개모기 ❙

㉢ 토고숲모기(Aedes togoi) ★ 39 36

- 말레이사상충(Brugia malayi)을 매개
- 성충은 약 4.5mm로 중형, 주로 바다 해안 근처에서 서식
- 흉부의 순판(Scutum)에는 흑갈색 바탕에 금색 비늘로 종대(縱帶)가 중앙선에 두 줄
- 소순판(Scutellum)에는 황백색 비늘
- 다리의 각 부절(跗節) 기부와 말단에 흰 띠

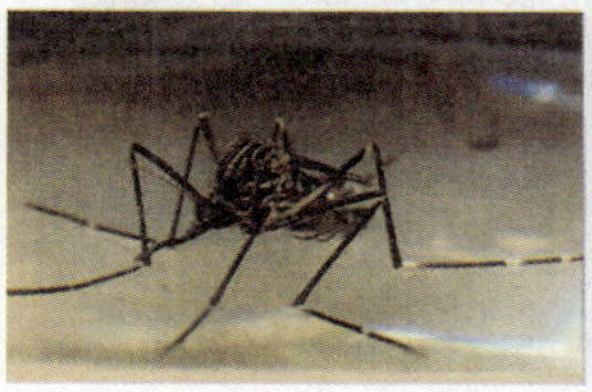

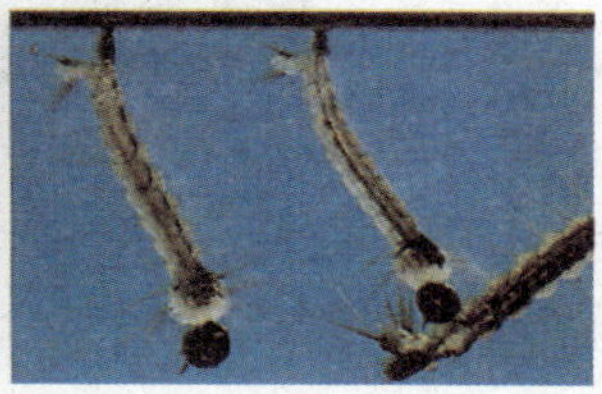

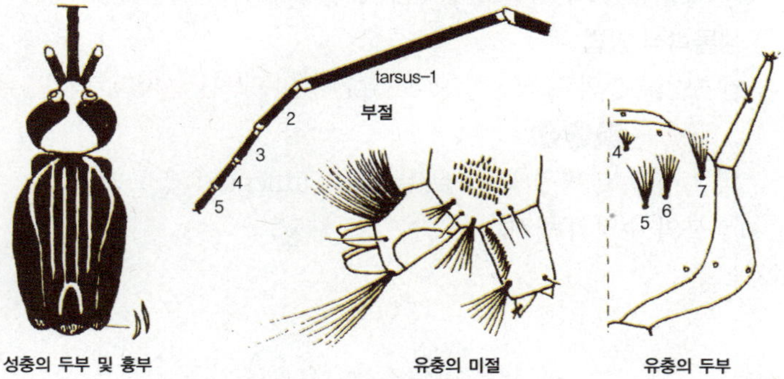

❙ 토고숲모기의 형태적 특징 ❙

핵심 OX

01 작은빨간집모기는 국내에 서식하지 않는다. (O, X)

02 중국얼룩날개모기는 날개의 전연맥에 백색반점이 2개 있다. (O, X)

03 토고숲모기는 다리의 각 부절 기부와 말단에 흰 띠가 있다. (O, X)

| 정답 | 01 X 02 O 03 O

(4) 모기 매개 질병 ★ 44 37

질병	모기 종류
말라리아	중국얼룩날개모기
사상충증	• 제주도 · 해안지방 : 토고숲모기 • 내륙지방 : 중국얼룩날개모기
황열병	이집트숲모기, 흰줄숲모기
뎅기열 및 뎅기출혈열	이집트숲모기, 흰줄숲모기
일본뇌염	작은빨간집모기

(5) 모기의 방제
① 물리적 방법 ★ 39 38
  ㉠ 발생원 제거
  ㉡ 방충망 설치
  ㉢ 유문등(誘蚊燈), 살문등(殺蚊燈), 몇 가지 트랩(Trap) 등
  ㉣ 폐타이어, 빈깡통, 빈 독 등은 제거하거나 빗물이 고이지 않도록 함

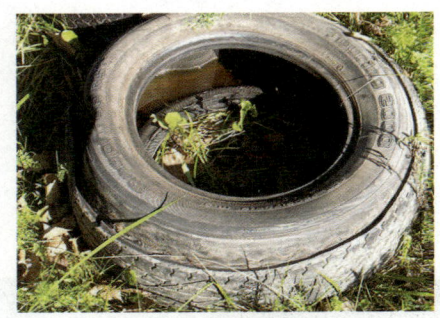

| 폐타이어의 모기유충 |

② 화학적 방법 ★ 36
  ㉠ 유충방제 : 유제, 수화제, 입제, 발육억제제 등을 살포
  ㉡ 성충방제 : 공간살포, 잔류분무, 살충제 처리, 모기장의 사용
③ 생물학적 방법
  ㉠ 모기유충의 포식동물(Predator) : 미꾸라지, 송사리, 잠자리유충, 왕모기 유충 ★ 46 43 40
  ㉡ 기생충 및 병원체(Parasite and Pathogen)
  ㉢ 불임 수컷의 방사

출제경향 파헤치기

모기의 방제에 사용하는 방법을 주로 묻는다.

☑ 다음 중 모기 방제에 가장 효과적인 방법은?
☑ 모기 방제에 사용하는 방법 중 화학적 방법으로 옳은 것은?

3 파 리

(1) 파리의 형태

① 환봉아목(環縫亞目, Cyclorrhapha)과
② 성 충
   ㉠ 두부, 흉부 및 복부가 뚜렷하게 구별
   ㉡ 두부에는 커다란 1쌍의 복안(Compound Eye)
   ㉢ 두정(Vertex)에는 삼각형으로 3개의 단안
   ㉣ 안면(Frons)에는 1쌍의 촉각
   ㉤ 구기(口器) : 하순, 순판, 상순, 하인두, 소악수 ★ ㊺

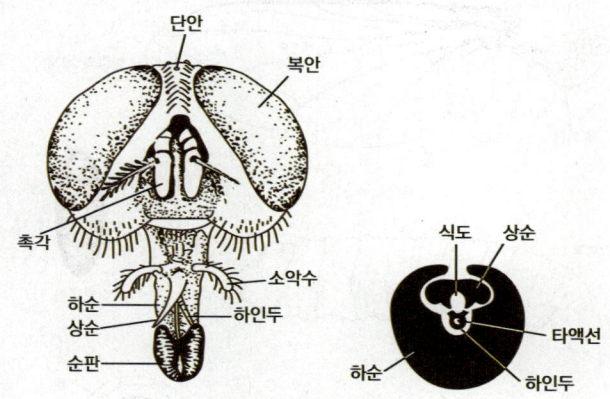

| 파리의 두부와 구기(口器)의 횡단도 |

③ 유 충
   ㉠ 구더기(Maggot)형으로 다리는 없음 ★ ㊴
   ㉡ 12체절로 구성 중 가장 작은 제1체절이 두부(頭部)로서 구구(Mouth-hook : 입 갈고리)를 갖고 있음
   ㉢ 각 기문에는 3개의 기공과 1개의 중주가 있고 기문륜으로 둘러싸여 있음
   ㉣ 제2체절에 1쌍의 전기문이 제2령기에 생김

핵심 OX

01 모기 방제의 물리적 방법으로는 발생원 제거, 방충망 설치, 살문등 등이 있다. (O, X)

02 불임 수컷을 방사하는 방제 방법은 생물학적 방법이다. (O, X)

03 파리 유충은 3쌍의 다리가 있다. (O, X)

|정답| 01 O 02 O 03 X

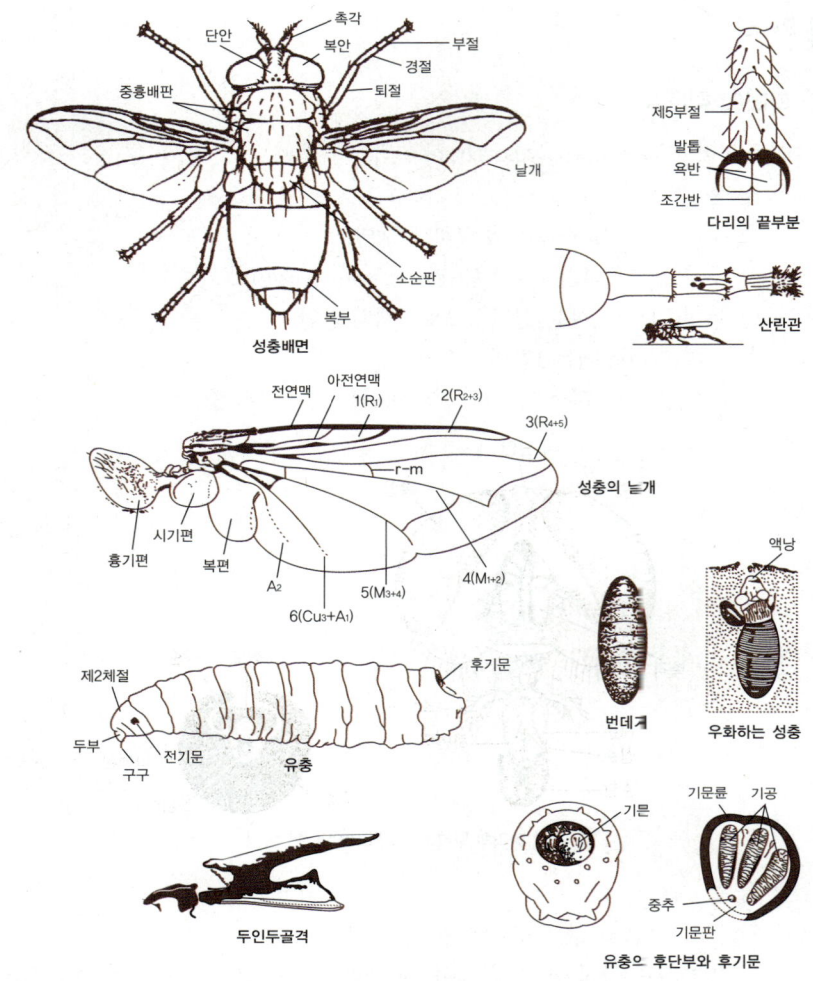

| 파리의 형태 |

④ 파리의 생활사
  ㉠ 완전변태 : 알 → 유충(구더기) → 번데기 → 성충
  ㉡ 부화기간 : 6~12시간
  ㉢ 유충은 2회 탈피하며 3령기를 거쳐 번데기로 성장
  ㉣ 유충기간 : 3~4일에서 10여 일(평균 6~7일)

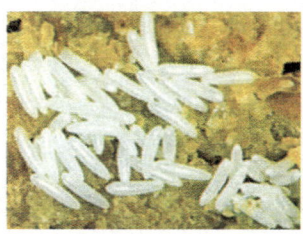

| 알 |

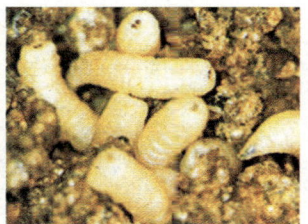

| 유충(구더기) |

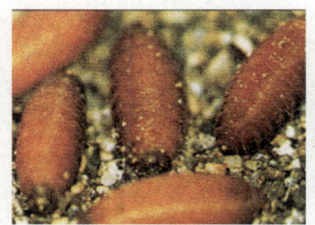
| 번데기 |

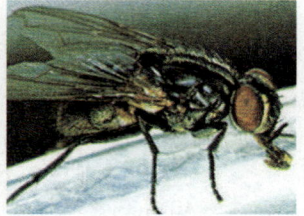
| 성 충 |

| 파리의 생활사 |

(2) 파리의 종류

① 집파리과(Muscidae)
  ㉠ 집파리(Musca Domestica)

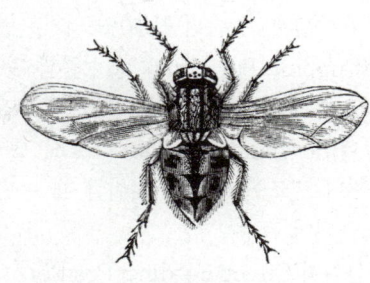
| 집파리 |

- 세계적으로 널리 분포
- 각종 질병의 기계적 전파자
  - 음식물뿐 아니라 사람과 동물의 배설물이나 분비물을 먹음
  - 반고체성 먹이 섭취 시 소낭의 내용물을 토함
  - 구기와 다리 등에 털이 많고 강모가 있음
  - 발톱 사이에 있는 욕반에 점착성 물질 분비
- 성충의 형태
  - 중형(6~9mm), 진한 회색 빛
  - 촉각의 제3절에 촉각극모(Arista) 발달
  - 흉부 : 중흉배판에 4개의 흑색 종선
  - 시맥(翅脈) : 제4종맥이 굴곡되어 제3종맥과 근접된 위치에서 끝남
  - 복부 : 폭이 넓은 난형, 회색 바탕에 엷은 오렌지색 무늬
- 유충의 형태
  - 발육 유충 : 10~14mm이며 백색
  - 후기문(後氣門)은 기문륜(氣門輪)이 두껍고 주위를 감싸고 있음
  - 3쌍의 기공(氣孔)은 굴곡되어 있고 중주(中珠)도 뚜렷하게 보임
  - 전기문은 사람의 손 모양

> **출제경향 파헤치기**
> 파리의 종류에 따른 차이점을 주로 묻는다.
> ☑ 다음 사진의 곤충에 대한 설명으로 옳은 것은?
> ☑ 다음 사진의 곤충은?

> **핵심 OX**
> 01 집파리는 중흉배판에 4개의 흑색 종선이 있다. (O, X)
> 02 집파리의 유충의 후기문은 기문륜이 두껍게 감싸고 있다. (O, X)
> | 정답 | 01 O 02 O

- 생활사 및 습성
  - 교미 2~3일 후 산란
  - 유충의 발육 : 소나 말의 분에서는 약 1주일, 사람의 변에서는 약 2주일, 쓰레기에서는 약 3주일 소요
  - 10~45℃에 발육 가능하며 최적 온도는 36℃
- 섭취방법

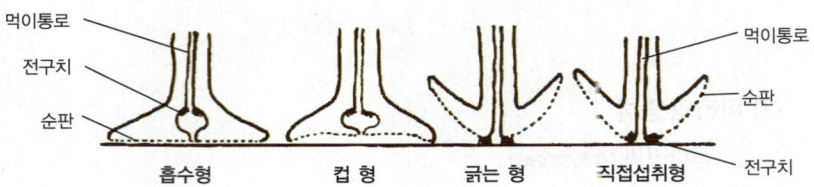

  - 흡수형(Filtering Position) : 밀크, 시럽, 농 등 엷은 막(膜)의 액체를 흡수할 때는 순판(脣瓣)의 의기관면만 사용
  - 컵형(Cupping Position) : 흡수형과 같으나 액체의 막이 약간 두꺼워서 순판의 모양이 컵 모양이 되며 입자가 의기관을 통해 흡입
  - 긁는 형(Scraping Position) : 치즈, 혈액응고물, 상처 부위 등 단단하거나 건조한 물질을 섭취할 때 순판은 우로 올라가고 전구치가 노출되어 흡수
  - 직접섭취형(Direct Feeding Position) : 배설물, 침 등 반고체를 섭취할 때는 순판을 완전히 올려 도움 없이 상순과 하인두로 직접 섭취

ⓒ 딸집파리 ★ 44 36 35

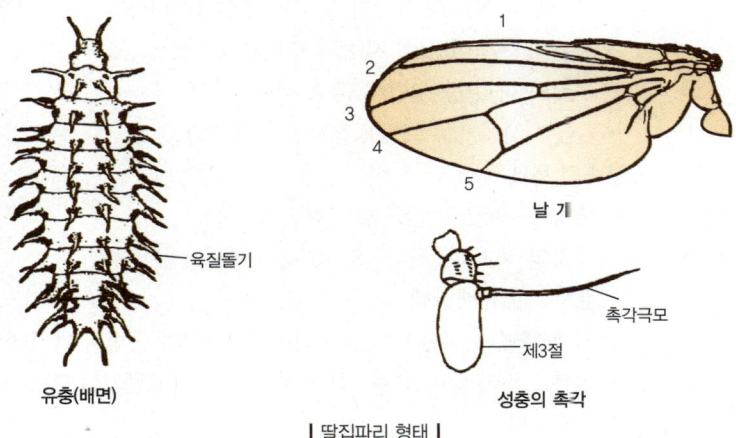

| 딸집파리 형태 |

- 약간 소형(6~7mm)
- 흉부 순판(Scutum)에 **흑색 종선이 3개(집파리는 4거)** 있음
- 촉각극모(Arista) : **단모(單毛)**

- 복부 : 약간 가늘고 각 절의 배면에 Y자형을 역으로 한 흑색 무늬
- 매회 50~100개 알을 낳고, 알은 1일 후 부화하여 유충이 됨
- 서식장소 : 사람, 소, 말, 돼지 등의 배설물
- 유충 발육기간 : 약 7일, 구더기증 유발

ⓒ 큰집파리

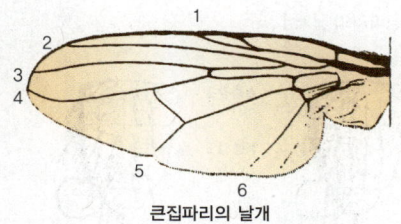
큰집파리의 날개

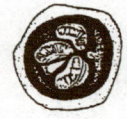
유충의 후기문

| 큰집파리의 날개와 유충의 후기문 |

- 흉부에 4개의 흑색 종선
- 산란장소 : 썩은 과일이나 채소, 동물의 시체, 분 등 부식유기물
- 알은 약 150~200개 낳고, 1~2일 후 부화
- 유충의 형태 : 집파리와 유사하나 특이한 후기문의 형태로 구분
- 후기문 : 원형, 기문륜(Peritreme)은 각질화, 중주(中珠)는 불분명
- 유충의 발육기간 : 3~4주

ⓓ 침파리 ★ 44 42 38

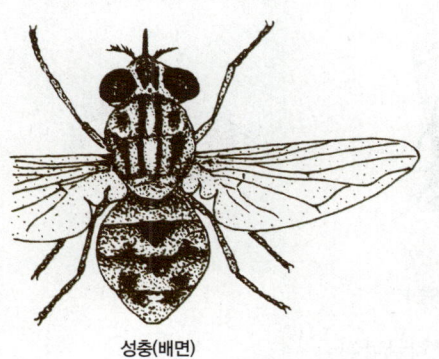
성충(배면)

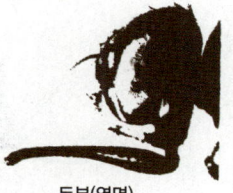
두부(옆면)

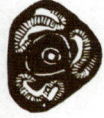
유충의 후기문

| 침파리 형태 |

- 가축흡혈성이나 사람도 공격
- 흑회색으로 흉부에 4개의 흑색 종대
- 날개의 시맥 : 큰집파리와 유사
- 머리 : 신축성 없는 가늘고 긴 구문이 전방으로 돌출
- 촉각극모 : 위쪽에만 털이 분지
- 암컷은 일생에 1번 교미, 성충은 암수 모두 흡혈
- 성충의 수명 : 약 3~4주

핵심 OX

01 딸집파리의 흉부 순판에는 흑색 종선이 4개 있다. (O, X)

02 딸집파리는 구더기증을 유발시킨다. (O, X)

03 가축에 흡혈성이 있는 파리는 침파리이다. (O, X)

[정답] 01 X 02 O 03 O

② 검정파리과(Calliphoridae)

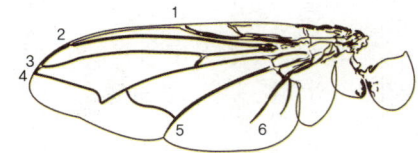

| 검정파리의 날개 |

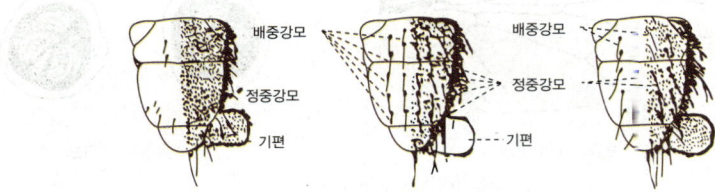

| 검정파리과의 형태적 비교(흉부배면) |

㉠ 띠금파리속(Chrysomyia) ★ 43
- 금속성 녹색 내지 청록색 또는 자청색을 한 중형 크기의 파리
- 기편(基片)의 배면(背面)에 잔털
- 흉배판의 배중강모(背中剛毛)와 정중강모(正中剛毛)의 수가 적음
- 베지아띠금파리 : 사람과 동물의 생조직에만 기생하는 편성 기생충

㉡ 금파리속(Lucilia)

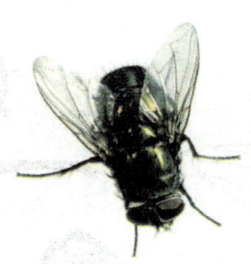

| 금파리속 성충 |

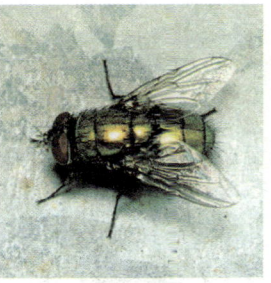

| 구리금파리 |

- 구리금파리, 꼬마구리금파리
- 사람의 상처 난 피부에 기생
- 성 충
  - 금속광택성인 녹색, 청록색 또는 동록색의 파리
  - 흉배판의 강모가 잘 발달, 기편에 털이 없음
  - 암컷 : 상처나 궤양 부근에 4~5마리가 일시에 수천 개의 알을 산란
  - 발육기간 : 3~4일에서 1주일
  - 전형적인 구더기
  - 돌기가 전혀 없고 기문판에는 기문륜이 중주를 완전히 포위

ⓒ 검정파리속(Cochliomyia) ★ ③⑦

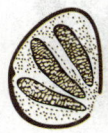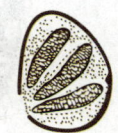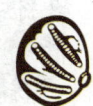

| 검정파리과 유충의 후기문 |

- 세계적으로 분포하는 청색 파리
- 유충 : 동물 시체에서 서식, 간혹 사람에게 구더기증(승저증) 유발
- 성충 : 비교적 대형, 흉배판의 강모 발달, 기편의 배면에 많은 털
- 우리나라에는 큰검정파리, 검정파리 등 4종이 서식

③ 쉬파리과(Sarcophagidae)

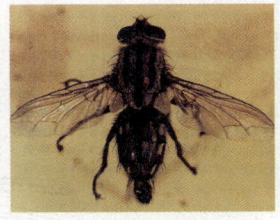 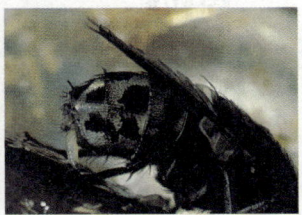

| 쉬파리 성충 | | 쉬파리가 유충을 낳는 장면 |

㉠ 쉬파리속(Sarcophaga)
- 세계적으로 분포하는 회색 파리
- 종에 따라 다양한 크기
- 암컷 : 20~40마리의 유충 산란(유생생식) → 3~4일 후 흙 속에서 번데기 → 1~2주 후 우화(羽化)
- 유충은 동물의 시체나 배설물에서 잘 자라며 때로 구더기증을 일으킴

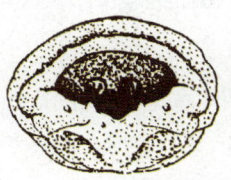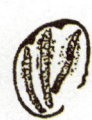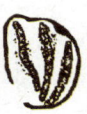

| 쉬파리 유충의 후기문 |

㉡ 기생쉬파리속(Wohlfahrtia)
- 복부 : 연한 회색 바탕에 원형의 뚜렷한 흑색 반점
- 구더기증의 원인
- 상처나 궤양 부위에 60~70마리를 산란
- 유충기간 : 약 10일
- 번데기 기간 : 1~2주

핵심 OX

01 띠금파리속은 기편의 배면에 잔털이 있다. (O, X)

02 검정파리속은 비교적 소형의 파리에 속한다. (O, X)

03 쉬파리과는 회색 파리이다. (O, X)

|정답| 01 O 02 X 03 O

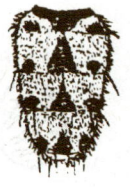 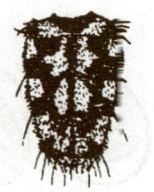

기생쉬파리속　　　쉬파리속

| 쉬파리과 복부의 무늬 |

④ 체체파리과(Glossinidae) ★ 40 36

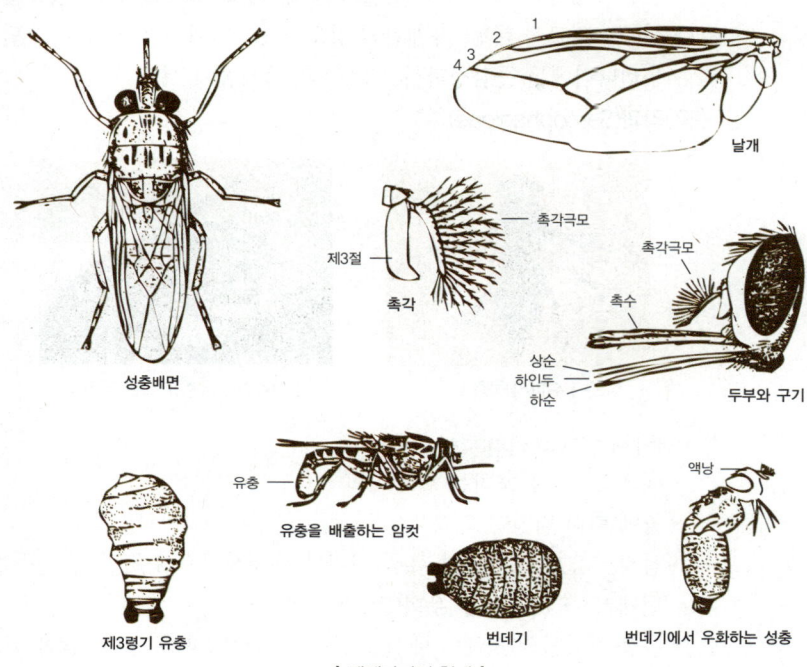

| 체체파리의 형태 |

㉠ 외부형태
- 중형의 황갈색, 흑갈색 파리로 길이는 6~15mm
- 주둥이 : 흡혈성, 전방으로 길게 돌출, 상순, 하인두, 하순과 긴 1쌍의 촉수로 구성
- 흉부 : 순판에 흑색의 종선
- 촉각극모 : 위쪽에만 분지된 털 소유
- 복부 : 6절까지 뚜렷하게 식별 가능
- 수컷의 외부생식기 : 원형의 각질화한 판(板)

ⓒ 생활사
- 1개의 알이 자궁에서 부화 ★ 42
- 개체군 밀도가 낮고 증식속도가 느린 특이한 곤충
- 성충의 수명 : 평균 2~3개월
- 1개월에 2~3마리의 새끼를 산란
- 암수 모두 척추동물을 흡혈하고 강하지 않은 숙주선택성
- 수면병(아프리카형) 매개

(3) 파리 매개 질병

① 각종 감염병의 기계적 전파
  ㉠ 각종 음식물, 사람이나 동물의 배설물과 분비물을 섭취하는 잡식성
  ㉡ 병원체 운반에 적합한 구부나 발톱 사이에 욕반의 구조
  ㉢ 섭취한 먹이를 토하는 습성
  ㉣ 활동 범위가 넓은 비상 능력
  ㉤ 주택 내 또는 그 주변 활동에 높은 개체군 밀도

② 수면병(African Trypanosomiasis)
  ㉠ 열대 아프리카에서 발생
  ㉡ 체체파리의 흡혈 시 감염
  ㉢ 병원체 : 감비아파동편모충(감염원 – 사람), 로데시아파동편모충(감염원 – 야생동물, 축우)

③ 구더기증(승저증, Myiasis) ★ 37 36
  ㉠ 인체나 동물 조직 내 파리의 유충이 기생하면서 일어나는 병리적 증상
  ㉡ 외부구더기증(External Myiasis) : 피부조직에 기생
  ㉢ 내부구더기증(Internal Myiasis) : 소화기관이나 비뇨기관에 기생
  ㉣ 우발적 구더기증(Accidental Myiasis)
  ㉤ 편성 구더기증(Obligatory Myiasis)

(4) 파리의 방제 ★ 45 39 38 37 36 35

① 물리적 방법 : 파리의 발생원 제거(환경위생의 개선), 파리통, 트랩, 끈끈이줄 사용
② 화학적 방법
  ㉠ 유충방제 : 유제, 수화제, 분제 살포
  ㉡ 성충방제 : 잔류분무, 속효성 살충제 에어로졸(옥내), 가열연무기 · ULV 연무기(옥외)
③ 생물학적 방법 : 천적(기생벌, 풍뎅이 등) 이용
  ※ 기생벌은 파리 번데기에 알을 낳음

출제경향 파헤치기

질병과 질병을 전파하는 파리의 연결 관계를 주로 묻는다.
- ☑ 다음 사진의 파리가 전파하는 질병으로 옳은 것은?
- ☑ 다음 사진의 질병으로 확인할 수 있는 사실로 옳은 것은?

핵심 OX

01 체체파리는 복부에 흑색 반점이 있다. (O, X)

02 체체파리는 알이 아닌 새끼를 산란한다. (O, X)

03 파리의 물리적 방제 방법으로 끈끈이 줄이 있다. (O, X)

| 정답 | 01 X 02 O 03 O

출제경향 파헤치기

주로 사람에게 기생하는 이와 그에 따른 방제를 묻는다.

- ☑ 다음 사진의 곤충에 대한 설명으로 옳은 것은?
- ☑ 다음 사진의 곤충의 특징은?

4 이

(1) 생태

① 포유류와 조류에 기생하는 외부기생충
② 일생을 숙주 몸에 붙어 삶
③ 날개가 없고 몸은 상하로 납작함
④ **불완전변태**(서캐 → 약충 → 성충)

(2) 종류

① 새털이목(Mallophaga) ★ 42 39

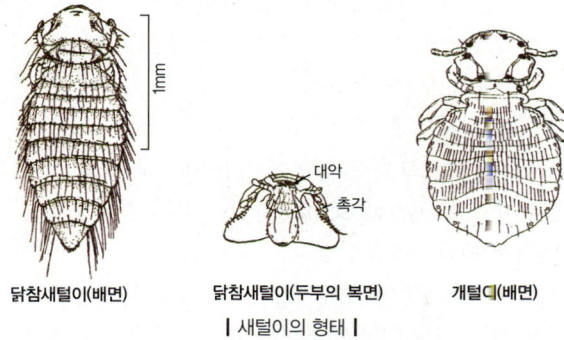

| 닭참새털이(배면) | 닭참새털이(두부의 복면) | 개털이(배면) |

| 새털이의 형태 |

㉠ 저작형 구기를 가진 이(Chewing Louse 또는 Biting Louse)
㉡ 조류나 포유동물에 기생하나 사람에게는 기생하지 않음
㉢ **두부가 흉부보다 폭이 넓고** 구기에는 **1쌍의 강한 대악**을 갖고 있어 이목과 쉽게 구별
㉣ **숙주선택성이 엄격함**
㉤ 털, 피부분비물, 죽은 표피를 먹을 뿐 **흡혈하지 않음**

Boopiidae 털이과	Heterodoxus Longitarsus Piaget 털이
Menoponidae 새털이과	Menacanthus Alaudae (Schrank) 참닭털이
	Menacanthus Curucae (Schrank) 긴털참닭털이
	Menacanthus Stramineus Piaget 큰참닭털이
	Menopon Gallinae Linne 닭털이
	Trinoton Quelquedulae Linne 오리털이
Gyropidae 쥐털이과	Gliricola Parcelli Linne 쥐털이

Philopteridae 참새털이과	Columbicola Columbae (Linne) 비둘기참새털이
	Goniocotes Gallinae (De Geer) 닭참새털이
	Goniodes Dissimilis Denny 땅딸보평참새털이
	Lipeurus Caponis (Linne) 긴꿩참새털이
	Philopterus Suzume Uchida 참새털이
Trichodectidae 짐승털이과	Felicola Subrostrata Burmeister 고양이털이
	Trichodectes Canis De Geer 개털이

② 이목(Anoplura)
  ㉠ Anoplura : 측판이 없다는 뜻(찾아보기 어려울 정도로 축소)
  ㉡ 불완전변태의 생활사
  ㉢ 흡혈성 외부 기생충으로 포유류에만 기생
  ㉣ 사람에게 기생 : 몸니, 머릿니, 사면발니
  ㉤ 몸니(Pediculus Humanus)·머릿니(Pediculus Capitis) ★ 46 41
    • 크기 : 몸니(3.2~3.8mm) > 머릿니(2.8~3.2mm)
    • 강인한 피부, 탄력성 있는 혁질(革質)
    • 두부 : 원추형으로 5절로 된 촉각
    • 단안은 없으며 복안은 퇴화되어 빈약하게 발달
    • 구기 : 짧지만 흡혈에 적합하게 변형
    • 침 : 배자침(背刺針), 중자침(中刺針), 복자침(腹刺針)
    • 알(Egg) : 7~8일 후 부화하며 '서캐'라고 부름

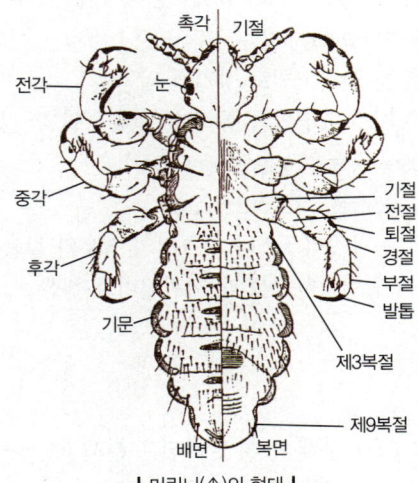

| 머릿니(♂)의 형태 |

핵심 OX

01 새털이목은 조류에만 기생한다. (O, X)

02 이목은 포유류에 기생한다. (O, X)

03 몸니, 머릿니, 사면발니는 사람에게 기생한다. (O, X)

정답 | 01 X 02 O 03 O

ⓗ 사면발니(Pthirus Pubis) ★44 43 37 36

- 음부이(Pubic Louse) 혹은 게이(Crab Louse)라고 부름
- 체형이 원형으로 게 모양
- 전각은 빈약하고 중각과 후각은 잘 발달
- 음부 털에 국한하여 기생하며 몸털에서 발견
- 한곳에 고정한 채 구기를 박고 수일을 보내면서 간헐적으로 흡혈
- 산란수가 몸니보다 적은 30개 이하

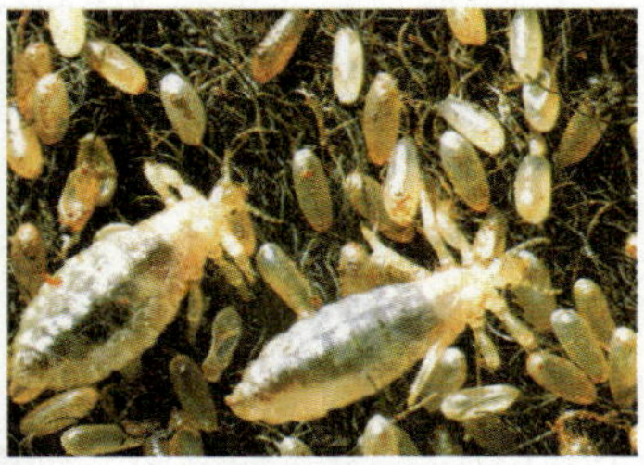

| 몸니의 성충과 알 |

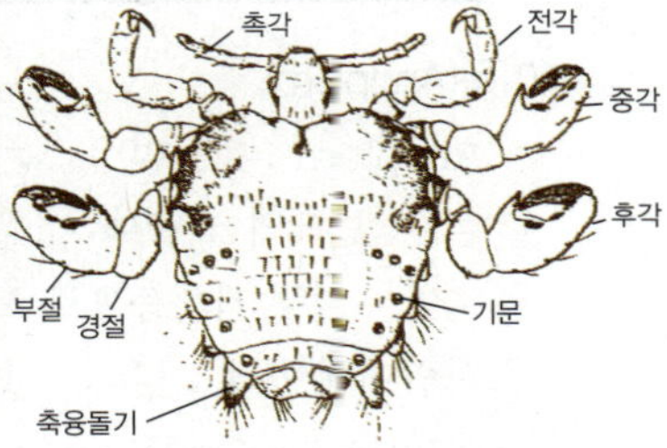

| 사면발니 |

(3) 이 매개 질병 ★45 40

① 발진티푸스(Epidemic Typhus)

㉠ 감염환자의 혈액 속에 있던 리케치아(Rickettsia)가 이의 흡혈 시 침입하여 증식

㉡ 감염원은 사람뿐이며 불현성 감염자도 많음

㉢ 치사율은 10~40% 정도이지만 항생제 투여 시 현저히 감소

② 참호열(Trench Fever)

㉠ 사망률은 낮으나 고열로 장기간 입원

㉡ 상처입은 피부나 점막을 통해 인체에 침입 후 감염

③ 재귀열(Louse-borne Relapsing Fever)

㉠ 병원체 : Borrelia reccurrentsia

㉡ 침입경로는 발진티푸스나 참호열의 경우와 같음

㉢ 수많은 이가 번식하였을 때 재귀열이 유행함

(4) 이의 방제

① 집단처리

② 몸니 구제 : DDT 분제 10%, 말라티온 분제 1%, γ-HCH 분제 1%

③ 머릿니, 사면발니 구제 : 벤질벤조에이트 유제 25%

④ 개인위생 관리

5 진드기목

(1) 일반적 형태 및 분류

① 두흉부와 복부의 구별이 없고 **구부와 동체부로 구분**
② **구부(口部)** : 악체부(顎體部) 또는 의두(疑頭)
③ **복면(腹面)**
  ㉠ 참진드기 : 전생식판, 중복판, 항문판, 아항문판
  ㉡ 좀진드기 : 후돌기와 흉복판, 생식복판, 항판 등 여러 개의 복판

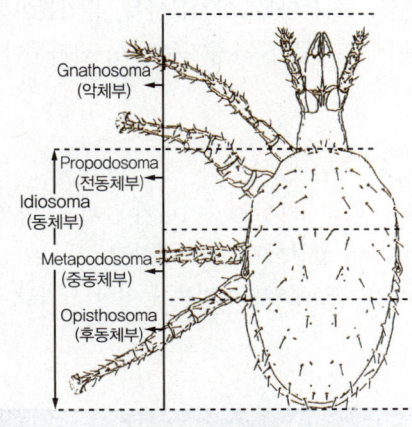

| 진드기류의 몸 부위를 나누는 기준 |

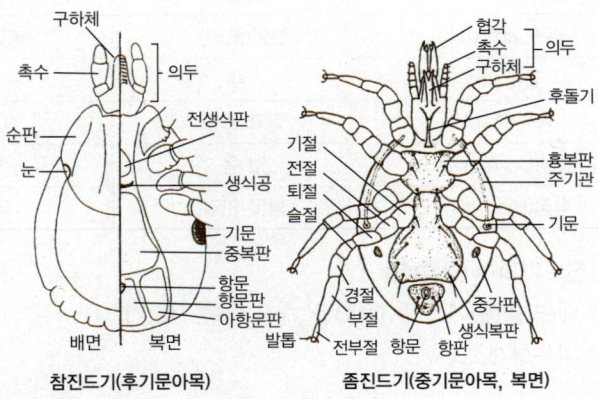

| 진드기의 형태 |

핵심 OX

01 사면발니는 음부 털에 국한하여 기생한다. (O, X)

02 이는 집단방제를 해야 효과가 좋다. (O, X)

03 진드기는 두흉부와 복부의 구별이 없다. (O, X)

정답 01 O 02 O 03 O

[알아두기]

진드기 아목(Suborder) ★ 44

- 후기아문목 : 참진드기과, 공주진드기과
- 중기아문목 : 집진드기과
- 전기아문목 : 털진드기과, 여드름진드기과
- 무기아문목 : 옴진드기과, 먼지진드기과

④ 기문의 위치에 따라 7개 아목으로 분류 ★ 43

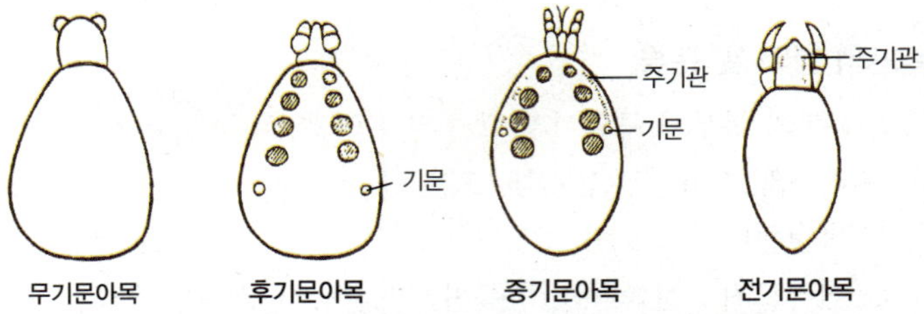

| 진드기 호흡기계에 의한 아문 분류 | ★ 44 38

㉠ 무해(無害) : 4기문아목, 이기문아목, 은기문아목

㉡ 유해(有害) : 후기문아목, 중기문아목, 전기문아목, 무기문아목

(2) 생활사

① 불완전변태

② 알에서 부화 → 다리 3쌍 유충 → 1령기 탈피 → 약충 ★ 39

③ 약충 : 4쌍의 다리, 발달하지 않은 생식기

④ 종류에 따라 전약충, 후약충이라는 특이한 시기를 거치기도 함

(3) 진드기(Tick)

구 분	참진드기과	물렁진드기과
순판(Scutum)	있 음	없 음
의두(Capitulum)	전단(前端)	복면(腹面)
눈(Eye)	1쌍	2쌍
촉수(Palp)	짧고 고정	길고 이동
기절선(Coxal gland)	없 음	있 음
후장(Hind gut)	항문 연결	체강 내

① 참진드기과 ★ 45 41 37

㉠ 배면(背面)에 순판(循板)을 가진 대형 진드기

㉡ 외부형태

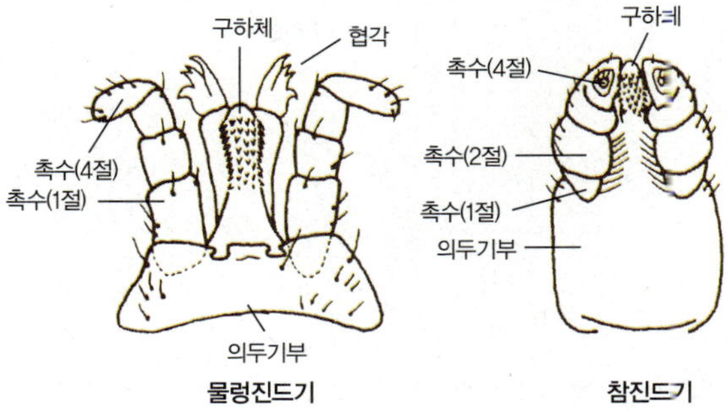

| 진드기의 의두 | ★ 35

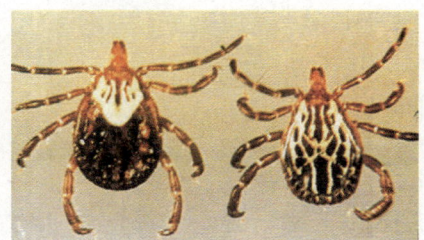

| 참진드기의 형태 |

- 크기 : 보통 1~9mm, 암컷 > 수컷
- 흡혈 후 암컷은 전에 비하여 엄청나게 커지나, 수컷은 극히 소량이므로 거의 변화 없음
- 눈 : 존재 시 순판 양 옆에 있음
- 복판 : 많은 종류에서 여러 개
- 4절로 된 1쌍의 촉수, 1쌍의 협각과 이(Teeth)로 무장한 구하체(口下體)

ⓒ 생활사 및 습성
- 산란 : 3,000~8,000개의 알을 수 주간에 걸쳐 산란하고 사망
- 부화기간 : 수 주일~수 개월
- 유충 : 3쌍의 다리를 갖는 0.5~1.5mm 크기의 종자진드기
- 숙주의 발견 : 광선강도의 변화, 체온에 의한 기류, 땀의 진동, 냄새 등

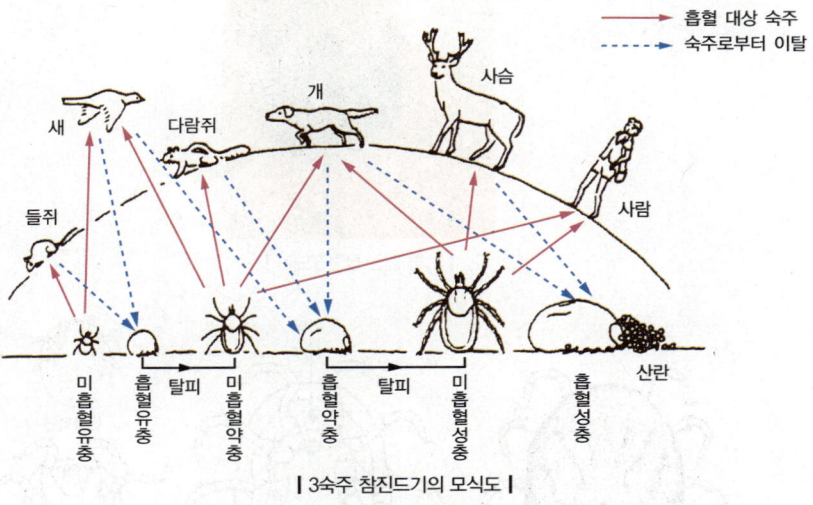

| 3숙주 참진드기의 모식도 |

ⓔ 매개질병
- 자교(刺咬)에 의한 자극증과 2차적 감염
- 리케치아성, 병독성 및 박테리아성 질병 전파
- 진드기매개티푸스(록키산홍반열)
- 큐 열

핵심 OX

01 진드기는 기문의 위치로 아목을 분류한다. (O, X)

02 구하체는 진드기의 특수한 호흡기관이다. (O, X)

03 참진드기 수컷과 암컷은 흡혈 후 몸이 커진다. (O, X)

[정답] 01 O 02 X 03 X

> **알아두기**
>
> **작은소피참진드기** ★ ㊱
>
>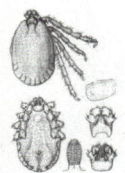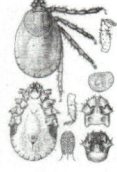
>
> | 암 컷 |　| 수 컷 |
>
> - 진드기아강 참진드기목 참진드기과 엉에참진드기속
> - 한국, 일본, 러시아, 중국, 오스트레일리아, 뉴질랜드에 분포한다.
> - 성충 기준으로 3mm 정도의 크기를 가지며, 흡혈할 경우 10mm까지 커진다.
> - 물릴 경우 중증열성혈소판감소증후군(SFTS)를 감염시킨다.

- 진드기매개뇌염
- 콜로라도 진드기열
- 튜라레미아
- 중증열성혈소판감소증후군(SFTS)
- 라임병
- 일본홍반열

② 물렁진드기과(Argasidae, 공주진드기)

㉠ 생활사 및 습성
- 알의 부화기간 : 1주일~수 개월
- 여러 번 약충기를 갖는데 평균 4~5회
- 암수 모두 흡혈
- 수명 : 10~20년
- 1쌍의 기절선을 제1기절 기부에 갖고 있어 체액의 양 조절

㉡ 매개질병
- 진드기매개재귀열, 아프리카돈열
- 병독성 질병

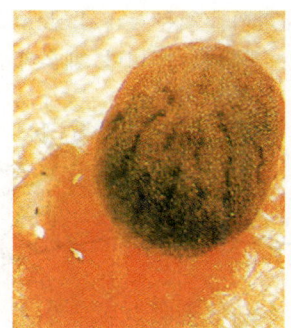

| 흡혈 중인 물렁진드기 |

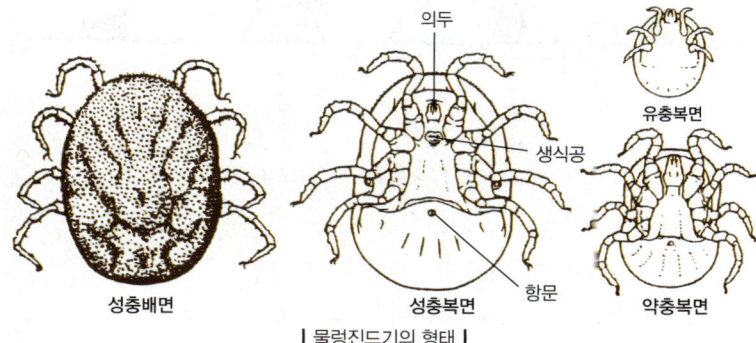

| 물렁진드기의 형태 |

(4) 좀진드기(응애)

① 옴진드기
  ㉠ 무기문아목, 옴진드기과에 속하는 피부기생 진드기
  ㉡ 형태 및 분류학적 위치
    • 인체의 피부에 기생하여 옴이라는 피부병을 일으킴
    • 미세한 백색 좀진드기로 원판모양이며 눈과 기문은 없음
    • 구부는 몸의 전단에 위치
    • 작은 1쌍의 협각과 3절로 된 1쌍의 촉지로 구성
    • 다리는 짧고 뭉뚝함
    • 암컷은 앞쪽 2쌍의 다리 부절에 있는 병절 끝에 흡반이 있음
  ㉢ 생활사 및 습성 ★ ③⑦
    • 매일 4~5개씩 총 35~50개의 알을 낳고 죽음
    • 암컷은 터널을 뚫으면서 그 속에 산란
    • 약충기간은 4~6일
    • 암컷은 주머니 속에 남아 있고 수컷이 찾아와 교미
  ㉣ 증 상
    • 4~6주 후부터 심한 가려움(소양증) 증세를 보임
    • 2차적 감염에 의한 피부염을 수반
  ㉤ 진 단
    • 손등, 손가락 사이 등에 기생
    • 암컷이 직접적인 피부접촉으로 옮김
  ㉥ 역 학
    • 전국에 걸쳐 고루 발생
    • 피부과 환자 중 평균 4.5%가 옴 환자이며 연중 큰 변동 없이 발생
  ㉦ 치 료
    • 예민한 피부에 자극이 심하여 부작용을 수반
    • 유기인계인 1% 말라티온, 피레트로이드계인 0.1~0.2% 퍼메트린 유제, 0.4% 페노스린 분제 등을 사용

핵심 OX

01 중증열성혈소판감소증후군을 매개하는 진드기는 작은소피참진드기이다. (O, X)

02 옴진드기의 수컷이 피부에 터널을 뚫고 교미를 한다. (O, X)

03 옴진드기는 옴이라는 피부병을 일으킨다. (O, X)

| 정답 | 01 O 02 X 03 O

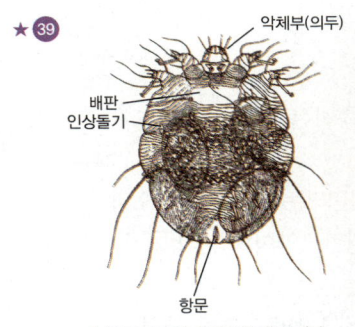 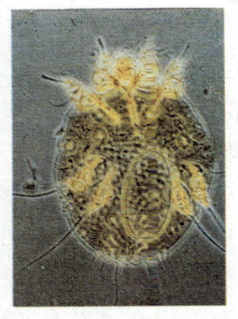

| 옴진드기의 성충 암컷(배면) | 옴진드기 성충(초자 표본) 암컷 |

② **집먼지진드기과(Pyroglyphidae)**
- ㉠ 광의(廣義) : 집먼지 속에서 살고 있는 많은 종류의 진드기
- ㉡ 협의(俠義) : 집먼지진드기과에 속하는 진드기로 지한
- ㉢ 형태
  - 크기 : 암컷은 370~430μm이고, 수컷은 300~350μm
  - 체색 : 유백색(乳白色)
  - 다리 : 제1, 2각은 악체부 바로 뒤에, 제3, 4각은 동체부 후반부에 인접하여 뻗어 있음
- ㉣ 생활사
  - 알 → 유충 → 제1약충(전약충) → 제2약충(후약충) → 성충
  - 암컷 : 일생에 1번 교미, 매일 1~3개 알 산출, 총 200~300개 산란
  - 습도 : 수명에 가장 중요한 요인
- ㉤ 집먼지진드기와 알레르기성 질환
  - 기관지 천식, 비염, 아토피성 피부염, 결막염 등의 원인
  - 진드기 항원에 양성반응
- ㉥ 방제
  - 완전한 제거는 어려워서 물리적·환경적·화학적 방법을 지속적으로 병행 적용
  - 높은 습도를 피하고, 실내는 자주 환기
  - 매트리스, 이불, 베개, 카페트 등을 55~80℃ 이상의 물로 최소한 2주에 한 번씩 삶고, 일광소독

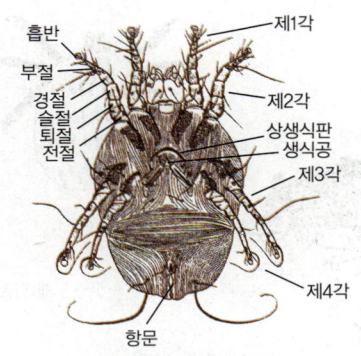

| 세로무늬먼지진드기 |

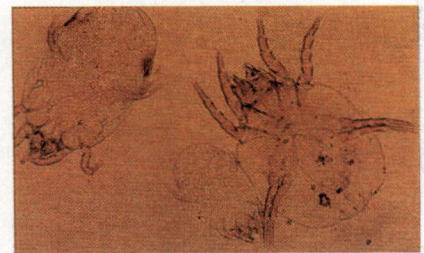

| 큰다리먼지진드기 |

③ 털진드기과
  ㉠ 전기문아목을 털진드기아목으로 취급
  ㉡ 크기 : 0.15~0.2mm
  ㉢ 생활사 : 알 → 유충 → 약충 → 성충
  ㉣ 약충·성충은 자유생활, 유충은 포유동물에 기생하여 흡혈
  ㉤ 털진드기 유충의 형태
    • 비흡혈 시 크기가 0.15~0.3mm
    • 미세한 유백색, 적갈색, 오렌지색
    • 몸과 다리에 잔털이 분지하여 극모를 다수 갖고 있음
  ㉥ 생활사 및 습성
    • 1개 혹은 2~3개씩 매일 산란하여 1월에 약 30~40개 알을 낳음
    • 휴식기가 끝난 유충은 풀잎 끝에서 숙주를 기다림
    • 2~3일 숙주의 피부에서 조직액 섭취한 후 흙 속에 숨음
    • 습도, 온도, 먹이 등 환경에 크게 영향을 받음
  ㉦ 매개질병
    • 심한 가려움과 피부증 유발
    • 쯔쯔가무시증 매개

핵심 OX

01 집먼지진드기는 전약충, 후약충의 단계로 성장한다. (O, X)

02 집먼지진드기의 방제에 일광소독이 효과가 좋다. (O, X)

03 털진드기는 쯔쯔가무시증을 매개한다. (O, X)

| 정답 | 01 O 02 O 03 O

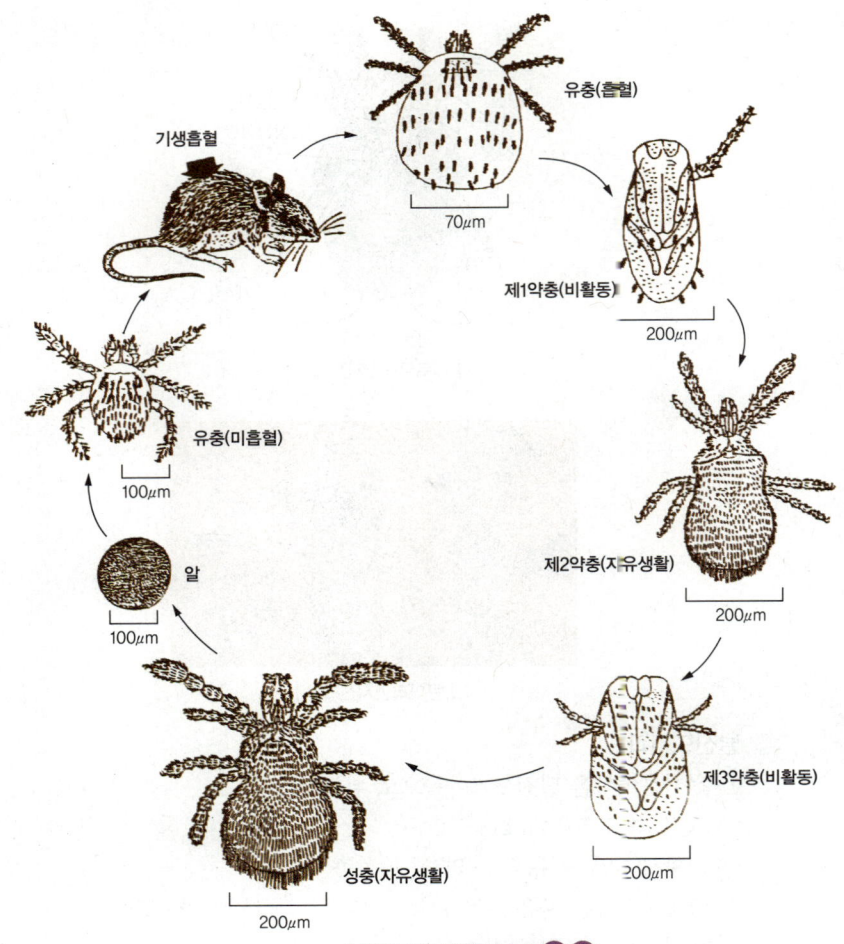

| 털진드기의 생활사 | ★ 43 40

④ 모낭진드기과(여드름진드기과, Demodicidae) ★ 36
　㉠ 개, 기타 가축에 기생
　㉡ 체장 : 0.3~0.4mm, 폭 : 0.05mm
　㉢ 느린 번식속도
　㉣ 알은 부화하여 3쌍의 단순한 돌기 모양의 다리를 갖는 유충
　㉤ 유충은 탈피 후 약충이 되어 4쌍의 다리 생김
　㉥ 사람의 모낭과 피지선에 기생

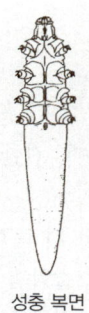 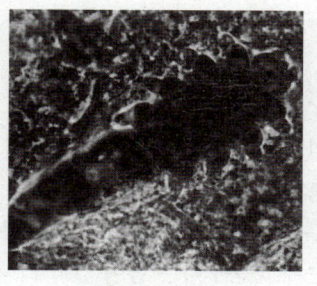

| 성충 복면 | 성충의 현미경사진 |

| 모낭진드기 |

⑤ 기타 진드기(중기문아목)
    ㉠ 자교에 의한 피부증 유발, 질병 매개
    ㉡ 형태
        • 난형의 미세한 성충은 1mm 이하
        • 몸 : 단모
        • 배면 : 1개의 배판
        • 복면 : 여러 개의 복판
        • 의두 : 1쌍의 협각, 구하체 및 5절로 된 1쌍의 촉지
    ㉢ 백색의 미세한 알을 1개씩 산란
    ㉣ 질병 : 인체 흡혈이 빈번하여 피부증 유발
    ㉤ 집쥐진드기
    ㉥ 새진드기

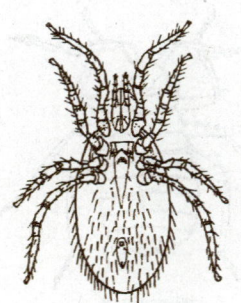 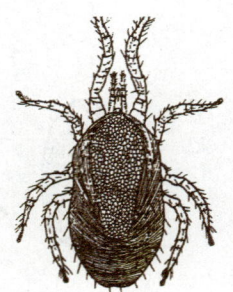

| 집쥐진드기 암컷 | | 새진드기 |

핵심 OX

01 모낭진드기는 여드름진드기로도 불린다. (O, X)

02 모낭진드기는 사람의 모낭과 피지선에 기생한다. (O, X)

03 중기문아목 진드기는 피부증을 유발한다. (O, X)

| 정답 | 01 O 02 O 03 O

6 빈대

(1) 형태 ★ 39 38 37 35

① 사과씨처럼 상하로 납작하게 눌린 타원형이며, 진한 갈색
② **성충의 체장** : 5~6mm
③ 두부는 짧고 넓으며 작은 1쌍의 복안, 가늘고 긴 촉각은 4절
④ 하순에 하순구라는 홈이 있고 그 속에 1쌍의 소악과 대악이 들어 있음
⑤ **다리** : 기절, 전절, 퇴절, 경절과 3절로 된 부절로 구성
⑥ **베레제기관(암컷)** : 생식기관(정자 일시 보관)
⑦ **반시초(수컷)** : 날개 비슷한 팽대부

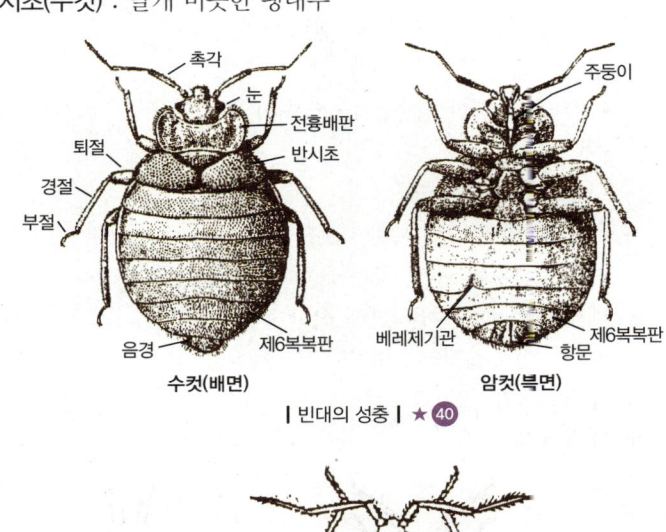

| 빈대의 성충 | ★ 40

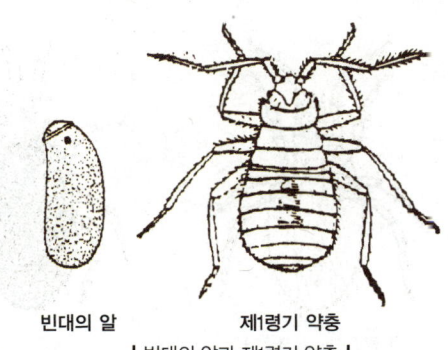

| 빈대의 알과 제1령기 약충 |

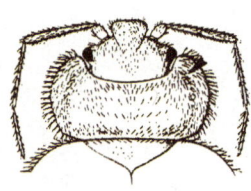
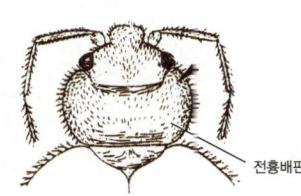

| 빈대 전흉배판 | | 반달개빈대 전흉배판 |

(2) 생활사 및 습성 ★ ㊻ ㊺

① 불완전변태
② 알 : 1mm 크기의 백색이며 난형(卵形)
③ 약충 : 5회 탈피(Molt)
④ 암수 모두 1주일에 1~2회 흡혈하며, 10분간 몸무게의 2.5~6배 흡혈함
⑤ 성충의 수명은 온도에 따라 영향을 받음
⑥ 하루 2~5개의 알을 2~3일 간격으로, 일생 동안 약 200개 산란
⑦ 야간에 활동하는 군거성

7 트리아토민 노린재(흡혈노린재) ★ ㊲

(1) 형 태

① 성충의 체장 : 1~3cm
② 두부 : 가늘고 길게 전방으로 뻗음
③ 눈 : 흑색 또는 암갈색으로 현저하게 튀어나옴
④ 주둥이 : 3절로 된 하순과 대악 및 소악 각 1쌍
⑤ 촉각 : 4절로 가늘고 길며 머리 양족으로 돌출
⑥ 날개 : 전흉배판 뒤에 2쌍이 가위 모양으로 복부를 덮고 있음
⑦ 다리 : 흉부에 가늘고 긴 3쌍
⑧ 복부 : 난형이며 양측 가장자리는 위로 경사짐

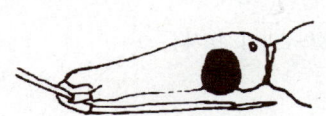
주둥이가 가늘고 곧은
흡혈노린재아과

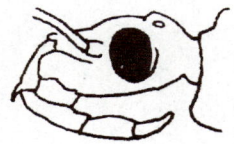
주둥이가 굵고 굽은
흡혈노린재 이외의 아과

| 노린재의 두부 |

핵심 OX

01 빈대의 베레제기관은 호흡기관이다. (O, X)

02 빈대의 약충은 5회 탈피한다. (O, X)

03 흡혈노린재의 주둥이는 가늘고 곧다. (O, X)

[정답] 01 X 02 O 03 O

(2) 생활사 및 습성

① 흡혈 후 10~14일 내 산란
② 알 : 약간 대형(1.5~2.5mm)
③ 산란장소 : 벽과 가구 틈에 점착물질로 부착
④ 암수 모두 주로 야간에 흡혈
⑤ 흡혈대상 : 아르마딜로, 설치류, 가축 등
⑥ 서식장소 : 주택 내의 벽이나 가구 틈, 숙주동물의 서식처 – 잔류분무로 방제
★ 36
⑦ 아메리카수면병(샤가스병) 매개

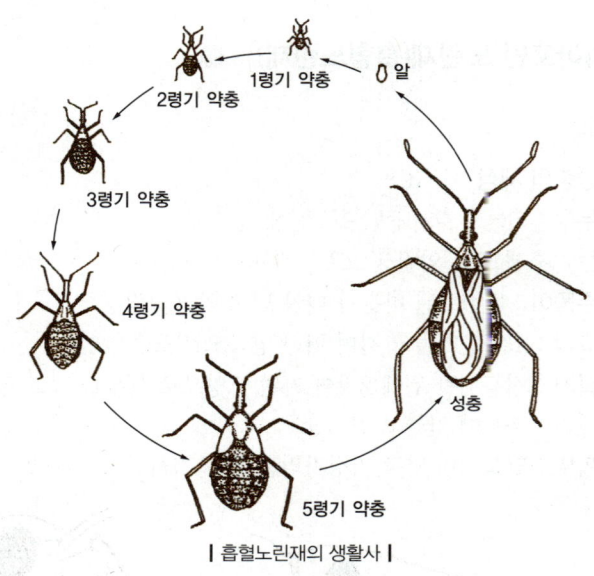

| 흡혈노린재의 생활사 |

8 벼룩

(1) 형 태

① 성충의 형태
  ㉠ 동물의 털 사이를 기어다닐 수 있게 좌우측면이 편평함
  ㉡ 체장 1~8mm로 날개는 없음
  ㉢ 체색 : 적갈색 또는 암갈색
  ㉣ 두부·흉부·복부가 뚜렷하게 3부분으로 구분됨
  ㉤ 도약에 적합하도록 잘 발달된 다리
  ㉥ 몸에 밀착한 다수의 강모(剛毛)

ⓢ 두 부
- 촉각구 속의 1쌍의 촉각
- 3절로 구성된 촉각은 숙주의 존재 및 방향을 따뜻한 공기의 흐름으로 감지
- 머리의 전방하단에 위치한 주둥이는 흡혈에 적합
- 숙주의 털을 가르며 빠져나가는 데 쓰이는 날카로운 소악(Maxilla) ★ ㊱

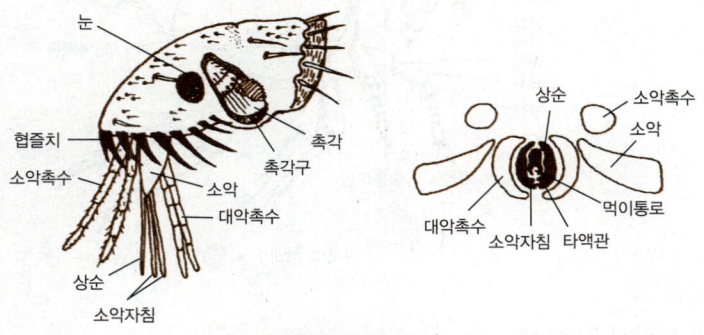

| 벼룩의 두부와 구부 |

ⓞ 흉 부
- 3흉절 : 전흉, 중흉, 후흉
- 각 절마다 배판, 복판으로 형성

ⓩ 복 부
- 총 10절 중 생식기로 변형 된 제9, 10복절
- 제1~7절은 배판과 복판이며 측판은 퇴화
- 수컷 : 1쌍의 파악기와 대형의 음경 등 생식기 존재
- 암컷 : 외부 생식기가 없고 원형의 복부 말단부

② **유충의 형태**
㉠ 다리가 전혀 없는 구더기 모양
㉡ 길이 : 다 자란 3령기에는 4~10mm
㉢ 두부 : 몸의 나머지 부분과 다르게 색소화
㉣ 1쌍의 촉각과 저작형 구기
㉤ 마지막 체절의 끝에는 손가락 모양의 육질돌기 1쌍

핵심 OX

01 흡혈노린재는 잔류분무로 방제한다. (O, X)

02 벼룩의 소악은 숙주의 털을 가르는 데 이용한다. (O, X)

03 벼룩은 불완전변태로 유충이 성충과 형태가 같다. (O, X)

|정답| 01 O 02 O 03 X

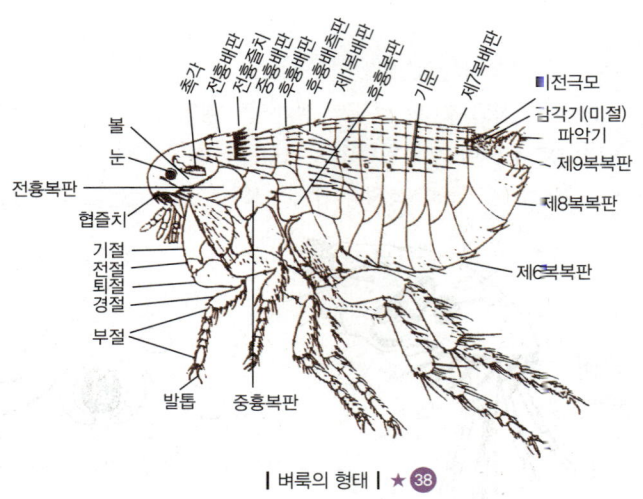

| 벼룩의 형태 | ★ 38

(2) 생활사 및 습성 ★ 35

① 성충은 암수 모두 기생성으로 포유류 또는 조류를 흡혈
② 수컷 : 영양물질로서 혈액을 섭취
③ 암컷 : 먹이로서 필요할 뿐 아니라 난발육(卵發育)에도 필수적
④ 완전변태 : 알 → 유충 → 번데기 → 성충
⑤ 수명은 6개월로, 매회 10~20개씩 총 400~500개 산란
⑥ 완전히 소화되지 않은 채 배설되는 벼룩성충의 분으로 영양공급

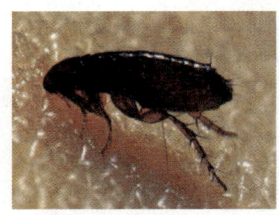
흡혈 중인 고양이벼룩 암컷

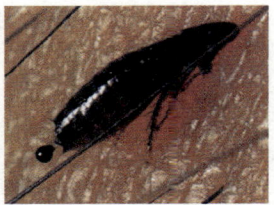
흡혈하면서 피똥을 싸는 벼룩

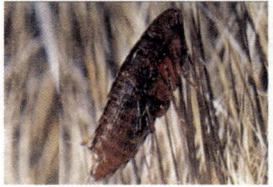
숙주동물에 튀어오르는 쥐벼룩

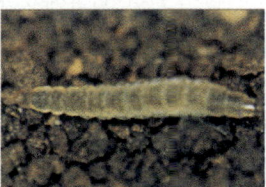
벼룩의 유충비면

| 벼 룩 |

알아두기

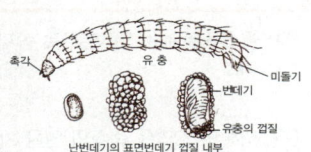

| 벼룩의 발육기간 중의 형태 |

(3) 벼룩의 분류

① 무즐치벼룩(Combless Flea)

㉠ 사람벼룩 ★ 40 37
- 사람을 주로 흡혈
- 크기 : 2~4mm
- 중흉측선이 없는 중흉복판

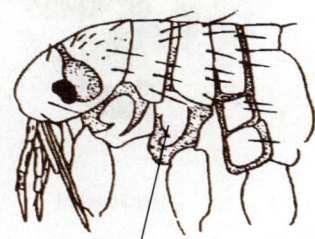

| 사람벼룩의 두부와 흉부 |

㉡ 모래벼룩
- 강모가 거의 없고 각이 진 두부에 잘 발달된 주둥이
- 세 개의 흉절은 심하게 압축
- 각 절에 1쌍의 비교적 가늘고 긴 다리
- 암컷 : 일생을 숙주 피부에 파묻혀 피부증 유발
- 사람뿐 아니라 가축, 돼지 등에도 기생

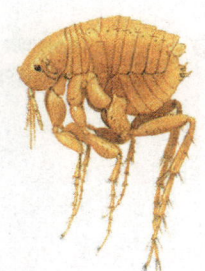

| 모래벼룩 |

㉢ 좀닭벼룩
- 피부조직을 뚫고 들어가 기생
- 다수의 극모를 가진 몸

핵심 OX

01 벼룩의 성충은 암수 모두 흡혈을 한다. (O, X)

02 사람벼룩은 사람을 주로 흡혈한다. (O, X)

03 사람벼룩은 중흉측선이 없는 중흉복판을 가지고 있다. (O, X)

|정답| 01 O 02 O 03 O

ㄹ 열대쥐벼룩 ★ 39 36 35
- 흑사병, 발진열 등 질병 매개 역할
- 가운데를 종으로 그어진 중흉측선이 존재하는 중흉복판

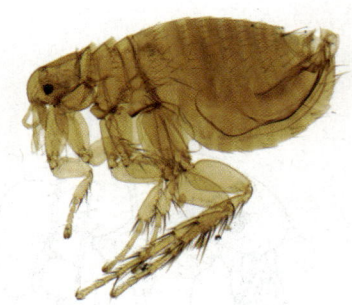

| 열대쥐벼룩 |

② 즐치벼룩(Combed Flea) ★ 41
  ㉠ 개벼룩, 고양이벼룩
  - 숙주 선택성이 강하지 않아 사람도 공격
  - 협즐치와 전흉즐치가 잘 발달

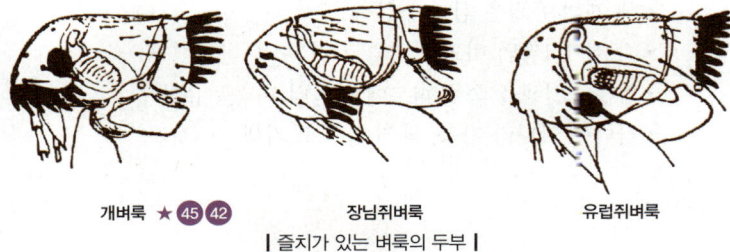

개벼룩 ★ 45 42   장님쥐벼룩   유럽쥐벼룩
| 즐치가 있는 벼룩의 두부 |

  ㉡ 유럽쥐벼룩
  - 전흉즐치는 있으나 협즐치가 없음
  - 사람을 흡혈
  - 흑사병과 발진열 전파에 중요한 역할
  ㉢ 장님쥐벼룩
  - 전흉즐치와 협즐치 모두 갖고 있으나 협즐치는 후방으로 향함
  - 후두에 두 개의 극모
  - 눈은 퇴화

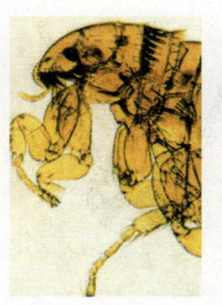 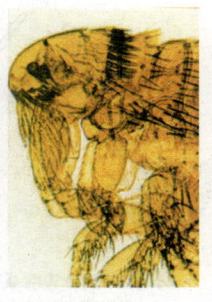 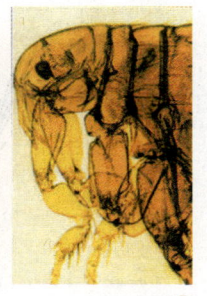

고양이벼룩　　　　　개벼룩　　　　　사람벼룩 ★ ④③

| 즐치벼룩과 무즐치벼룩의 초자표본 사진 |

(4) 벼룩 매개 질병
① 자교에 의한 직접적 피해
② 흑사병
③ 발진열
④ 조충의 중간숙주

(5) 벼룩의 방제
① 흑사병 유행 시 쥐벼룩의 방제
② 옥내에서의 방제
③ 애완동물 기생 벼룩의 방제

9 등에모기

(1) 성충의 형태
① 체장 : 2mm 이하
② 흑색 또는 암갈색의 튼튼한 몸과 짧은 다리
③ 날개 : 특이한 시맥상과 무늬
④ 두 부
　㉠ 1쌍의 복안, 1쌍의 긴 촉각과 흡혈성 구부
　㉡ 촉각 : 13~14절로 암컷은 짧은 털, 수컷은 많은 수의 긴 털
　㉢ 구부 : 촉수, 대악 및 소악 각 1쌍과 상순, 하순과 인두 각 1개로 구성
　㉣ 5절로 된 촉수에는 감각공(Sensor pore)이 종에 따라 특수하게 발달

핵심 OX

01 열대쥐벼룩은 흑사병이나 발진열 등을 매개한다. (O, X)

02 열대쥐벼룩은 중흉측선이 없는 중흉복판을 가지고 있다. (O, X)

03 유럽쥐벼룩은 협즐치가 있다. (O, X)

|정답| 01 O 02 X 03 X

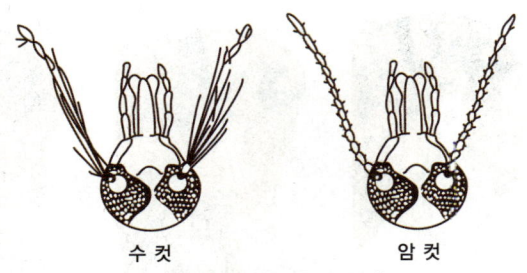

| 등에모기의 암수 촉각 비교 |

⑤ 흉부
  ㉠ 튼튼하고 약간 굽은 흉부
  ㉡ 짧고 넓은 날개
⑥ 복부
  ㉠ 비교적 짧으며 끝에 외부 생식기가 있음
  ㉡ 수컷은 잘 발달한 파악기(Clasper) 소유

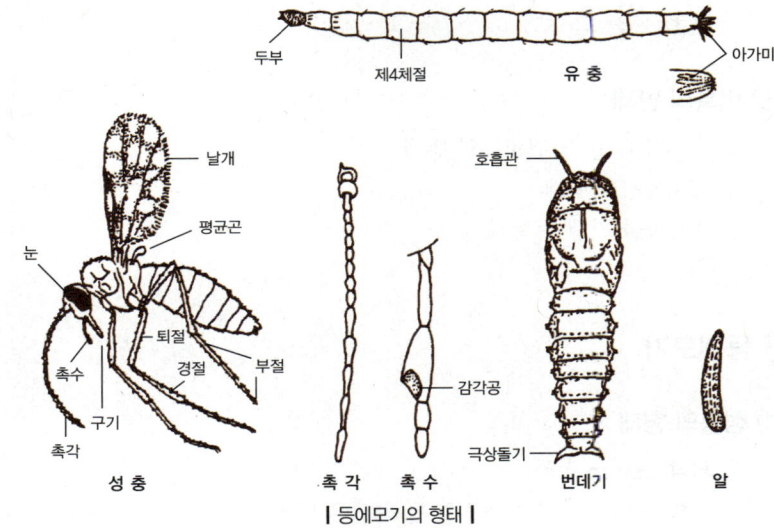

| 등에모기의 형태 |

(2) 생활사 및 습성

① **완전변태** : 알 → 유충 → 번데기 → 성충
② **알** : 길이 0.5mm의 바나나 모양이며 부화기간은 3~5일
③ **머리** : 원추형, 황갈색 내지 암갈색, 각각 1쌍의 눈, 대악 및 촉각
④ **몸** : 백색 또는 크림색, 12체절로 구성
⑤ **미절** : 각각 4분지되어 있는 한 쌍의 아가미
⑥ 물에 잠긴 나무토막이나 수초 또는 진흙 위에 산란 ★ 36

10 먹파리

(1) 성충의 형태

① 작은 체장 : 1~5mm
② 대부분 검은색이나, 일부는 황색 또는 오렌지색
③ 심하게 굽은 등(흉부)
④ 뿌리 모양의 촉각 및 짧은 다리

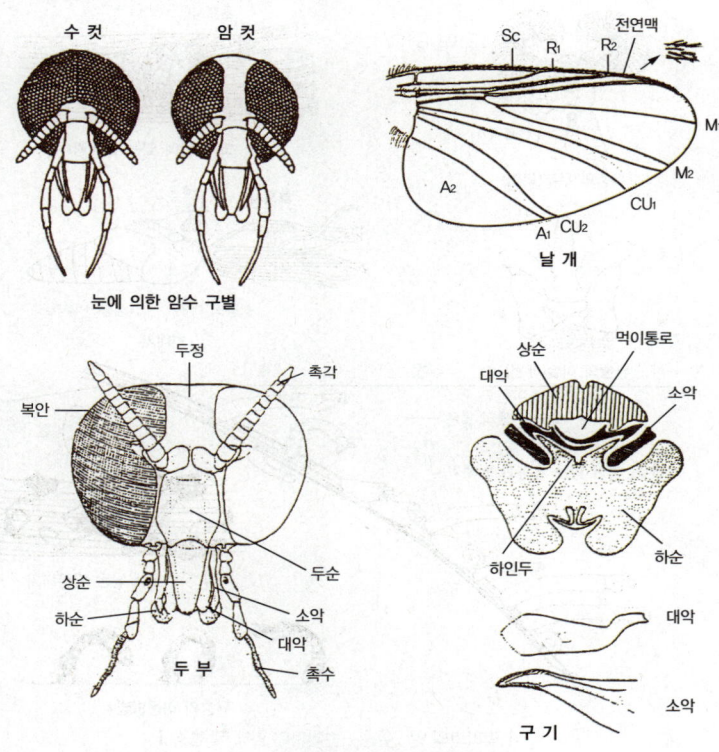

| 먹파리의 두부와 날개 |

⑤ 두 부
　㉠ 전흉 복부에 붙어 있는 머리
　㉡ 크고 현저한 복안
　㉢ 두정에서 서로 접한 수컷
　㉣ 짧고 털이 없으며 11절로 이루어진 촉각
　㉤ 흡혈형으로 짧은 구부

⑥ 흉 부
　㉠ 전방으로 굽은 배판
　㉡ 3쌍의 짧은 다리
　㉢ 매우 넓고 무색 투명하며 비늘, 털이 거의 없는 날개
　㉣ 전방의 가까운 시맥은 또렷함

핵심 OX

01 등에모기 암컷은 파악기를 가지고 있다. (O, X)

02 등에모기는 수초나 진흙 위에 산란한다. (O, X)

03 먹파리의 암수 구별은 두부의 눈을 보면 알 수 있다. (O, X)

|정답| 01 X　02 O　03 O

(2) 생활사 ★ 36

① 암수 모두 식물성 즙을 먹지만, 암컷은 산란을 위해 흡혈
② 개울이나 강물의 돌, 수초 등에 100~500개 정도 산란

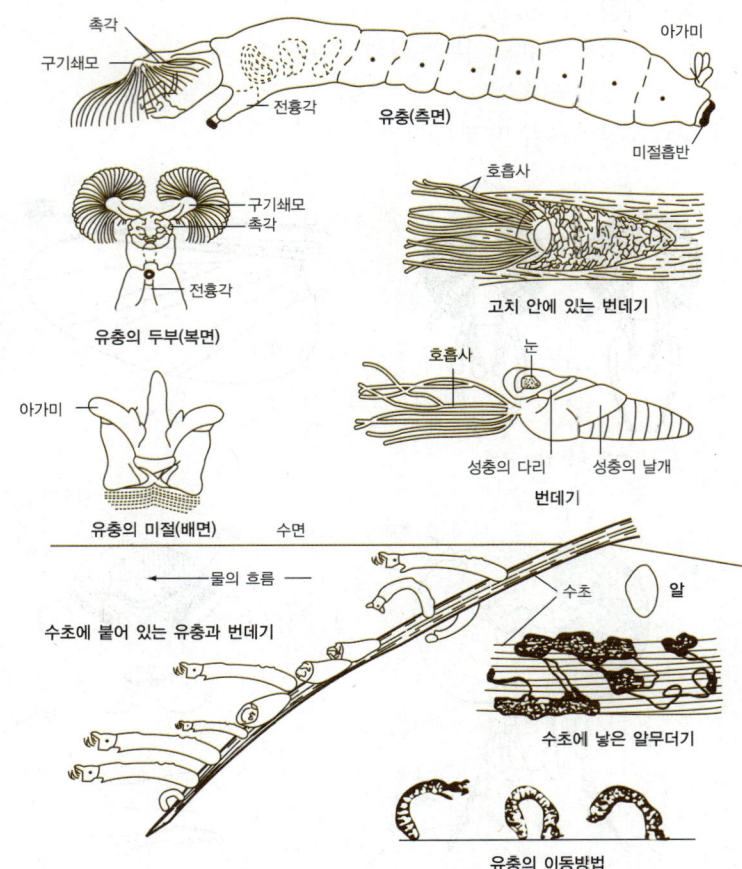

| 먹파리의 알·유충·번데기의 형태 및 습성 |

③ 유 충
  ㉠ 흐르는 맑은 물속에서 서식
  ㉡ 형태가 특이하여 다른 곤충과 쉽게 구별
  ㉢ 두부 : 1쌍의 작고 가는 촉각, 1쌍의 발달한 대악, 1쌍의 부채 모양의 구기쇄모
  ㉣ 흉부 : 둥글고, 머리 바로 뒤 복부에 잘 발달한 위각인 전흉각 끝에 원형의 흡반
  ㉤ 낮에만 흡혈하는데 대부분 아침과 저녁에 활동

(3) 먹파리 매개 질병

① 피부외상이 심하고 많은 수에 의해 공격당하기 때문에 큰 고통을 수반
② 면역학적으로 감수성을 가진 사람은 심한 피부증을 수반
③ 회선사상충증을 매개 ★ 37

11 깔따구 ★ 35

(1) 생 태

① 파리목 중 장각아목, 깔따구과
② 형태가 모기와 유사하므로 '모기붙이'라고 함
③ 질병을 매개하지는 않으나, 불쾌곤충(뉴슨스)
④ 수질오염도 측정 지표생물

(2) 형 태

① 성 충

㉠ 작은 종 2mm 이하~큰 종 15mm 이상
㉡ 시맥은 중맥이 분지되지 않았고, 전방에 위치한 것은 뚜렷하나 나머지는 빈약
㉢ 완전히 퇴화된 구기
㉣ 종에 따라 4~6절 발달한 촉수
㉤ 흉부 : 날개 1쌍, 평균곤 1쌍, 긴다리 3쌍
㉥ 다리 : 기절, 전절, 퇴절, 경절과 5절의 부절
㉦ 복부 : 뚜렷한 9절, 수컷의 제9절에 외부 생식기
㉧ 암컷 : 짧고 적은 촉각의 털, 통통하고 끝이 뭉뚝한 복부
㉨ 수컷 : 길고 많은 촉각의 털, 뒤로 갈수록 가늘어지는 복부

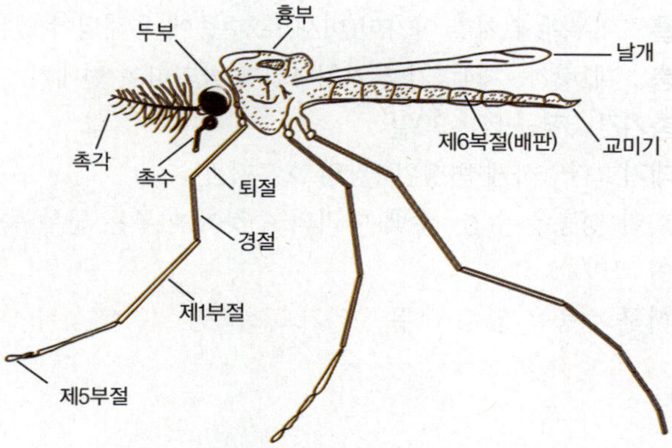

| 깔따구 성충의 형태 |

핵심 OX

01 먹파리는 회선사상충증을 매개한다. (O, X)

02 깔따구는 수질오염도 측정 지표생물에 속한다. (O, X)

03 깔따구는 불쾌곤충이다. (O, X)

|정답| 01 O 02 O 03 O

② 유충
　㉠ 원주상(圓柱狀)
　㉡ 종에 따라 2~20mm로 심한 차이
　㉢ 선홍색, 백색, 녹색 등 다양한 체색
　㉣ 비교적 작은 두부(頭部)
　㉤ 발달한 대악(Mandible)을 가지는 구부
　㉥ 핏속에 적혈구가 있어 몸 전체가 붉은색을 띰

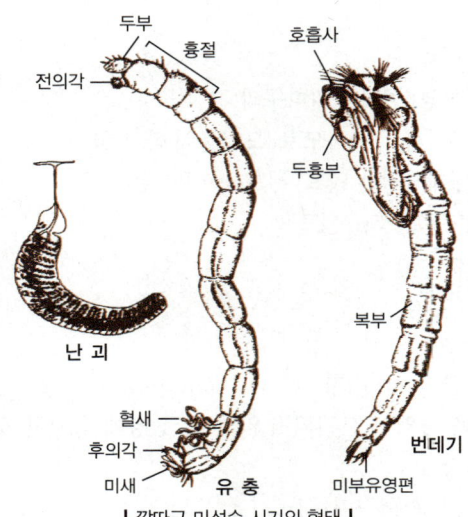
| 깔따구 미성숙 시기의 형태 |

(3) 생활사 및 습성
① **완전변태** : 알 → 유충 → 번데기 → 성충
② 알, 유충과 번데기는 수서생활
③ **알의 부화기간** : 평균 1~2일
④ **부화한 유충** : 수저(水底) 생활
⑤ **호흡** : 미부에 위치한 아가미(미새)로 수중에 용해되어 있는 산소를 이용
⑥ **유충** : 제1령기~제4령기를 거쳐 4회째 탈피하여 번데기
⑦ **유충기간** : 평균 20~30일
⑧ **번데기** : 다양하게 변형된 1쌍의 호흡기관
⑨ 우화한 성충은 수천~수백 마리의 수컷이 이루는 군무 속에 암컷이 날아들어 교미
⑩ 깔따구 성충은 암수 모두 구기가 퇴화되어 먹이를 섭취하지 않으므로 수명(2~7일)이 짧음

12 등에

(1) 형태
① 중형 내지 대형 곤충으로 종에 따라 다른 체색
② 두부
  ㉠ 대부분 눈이 차지하고 있는 반달형 두부
  ㉡ 암컷 : 좁은 안면
  ㉢ 수컷 : 좌우 눈이 붙어 거의 없는 안면
  ㉣ 촉각 : 크기가 각각 다른 5~10절
  ㉤ 흡혈형 구기 : 상순, 1쌍의 대악, 1쌍의 소악, 하인두와 하순으로 구성
③ 흉부
  ㉠ 비교적 넓은 날개 1쌍
  ㉡ 특징적인 맥상과 대형의 기편(欺片)
  ㉢ 회색 내지 갈색의 띠나 무늬가 있는 날개
④ 복부
  ㉠ 7복절로 구성
  ㉡ 종의 특징이 되는 복부의 다양한 색과 무늬

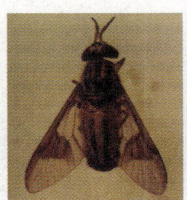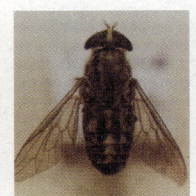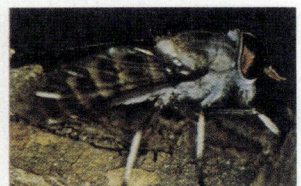

| 등에 성충 |

(2) 생활사 및 습성
① 교미 후, 산란하는 암컷은 점착성 물질을 분비하여 알을 무더기로 붙여 놓음
② 난수 : 종류에 따라 50~700개며, 보통 80~150개
③ 알의 부화기간 : 3~7일
④ 탈피횟수 : 7~9회
⑤ 크기 : 0.5~5cm
⑥ 형태 : 양끝이 뾰족한 원통형
⑦ 두부 : 흉절 속을 드나들 수 있을 정도로 작고 신축성이 있음
⑧ 제1~7복절에는 측면에 1쌍, 복면에 2쌍의 혹모양의 위각
⑨ 제8복절에는 호흡관이 있음
⑩ 숙주선택성이 강하지 않아 야생 포유류나 가축, 사람을 흡혈
⑪ 번데기 : 하체를 흙에 묻고 수직으로 몸을 고정

핵심 OX

01 깔따구 유충은 붉은색을 띤다. (O, X)

02 깔따구 성충은 구기가 퇴화된다. (O, X)

03 등에는 숙주선택성이 강하지 않다. (O, X)

|정답| 01 O 02 O 03 O

(3) 등에 매개 질병

① 로아사상충을 매개로 하므로 **로아사상충증**
② **튜라레미아증**의 병원체로 설치동물로부터 사람에게 기계적 전파

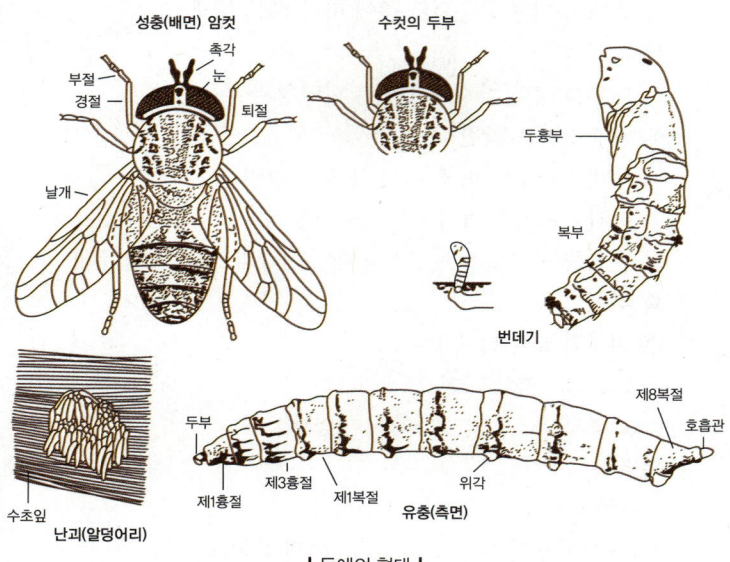

| 등에의 형태 |

13 독나방

(1) 생 태

① 나비목에 속하는 나방 중 **유충의 털에 독성물질**
② 농림해충으로 각종 과수류나 관상식물을 해치는 종류가 많음
③ 인체에 피해를 주는 30종 가운데 우리나라에도 10여 종이 서식
④ **독모나 독극모가 발생하므로 피부증을 일으킴**

(2) 독나방(Euproctis Subflava)

① 형 태 ★ ㊴
  ㉠ 중소형으로 체장 12~15mm
  ㉡ 머리는 작고 **구기는 퇴화**되었으며 **촉각은 익모상**
  ㉢ **몸과 날개 모두 황색**, 앞날개 중앙에 황갈색띠, 앞날개 끝에 암갈색 반점
  ㉣ 유충은 40mm 크기로 두부와 13절의 체절로 구성
  ㉤ 아배부융기와 측부융기상에는 미세한 유방돌기가 23쌍 존재

출제경향 파헤치기

독나방의 독모와 방제에 관련된 내용을 주로 묻는다.
☑ 다음 사진의 곤충의 피해 발생으로 옳은 것은?
☑ 다음 사진의 곤충의 방제를 위한 방법으로 옳은 것은?

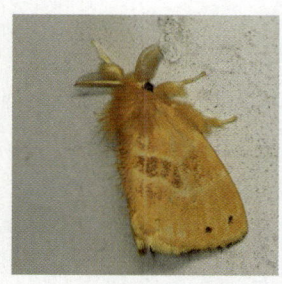

| 독나방 | ★ 44 | 독나방의 형태 |

② 생활사 및 습성 ★ 43 39
　㉠ 성충 : 연 1회 7월 중순~8월 상순
　㉡ 암컷은 나뭇잎의 뒷면이나 줄기에 200~300개의 알을 무더기로 산란
　㉢ 알 : 0.5~0.6mm로 담황색 원형
　㉣ 부화한 유충은 군서생활
　㉤ 식성은 광범위하여 모든 식물의 잎을 섭취
　㉥ 유충은 13~15회 탈피하여 발육
　㉦ 유충 껍질에 수많은 독모가 성충의 복부 털, 미방모에 부착
　㉧ 성충의 수명은 대체로 7~9일
　㉨ 난괴에도 독모가 있어 접촉 시 피부염 유발

③ 독 모 ★ 36
　㉠ 유충의 유방돌기에 밀생
　㉡ 하단부가 가늘고 뾰족하며 다른 한쪽은 굵고 가운데 파인 홈
　㉢ 유방돌기는 유충의 2령기부터 생겨나며 종령기 유충은 23쌍에 약 600만 개 독모 소유
　㉣ 사람과 접촉이 가장 빈번한 것은 성충
　㉤ 접촉부위에 붉은 반점이 생기고 융기되며 가려움증과 통증 수반
　㉥ 전신증상을 나타내고 고열과 심한 복통 수반
　㉦ 독성물질은 혈액에 용해되므로 오래된 독모도 독작용을 일으킴

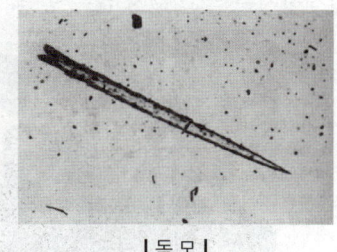

| 독모 |

핵심 OX

01 독나방의 몸과 날개는 모두 황색이다. (O, X)

02 독나방의 난괴에도 독모가 있다. (O, X)

03 독나방을 손으로 쳐서 잡으면 위험하다. (O, X)

|정답| 01 O 02 O 03 O

④ 독나방의 방제 ★ 46 45 42 41 38 37 36
  ㉠ 피부접촉 예방
  ㉡ 손으로 잡거나 쳐서 죽이는 행위는 독모를 흩어지게 하므로 위험(젖은 휴지 사용)
  ㉢ 독모가 묻었을 때는 세차게 흐르는 물로 씻기
  ㉣ 동력분무기로 잔류분무하거나, 가열연막기나 극미량연무기로 공간살포

(3) 차독나방(Euproctis Pseudoconsperasa)
① 체장 : 8~12mm의 소형
② 몸과 날개가 황색이나 갈색 비늘이 산재
③ 독나방보다 훨씬 넓은 앞날개의 갈색 띠의 폭
④ 알은 1회에 약 100개 산란, 부화기간은 약 3주
⑤ 군서성

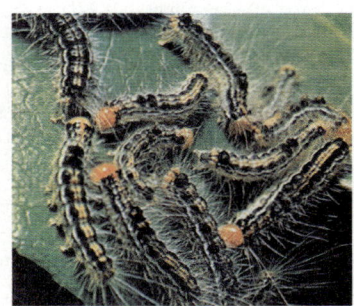

| 차독나방 |

(4) 노랑쐐기나방(Monema Flavescens) ★ 35
① 쐐기나방과
② 유충기에만 독극모
③ 중흉에서 제9복절까지 각 절마다 1쌍의 육각이 있고 짧은 독극모
④ 피부염으로 발전하지는 않고 길지 않은 통증기간

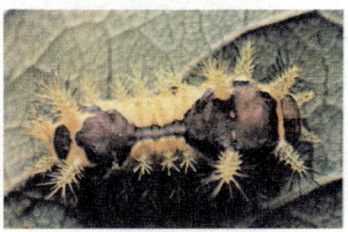

| 노랑쐐기나방 |

(5) 솔나방(Dendrolimus Spectabilis)

① 인체접촉 빈도가 가장 높은 종

② 유충만 독모를 가지고 있는데 고치표면에도 독모 부착

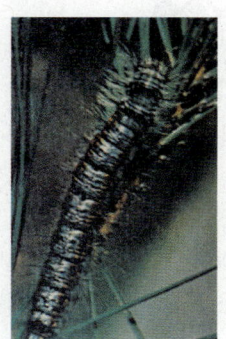

| 솔나방 |

14 벌 · 개미 · 딱정벌레

(1) 벌(Wasps, Bees)

① 말벌과(Vespidae)

　㉠ 눈이 콩팥형이고 구부는 원시적 형태로 저작과 흡수형으로 적응

　㉡ 집단사회 형성은 1년 주기

　㉢ 가을이 되면 큰 방(Cell)을 만들고 특별히 양육시킨 여왕벌 생성

　㉣ 사람을 공격하는 종 : 장수말벌, 털보말벌, 좀말벌, 말벌, 땅벌 등

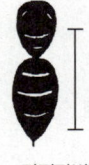 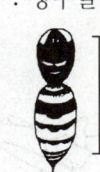 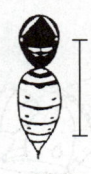 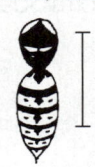 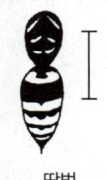

검정말벌　장수말벌　말벌　황말벌　참땅벌　땅벌

| 한국산 말벌과에 속하는 일부 종들의 형태적 특징 | ★ 43 39

② 꿀벌과(Apdae)

　㉠ 육식 습성을 버리고 화분이나 화즙을 채취하고 섭취

　㉡ 상순(Labrum) : 혀와 같은 작용으로 꿀을 흡입하여 소낭에 저장하였다가 필요시 토해 냄

　㉢ 화분 : 특수하게 발달한 뒷다리 제1부절에 밀생한 털에 의해 채취

　㉣ 온몸을 덮은 털이 꽃에 손상을 주지 않으며 오히려 수분(授粉) 역할

　㉤ 복부에 위치한 샘으로부터 분비하여 벌집을 짓는 왁스도 사람에게 유용한 물질

핵심 OX

01 노랑쐐기나방의 독모는 유충기에만 있다. (O, X)

02 인체접촉 빈도가 가장 높은 독나방은 차독나방이다. (O, X)

03 말벌 중 가장 강력한 것은 장수말벌이다. (O, X)

| 정답 | 01 O　02 X　03 O

- ⓑ 위생상 중요한 종은 꿀벌류와 호박벌류
- ⓢ 여왕벌 : 크고 긴 복부로 수 년간 생존하면서 150만 개의 알 산란
- ⓞ 대부분 일벌이 되고 극소수가 수컷과 새 여왕벌이 됨
③ **독성물질 및 작용** ★ ㊷ ㊳
- ㉠ 독액은 우화 직전부터 생산되어 2주 후면 0.3mg에 달하는데 독낭 속에 저장
- ㉡ 벌독액의 구성성분은 히스타민 외 여러 종
- ㉢ 독액은 히스타민 효과, 용혈, 출혈, 신경독의 독성작용 → 치료제는 항히스타민제 사용
- ㉣ 직접적 독성작용(국부적인 통증), 면역학적인 과민증
- ㉤ 우리나라에서는 말벌, 장수말벌, 보말벌, 땅벌 등 분포

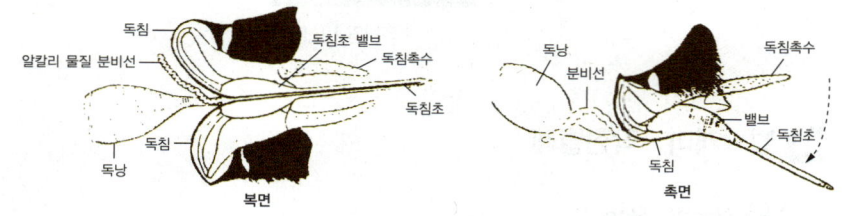

| 꿀벌의 독침 |

④ **방제방법**
- ㉠ 벌집 구멍에 살충제 살포
- ㉡ 미끼트랩(Bait trap) ★ ㊳

(2) 개미과(Formicidae)

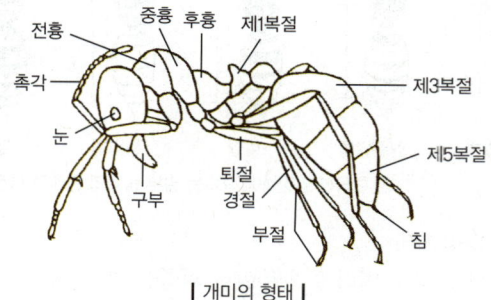

| 개미의 형태 |

① **독성물질**
- ㉠ 원시 그룹의 개미는 벌의 독성물질과 유사한 종류의 단백질
- ㉡ DDT와 유사한 작용
- ㉢ 개미산의 농도는 집단 조건에 따라 차이
- ㉣ 개미산이 피부에 접촉했을 때는 별 피해가 없으나, 눈에 들어가면 심한 통증 유발

② 방제방법
  ㉠ 옥외에 개미집이 있을 때 ★ ㊱
    • 일개미들은 먹이를 집(巢)으로 옮기는 데 통로를 이용
    • 입구에 끓는 물을 붓거나 살충제 주입
  ㉡ 옥내에 개미집이 있을 때
    • 본거지를 공격하여 근절
    • 미끼트랩, 잔류분무, 독먹이법 이용
  ㉢ 미끼트랩
    • 적당한 용기에 미끼먹이를 넣어 트랩으로 사용
    • 효과가 좋지 않아 근절시키기는 어려움
  ㉣ 잔류분무 : 개미가 발견되는 곳에 잔효성 살충제로 잔류분무
  ㉤ 독먹이법
    • 먹이에 살충제를 섞어 곳곳에 설치
    • 개미 개체군이 완전 없어질 때까지 수개월 소요

(3) 딱정벌레(Beetles)
① 청색하늘소붙이
  ㉠ 약 13mm로 가는 몸
  ㉡ 등황색 몸과 광택 암녹색의 시초(翅鞘)
  ㉢ 전흉배판이나 시초에서 독액 분비
  ㉣ 피부에 접촉하면 발적·종장이 생기고 투명한 작은 수포 생성
  ㉤ 약 1주일 후 건조해지면서 가피(痂皮) 형성
② 청딱지개미반날개
  ㉠ 체장 6~7mm 황갈색의 가늘고 긴 몸
  ㉡ 청색의 짧은 앞날개
  ㉢ 검은 두부와 복단의 2절

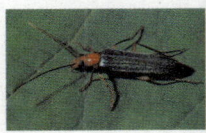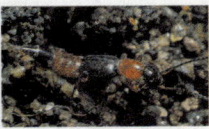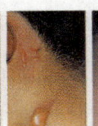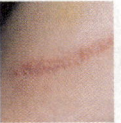

| 독성물질을 가진 딱정벌레 |

핵심 OX

01 벌독의 주성분은 항히스타민이다. (O, X)

02 개미를 방제하는 방법은 개미집 입구에 끓는 물을 붓는 방법이 있다. (O, X)

03 개미에게 미끼트랩은 효과가 좋지 않다. (O, X)

| 정답 | 01 X 02 O 03 O

CHAPTER 05 쥐류

> **출제경향 파헤치기**
> 쥐의 사진을 보여주고 종류를 구분하는 것을 주로 묻는다.
> ☑ 다음 사진의 쥐의 종류로 옳은 것은?
> ☑ 다음 사진의 쥐에 대한 내용으로 옳은 것은?

1 국내 위생 쥐류의 분류 ★ 36 35

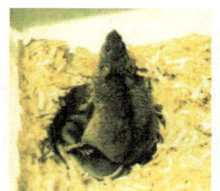
| 등줄쥐 |

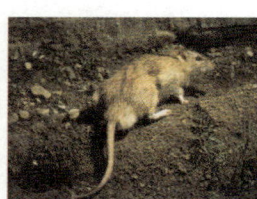
| 시궁쥐 |

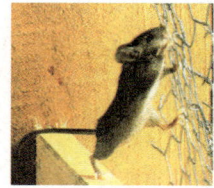
| 생 쥐 |

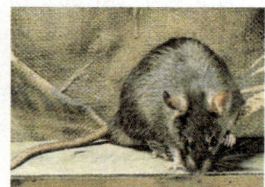
| 곰 쥐 |

(1) 등줄쥐(Apodemus Agrarius)

① 전국 각지에서 절대적인 우점종으로 군림
② 배면 : 회색이 섞인 연한 적갈색, 머리부터 꼬리까지 검은 줄이 종으로 있음
③ 복면 : 회백색
④ 무게 : 20g 내외
⑤ 서식장소 : 농경지, 황무지, 산밑 등
⑥ 먹이 : 여러 가지 곡물, 사초과, 식물의 종자 등을 섭취
⑦ 전체 들쥐의 개체수 중 약 74%를 차지

(2) 시궁쥐(Rattus Norvegicus) ★ 44

① 집쥐, 영어로는 Norway Rat
② 시궁쥐 서체 체중 : 400~500g
③ 배면 : 회갈색
④ 복면 : 회색
⑤ 귀와 눈은 몸집에 비해 작고, 비교적 뭉툭한 코
⑥ 꼬리의 배면 : 암갈색

⑦ 꼬리의 복면 : 담색
⑧ 서식장소 : 가옥 내 창고, 부엌, 천장, 야외 쓰레기 소각장, 하수구 주변
⑨ 땅속에 굴을 파고 둥지를 만듦

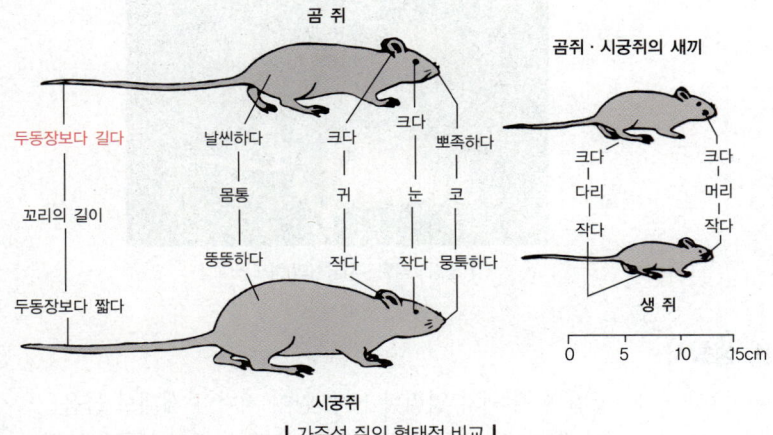

| 가주성 쥐의 형태적 비교 |

(3) 곰쥐(Rattus Rattus) ★ 43
① 지붕쥐 또는 애급쥐라고 불림
② 성체 체중 : 300~400g
③ 체 색
　㉠ 흑색형으로 배면이 광택성 흑색에 복면은 흑회색인 것
　㉡ 갈색형으로 배면이 갈색이고 복면이 백색인 것
　㉢ 갈색형으로 배면이 갈색이고 복면은 회색인 것
④ 항구도시 주변에 높은 밀집도

(4) 생쥐(Mus Musculus)
① 성체의 무게 : 20g
② 배면은 갈색, 복면은 회색
③ 머리에 비해 귀는 크고 발은 작으며 날씬한 꼬리

핵심 OX

01 등줄쥐는 머리부터 꼬리까지 검은 줄이 있다. (O, X)

02 시궁쥐는 땅속에 굴을 파고 둥지를 만든다. (O, X)

03 생쥐는 귀가 크고, 발이 작다. (O, X)

|정답| 01 O 02 O 03 O

2 쥐의 형태

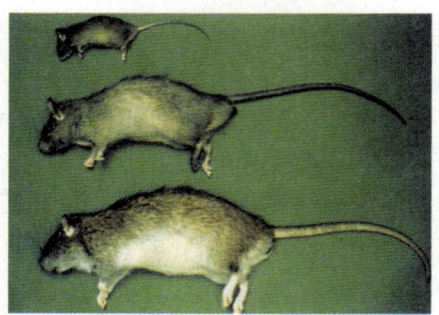

| 생쥐·곰쥐·시궁쥐의 형태 비교 |

(1) 생활사
① 태어나고 3일 후에 귀가 열리나 10여 일이 지나야 제대로 들음
② 곰쥐와 시궁쥐는 10~12주 후에, 생쥐는 8주 후에 교미활동을 함
③ 생식활동 장애요인
  ㉠ 출산 직후 교미활동이 순조롭지 못한 경우 잉태기간이 늦어짐
  ㉡ 어미 쥐가 새끼를 양육하면서 잉태할 경우 늦어짐
  ㉢ 출산 전후 어미 쥐는 신경이 예민하여 방해를 받으면 이동하는데 새끼 사망률이 높음
  ㉣ 기후 조건에 따라 영향을 받는데 겨울에 생식활동이 저하됨

(2) 쥐의 습성
① 갉는 습성(Gnawing)
  ㉠ 두 쌍의 문치는 빠른 속도로 성장
  ㉡ 생후 2주부터 단단한 물질을 갉아서 자라는 길이만큼 마모시켜야 함
  ㉢ 갉는 물질 : 나무, 포장상자, 옷감, 아연관, 질이 낮은 콘크리트 등
② 서식처(Harborage)
  ㉠ 먹이와 물이 있는 조용한 곳
  ㉡ 은신처는 사람의 손이 미치지 않는 장소
  ㉢ 새끼를 낳으려 할 때와 겨울 준비를 할 때 가장 활발하게 활동
③ 감각기관
  ㉠ 후 각
    • 예민해서 머리를 움직이거나 코를 킁킁거리며 냄새를 맡는 행동을 보임
    • 동족의 생식분비물 등의 냄새를 따라 활동
    • 이성을 찾거나 가족을 식별하는 데 후각 사용
  ㉡ 촉각 : 야간의 모든 활동은 촉감에 의존

㉢ 청 각

• 어둠 속에서 활동하기 때문에 중요

• 초음파 감지능력 발달

㉣ 시 각 ★ 37

• 야간활동에 적응하여 특수하게 발달

• 빛에 대해서는 예민하나 시력은 빈약한 근시(近視)

• 색맹이어서 거의 회색으로 보임

㉤ 미 각

• 반드시 배부터 시작하여 문치로 갉아먹음

• 예민한 미각 때문에 아치사 섭취문제와 독먹이 기피현상이 생김

④ **쥐의 활동(Movement)**

㉠ 가주성 쥐는 야간활동성으로 일몰 직후부터 활동

㉡ 굶주린 쥐는 주간에도 활동

㉢ 날카로운 발톱으로 벽, 담 등을 잘 오름

㉣ 선 자리에서 60cm까지 점프 가능

㉤ 수영에 능하며 50~72시간 물에 떠 있을 수 있음

㉥ 제한된 생활영역(Home Range)

⑤ **식 성**

㉠ 잡식성

㉡ 곡류, 육류, 생선, 과수열매, 달걀, 과일, 채소를 좋아함

㉢ 상한 음식이나 곰팡이가 생긴 먹이는 기피

(3) 쥐의 개체군 밀도

① 환경의 제한요인이 작용하므로 쥐의 번식능력은 일정수준에서 고정

② **개체군 크기 결정 요소 : 출산, 사망, 이동**

③ **개체군 증가 제한 요인**

㉠ 물리적 환경(Physical Environment) : 먹이, 은신처, 기후

㉡ 천적(Natural Enemy) ★ 42

• 족제비, 개, 고양이, 매, 말똥가리, 부엉이, 뱀 등이 쥐를 포식하는 천적

• 개체군 밀도가 높아지면 천적 희생이 커짐

㉢ 경쟁(Competition)

• 이종 간 경쟁

• 동종 간 경쟁

핵심 OX

01 쥐는 청각은 뛰어나나 근시이고, 색맹이다. (O, X)

02 쥐는 상한 음식이나 곰팡이 핀 음식은 기피한다. (O, X)

03 가주성 쥐는 주로 주간활동성이다. (O, X)

| 정답 | 01 O 02 O 03 X

(4) 쥐 매개 질병 ★ 40 37

① 흑사병
② 리케치아성 질병
③ 살모넬라증
④ 서교열
⑤ 렙토스피라증
⑥ 리슈만편모충증
⑦ 샤가스병
⑧ 신증후군출혈열(가을)
⑨ 선모충증

(5) 쥐의 구제

① 구제책 수립에 필요한 조사

㉠ 쥐의 분(Dropping)
- 생쥐의 똥 : 길이 3~4mm인 소형
- 시궁쥐의 똥 : 길이 2cm 정도로 끝이 약간 뾰족
- 곰쥐의 똥 : 1.3~1.5cm로 약간 작고 끝이 원형

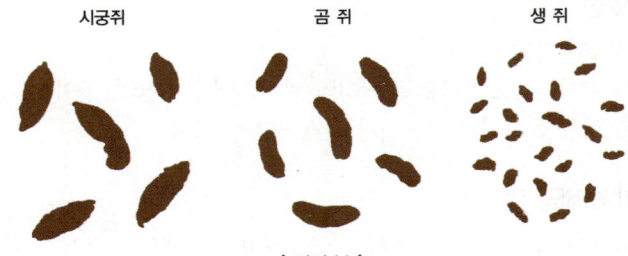

| 쥐의 분 |

㉡ 쥐의 통로 : 은신처를 드나들며 일정한 장소를 지나다님
㉢ 기타 쥐의 흔적 ★ 35

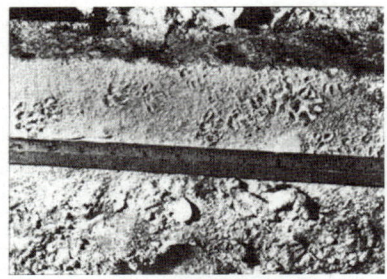

| 횟가루를 뿌려놓은 곳에 생긴 쥐 발자국 |

출제경향 파헤치기

쥐의 구제에 사용하는 방법들에 대해 정확히 알고 있는지를 묻는다

☑ 다음 중 가을철 농촌에서 사용할 수 있는 가장 효과적인 쥐의 구제 방법은?

☑ 살서제를 사용하는 쥐의 구제 방법에 대한 내용 중 옳은 것은?

- 쥐의 활동장소에서 쥐가 남겨 놓은 흔적 발견
- 서식 여부를 알 수 없을 때는 탈크 또는 횟가루 분말 사용
- 종류를 알 수 없을 때는 트랩을 설치하여 포획

② **환경개선**

㉠ 쥐의 은신처 제공 예방

㉡ 쥐의 출입구 방서처리

㉢ 환경개선에 의한 구서작업

㉣ 쥐가 굴을 파고 건물 내로 침입하는 것을 막기 위해 기초공사 시 깊이 60cm, 두께 10cm로 건물 바깥쪽을 향하여 L자형으로 콘크리트 구조물을 설치 ★36

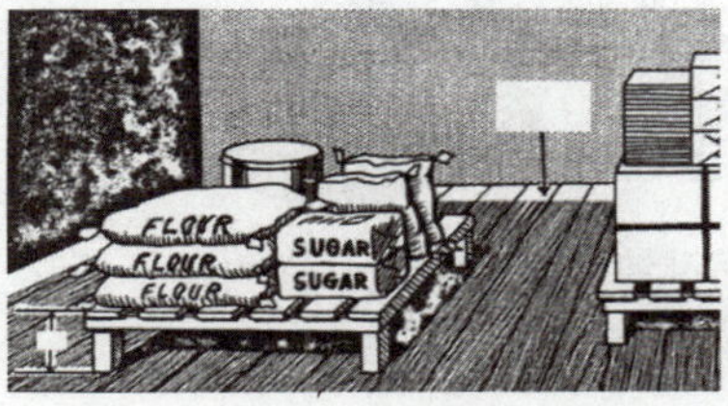

| 식품의 저장방법 |

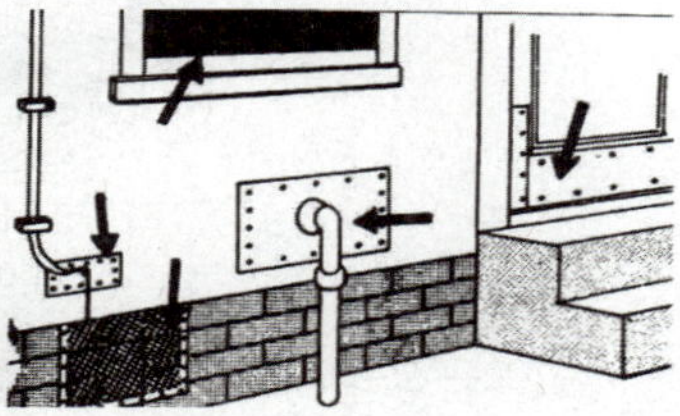
| 방서처리 |

③ **천적 이용** ★38

㉠ 포유류 : 족제비, 오소리, 담비, 삵(살쾡이), 고양이, 개

㉡ 조류 : 매, 부엉이, 말똥가리, 솔개, 올빼미

㉢ 파충류 : 유혈목이, 무자치, 구렁이, 살모사 등

④ **불임약제 이용**

㉠ 쥐에게 먹여 불임시켜 번식을 억제하는 방법

㉡ 일시적 · 영구적 불임방법 등의 연구단계

⑤ **트랩 이용** ★41 37

㉠ 쥐틀(Rat Trap), 쥐덫(Break-back Trap)

㉡ 살서제 사용 후 생존한 소수의 쥐가 먹이섭취에 조심하게 될 때 사용

㉢ 서식하는 쥐의 밀도가 높을 때는 남아도는 쥐를 잡게 되므로 효과적이지 않음

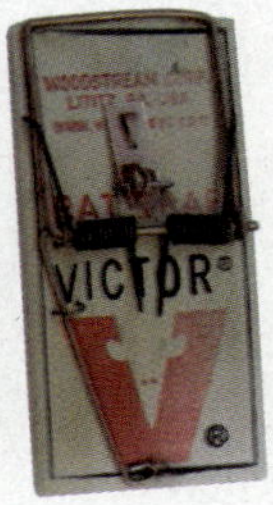

| 쥐 틀 |

핵심 OX

01 횟가루를 뿌리면 쥐의 침입흔적을 알 수 있다. (O, X)

02 쥐의 침입을 막기 위해 L자형 콘크리트 구조를 설치한다. (O, X)

03 쥐의 방제방법 중 가장 효과적인 것은 트랩이다. (O, X)

| 정답 | 01 O 02 O 03 X

⑥ 살서제 사용
  ㉠ 독먹이(Bait)
    - 미끼먹이 : 독먹이에 사용한 먹이
    - 서식장소의 낯익은 먹이를 좋아하므로 사정에 따라 결정

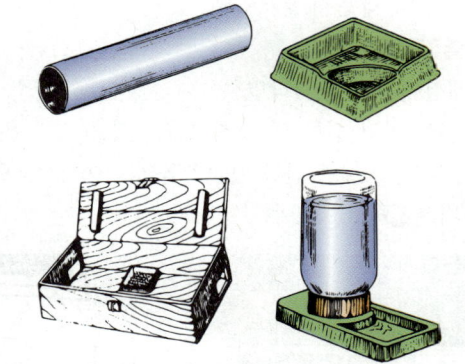

| 여러 가지 형태의 독먹이통 |

  ㉡ 급성 살서제의 사용 ★ 36
    - 단일투여제(Single Dose)
    - 살서제 종류에 따라 다른 중독의 생리적 기전
    - 기피성 : 섭취 도중 증상을 느끼고 수개월 또는 일생 동안 기피하는 현상
    - 사전미끼 : 독먹이 사용 전 유도하기 위해 사용하는 먹이
  ㉢ 만성 살서제의 사용 ★ 39
    - 항응혈성 살서제(Anticoagulant Rodenticide)
    - 혈액의 응고 능력 상실 후 모세혈관 파괴되어 빈혈로 사망
  ㉣ 살서제에 의한 사고 예방
    - 사람이 먹는 음식물과 색으로 구별
    - 적당한 용기의 독먹이통 설치로 가축 접촉 예방
    - 독먹이 설치장소를 정확히 기록
    - 사용하지 않는 살서제는 안전하게 보관
    - 독먹이를 만들 때 고무장갑, 방독면 사용
    - 살서작업이 끝나면 독먹이는 철저히 수거
  ㉤ 2차 독성 : 살서제 중독으로 죽은 쥐를 먹고 다른 동물도 중독되는 현상 ★ 38

⑦ **살서제의 종류** ★ ③⑦
　㉠ 급성 살서제
　　• 알파-클로랄로즈(Alpha-chloralose)
　　• 안투(Antu)
　　• 아비산(Arsenious Oxide)
　　• 비스티오세미(Bisthiosemi)
　　• 브로메탈린(Bromethalin)
　　• 칼시페롤(Calciferol)
　　• 크리미딘(Crimidine)
　　• 1080(모노플루오로아세트산나트륨)
　　• 고파사이드(Gophacide)
　　• 노르모마이드(Normomide)
　　• 포스아세팀(Phosacetim)
　　• 피리누론(Pyrinuron)
　　• 레드스킬(Red Squill)
　　• 씨리로사이드(Scilliroside)
　　• 시라트레인(Silatrane)
　　• 1081(플로오로아세트아미드)
　　• 스트리크닌(Strychnine)
　　• 황산탈륨(Thallium Sulphate)
　　• 인화아연(Zinc Phosphide)
　㉡ 만성 살서제 ★ ③⑨
　　• Hydroxycoumarin계 만성 살서제 : 브로디파쿰(Brodifacoum), 브로마디올론(Bromadiolone), 쿠마클로르(Coumachlor), 쿠마테트라릴(Coumatetralyl), 디쿠마롤(Dicoumarol), 디페나쿰(Difenacoum), 플로쿠마펜(Flocoumafen), 푸마린(Fumarin), 와파린(Warfarin)
　　• Indandion계 만성 살서제 : 브로메탈린(Bromethalin), 클로로파시논(Chlorophacinone), 디파시논(Diphacinone), 이소발레릴(Isovaleryl), 핀돈(Pindone)

> **핵심 OX**
>
> 01 급성 살서제는 항응혈성 살서제이다. (O, X)
>
> 02 와파린은 급성 살서제이다. (O, X)
>
> 03 2차 독성은 급성 살서제를 사용했을 때만 발생한다. (O, X)
>
> |정답| 01 X　02 X　03 X

06 위생곤충의 채집, 보존 및 표본제작

1 채집방법

(1) 모기성충 채집

① 모기 채집 효율 : 흑색형광등 > 형광등 > 백열등
② 모기를 직접 전지와 흡충관을 사용하여 완전한 상태로 채집

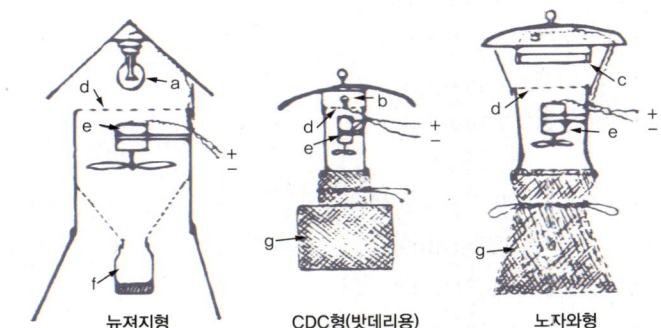

a : 백열등, b : 60V 전구, c : 흑색형광등, d : 철망(나방, 기타 대형 곤충 채집 방지), e : 모터, f : 독병, g : 채집망
| 유문등 |

(2) 모기유충 채집 ★ 36

약제 살포 시나 방제효과 확인 시 필요, 국자를 사용하여 물을 뜬다.

(3) 파리성충 채집

① 생물검정 공시충으로 사용할 때
② 파리 밀도 조사 시 파리격자안 파리 수 세기

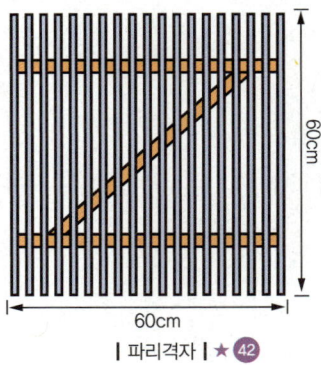

| 파리격자 | ★ 42

(4) 기타 곤충 채집

① 흡충관 : 소형 파리류, 등에모기, 쌀겨모기, 나방파리, 모기 등
② 베레스 원추통 : 쥐나 새의 둥지, 쥐구멍 주변의 흙 조사

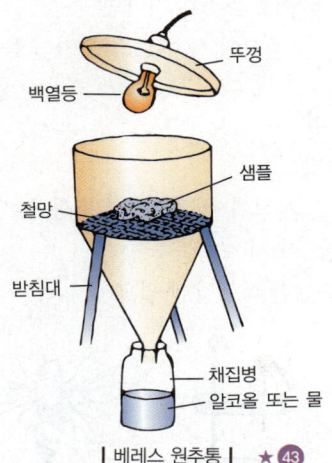

| 베레스 원추통 | ★ 43

③ 위생곤충 채집기구 ★ 39

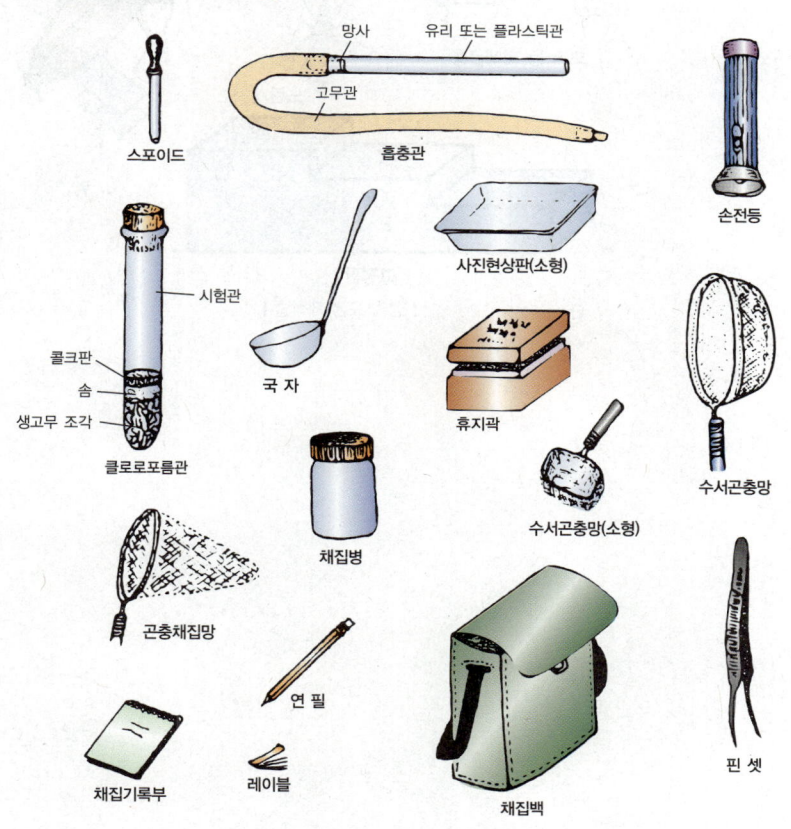

핵심 OX

01 모기 채집 효율은 형광등보다 백열등이 좋다. (O, X)

02 모기유충은 국자를 사용해 채집한다. (O, X)

03 파리격자는 파리 밀도를 조사할 때 사용한다. (O, X)

|정답| 01 X 02 O 03 O

2 표본제작 및 보존

(1) 살충방법
① 클로로포름관에 넣고 4~5분 지나면 죽음
② 75% 알코올 등 보존액에 산 채로 넣으면 죽음

(2) 건조표본(Pinning)
① 곤충핀으로 고정
② 채집지, 채집일, 서식처, 채집자, 학명 등을 기록한 레이블 필수
③ 습기가 없는 장소에서 보관
④ 곰팡이 방지를 위한 나프탈렌 필요

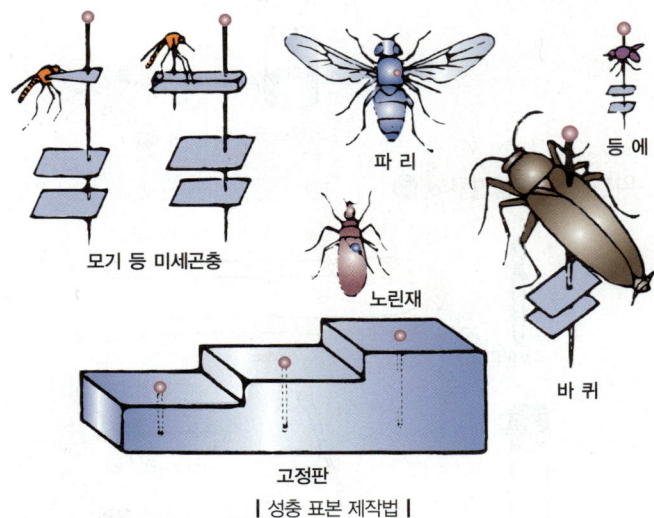

| 성충 표본 제작법 |

(3) 액침표본

① 일부 성충을 제외한 모든 위생해충의 알, 유충, 약충, 번데기 및 성충은 액침보관
② 70~80% 알코올이 무난한 보존액
③ 장기간 보존할 때는 이중으로 된 병을 사용하는 것이 안전

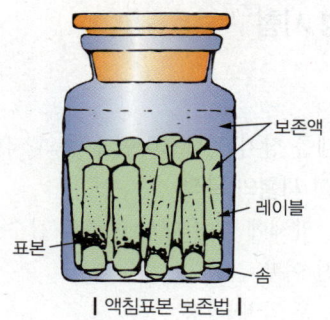

| 액침표본 보존법 |

(4) 슬라이드(초자) 표본

① 미세한 곤충은 슬라이드에 고정시켜야 현미경 관찰이 가능
② 제작방법이 다양하며 전문적 지식과 경험이 필요한 제작기술 필요

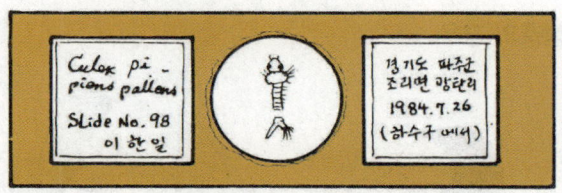

| 슬라이드표본(모기 유충) |

핵심 OX

01 건조표본을 만들 때 곰팡이 방지를 위해 나프탈렌을 사용한다. (O, X)

02 액침표본 보존액은 70~80% 알코올이 무난하다. (O, X)

|정답| 01 O　02 O

CHAPTER 07 살충제

1 감수성·저항성 시험

(1) 개요
① 한 종류의 약제를 장기간 살포하면 곤충의 저항능력 발전
② 감수성·저항성 시험의 목적
  ㉠ 사용하려는 약제에 대한 대상 곤충의 감수성 정도 결정
  ㉡ 저항성 발전 여부 결정
  ㉢ 대체할 새로운 약제 선정
③ 약제에 강제 노출시키는 방법
  ㉠ 농도별로 약제를 흡착시킨 여과지에 강제 접촉시키는 법
  ㉡ 곤충의 몸에 일정량의 약제를 떨어뜨리는 점적법
  ㉢ 농도별로 희석한 물속에 공시충을 넣고 노출시키는 시험법

(2) 모기성충의 경우

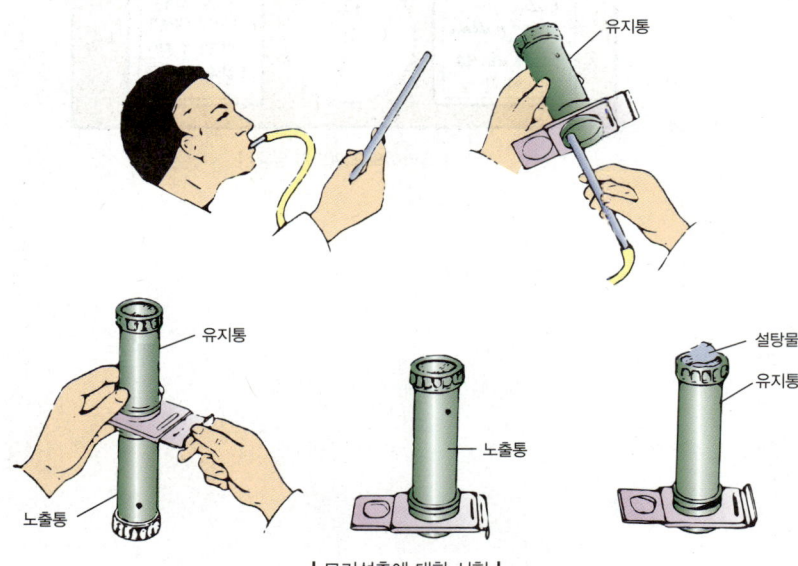

| 모기성충에 대한 시험 |

① 우화 후 2~3일 경과한 암컷 200마리를 큰 케이지에 넣기
② 유지통을 내벽에 밀착하기

③ 흡충관에 25마리씩 넣기
④ 노출통을 칸막이 판에 부착시키고 모기를 옮기기
⑤ 노출통을 1시간가량 노출시키기
⑥ 유지통으로 공시충 옮기기
⑦ 노출통을 떼고 어둡고 습도가 높은 곳에 두기
⑧ 24시간 후 농도별 치사율 기록하기

(3) 빈대, 벼룩, 이 및 진드기 등의 경우

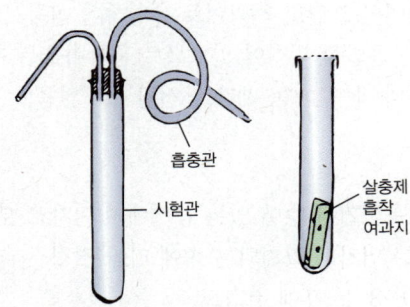

| 빈대, 벼룩, 이 등에 대한 시험 |

① 유리시험관에 공시충(test insect) 20마리 넣기
② 살충제를 흡착시킨 여과지를 넣어 노출시키기
③ 1시간 정도 지나면 여과지를 꺼내고 공시충 남기기
④ 24시간 후 치사율 기록하기

2 생물검정시험

(1) 공간살포의 경우
① 가열연무, ULV(극미량연무), 기타 방법
② 지상 또는 공중에서 공간살포
③ ULV, 가열연무기, 동력분무기 등 기계의 효능은 살충제 입자 크기에 의해 결정

(2) 잔류분무의 경우
① 옥내에 약제를 잔류분무한 후 벽면에 공시충을 강제 접촉하여 살충효력 평가
② 공시충을 약제에 노출
③ 샬레를 벽에 고정
④ 30분 노출시킨 후 역순으로 조작하여 유지통에 옮겨 치사율 기록

핵심 OX

01 감수성·저항성 시험을 하는 이유는 곤충의 저항능력이 발전하기 때문이다. (O, X)

02 감수성·저항성 시험은 24시간 후 농도별 치사율을 확인한다. (O, X)

|정답| 01 O 02 O

(3) 모기유충 방제의 경우
① 노출용기를 만들어서 치사 효과 평가
② 시험기구를 철저하게 세척하여 살충제의 오염원 제거

3 살충제의 적용방법

(1) 독먹이법 ★ 35
① 곤충의 먹이와 혼합한 독먹이로 유인하여 식독시키는 방법
② 기피현상을 유발할 위험이 있으므로 혼합비율은 최저의 치사농도로 사용
③ 많은 종류의 바퀴방제용 제제가 시판되고 있음

(2) 공간살포
① 해충이 활동하거나 숨어 있는 공간에 미립자로 분사
② 낙하속도는 입자의 크기와 풍속에 따라 결정
③ 결과는 20~30분 후에 결정
④ 종 류
  ㉠ 에어로졸 ★ 36 35
   • 압축 액화한 분사제를 혼합하여 내압금속용기(LPG, CO_2)에 넣은 것
   • 분사량 : 1cc/sec로 30m³ 방에 3~5초간 분사
   • 주로 모기와 파리 방제에 사용

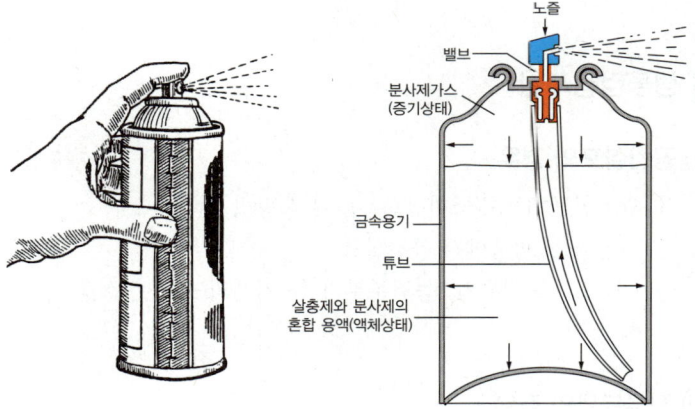

| 에어로졸의 외형과 내부구조 |

출제경향 파헤치기

살충제의 사용법을 주로 묻는다.
☑ 다음 사진에서의 방법에 대한 설명으로 옳은 것은?
☑ 다음 사진은 어떤 살충제를 이용하는 방제인가?

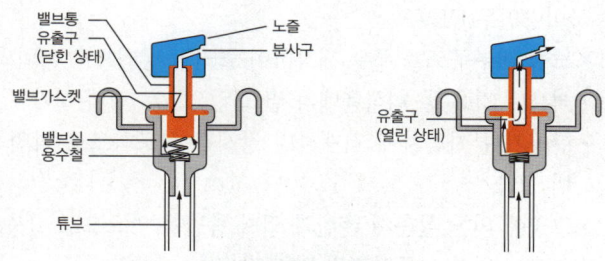

| 에어로졸 밸브의 구조(열린 상태 닫힌 상태) |

ⓒ 가열연막 ★ 45 40 38
- 경유 또는 석유로 희석한 살충제 용제가 400~600℃의 연소실을 통과한 뜨거운 공기에 밀려 나가면서 분사되는 순간 경유는 기화되고 살충제는 0.1~40㎛로 미립화되어 에어컴프레셔의 힘으로 배출되는 원리
- 일몰 후부터 일출 전까지 작업함
- 휴대용 연막기 1km/h, 차량용 연막기 8km/h 속도로 작업함
- 분사구는 45° 하향함
- 바람을 등지고 살포함
- 바람이 전혀 없을 때나 풍속이 10km/h 이상일 경우 작업을 중지함

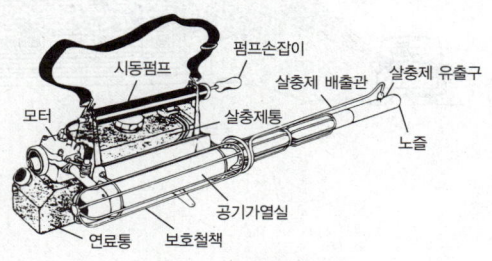

| 휴대용 가열연막기 |

| 차량용 가열연막기 |

핵심 OX

01 독먹이법은 최저 치사농도로 사용해야 한다. (O, X)

02 에어로졸의 주 방제 곤충은 바퀴이다. (O, X)

03 가열연막의 분사구는 45° 하향으로 살포한다. (O, X)

|정답| 01 O 02 X 03 O

ⓒ 극미량연무(ULV)
- 노즐 내부구조를 특수 제작하여 물리적 방법으로 미립화한 것
- 석유나 경유 등 희석용매가 필요 없으므로 경비 절약
- 항공기나 자동차에 적재하면 장시간 살포하므로 작업시간과 운행경비 절약
- 고열에 의한 살충제 손실과 입자 증발을 막으므로 살충효과가 좋음
- 연막에 의한 교통사고의 위험 감소
- 노즐을 45° 각도로 상향 고정

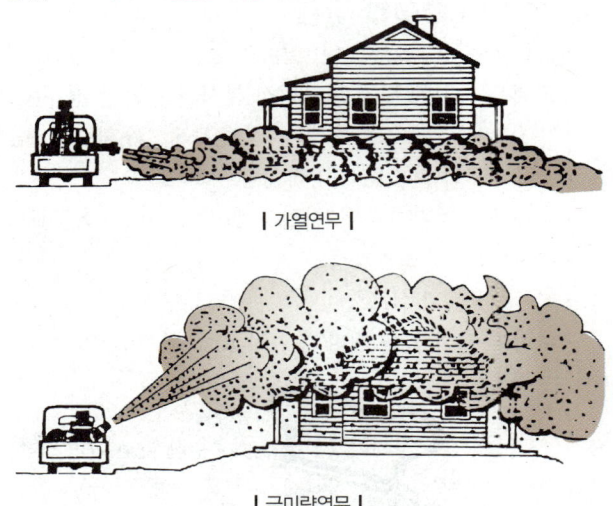

| 가열연무 |

| 극미량연무 |

(3) 미스트
① 가솔린 엔진, 팬, 살충제 용기, 노즐 등으로 구성
② 연무와 분무 중간에 위치하여 공간살포용으로 사용되면서 잔류분무의 효과도 낼 수 있음

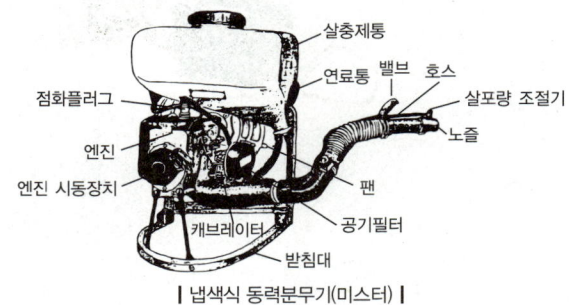

| 냅색식 동력분무기(미스터) |

(4) 잔류분무 ★ 38 37 35

① 분무 : 살충제 희석액을 큰 입자로 분사할 때
② 잔효기간은 같은 약제라도 분무장소에 따라 심한 차이가 있음
③ 1회 처리로 장기간 계속적인 방제효과가 있으므로 경제적인 살충제 이용법

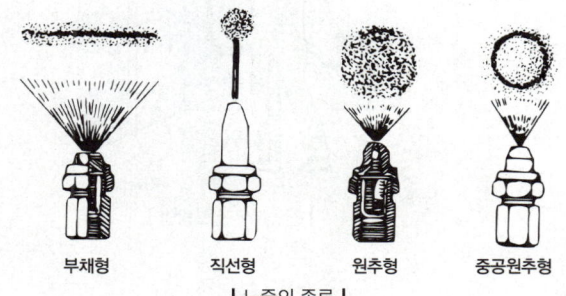

| 노즐의 종류 |

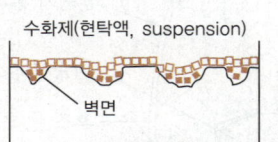

□, ○ : 벽 표면에 노출되어 곤충의 접촉이 용이한 입자
■, ● : 벽 표면에 남았지만 움푹 파인 곳에 들어가 곤충의 접촉이 어려운 입자
• : 벽 내부로 침투하여 흡수된 입자

| 잔류분무 시 제제별 살충제 입자의 분도 |

(5) 분제와 입제 살포

① 분제 : 살충제 입자를 잔존시켜 장기간 살충효과를 내는 방법
② 입제 : 모기 유충을 방제하기 위하여 주로 살포

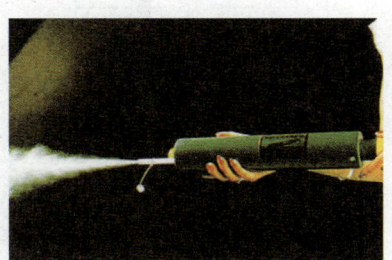

| 수동분제살포기 |

핵심 OX

01 극미량연무의 노즐은 45° 상향으로 연무한다. (O, X)

02 잔류분무는 경제적인 살충제 방법이다. (O, X)

03 입제는 모기 유충 방제를 위해 주로 살포한다. (O, X)

|정답| 01 O 02 O 03 O

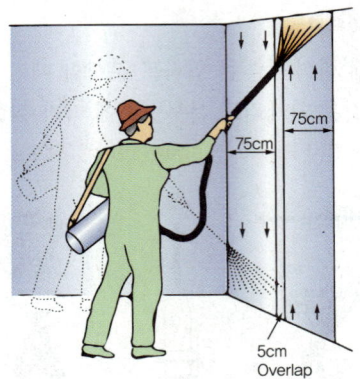

| 잔류분무 살포방법 |

(6) 훈증법

훈증법에는 모기향, 매트 및 액체 전자모기향, 훈연제 등이 있다.

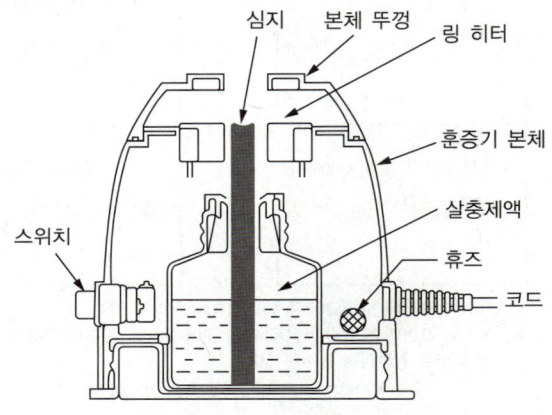

| 액체전자모기향 내부구조 |

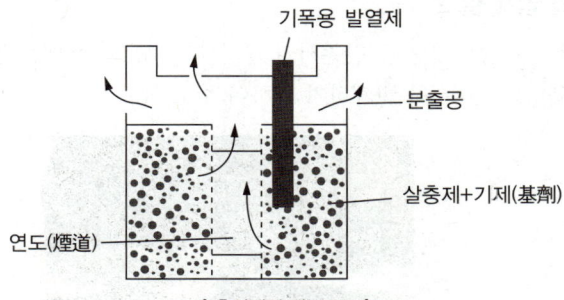

| 훈연제의 내부구조 |

CHAPTER 08 매개곤충의 방제방법

1 물리적 방법

(1) 환경관리
① 매개종의 서식처 제거(웅덩이, 물이 고인 곳, 하수도 등)
② 사람 매개종의 접촉 차단을 위한 환경위생의 개선
③ 환경관리 방법
  ㉠ 쓰레기 처리
  ㉡ 청 결
  ㉢ 스크린 설치

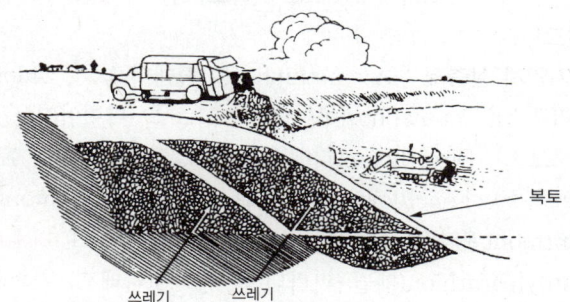
| 쓰레기 덤핑(매몰의 한 방법) |

(2) 트랩 이용
① 오래전부터 사용하던 방법
② 완전한 방제는 불가능
③ 대상 곤충의 습성을 이용한 여러 종류를 사용

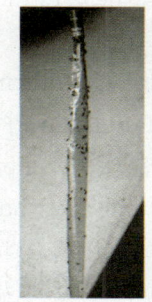
| 파리를 잡는 끈끈이줄 |

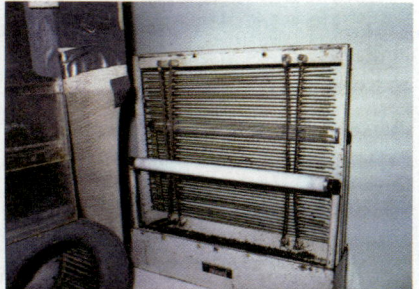
| 추광성 날벌레를 죽이는 살문등 |

핵심 OX
01 방제방법 중 환경관리의 가장 중요점은 사람과 매개종의 접촉 차단이다. (O, X)

02 트랩을 이용하면 완전한 방제가 가능하다. (O, X)

|정답| 01 O 02 X

(3) 열
① 고온에 대한 내성은 종류에 따라 다르지만 보통 55℃에서 1시간 내 사멸
② 각종 곡물 또는 식품해충을 방제하기 위하여 고열처리
③ 저온에 대한 내성은 비교적 강한 편이지만 특정 온도 이하로 내려가면 치사

(4) 방사선
① 식품가공 시 방사선으로 해충방제 실시
② 동위원소인 코발트-60에서 방사되는 감마선이 가장 많이 이용되는 물질

2 화학적 방법

(1) 살충제
① 유기염소계 살충제 : DDT(디디티), HCH(에이치씨에이치), Dieldrein(디엘드린), Aldrin(알드린), Chlordane(클로르덴), Heptachlor(헵타크로), Endrin(엔드린)

② 유기인계 살충제 : Azamethiphos(아자메티포스), Chlorpyrifos(클로르피리포스), Coumaphos(쿠마포스), Diazinon(다이아지논), Dichlorvos(디크로보스), Dimethoate(디메소에이트), EPN(이피엔), Etofenprox(에토펜프록스), Fenchlorphos(펜클로포스), Fenitrothion(페니트로티온), Fenthion(펜티온), Fosthiazate(포스티아제이트), Malathion(말라티온), Methylparathion(메틸-파라티온), Naled(나레드), Parathion(파라티온), Phenthoate(펜소에이트), Pirimiphos-methyl(피리미포스-메틸), Prothiofos(프로티오포스), Pyridaphenthion(피리다펜티온), Temephos(템포스), Trichlorfon(트리크로폰)

③ 카바메이트계 살충제 : Aldicarb(알디카브), Bendiocarb(벤디오카브), Benfuracarb(벤프라카브), Carbaryl(카바릴), Carbofuran(카보푸란), Cartap(카탑) 또는 Cartap Hydrochloride, Fenoxycarb(페녹시카브), Isoprocarb(아이소프로카브), Metolcarb(메톨카브), Pirimicarb(피리미카브), Pirolan(피로란), Propoxur(프로폭서)

④ 피레트로이드계 살충제 : Allethrin(알레스린), Cyfluthrin(싸이플루트린), Cypermethrin(싸이퍼메스린), Cyphenothrin(싸이페노스린), Deltamethrin(델타메스린), Empenthrin(엠펜스린), Fenpropathrin(펜프로패스린), Fenvalerate(펜발레레이트), Lambda Cyhalothrin(람다싸이하로스린), Permethrin(퍼메스린), Phenothrin(페노스린), Prallethrin(프랄레스린), Resmethrin(레스메스린), Tetramethrin(테트라메스린)

⑤ **효력증강제** : Sesamin(세사민) 또는 Sesamex(세사멕스), Piperonyl Butoxide(피페로닐 뷰톡사이드), Sulfoxide(설폭사이드), MGK-264, S-421

⑥ **기피제** : 살충력이 없어서 살충제는 아니지만 편의상 함께 취급

(2) 발육억제제 ★ [36]

① 디프루벤주론(Diflubenzuron)

② 하이드로프렌(Hydroprene)

③ 키노프렌(Kinoprene)

④ 메소프렌(Methoprene)

⑤ 피리프록시펜(Pyriproxyfen)

(3) 불임제

① 동물의 불임을 유발하는 화학물질

② 생식세포의 핵을 공격

(4) 유인제

① 성페로몬과 집합페로몬의 유사물을 합성한 유기물

② 극히 미량으로 강력한 유인효과

3 생물학적 방법

① **불임수컷의 방산**

㉠ 세포 유전학적 방법으로 수컷을 불임시켜 대상지역에 계속 방산

㉡ 일생에 한 번밖에 교미하지 않는 암컷의 습성을 이용한 방법

② **포식동물 및 병원성 기생생물의 이용**

㉠ 포식동물 ★ [40] [38] [37]

- 모기 유충 : 물고기, 잠자리 약충, 딱정벌레 유충, 플라나리아, 히드라
- 모기나 파리 : 조류, 잠자리, 거미
- 쥐 : 족제비, 고양이, 부엉이, 매, 뱀 등

㉡ 병원성 기생생물 : 모기 유충에 기생하는 선충, 원생생물균, 풍뎅이류

핵심 OX

01 DDT, HCH는 유기염소계 살충제이다. (O, X)

02 알디카브, 벤디오카브는 카바메이트계 살충제이다. (O, X)

03 하이드로프렌, 메소프렌은 발육억제제이다. (O, X)

|정답| 01 O 02 O 03 O

3과목 적중예상문제

44회 출제유형

01 곤충의 다리 부분 중 욕반에 해당하는 것은?

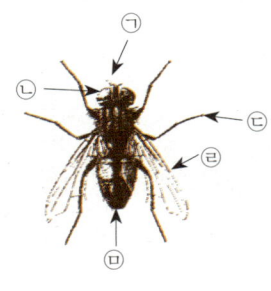

① ㉠
② ㉡
③ ㉢
④ ㉣
⑤ ㉤

해설 욕반은 곤충의 다리 부분 중 질병의 기계적 전파에 관여하는 기관으로 ㉢에 해당한다.

02 곤충의 외골격에서 표피 생산능력을 가지고 있는 층은?

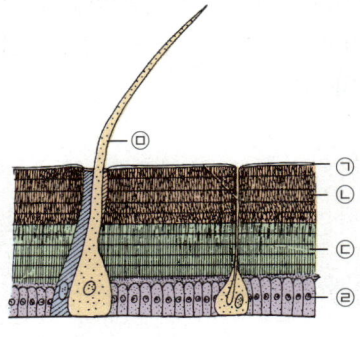

① ㉠
② ㉡
③ ㉢
④ ㉣
⑤ ㉤

해설 ㉠ 외표피, ㉡ 외원표피, ㉢ 내원표피, ㉣ 진피세포에 해당한다.
표피층이 손상을 입거나 마찰로 소멸되면 분비물이 진피세포층에서 세도관을 통해 나와 재형성된다.

정답 01 ③ 02 ④

03 다음 곤충의 두부 중 대악(먹이를 저작)에 해당하는 것은?

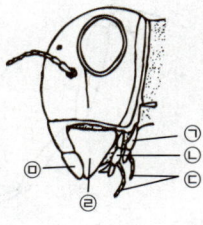

① ㉠ ② ㉡
③ ㉢ ④ ㉣
⑤ ㉤

해설 ㉠ 하순, ㉡ 소악, ㉢ 촉수, ㉣ 대악, ㉤ 상순에 해당하며, 대악은 큰턱, 소악은 작은턱이라고 한다.

04 다음 곤충의 그림에서 단안에 해당하는 것은?

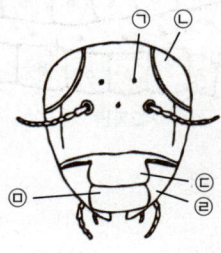

① ㉠ ② ㉡
③ ㉢ ④ ㉣
⑤ ㉤

해설 ㉠ 단안, ㉡ 복안, ㉢ 두순, ㉣ 대악, ㉤ 상순에 해당한다.

정답 03 ④ 04 ①

05 다음 곤충의 다리에서 ㉠ ~ ㉤의 명칭이 바르게 연결된 것은?

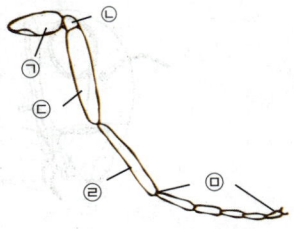

① 전절 – 기절 – 퇴절 – 경절 – 부절
② 부절 – 기절 – 전절 – 퇴절 – 경절
③ 기절 – 전절 – 퇴절 – 부절 – 경절
④ 전절 – 퇴절 – 경절 – 기절 – 부절
⑤ 기절 – 전절 – 퇴절 – 경절 – 부절

> **해설** ㉠ 기절, ㉡ 전절, ㉢ 퇴절, ㉣ 경절, ㉤ 부절에 해당한다.

06 다음 그림에서 ㉠은 무엇인가?

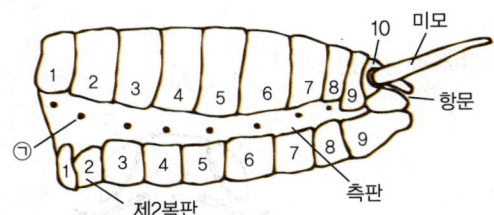

① 파악기
② 평균곤
③ 산란관
④ 부속지
⑤ 기문(공)

> **해설** 곤충의 복부 중 기문에 해당한다.

07 곤충의 소화 및 배설기관에서 일시적으로 먹이를 저장하는 곳은?

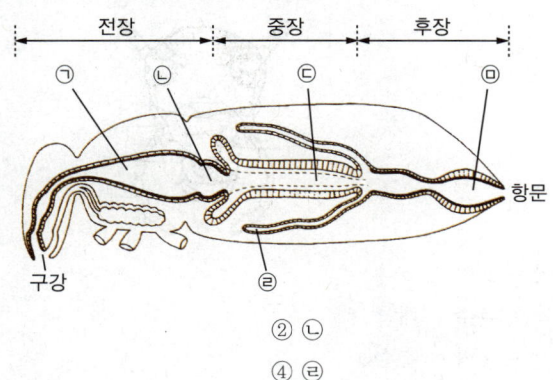

① ㉠
② ㉡
③ ㉢
④ ㉣
⑤ ㉤

해설 ㉠ 소낭, ㉡ 전위, ㉢ 위, ㉣ 말피기관, ㉤ 직장에 해당하며 소낭이나 맹낭은 먹이를 일시 저장하는 역할을 한다.

08 다음 곤충의 순환계 중 대동맥은?

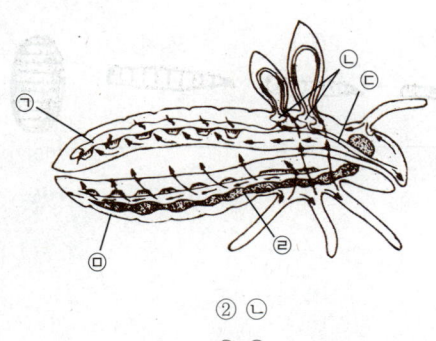

① ㉠
② ㉡
③ ㉢
④ ㉣
⑤ ㉤

해설 ㉠ 심장, ㉡ 펌프기관, ㉢ 대동맥, ㉣ 신경색에 해당한다.

정답 07 ① 08 ③

09 바퀴의 외부형태 중 두부의 명칭이 바르게 된 것은?

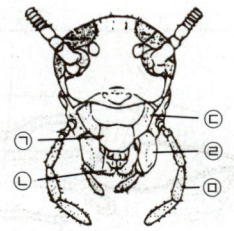

① 상순 – 하순 – 대악 – 소악 – 촉수
② 하순 – 상순 – 소악 – 촉수 – 대악
③ 상순 – 대악 – 하순 – 소악 – 촉수
④ 촉수 – 상순 – 대악 – 하순 – 소악
⑤ 소악 – 촉수 – 하순 – 상순 – 대악

해설 ㉠ 상순, ㉡ 하순, ㉢ 대악, ㉣ 소악, ㉤ 촉수에 해당한다.

10 다음 그림이 보여주는 변태는 무엇인가?

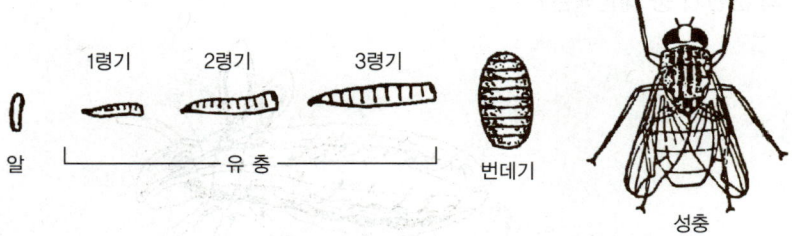

① 불완전변태
② 무변태
③ 점변태
④ 전변태
⑤ 완전변태

해설 완전변태를 하는 파리의 모습이다. 완전변태란 4단계의 형태적 변화를 거쳐 성충이 되는 것을 말한다.

46회, 37회 출제유형

11 다음 사진에 해당하는 바퀴는?

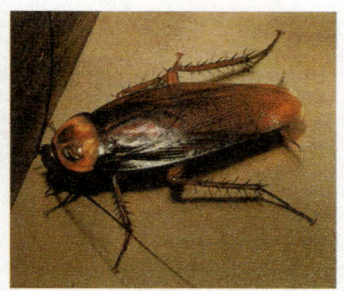

① 먹바퀴
② 이질바퀴
③ 독일바퀴
④ 일본바퀴
⑤ 집바퀴

해설 이질바퀴는 옥내 서식종 중 가장 대형으로 35~40mm이며, 전흉배판의 가장자리에 황색의 윤상 무늬가 있다. 온도와 습도가 비교적 높은 장소에서 서식하며, 북부지방에는 서식하지 못하는 특징이 있다.

12 다음 모기의 번데기 형태에서 ㉠의 명칭은?

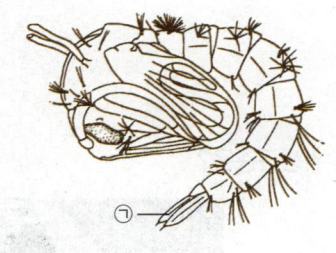

① 호흡각
② 유영편
③ 날개
④ 제5복절
⑤ 두흉

해설 번데기 전체(측면)

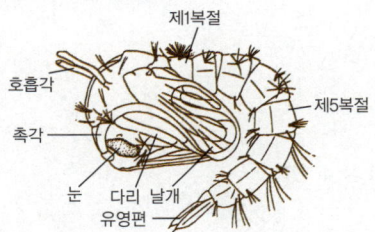

정답 11 ② 12 ②

13 사진과 같은 위생곤충에 의해 전파되는 질병은?

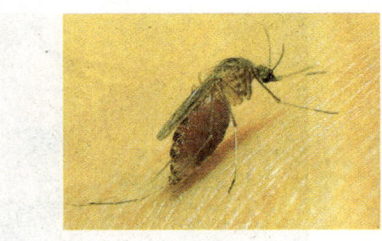

① 발진열
② 일본뇌염
③ 페스트
④ 재귀열
⑤ 발진티푸스

해설 ② 사진의 위생곤충은 작은빨간집모기로, 일본뇌염을 전파한다.
① · ③ 벼룩, ④ · ⑤ 이가 매개하는 전염병에 해당한다

45회 출제유형

14 다음 사진과 장소에서 발생하는 위생곤충은?

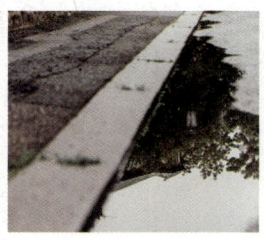

① 등 에
② 이
③ 모 기
④ 흡혈노린재
⑤ 털진드기

해설 모기는 물웅덩이와 같이 물이 조금이라도 고여 있으면 알을 낳고 살 수 있다.

40회 출제유형

15 다음 그림은 어떤 파리에 해당하는가?

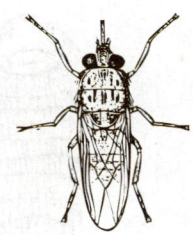

① 집파리
② 띠금파리
③ 체체파리
④ 침파리
⑤ 딸집파리

해설   **체체파리의 형태**

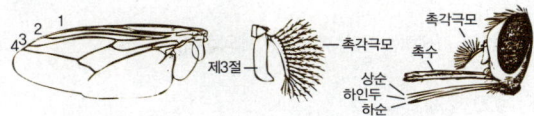

36회 출제유형

16 다음 그림의 해충의 주 서식지는 어디인가?

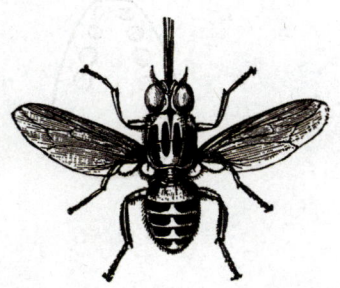

① 아시아
② 유 럽
③ 아프리카
④ 아메리카
⑤ 오세아니아

해설   사람을 쇠약하게 하고 때로는 목숨을 앗아갈 수도 있는 질병인 수면병을 옮기는 주범으로 알려진 체체파리는 아프리카에 주로 서식하고 있다.

정답   15 ③   16 ③

17 다음 그림에 해당하는 이의 종류는?

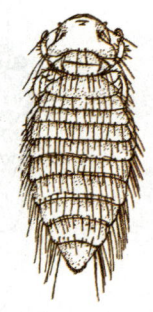

① 몸 니
② 머릿니
③ 사면발니
④ 닭참새털이
⑤ 음부이

해설 제시된 그림은 엄격한 숙주 선택성이 있으며 조류에 기생하는 닭참새털이에 해당한다.

18 진드기 호흡기계에 의한 아문의 분류 중 다음 그림에 해당하는 것은?

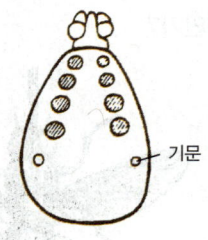

기문

① 무기문아목
② 전기문아목
③ 중기문아목
④ 후기문아목
⑤ 말기문아목

해설 **진드기 호흡기 계에 의한 아문(亞門) 분류**
  • 후기문아목 : 참진드기과, 공주진드기과
  • 중기문아목 : 가죽진드기과, 가시진드기과, 집진드기과
  • 전기문아목 : 털진드기, 여드름진드기과
  • 무기문아목 : 옴진드기과

41회 출제유형

19 다음 그림에서 벼룩의 협즐치에 해당하는 것은?

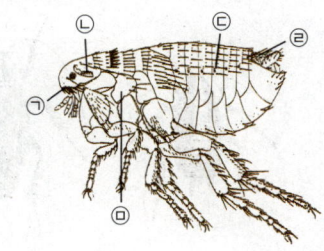

① ㉠
② ㉡
③ ㉢
④ ㉣
⑤ ㉤

해설 ㉠ 협즐치, ㉡ 촉각, ㉢ 기문, ㉣ 감각기(미절), ㉤ 중흉복판에 해당한다.

37회, 35회 출제유형

20 빈대의 베레제기관은 어떤 기능을 가지고 있는가?

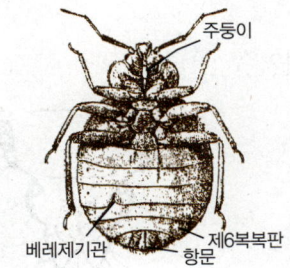

① 배설기관
② 수정기관
③ 호흡기관
④ 전파기관
⑤ 생식기관

해설 빈대의 암컷은 제4복복판에 각질로 된 홈이 있어서 교미공을 형성하는데 그 속에 베레제기관이 있다. 베레제기관은 정자를 일시 보관하는 장소로 빈대만 가지고 있는 특유한 생식기관이다.

정답 19 ① 20 ⑤

36회 출제유형

21 다음 그림은 어떤 바퀴인가?

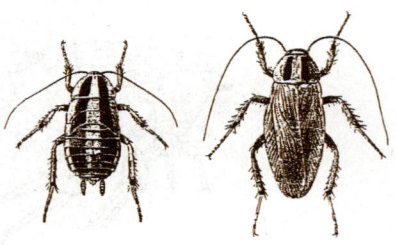

① 독일바퀴
② 이질바퀴
③ 먹바퀴
④ 일본바퀴
⑤ 미국바퀴

해설 독일바퀴의 약충과 성충을 나타낸다. 가주성 바퀴 중 가장 작으며 갈색의 흉배판에 두 개의 검은 줄이 있고, 우리나라에서 전국적으로 분포한다.

22 다음 그림은 어느 곤충의 복부인가?

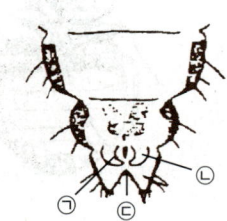

① 벼룩
② 바퀴
③ 모기
④ 파리
⑤ 이

해설 암컷 이의 복부 말단으로 ㉠ 생식공, ㉡ 생식각, ㉢ 항문에 해당한다.

정답 21 ① 22 ⑤

41회 출제유형

23 다음 그림에서 평균곤은 어느 부위인가?

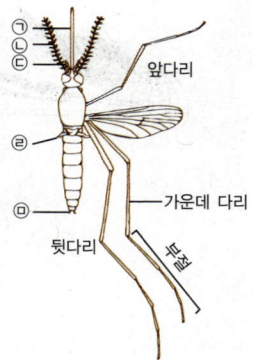

① ㉠
② ㉡
③ ㉢
④ ㉣
⑤ ㉤

해설 모기의 암컷으로 ㉠ 주둥이, ㉡ 촉각, ㉢ 촉수, ㉣ 평균곤, ㉤ 미모에 해당한다.

45회 출제유형

24 다음 그림의 곤충이 매개하는 질병은?

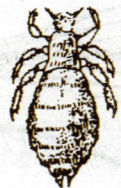

① 장티푸스
② 폴리오
③ 발진티푸스
④ 콜레라
⑤ 백일해

해설 그림의 곤충은 이로, 이는 발진티푸스, 참호열, 재귀열을 매개한다.

정답 23 ④ 24 ③

25 다음 그림에서 ㉠에 해당하는 부위의 명칭은?

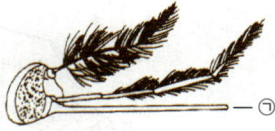

① 주둥이
② 촉 수
③ 촉 빈
④ 병 절
⑤ 마 디

해설 ㉠ 모기의 주둥이에 해당한다.

26 다음 모기 그림에서 하순은 어디인가?

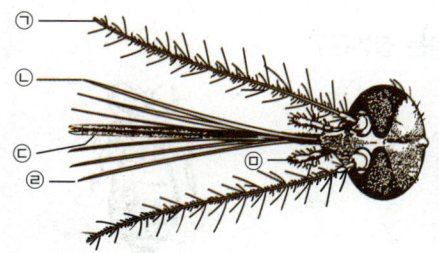

① ㉠
② ㉡
③ ㉢
④ ㉣
⑤ ㉤

해설 모기의 두부와 벌려 놓은 구기의 그림으로 ㉠ 촉각, ㉡ 상순, ㉢ 하순, ㉣ 하인두, ㉤ 촉수에 해당한다.

27 다음 그림은 어떤 모기의 미절인가?

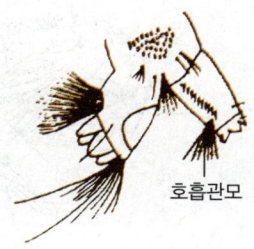

① 빨간집모기속
② 늪모기속
③ 얼룩날개모기속
④ 집모기속
⑤ 숲모기속

해설 숲모기 유충의 미절(측면)에 해당한다.

28 다음 그림은 어떤 모기의 유충인가?

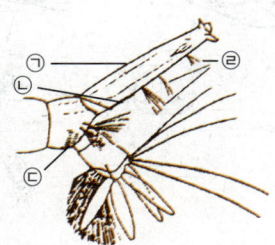

① 빨간집모기속
② 늪모기속
③ 얼룩날개모기속
④ 집모기속
⑤ 숲모기속

해설 집모기 유충의 미절(측면)로 ㉠ 호흡관, ㉡ 즐치, ㉢ 측즐, ㉣ 호흡관모에 해당한다.

29 빨간집모기 번데기의 형태에서 ㉠의 명칭은?

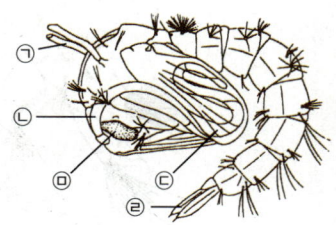

① 호흡각
② 촉 각
③ 날 개
④ 유영편
⑤ 기 문

> **해설** ㉠ 호흡각, ㉡ 촉각, ㉢ 날개, ㉣ 유영편, ㉤ 눈에 해당한다.

39회 출제유형

30 다음 그림에서 수서생활을 하는 때는?

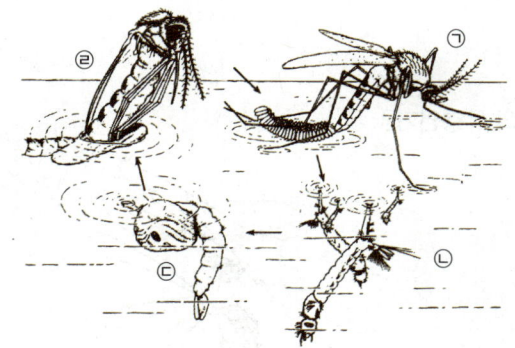

① ㉠~㉡
② ㉡~㉢
③ ㉢~㉣
④ ㉣~㉠
⑤ ㉠~㉣

> **해설** 모기유충은 수서생활을 하며 활발하게 움직인다.
> ㉠ 성충의 산란, ㉡ 알에서 부화한 유충, ㉢ 수면의 번데기, ㉣ 번데기에서 우화하는 성충에 해당한다.

44회 출제유형

31 그림의 각 지점(○로 표시한 부분)에서 군무를 추며, 암컷을 유인하여 교미하는 습성이 있는 위생곤충은?

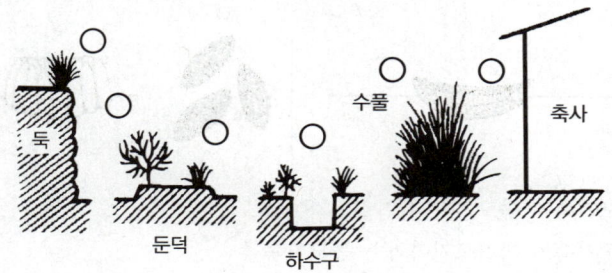

① 독나방
② 딸집파리
③ 체체파리
④ 땅 벌
⑤ 모 기

> **해설** 모기의 교미의 습성은 수컷들의 군무에 의해 이루어진다. 군무는 수컷이 떼를 지어 상하로 비상운동을 하는 현상으로 지상 1~3m 높이에서 이루어진다.

42회 출제유형

32 사진에 해당하는 바퀴에 대한 설명으로 옳은 것은?

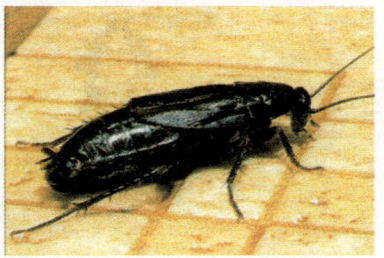

① 독일바퀴의 자충이다.
② 몸길이는 35~40mm이다.
③ 수컷이다.
④ 전흉배판의 표면이 울퉁불퉁하다.
⑤ 체색은 광택성 암갈색이다.

> **해설** 집바퀴 성충의 암컷으로, 몸길이는 20~25mm이며, 체색은 무광택 흑갈색을 띠고 있다.

정답 31 ⑤ 32 ④

37회, 36회 출제유형

33 다음 모기의 알을 순서대로 연결한 것은?

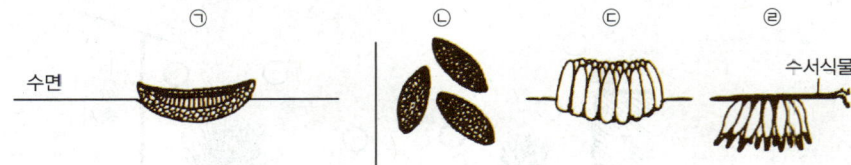

① 숲모기속 – 집모기속 – 늪모기속 – 학질모기아과
② 집모기속 – 숲도기속 – 학질모기아과 – 늪모기속
③ 늪모기속 – 집도기속 – 학질모기아과 – 숲모기속
④ 숲모기속 – 학질모기아과 – 집모기속 – 늪모기속
⑤ 학질모기아과 – 숲모기속 – 집모기속 – 늪모기속

해설 ㉠ 학질모기아과, ㉡ 숲모기속, ㉢ 집모기속, ㉣ 늪모기속에 해당한다.

34 다음 그림은 어느 모기의 유충인가?

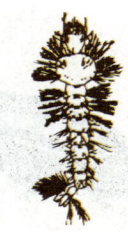

① 늪모기
② 흰줄숲모기
③ 집모기
④ 학질모기
⑤ 토고숲모기

해설 학질모기아과 유충은 털이 부채모양의 장상모(Palmate Hair)로 변형되었으며, 호흡관이 없기 때문에 장상모를 펴서 몸을 수평으로 유지하여 떠 있게 한다.

36회 출제유형

35 다음 사진 중 학질모기의 암컷으로 옳은 것은?

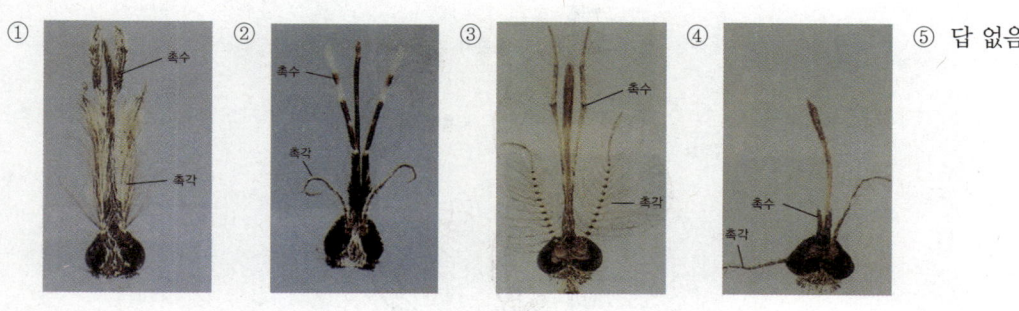

⑤ 답 없음

해설 ② 학질모기과 암컷은 촉수가 길고 굵기가 일정하다.
① 학질모기아과 수컷, ③ 보통모기아과 수컷이다.

40회, 35회 출제유형

36 다음 그림은 어느 모기의 성충인가?

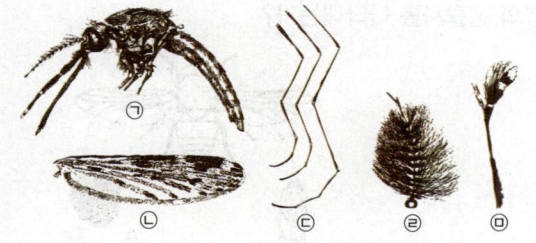

① 중국얼룩날개모기
② 늪모기
③ 숲모기
④ 집모기
⑤ 등줄모기

해설 중국얼룩날개모기의 성충으로 ㉠ 암컷의 두부, 흉부, 복부, ㉡ 날개, ㉢ 다리, ㉣ 촉각, ㉤ 촉수에 해당한다. 날개의 전연맥에 백색반점이 2개 있으며, 전맥에 흑색반점이 2개 있다. 전체적으로 흑색의 중형 모기이며 촉수의 각 마디 말단부에 좁은 흰 띠가 있다.

정답 35 ② 36 ①

35회 출제유형

37 다음 그림이 나타내는 곤충은?

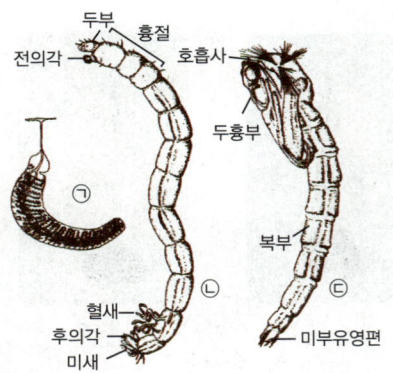

① 먹파리
② 체체파리
③ 등에모기
④ 깔따구
⑤ 흡혈노린재

해설 ㉠ 난괴, ㉡ 유충, ㉢ 번데기에 해당한다.

38 다음 그림은 어느 곤충의 생활사를 나타내는가?

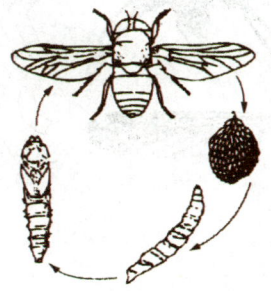

① 모 기
② 등 에
③ 파 리
④ 바 퀴
⑤ 깔따구

해설 완전변태를 하는 등에는 알 → 유충 → 번데기 → 성충의 과정을 거친다.

37 ④ 38 ②

39 그림의 해충에 대한 설명으로 옳은 것은?

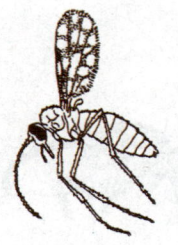

① 불완전변태를 한다.
② 물에 잠긴 나무토막이나 수초 또는 진흙 위에 산란한다.
③ 유충은 동물의 시체에서 서식한다.
④ 천식, 비염, 피부염 등을 일으키는 원인이 된다.
⑤ 알은 계란모양이다.

해설 등에모기
- 완전변태 : 알 → 유충 → 번데기 → 성충
- 알 : 길이 0.5mm의 바나나 모양이며 부화기간은 3~5일
- 머리 : 원추형, 황갈색 내지 암갈색, 각각 1쌍의 눈, 대악 및 촉각
- 몸 : 백색 또는 크림색, 12체절로 구성
- 미절 : 각각 4분지되어 있는 한 쌍의 아가미

40 다음 그림은 어느 곤충의 생활사를 나타내는가?

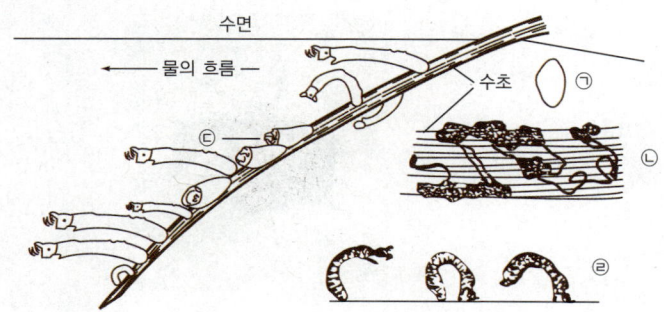

① 집파리
② 모래파리
③ 체체파리
④ 등에모기
⑤ 먹파리

해설 먹파리의 형태 및 습성으로 ㉠ 알, ㉡ 수초에 낳은 알무더기, ㉢ 수초에 붙어 있는 번데기와 유충, ㉣ 이동 중인 유충에 해당한다.

정답 39 ② 40 ⑤

41 다음 그림이 나타내는 곤충은?

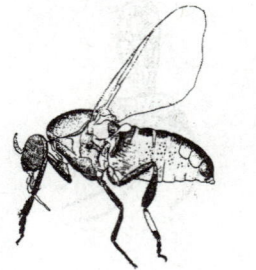 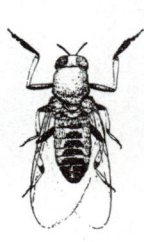

① 등에모기
② 모래파리
③ 체체파리
④ 집파리
⑤ 먹파리

해설 먹파리의 성충으로 측면과 날개를 접고 쉬고 있는 모습이다. 심하게 굽은 흉부와 뾰족한 모양의 촉각, 짧은 다리 등으로 구별이 가능하며 회선사상충증을 옮긴다.

45회 출제유형

42 다음 사진과 위생곤충의 화학적 방제방법은?

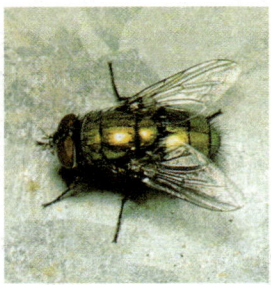

① 파리통 설치
② 스크린 설치
③ 기생벌 이용
④ 독먹이법
⑤ 끈끈이줄 설치

해설 ① · ② · ⑤ 물리적 방제방법, ③ 생물학적 방제방법에 해당한다.

43 다음 그림은 어느 파리의 복부인가?

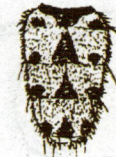 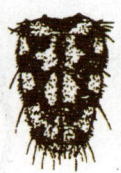

① 쉬파리과
② 모래파리과
③ 체체파리과
④ 집파리과
⑤ 먹파리과

해설 쉬파리과 복부의 무늬로 Wohlfahrtia속과 쉬파리속을 나타낸다. 이들은 구더기증을 일으키고 유생생식을 한다.

[41회 출제유형]

44 다음 그림의 쓰레기 같은 더미에서 파리유충의 서식지로 적당한 곳은?

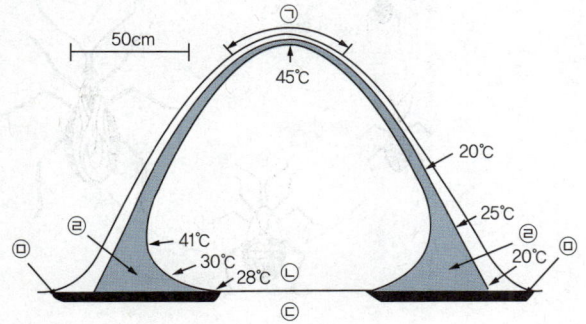

① ㉠
② ㉡
③ ㉢
④ ㉣
⑤ ㉤

해설 ㉠ 온도가 높아 서식이 부적당한 곳, ㉡ 지상, ㉢ 흙, ㉣ 유충의 주 서식장소, ㉤ 흙이 부드러워 유충이 파고 들어가는 곳에 해당한다.

정답 43 ① 44 ④

45 다음 전흉배판은 어느 곤충인가?

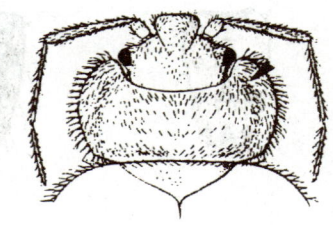

① 벼 룩
② 독나방
③ 먹파리
④ 깔따구
⑤ 빈 대

> **해설** 많은 종의 빈대 중에서 인가에 서식하며 사람을 흡혈하는 빈대는 전흉배판의 형태적 특징이 있다.

35회 출제유형

46 다음 그림과 같은 생활사를 하는 해충은?

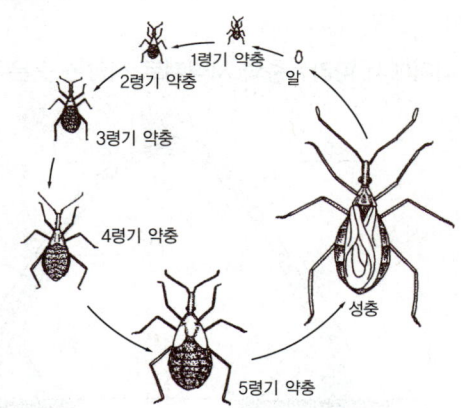

① 흡혈노린재
② 체체파리
③ 독나방
④ 등 에
⑤ 빈 대

> **해설** **흡혈노린재(트리아토민 노린재)**
> • 아메리카수면병을 옮긴다.
> • 불완전변태를 한다.
> • 암수 모두 흡혈성이다.
> • 자충 시기에 흡혈해야 탈피한다.

45 ⑤ 46 ① 정답

47 벼룩의 암컷 그림 중 복부말단 내 ㉠은 무슨 기관인가?

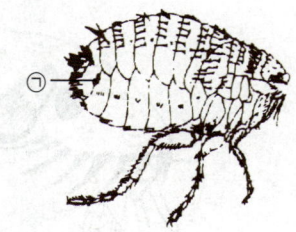

① 기 문
② 파악기
③ 수정낭
④ 미 절
⑤ 복 절

해설 벼룩의 복부는 10절로 되어 있는데 그중 제9절과 10복절은 생식기로 되어 있다.

48 다음 그림은 어떤 곤충의 형태인가?

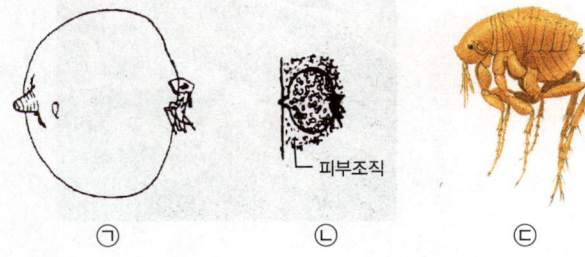

① 개벼룩
② 열대벼룩
③ 쥐벼룩
④ 모래벼룩
⑤ 장님쥐벼룩

해설 ㉠ 산란 직전의 암컷. ㉡ 암컷이 피부 속에 기생하는 모습. ㉢ 암컷의 성충에 해당한다.

정답 47 ③ 48 ④

49 다음 그림 중 벼룩의 두부 중 털을 가르며 빠져나가는 데 사용하는 것으로 옳은 것은?

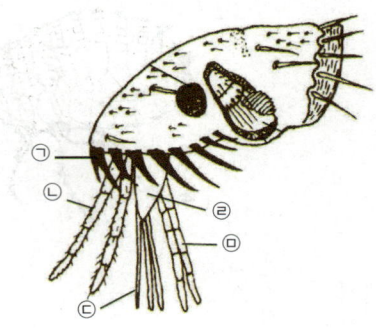

① ㉠
② ㉡
③ ㉢
④ ㉣
⑤ ㉤

해설 ㉠ 협즐치, ㉡ 소악촉수, ㉢ 상순, ㉣ 소악, ㉤ 대악촉수에 해당한다.

50 사람에게 기생하는 사진의 위생곤충은?

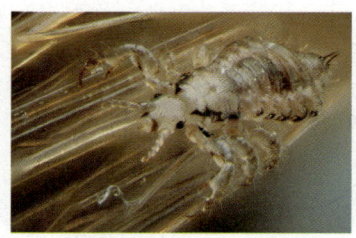

① 진드기
② 머릿니
③ 사면발니
④ 흡혈노린재
⑤ 빈 대

해설 머릿니는 몸길이는 약 2.5~3.2mm이며, 5절로 된 촉각이 있다. 다리에 강력한 발톱이 있어 두피 근처 머리카락을 잡고 살며 암컷은 3개월간 숙주에 살면서 300개의 알(서캐)을 생산한다.

49 ④ 50 ②

37회 출제유형

51 다음 그림과 같이 산란하는 곤충은 무엇인가?

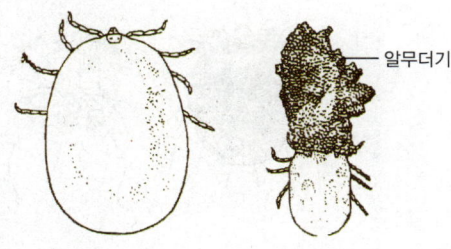

① 참진드기
② 물렁진드기
③ 모낭진드기
④ 옴진드기
⑤ 털진드기

해설   참진드기가 산란하는 모습이다.

52 다음 그림은 어떤 진드기의 형태인가?

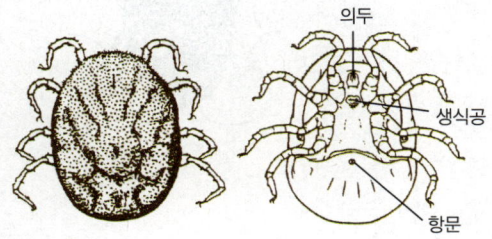

① 작은진드기
② 옴진드기
③ 털진드기
④ 참진드기
⑤ 물렁진드기

해설   물렁진드기(공주진드기) 성충의 배면과 복면의 모습이다.

42회 출제유형

53 다음 진드기의 명칭은?

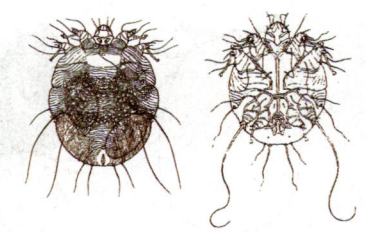

① 모낭진드기
② 옴진드기
③ 털진드기
④ 참진드기
⑤ 물렁진드기

해설 옴진드기의 암컷과 수컷의 모습이다. 옴진드기의 다리는 짧고 뭉뚝하며 암컷은 앞쪽 2쌍의 다리 부절에 나 있는 병절 끝에 흡반이 있다.

54 다음 그림과 같은 형태를 갖는 진드기는?

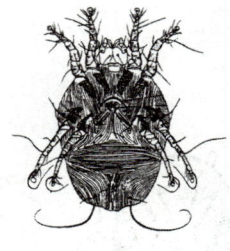

① 모낭진드기
② 옴진드기
③ 털진드기
④ 작은진드기
⑤ 집먼지진드기

해설 **집먼지진드기(세로무늬먼지진드기)**
• 광의로 집먼지 속에 살고 있으며 질병의 주원인이 된다.
• 복면과 배면의 외피에 지문 모양의 많은 주름이 동정(同定)의 특징이다.
• 각 다리는 전절, 퇴절, 슬절, 경절, 부절로 되어 있다.

43회 출제유형

55 그림의 위생해충이 전파하는 질병은?

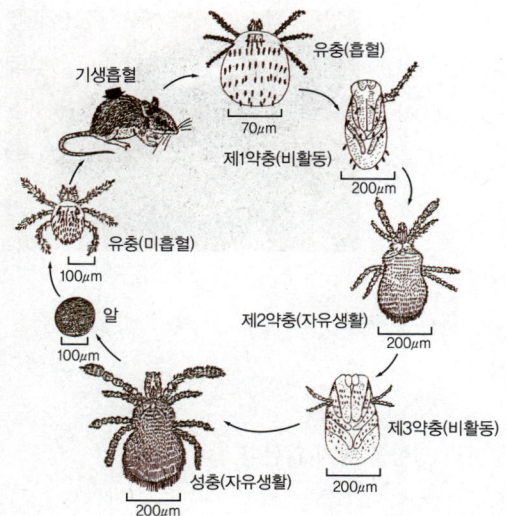

① 뎅기열
② 일본뇌염
③ 페스트
④ 쯔쯔가무시증
⑤ 라임병

해설 그림은 털진드기의 생활사이며, 털진드기는 쯔쯔가무시증을 매개한다.

43회, 38회 출제유형

56 다음 그림의 형태적 특징을 갖는 쥐는?

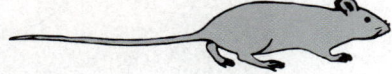

① 곰 쥐
② 들 쥐
③ 등줄쥐
④ 생 쥐
⑤ 시궁쥐

해설 꼬리가 두동장보다 긴 곰쥐에 해당한다.

정답 | 55 ④ 56 ①

45회 출제유형

57 사진 속 위생곤충의 특징에 해당하는 것은?

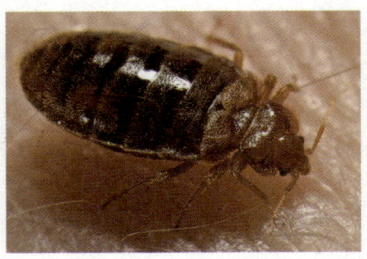

① 암수 모두 흡혈한다.
② 완전변태를 한다.
③ 주간에 흡혈 활동을 한다.
④ 스펀지형 구기이다.
⑤ 성충의 수명은 온도에 따라 영향을 받지 않는다.

해설 빈 대
- 불완전변태를 한다.
- 암수 모두 1주일에 1~2회 흡혈하며, 천공흡수형 구기를 갖고 있다.
- 주간에는 가구나 침실 벽의 틈 혹은 벽지 틈에 끼어들어 숨어 있다가 야간에 흡혈 활동을 한다.
- 성충의 수명은 온도에 따라 영향을 받는다.

44회 출제유형

58 뎅기열을 매개하는 사진의 모기는?

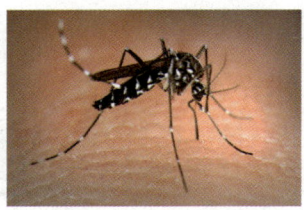

① 흰줄숲모기
② 빨간집모기
③ 금빛숲모기
④ 작은빨간집모기
⑤ 중국얼룩날개모기

해설 흰줄숲모기(Aedes albopictus)는 발열, 두통, 오한, 근육통이 주 증상인 뎅기열을 매개한다.

46회 출제유형

59 다음 사진처럼 로프 위에 설치된 기구로 방제할 수 있는 것은?

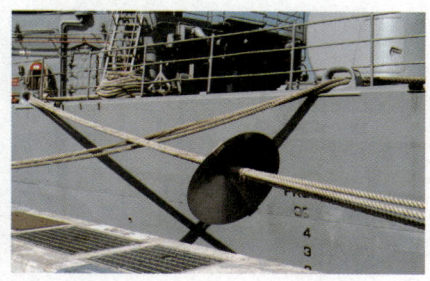

① 벼 룩
② 빈 대
③ 쥐
④ 바 퀴
⑤ 개 미

해설 쥐 보호대(Rat Guard)는 쥐가 로프, 케이블 또는 전선을 통해 배에 오르거나 건물에 들어가는 것을 막는 데 사용되는 장치이다. 일반적으로 원뿔형 또는 원반 모양이며 쥐가 통과할 수 없는 물리적 장벽을 만들어 쥐가 올라가는 것을 막도록 설계되었다.

40회 출제유형

60 다음 그림은 무엇의 침입을 막기 위한 구조물인가?

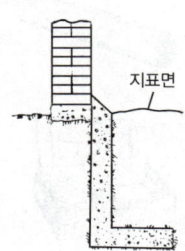

① 모 기
② 나 방
③ 파 리
④ 쥐
⑤ 바 퀴

해설 L자형의 지하 방서벽으로, 쥐의 침입을 막기 위한 구조물이다.

정답 59 ③ 60 ④

36회 출제유형

61 쥐의 구제방법 중 방서벽을 설치하려 할 때 깊이와 두께로 옳은 것은?

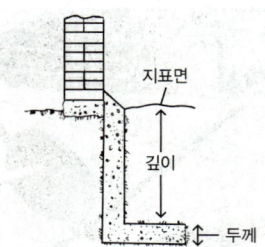

① 깊이 40cm, 두께 5cm
② 깊이 40cm, 두께 10cm
③ 깊이 50cm, 두께 8cm
④ 깊이 50cm, 두께 10cm
⑤ 깊이 60cm, 두께 10cm

해설 쥐가 굴을 파고 건물 내로 쥐가 침입하는 것을 막기 위해 기초공사 시 깊이 60cm, 두께 10cm, 폭 30cm로 건물 바깥쪽을 향하여 L자형으로 콘크리트 구조를 설치한다.

62 다음 그림은 쥐의 구제방법 중 어떤 방법과 관련이 있는 도구인가?

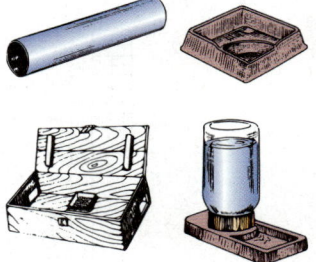

① 물리적 방법
② 환경적 방법
③ 화학적 방법
④ 생물학적 방법
⑤ 천적 이용

해설 화학적 방법에 이용되는 여러 가지 독먹이통이다.

63 쥐의 구제방법 중 다음에 해당하는 것은?

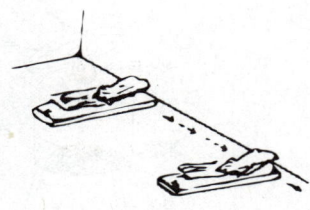

① 환경적 방법
② 화학적 방법
③ 물리적 방법
④ 생물학적 방법
⑤ 직접적 방법

해설　쥐덫을 사용하는 것은 물리적 방법에 해당한다.

64 다음 그림에서 바닥에 백색 분말띠를 한 목적은?

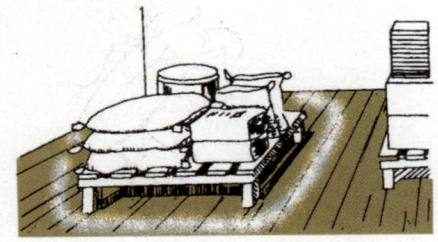

① 쥐의 침입방지
② 쥐의 침입 여부 확인
③ 바퀴의 침입방지
④ 바퀴의 침입 여부 확인
⑤ 매개 질병 확인

해설　서식 여부를 알 수 없을 때, 탈크 또는 횟가루 같은 분말을 다량 뿌려 놓은 후 1~2일 후에 쥐의 발자국을 조사한다.

43회 출제유형

65 다음 그림의 기구 이름은?

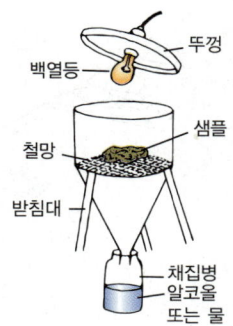

① 곤충망
② 흡충관
③ 유문등
④ 베레스 원추통
⑤ 직접전지

해설 쥐나 새의 둥지, 쥐구멍 주변의 흙을 조사하고자 할 때는 베레스 원추통을 사용한다.

66 다음 그림은 어느 표본제작 방법인가?

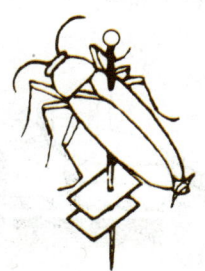

① 건조표본
② 액침표본
③ 슬라이드표본
④ 살충표본
⑤ 살균표본

해설 건조표본은 곤충핀으로 고정하는 방법으로 모기, 파리, 등에, 벌 등의 표본제작에 사용한다.

45회 출제유형

67 다음 사진 속 기구는 무엇을 방제하기 위함인가?

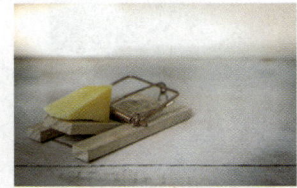 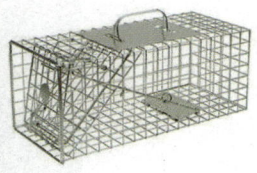

① 바 퀴
② 체체파리
③ 쥐
④ 참진드기
⑤ 독나방

해설 사진은 쥐를 잡기 위한 기구들이다.

68 다음 장치를 이용하여 채집 가능한 것은?

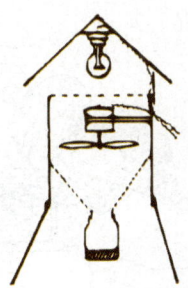

① 바 퀴
② 벼 룩
③ 나 방
④ 빈 대
⑤ 개 미

해설 유문등은 빛에 곤충이 모여드는 성질을 이용하여 채집하는 방법으로 분류 및 개체군 밀도 조사 등에 사용된다.

정답 67 ③ 68 ③

45회 출제유형

69 산행이나 벌초 시 사람을 공격하는 사진의 위생곤충은?

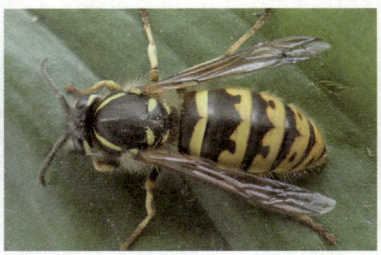

① 땅 벌
② 등 에
③ 호박벌
④ 호리병벌
⑤ 대모벌

해설 땅벌은 땅 속에 여러 층의 집을 짓는 특성이 있는데 사람들이 모르고 벌집을 건드렸다가는 독침에 물리는 피해를 입기도 한다.

70 다음 그림은 무슨 일을 하는 장면인가?

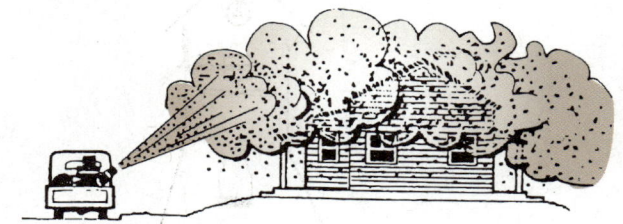

① 잔류분무
② 실내연무
③ 극미량연무
④ 훈 증
⑤ 가열연무

해설 극미량(ULV)연무기는 상향 조절하여 살포한다.

71 다음 그림에 해당하는 살포방법은?

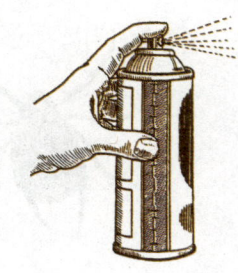

① 극미량연무
② 에어로졸
③ 가열연막
④ 미스트
⑤ 훈 증

해설 에어로졸은 밀폐된 용기에 액화가스와 함께 봉입한 액체나 미세한 가루약품을 가스의 압력으로 뿜어내어 사용하는 방식이다.

45회 출제유형

72 다음 사진과 같은 흡혈 습성을 보이는 모기는?

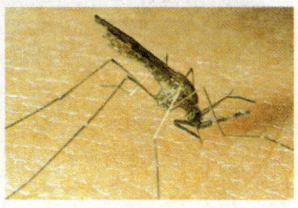

① 지하집모기
② 작은빨간집모기
③ 토고숲모기
④ 흰줄숲모기
⑤ 중국얼룩날개모기

해설 중국얼룩날개모기는 앉을 때 40~50°의 각이 되도록 복부 끝을 들어올리는 특징이 있다.

정답 71 ② 72 ⑤

45회 출제유형

73 제3급감염병인 중증열성혈소판감소증후군(SFTS)을 매개하는 사진의 위생곤충은?

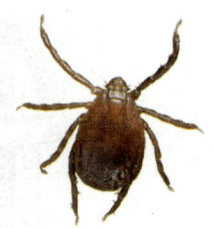

① 사면발니 ② 흡혈노린재
③ 참진드기 ④ 집진드기
⑤ 쥐진드기

해설 중증열성혈소판감소증후군(SFTS)은 사람이나 동물이 SFTS 바이러스 감염에 의한 열성 출혈성 질병으로, 주요 매개체는 작은소피참진드기이다.

45회 출제유형

74 사진의 살충제 살포법에 대한 설명으로 옳은 것은?

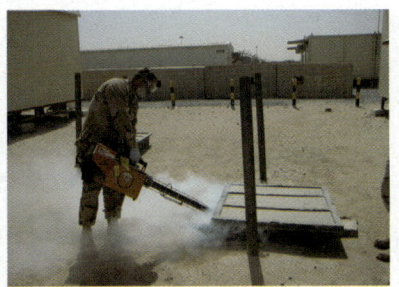

① 일몰 후부터 일출 전까지 작업한다.
② 분사구는 30~40° 상향한다.
③ 분사구는 바람이 불어오는 쪽을 향한다.
④ 바람이 전혀 없을 때에도 작업 가능하다.
⑤ 8km/h 속도로 작업한다.

해설 **가열연막**
- 살충제 용제에 경유 또는 석유로 희석한다.
- 일몰 후부터 일출 전까지 작업한다.
- 휴대용 연막기 1km/h, 차량용 연막기 8km/h 속도로 작업한다.
- 분사구는 45° 하향한다.
- 바람을 등지고 살포한다.
- 바람이 전혀 없을 때나 풍속이 10km/h 이상일 경우 작업을 중지한다.

73 ③ 74 ①

46회, 36회 출제유형

75 옥외에서 사진과 같은 개미굴을 발견했을 때 방제하는 방법으로 가장 좋은 것은?

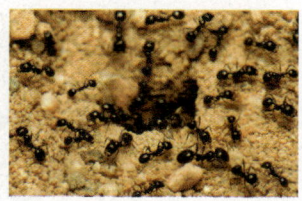

① 독먹이법을 이용한다.
② 미끼트랩, 잔류분무를 한다.
③ 입구에 끓는 물을 붓거나 살충제를 주입한다.
④ 천적을 이용한다.
⑤ 속효성 살충제를 사용한다.

해설 옥외에 개미집이 있을 때
- 일개미들은 먹이를 집(巢)으로 옮기는 데 통로를 이용
- 입구에 끓는 물을 붓거나 살충제 주입

옥내에 개미집이 있을 때
- 본거지를 공격하여 근절
- 미끼트랩, 잔류분무, 독먹이법 이용

39회, 38회 출제유형

76 다음 사진의 폐타이어를 제거함으로써 방제에 효과가 가장 좋은 위해곤충은?

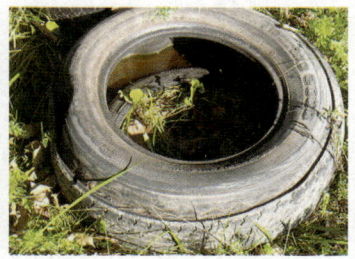

① 빈 대
② 파 리
③ 모 기
④ 벼 룩
⑤ 진드기

해설 폐타이어나 빈깡통, 빈 독 등은 빗물이 고이므로 모기, 특히 빨간집모기의 산란과 유충의 서식장소가 된다.

39회 출제유형

77 다음은 그림에서 ㉠에 해당하는 부위의 명칭으로 옳은 것은?

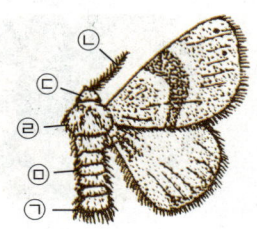

① 미방모
② 촉 각
③ 두 부
④ 복 부
⑤ 흉 부

> **해설** 그림은 독나방이다. ㉡ 촉각, ㉢ 두부, ㉣ 흉부, ㉤ 복부에 해당한다.

78 다음 중 모기유충 채집기구로 알맞은 것은?

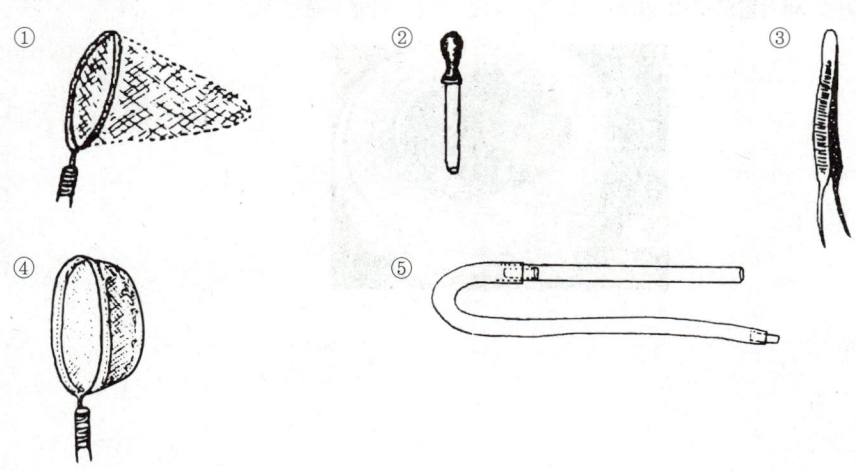

> **해설** ① 곤충채집망, ② 스포이트, ③ 핀셋, ④ 수서곤충망, ⑤ 흡충관이다.
> 모기유충을 채집하고자 할 때에는 가정용 국자, 스포이트, 현상판 등을 사용한다.

79 농촌 재래가옥의 목재나 벽지에 살며, 사람의 피를 빨아먹지만 사람에게 질병을 옮기지 않는 곤충은?

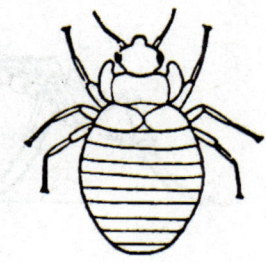

① 모 기
② 개 미
③ 벼 룩
④ 빈 대
⑤ 바 퀴

해설 빈대는 5mm 내외의 크기로 몸은 넓고 평평하다. 밤에 주로 활동하며 사람의 피를 빨아먹지만 사람에게 질병은 옮기지 않는다. 주거환경이 청결해지면서 볼 수 없는 해충이 되었다.

80 다음 그림은 어느 파리의 날개인가?

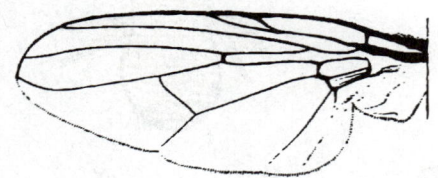

① 집파리
② 큰집파리
③ 왕큰집파리
④ 아기집파리
⑤ 침파리

해설 큰집파리는 흉부에 4개의 흑색 종선이 있으며 제4종맥이 약간 굴곡이 있는 시맥이다.

정답 79 ④ 80 ②

46회, 41회 출제유형

81 다음 그림에 해당하는 모기가 매개하는 질병은?

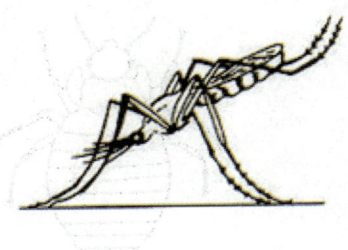

① 야토병
② 뎅기열
③ 발진티푸스
④ 말라리아
⑤ 재귀열

해설 중국얼룩날개모기는 말라리아 및 사상충병을 매개하는 모기이다. 학질모기라고도 하며, 앉을 때 복부 끝을 들어올린다.

40회 출제유형

82 털진드기의 유충을 나타낸 것은?

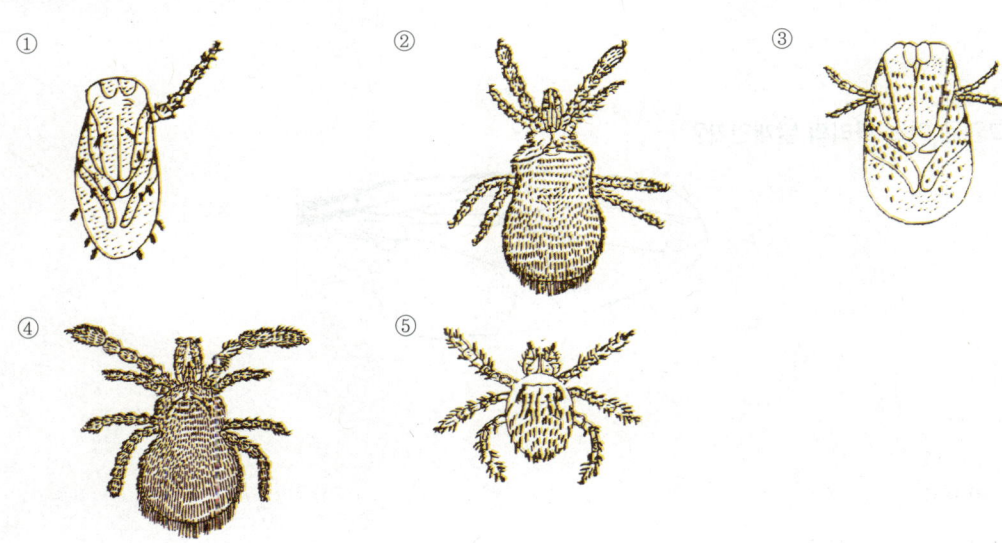

해설 ①·②·③ 약충이며 ④ 성충이다.

81 ④ 82 ⑤

40회 출제유형

83 다음 사진에 해당하는 곤충의 화학적 구제 방법은?

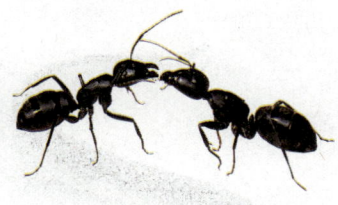

① 마이크로캡슐
② 청 결
③ 천적 이용
④ 서식처 제거
⑤ 트랩 이용

해설 ② · ④ · ⑤ 물리적 구제 방법이며, ③ 생물학적 구제 방법이다.

40회 출제유형

84 다음 그림과 같은 목에 속하는 곤충은?

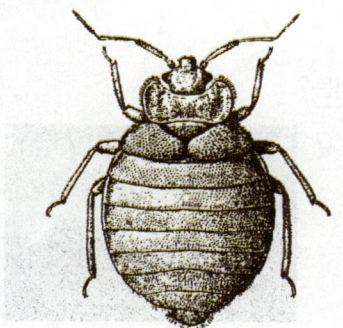

① 노린재
② 바 퀴
③ 벼 룩
④ 딱정벌레
⑤ 파 리

해설 그림은 빈대로 노린재목에 빈대와 노린재가 있다.

정답 83 ① 84 ①

46회, 43회, 40회 출제유형

85 다음 사진은 어떤 곤충의 천적을 이용한 방제 방법인가?

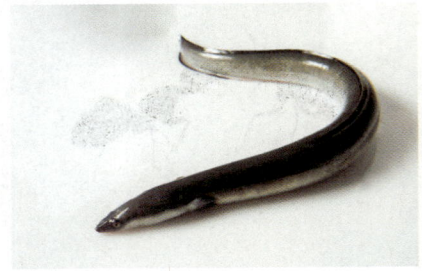

① 깔따구
② 노린재
③ 독나방
④ 등에
⑤ 모기유충

해설 모기유충의 천적에는 미꾸라지, 송사리, 잠자리유충, 왕모기유충 등이 있다.

42회 출제유형

86 사진과 같은 모양으로 산란하는 모기는?

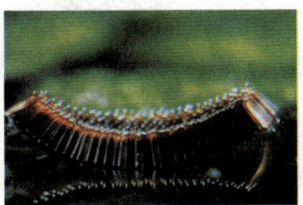

① 토고숲모기
② 왕모기
③ 얼룩날개모기
④ 흰줄숲모기
⑤ 집모기

해설 집모기의 알로 물에 뜨도록 알이 맞붙어서 난괴를 형성한다.

85 ⑤ 86 ⑤

42회 출제유형

87 그림은 새털이목으로, 이에 대한 설명으로 옳은 것은?

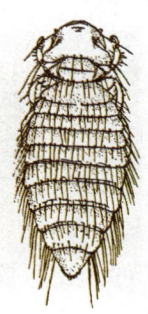

① 몸은 두부, 흉부, 복부로 구성된다.
② 쯔쯔가무시증을 전파한다.
③ 엄격한 숙주선택성을 보인다.
④ 주로 사람에게 기생한다.
⑤ 숙주동물을 흡혈한다.

해설 새털이목
- 조류나 포유동물에 기생하나 사람에게는 기생하지 않는다.
- 털, 피부분비물, 죽은 표피를 먹을 뿐 흡혈하지 않는다.
- 몸은 두부, 흉부로 구성된다.

45회, 42회 출제유형

88 그림에 해당하는 벼룩은?

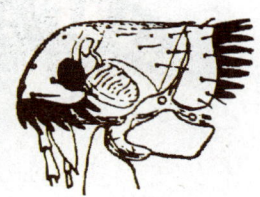

① 장님쥐벼룩
② 사람벼룩
③ 모래벼룩
④ 개벼룩
⑤ 열대쥐벼룩

해설 협즐치와 전흉즐치가 잘 발달되어 있는 개벼룩에 해당한다.

정답 87 ③ 88 ④

42회 출제유형

89 사진에 해당하는 위생곤충의 대량 발생 시 방제법은?

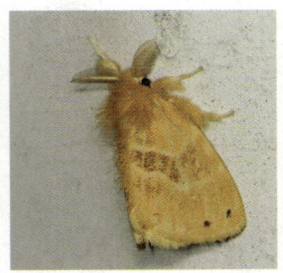

① 살충제를 잔류분무한다.
② 기피제를 사용한다.
③ 미끼트랩을 설치한다.
④ 흡충관을 사용한다.
⑤ 초음파 퇴치기를 사용한다.

해설 독나방
독나방의 대량 발생 시 동력분무기를 이용하여 살충제를 잔류처리하는 방법과 야간에 독나방이 활동하는 시기에 맞춰 발생원 주변에 극미량연무(ULV)를 실시하는 방법이 있다.

42회 출제유형

90 사진에 해당하는 위생곤충이 끼치는 피해는?

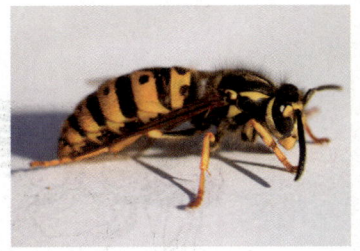

① 인체 기생
② 독성물질 주입
③ 병원체의 생물학적 전파
④ 2차 감염
⑤ 병원체의 물리적 전파

해설 사진은 말벌로, 몸통 끝에 있는 독침으로 침을 찌르고 독성물질을 체내에 주입하여 통증, 가려움, 혈관 확장 등의 증세를 보이게 한다.

43회 출제유형

91 다음과 같은 특성을 보이는 위생곤충은?

- 불완전변태
- 잡식성, 군서성
- 야간활동성

① 흡혈노린재
② 나 방
③ 파 리
④ 빈 대
⑤ 바 퀴

해설. 바퀴는 잡식성, 가주성, 야간활동성, 군서성, 불완전변태, 각종 질병의 기계적 전파의 특징을 보이는 위생곤충이다.

43회 출제유형

92 크기는 4.5mm 정도로 비교적 소형이고, 주둥이 중앙에 넓은 백색 띠를 보이며, 체색은 암갈색인 그림의 위생곤충은?

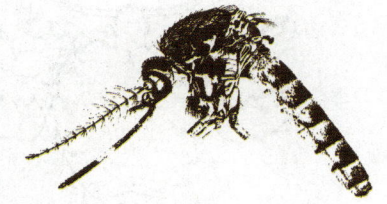

① 중국얼룩날개모기
② 작은빨간집모기
③ 흰줄숲모기
④ 토고숲모기
⑤ 광릉왕모기

해설. 그림은 작은빨간집모기의 성충으로 크기는 4.5mm 정도이며, 전체적으로 암갈색이며, 주둥이 중앙에 백색띠를 보이며 일본뇌염을 매개한다.

정답 91 ⑤ 92 ②

43회 출제유형

93 사진은 어느 위생곤충의 유충인가?

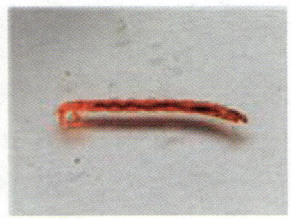

① 중국얼룩날개모기
② 등에모기
③ 나방파리
④ 깔따구
⑤ 모래파리

해설 사진은 깔따구 유충으로 핏속에 적혈구가 있어서 몸 전체가 붉은색을 띤다.

43회 출제유형

94 그림의 위생곤충에 대한 설명으로 옳은 것은?

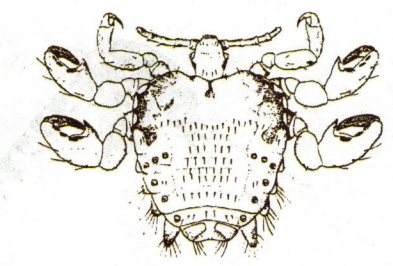

① 쥐가 서식하는 동굴에 서식한다.
② 개의 털에 기생한다.
③ 사람의 머리카락에 기생한다.
④ 사람의 음부 털에 기생한다.
⑤ 사람의 모낭과 피지선에 기생한다.

해설 그림은 사면발이로 음부 털에 국한하여 기생하며 몸털에서 발견되기도 한다.

93 ④ 94 ④

46회, 43회 출제유형

95 사진과 같은 방법으로 발견할 수 있는 위생곤충은?

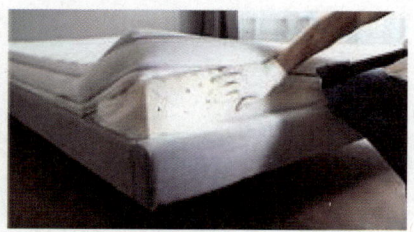

① 깔따구
② 파리
③ 빈대
④ 모기
⑤ 등에

해설 빈대는 침대, 매트리스, 나무로 된 가구의 틈새 등에서 서식하고, 손전등으로 발견할 수 있다.

43회 출제유형

96 사진에 해당하는 위생곤충은?

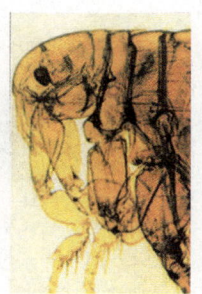

① 고양이벼룩
② 유럽쥐벼룩
③ 개벼룩
④ 사람벼룩
⑤ 장님쥐벼룩

해설 사진은 사람을 주로 흡혈하는 사람벼룩으로, 크기는 2~4mm 정도이며 중흉측선이 없다.

43회 출제유형

97 사진의 위생곤충이 사람에게 끼치는 피해는?

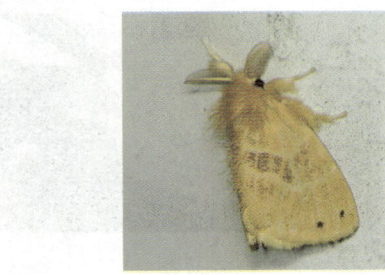

① 통 풍
② 출혈열
③ 피부염
④ 관절염
⑤ 뇌수막염

해설 　사진은 독나방으로, 독나방의 날개 밑에 있는 가루나 유충의 독모가 피부에 닿으면 염증을 일으키게 된다. 따끔거림과 가려움증이 나타나고 그 뒤 마치 뿌려놓은 듯한 붉은 반점이 생긴다.

46회, 43회 출제유형

98 사진에 해당하는 위생곤충은?

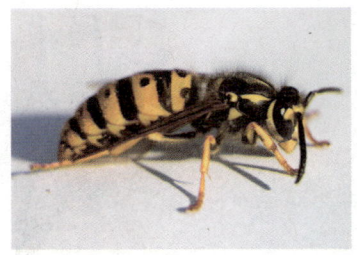

① 말 벌
② 뒤영벌
③ 꿀 벌
④ 호박벌
⑤ 고치벌

해설 　사진은 말벌로 몸길이는 20~25mm이고, 몸색깔은 흑갈색이며 황갈색과 적갈색의 무늬가 있다. 머리 부위는 황갈색이고, 정수리에는 흑갈색의 마름모꼴 무늬가 있다.

44회 출제유형

99 그림과 같은 알의 성충은?

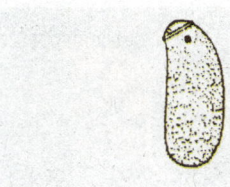

① 이
② 빈대
③ 진드기
④ 바퀴
⑤ 벼룩

해설 빈대는 불완전변태를 하는 곤충으로, 알은 흰색이며 알의 길이는 약 1mm 정도이다.

44회 출제유형

100 사진의 진드기가 속하는 분류군은?

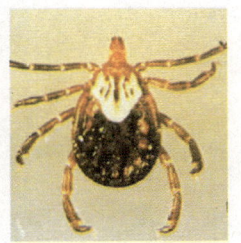

① 은기문아목
② 무기문아목
③ 전기문아목
④ 중기문아목
⑤ 후기문아목

해설 ⑤ 사진은 참진드기로 후기문아목에 속한다.
진드기 아목(Suborder)
- 후기아문목 : 참진드기과, 공주진드기과
- 중기아문목 : 집진드기과
- 전기아문목 : 털진드기과, 여드름진드기과
- 무기아문목 : 옴진드기과, 먼지진드기과

정답 99 ② 100 ⑤

44회 출제유형

101 다음에서 설명하는 쥐는?

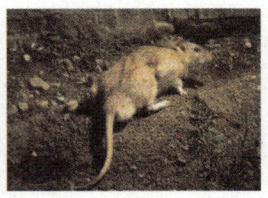

- 성체는 체중은 400~500g 정도이다.
- 귀와 눈이 몸집에 비해 작다.
- 꼬리의 길이가 두동장보다 짧거나 두동장과 같다.
- 부엌 바닥이나 창고 바닥에 주로 서식한다.

① 생 쥐
② 곰 쥐
③ 시궁쥐
④ 등줄쥐
⑤ 갈밭쥐

해설 시궁쥐는 집주 라고도 하며, 가옥 내 창고, 부엌, 천장, 야외 쓰레기 소각장, 하수구 주변 등과 같은 곳에서 사람에게 의존하여 생활한다.

44회 출제유형

102 바퀴의 촉각 형태는?

① 편 상
② 거치상
③ 곤봉상
④ 새엽상
⑤ 즐치상

해설 바퀴의 촉각 형태는 편상(鞭狀, setaceous)으로, 채찍 모양처럼 되어 있다.

시대에듀 회원만을 위한 특별한 혜택

회원 가입만 해도 누릴 수 있는 다양한 프리미엄 혜택!

01 무료 회원 혜택
- 전문가와 1:1 무료 상담 서비스 제공
- 자격증/공무원/취업 관련 무료 특강 제공
- 월별 이슈 & 상식 특강 제공
- 인적성 검사 및 면접 특강 지원

02 유료 회원 혜택
- 750명 교수진의 고품질 명품 강의 제공
- 무제한 반복 수강 가능
- 모바일 강의 다운로드 및 스트리밍
- Full HD 고화질 강의 시청

03 추가 제공 서비스
- 교재 및 동영상 구매 시 적립금 3,000원 제공
- 강의 수강료 5% 할인 쿠폰 제공
- 원격지원 서비스를 통한 빠른 문제 해결

※ 모의고사 및 무료특강은 일부 상품에 한해 제공되며, 상품에 따라 제공 여부가 달라질 수 있습니다. 또한, 상품 정책에 따라 서비스 내용은 사전 예고 없이 변경될 수 있습니다.

합격을 위한 최고의 선택! 시대에듀 회원 혜택!
합격을 위한 첫 걸음, 지금 바로 QR코드로 확인하세요!

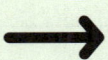

위생사 면허증 취득은 시대에듀와 함께!

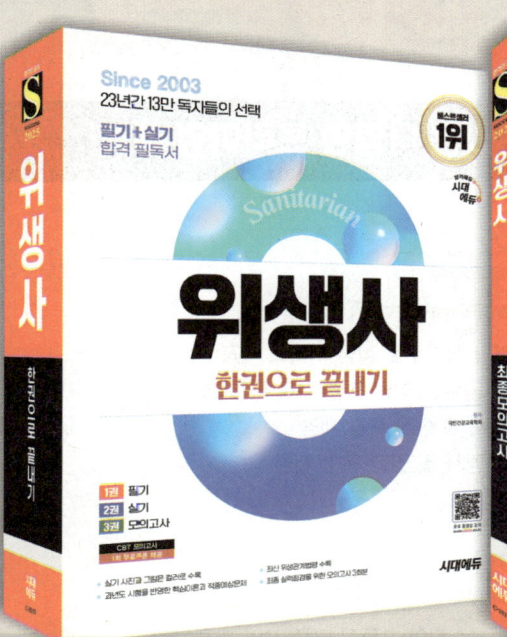
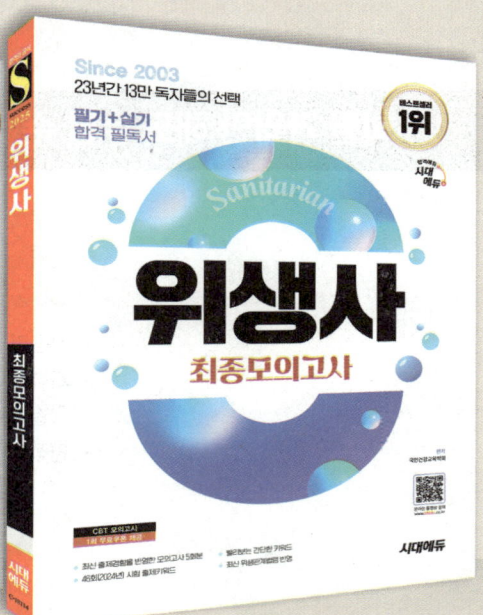

- 과년도 시험을 반영한 핵심이론
- 시험에서 만나볼 적중예상문제
- 컬러풀한 사진, 그림 수록
- 최종 실력점검을 위한 모의고사 3회분
- 최신 위생관계법령 반영
- 빨리보는 간단한 키워드
- 46회 출제키워드 분석

- 출제예상 모의고사 5회분 수록
- 핵심만 콕콕 짚은 해설
- 최신 위생관계법령 반영
- 빨리보는 간단한 키워드
- 46회 출제키워드 분석

위생사 한권으로 끝내기
| 가격 | 42,000원

위생사 최종모의고사
| 가격 | 25,000원

영양사 면허증 취득은
시대에듀와 함께!

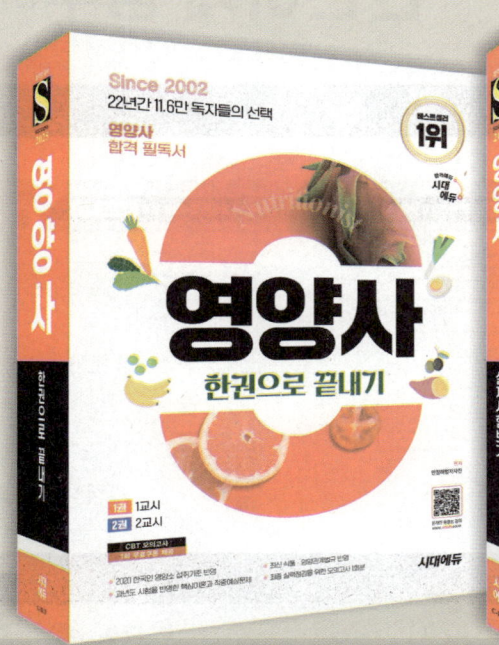
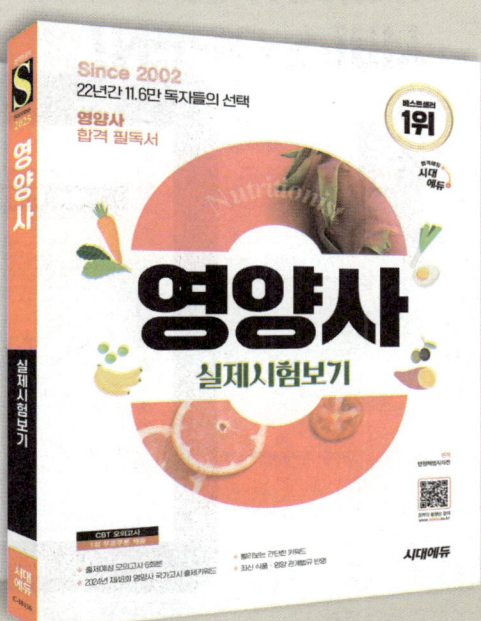

- 과년도 시험을 반영한 핵심이론
- 시험에서 만나볼 적중예상문제
- 최종 실력점검을 위한 모의고사 1회분
- 최신 식품·영양관계법규 반영
- 2020 한국인 영양소 섭취기준 반영
- 빨리보는 간단한 키워드
- 48회 출제키워드 분석

영양사 한권으로 끝내기
| 가격 | 45,000원

- 출제예상 모의고사 6회분 수록
- 핵심만 콕콕 짚은 해설
- 최신 식품·영양관계법규 반영
- 빨리보는 간단한 키워드
- 48회 출제키워드 분석

영양사 실제시험보기
| 가격 | 26,000원

※ 도서의 이미지와 가격은 변경될 수 있습니다.

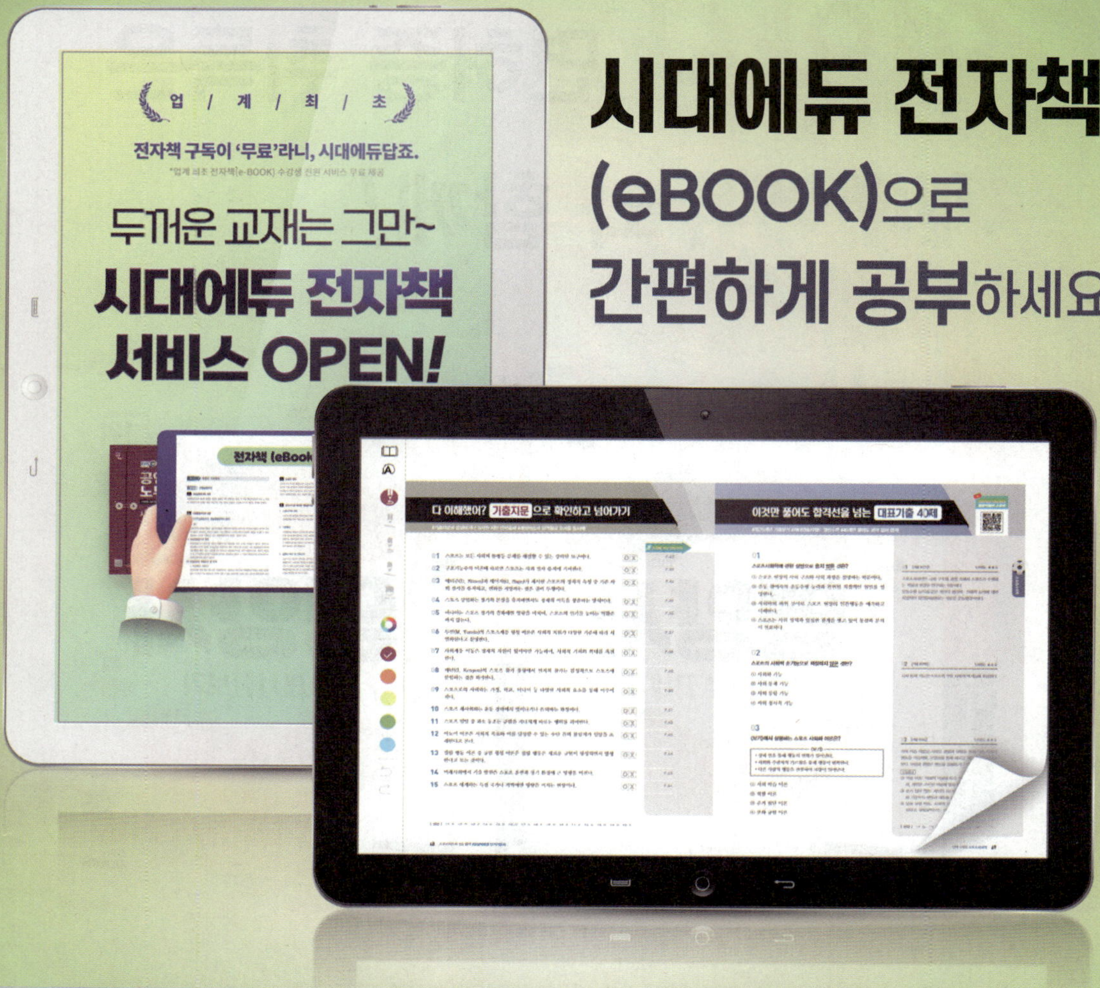

Since 2003
3년간 13만 독자들의 선택

필기+실기
합격 필독서

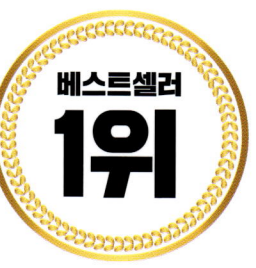
베스트셀러 1위

합격에듀
시대
에듀

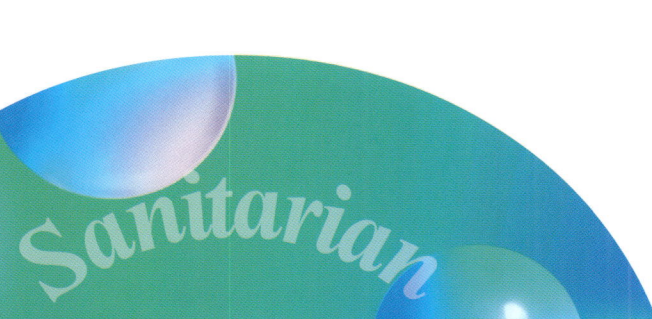

위생사
한권으로 끝내기

편저
국민건강교육학회

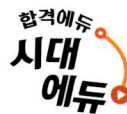

3권 모의고사

모의고사 1~3회(필기/실기)

◆ 실기 사진과 그림은 컬러로 수록
◆ 과년도 시험을 반영한 핵심이론과 적중예상문제
◆ 최신 위생관계법령 수록
◆ 최종 실력점검을 위한 모의고사 3회분

유료 동영상 강의
www.sdedu.co.kr

CBT 모의고사
1회 무료쿠폰 제공

시대에듀

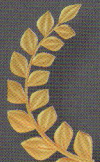 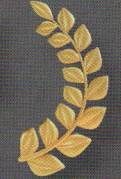

합격생 후기 언급량 1위
수험생들이 가장 많이 검색한 시대에듀

전과목 전강좌 0원

전 교수진 최신 강의 — 100% 무료

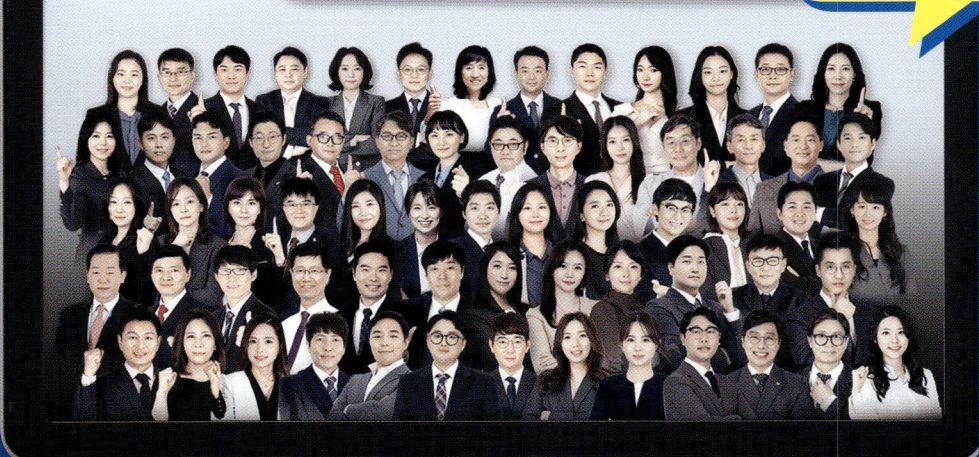

지금 바로 1위 강의 100% 무료 수강하기 GO »

*노무사 합격 후기 / 수강 후기 게시판 김희향 언급량 기준
*네이버 DataLab 검색어 트렌드 조회 결과(주제어: 업체명+법무사 / 3개 업체 비교 / 2016.05.~2025.05.)

판매량으로 증명된 **위생사** 합격 교재

위생사 수험생이라면, 필독서!

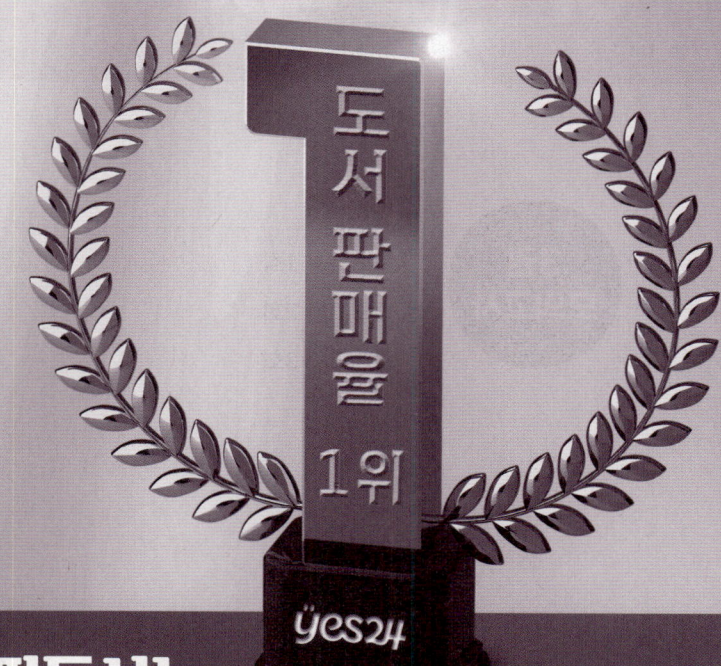

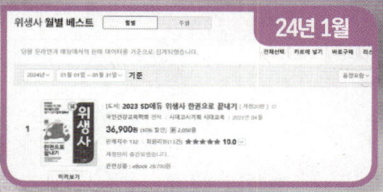
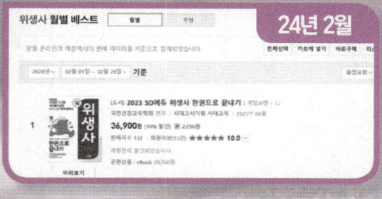
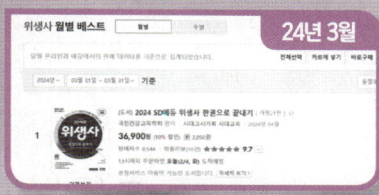
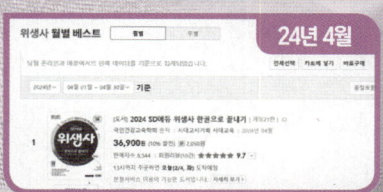
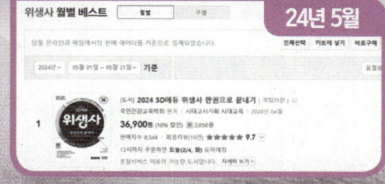
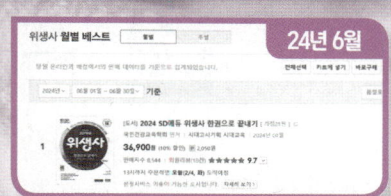
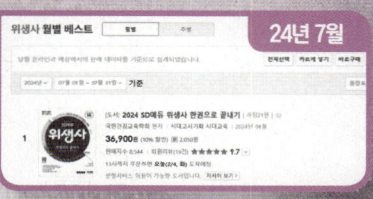
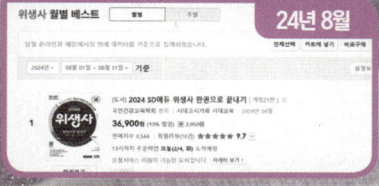
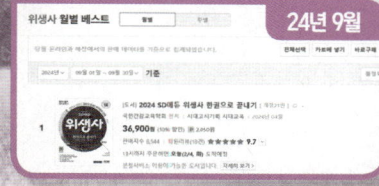
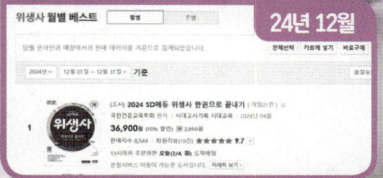

YES24 기준
[위생사 월별 베스트]에서
2024년 1, 2, 3, 4, 5, 6, 7, 8, 9, 12월에
1위를 하였습니다.

2025 시대에듀 위생사 한권으로 끝내기
이 책의 목차

CONTENTS

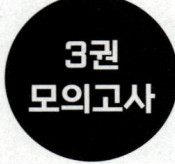

3권 모의고사

모의고사 1회	003
모의고사 2회	085
모의고사 3회	169

위생사 합격!
"할 수 있습니다!"

합격의 공식 시대에듀 | www.sdedu.co.kr

1회 모의고사

모의고사 1회(필기/실기)

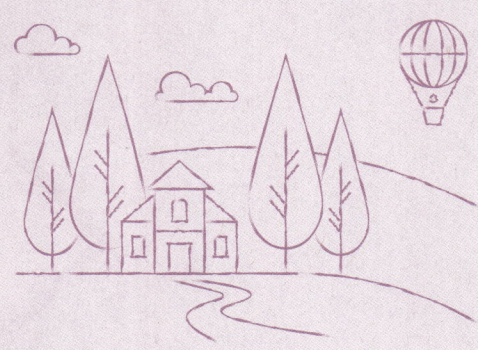

행운이란 100%의 노력 뒤에 남는 것이다.
— 랭스턴 콜먼(Langston Coleman)

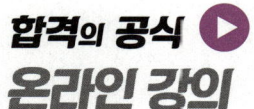
합격의 공식
온라인 강의

보다 깊이 있는 학습을 원하는 수험생들을 위한
시대에듀의 동영상 강의가 준비되어 있습니다.
www.sdedu.co.kr ➔ 회원가입(로그인) ➔ 강의 살펴보기

필기 모의고사 1회

1교시 1과목 환경위생학

001 [35회 출제유형]
독성의 단위로 LD₅₀의 의미와 가장 가까운 것은?
① 발생량
② 이환율
③ 치사량
④ 치명률
⑤ 사망비

001 LD$_{50}$(Lethal Dose 50)
반수치사량. 즉 실험동물 50%를 사망시키는 독성 물질의 양을 말한다.

002 [46회, 41회, 38회, 36회 출제유형]
다음 중 자외선의 가장 대표적인 광선인 도노선(Dorno-ray)의 파장은?
① 150~200nm
② 280~315nm
③ 400~500nm
④ 800~1,200nm
⑤ 1,500~2,000nm

002 도노선(Dorno-ray)의 파장은 2,800~3,150Å(280~315nm)이다.

003 분뇨를 혐기성 처리할 때 중온소화법의 적당한 온도와 일수는?
① 30~55℃에서 30일
② 30~35℃에서 60일
③ 30~35℃에서 30일
④ 50~55℃에서 15일
⑤ 50~55℃에서 60일

003 중온(친온성)소화는 30~35℃에서 25~30일(한 달) 정도이다.

정답 1 ③ 2 ② 3 ③

004 지표수의 특징
- 용존산소(DO) 농도가 높다.
- 유기물질이 많다.
- 경도가 낮다.
- 알칼리도가 낮다.
- 수온변화가 심하다.

36회 출제유형

004 다음 중 지표수의 특징은?

① 수온변화가 심하다.
② 용존산소의 농도가 낮다.
③ 경도가 높다.
④ 유기물이 적다.
⑤ 알칼리도가 높다.

005 대장균의 검출로 다른 병원성 미생물의 존재 가능성을 확인할 수 있다.

36회 출제유형

005 음료수의 대장균 검출 의의로 옳은 것은?

① 일반세균의 존재 여부를 파악할 수 있으므로
② 대장균의 존재는 유독물질이 없다는 것을 증명하므로
③ 바이러스의 존재 여부를 파악할 수 있으므로
④ 대장균의 생존 여부로 다른 병원균의 존재를 추측할 수 있으므로
⑤ 대장균 자체가 병원균이므로

006 기후
- 일정한 지역에서 장기간에 걸쳐 나타나는 대기현상의 평균적인 상태로 기상은 시시각각 변화하는 순간적인 대기현상이지만 기후는 장기간의 대기현상을 종합한 것이다.
- 기후의 3요소 : 기온, 기류, 기습
- 기후변화를 일으키는 기후인자 : 위도, 해발고도, 지형, 수륙모포, 토양

35회 출제유형

006 다음 중 보기를 변화인자로 갖는 것으로 옳은 것은?

- 위 도
- 해발고도
- 지 형
- 토 양

① 조 도
② 기 후
③ 습구흑구온도지수
④ 기 류
⑤ 기 온

4 ① 5 ④ 6 ②

007 다음은 산성 강우에 대한 내용이다. 괄호 안에 들어갈 말은?

> 산성 강우는 pH (   ) 이하의 강우를 말하며, 대기 중의 (   )가 강우에 포함되어 위의 산도를 지니게 된 것이다.

① 5.0, CO_2
② 6.5, NO_2
③ 5.6, CO_2
④ 5.0, NO_2
⑤ 4.5, SO_2

007 산성비

pH가 7보다 작으면 산성, 7보다 크면 알칼리성이라고 하는데, 산성비는 pH 5.6 이하인 강우를 말한다. 일반적으로 빗물은 pH 5.6~6.5 정도의 약산성을 띠지만, 대기오염이 심한 지역에서는 대기 중에 녹아있는 이산화탄소(CO_2)로 인해 pH 5.6 정도의 산도를 지니게 된다.

008 대기오염물질 중에서 고등식물에 독성이 강한 순서로 나열된 것은?

① $HF > Cl_2 > SO_2 > NO_2 > CO > CO_2$
② $CO > Cl_2 > SO_2 > NO_2 > HF > CO_2$
③ $NO_2 > SO_2 > Cl_2 > HF > CO > CO_2$
④ $SO_2 > Cl_2 > HF > CO > NO_2 > CO_2$
⑤ $Cl_2 > HF > CO > NO_2 > SO_2 > CO_2$

008 식물에 독성이 강한 순서

$HF > Cl_2 > SO_2 > NO_2 > CO > CO_2$

009 연탄에서 발생되는 일산화탄소는 혈색소와의 친화력이 산소보다 얼마나 더 높은가?

① 30배
② 800배
③ 120배
④ 160배
⑤ 250배

009 CO는 O_2보다 헤모글로빈과의 결합력이 200~300배 정도 강하다.

010 완속여과법
- 저탁도에 적합하다.
- 모래층 청소는 사면대치를 한다.
- 건설비가 비싸다.
- 여과속도는 3~5m/day이다.
- 세균 제거율은 98~99%이다.

010 완속여과법에 대한 설명으로 옳은 것은?
① 고탁도에 적합하다.
② 사면대치를 한다.
③ 건설비가 적게 든다.
④ 여과속도는 120~150m/day이다.
⑤ 세균 제거율은 90% 이하이다.

011 침사지의 처리방법
건조 → 탈수 → 매립

40회 출제유형
011 하수처리 시 침사지에서 제거되는 사석(Grit)의 최종처리방법으로 알맞은 것은?
① 소 각
② 혐기성 분해
③ 호기성 분해
④ 매 립
⑤ 건 조

012 PCB는 지용성이므로 생체 내에 들어가면 지방조직에 축적된다.

012 PCB에 관한 설명 중 옳지 않은 것은?
① 전기절연성이 높고 콘덴서 등의 전기기기 제조에 사용된다.
② DDT와 BHC 같은 염소를 함유하는 물질이다.
③ 물리적, 화학적으로 안전하고 난연성이다.
④ 일반적으로 수용성이므로 생체 내에 들어가도 지방조직에 축적되는 일이 없다.
⑤ 생물농축에 의해 축적된다.

정답 10 ② 11 ④ 12 ④

013 일반적으로 실내 CO_2(이산화탄소)의 허용한도는? `43회, 42회, 39회, 35회 출제유형`

① 0.01%
② 0.05%
③ 0.1%
④ 0.5%
⑤ 0.8%

013 이산화탄소의 허용량은 0.1%(1,000ppm) 이하이다.

014 다음 중 부영양화(Eutrophicate)의 방지 대책으로 옳지 않은 것은?

① 인을 함유한 합성세제의 사용 금지
② 화학비료의 사용 금지
③ 하수의 3차 처리
④ 황산구리를 사용하여 조류 사멸
⑤ 수온 상승

014 부영양화란 수중생태계의 영양물질이 증가하여 조류가 급속히 증식하는 현상을 말하며, 수온 상승은 부영양화를 촉진시킨다.

015 다음 중 폐포 침착률이 가장 큰 먼지는? `46회 출제유형`

① 0.1µm 이하
② 0.2~0.3µm
③ 0.5~5.0µm
④ 5.0~7.0µm
⑤ 8.0µm 이상

015 기관지 침착률이 가장 높은 입자의 크기는 0.5~5µm(마이크로미터)이다. 따라서 0.5µm 이하의 입자는 호흡을 통해 밖으로 배출되며, 5µm 이상의 입자는 기관지 점막에 침착하여 객담과 함께 배출되거나 식도를 통해 위 속으로 넘어가 배설된다.

정답 13 ③ 14 ⑤ 15 ③

016 TLM(Tolerance Limit Median ; 한계치사농도)

일정한 시간이 지난 후 실험생물 중 50%가 살아남는 농도를 말한다. TLM 실험방법은 실험하기 전에 대상 폐수에서 10~30일 동안 물고기를 적응시킨다(96TLM, 48TLM, 24TLM 등으로 표기).

017 감염성 폐기물은 병원성 쓰레기로, 소각한 다음 소독하여 매립한다.

018 퇴비화

폐기물을 퇴적하여 인위적으로 조절된 조건에서 호기성 미생물을 이용하여 재료 중에 함유된 불안정한 유기물질, 악취성분, 생육 저해물질 등을 분해시키며 성분적으로는 안정화, 무해화하는 부숙 과정이다. 유기물이 분해되는 과정에서 열을 발생시키며 가스도 나오기도 한다.

---

016 다음 설명의 단위로 가장 적절한 것은?

> 일정한 노출시간 동안 실험동물의 50%가 살아남는 농도를 말한다.

① DO
② LC_5
③ TLM_{50}
④ LD_{50}
⑤ THM

36회, 34회 출제유형

017 감염성 폐기물의 처리방법으로 가장 알맞은 것은?

① 매몰 처분
② 가축사료 이용
③ 퇴비화
④ 해양 투기
⑤ 소각한 후 소독하여 매립

45회 출제유형

018 호기성 미생물에 의해 유기물 분해과정 중 열과 가스가 발생하는 처리방법은?

① 파 쇄
② 퇴비화
③ 투 기
④ 소 각
⑤ 매 립

정답 16 ③ 17 ⑤ 18 ②

019 **36회 출제유형**
활성탄을 사용하여 오염물질을 제거하고자 할 때 옳지 않은 것은?
① ABS
② 맛
③ 냄새
④ 색도
⑤ 시안(CN)

019 시안 처리방법으로는 알칼리 염소 주입법이 가장 보편적으로 이용된다.

020 **35회 출제유형**
다음 중 석회로 제거 가능한 가스로 옳은 것은?
① 아황산가스
② 염소가스
③ 프레온가스
④ 메탄가스
⑤ 이산화탄소

020 석회수는 수산화칼슘을 녹인 용액으로 이산화탄소와 결합하여 탄산칼슘을 생성하기 때문에 이산화탄소를 제거할 수 있다. 이때 석회수는 뿌옇게 흐려지기 때문에 이산화탄소를 검출하는 용도로도 사용된다.

021 **45회, 41회, 34회 출제유형**
생물화학적 산소요구량(BOD)은 몇 ℃에서 얼마 동안 저장한 후 측정한 값인가?
① 10℃, 1일간
② 10℃, 5일간
③ 15℃, 3일간
④ 20℃, 7일간
⑤ 20℃, 5일간

021 최종 BOD 농도는 20℃에서 약 20일이 걸리지만, 이는 BOD의 완전반응 소요기간이 너무 길기 때문에 실무 현장에서는 5일간 반응시켜서 얻은 농도값을 사용한다. 이것을 BOD_5 또는 5일 BOD라고 하며, 일반적으로 BOD라고 한다.

정답 19 ⑤ 20 ⑤ 21 ⑤

022 혐기성 처리는 호기성 처리 방법에 비하여 소화속도가 느리다.

022 분뇨를 혐기성 방법으로 처리할 때의 장점으로 볼 수 없는 것은?
① 유지·관리비가 적게 든다.
② 호기성 처리방법에 비하여 소화속도가 빠르다.
③ 소화가스를 모아서 열원으로 이용한다.
④ 기생충란을 사멸시킨다.
⑤ 수인성 감염병의 전파를 막을 수 있다.

023 적외선이란 가시광선의 적색선 바깥쪽의 파장으로 강한 열작용이 있기 때문에 열선이라고 한다. 적외선의 열작용은 적외선 요법으로서 만성 관절 류머티즘, 근육 류머티즘, 신경통 등에 쓰인다. 그러나 강한 적외선을 직접 눈에 받으면 적외선 백내장이나 망막염 등의 장애를 일으킨다.

023 [35회 출제유형] 다음 중 적외선이 우리 인체에 미치는 영향으로 옳은 것은?
① 안구진탕
② 백내장
③ 살균작용
④ 비타민 D 생성
⑤ 피부암 발생

024 **채광 효율을 높이기 위한 방법**
- 거실의 안쪽 길이는 바닥에서 창틀 윗부분의 1.5배 이하인 것이 좋다.
- 창은 남향이 좋다.
- 채광과 환기를 위해 세로로 된 높은 창이 좋다.
- 창의 면적은 바닥 면적의 1/7~1/5 정도가 좋다.
- 개각(가시각)은 4~5° 이상, 입사각(앙각)은 27~28° 이상이 좋다.

024 [36회 출제유형] 채광 효율을 높이기 위한 방법으로 옳은 것은?
① 창은 북향이 좋다.
② 채광과 환기를 위해 가로로 긴 창이 좋다.
③ 창의 면적은 바닥 면적의 1/20 정도가 좋다.
④ 개각(가시각)은 4~5° 이하가 좋다.
⑤ 입사각(앙각)은 27~28° 이상이 좋다.

정답 22 ② 23 ② 24 ⑤

025 다음 중 체온조절의 부조화로 올 수 있는 열중증은?
① 열허탈증
② 열쇠약증
③ 열경련
④ 열사병
⑤ 더 위

025 열사병은 뇌의 온도 상승, 체온의 부조화, 중추신경장애 등으로 나타난다.

026 **44회, 38회 출제유형**
다음 중 이상적인 소독제의 구비 조건으로 옳은 것은?
① 석탄산 계수가 높을 것
② 인축에 독성이 높을 것
③ 안정성이 있고 물에 잘 녹지 않을 것
④ 가격이 저렴하고 사용방법이 어려울 것
⑤ 침투력이 약할 것

026 이상적인 소독제의 구비 조건
- 석탄산 계수가 높을 것
- 구입이 쉬울 것
- 방취력이 있을 것
- 인축에 독성이 낮을 것
- 안정성이 있고 물에 잘 녹을 것
- 가격이 저렴하고 사용방법이 간편할 것
- 침투력이 강할 것

027 **46회, 40회, 35회 출제유형**
구내염, 인두염, 입안 세척 및 상처 소독에 쓰이는 소독제는?
① 승 홍
② 크레졸
③ 알코올
④ 과산화수소
⑤ 석탄산

027 과산화수소는 3% 수용액으로 상처 소독에 이용된다(주로 구강).

정답 25 ④ 26 ① 27 ④

028 용존산소가 증가하는 조건
- 기압이 높을수록
- 수온이 낮을수록
- 난류가 클수록
- 유속이 빠를수록
- 하천의 경사가 급할수록
- 염분이 낮을수록(담수의 DO가 해수의 DO보다 높은 이유는 염도가 낮기 때문이다)

028 41회, 40회, 35회 출제유형

다음 중 용존산소(DO)의 농도가 증가하는 조건은?

① 유속이 느릴수록
② 난류가 클수록
③ 염분이 높을수록
④ 기압이 낮을수록
⑤ 수온이 높을수록

029 CLO는 의복의 열 차단력 단위, 방한력 단위이다.

029 43회, 36회 출제유형

의복의 방한력 단위는 무엇인가?

① REM
② CLO
③ BOD
④ MPH
⑤ ABS

030 NH_3-N으로 분변오염 등 유기물의 유입 초기오염을 알 수 있다.

030 다음 중 조사한 물에서 NH_3-N이 검출되었을 때 알 수 있는 것은?

① 분변오염
② COD
③ BOD
④ 대장균
⑤ SS

28 ② 29 ② 30 ①

031 정수과정은 전 염소처리와 후 염소처리로 나누는데, 다음 중 후 염소처리의 목적은?

① 소독 목적
② BOD 제거
③ 냄새 제거
④ 부식 방지
⑤ COD 제거

031 후 염소처리는 살균·소독을 목적으로 실시한다.

032 [41회, 37회 출제유형] 무풍 시 실내 자연환기의 작용은 주로 무엇에 의해 일어나는가?

① 실내외의 습도차
② 실내외의 기온차
③ 기압차
④ 기체의 확산
⑤ 실내외의 불감기류차

032 실내의 자연환기에 영향을 미치는 요인은 실내기류의 속도, 기체 확산력, 실내외 풍압차, 실내외의 기온차 등이 있는데, 무풍 시에는 실내외의 기온차에 의해 일어난다.

033 다음 중 부적당한 조명으로 인해 주로 발생하는 피해는?

① 식욕부진과 피로
② 정신적 흥분과 충돌
③ 안정피로와 작업능률 저하, 근시
④ 심리적 갈등과 재해 억제
⑤ 안정피로와 작업능률 상승

033 부적당한 조명으로 눈의 피로, 시력 감퇴, 안정피로, 시력장애, 근시, 시야협착, 망막변성, 작업능률 저하 등이 나타날 수 있다.

정답 31 ① 32 ② 33 ③

034 기온역전

기온역전이란 날씨가 맑은 밤에 주로 나타나는 현상으로 지표의 열이 식어 지표 근처의 공기의 온도가 낮아지고 그 위의 공기가 지표면의 공기의 기온보다 높아지는 현상을 말한다. 즉, 상층부로 올라갈수록 기온이 상승하는 현상이다.

45회, 40회, 35회 출제유형

034 다음 중 기온역전의 정의로 옳은 것은?

① 움푹하게 파인 땅이나 골짜기에 차가운 공기가 머물고 있는 경우를 말한다.
② 도시 중심부가 교외보다 기온이 높은 것을 말한다.
③ 상층의 공기 온도가 높고 하층의 공기 온도가 낮은 것을 말한다.
④ 상층의 공기 온도가 낮고 하층의 공기 온도는 높은 것을 말한다.
⑤ 대기층이 불안정하여 빛이 굴절하면서 생기는 현상을 말한다.

035 레이노 현상 (Raynaud Phenomenon)

평상시 따뜻한 환경에서는 문제가 없으나, 차가운 환경에 노출되면 손가락·발가락이 창백해지면서 통증이 생기고 심한 경우는 괴사하기도 한다. 손의 진동이 지속적으로 유발되는 자연환경에 장기간 노출된 경우에 발병 가능성이 있다.

35회 출제유형

035 진동과 관련이 있는 질환으로 손가락이 창백해지며 심한 통증이 생기는 병은?

① C_5-dip
② 열중증
③ 잠함병(Caisson Disease)
④ 안구진탕증
⑤ 레이노 현상(Raynaud Phenomenon)

036 오존 소독의 특징

- 오존의 산화력을 이용한다
- 침전물, 맛, 냄새가 거의 없다.
- 전력 소모가 크다(비경제적).
- 잔류성이 없다.
- 살균력이 좋다.
- THM을 생성하지 않는다.

41회, 40회, 35회 출제유형

036 다음 중 오존(O_3) 소독에 대한 설명으로 옳은 것은?

① 살균력이 약하다.
② 염소와 같은 맛과 냄새를 남긴다.
③ 발암물질인 THM을 생성한다.
④ 잔류효과가 없다.
⑤ 가격이 저렴하다.

34 ③ 35 ⑤ 36 ④ **정답**

037 [35회 출제유형] 다음 중 잠함병을 일으키는 원인물질은?

① 산소 기포
② 수소 기포
③ 탄소 기포
④ 일산화탄소 기포
⑤ 질소 기포

037 잠함병(Caisson Disease)은 질소가스(N_2)가 체내에 들어가 혈액 속에서 기포를 형성하여 일으키는 병이다.

038 [40회 출제유형] 다음 중 복사열 측정에 이용되는 기구는?

① 열선풍속계
② 흑구온도계
③ 아우구스트 건습계
④ 카타온도계
⑤ 아스만 통풍건습계

038 흑구온도계
황동 재질로 된 유연 등을 칠한 둥근 모양의 구부 위에 유리제 온도계를 꽂아 놓은 모양을 하고 있으며, 일사량 관측에 이용된다.

039 [38회 출제유형] 다음 중 불감기류를 나타낸 것은?

① 0.1m/sec
② 0.5m/sec 이하
③ 1m/sec
④ 2m/sec
⑤ 3m/sec

039 무풍은 0.1m/sec이고, 불감기류는 0.5m/sec 이하이다.

정답 | 37 ⑤ 38 ② 39 ②

040 고압증기멸균법은 포자형성균을 멸균하는 가장 좋은 방법으로, 121℃에서 15~20분간 멸균하면 모든 미생물이 사멸한다.

040 〔40회, 34회 출제유형〕
포자형성균을 멸균하여 약품, 의류, 기구 등에 이용되는 멸균법은?
① 고압증기멸균법
② 자외선살균법
③ 석탄산소독법
④ 훈증소독법
⑤ 일광소독법

041 침실의 적정온도는 15±2℃이고, 거실은 18±2℃, 병실은 21±2℃이다.

041 **침실의 적정온도는 얼마인가?**
① 13±2℃
② 15±2℃
③ 18±2℃
④ 20±2℃
⑤ 21±2℃

042 ①·②·③·⑤ 살균, 색소침착, 비타민 D 생성, 홍반 형성 등은 자외선의 작용에 해당한다.

042 〔41회, 36회 출제유형〕
다음 중 적외선의 작용은?
① 살 균
② 색소침착
③ 비타민 D 생성
④ 피부온도 상승
⑤ 홍반 형성

정답 40 ① 41 ② 42 ④

043 [45회 출제유형] 오존층을 파괴하는 주요 물질은?

① 황화수소(H_2S)
② 프레온가스(CFC_S)
③ 일산화탄소(CO)
④ 물(H_2O)
⑤ 이황화탄소(CS_2)

043 프레온가스(CFC_S, 염화불화탄소)
오존층 파괴에 가장 큰 영향을 주는 주요 물질로, 냉매제, 에어졸 분무기, 소화기, 플라스틱 발포제에서 발생한다.

044 부영양화를 발생시키는 요인과 관계없는 것은?

① 정체성 수역
② 경 도
③ 합성세제
④ 화학비료
⑤ 분 뇨

044 부영양화의 원인물질은 비료, 합성세제, 가정하수, 공장폐수 등이다.

045 [38회 출제유형] 다음 중 물을 끓여도 제거되지 않는 것은?

① 다이아지논
② 벤 젠
③ 에틸벤젠
④ 톨루엔
⑤ 디클로로메탄

045 다이아지논(Diazinon)
유기인제 살충제로서 파라티온보다 살충력이 약하고, 접촉제 또는 음독제로 사용한다. 순수한 것은 무색의 액체이며, 끓는점 83~84℃/0.002mmHg, 비중 1.116~1.118/20℃이다. 물에는 잘 녹지 않지만 아세톤·알코올·크실렌·벤젠 등에는 잘 녹는다.

정답 43 ② 44 ② 45 ①

046 함기량
모피 98%, 모직 90%, 무명 70~80%, 마직 50%

046 [34회 출제유형] 다음 중 함기량이 높은 순으로 나열한 것은?

① 모직 > 마직 > 무명 > 모피
② 무명 > 모피 > 모직 > 마직
③ 모피 > 모직 > 무명 > 마직
④ 마직 > 모피 > 무명 > 모직
⑤ 모피 > 마직 > 모직 > 무명

047 성층현상
주로 여름과 겨울에 물의 온도 변화가 적을 때 생기는 현상으로 수온의 차이로 층이 생기는 것을 말한다. 이 결과 수직혼합이 일어나지 않아 물이 고여 오염을 가중시킨다.

047 [38회, 35회 출제유형] 호수나 저수지에서 물의 온도차이로 인해 여름과 겨울철에 많이 발생하여 오염을 가중시키는 것을 무엇이라 하는가?

① 점오염
② 비점오염
③ 적조
④ 부영양화
⑤ 성층현상

048 내분비교란물질
환경에 배출된 일부 화학물질이 체내에 들어가 마치 호르몬처럼 작용하여, 내분비계(호르몬)의 정상적인 기능을 방해하는 것으로 알려진 물질이다.

048 [43회, 36회 출제유형] 다음 설명에 해당하는 것은?

> 체내의 생식·발달, 항상성 유지 등을 조절하는 호르몬의 합성·분비·이동·대사·분해 등을 간섭하는 체외물질이다.

① 석면
② 가시광선
③ 플루오린
④ 이산화탄소
⑤ 내분비교란물질

46 ③ 47 ⑤ 48 ⑤ **정답**

049 다음 중 혐기성 소화처리에 적당한 폐수인 것은?

① 식품가공 폐수
② 석유정제 폐수
③ 도금공장 폐수
④ 청량음료 제조공장 폐수
⑤ 탄광 폐수

049 혐기성 소화에 적당한 폐수
증류주공장 폐수, 식품가공 폐수, 제지펄프 폐수 등

050 다음 중 학교위생의 대상으로 볼 수 없는 것은?

① 기압 관리
② 조도 관리
③ 환경 위생 관리
④ 온도 관리
⑤ 먹는물 관리

050 학교위생의 대상으로 조도·온도 관리, 환경위생 관리, 먹는물 관리 등이 있다.

| 1교시 | 2과목 | 위생곤충학 |

051 **35회 출제유형**
위해곤충 중 일본뇌염의 주요 매개체를 하는 곤충은 무엇인가?

① 작은빨간집모기
② 중국얼룩날개모기
③ 토고숲모기
④ 흰줄숲모기
⑤ 열대숲모기

051 일본뇌염의 주요 매개체는 작은빨간집모기로 암갈색의 소형모기이다. 빨간집모기, 얼룩날개집모기도 매개가 가능하다.

정답 49 ① 50 ① 51 ①

052 독일바퀴는 세계적으로 가장 널리 분포하며, 황갈색이다.

052 다음 중 독일바퀴의 특성으로 볼 수 없는 것은?
① 가주성 바퀴 중 가장 소형이다.
② 전흉배판에 2줄의 흑색 종대가 있다.
③ 몸 전체가 흑색이다.
④ 난협은 알이 부화할 때까지 어미의 품에 붙어 있다.
⑤ 전국적으로 분포한다.

053 급성 살서제는 사전미끼를 설치한다.

053 쥐 구제 시 미끼먹이를 사용하는 데 필요한 지식으로 적절하지 않은 것은?
① 물이 귀한 곳에서 물미끼를 사용하는 것이 효과적이다.
② 섭취율이 좋지 않을 때는 새로운 형의 미끼먹이를 시도한다.
③ 하수구 같이 습기가 많은 곳에는 파라핀을 섞어 덩어리를 매단다.
④ 사전미끼는 4~8일간 설치한다.
⑤ 모든 살서제는 사전미끼를 설치하지 않는다.

054 대악은 곤충 구기의 일부로서 먹이를 씹거나 물어뜯는다.

35회 출제유형

054 곤충의 씹거나 물어뜯는 역할을 하는 구기의 이름으로 옳은 것은?
① 소 악 ② 대 악
③ 하 순 ④ 하인두
⑤ 상 순

정답 52 ③ 53 ⑤ 54 ②

055 곤충의 체벽(표피)을 구성하는 여러 가지 층(Layer) 중 가장 외부층은?
① 근 육
② 기저막
③ 표피세포
④ 내표피
⑤ 왁스층

055 곤충의 외피
- 기능 : 몸의 형태 유지·보호, 근육으로 형성, 수분 증산(증발, 분산), 병원체 침입 방지, 외계 자극 감수
- 구성 : 표피, 진피, 기저막
- 표 피
  - 외표피 : 시멘트층(Cement Layer), 밀랍층(Wax Layer, 방수성), 단백성 표피층(Protein)
  - 원표피 : 외원표피, 내원표피
- 진피 : 진피세포(표피생산), 조모세포(극모생산)
- 기저막 : 진피와 체강의 경계로 진피세포의 분비

056 [46회 출제유형] 다음 중 유기염소계 살충제는?
① DDT
② Permethrin
③ Malathion
④ Diazinon
⑤ Carbaryl

056 유기염소계 살충제에는 DDT, γ-HCH, Chlordane, Dieldrin 등이 있으며, 이들은 살충력이 높고 잔효 기간이 길다.

057 [40회, 37회 출제유형] 생물학적 전파로 잘못 짝지어진 것은?
① 중국얼룩날개모기 – 말라리아 – 발육증식형
② 작은빨간집모기 – 일본뇌염 – 증식형
③ 진드기 – 양충병 – 경란형
④ 이집트숲모기 – 황열 – 경란형
⑤ 토고숲모기 – 사상충증 – 발육형

057 이집트숲모기 – 황열 – 증식형

정답 55 ⑤ 56 ① 57 ④

058 바람을 등지고 살포해야 한다.

058 **38회 출제유형**
가열연막을 실시하는 데 있어 옳지 않은 것은?
① 주로 제재 중에서 용제를 사용한다.
② 노즐은 45°로 하향한다.
③ 시기는 일몰 후부터 일출 전까지가 좋다.
④ 분사구는 바람이 불어오는 쪽을 향한다.
⑤ 풍속이 10km/h 이상일 때는 살포할 수 없다.

059 만성 살서제
- 쥐가 기피하지 않아 잘 먹는다.
- 독성이 약하고 혈중 응혈스가 감소하여 사망한다.
- 사전미끼를 설치할 필요가 없다.
- 소량을 중복투여해야 효과적이다.
- 이상을 느낀 쥐는 살서제를 먹지 않더라도 사망한다.

059 **46회 출제유형**
다음 중 만성 살서제의 설명으로 옳은 것은?
① 1회 다량 투여보다 4~5회 소량 중복투여가 효과적이다.
② 한 번 먹으면 쥐가 잘 먹지 않는다.
③ 1~2일 후 설치한 살서제를 수거한다.
④ 사전미끼를 설치해야 한다.
⑤ 독성이 강하여 먹은 쥐는 약 24시간 이내로 죽는다.

060 늪모기는 수서식물의 뿌리에서 서식한다.

060 늪모기(Mansonia)속 유충이 주로 서식하는 곳은?
① 빈 깡통 속   ② 나무 구멍
③ 수서식물의 뿌리   ④ 일시적으로 고인 물
⑤ 웅덩이의 표면

정답 58 ④ 59 ① 60 ③

061 [43회, 42회, 38회, 36회 출제유형]

어떤 약제에 저항성이 있을 때 유사한 다른 약제에도 자동적으로 저항성이 생기는 경우를 무엇이라고 하는가?

① 내 성
② 생태적 저항성
③ 생리적 저항성
④ 교차 저항성
⑤ 환경적 저항성

061 교차 저항성
- 화학 구조가 유사한 다른 약제에 대하여 자동적으로 저항성을 나타내는 경우이다.
- 종류로는 디엘드린 계통의 염소화 환상 화합물, 유기염소제, 피레트로이드계 등이 있다.

---

062 다음 중 집파리에 의하여 질병이 전파되는 경우가 아닌 것은?

① 욕반에 묻혀서
② 구기의 털에 의해서
③ 날개를 서로 비벼서
④ 다리 강모에 의해서
⑤ 분비물, 배설물 등을 먹고 토해서

062 날개를 서로 비벼서 질병이 전파되지 않는다. 날개를 비비는 것은 수분을 감소시켜 비약하기 좋은 상태로 만들기 위함이다.

---

063 [34회 출제유형]

살충제 살포작업 시 주의할 점으로 옳지 않은 것은?

① 살포 후 기구를 세척한다.
② 바람을 등에 업고 바람 쪽으로 후진하면서 살포한다.
③ 살포기구를 점검한다.
④ 용기를 쓰레기통에 그대로 버린다.
⑤ 보호용 장비를 착용 및 휴대한다.

063 살충제의 용기는 내용물을 제거한 후 분리·처리하여야 한다.

정답 61 ④ 62 ③ 63 ④

064 잔류분무
효과가 오래 지속되는 약제를 표면에 뿌려 부절을 통하여 치사시키는 방법이다.

064 **35회 출제유형**
모기의 성충을 구제하기 위하여 벽의 표면에 물약을 뿌리는 작업의 이름은?
① 살 분
② 잔류분무
③ 훈 증
④ 공간분무
⑤ 열연막

065 LD_{50}(mg/kg)의 수치가 낮을수록 독성이 강하다.

065 다음 약제 중 독성이 가장 강한 것은?
① 파리티온 LD_{50}(mg/kg) - 3
② 마라티온 LD_{50}(mg/kg) - 100
③ DDT LD_{50}(mg/kg) - 118
④ 바이오레스메트린 LD_{50}(mg/kg) - 8,600
⑤ 나레드 LD_{50}(mg/kg) - 250

066 먼지 진드기과
- 피부조각, 비듬, 음식 부스러기, 대기 중에 불포화 수분 흡수능력, 습도유지
- 발육온도 10~32℃, 인간 거주지역에 생활, 성장에 1개월 소요, 수명 2개월
- 집 먼지, 사람, 반려동물의 박리상피(1g/day 성인)
- 기관지천식(소아천식), 아토피성 비염, 알레르기성 피부병, 결막 알레르기 유발

066 다음 먼지 진드기에 대한 설명 중 잘못된 것은?
① 자충과 성충은 자유생활을 하고 유충만 흡혈한다.
② 성충의 수명은 2개월이다.
③ 알에서 성충까지 1개월이 소요된다.
④ 습도가 중요한 생장 요인이다.
⑤ 대기 중에 불포화 수분을 흡수하는 능력이 있다.

정답 64 ② 65 ① 66 ①

067 [34회 출제유형] 뇌염모기를 구제하기 위하여 축사 벽에 잔류분무를 하고자 할 때 알맞은 분무기의 노즐 형태는?

① 부채꼴
② 방사형
③ 원뿔형
④ 직선형
⑤ 부정형

067 표면에 일정하게 약제를 분무할 때는 부채꼴 분사구가 가장 좋다.

068 다음 중 모기 유충의 흉부에 존재하며 분류학적으로 중요한 털은?

① 견 모
② 두순모
③ 액 모
④ 구기쇄모
⑤ 유영모

068 모기 유충의 흉부에 존재하는 것은 견모이다.

069 [46회 출제유형] 깔따구에 대한 설명으로 옳은 것은?

① 질병을 매개한다.
② 구기가 퇴화하였다.
③ 유충의 핏속에 적혈구가 없다.
④ 몸에 비늘이 많이 있다.
⑤ 바퀴와 비슷하게 생겼다.

069 깔따구는 불쾌곤충(뉴슨스)로 모기와 비슷하나 구기가 퇴화하였다. 날개 · 몸 전체에 비늘이 없어 쉽게 구별되며, 유충의 핏속에는 적혈구가 있다.

정답 67 ① 68 ① 69 ②

070 Benzyl Benzoate는 기피제이다.

070 효력증강제에 대한 설명 중 잘못된 것은?
① 자체는 살충력이 없다.
② 살충제와 혼용해서 사용하면 살충효력이 커진다.
③ Piperonyl Butoxide는 효력증강제이다.
④ Benzyl Benzoate는 효력증강제이다.
⑤ 곤충 체내에서 분비하여 무독화 작용을 하는 효소를 공격한다.

071 수확철 논에는 쥐가 먹을 수 있는 음식이나 곡물이 많으므로 이것을 관리하는 것이 가장 효과적인 방법이다.

35회 출제유형
071 수확철 논의 쥐 개체수를 줄이는 방법으로 가장 옳은 것은?
① 먹이 관리
② 포서구 이용
③ 천적 이용
④ 살서제 이용
⑤ 서식처 제거

072 잔류분무는 곤충의 유식, 서식 장소에 살충제 입자를 분무하여 잔류시키는 방법으로, 입자의 크기는 100~400μm가 가장 좋다.

43회 출제유형
072 다음 중 잔류분무 시 가장 좋은 입자의 크기는?
① 50μm
② 100~400μm
③ 10~100μm
④ 400μm 이상
⑤ 0.1μm

70 ④ 71 ① 72 ② **정답**

073 살서제를 사용할 때 인축의 피해를 방지하기 위한 내용으로 옳지 않은 것은?

① 인화아연은 미끼먹이와 섞을 때 수분과 작용하여 맹독성인 인가스를 배출한다.
② Sodium Monofluoroacetate(1080)는 결정체 분말이므로 호흡기관을 통해 중독 가능성이 높다.
③ 만성살서제는 2차 독성이 거의 없다.
④ 1차적으로 혈액응고 방해가 일어난다.
⑤ 만성살서제 중독 시 Vit D를 다량 투여하면 회복률이 높다.

073 만성살서제 중독 시 Vit K를 다량 투여하면 회복률이 높다.

074 **42회 출제유형** 위생곤충 중 약충과 성충의 서식지가 같은 것은?

① 모기
② 벼룩
③ 파리
④ 빈대
⑤ 나방

074 빈대는 불완전변태를 하는 곤충으로, 약충과 성충의 서식지가 같다.

075 다음 중 쥐가 간접 또는 직접적으로 옮기는 질병이 아닌 것은?

① 흑사병
② 살모넬라증
③ 렙토스피라증
④ B형간염
⑤ 발진열

075 B형간염은 수인성 또는 소화기계를 통하여 감염되는 질병이다.

정답 73 ⑤ 74 ④ 75 ④

076 모기의 번데기는 대체로 유영편(游泳片)을 이용하여 이동한다.

076 모기의 번데기는 주로 어느 기관을 이용하여 수중에서 빠른 속도로 움직이는가?

① 날개
② 미절
③ 유영편
④ 다리
⑤ 호흡각

077 뉴슨스는 질병을 매개하지 않고 단순히 사람에게 불쾌감, 혐오감 등을 주는 곤충으로 깔따구, 느린재, 귀뚜라미, 매미 등이 있다. 이런 감정은 주관적인 것으로 사람마다 다르다. 농촌에서는 문제가 되지 않는 곤충이 도시에서는 영업 방해, 악취 등 문제를 일으키고 있다.

46회, 38회, 35회 출제유형

077 뉴슨스에 대한 설명으로 옳은 것은?

① 주관적이므로 사람마다 다르게 취급한다.
② 뉴슨스는 질병을 일으킨다.
③ 깔따구, 귀뚜라미, 모기는 뉴슨스다.
④ 질병매개곤충으로 분류된다.
⑤ 도시보다 시골에서 더욱 문제가 되고 있다.

078 베레제기관은 정자를 일시 보관하는 장소이다.

42회, 39회, 38회, 35회 출제유형

078 빈대의 베레제기관의 역할은?

① 소화기관
② 호흡기관
③ 생식기관
④ 배설기관
⑤ 신경기관

76 ③ 77 ① 78 ③ **정답**

079 [35회 출제유형] 질병의 매개와는 관계없이 사람에게 단순히 불쾌감과 불결감, 혐오감을 주는 뉴슨스(Nuisance)로 취급되는 해충은?

① 깔따구 ② 모기
③ 파리 ④ 등에
⑤ 바퀴

> **079** 깔따구(Midge)는 지표동물의 하나로, 유충은 작은 구더기 모양으로 진흙이나 연못 등의 물속 또는 썩어가는 식물체에서 서식한다.

080 공기압축 분무기로 잔류분무를 할 때 공기를 얼마나 압축시켜야 하는가?

① 20Lb ② 40Lb
③ 50Lb ④ 60Lb
⑤ 10Lb

> **080** 잔류분무는 공기압축 분무기를 사용해야 모든 면을 고르게 분무할 수 있으며, 공기압축량은 40Lb 정도가 좋다.

1교시 3과목 위생관계법령

081 [45회, 44회, 40회, 38회, 37회, 35회 출제유형] 영업의 허가관청에 관한 내용 중 식품의약품안전처장이 허가를 하는 업종은?

① 식품조사처리업
② 식품운반업
③ 식품보존업
④ 단란주점영업
⑤ 유흥주점영업

> **081 허가를 받아야 하는 영업 및 허가관청(식품위생법 시행령 제23조)**
> • 식품조사처리업 : 식품의약품안전처장
> • 단란주점영업, 유흥주점영업 : 특별자치시장·특별자치도지사 또는 시장·군수·구청장

정답 79 ① 80 ② 81 ①

082 다음의 어느 하나에 해당하는 사람은 위생사 면허를 받을 수 없다(공중위생관리법 제6조의2 제7항).
- 정신건강복지법에 따른 정신질환자. 다만, 전문의가 위생사로서 적합하다고 인정하는 사람은 그러하지 아니하다.
- 마약류 관리에 관한 법률에 따른 마약류 중독자
- 이 법, 감염병의 예방 및 관리에 관한 법률, 검역법, 식품위생법, 의료법, 약사법, 마약류 관리에 관한 법률 또는 보건범죄 단속에 관한 특별조치법을 위반하여 금고 이상의 실형을 선고받고 그 집행이 끝나지 아니하거나 그 집행을 받지 아니하기로 확정되지 아니한 사람

083 위생사 면허의 취소 등(공중위생관리법 제7조의2 제1항)
- 다음의 어느 하나에 해당하게 된 경우
  - 정신건강복지법에 따른 정신질환자. 다만, 전문의가 위생사로서 적합하다고 인정하는 사람은 그러하지 아니하다.
  - 마약류 관리에 관한 법률에 따른 마약류 중독자
  - 이 법, 감염병의 예방 및 관리에 관한 법률, 검역법, 식품위생법, 의료법, 약사법, 마약류 관리에 관한 법률 또는 보건범죄 단속에 관한 특별조치법을 위반하여 금고 이상의 실형을 선고받고 그 집행이 끝나지 아니하거나 그 집행을 받지 아니하기로 확정되지 아니한 사람
- 면허증을 대여한 경우

084 자가품질검사에 관한 기록서는 2년간 보관한다(식품위생법 시행규칙 제31조 제4항).

---

082 [37회, 34회 출제유형]

위생사 국가시험 자격 제한에 해당하지 않는 사람은?

① 정신질환자
② 마약·대마 중독자
③ 향정신성 의약품 중독자
④ 미성년자
⑤ 검역법을 위반하여 금고 이상의 실형을 선고받고 그 집행이 끝나지 아니한 사람

083 [36회 출제유형]

다음 중 위생사 면허취소가 되지 않는 항목은?

① 정신질환자
② 면허증을 대여한 때
③ 의료법을 위반하여 금고 이상의 실형을 선고받고 그 집행이 종료되지 아니한 자
④ 외국의 위생사 면허를 가진 사람
⑤ 마약·대마 또는 향정신성의약품 중독자

084 [35회 출제유형]

식품 등을 제조·가공하는 영업을 하는 자는 자가품질검사를 실시하여야 한다. 이때 자가품질 검사에 관한 기록서 보관기간은?

① 1년
② 2년
③ 5년
④ 10년
⑤ 12년

정답 82 ④ 83 ④ 84 ②

085 **43회, 38회, 37회 출제유형**
다음 중 식품위생감시원의 직무가 아닌 것은?

① 행정처분의 이행 여부 확인
② 시설기준의 적합 여부의 확인 · 검사
③ 위생사의 법령준수사항 이행 여부의 확인 · 지도
④ 표시 또는 광고기준의 위반 여부에 관한 단속
⑤ 영업자 및 종업원의 건강진단 및 위생교육의 이행 여부의 확인 · 지도

086 **36회 출제유형**
영업의 질서와 선량한 풍속을 유지하기 위하여 식품접객업에 대한 영업시간을 제한할 수 있는 자가 아닌 것은?

① 보건복지부장관
② 특별자치시장
③ 특별자치도지사
④ 시 장
⑤ 군수 · 구청장

087 **43회, 35회 출제유형**
판매를 목적으로 하는 식품 또는 식품첨가물에 관하여 필요한 기준은 누가 정하여 고시하는가?

① 식품의약품안전처장
② 시장 · 군수 · 구청장
③ 국립보건원장
④ 시 · 도지사
⑤ 보건복지부장관

---

085 식품위생감시원의 직무(식품위생법 시행령 제17조)
- 식품 등의 위생적 취급기준의 이행지도
- 수입 · 판매 또는 사용 등이 금지된 식품 등의 취급 여부에 관한 단속
- 표시 또는 광고기준의 위반 여부에 관한 단속
- 출입 · 검사 및 검사에 필요한 식품 등의 수거
- 시설기준의 적합 여부의 확인 · 검사
- 영업자 및 종업원의 건강진단 및 위생교육의 이행 여부의 확인 · 지도
- 조리사 · 영양사의 법령준수사항 이행 여부의 확인 · 지도
- 행정처분의 이행 여부 확인
- 식품 등의 압류 · 폐기 등
- 영업소의 폐쇄를 위한 간판 제거 등의 조치
- 그 밖에 영업자의 법령이행 여부에 관한 확인 · 지도

086 특별자치시장 · 특별자치도지사 · 시장 · 군수 · 구청장은 영업질서와 선량한 풍속을 유지하는 데에 필요한 경우에는 영업자 중 식품접객영업자와 그 종업원에 대하여 영업시간 및 영업행위를 제한할 수 있다(식품위생법 제43조 제1항).

087 식품 또는 식품첨가물에 관한 기준 및 규격(식품위생법 제7조 제1항)
식품의약품안전처장은 국민 건강을 보호 · 증진하기 위하여 필요하면 판매를 목적으로 하는 식품 또는 식품첨가물에 관한 다음의 사항을 정하여 고시한다.
- 제조 · 가공 · 사용 · 조리 · 보존 방법에 관한 기준
- 성분에 관한 규격

정답 85 ③ 86 ① 87 ①

088 샘물 또는 먹는염지하수의 개발허가 대상(먹는물관리법 시행령 제3조)
- 먹는샘물 또는 먹는염지하수의 제조업을 하려는 자
- 1일 취수능력 300톤 이상의 샘물 등을 개발하려는 자

089 환경영향조사(먹는물관리법 제13조 제1항)

샘물 등의 개발허가를 받으려는 자 중 먹는샘물 등의 제조업을 하려는 자와 그 밖에 1일 취수능력이 대통령령으로 정하는 기준에 해당하는 규모의 샘물 등을 개발하려는 자는 샘물 등의 개발로 주변 환경에 미치는 영향과 주변 환경으로부터 발생하는 해로운 영향을 예측·분석하여 이를 줄일 수 있는 방안에 관한 환경영향조사를 실시하여야 하며, 조사서를 작성하여 허가를 신청할 때에 시·도지사에게 제출하여야 한다.

090 필수예방접종(감염병의 예방 및 관리에 관한 법률 제24조)

디프테리아, 폴리오, 백일해, 홍역, 파상풍, 결핵, B형간염, 유행성이하선염, 풍진, 수두, 일본뇌염, b형헤모필루스인플루엔자, 폐렴구균, 인플루엔자, A형간염, 사람유두종바이러스 감염증, 그룹 A형 로타바이러스 감염증, 그 밖에 질병관리청장이 감염병의 예방을 위하여 필요하다고 인정하여 지정하는 감염병(장티푸스, 신증후군출혈열)

---

088 44회, 42회 출제유형

먹는염지하수의 개발허가 대상자는?

① 1일 취수능력 100톤 이상 개발하려는 자
② 1일 취수능력 300톤 이상 개발하려는 자
③ 1일 취수능력 500톤 이상 개발하려는 자
④ 1일 취수능력 700톤 이상 개발하려는 자
⑤ 1일 취수능력 1,000톤 이상 개발하려는 자

089 35회 출제유형

샘물제조업을 하고자 하는 자는 주변 환경에 미치는 영향과 주변 환경으로부터 발생하는 해로운 영향을 줄일 수 있는 방안에 대하여 조사하여야 한다. 이러한 조사를 무엇이라 하는가?

① 환경영향조사
② 환경영향평가
③ 환경영향심사
④ 환경조사
⑤ 수질관리

090 46회, 44회, 40회, 35회 출제유형

필수예방접종을 실시하여야 하는 질병이 아닌 것은?

① 파상풍
② 수 두
③ 홍 역
④ B형간염
⑤ 콜레라

정답 88 ② 89 ① 90 ⑤

091 위생사 시험실시는 며칠 전에 공고해야 하는가?

① 15일 전까지
② 20일 전까지
③ 30일 전까지
④ 60일 전까지
⑤ 90일 전까지

091 보건복지부장관은 위생사 국가시험을 실시하려는 경우에는 시험일시, 시험장소 및 시험과목 등 위생사 국가시험 시행계획을 시험실시 90일 전까지 공고하여야 한다. 다만, 시험장소의 경우에는 시험실시 30일 전까지 공고할 수 있다(공중위생관리법 시행령 제6조의2 제1항).

092 다음 중 제1급감염병을 진단하였을 때의 신고 기간은?

① 즉 시
② 24시간 이내에
③ 3일 이내에
④ 5일 이내에
⑤ 7일 이내에

092 보고를 받은 의료기관의 장 및 감염병병원체 확인기관의 장은 제1급감염병의 경우에는 즉시, 제2급감염병 및 제3급감염병의 경우에는 24시간 이내에, 제4급감염병의 경우에는 7일 이내에 질병관리청장 또는 관할 보건소장에게 신고하여야 한다(감염병의 예방 및 관리에 관한 법률 제11조 제3항).

093 다음 중 제1급감염병에 해당하는 것은?

① 중증급성호흡기증후군(SARS)
② 결 핵
③ 수 두
④ 홍 역
⑤ 콜레라

093 **제1급감염병(감염병의 예방 및 관리에 관한 법률 제2조 제2호)**
에볼라바이러스병, 마버그열, 라싸열, 크리미안콩고출혈열, 남아메리카출혈열, 리프트밸리열, 두창, 페스트, 탄저, 보툴리눔독소증, 야토병, 신종감염병증후군, 중증급성호흡기증후군(SARS), 중동호흡기증후군(MERS), 동물인플루엔자 인체감염증, 신종인플루엔자, 디프테리아

정답 91 ⑤ 92 ① 93 ①

094 건강진단 및 예방접종 등의 조치(감염병의 예방 및 관리에 관한 법률 제46조)

질병관리청장, 시·도지사 또는 시장·군수·구청장은 보건복지부령으로 정하는 바에 따라 다음 어느 하나에 해당하는 사람에게 건강진단을 받거나 감염병 예방에 필요한 예방접종을 받게 하는 등의 조치를 할 수 있다.
- 감염병환자 등의 가족 또는 그 동거인
- 감염병 발생지역에 거주하는 사람 또는 그 지역에 출입하는 사람으로서 감염병에 감염되었을 것으로 의심되는 사람
- 감염병환자 등과 접촉하여 감염병에 감염되었을 것으로 의심되는 사람

095 소독업자는 소독업의 신고를 한 날부터 6개월 이내에 16시간의 교육을 받아야 한다(감염병의 예방 및 관리에 관한 법률 시행규칙 제41조 제1항).

096 먹는샘물등의 제조업을 하려는 자는 환경부령으로 정하는 바에 따라 시·도지사의 허가를 받아야 한다. 환경부령으로 정하는 중요한 사항을 변경하려는 때에도 또한 같다(먹는물관리법 제21조 제1항).

---

094 〔35회, 34회 출제유형〕

감염병에 감염되었다고 의심이 가는 충분한 이유가 있는 자에게 건강진단을 받거나 예방접종을 받을 것을 명할 수 있는 자는?

① 보건소장
② 식품의약품안전처장
③ 질병관리청장
④ 보건복지부장관
⑤ 국립검역소장

095 소독업자는 소독업을 신고를 한 날부터 며칠 이내에 소독에 관한 교육을 받아야 하는가?

① 3개월
② 6개월
③ 1년
④ 3년
⑤ 5년

096 〔43회, 39회, 35회 출제유형〕

먹는샘물 등의 제조업을 하려는 자의 영업을 허가하는 자는?

① 시·도지사
② 환경부장관
③ 식품의약품안전처장
④ 시·군·구청장
⑤ 한국수자원공사장

정답 94 ③ 95 ② 96 ①

097 `42회 출제유형`

먹는샘물에 대한 제조업자의 자가품질검사기준 중 매일 1회 이상 측정하여야 하는 항목은 어느 것인가?

① 냄새, 맛, 색도, 탁도, pH
② 냄새, 맛, 탁도, 대장균군
③ 냄새, 맛, 탁도, 일반세균
④ 맛, 탁도, pH, 대장균군
⑤ 맛, 탁도, 색도, pH, 일반세균

097 먹는샘물 등 제조업자의 자가품질검사기준(먹는물관리법 시행규칙 별표 6)
- 냄새, 맛, 탁도, 색도, pH : 매일 1회 이상
- 일반세균(저온·중온균), 총대장균군, 녹농균 : 매주 2회 이상 3~4일 간격으로 실시
- 분원성 연쇄상구균·아황산환원혐기성 포자형성균·살모넬라·쉬겔라 : 매월 1회 이상

098 `39회, 35회 출제유형`

식중독 환자를 진단한 의사는 누구에게 보고를 해야 하는가?

① 보건복지부장관
② 보건소장
③ 식품의약품안전처장
④ 질병관리청장
⑤ 특별자치시장·시장·군수·구청장

098 식중독 환자나 식중독이 의심되는 자를 진단하였거나 그 사체를 검안한 의사 또는 한의사는 지체 없이 관할 특별자치시장·시장(제주특별자치도 설치 및 국제자유도시 조성을 위한 특별법에 따른 행정시장을 포함)·군수·구청장에게 보고하여야 한다(식품위생법 제86조 제1항).

099 `40회, 35회 출제유형`

집단급식소에서 조리·제공한 식품을 보관할 때에는 몇 ℃ 이하로 보관하여야 하는가?

① -36℃
② -25℃
③ -18℃
④ -10℃
⑤ -4℃

099 집단급식소의 설치운영자 준수사항(식품위생법 시행규칙 제95조 제1항)
조리·제공한 식품을 보관할 때에는 매회 1인분 분량을 섭씨 영하 18도 이하로 보관하여야 한다.

정답 | 97 ① 98 ⑤ 99 ③

100 사용 종료 또는 폐쇄 후의 토지이용제한(폐기물관리법 제54조)
- 토지이용제한권자 : 환경부장관
- 제한기간 : 폐기물매립시설의 사용이 종료되거나 폐쇄된 날로부터 30년 이내

100 사후관리 대상인 폐기물을 매립하는 시설이 사용 종료되거나 폐쇄된 날로부터 해당 토지는 몇 년간 이용이 제한되는가?

① 1년
② 5년
③ 10년
④ 15년
⑤ 30년

101 인수공통감염병의 통보(감염병의 예방 및 관리에 관한 법률 제14조 제1항)
가축전염병예방법에 따라 신고를 받은 국립가축방역기관장, 신고 대상 가축의 소재지를 관할하는 시장·군수·구청장 또는 시·도 가축방역기관의 장은 같은 법에 따른 가축전염병 중 다음의 어느 하나에 해당하는 감염병의 경우에는 즉시 질병관리청장에게 통보하여야 한다.
- 탄저
- 고병원성조류인플루엔자
- 광견병
- 그 밖에 대통령령으로 정하는 인수공통감염병(동물인플루엔자)

101 발병 신고를 받은 시장·군수·구청장이 즉시 발병 사실을 질병관리청장에게 통보하여야 하는 가축전염병은?

① 브루셀라증
② 결핵
③ 공수병
④ Q열
⑤ 고병원성조류인플루엔자

102
환경부장관은 먹는샘물 등, 수처리제, 정수기의 용기나 포장의 표시, 제품명의 사용에 필요한 기준을 정하여 고시하여야 한다(먹는물관리법 제37조 제1항).

102 먹는샘물 등, 수처리제, 정수기의 용기나 포장의 표시, 제품명의 사용에 필요한 기준을 정하여 고시하는 자는?

① 보건복지부장관
② 식품의약품안전처장
③ 시·도지사
④ 환경부장관
⑤ 국무총리

103 [35회 출제유형] 위생사 면허증을 잃어버렸을 때 누구로부터 면허증을 재교부받는가?

① 질병관리청장
② 시장·군수·구청장
③ 시·도지사
④ 보건복지부장관
⑤ 국시원장

103 위생사는 면허증을 잃어버리거나 못쓰게 된 경우에는 위생사 면허증 재발급 신청서(전자문서로 된 신청서를 포함)에 면허증 원본(면허증을 못 쓰게 된 경우만 해당), 분실사유서(면허증을 잃어버린 경우만 해당), 사진 2장을 첨부하여 보건복지부장관에게 제출하여야 한다.(공중위생관리법 시행규칙 제11조의3)

104 [45회 출제유형] 위생관리등급을 공중위생영업자에게 통보하고 이를 공표하는 자는?

① 시장·군수·구청장
② 시·도지사
③ 식품의약품안전처장
④ 보건소장
⑤ 보건복지부장관

104 시장·군수·구청장은 위생서비스평가의 결과에 따른 위생관리등급을 해당 공중위생영업자에게 통보하고 이를 공표하여야 한다(공중위생관리법 제14조 제1항).

105 하수처리구역을 하수관로로부터 직선거리 얼마 이내의 범위에서 정하는가?

① 100m 이내
② 200m 이내
③ 300m 이내
④ 500m 이내
⑤ 1,000m 이내

105 공공하수도관리청은 하수처리구역을 하수관로로부터 직선거리 300m 이내의 범위에서 정하되, 하수처리구역의 지정범위에 관한 세부 기준은 지방자치단체의 조례로 정할 수 있다(하수도법 제15조 제2항).

정답 103 ④ 104 ① 105 ③

2교시　4과목　공중보건학

001 지방자치단체의 보건행정에 대한 보건복지부의 권한은?

① 인사권
② 예산권
③ 사업감독권
④ 사업기획권
⑤ 이상 모두

> 001 보건복지부장관은 지방자치단체의 보건 업무에 대하여 보건사업의 기술적 감독권만 가지고 있다. 그 외 사업기획권, 인사권, 예산권 등은 행정안전부장관의 지휘를 받아 시장, 군수, 구청장이 처리하고 있다.

002 급성 감염병이 발생할 때 역학조사를 실시하여 먼저 알아내야 하는 것은?

① 감염원 제거방법
② 전파양식
③ 질병분포 상황
④ 명확한 진단
⑤ 그 질병의 관리방법

> 002 역학의 목적은 질병 발생의 원인을 찾아내 질병 예방에 적용하려는 데 있으며, 역학조사 시 전파양식에 대한 파악이 우선이다.

003 [35회 출제유형] 비례사망지수는 인구의 연간 사망자 수에 대한 무엇을 백분율(%)로 표시한 지수인가?

① 남자사망수
② 영아사망수
③ 유아사망수
④ 50세 이상 사망수
⑤ 60세 이상 사망수

> 003 비례사망지수(PMI)
> • PMI = 50세 이상 사망수 / 총 사망수 × 100
> • PMI가 크다는 것은 건강수준이 높은 것을 말한다.

정답　1 ③　2 ②　3 ④

004 **46회, 40회 출제유형**

초등학생의 신체 발달상황은 무엇으로 측정하는가?

① 키와 몸무게
② 병력
③ 식생활
④ 척추
⑤ 허리둘레

004 학교건강검사 중 신체의 발달상황은 키와 몸무게로 측정한다. 병력과 식생활은 건강조사에 속하며, 척추와 허리둘레는 건강검진에 속한다.

005 **34회 출제유형**

윈슬로(Winslow)가 주장한 공중보건의 정의에서 공중보건의 3대 목적은 무엇인가?

① 환경위생, 감염병관리, 보건교육
② 평균수명, 모성사망률, 비례사망자 수
③ 보건통제, 보건봉사, 보건교육
④ 생명연장, 건강증진, 조기발견기술
⑤ 질병예방, 수명연장, 신체적·정신적 효율 증진

005 윈슬로는 질병예방, 수명연장, 신체적·정신적 효율 증진의 3대 요소를 강조하였다.

006 **35회 출제유형**

다음 중 허혈성 심장질환의 위험인자로 옳은 것은?

① 과도한 운동
② 저체중
③ 고혈압
④ 고 HDL콜레스테롤
⑤ 뇌출혈

006 허혈성 심장질환은 관상동맥이 좁아지거나 막히게 되어 나타나는 관상동맥질환이다. 관상동맥이 좁아지는 원인은 혈관 벽에 콜레스테롤이나 혈전이 쌓이기 때문이다. 위험인자로는 고지혈증, 흡연, 고혈압, 당뇨, 비만 등이 있다.

정답 4 ① 5 ⑤ 6 ③

007 **공중보건사업**
- 공중보건사업의 단위 : 지역사회
- 공중보건사업의 대상 : 지역사회 전체 주민

41회, 40회 출제유형

007 다음 중 공중보건사업의 최소 단위는?

① 개 인
② 가 족
③ 직 장
④ 지역사회
⑤ 인구 10만

008 보건수준이 높을 때는 α-Index (영아사망수/신생아사망수)가 1.0에 가까울 때이다.

35회 출제유형

008 보건수준이 가장 높을 때의 α-Index 값은?

① 0.1 미만일 때
② 1.0 이하일 때
③ 1.0에 가장 가까울 때
④ 1.0 이상일 때
⑤ 1.0 미만일 때

009 영아는 성인에 비해 환경 의학에 예민하고, 통계적으로 유의성이 크다. 따라서 영아사망률은 지역사회 보건수준을 평가하기 위한 가장 대표적인 지표이다.

34회 출제유형

009 지역사회 보건수준을 평가하기 위한 가장 대표적인 지표는?

① 평균수명
② 조사망률
③ 영아사망률
④ 질병유병률
⑤ 모성사망률

정답 7 ④ 8 ③ 9 ③

010 [35회 출제유형] 보건행정의 발전단계 중 여명기에 속하는 단계는?

① 보건봉사
② 중세기
③ 요람기
④ 보건관계법
⑤ 보건행정

010 **여명기(요람기) : 1500~1850년**
- 문예부흥기, 프랑스혁명, 영국의 산업혁명
- 1848년 영국이 세계 최초의 공중보건법 제정 : 공중보건국, 지방보건국 설치
- Jenner(1749~1823)의 우두종두법(1798) : 근대 의학의 신기원

011 [35회 출제유형] 다음 중 건강보험 제도의 궁극적 목적으로 옳은 것은?

① 국민의 질병 예방
② 국민건강 증진
③ 국민의 진단과 치료
④ 국민의 출산과 사망
⑤ 보험서비스 제공

011 건강보험 제도는 국민의 질병·부상에 대한 예방, 진단, 치료, 재활과 출산·사망 및 건강증진에 대하여 보험서비스를 제공하여 궁극적으로 국민건강을 증진시키기 위한 제도이다.

012 다음 질병의 전파방법 중 직접 전파에 속하는 것은?

① 공동 매개체 전파
② 활성 매개체 전파
③ 경란형 전파
④ 개달물에 의한 전파
⑤ 비말에 의한 전파

012 비말에 의한 전파는 콧물, 재채기 등으로 인한 직접적인 전파 방식이다.

정답 10 ③ 11 ② 12 ⑤

013 IUD는 수정란의 자궁 내 착상을 방지하는 피임법이다.

013 자궁내장치법(IUD)의 피임원리는?
① 정자의 멸살
② 정자의 질 내 침입 방지
③ 자궁 내 착상 방지
④ 수정 방지
⑤ 배란 억제

014 역학의 인자 중 환경적 인자에는 지형, 기후, 직업, 주거, 인구분포, 전파체, 사회구조 등이 있다.

014 역학적으로 환경적 인자와 거리가 먼 것은?
① 지 형
② 성 별
③ 기 후
④ 전파체
⑤ 주 거

015 조직의 원리에는 분업 · 전문화의 원리, 조정의 원리, 목적의 원리, 계층제의 원리, 명령통일의 원리, 통솔범위의 원리 등이 있다.

38회 출제유형

015 다음 중 보건행정조직의 원리가 아닌 것은?
① 분업의 원리
② 통솔범위의 원리
③ 목적의 원리
④ 통합의 원리
⑤ 조정의 원리

정답 13 ③ 14 ② 15 ④

016 [40회 출제유형] 다음 중 감염지수가 큰 것부터 차례로 나열된 것은?

① 홍역 – 디프테리아 – 백일해 – 폴리오 – 성홍열
② 홍역 – 디프테리아 – 성홍열 – 백일해 – 폴리오
③ 천연두 – 홍역 – 백일해 – 폴리오 – 디프테리아
④ 천연두 – 백일해 – 디프테리아 – 성홍열 – 폴리오
⑤ 두창 – 백일해 – 성홍열 – 디프테리아 – 폴리오

016 감염지수
홍역·두창(95%) > 백일해(60~80%) > 성홍열(40%) > 디프테리아(10%) > 폴리오(0.1%)

017 [41회, 35회 출제유형] 최근 우리나라에서 발병률이 높은 질병은 무엇인가?

① 뇌혈관질환
② 말라리아
③ 심혈관질환
④ 내분비질환
⑤ 악성신생물

017 신생물(종양)이란 세포조직이 비정상적으로 지나치게 증식하는 것을 말하며 악성과 양성으로 나뉜다. 악성신생물을 암종, 육종으로 분류하며 악성종양이다.

018 우리나라에서는 9월에 일본뇌염이 많이 유행하였다. 그 이유로 적당한 것은?

① 감수성 인구의 폭로
② 하절기의 주위환경 불량
③ 더위로 인한 숙주의 저항력 약화
④ 모기의 소장과 잠복기
⑤ 인구밀도의 증가

018 일본뇌염은 모기의 소장과 잠복기로 인하여 9월에 유행하는 경우가 많다.

정답 16 ⑤ 17 ⑤ 18 ④

019 보균자

- **건강보균자(불현성감염)**: 병원체의 감염을 받아도 임상 증상을 전혀 나타내지 않아 보건관리가 가장 어려운 보균자 → 디프테리아, 폴리오, 일본뇌염
- **잠복기(발병 전)보균자**: 잠복기간 중 병원체를 배출하여 감염성을 가지고 있는 보균자 → 디프테리아, 홍역, 백일해, 유행성이하선염, 유행성뇌척수막염
- **병후(회복기)보균자**: 병후기간 중 임상증상은 전부 소실되었음에도 불구하고 병원체를 배출시키는 보균자 → 장티푸스, 이질, 디프테리아

019
다음 중 잠복기보균자가 병원소 역할을 하는 것이 아닌 것은?
① 홍역
② 백일해
③ 장티푸스
④ 디프테리아
⑤ 유행성이하선염

020
예방접종을 하는 것은 인공능동면역을 얻기 위해서이다.

020 [41회, 37회 출제유형]
생균백신(Vaccine), 사균백신, 순화독소(Toxoid) 등을 사용하는 것은 어떤 형태의 면역을 얻고자 함인가?
① 자연능동면역
② 인공능동면역
③ 자연수동면역
④ 인공수동면역
⑤ 감염면역

021
- **자연증가율**: 출생이 사망에 비한 초과, 즉 인구의 자기생산순량(출생인구 − 사망인구)
- **조자연증가율**: 조출생률 − 조사망률

021 [34회 출제유형]
인구의 조자연증가율이란 무엇을 의미하는가?
① 연초 인구와 연말 인구의 차이로 계산한다.
② 연말 인구에서 전출 인구만 뺀 값이다.
③ 연초 인구에서 사망자수만 뺀 값으로부터 얻은 율이다.
④ 1년 중 전입률에서 전출률을 뺀 것이다.
⑤ 조출생률에서 조사망률을 뺀 값이다.

정답: 19 ③ 20 ② 21 ⑤

022 어떤 위험요인에 폭로된 사람이 위험요인에 폭로되지 않은 사람에 비해 특정 질병에 걸릴 비율이 얼마나 높은가를 보는 지표는?

① 귀속위험도
② 상대위험도
③ 정확도
④ 민감도
⑤ 특이도

022 위험도
- 상대위험도(비교위험도) = 폭로군의 발병률 / 비폭로군의 발병률
- 귀속위험도 = 폭로군의 발병률 − 비폭로군의 발병률

023 [35회 출제유형] 다음 중 집단토론의 교육방법으로 옳은 것은?

① 대화식 교육방법
② 왕래식 교육방법
③ 단편식 교육방법
④ 강의식 교육방법
⑤ 상담식 교육방법

023 왕래식 교육방법이란 두 사람 이상이 서로의 의견과 지식을 교환하는 교육방법으로 집단토의, 집단토론, 패널토의 등이 여기에 해당한다.

024 잠복기는 감염병 관리상 어떤 목적에 이용되는가?

① 건강 격리기간 결정
② 환자 격리기간 결정
③ 감염기간 결정
④ 보균기간 결정
⑤ 감염시간 결정

024 잠복기는 건강 격리기간을 결정하는 수단이 되며, 건강자 격리는 그 병의 잠복기간까지 격리한다.

정답 22 ② 23 ② 24 ①

025 **치명률**
치사율이라고도 하며, 보통 백분율(%)로 나타낸다. 수치에는 일정 지역 1년간의 수를 사용한다. 이는 질환의 생명에 대한 위험도를 나타내는 것인데 신고제에 의해서 환자수를 알 수 있는 법정감염병에 잘 쓰이며, 일반적인 질환에서는 환자수를 정확하게 알 수 없는 경우가 많아 주로 사망률이 쓰인다.

025 **43회 출제유형**
특정 질병에 이환된 사람 중 사망한 사람을 백분율로 표시한 것은?
① 유병률
② 이환율
③ 발생률
④ 치명률
⑤ 조출생률

026 ③ 2차 예방활동
① · ④ · ⑤ 1차 예방활동
② 3차 예방활동

026 **41회, 39회, 35회 출제유형**
다음 중 2차 예방활동의 영역으로 볼 수 있는 것은?
① 생활환경의 개선
② 재활 및 사회활동 복귀
③ 질병의 조기발견과 조기치료
④ 안전관리 및 예방접종 활동
⑤ 건강증진 활동

027 **정규분포(N. D.)**
도수분포를 Histogram으로 옮겨 종을 엎어놓은 것 같은 분포로 좌우대칭이며, 평균치가 중앙에 있는 분포를 보여 T-분포보다 높다.

027 **다음 중 정규분포에 대한 설명으로 옳지 않은 것은?**
① T-분포보다 낮다.
② 산술평균과 중앙값이 같다.
③ 좌우가 대칭이다.
④ 모든 정규분포는 표준정규분포로 고칠 수 있다.
⑤ 정규분포의 면적은 1이다.

25 ④ 26 ③ 27 ①

028 다음의 내용으로 노령화지수를 구하는 공식으로 옳은 것은?

> • A : 15세 미만 인구
> • B : 15세 ~ 65세 미만 인구
> • C : 65세 이상 인구

① (A + C)/B × 100
② (A + B)/C × 100
③ C/B × 100
④ C/A × 100
⑤ A/C × 100

028 노령화지수
노령화지수란 유소년층 인구(15세 미만)에 대한 노년층 인구(65세 이상)의 비율로 인구의 노령화 정도를 나타내는 지표이다. 노령화지수가 높아진다는 것은 장래에 생산연령에 유입되는 인구에 비하여 부양해야 할 노년인구가 상대적으로 많아진다는 것을 의미한다.

029 다음 중 교실의 CO_2 허용농도는?
① 0.01%
② 0.1%
③ 0.5%
④ 0.05%
⑤ 1%

029 CO_2는 실내공기의 오염지표로 사용되며, 허용농도는 0.1%이다.

030 다음 중 보건교육의 개념을 바르게 설명한 것은?
① 보건지식 중 잘못된 습관을 고치게 하는 것이다.
② 보건에 대한 지식 전달만을 목표로 하는 것이다.
③ 보건지식 전달로 태도 변화를 촉구하고 이를 실천에 옮길 수 있도록 하는 것이다.
④ 보건에 관한 지식과 정보를 전달해 주는 것이다.
⑤ 지역사회 조직을 통해서 보건지식에 대한 잘못을 고치는 것이다.

030 보건교육은 교육과정을 통하여 개인 또는 집단의 건강에 관한 지식을 건강한 행동양상으로 바꾸어 놓는 것이다.

정답 | 28 ④ 29 ② 30 ③

031	국제노동기구(ILO)는 사회보장제도를 사회보험과 공공부조, 사회서비스로 구분하였다.

031 사회보장을 사회보험과 공공부조, 사회서비스로 구분한 국제기구는?

① WHO
② UN
③ OECD
④ UNESCO
⑤ ILO

032	• 모집단 : 어느 집단의 관측이나 조사대상의 전체 • 표본 : 조사대상의 일부

35회 출제유형

032 남자의 흡연에 관한 담배 보건통계를 작성하려 할 때 모집단으로 옳은 것은?

① 우리나라 남자 전체
② 흡연하는 남자 전체
③ 비흡연하는 남자 전체
④ 남자 중 폐질환 환자 전체
⑤ 우리나라 전체 흡연자

033	전향성 조사는 위험도의 산출이 가능하지만, 조사경비가 많이 들고, 장기간의 관찰이 필요하다.

46회, 41회, 40회, 37회 출제유형

033 다음 중 전향성 조사의 장점은?

① 조사경비가 적게 든다.
② 위험도(Risk)의 산출이 가능하다.
③ 관찰기간이 짧다.
④ 희귀질병에 적합하다.
⑤ 대상자 수가 적다.

정답 31 ⑤ 32 ① 33 ②

034 **35회 출제유형**
세계보건기구(WHO)의 지역사무소는 총 몇 개인가?

① 4개
② 5개
③ 6개
④ 7개
⑤ 8개

034 세계보건기구의 본부는 스위스 제네바에 있으며 아프리카, 아메리카, 동남아시아, 유럽, 중동, 서태평양 이렇게 6개의 지역사무소가 있다. 우리나라는 서태평양지역사무국에 속한다.

035 **35회 출제유형**
세계 최초로 국세조사를 시행한 나라는?

① 스웨덴
② 영 국
③ 독 일
④ 미 국
⑤ 프랑스

035 세계 최초 시행
- 국세조사 : 스웨덴(1749년)
- 공중보건법 제정 : 영국(1848년)
- 근로자 질병보호법 제정 : 독일 (1833년)
- 보건부 설치 : 영국(1919년)

2교시 5과목 식품위생학

---

036 **38회, 37회, 35회 출제유형**
대장균군의 정성시험법의 순서로 옳은 것은?

① 추정 – 완전 – 확정
② 확정 – 추정 – 완전
③ 추정 – 확정 – 완전
④ 완전 – 추정 – 확정
⑤ 확정 – 완전 – 추정

036 대장균군 정성시험법의 순서는 추정 – 확정 – 완전시험이다.

정답 34 ③ 35 ① 36 ③

037 위생이라는 말은 장자의 잡편·경상초에 처음 나오는데, 위생은 자연의 도에서 벗어나지 않고 순응하는 일종의 양생법을 가리킨다. 위생은 글자 그대로만 보면 생명을 보위한다는 뜻이다.

35회 출제유형

037 위생이란 단어를 처음으로 사용한 사람은 누구인가?

① 노 자
② 소크라테스
③ 장 자
④ 히포크라테스
⑤ 레오나르도 다 빈치

038 초기 부패로 판정할 수 있는 세균 수는 식품 $10^{7~8}$/g이다.

46회, 42회, 35회, 34회 출제유형

038 세균수가 식품 1g당 얼마이면 초기 부패로 판정하는가?

① $10^{2~4}$
② $10^{3~4}$
③ $10^{5~6}$
④ $10^{7~8}$
⑤ $10^{9~15}$

039 살모넬라 식중독은 샐러드, 마요네즈, 감염된 동물, 어육 제품, 유제품, 달걀 등을 섭취했을 때 발생한다.

40회, 36회 출제유형

039 유제품 및 달걀과 같은 식품이 일으킬 수 있는 식중독은?

① 살모넬라 식중독
② 보툴리누스 식중독
③ 포도상구균 식중독
④ 대장균 식중독
⑤ 곰팡이독 식중독

37 ③ 38 ④ 39 ① **정답**

040 [45회, 42회, 41회, 38회, 35회 출제유형]
세균성 식중독 중 알레르기 유발의 원인인 히스타민을 생성하는 식중독균으로 옳은 것은?

① Salmonella arizona
② Enterococcus faecalis
③ Morganella morganii
④ Clostridium perfringens
⑤ Yersinia enterocolitica

040 Morganella morganii
- 알레르기성 식중독균
- 사람이나 동물의 장내에 상주
- 알레르기를 일으키는 히스타민을 만듦
- 안면 홍조와 발진의 증상

041 식품 중의 생균 수를 측정하는 목적은?

① 식품의 산패 여부를 알기 위하여
② 식중독균의 여부를 알기 위하여
③ 분변세균의 오염 여부를 알기 위하여
④ 신선도의 여부를 알기 위하여
⑤ 감염병균의 오염 여부를 알기 위하여

041 식품 중의 생균 수를 측정하여 1g당 $10^{7~8}$ 이상이면 신선하지 않은 상태다. 식품 중의 생균 수를 측정하는 목적은 신선도를 알기 위해서이다.

042 [43회, 40회, 34회 출제유형]
다음 중 치명률이 가장 높고 신경증상을 나타내게 하는 식중독 원인균은?

① 포도상구균
② 보툴리누스균
③ 살모넬라균
④ 비브리오균
⑤ 대장균

042 보툴리누스균에 의한 식중독
- 1800년 독일 Kerner : 소시지 식중독에서 원인균 발견
- 균체는 열에 강하나(100℃에서 수시간) 독소는 열에 약함 (80℃에서 30분)
- 그람양성, 간균, 포자 형성, 주모성 편모, 편성혐기성 세균
- 세균성 식중독 중 치사율이 가장 높음
- 독소는 면역학적인 성질에 따라 A, B, C, D, E, F, G형의 7형으로 분류(식중독 유발 : A, B, E)

정답 40 ③ 41 ④ 42 ②

043 식품보관온도
- 냉장실 온도 : 어·육류(0~3℃), 유지가공품(5℃), 과채류(7~10℃)
- 냉동실 온도 : -18℃ 이하

044 독소형 식중독
황색포도상구균 식중독, 보툴리누스 식중독, 바실러스 세레우스 식중독

045 ① 원칙 5, ② 원칙 2, ③ 원칙 4, ⑤ 원칙 3에 해당한다.

36회 출제유형

043 식품을 보관하는 냉장고의 냉장온도는?
① -18℃ 이하
② -5℃ 이하
③ 0℃ 이하
④ 0~10℃ 이하
⑤ 18℃ 이하

044 다음 중 독소형 식중독은?
① 바실러스 세레우스 식중독
② 살모넬라 식중독
③ 여시니아 식중독
④ 장염비브리오 식중독
⑤ 캠필로박터 식중독

44회 출제유형

045 HACCP 7원칙 중 1단계는?
① 개선조치방법 수립
② 중요관리점 결정
③ CCP 모니터링체계 확립
④ 위해요소 분석
⑤ CCP 한계기준 설정

정답 43 ④ 44 ① 45 ④

046 `35회 출제유형`

다음 중 식품에 의해 암을 유발하는 물질은?

① N-니트로소 화합물
② 말라티온
③ 유기수은
④ 구리(Cu)
⑤ 철(Fe)

047 `36회 출제유형`

세균의 생육에 대한 것으로 옳은 것은?

① 수분은 16% 이상에서 잘 번식한다.
② pH 6.5~7.5의 중성에서 잘 발육한다.
③ 70℃ 이상의 온도에서도 생육할 수 있다.
④ 곰팡이보다 생육의 속도가 느리다.
⑤ 운동성이 없다.

048 `39회 출제유형`

손에 화농성 상처를 가진 사람이 식품을 다루었을 때 발생하기 쉬운 식중독은?

① 포도상구균 식중독
② 살모넬라 식중독
③ 보툴리누스 식중독
④ 웰치균 식중독
⑤ 장염비브리오 식중독

---

046 N-니트로소 화합물
N-니트로소 화합물은 강력한 발암성을 나타내는 것이 많다. 식품 중의 N-니트로소 화합물은 천연에 존재하거나, 인위적으로 식품의 보존과 발색의 목적으로 첨가한 아질산과 아민이나 아미드류가 제조과정에서 상호반응하여 생성된다.

047 ① 세균의 발육을 위해서는 약 50% 이상의 수분이 필요하다.
③ 0℃ 이하 및 70℃ 이상에서는 생육할 수 없다.
④ 세균의 번식 속도는 곰팡이보다 빠르다.
⑤ 편모(운동기관)를 가진 세균도 있다.

048 포도상구균 식중독
• 원인식품 : 쌀밥, 떡, 도시락, 전분질이 많이 함유된 식품
• 원인균 : 황색포도상구균
• 원인물질
 – 장독소(Enterotoxin)
 – 균은 80℃, 10분의 가열로 소멸
 – 엔테로톡신은 120℃, 20분간 가열해도 파괴되지 않음
• 잠복기 : 1~6시간(평균 3시간으로 세균성 식중독 중 잠복기가 가장 짧다)
• 증상 : 급성위장염, 타액분비, 구토, 복통, 설사
• 예 방
 – 엔테로톡신은 내열성이 크므로 섭취 전에 가열해도 예방효과가 없음
 – 화농성 질환자의 조리 금지, 식품의 오염방지, 저온 저장 등

정답 46 ① 47 ② 48 ①

049
- 비소 : 사지의 색소침착, 흑피증, 피부암 등
- 납 : 빈혈, 조혈기능장애, 적혈구 감소 등

049 **35회 출제유형**
먹이연쇄 현상과 질병이 잘못 연결된 것은?

① PCB - 카네미유증
② 카드뮴 - 이타이이타이병
③ 수은 - 미나마타병
④ 유기인 - Cholinesterase의 저해작용
⑤ 비소 - 빈혈

050 데히드로초산
- 허용된 보존료 중에서 독성이 가장 높음
- 중성 부근에서도 효력이 높음
- 모든 미생물의 발육억제작용
- pH가 낮을수록 효과 증대
- 치즈, 버터, 마가린에 사용

050 **35회 출제유형**
다음 중 치즈에 사용 가능한 식품첨가물로 옳은 것은?

① 데히드로초산
② 타르색소
③ 파라옥시안식향산 에스테르
④ 아디민산
⑤ 황산구리

051 요충의 감염경로는 경구(자가감염, 집단감염)이며, 기생부위는 사람의 맹장이다. 증상으로는 항문주위의 가려움, 수면장애, 야뇨증, 만성장염의 원인, 신경쇠약, 빈혈 등이 있다.

051 **35회 출제유형**
항문 주위에서 흰 충체를 발견할 수 있고 소양감을 일으키며 Scotch Tape로 검사하는 기생충은?

① 회충
② 편충
③ 요충
④ 촌충
⑤ 빈대

49 ⑤ 50 ① 51 ③ **정답**

052 간디스토마(간흡충)의 제1중간숙주와 제2중간숙주로 바르게 묶인 것은?

① 왜우렁, 붕어
② 물벼룩, 왜우렁
③ 다슬기, 가재
④ 게, 잉어
⑤ 돼지, 소

052 간디스토마의 제1중간숙주는 왜우렁이며, 제2중간숙주는 민물고기(붕어, 잉어, 모래무지)이다.

053 다음 중 황달과 담도 폐쇄를 일으키는 기생충은?

① 폐디스토마
② 간디스토마
③ 요코가와흡충
④ 광절열두조충
⑤ 아니사키스

053 황달과 담도 폐쇄 등을 일으키는 기생충은 간디스토마로, 제1중간숙주(왜우렁)와 제2중간숙주(민물고기)가 있다.

054 다음 중 채소밭을 맨발로 걸어갈 때 감염되기 쉬운 기생충은?

① 회충
② 요충
③ 편충
④ 구충
⑤ 선모충

054 피부감염(경피감염)의 매개는 구충(십이지장충)이다.

정답 52 ① 53 ② 54 ④

055 유해성 보존료에는 붕산, 둘소화합물, 승홍, 폼알데하이드가 있다.

055 보존료 중 허용되지 않은 것은?
① 데히드로초산
② 안식향산
③ 소르브산
④ 승 홍
⑤ 프로피온산나트륨

056 간헐멸균법은 1일 1회 100℃의 증기로 30분씩 3일간 실시 하는 멸균법으로 포자를 완전멸균할 수 있다.

35회 출제유형

056 1일 1회 100℃의 증기로 30분씩 3일간 실시하는 멸균법은 무엇인가?
① 자비멸균법
② 고압증기멸균법
③ 저온소독법
④ 초고온순간멸균법
⑤ 간헐멸균법

057 우유의 품질검사는 결핵 검사, Phosphatase 검사, 파상열 검사, Q열 검사, 산도 검사, 각하시험(Rejection) 등이 있다.

057 다음 중 우유의 위생검사가 아닌 것은?
① 결핵 검사
② Phosphatase 검사
③ 농도 검사
④ 파상열 검사
⑤ Q열 검사

55 ④ 56 ⑤ 57 ③ **정답**

058 40회, 38회, 35회 출제유형

식품 부패는 어떤 성분이 미생물에 의해 분해되어 악취와 유해물질을 생성하는가?

① 탄수화물
② 지방질
③ 비타민
④ 단백질
⑤ 무기질

058 식품 부패란 부패균이 동식물의 식품에 작용하여 단백질을 분해함으로써 냄새가 나고 유독물질이 생성되는 경우를 말한다.

059 다음 중 연결이 잘못된 것은?

① 동물성 – Tetrodotoxin
② 화학성 – Cd
③ 식물성 – Muscarine
④ 곰팡이 – Aflatoxin
⑤ 식물성 – Saxitoxin

059 삭시톡신(Saxitoxin)은 대합조개, 섭조개, 홍합의 독소로 동물성 식중독에 해당한다.

060 우리 몸에 탄수화물과 단백질이 공존할 때 탄수화물을 에너지원으로 먼저 이용하려고 하는 현상은?

① 단백질 억제 효과
② 탄수화물 합성 효과
③ 지방 억제 효과
④ 면역 억제 효과
⑤ 탄수화물 억제 효과

060 단백질 억제 효과란 탄수화물과 단백질의 공존 시 미생물이 탄수화물을 에너지원으로 먼저 이용하는 현상을 말한다.

정답 58 ④ 59 ⑤ 60 ①

061 브루셀라증(Brucellosis)은 가축에게는 유산과 불임증, 사람에게는 피로·권태감·두통·열병 등의 증세를 일으킨다.

061 46회, 43회, 39회, 38회 출제유형
인수공통감염병으로서 동물에게는 유산, 사람에게는 열병을 일으키는 질환은?
① 결 핵
② Q 열
③ 탄 저
④ 돼지단독
⑤ 브루셀라증

062 인수공통감염병의 종류로 결핵, 살모넬라, 탄저, 브루셀라증, 야토병, 광견병, 돈단독 등이 있다.

062 다음 중 인수공통감염병이 아닌 것은?
① 결 핵
② 야토병
③ 백일해
④ 돼지단독
⑤ 브루셀라증

063 식품감별의 물리학적 방법에는 중량, 부피, 크기, 비중, 경도, 응고, 온도, 빙점, 융점 등이 있다.

063 식품감별의 물리학적 판정에 이용되지 않는 것은?
① 중 량
② 응 고
③ 비 중
④ 냄 새
⑤ 융 점

61 ⑤ 62 ③ 63 ④

064 `38회, 36회, 35회 출제유형`
다음 중 손 소독에 적합한 것으로 옳은 것은?

① 석탄산
② 역성비누
③ 크레졸
④ 생석회
⑤ 과산화수소

064 손 소독은 주로 역성비누와 승홍을 사용한다. 크레졸은 배설물 소독, 과산화수소는 상처 소독, 생석회는 화장실 소독에 주로 사용된다.

065 `35회 출제유형`
다음 중 제1중간숙주는 크릴새우, 제2중간숙주는 고등어인 기생충으로 옳은 것은?

① 간디스토마
② 폐디스토마
③ 아니사키스
④ 유극악구충
⑤ 요코가와흡충

065 아니사키스는 제1중간숙주는 크릴새우 등 소갑각류, 제2중간숙주는 고등어, 대구, 오징어 등이고, 최종숙주는 바다포유류이다.

066 다음 중 대장균군의 오염경로는?

① 공기
② 토양
③ 음식물
④ 우유
⑤ 분변

066 대장균군의 오염경로는 분변이다.

정답 64 ② 65 ③ 66 ⑤

| 067 | 곰팡이 식중독에는 아플라톡신, 맥각, 황변미 등이 있다. |

067 황변미 중독은 쌀에 무엇이 증식하여 나타나는 중독인가?

① 원충류
② 세균류
③ 효 모
④ 바이러스
⑤ 곰팡이

| 068 | 14% 이하로 수분을 제거하여야 한다. |

068 다음 중 곰팡이를 제거하기 위해 적당한 수분함량은?

① 14% 이하
② 16% 이하
③ 20% 이하
④ 25% 이하
⑤ 30% 이하

| 069 | 트리메틸아민(Trimethylamine)은 생선 썩는 냄새가 나는 기체이며, 물·알코올 등에 녹는 성질이 있고, 소독제 원료·부선 시약 등에 쓰인다. |

44회, 37회 출제유형

069 다음 중 어류가 부패할 때 비린내를 나게 하는 원인물질은?

① Trimethylamine
② Methan
③ Solanine
④ Methanol
⑤ Urea

정답 67 ⑤ 68 ① 69 ①

070 `46회, 42회 출제유형`
식품의 살균처리에 사용되는 방사선원은?
① Co-60
② I-131
③ H-3
④ C-14
⑤ S-36

070 방사선 조사
- Co-60 등 방사성 동위원소에서 나오는 감마선·전자선·X-선을 이용해 발아억제, 살균, 살충 또는 숙도 조절하는 것이다.
- 식품의 방사능 오염에 문제가 되는 핵종으로는 Cs-137, I-131, Sr-90 등이 있다.

071 Tetrodotoxin은 복어의 어느 부위에 가장 많은가?
① 근 육
② 간
③ 내 장
④ 표 피
⑤ 난 소

071 Tetrodotoxin은 복어의 생식기(고환, 난소), 창자, 간, 피부 등에 들어 있는 독소이며, 독성분이 제일 강한 곳은 난소(알)이다.

072 `42회, 40회, 38회, 35회 출제유형`
콤마모양의 굽은 그람음성, 간균으로 인해 위장장애, 쌀뜨물 같은 설사, 구토, 맥박 저하의 증상을 나타내는 감염병은?
① A형간염
② 돈단독증
③ 콜레라
④ 비 저
⑤ 리스테리아증

072 비브리오 콜레라균은 콤마간균으로 몸이 휘어져 문장부호 중 콤마와 같은 모습을 하고 있다. 주로 환자의 대변, 구토물, 오염된 물, 파리 등에 의해서 감염된다.

정답 | 70 ① 71 ⑤ 72 ③

073 일반적으로 식품 중의 생균수가 $10^7 \sim 10^8$/g이면 초기부패 단계로 보며 트리메틸아민 양은 3~4 mg% 이상, 휘발성 염기질소량이 30mg/100g이면 초기부패 단계로 본다.

073 [34회 출제유형]
식품 부패 시 트리메틸아민의 함량은?

① 0~0.01mg% 이상
② 0.1~0.3mg% 이상
③ 0.1~1mg% 이상
④ 0~1mg% 이상
⑤ 3~4mg% 이상

074 리신은 피마자에서 추출되는 독성 단백질로, 피마자는 갈색 바탕에 고동색 점박과 하얀색 줄무늬가 있는 알록달록한 열매다.

074 [39회, 35회 출제유형]
자연독인 리신(Ricin)은 어떤 식품에 기인하는 독성인가?

① 독미나리
② 피마자씨
③ 목화씨
④ 청매실
⑤ 미치광이풀

075 식품으로 인한 질병(경구감염병)에는 장티푸스, 콜레라, 성홍열, 세균성이질, 야토병, 브루셀라증, 파라티푸스, 소아마비(폴리오), 천열 등이 있다.

075
다음 중 식품으로 인한 질병과 관계가 없는 것은?

① 장티푸스, 콜레라
② 성홍열, 세균성이질
③ 유행성 간염, 결핵
④ 야토병, 브루셀라증
⑤ 두창, 광견병

정답 73 ⑤ 74 ② 75 ⑤

실기 모의고사 1회

001 다음 그림에 해당하는 기구의 명칭은?

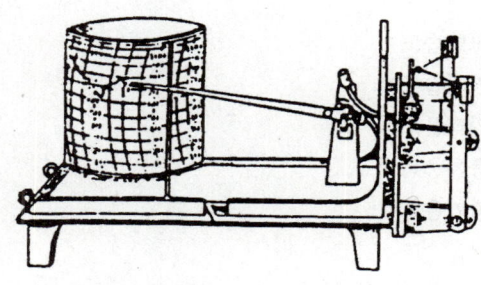

① 자기온도계　　② 자기습도계
③ 흑구온도계　　④ 아네로이드기압계
⑤ 카타온도계

001 자기습도계
모발습도계의 원리를 이용한 습도계로 회전원통에 종이를 감아 자동적으로 습도의 시간적 변화를 기록한다.

002 불쾌지수를 산정하고자 할 때 사용하는 측정기구는?

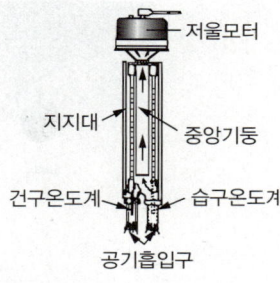

① 자기온도계　　② 자기습도계
③ 최고최저온도계　④ 흑구온도계
⑤ 아스만통풍건습계

002 불쾌지수란 날씨에 따라 사람이 불쾌감을 느끼는 정도를 기온과 습도를 이용하여 나타내는 수치이다. 아스만통풍건습계는 기온과 기습(습도)을 동시에 측정할 수 있다.

정답 1 ② 2 ⑤

003 모발습도계
머리카락이 습하면 늘어나고 건조하면 줄어드는 성질을 이용한 습도계로, 온도에 영향을 많이 받으므로 40℃ 이하에서는 사용을 금지한다.

003 다음 그림의 측정기구는?

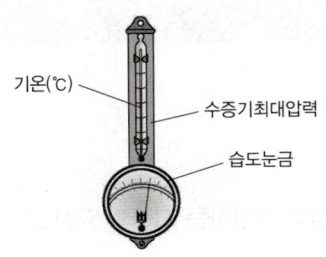

① 모발습도계
② 자기습도계
③ 카타온도계
④ 풍차풍속계
⑤ 자기온도계

004 흑구온도계
구부를 검게 칠한 동판을 흑체(黑體)에 가깝게 만든 온도계로 복사열을 측정하는 데 사용하며, 원하는 위치에서 15~20분간 방치하여 측정한다.

004 사진과 같은 기구를 이용하여 측정하는 온열인자는?

46회, 42회, 39회, 36회, 35회 출제유형

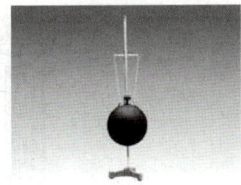

① 기 온
② 기 압
③ 기 류
④ 복사열
⑤ 습 도

정답 3 ① 4 ④

005 다음 사진에 해당하는 측정기구는?

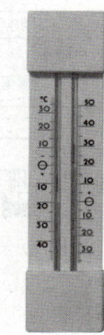

① 자기온도계
② 카타온도계
③ 건습온도계
④ 최고최저온도계
⑤ 풍차풍속계

005 최고최저온도계는 일정한 시간 내의 최고 온도와 최저 온도를 동일 장치로 기록할 수 있는 온도계이다.

006 `46회 출제유형` 다음 그림의 장치는 무엇을 측정하기 위한 것인가?

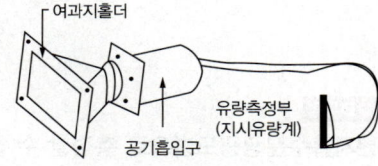

① 강하먼지
② 비산먼지
③ 아황산가스
④ 이산화탄소
⑤ 총먼지

006 하이볼륨에어샘플러 (High Volume Air Sampler)
- 부유하는 먼지 또는 비산을 여과지 위에 포집하여 중량 농도를 구하는 장치
- 포집입경 : 0.1~100μm
- 흡입유량 : 2m³/min, 24시간 이상 연속 측정할 수 있어야 함
- 장치의 구성 : 공기흡입구, 여과지홀더, 유량측정부, 보호상자

정답 5 ④ 6 ②

007 **원자흡수분광광도법**
- 시료를 중성원자로 증기화하여 생긴 바닥 상태의 원자가 이 원자 증기층을 투과하는 특유 파장의 빛을 흡수하는 현상을 이용하여 광전측광과 같은 개개의 특유 파장에 대한 흡광도를 측정하여 시료 중의 원소 농도를 정량하는 방법
- 측정장치 : 광원부 → 시료원자화부 → 단색화부 → 측광부

008 원자흡수분광광도법은 시료 중의 유해중금속 및 기타 원소를 분석하는 방법으로, 잔류염소는 측정할 수 없다.

45회, 39회, 35회 출제유형

007 다음 그림의 계통도에 해당하는 분석방법은?

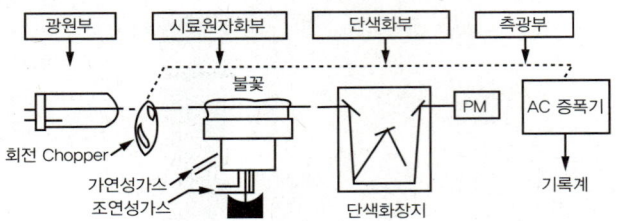

① 흡광광도법
② 적외선분석법
③ 적외선측정법
④ 가스크로마토그래피법
⑤ 원자흡수분광광도법

36회, 35회 출제유형

008 다음 중 원자흡수분광광도법으로 측정할 수 없는 것은?

① 구 리
② 수 은
③ 카드뮴
④ 잔류염소
⑤ 칼 륨

정답 7 ⑤ 8 ④

009 링겔만차트를 사용하여 굴뚝에서 배출되는 매연을 측정할 때, 2도이면 흰색비율은 전체의 몇 %인가?

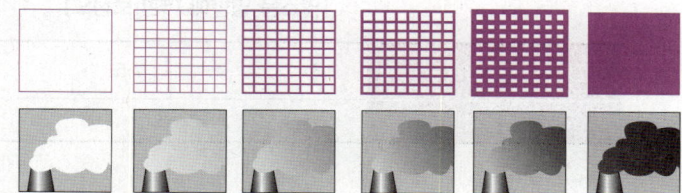

① 20%
② 40%
③ 60%
④ 80%
⑤ 100%

009 링겔만차트

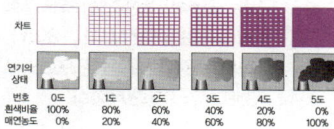

010 `43회 출제유형` 일반지역의 소음을 측정하고자 할 때, 측정점은 장애물의 몇 m 거리에서 측정해야 하는가?

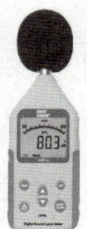

① 2.0m
② 2.5m
③ 3.0m
④ 3.5m
⑤ 4.0m

010 소음 측정
- 소음계의 마이크로폰은 지면에서 1.2~1.5m 거리, 장애물에서 3.5m 거리에서 측정
- 소음계와 측정자와의 거리 간격은 0.5m
- 공장이나 사업장 주변의 소음은 부지경계선(소음의 피해지점)에서 측정
- 불규칙한 소음은 10회 측정음 중 최고 소음의 평균치 측정

정답 9 ③ 10 ④

011 96dB(A) − 93dB(A) = 3dB(A)이므로, 표에서 측정소음도와 암소음의 차 3은 보정치가 −3이다. 따라서 보정대상소음은 96dB(A) − 3dB(A) = 93dB(A)이다.

011 암소음이 93dB(A)이고 대상소음이 96dB(A)일 때, 보정대상소음은 몇 dB(A)인가?

[암소음 영향에 대한 보정도]

측정소음도와 암소음의 차	3	4	5	6	7
보정치	−3	−2		−1	

① 92dB(A)
② 93dB(A)
③ 94dB(A)
④ 95dB(A)
⑤ 96dB(A)

012 잔류염소의 곡선변화
- A~B구간에서는 염소가 수중의 환원제와 결합하므로 잔류염소의 양이 없거나 극히 적다.
- 염소를 계속 주입하면 클로라민이 형성되어 잔류염소의 양이 B~C구간에서와 같이 증가한다.
- C점을 넘으면 주입된 염소가 클로라민을 NO, N₂ 등으로 교 시키는 데 소모되므로 곡선 C~D구간과 같이 염소와 잔류염소량이 급격히 떨어진다.
- D점을 지나 염소를 계속 주입하면 더 이상 염소와 결합할 물질이 없으므로 주입된 염소량만큼 잔류염소량으로 남게 된다. 이 과정에서의 D점을 파괴점이라 한다.

012 주입염소량과 잔류염소와의 관계 그래프에서 염소가 물속의 암모니아와 결합하여 클로라민(Chloramine)이 형성되는 구간은?

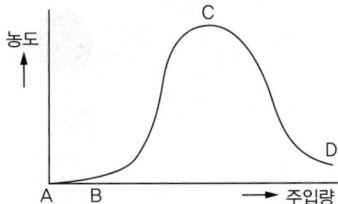

① A~B
② B~C
③ C~D
④ A~D
⑤ D

013 [34회 출제유형] 다음 그림은 무엇을 측정하기 위한 것인가?

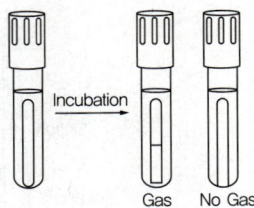

① 이 온
② 세 균
③ 먼 지
④ 매 연
⑤ 대장균군

013 그림은 Durham관으로 대장균군 정성시험에 쓰이는 기구이다.

014 [44회, 36회, 35회, 34회 출제유형] 용존산소(DO)의 분석 시 종말점 색깔의 변화로 옳은 것은?

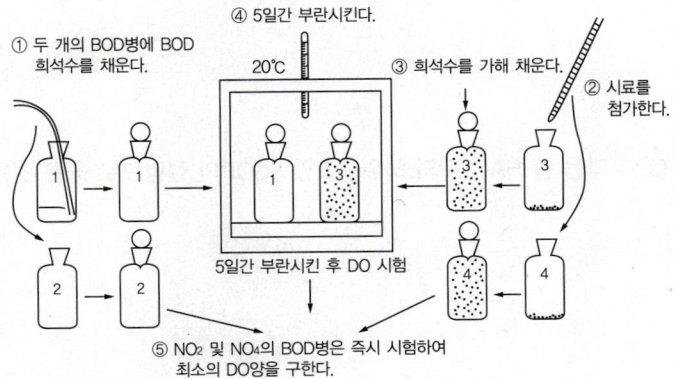

① 무색 → 적색
② 무색 → 청색
③ 청색 → 황색
④ 청색 → 무색
⑤ 무색 → 황색

014 용존산소(DO) 측정순서

시료 300mL → $MnSO_4$과 아지드 용액 → 황산(H_2SO_4) → 검수 200mL → 티오황산나트륨 ($N_2S_2O_3$) → 전분액 → 티오황산나트륨으로 청색에서 무색이 될 때까지 적정하여 계산한다.

정답 13 ⑤ 14 ④

015 Soxhlet's 지방추출기 추출관의 크기는 여러 가지가 있으나 추출관의 내경이 23~25mm, 수기의 용량이 60~80mL인 것이 일반적으로 사용된다.

015 다음 그림에 해당하는 기구의 명칭은?

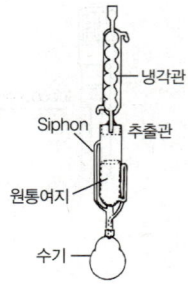

① 비색기
② Bacok 지방검사기
③ Kjeldahl 추출기
④ Soxhlet's 지방추출기
⑤ 하이드로 채수기

016 식품 자체 내의 위해요소관리
- SSOP(Sanitation Standard Operating Procedures) : 일반 위생관리기준, 식품의 취급 증 외부에서 오염원이 혼입되어 식품이 오염되는 것을 방지
- GMP(Good Manufacturing Practice) : 적정제조기준, 최소한의 제조환경과 위생 및 공정에 대한 요구사항

016 다음 중 HACCP의 하위구조인 SSOP의 설명으로 옳은 것은?

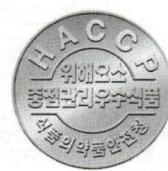

① 적정제조기준
② 위생관리기준
③ 위해요소관리기준
④ 중점관리제조관리기준
⑤ 위생제조기준

017 **34회 출제유형**
다음 통조림의 표시 중 3D02가 의미하는 것은?

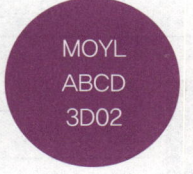

① 2002년 3월 20일
② 2002년 3월 2일
③ 2003년 12월 2일
④ 2003년 10월 3일
⑤ 2003년 3월 20일

017 통조림 표시

MOYL	• MO : 품종 • Y : 조리방법 • L : 크기
ABCD	제조회사 고유번호
3D02	• 3 : 제조연도 　(2003년) • D : 제조월 　(12월 ; December) • 02 : 제조날짜(2일)

018 **35회 출제유형**
신선도를 알아보기 위해 11%의 식염수에 달걀을 넣었을 때, 가장 신선한 것은?

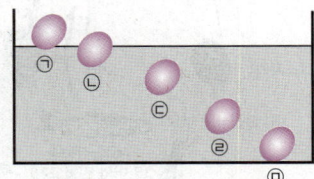

① ㉠
② ㉡
③ ㉢
④ ㉣
⑤ ㉤

018 비중법으로 달걀의 신선도를 알아보고자 할 때는 11%의 식염수에서 침전하는 달걀이 가장 신선한 것이다.

019 냉장고의 식품저장방법

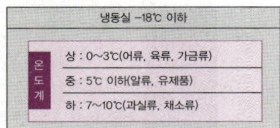

020 간흡충(간디스토마)
- 색 : 황갈색 또는 담홍색
- 서식장소 : 사람, 고양이, 개 등 포유류의 간이나 쓸개
- 중간숙주 : 제1중간숙주 → 왜우렁, 제2중간숙주 → 민물고기(붕어, 잉어 등)
- 증상 : 간 및 비장의 비대, 복수, 부종, 설사, 황달, 빈혈 등

019 냉장고에 식품을 보관하는 방법 중 하단에 저장하는 식품으로 알맞은 것은?

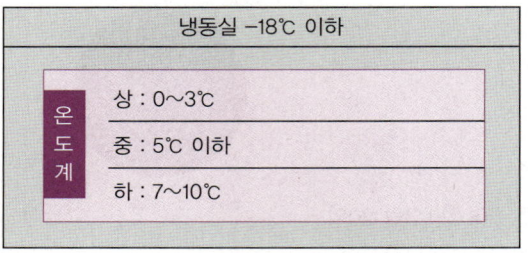

① 달 걀
② 과 일
③ 어패류
④ 조리식품
⑤ 유제품

020 **46회, 38회 출제유형**
다음 그림과 같은 생활사를 가지며 황달을 발생시키는 기생충은?

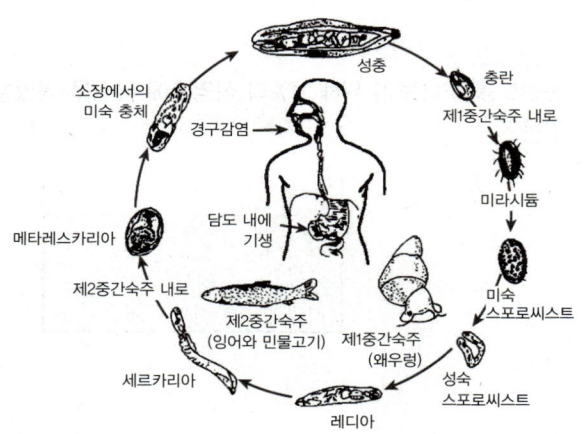

① 회 충
② 편 충
③ 간흡충
④ 폐흡충
⑤ 요 충

정답 19 ② 20 ③

021 다음 그림과 같은 생활사를 가지는 말채찍 모양의 기생충은?

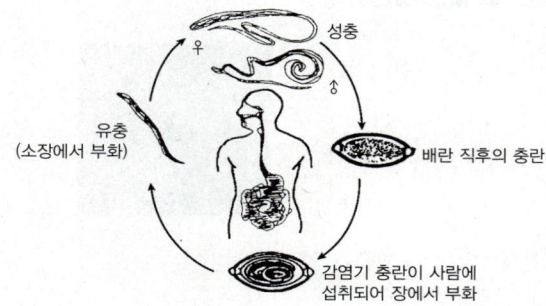

① 요 충
② 회 충
③ 편 충
④ 유구조충
⑤ 무구조충

021 편 충
- 크기 : 수컷 3~4.5cm, 암컷 3.5~5cm
- 서식장소 : 사람의 맹장
- 특징 : 경구침입, 말채찍 모양

022 다음 그림과 같은 생활사를 가지는 기생충은?

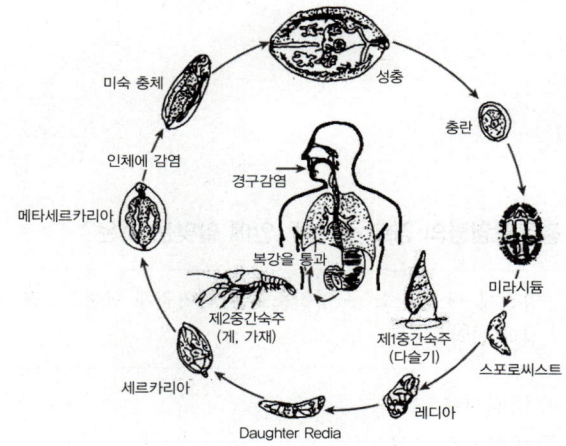

① 무구조충
② 십이지장충
③ 간디스토마
④ 폐디스토마
⑤ 유구조충

022 폐디스토마(폐흡충)는 사람 및 포유류의 폐에 기생하며 제1중간숙주는 다슬기, 제2중간숙주는 게·가재이다.

정답 21 ③ 22 ④

023 **살모넬라균**
- 그람음성의 무포자 간균 주모성 편모
- 증상 : 메스꺼움, 구토, 설사, 복통, 발열
- 원인식품 : 유가공품, 달걀가공품, 샐러드, 어패류가공품 등
- 예방 : 저온 보존, 음식물 섭취 전 가열

023 **35회 출제유형**
그람음성, 간균으로 발열과 복통을 일으키고, 달걀이 원인식품인 식중독균으로 옳은 것은?

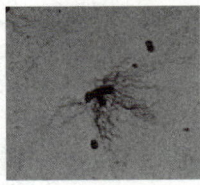

① O-157 대장균
② 캠필로박터균
③ 리스테리아균
④ 쉬겔라균
⑤ 살모넬라균

024 **경구전염병의 경로**
병원체 → 병원소 → 병원소로부터 병원체 탈출 → 전파 → 새로운 숙주에 침입 → 감수성과 면역

024 경구감염병의 경로 중 괄호 안에 알맞은 것은?

병원체 → 병원소 → 병원소로부터 병원체 탈출 → 전파 → ( ) → 감수성과 면역

① 병원체에 침입
② 병원소에 감염
③ 종숙주에 감염
④ 중숙주에 감염
⑤ 신숙주에 침입

23 ⑤ 24 ⑤ **정답**

025 **34회 출제유형**
다음 사진에 해당하는 균의 형태로 옳은 것은?

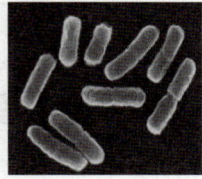

① 구 균
② 간 균
③ 호 균
④ 나선균
⑤ 쌍구균

025 사진은 병원성대장균으로, 대장균균은 간균의 대표적인 형태이다. 간균은 막대기형 또는 원통형 세균으로 그 크기와 길이가 다양하고 양끝의 모양은 일정하지 않으며 편모나 포자를 가지고 있는 경우도 있다.

026 **41회, 35회 출제유형**
다음 사진은 경구감염병 중 어떤 균인가?

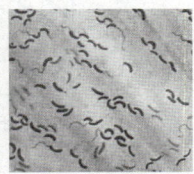

① 콜레라균
② 세균성이질균
③ 장티푸스균
④ 장염비브리오균
⑤ 포도상구균

026 콜레라균은 나선균에 속하는 그람음성의 간균으로, 바나나 모양으로 균체가 만곡해 있어 콤마균이라고도 한다. 균체의 끝에 한 가닥의 편모가 있고, 활발한 운동을 한다.

정답 25 ② 26 ①

027 포도상구균 식중독균
- 주요증상 : 구역질, 구토, 복통, 설사
- 잠복기 : 1~6시간(평균 3시간) 으로 세균성 식중독 중 잠복기간이 가장 짧음
- 특징 : 장독소인 Enterotoxin 생성
- 예방 : 식품의 냉장보관, 조리사의 위생관리, 화농성 환자의 식품취급 금지

027 다음 중 조리사 손의 상처로 인해 발생 가능한 화농성 식중독은?

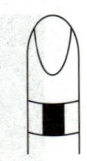

① 살모넬라 식중독
② 장염비브리오 식중독
③ 보툴리누스균 식중독
④ 포도상구균 식중독
⑤ 캠필로박터 식중독

028 곤충의 두부

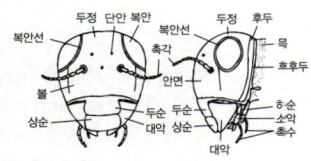

028 다음 그림에서 곤충의 두부형태 중 두정 부분에 해당하는 곳은?

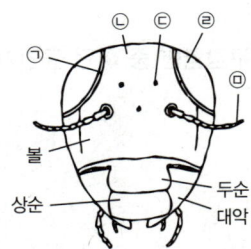

① ㉠
② ㉡
③ ㉢
④ ㉣
⑤ ㉤

27 ④ 28 ② **정답**

029 체장이 20~25mm이며, 무광택의 흑갈색인 바퀴는?

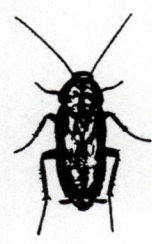

① 먹바퀴
② 독일바퀴
③ 일본바퀴
④ 미국바퀴
⑤ 이질바퀴

029 일본바퀴(집바퀴)는 20~25mm의 중형 바퀴로 무광택의 흑갈색이며, 전흉배판이 편평하지 않고 약간의 요철 모양을 띠고 있다. 살면서 14개의 난협을 산출한다.

030 다음과 같은 형태의 바퀴를 무엇이라고 하는가?

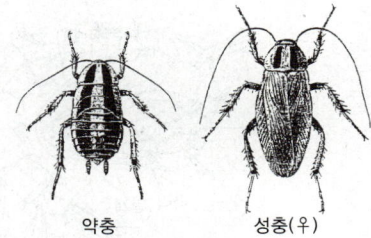

약충   성충(우)

① 먹바퀴
② 이질바퀴
③ 미국바퀴
④ 일본바퀴
⑤ 독일바퀴

030 독일바퀴
- 세계적으로 가장 널리 분포
- 가주성 바퀴 중 가장 소형으로 10~15mm
- 전흉배판에 두 줄의 흑색 종대가 있음
- 암수 거의 동시에 성충이 되고 7~10일 내에 교미

정답 29 ③ 30 ⑤

031 학질모기아과는 하나씩 낱개로 산란하고, 그 알은 좌우에 공기주머니(부낭)가 있어 수면 위로 뜬다.

031 모기의 알 그림 중 학질모기 알집의 형태로 알맞은 것은?

①   ②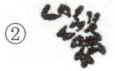

③   ④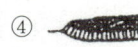

⑤

032 모기의 번데기 중 ㉠ 제1복절, ㉡ 호흡각, ㉢ 촉각, ㉣ 눈, ㉤ 우영편에 해당한다.

032 모기 번데기의 그림에서 호흡각에 해당하는 것은?

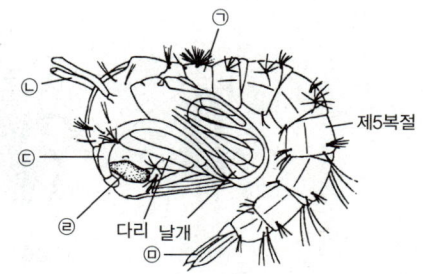

① ㉠
② ㉡
③ ㉢
④ ㉣
⑤ ㉤

31 ① 32 ②

033 다음 중 집파리에 해당하는 것은?

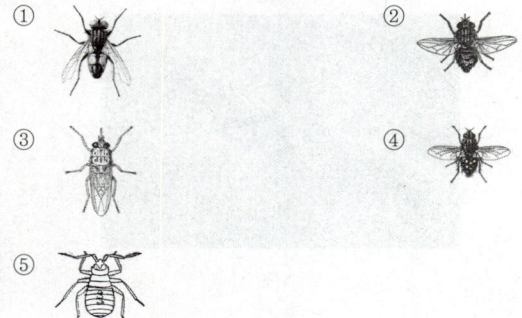

033 ① 집파리, ② 침파리, ③ 체체파리, ④ 쉬파리, ⑤ 빈대에 해당한다.

034 다음 그림은 어떤 곤충의 두부에 해당하는가?

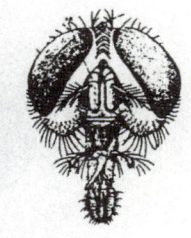

① 모 기
② 파 리
③ 바 퀴
④ 빈 대
⑤ 나 방

034 파 리
- 성충 : 3개의 단안이 삼각형으로 위치, 중흉배판과 소순판, 강모, 난형의 복부
- 유충 : 구더기형, 3개의 기공과 1개의 중주, 기문륜

정답 33 ① 34 ②

035 머릿니는 몸길이는 약 2.5~3.2mm 이며, 5절로 된 촉각이 있다. 다리에 강력한 발톱이 있어 두피 근처 머리카락을 잡고 살며 암컷은 3개월간 숙주에 살면서 300개의 알(서캐)을 생산한다.

035 **46회 출제유형**
사람에게 기생하는 사진의 위생곤충은?

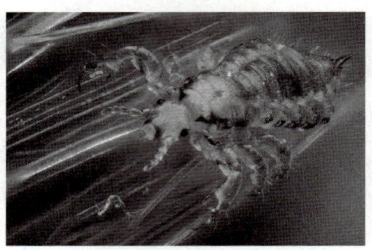

① 참진드기
② 사면발니
③ 머릿니
④ 흡혈노린재
⑤ 벼 룩

036 그림은 옴진드기의 성충 암컷(배견)으로, 피부기생 진드기이다.

036 **42회, 39회, 34회 출제유형**
다음 그림에 해당하는 진드기는?

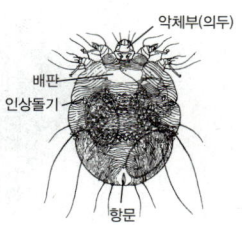

① 쥐진드기
② 옴진드기
③ 공주진드기
④ 모낭진드기
⑤ 참진드기

037 다음 그림의 분변 중 ⓒ에 해당하는 분(糞)을 가진 쥐는?

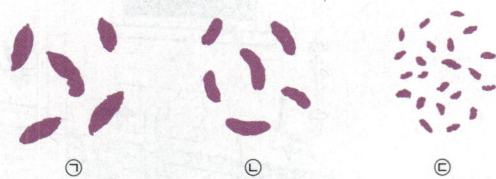

① 곰 쥐
② 생 쥐
③ 등줄쥐
④ 시궁쥐
⑤ 집 쥐

037 ㉠ 시궁쥐, ㉡ 곰쥐, ㉢ 생쥐의 분변에 해당한다.

038 【43회 출제유형】 다음 그림과 같은 두부를 가진 벼룩의 종류는?

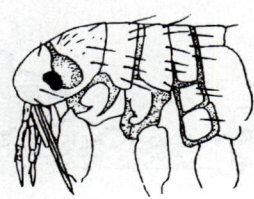

① 개벼룩
② 생쥐벼룩
③ 사람벼룩
④ 유럽쥐벼룩
⑤ 모래벼룩

038 그림은 사람벼룩(무즐치벼룩)의 두부에 해당한다. 사람벼룩은 주로 사람을 흡혈하고 크기는 2~4mm 정도이며, 중흉측선이 없는 중흉복판이 특징이다.

정답 37 ② 38 ③

039 그림은 시궁쥐의 실내 침입을 막기 위한 방서설비이다.

039 **34회 출제유형**
다음 그림은 어떤 생물체를 방제하기 위한 장치인가?

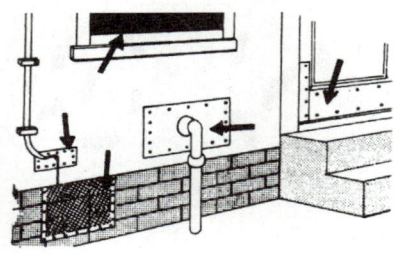

① 쥐
② 모 기
③ 빈 대
④ 바 퀴
⑤ 파 리

040 극미량(ULV)연무기는 분사구를 상향조절하여 살포해야 한다.

040 다음과 같은 극미량 살포장면에서 잘못된 것은?

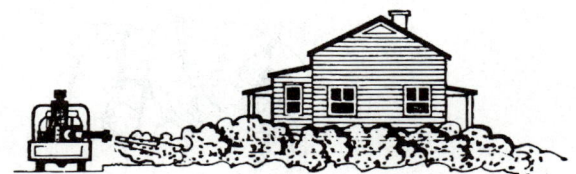

① 폭
② 속 도
③ 각 도
④ 살포량
⑤ 중 량

39 ① 40 ③

합격의 공식 시대에듀 | www.sdedu.co.kr

2회
모의고사

모의고사 2회(필기/실기)

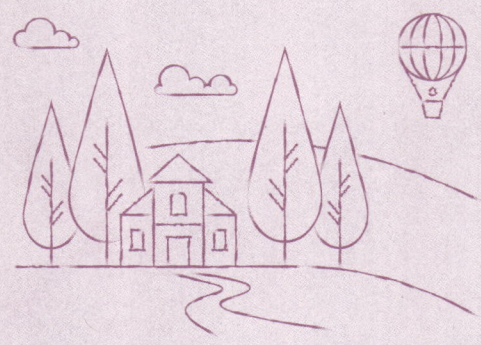

행운이란 100%의 노력 뒤에 남는 것이다.
— 랭스턴 콜먼(Langston Coleman)

필기 모의고사 2회

1교시 1과목 환경위생학

001 다음 중 의복에 대한 설명으로 틀린 것은?
① 견직보다 모직의 흡수성이 크다.
② 인체의 생리위생상 신체호보가 가장 큰 목적이다.
③ 압축성이란 의복의 부피를 축소시킬 수 있는 성능이다.
④ 방한력의 단위는 REM이다.
⑤ 일광 소독은 함기성과 통기성을 높일 수 있다.

001 의복의 방한력의 단위는 클로(CLO)이다. 기온이 8.8℃ 하강할 때마다 1CLO의 피복이 필요하다.

002 [45회, 40회, 34회 출제유형]
온도, 습도, 기류 3가지 인자에 의해 이루어지는 체감은?
① 복사온도
② 감각온도
③ 온열온도
④ 지적온도
⑤ 쾌적온도

002 감각온도
- 체감온도 = 실효온도
- 온도 18℃, 습도 100%, 무풍에서 감각온도는 18℃이다.
- 온도 66℉, 습도 100%, 무풍에서의 감각온도는 66℉이다.
- 겨울철의 최적 감각온도는 66℉이고, 여름철의 최적 감각온도는 71℉이다.

003 탄광부에게 산업재해를 예방할 수 있는 보호구로 볼 수 없는 것은?
① 마스크
② 보호의복
③ 양 말
④ 보호장갑
⑤ 헬 멧

003 탄광부는 산업재해를 예방할 수 있게 마스크, 보호장갑, 보호의복, 헬멧 등을 착용해야 한다.

정답 1 ④ 2 ② 3 ③

004 깊은 바닷속은 수압이 매우 높기 때문에 호흡을 통해 몸속으로 들어간 질소 기체가 체외로 잘 빠져나가지 못하고 혈액 속에 녹는다. 그러다 수면 위로 빠르게 올라오면 체내에 녹아 있던 질소 기체가 갑작스럽게 기포를 만들면서 혈액 속을 돌아다니게 된다. 이것이 몸에 통증을 유발하는데, 이러한 병을 잠수병(잠함병)이라 한다.

004 **35회 출제유형**
다음 중 잠함병의 원인이 되는 가스는?

① 질소가스
② 탄산가스
③ 일산화탄소
④ 페놀가스
⑤ 부탄가스

005 광화학 스모그는 석유연료가 연소되면서 발생한 질소산화물이 빛을 받아서 화학반응을 일으키는 과정을 통해 생물에 유해한 화합물이 만들어져서 형성된다. 즉, 질소산화물이 자외선을 받다 산화질소와 유리산소로 분리된 후 대표적인 산화성 물질인 오존을 생성한다.

005 **40회, 35회 출제유형**
다음 중 광화학 스모그의 대표적인 산화성 물질로 옳은 것은?

① SO_2
② 부유분진
③ $CaCO_3$
④ H_2S
⑤ O_3

006 성인의 경우 필요한 공기는 1시간당 약 500L(13kL/일)이며, 공기를 호흡할 때 체내에서 소실되는 산소는 4~5%이므로 필요한 산소량은 650L/일이다.

006 다음 중 성인이 하루에 필요로 하는 공기량과 산소량으로 적당한 것은?

① 10kL, 850L
② 13kL, 650L
③ 1.3kL, 950L
④ 15kL, 550L
⑤ 10kL, 650L

007 [41회, 35회 출제유형] 소음 작업으로 인해 초기에 난청 발견이 가능한 주파수로 옳은 것은?

① 1,000Hz
② 2,000Hz
③ 3,000Hz
④ 4,000Hz
⑤ 5,000Hz

007 소 리
- 일반 사람 가청 음역 : 20~20,000Hz
- 초기에 난청 발견 가능한 주파수 : 4,000Hz
- 8시간 기준 소음 허용한계 : 90dB

008 다음 중 실내의 보건학적인 습도와 온도는?

① 30~50%, 18±2℃
② 40~70%, 18±2℃
③ 30~50%, 16±2℃
④ 40~70%, 16±2℃
⑤ 60~70%, 17±3℃

008 인체는 체온을 일정하게 유지하기 위해 다량의 열을 체외로 방출하고 있는데, 습도 40~70%, 온도 18±2℃가 적정하다.

009 [43회 출제유형] 폐기물의 감량화 및 안정화에 가장 유리한 위생처리법은?

① 퇴비화
② 육상투기
③ 해양투기
④ 사료화
⑤ 소 각

009 소각은 가장 위생적인 처리 방법으로 처리가 용이하고 기후영향을 받지 않으며, 소각열을 이용한다. 그러나 보건위생 설비, 대기오염 우려 등의 문제가 있다.

정답 7 ④ 8 ② 9 ⑤

010 미스트는 입자의 주위에 가스나 증기가 응축하여 생기는 것이다. 주성분은 물이며 안개와 구분을 해야 한다. 안개는 연무보다 넓은 개념이다

010 [36회, 35회 출제유형]
다음 중 액체상 대기오염물질로 옳은 것은?

① 진 애
② 매 연
③ 미스트
④ 훈 연
⑤ 연 무

011 지하수
- 태양광선을 접하지 못해 광화학 반응이 일어나지 않는다
- 세균에 의해 유기물의 분해가 일어난다.
- 세균 및 미생물이 적거나 없다.
- 연중 수온이 거의 일정하다.
- 경도가 높고 유속이 낮다.
- 자정속도가 느리고 오염물이 적다.
- 농촌의 간이 상수도에서 가장 많이 이용된다.

011 [41회, 35회 출제유형]
지하수의 설명 중 옳은 것은?

① 자정작용이 빠르고 오염물이 적다.
② 광화학 반응이 일어난다.
③ 수온변화가 심하게 나타난다.
④ 세균 및 미생물이 적거나 없다.
⑤ 유기물질이 많이 함유되어 있다.

012 고도가 상승함에 따라 대류권은 기온이 점점 내려가고, 성층권은 기온이 점점 올라간다.

012 대기권 기온의 변화를 바르게 설명한 것은?

① 대류권에서는 고도에 따라 기온이 점점 낮아진다.
② 대류권의 기온은 고도에 따라 온도가 상승한다.
③ 성층권의 기온은 고도에 상관없이 일정하다.
④ 성층권에서는 고도에 따라 기온이 낮아진다.
⑤ 대류권의 기온은 고도에 상관없이 일정하다.

10 ③ 11 ④ 12 ① 정답

013 `41회, 37회, 35회 출제유형`

다음 중 1차 대기오염물질로 볼 수 있는 것은?

① Oxidant
② PAN
③ HC
④ O_3
⑤ RCHO

013 ① · ② · ④ · ⑤ 2차 대기오염물질에 해당한다.

014 다음 중 불연속점(Break Point) 염소처리에 대한 설명으로 옳은 것은?

① 유리형 잔류염소 출현 시까지 처리
② 잔류염소 최하강점
③ 잔류염소 최하강점 이상으로 염소처리
④ 간헐적으로 염소처리
⑤ 불연속적으로 염소처리

014 염소소독은 파괴점(Break Point) 이상으로 염소를 주입한다.

015 `34회 출제유형`

1952년 발생한 사건으로 5일간 스모그가 계속되어 주로 노인과 유아 등 4,000명이 사망한 사건은?

① 뮤즈계곡 사건
② 런던 스모그 사건
③ 로스앤젤레스 사건
④ 도노라 사건
⑤ 포자리카 사건

015 런던 스모그 사건
- 하천의 평지, 인구 조밀도시
- 무풍과 기온역전
- 매연, SO_2, 분진, 96% 짙은 안개
- 만성기관지염, 천식, 기관지염, 폐섬유증, 폐렴 유발

정답 13 ③ 14 ③ 15 ②

016 질산성질소 기준치가 초과된 수질을 이용 시에는 청백아(Blue Baby)증을 유발한다.

016 먹는물에서의 질산성질소(NO_3-N)의 기준치는 100mg/L 이하이다. 먹는물에서 질산성질소를 규제하는 이유는?
① 나쁜 냄새를 낸다.
② 세균의 번식을 초래한다.
③ 분뇨의 오염지표가 된다.
④ 청백아로 알려진 질병을 유발시킨다.
⑤ 위장장애를 가져온다.

017 조류의 번식을 방지하기 위하여 수중에 황산구리($CuSO_4$)를 주입한다.

017 [38회, 37회 출제유형] 다음 중 조류의 번식을 방지하기 위해 수중에 주입하는 약품은?
① 명반
② 염화제2철
③ 황산마그네슘
④ 황산구리
⑤ 황산제2철

018 목욕장 욕수의 수질기준
• 원수
 – 색도 : 5도 이하
 – 탁도 : 1NTU 이하
 – 수소이온농도 : 5.8 이상 8.6 이하
 – 과망간산칼륨 소비량 : 10mg/L 이하
 – 총대장균군 : 100mL 중 검출 ×
• 욕조수
 – 탁도 : 1.6NTU 이하
 – 과망간산칼륨 소비량 : 25mg/L 이하
 – 대장균군 : 1mL 중 1개 초과 검출 ×

018 [35회 출제유형] 다음 중 목욕장의 수질기준에서 욕조수의 과망간산칼륨의 소비량은 몇 mg 이하인가?
① 5mg/L
② 10mg/L
③ 15mg/L
④ 20mg/L
⑤ 25mg/L

16 ④ 17 ④ 18 ⑤

019 40회, 38회, 35회 출제유형
주택의 자연조명을 위하여 입사각은 몇 도 이상이 좋은가?

① 10°
② 15°
③ 20°
④ 25°
⑤ 28°

019 입사각이 클수록 실내는 밝아지는데 보통 28° 이상이 좋다.

020 44회, 40회 출제유형
다음 중 방사선의 감수성이 가장 큰 신체조직은?

① 골 수
② 근육조직
③ 뼈조직
④ 위 장
⑤ 피 부

020 골수, 생식기, 임파계 > 피부 > 근육 > 뼈 > 신경 순으로 감수성이 있다.

021 38회 출제유형
다음 중 근로의 강도를 나타내는 RMR(에너지대사율)의 연결로 바르지 않은 것은?

① 0 이하 – 경노동
② 1~2 – 중등노동
③ 2~4 – 강노동
④ 4~7 – 중노동
⑤ 7 이상 – 격노동

021 RMR(에너지대사율)이 0~1일 경우에는 경노동에 해당한다.

정답 19 ⑤ 20 ① 21 ①

022 습구흑구온도지수의 산출식
- 태양이 있는 실외 : WBGT = 0.7WB+0.2GT+0.1DB
- 실내 또는 태양열이 없는 실외 : WBGT=0.7WB+0.3GT
※ WB : 자연습구온도, GT : 흑구온도, DB : 건구온도

022 **35회 출제유형**
태양광선이 내리쬐지 않는 옥외장소의 습구흑구온도지수(WBGT)를 산출하는 식은?

① WBGT = 0.7×자연습구온도+0.3×건구온도
② WBGT = 0.3×자연습구온도+0.7×흑구온도
③ WBGT = 0.3×자연습구온도+0.7×건구온도
④ WBGT = 0.7×자연습구온도+0.3×흑구온도
⑤ WBGT = 0.7×자연습구온도+0.2×흑구온도+0.1×건구온도

023 온실효과
대기 중에 있는 잔류기체가 적외선의 복사열을 흡수하여 지구의 온도가 높아지는 현상이다.

023 **37회, 36회 출제유형**
대기 중의 함량이 높아질 경우 온실효과(Greenhouse Effect)를 일으키는 기체는?

① CO_2
② CO
③ SO_2
④ NO_2
⑤ O_3

024 도수율
- 도수율이란 산업재해의 지표의 하나로 노동시간에 대한 재해의 발생빈도를 나타내는 것이다.
- $\dfrac{재해건수}{연근로시간수} \times 10^6$

024 **35회 출제유형**
다음 중 재해발생 상황을 파악하기 위한 표준적 지표로 옳은 것은?

① 도수율
② 건수율
③ 강도율
④ 중독율
⑤ 현성율

025 DO(용존산소)가 낮다는 것은 무엇을 의미하는가?
① 오염도가 높다.
② 자정작용이 잘 이뤄지고 있다.
③ 어류가 생존하기에 적합하다.
④ 유기물이 적다.
⑤ 오염도가 낮다.

025 DO(용존산소)는 물에 녹은 산소량을 의미하는 것으로, DO가 낮다는 오염도가 높음을 의미한다.

026 45회, 40회, 38회, 35회 출제유형
새집증후군을 일으키는 물질로 옳은 것은?
① 암모니아
② 염화탄소
③ 소 음
④ 염소 가스
⑤ 폼알데하이드

026 새집증후군을 일으키는 물질에는 휘발성 유기화합물과 여러 오염물질이 있다. 벤젠, 톨루엔, 클로로폼, 아세톤, 스타이렌, 폼알데하이드, 라돈, 석면, 질소산화물, 오존, 미세먼지 등이다.

027 다음 중 색도와 탁도 제거 시 가장 효과적인 방법은?
① 급속여과
② 완속여과
③ 약품침전
④ 폭기법
⑤ 활성탄

027 급속여과법이 적당한 경우
- 원수의 탁도, 색도가 높은 경우
- 원수에 조류가 많을 경우
- 넓은 부지를 구할 수 없는 경우
- 동계에 수면동결이 쉬운 경우

정답 25 ① 26 ⑤ 27 ①

028 살수여상법
보통 도시하수의 2차 처리를 위하여 사용된다. 활성슬러지 법과는 달리 1차 침전 유출수를 미생물 점막으로 덮인 쇄석이나 기타 매개층 등 여재 위에 뿌려서 미생물막과 폐수 중의 유기물을 접촉시키는 고정상에 의한 처리법이다.

028 하수 처리에 있어서 살수여상법에 대한 설명으로 잘못된 것은?
① 호기성 생물의 정화작용이다.
② 끊임없는 균일한 살수이다.
③ 쇄석(碎石)이 불필요하다.
④ 다량의 살수량이 좋다.
⑤ 하수 내의 유기물질을 처리한다.

029 손상성폐기물
주사바늘, 봉합바늘, 수술용 칼날, 한방침, 치과용침, 파손된 유리재질의 시험기구

45회 출제유형
029 「폐기물관리법」상 위해의료폐기물 중 주사바늘, 한방침, 치과용침의 분류는?
① 혈액오염폐기물
② 손상성폐기물
③ 생물·화학폐기물
④ 병리계폐기물
⑤ 조직물류폐기물

030 강도율
발생한 재해의 강도를 나타내는 것으로, 근로시간 1,000시간당 재해에 의해 상실된 근로손실일수를 말한다.

45회 출제유형
030 산업재해로 인한 근로손실 정도를 나타내어 재해의 심한 정도를 나타내는 지표는?
① 강도율
② 천인율
③ 도수율
④ 건수율
⑤ 발생률

정답 28 ③ 29 ② 30 ①

031 「환경정책기본법」상 대기오염의 지표로서 SO_2의 연간 환경기준은?

① 0.01ppm
② 0.1ppm
③ 0.05ppm
④ 0.5ppm
⑤ 0.02ppm

031 대기환경기준
- SO_2 : 0.02ppm 이하(연간 평균치) – 대기오염의 지표
- NO_2 : 0.03ppm 이하 (연간 평균치)
- CO : 9ppm 이하(8시간 평균치)
- 미세먼지(PM-10) : 100μg/m³ 이하(24시간 평균치)
- 초미세먼지(PM-2.5) : 35μg/m³ 이하(24시간 평균치)
- O_3 : 0.06ppm 이하 (8시간 평균치)
- Pb : 0.5μg/m³ 이하 (연간 평균치)
- 벤젠 : 5μg/m³ 이하 (연간 평균치)

032 다음 중 혐기성 처리 시 발생하지 않는 가스는?

① CH_4
② SO_2
③ H_2S
④ NH_3
⑤ Indol

032 혐기성 처리 시 분해 생성물은 CH_4, NH_3, H_2S, Indol 등이 있다.

033 오니처리방법 중 최종처리방법인 것은?

① 화학적 처리법
② 사상건조법
③ 탈수비료법
④ 매립 및 해역 배출법
⑤ 탈수건조법

033 오니의 처리법에서 매립 및 해역 배출이 최종처리방법이다.

정답 31 ⑤ 32 ② 33 ④

034 중화법은 산업폐수를 처리할 때에 물질의 액성을 조절하여 처리하는 방법이다.

034 다음 중 미생물에 의한 하수 처리법이 아닌 것은?

① 중화법
② 관개법
③ 산화지법
④ 활성오니법
⑤ 살수여과법

035 일산화탄소는 탄소성분의 불완전연소로 인해 발생한다. 주배출원은 자동차 배기가스로 헤모글로빈과의 친화력이 산소보다 높다. 중독 시 중추신경계 장애를 일으킨다.

35회 출제유형

035 대기오염물질 중 탄소성분의 불완전연소로 인해 발생하는 것은?

① 오 존
② 질 소
③ 일산화탄소
④ 이산화탄소
⑤ 아황산가스

036 합류식 하수도는 건설비가 적게 들고, 수리·점검·청소하는 데 간단하기 때문에 경제적이다.

35회 출제유형

036 합류식 하수도에 해당하지 않는 것은?

① 우기 시 용량 급증
② 비경제적
③ 수리, 시공 용이
④ 자연적인 청소
⑤ 하수의 희석

34 ① 35 ③ 36 ② 정답

037 진폐증의 설명으로 연결이 잘못된 것은?

① 규폐증 – 암석분말, 만성 섬유증식
② 석면폐증 – 석면, 섬유증식
③ 탄폐증 – 탄가루
④ 면폐증 – 섬유증식
⑤ 진폐증 – 유리규산, 석면, 폐암 유발

037 ④ 섬유폐증 – 섬유증식

038 50%의 사람이 불쾌감을 느끼는 불쾌지수(DI)는 얼마인가?

① 65
② 70
③ 75
④ 80
⑤ 85

038 불쾌지수(DI)
- 불쾌지수 70 : 10% 정도의 사람이 불쾌감을 느낌
- 불쾌지수 75 : 50% 정도의 사람이 불쾌감을 느낌
- 불쾌지수 80 : 거의 모든 사람이 불쾌감을 느낌
- 불쾌지수 85 : 견딜 수 없는 상태에 이름

039 [46회 출제유형] 조명이 부적절할 때 발생될 수 있는 안과성 질환은?

① 근 시
② 안정피로
③ 난 시
④ 안구진탕증
⑤ 백내장

039 안구진탕증은 부적당한 조명하에서 안구가 좌우상하로 진탕하는 현상으로, 탄광부에게 발생될 수 있는 안과성 질환이다.

정답 37 ④ 38 ③ 39 ④

040 흑구온도계는 구부를 검게 칠한 동판을 흑체(黑體)에 가깝게 만든 온도계로서 복사열의 측정 시 사용한다.

040 `45회 출제유형`
흑구온도계로 측정할 수 있는 것은?
① 복사열
② 실내기류
③ 기 압
④ 기 류
⑤ 기 습

041 에틸알코올은 70%에서 살균력이 가장 강하다.

041 다음 중 살균효과가 가장 좋은 에틸알코올의 농도는?
① 30%
② 40%
③ 50%
④ 60%
⑤ 70%

042 감압병(잠함병)
물속 깊이 잠수했다가 감압(주변의 압력이 감소하는 현상) 없이 급격히 상승할 때 기압차 때문에 발생하는 병을 말한다. 보통 감압 없이 상승할 때 발생하므로, 이를 예방하기 위해서는 물속에서 천천히 상승하면서 감압하는 과정이 반드시 필요하다.

042 `45회 출제유형`
4기압 이상의 고압환경에서 감압(주변의 압력이 감소하는 현상) 없이 정상기압으로 복귀할 때 발생하는 장애는?
① 참호족
② 고산병
③ 감압병
④ 열경련
⑤ 항공병

40 ① 41 ⑤ 42 ③ `정답`

043 다음 중 난방과 냉방이 필요한 실내온도는?
① 5℃ 이하, 20℃ 이상
② 5℃ 이하, 26℃ 이상
③ 10℃ 이하, 20℃ 이상
④ 10℃ 이하, 26℃ 이상
⑤ 15℃ 이하, 26℃ 이상

043 난방이나 냉방이 필요한 실내온도는 10℃ 이하, 26℃ 이상이다.

044 [35회 출제유형] 산업재해지수와 관계없는 것은?
① 건수율
② 강도율
③ 발병률
④ 도수율
⑤ 중독률

044 산업재해지수
건수율, 강도율, 도수율, 중독률

045 [36회 출제유형] 피펫 등 유리기구를 멸균하는 데 사용하는 멸균법은?
① 자비멸균법
② 고압증기멸균법
③ 초고온순간멸균법
④ 건열멸균법
⑤ 화염멸균법

045 건열멸균법
- 160~170℃의 건열멸균기로 1~2시간 처리하여 미생물을 사멸한다.
- 유리기구, 주사침, 유지, 글리세린, 분말, 금속류, 자기류 등에 사용한다.

정답 43 ④ 44 ③ 45 ④

046 **LD$_{50}$(Lethal Dose for 50%)**
한 무리의 실험동물 50%를 사망시키는 독성물질의 양, 또는 방사선의 선량으로 반수치사량이라 한다.

046 `41회, 36회, 35회 출제유형`
다음 중 생체 내에 실제로 받아들인 독성물질의 중간치사량을 뜻하는 용어로 옳은 것은?

① 96hr TLM
② 48hr TLM
③ LB$_{50}$
④ LC$_{50}$
⑤ LD$_{50}$

047 원인물질로는 탄산칼슘, 황산칼슘, 수산화마그네슘 등이 있다.

047 경도가 높은 물을 보일러시설에 사용할 때 Scale이 발생하기 때문에 공업용수 사용이 부적절하다. 그 원인물질은?

① NH_3
② NO_2
③ $CaCO_3$
④ SS
⑤ Mg

048 알루미늄 공업, 인산비료공업, 유리공업 등에서 발생하는 불소는 농작물, 가축물, 식물 등에 피해를 크게 준다. 또한 유리, 도자기 등을 부식시킨다.

048 `35회 출제유형`
대기오염물질 중 유리를 손상시키는 화합물로 옳은 것은?

① 황화수소
② 불 소
③ 일산화질소
④ 이산화탄소
⑤ 암모니아

46 ⑤ 47 ③ 48 ② **정답**

049 다음 중 난방 시 실내외의 온도 차로 적당한 것은?

① 1~5℃
② 2~3℃
③ 5~7℃
④ 5~15℃
⑤ 7~15℃

049 실내외 온도 차
5~7℃ 이내가 좋으나 냉방은 지역·계절별로 그 필요성이 다르며 건물의 종류, 주택의 구조작업 내용이나 기온 차에 따라 다르다.

050 `45회 출제유형`
석탄산 계수 산정에 사용되는 시험균주는?

① 백일해균
② 결핵균
③ 폐렴구균
④ 임질균
⑤ 장티푸스균

050 석탄산 계수
주로 장티푸스균과 포도상구균을 20℃에서 5분 내에는 죽이지 않고 10분 내에 죽이는 희석배수를 말하며, 소독약의 지표로 사용된다.

정답 49 ③ 50 ⑤

1교시 2과목 위생곤충학

051 유기염소 중독에는 치료약이 없고, 아트로핀은 유기인제 및 카바메이트계의 경우에 투여한다.

051 살충제의 인체 중독사고를 예방 또는 치료할 때 필요한 내용으로 옳지 않은 것은?
① 속효성의 살충제는 비교적 저항성이 적게 나타난다.
② 일반적으로 카바메이트계가 유기인제보다 인명피해의 위험도가 낮다.
③ 유기염소제에 중독되었을 때는 아트로핀을 투여한다.
④ 대부분의 살충제는 피부접촉 시에도 중독된다.
⑤ 유기인제 중독 여부는 혈액의 코리네스트라제 효소의 양을 측정하면 알 수 있다.

052 절지동물인 거미류, 노래기와 지네와 같은 다지류 및 곤충류에서 볼 수 있는 독특한 배설기관으로 노폐물을 여과한다.

052 [35회 출제유형] 다음 중 말피기관의 설명으로 옳은 것은?
① 소화효소 생성
② 먹이를 일시 저장
③ 노폐물 여과
④ 먹이의 역행 방지
⑤ 생식기관

053 카바메이트계 살충제로는 알디카브, 벤디오카브, 벤프라카브, 카바릴, 카보퓨란, 프로폭서, 카탑 등이 있다.

053 [45회 출제유형] 다음 중 카바메이트계 살충제는?
① 파라티온
② 프로폭서
③ DDT
④ 템포스
⑤ 알드린

51 ③ 52 ③ 53 ② **정답**

054 〔44회 출제유형〕 다음 약제 중 살균·살충 및 살서작용을 위한 효력증강제는?

① Hydrogen Cyanide
② Methyl Bromide
③ Paradichlorobenzene
④ Piperonyl Butoxide
⑤ Benzyl Benzoate

054 ①·② 훈증제
③ 파리 유충 구제용 약제

055 잔류살포를 하여 해충을 구제하려 할 때, 가장 이상적으로 분무하려면 벽 면적당 얼마의 희석액을 살포해야 하는가?

① $10cc/m^2$
② $40cc/m^2$
③ $50cc/m^2$
④ $70cc/m^2$
⑤ $100cc/m^2$

055 잔류분무 시 분무 형태는 벽면 분무의 경우에 분무량 $40cc/m^2$ 이고, 분사 거리는 46cm가 이상적이다.

056 다음 중 발진열의 매개 벼룩이 아닌 것은?

① 열대쥐벼룩
② 사람벼룩
③ 개벼룩
④ 유럽쥐벼룩
⑤ 고양이벼룩

056 발진열을 매개하는 벼룩에는 개벼룩, 고양이벼룩, 열대쥐벼룩, 유럽쥐벼룩이 있다.

정답 54 ④ 55 ② 56 ②

057 생물학적 전파
- 증식형 : 곤충 체내 수적 증식 – 페스트, 뇌염, 황열, 뎅기열(모기), 유행성재귀열(이), 쿨진열(벼룩)
- 발육형 : 곤충 체내 발육관 하는 경우(숙주에 의하여 감염) – 사상충증(모기), 로아사상충증(등에)
- 발육증식형 : 곤충 체내 증식과 발육 – 말라리아(모기), 수면병(체체파리)
- 경란형 : 병원체가 난소에서 증식 전파 – 록키산홍반열(진드기), 진드기매개재귀열, 쯔쯔가무시증
- 배설형 : 곤충의 배설물에 의한 전파 – 발진티푸스(이), 발진열, 흑사병(벼룩)

058 독나방(인시목)의 형태 및 생활사
- 촉각은 익모상이고, 몸과 날개는 황색이다.
- 전시는 중앙에 자갈색을 띠고, 시정 근처에 2개의 암갈색 반점이 있다.
- 알 부화 기간은 2주간이고, 유충은 13~15회 탈피한다.
- 독모는 유충기에 발생한다(연 1회 발생, 7월 중순 ~ 8월 상순).

059 ①·②·④·⑤ 병원체가 리케치아이다.

---

057 [46회, 35회 출제유형]
다음 곤충의 질병 매개 방법 중 발육증식형에 속하는 질병은?

① 발진티푸스
② 말라리아
③ 사상충증
④ 재귀열
⑤ 뎅기열

058 다음 중 독나방의 발생 시기로 옳은 것은?

① 6월 중순 ~ 7월 중순
② 7월 중순 ~ 8월 상순
③ 9월 중순 ~ 10월 중순
④ 9월 초순 ~ 10월 중순
⑤ 10월 초순 ~ 10월 중순

059 병원체가 바이러스인 것은?

① Q 열
② 발진티푸스
③ 뎅기열
④ 발진열
⑤ 쯔쯔가무시증

정답 57 ② 58 ② 59 ③

060 **41회 출제유형**
만성 살서제에 대한 설명 중 잘못된 것은?

① 2차 독성이 거의 없다.
② 미끼먹이에 대한 기피성이 없다.
③ 사전미끼를 4~8일간 설치해야 한다.
④ 장기간 사용하면 저항성이 생길 가능성이 크다.
⑤ 1회 다량 투여보다 4~5회 소량 중복투여가 더 효과적이다.

060 사전미끼를 사용할 때에는 급성 살서제를 사용한다.

061 **40회 출제유형**
다음 중 무즐치벼룩은?

① 사람벼룩
② 개벼룩
③ 고양이벼룩
④ 유럽쥐벼룩
⑤ 생쥐벼룩

061 벼 룩
- 무즐치벼룩 : 사람벼룩, 모래벼룩, 열대쥐벼룩, 닭벼룩
- 즐치벼룩 : 개벼룩, 고양이벼룩, 생쥐벼룩, 유럽쥐벼룩

062 다음 중 곤충의 욕반과 조간반이 부착된 위치는?

① 기 절
② 전 절
③ 경 절
④ 부 절
⑤ 퇴 절

062 곤충 다리의 구성
기절 → 전절 → 퇴절 → 경절 → 부절(욕반, 조간반, 발톱)

정답 60 ③ 61 ① 62 ④

063 매개곤충의 구제방법 중 화학적 방법에는 살충제, 발육억제제 불임제, 유인제, 기피제 등이 있다.

063 다음 중 곤충의 화학적 구제방법으로 볼 수 없는 것은?
① 살충제
② 발육억제제
③ 불임제
④ 유인제
⑤ 불임웅충의 방산

064 미스트(Mist)법
모기, 독나방, 파리, 진드기, 벼룩 등의 방제를 위해 넓은 지역에 살포하여 성충과 유충을 동시에 방제하는 방법이다.

064 풀숲에 대량으로 발생한 독나방을 방제하기에 가장 효과적인 방법은?
① 극미량연무법
② 가열연막법
③ 연무법
④ 미스트법
⑤ 분제법

065 완전변태
- 발육단계 : 알 → 유충 → 번데기 → 성충
- 종류 : 모기, 파리, 벼룩, 나방, 등에 등

43회 출제유형
065 다음 중 완전변태를 하는 종은?
① 빈 대
② 이
③ 모 기
④ 바 퀴
⑤ 진드기

정답 63 ⑤ 64 ④ 65 ③

066 집모기(Culex)와 구별되는 얼룩날개모기(Anopheles)의 특징은?

① 날개에 흑백반점이 없다.
② 벽면으로부터 45° 이상 각도로 앉는다.
③ 유충의 경우 긴 호흡관이 있다.
④ 유충은 수면에 수직으로 매달린다.
⑤ 알은 난괴형이다.

35회 출제유형

066 중국얼룩날개모기 (Anopheles sinensis)
- 말라리아(발육증식형) 전파
- 7~8월에 다발
- 유충의 복절배판에 장상모(수면 수평 유지)
- 유충 서식장소 : 흐르는 개울이나 관개수로, 대형 정지수(부낭형성)
- 날개 전연맥 : 백색 반점 2개, 전맥 2개
- 촉수의 각 마디 말단부에 좁은 흰 띠
- 앉는 자세는 벽면과 45~90°

067 다음 중 깔따구에 대한 설명으로 옳지 않은 것은?

① 몸에 비늘이 전혀 없다.
② 구기가 퇴화하였다.
③ 유충의 핏속에 적혈구가 없다.
④ 수명은 2~7일이다.
⑤ 야간 활동성이고 강한 추광성이다.

067 깔따구
- 파리목, 장각아목, 성충 크기는 2~5mm
- 모기와 비슷하나 몸 전체에 비늘이 없어 쉽게 구별되며, 유충은 핏속에 적혈구 존재
- 알 : 300~600개
- 평균수명 : 2~7일
- 오염 수질에서도 생존, 야간 활동성, 강한 추광성
- 피해 : Nuisance, Allergy, 천식
- 구제방법 : 잉어, 미꾸라지 등 천적 이용, 수질 청결, 실내 기피제 살포

068 56% 마라티온을 물에 타서 4% 희석액을 만들려면 몇 배의 물이 필요한가?

① 9배(1 : 9)
② 10배(1 : 10)
③ 13배(1 : 13)
④ 14배(1 : 14)
⑤ 20배(1 : 20)

068 $\frac{56\%}{4\%} - 1 = 13$배

정답 | 66 ② 67 ③ 68 ③

069 쥐벼룩은 사람을 흡혈하여 피해가 발생한다.

069 **35회 출제유형**
다음 중 벼룩의 생활사로 옳지 않은 것은?

① 암수가 흡혈한다.
② 쥐벼룩은 사람을 흡혈하지 않는다.
③ 알의 부화기간은 1주일이다.
④ 성충의 수명은 약 6개월이다.
⑤ 유충의 발육기간은 약 2주이다.

070 쥐의 효과적인 구제방법은 서식처 및 먹을 것을 없애는 것이다

070 **35회 출제유형**
다음 중 쥐를 방제하는 가장 효과적인 방법은?

① 천적을 이용한다.
② 만성 살서제를 투여한다.
③ 먹을 것과 서식처를 없앤다.
④ 급성 살서제를 투여한다.
⑤ 쥐덫을 사용한다.

071 모기는 일조시간이 10시간 이나 일 때 월동 준비를 한다.

071 모기가 월동 준비를 하는 일조시간은?

① 7시간
② 8시간
③ 10시간
④ 12시간
⑤ 18시간

69 ② 70 ③ 71 ③ 정답

072 유제(乳劑)를 제조할 때에 유화제로 사용하는 것은?
① Triton
② Xylene
③ Toluene
④ Tropital
⑤ Methylnaphthalene

072 유제(Emulsifiable Concentrate)
- 원제 + 용매 + 유화제
- 용제 : 메틸나프탈린, Xylene, Toluene
- 유화제 : Triton
- 공간살포 및 잔류분무용, 쓰레기 처리장, 모기 유충 서식, 흡수력이 약한 벽면 사용

073 모기의 성충을 구제하기 위하여 벽의 표면에 물약을 뿌리는 작업은?
① 공간분무
② 잔류분무
③ 훈 증
④ 살 분
⑤ 가열연막

073 잔류분무
- 1회 분무로 장시간 지속되어 완전구제 효과를 나타내며, 가장 경제적인 방법
- 분무 장소별 효과 : 유리, 타일 > 페인트 칠한 나무벽 > 시멘트벽 > 흙벽

44회, 35회 출제유형

074 다음 중 유충 시기에 흡혈을 하는 위생곤충은 무엇인가?
① 노린재
② 독나방
③ 이
④ 털진드기
⑤ 인도쥐벼룩

074 털진드기는 유충 시기에 흡혈을 하고, 흡혈로 인해 사람에게 쯔쯔가무시병이 감염된다.

정답 72 ① 73 ② 74 ④

075 쥐의 개체군 크기를 결정하는 3대 요인은 출산, 사망, 이동이다.

075 쥐의 개체균 크기를 결정하는 3대 요인이 아닌 것은?
① 출 산
② 사 망
③ 경 쟁
④ 이 동
⑤ 출산, 사망

076 생물학적 구제방법은 천적을 이용하는 것이다.

46회, 36회 출제유형
076 다음 중 해충의 생물학적 구제는?
① 천적 이용
② 웅덩이 제거
③ 방사선 이용
④ 방충망 설치
⑤ 살충제 살포

077 파라티온은 맹독성이므로 방역용으로 쓸 수 없다.

077 다음 중 방역용으로 쓸 수 없는 살충제는?
① 파라티온
② 아베이트
③ 디아지논
④ 마라티온
⑤ 세 빈

078 다음 중 거미강에 속하는 것은?

① 털진드기
② 벼룩
③ 지네
④ 게
⑤ 가재

078 거미강(주형강)은 진드기, 거미, 전갈 등이 속하며, 몸은 두흉부와 복부의 두 부분으로 구성되었고, 촉각은 없고 두흉부에는 6쌍의 부속기가 있다.

079 다음 중 가주성 쥐의 특성으로 옳지 않은 것은?

① 청각이 대단히 예민하다.
② 생쥐의 활동범위는 수 미터이다.
③ 야간 활동성이지만 시력은 근시이고 색맹이다.
④ 잡식성이며 섭취한 먹이가 이상하면 토해 버린다.
⑤ 땅속에 구멍을 뚫고 사는 것은 대체로 시궁쥐이다.

079 가주성 쥐는 잡식성이지만 먹이를 토하지 못하는 습성을 가지고 있다.

080 작은빨간집모기가 주로 서식하는 곳은?

① 헌 타이어나 폐용기
② 하수구
③ 바위틈이나 나무그루
④ 논, 호수
⑤ 집 주변에 고여 있는 깨끗한 물

080 모기의 산란 습성
- 흐르는 개울, 관개수로 : 중국얼룩날개모기
- 대형 정지수(늪, 논, 호수) : 중국얼룩날개모기, 작은빨간집모기
- 소형 인공 용기 : 빨간집모기 (C. pipiens)
- 인공적으로 더러워진 물(하수구, 오물 처리장) : 빨간집모기
- 자연적인 소형 발생원(바위 구멍, 나뭇잎 사이) : 숲모기

정답 78 ① 79 ④ 80 ④

1교시 3과목 위생관계법령

081 식중독 환자나 식중독이 의심되는 자를 진단하였거나 사체를 검안한 의사 또는 한의사는 지체 없이 특별자치시장·시장·군수·구청장에게 보고하여야 한다. 특별자치시장·시장·군수·구청장은 보고를 받은 때에는 지체없이 그 사실을 식품의약품안전처장 및 시·도지사에게 보고하고, 대통령령으로 정하는 바에 따라 원인을 조사하여 그 결과를 보고하여야 한다(식품위생법 제86조 제1~2항).

081 식중독 환자를 진단한 의사는 누구에게 보고하여야 하는가?
① 질병관리청장
② 특별자치시장·시장·군수·구청장
③ 시·도지사
④ 식품의약품안전처장
⑤ 보건소장 또는 보건지소장

082 위생사의 업무범위(공중위생관리법 제8조의2)
- 공중위생영업소, 공중이용시설 및 위생용품의 위생관리
- 음료수의 처리 및 위생관리
- 쓰레기, 분뇨, 하수, 그 밖의 폐기물의 처리
- 식품·식품첨가물과 이에 관련된 기구·용기 및 포장의 제조와 가공에 관한 위생관리
- 유해 곤충·설치류 및 매개체 관리
- 그 밖에 보건위생에 영향을 끼치는 것으로서 대통령령으로 정하는 업무(소독업무, 보건관리업무)

44회, 43회, 39회 출제유형
082 다음 중 위생사의 업무범위로 보기 어려운 것은?
① 공중이용시설 및 위생용품의 위생관리
② 분뇨의 처리
③ 곤충 및 매개체 관리
④ 음료수의 처리 및 위생관리
⑤ 근로환경 위생관리

083 식품위생감시원(식품위생법 제32조 제1항)
관계 공무원의 직무와 그 밖에 식품위생에 관한 지도 등을 하기 위하여 식품의약품안전처, 특별시·광역시·특별자치시·도·특별자치도 또는 시·군·구(자치구를 말한다)에 식품위생감시원을 둔다.

44회, 40회, 35회 출제유형
083 다음 중 식품위생감시원을 두지 않아도 되는 곳은?
① 보건복지부
② 식품의약품안전처
③ 특별시·광역시
④ 시·군·구
⑤ 도·특별자치도

정답 81 ② 82 ⑤ 83 ①

084 판매하거나 영업에 사용하는 기구 및 용기·포장의 제조방법에 관한 기준을 고시하는 자는?

① 식품의약품안전처장
② 보건복지부장관
③ 환경부장관
④ 시·도지사
⑤ 시장·군수·구청장

084 기구 및 용기·포장에 관한 기준 및 규격(식품위생법 제9조 제1항)

식품의약품안전처장은 국민보건을 위하여 필요한 경우에는 판매하거나 영업에 사용하는 기구 및 용기·포장에 관하여 다음의 사항을 정하여 고시한다.
- 제조방법에 관한 기준
- 기구 및 용기·포장과 그 원재료에 관한 규격

085 감염병의 예방 및 관리에 관한 법률에 따른 생물테러감염병이 아닌 것은?

① 탄저
② 보툴리눔독소증
③ 페스트
④ 야토병
⑤ 결핵

085 생물테러감염병에는 탄저, 보툴리눔독소증, 페스트, 마버그열, 에볼라바이러스병, 라싸열, 두창, 야토병이 있다(감염병의 예방 및 관리에 관한 법률 제2조 제9호).

086 [44회, 39회 출제유형] 집단급식소를 설치·운영하고자 하는 자는 누구에게 신고하여야 하는가?

① 특별자치시장·특별자치도지사, 시장·군수·구청장
② 행정안전부장관
③ 보건복지부장관
④ 환경부장관
⑤ 식품의약품안전처장

086 집단급식소를 설치·운영하려는 자는 특별자치시장·특별자치도지사·시장·군수·구청장에게 신고하여야 한다(식품위생법 제88조 제1항).

정답 84 ① 85 ⑤ 86 ①

087 폐기물의 처리에 관한 구치적 기준 및 방법(폐기물관리법 시행규칙 별표 5)
의료폐기물 전용용기 사용의 경우 봉투형 용기에는 그 용량의 75% 미만으로 의료폐기물을 넣어야 한다.

087 [35회 출제유형]

의료폐기물 봉투형 용기에는 그 용량의 몇 % 미만으로 의료폐기물을 넣어야 하는가?

① 55% ② 65%
③ 75% ④ 85%
⑤ 95%

088 국가와 지방자치단체는 모든 국민이 질 좋은 먹는물을 공급받을 수 있도록 합리적인 시책을 마련하고, 먹는물관련영업자에 대하여 알맞은 지도와 관리를 하여야 한다(먹는물관리법 제2조 제1호).

088 모든 국민이 질 좋은 먹는물을 공급받을 수 있도록 합리적인 시책을 마련하고, 먹는물관련영업자에 대하여 알맞은 지도와 관리를 하여야 하는 곳은?

① 보건복지부
② 환경부
③ 보건소
④ 한국수자원공사
⑤ 국가와 지방자치단체

089 제2급감염병
결핵, 수두, 홍역, 콜레라, 장티푸스, 파라티푸스, 세균성이질, 장출혈성대장균감염증, A형간염, 백일해, 유행성이하선염, 풍진, 폴리오, 수막구균 감염증, b형헤모필루스인플루엔자, 폐렴구균 감염증, 한센병, 성홍열, 반코마이신내성황색포도알균(VRSA) 감염증, 카바페넴내성장내세균속균종(CRE) 감염증, E형간염

089 [45회 출제유형]

다음 중 감염병의 예방 및 관리에 관한 법률이 규정한 제2급감염병은?

① A형간염
② 두 창
③ 탄 저
④ 페스트
⑤ 야토병

87 ③ 88 ⑤ 89 ① 정답

090

40회, 35회 출제유형

먹는샘물 제조업자의 자가품질검사기준에 관한 내용이다. 먹는샘물에 대한 기준 중 매주 2회 이상 측정하여야 하는 항목으로 옳은 것을 모두 고르면?

| ㉮ 대장균군 | ㉯ 일반세균(저온·중온균) |
| ㉰ 살모넬라 | ㉱ 녹농균 |

① ㉮, ㉯, ㉱
② ㉮, ㉰
③ ㉯, ㉱
④ ㉱
⑤ ㉮, ㉯, ㉰, ㉱

090 먹는샘물(먹는물관리법 시행규칙 별표 6)
- 냄새, 맛, 탁도, 색도, pH : 매일 1회 이상
- 일반세균(저온·중온균), 대장균군, 녹농균 : 매주 2회 이상
- 분원성 연쇄상구균·아황산환원혐기성 포자형성균·살모넬라·쉬겔라 : 매월 1회 이상

091

집단급식소 업무 종사를 일시적으로 제한하는 감염병은?

① 중동호흡기증후군(MERS)
② 유행성이하선염
③ 야토병
④ 신종인플루엔자
⑤ 세균성이질

091 업무 종사의 일시 제한(감염병의 예방 및 관리에 관한 법률 시행규칙 제33조)
- 업무 종사의 제한을 받는 감염병 : 콜레라, 장티푸스, 파라티푸스, 세균성이질, 장출혈성대장균감염증, A형간염
- 업무 종사의 제한을 받는 업종 : 집단급식소, 식품접객업

092

35회 출제유형

다음 중 분뇨처리시설의 방류수수질기준의 생물화학적 산소요구량으로 옳은 것은?

① 10mg/L
② 20mg/L
③ 30mg/L
④ 40mg/L
⑤ 50mg/L

092 분뇨처리시설의 방류수수질기준(하수도법 시행규칙 별표 2)
- 생물화학적 산소요구량(BOD) : 30mg/L 이하
- 총유기탄소량(TOC) : 30mg/L 이하
- 부유물질 : 30mg/L 이하
- 총대장균수 : 3,000개수/mL 이하
- 총질소 60mg/L 이하
- 총인 : 8mg/L 이하

정답 90 ① 91 ⑤ 92 ③

093 감염병 예방 및 관리 계획의 수립 등(감염병의 예방 및 관리에 관한 법률 제7조)

- 질병관리청장은 보건복지부장관과 협의하여 감염병의 예방 및 관리에 관한 기본계획을 5년마다 수립·시행하여야 한다.
- 기본계획에는 다음의 사항이 포함되어야 한다.
  - 감염병 예방·관리의 기본목표 및 추진방향
  - 주요 감염병의 예방·관리에 관한 사업계획 및 추진방법
  - 감염병 대비 의료·방역 물품의 비축 및 관리에 관한 사항
  - 감염병 전문인력의 양성 방안
  - 의료기관 종별 감염병 위기대응역량의 강화 방안
  - 감염병 통계 및 정보통신기술 등을 활용한 감염병 정보의 관리 방안
  - 감염병 관련 정보의 의료기관 간 공유 방안
  - 그 밖에 감염병의 예방 및 관리에 필요한 사항

094 환경검체 채취 및 시험의 방법(감염병의 예방 및 관리에 관한 법률 시행령 별표 1의3)

시험 종류	검체 대상
레지오넬라균 검출 시험	상수도, 지하수, 공중시설의 물
장출혈성대장균 검출 시험	수영장, 냉·온수기의 물
노로바이러스 검출 시험	상수도, 지하수, 보존식
먹는 물 관리법에 따른 먹는물 검사	상수도, 지하수, 냉·온수기의 물
식품공전에 따른 식품 규격 시험	장관감염증 집단 발생 시 보존식
식품공전에 따른 조리기구 규격 시험	장관감염증 집단 발생 시 조리도구
수인성 원충 검출 시험	상수도, 지하수 수영장

---

093 감염병의 예방 및 관리 계획의 수립에 어긋나는 것은?

① 감염병 예방·관리의 기본목표 및 추진방향
② 주요 감염병의 예방·관리에 관한 사업계획 및 추진방법
③ 감염병 전문인력의 양성 방안
④ 감염병 통계 및 정보통신기술 등을 활용한 감염병 정보의 관리 방안
⑤ 감염병의 발병현황과 대처방안

094 감염병의 예방 및 관리에 관한 법률상 노로바이러스 역학조사의 검체 대상은?

① 냉·온수기의 물
② 수영장
③ 공중시설의 물
④ 보존식
⑤ 조리도구

정답 93 ⑤ 94 ④

095 다음 중 식품위생법의 목적으로 옳은 것은?

① 식품영양의 양적 향상 도모
② 질병 치료
③ 안전한 식품 제공
④ 위해식품의 제거
⑤ 국민 건강의 보호·증진

095 목적(식품위생법 제1조)
이 법은 식품으로 인하여 생기는 위생상의 위해(危害)를 방지하고 식품영양의 질적 향상을 도모하며 식품에 관한 올바른 정보를 제공함으로써 국민 건강의 보호·증진에 이바지함을 목적으로 한다.

096 이·미용기구의 소독기준으로 옳지 않은 것은?

① 증기소독 : 섭씨 100℃ 이상의 습한 열에 20분 이상 쐬어준다.
② 건열멸균소독 : 섭씨 100℃ 이상의 건조한 열에 20분 이상 쐬어준다.
③ 자외선소독 : $1cm^2$당 85μW 이상의 자외선을 20분 이상 쐬어준다.
④ 열탕소독 : 섭씨 100℃ 이상의 물속에 10분 이상 끓여준다.
⑤ 크레졸소독 : 크레졸수(크레졸 30%, 물 70%의 수용액)에 10분 이상 담가둔다.

096 크레졸소독 : 크레졸수(크레졸 3%, 물 97%의 수용액)에 10분 이상 담가둔다(공중위생관리법 시행규칙 별표 3).

097 다음 중 질병에 걸렸거나 걸렸을 염려가 있는 동물의 부위 중 식품으로 판매할 수 있는 것은?

① 혈액
② 장기
③ 고기
④ 뼈
⑤ 정답 없음

097 누구든지 총리령으로 정하는 질병에 걸렸거나 걸렸을 염려가 있는 동물이나 그 질병에 걸려 죽은 동물의 고기·뼈·젖·장기 또는 혈액을 식품으로 판매하거나 판매할 목적으로 채취·수입·가공·사용·조리·저장·소분 또는 운반하거나 진열하여서는 아니 된다(식품위생법 제5조).

098 법 제19조의3(같은 명칭의 사용 금지)을 위반하여 위생사의 명칭을 사용한 자에게는 100만 원 이하의 과태료를 부과한다(공중위생관리법 제22조 제3항).

44회 출제유형

098 위생사 면허 없이 위생사 명칭을 사용한 자에게 부과하는 과태료는?

① 100만 원 이하의 과태료
② 200만 원 이하의 과태료
③ 300만 원 이하의 과태료
④ 500만 원 이하의 과태료
⑤ 1천만 원 이하의 과태료

099 먹는물공동시설의 관리대상(먹는물관리법 시행규칙 제2조 제1항)
- 상시 이용인구가 50명 이상으로서 먹는물공동시설 소재지의 특별자치시장·특별자치도지사·시장·군수 또는 구청장이 지정하는 시설
- 상시 이용인구가 50명 미만으로서 시장·군수·구청장기 수질관리가 특히 필요하다고 인정하여 지정하는 시설

42회, 35회 출제유형

099 특별자치시장·특별자치도지사·시장·군수 또는 구청장이 지정하는 관리대상 먹는물공동시설의 상시 이용인구는?

① 30명 이상
② 50명 이상
③ 100명 이상
④ 500명 이상
⑤ 1,000명 이상

100 청문(먹는물관리법 제50조)
환경부장관이나 시·도지사는 다음의 어느 하나에 해당하는 처분을 하려면 청문을 하여야 한다.
- 샘물 등의 개발허가의 취소
- 환경영향조사 대행자의 등록취소
- 검사기관의 지정취소
- 먹는물관련영업자의 영업허가나 등록의 취소 또는 영업장의 폐쇄

100 먹는물관리법상 청문하지 않아도 되는 처분은?

① 품질관리인의 자격취소
② 먹는물관련영업자의 영업허가 취소
③ 먹는물검사기관의 지정취소
④ 환경영향조사 대행자의 등록취소
⑤ 샘물 등의 개발허가 취소

정답 98 ① 99 ② 100 ①

101 감염병 예방에 필요한 소독을 하여야 하는 시설은?

① 객실 수 10실 이상의 숙박업소
② 식품접객업업소 중 연면적 300제곱미터 이상의 업소
③ 연면적 1백제곱미터 이상의 학원
④ 100세대 이상의 공동주택
⑤ 한 번에 50명 이상에게 계속적으로 식사를 공급하는 집단급식소

101
① 객실 수 20실 이상의 숙박업소
③ 연면적 1천제곱미터 이상의 학원
④ 300세대 이상의 공동주택
⑤ 한 번에 100명 이상에게 계속적으로 식사를 공급하는 집단급식소

102 [46회 출제유형] 다음 중 공중위생관리법의 목적으로 옳은 것은?

① 국민의 사회적 지위 향상
② 국민의 수명 연장
③ 국민의 건강증진
④ 공중이 이용하는 영업시설 확충
⑤ 위생상의 위해 방지

102 목적(공중위생관리법 제1조)
이 법은 공중이 이용하는 영업의 위생관리 등에 관한 사항을 규정함으로써 위생수준을 향상시켜 국민의 건강증진에 기여함을 목적으로 한다.

103 공익상 또는 선량한 풍속을 유지하기 위하여 필요하다고 인정하는 때에 공중위생영업자 및 종사원에 대하여 영업시간 및 영업행위에 관한 필요한 제한을 할 수 있는 자는?

① 보건복지부장관
② 시·도지사 또는 시장·군수·구청장
③ 관할 법원
④ 대통령
⑤ 국무총리

103 시·도지사 또는 시장·군수·구청장은 공익상 또는 선량한 풍속을 유지하기 위하여 필요하다고 인정하는 때에는 공중위생영업자 및 종사원에 대하여 영업시간 및 영업행위에 관한 필요한 제한을 할 수 있다(공중위생관리법 제9조의2).

정답 | 101 ② 102 ③ 103 ②

104 자가품질검사(식품위생법 시행규칙 제31조 제4항)
자가품질검사에 관한 기록서는 2년간 보관하여야 한다.

104 45회, 44회 출제유형
자가품질검사에 관한 기록서는 몇 년간 보관하여야 하는가?
① 1년 ② 2년
③ 3년 ④ 4년
⑤ 5년

105 먹는물관리법 및 수도법에 따라 건강진단을 받아야 하는 자는 다음의 구분에 따라 장티푸스, 파라티푸스 및 세균성이질 병원체의 감염 여부에 관하여 건강진단을 받아야 한다. 다만, 소화기계통 감염병이 먹는샘물·먹는염지하수 제조공장 또는 수도의 취수장·배수지 부근에서 발생하였거나 발생할 우려가 있는 경우에는 즉시 건강진단을 받아야 한다(먹는물 수질기준 및 검사 등에 관한 규칙 제5조 제1항).
- 먹는물관리법에 따라 먹는샘물 등의 취수·제조·가공·저장·이송시설에서 종사하는 자와 수도법에 따라 취수·정수 또는 배수시설에서 종사하는 자 및 그 시설 안에 거주하는 자 : 6개월마다 1회
- 먹는물관리법에 따른 먹는샘물 등의 제조업에 종사하는 자로서 제1호 외의 자 : 환경부장관이 감염병의 예방 등을 위하여 필요하다고 인정하는 경우

105 소화기계통 전염병이 먹는샘물의 제조공장에서 발생하였을 경우, 관련 법에 따라 건강진단을 받아야 하는 자의 건강진단 주기는?
① 즉시
② 1개월마다
③ 3개월마다
④ 6개월마다
⑤ 연 1회

정답: 104 ② 105 ①

2교시 4과목 공중보건학

001 [35회 출제유형]
다음 중 국세조사에 관한 설명으로 잘못된 것은?
① 국세조사는 5년마다 시행되며 행정당국에서 실시한다.
② 국세조사를 처음 시행한 나라는 스웨덴, 조직적으로 실시한 나라는 미국이다.
③ 국세조사는 인구동태를 말하며 보건학에서 주로 이용한다.
④ 우리나라는 국세조사를 1925년도에 처음 시행하였고 1965년도에 조직적으로 실시하였다.
⑤ 우리나라는 5년마다 실시하고 있다.

001 국세조사(Sensus)는 인구정태(State of Population)를 말하며 일정한 간격을 두고 조사한다.

002 [39회 출제유형]
다음 중 인구정태 통계에 속하는 것은?
① 출생률
② 국세조사
③ 영아사망률
④ 질병이환율
⑤ 1차 성비

002 정태통계
- 일정시점에 있어서 일정지역의 인구의 크기, 자연적·사회적·경제적 구조에 관한 통계
- 국세조사 : 국정의 정책자료를 삼기 위한 조사, 우리나라의 국세조사는 1925년 최초 실시하여, 매 5년마다 실시

003 [34회 출제유형]
공중보건학의 발전 단계 중 중세기에 대한 내용으로 옳지 않은 것은?
① 히포크라테스
② 방역의사 빈민구제의사
③ 검역제도
④ 페스트
⑤ 검역소

003 히포크라테스는 고대기(기원전~서기 500년)의 대표적인 인물이다.

정답 1 ③ 2 ② 3 ①

004 역학의 분류
- 기술역학(1단계 역학) : 질병의 발생분포와 발생경향 파악
- 분석역학(2단계) : 가설을 증명하기 위하여 관찰을 통해 특정요인과 특정질병 간의 인과관계를 알아낼 수 있도록 설계
- 이론역학(3단계 역학) : 수학, 통계학적 입장
- 실험역학 : 실험군과 대조군으로 나누어 조사
- 작전역학 : 옴란(Omran)이 소개한 것으로, 지역사회 보건서비스의 운영에 관한 계통적 연구를 통해 서비스의 향상을 목적으로 함

005 모성사망비
$$\frac{모성사망수}{출생아수} \times 100,000$$

006 α-index란 영아사망수÷신생아사망수로 선진국일수록 1.0에 가깝다.

---

004 [44회 출제유형]
가설을 증명하기 위하여 관찰을 통해 특정요인과 특정질병 간의 인과관계를 알아낼 수 있도록 설계된 2단계 역학은?
① 분석역학
② 기술역학
③ 실험역학
④ 경험역학
⑤ 이론역학

005 모성사망비를 계산할 때 분모에 해당하는 것은?
① 사망아수
② 출생아수
③ 신생아사망수
④ 사산수
⑤ 영아수

006 [46회, 35회 출제유형]
보건수준과 건강수준을 나타내는 것으로 1.0에 가까울수록 보건수준이 높음을 뜻하는 것은?
① 조사망률
② α-index
③ 평균여명
④ 신생아사망률
⑤ 유병률

정답 4 ① 5 ② 6 ②

007 [42회 출제유형] 여러 명의 전문가가 청중 앞에서 자유롭게 토의하는 보건교육방법은?

① 분단토의(Buzz Session)
② 심포지엄(Symposium)
③ 패널토의(Panel Discussion)
④ 강연회
⑤ 토론회

007 패널토의(Panel Discussion)
몇 사람의 전문가가 서로 둘러앉아 사회자의 진행에 따라 토론하는 방법이다.

008 [34회 출제유형] 말라리아와 같이 모기에 의한 흡혈로 감염되는 병원소로부터 병원체의 전파는?

① 개방병소 탈출
② 소화기계 탈출
③ 호흡기계 탈출
④ 기계적 탈출
⑤ 비뇨생식기계통 탈출

008 병원소로부터 병원체 탈출
- 기계적 탈출 : 모기, 이, 벼룩 등의 흡혈성 곤충에 의한 탈출과 주사기 및 감염된 육류에 의한 탈출
- 개방병소 탈출 : 신체 표면의 피부병, 농양, 옴 등의 병원체가 병변 부위에서부터 직접 탈출
- 소화기계 탈출 : 위 장관을 통한 탈출
- 호흡기계 탈출 : 외호흡을 통해 주로 나가며 대화, 기침, 재채기를 통해 전파

009 [35회 출제유형] 생물테러 발생 시 방역조치로 틀린 것은?

① 환자관리
② 검체채취
③ 접촉자 관리
④ 환경관리
⑤ 교육·홍보

009 검체채취는 역학조사이다. 역학조사로는 환자사례조사, 접촉자·공동 폭로자 조사, 검체채취이다.

010 시간적 현상
- 추세적(장기적) 변화 : 수십년 이상의 주기로 유행
- 순환적(주기적) 변화 : 수년의 주기로 반복 유행
- 계절적 변화 : 1년을 주기로 반복 유행
- 불규칙 변화 : 외래감염병이 국내 침입 시 돌발적으로 유행
- 단기 변화 : 시간별, 날짜별, 주 단위로 변화하는 유행

45회, 41회, 35회 출제유형

010 다음 중 시간적 현상에 있어서 가장 장기 변화인 것은?

① 단기 변화
② 순환 변화
③ 계절적 변화
④ 추세 변화
⑤ 불규칙 변화

011
- 감염지수 : De Rudder의 접촉에 의해 전파되는 급성 호흡기성 감염병에 있어서 감수성자가 환자와의 접촉에 의해 발생되는 것을 백분율로 나타낸 것
- 접촉감염지수 : 홍역(95%), 두창(95%), 백일해(60~80%), 성홍열(40%), 디프테리아(10%), 폴리오(0.1%)

40회, 36회, 35회 출제유형

011 접촉감염지수가 큰 것부터 차례로 나열된 것은?

① 두창 – 백일해 – 디프테리아 – 성홍열 – 폴리오
② 홍역 – 백일해 – 성홍열 – 디프테리아 – 폴리오
③ 백일해 – 홍역 – 성홍열 – 디프테리아 – 폴리오
④ 성홍열 – 백일해 – 홍역 – 폴리오 – 디프테리아
⑤ 폴리오 – 백일해 – 성홍열 – 디프테리아 – 홍역

012 결핵, 트라코마, 천연두(두창) 등은 개달물(Fomite)에 의해 전파되는 질환이다.

35회, 34회 출제유형

012 다음 중 개달물(Fomite)에 의해 전파되는 질환은?

① 폴리오
② 장티푸스
③ 간 염
④ 트라코마
⑤ 황 열

013 [41회, 35회 출제유형]

감염할 수 있는 병원체의 능력을 뜻하는 용어로 병원체가 숙주에서 발육 증식하는 것을 무엇이라 하는가?

① 감수성
② 감 염
③ 감염기
④ 공 생
⑤ 감염력

013
① 질병에 열려있는 상태, 감염될 수 있는 능력
② 병원체가 숙주안에서 발육 또는 증식하여 생기는 병리학적인 상태
③ 병원체가 숙주의 몸에서 밖으로 탈출을 시작하고부터 탈출이 끝난 때까지의 기간
④ 두 생물이 서로 피해를 주지 않고 근접한 환경에서 살아가는 관계

014 [38회 출제유형]

면역혈청(감마글로불린)에 의한 면역으로 옳은 것은?

① 자연능동면역
② 자연수동면역
③ 인공능동면역
④ 인공수동면역
⑤ 선천면역

014 수동면역
- 자연수동면역 : 모체면역(태반면역, 모유면역)
- 인공수동면역 : 항독소, 감마글로불린, 면역혈청 접종 후 면역
※ 회복기가 가장 큰 시기 : 회복기 혈청

015 [45회, 41회 출제유형]

임신부가 초기에 감염되면 선천성 기형아를 낳을 수 있는 질환은?

① 콜레라
② 장티푸스
③ 폴리오
④ 풍 진
⑤ 임 질

015 풍진은 비말·공기감염으로 전파되며, 임신 초기에 감염되면 태아에게 선천성 기형(풍진 증후군)을 일으킨다.

정답 | 13 ⑤ 14 ④ 15 ④

016 ①·②·③·⑤ 바이러스에 의해 발생한다

016 **35회 출제유형**
다음 중 리케치아에 의해 발생하는 질병은?
① 두 창
② 인플루엔자
③ 폴리오
④ 발진티푸스
⑤ B형간염

017 국민기초생활보장제도는 빈곤계층에 최저생계비를 지원하는 제도이다.

017 **35회, 34회 출제유형**
우리나라의 사회보장제도 중 최저생계를 보장하는 것은?
① 국민기초생활보장제도
② 공무원연금
③ 군인연금
④ 산업재해보험
⑤ 고용보험

018 ① 계획 – 사업 – 예산 – 체계
② 체계분석
④ 사업 – 평가 – 검열 – 기술
⑤ 기획 – 조직 – 인사 – 지휘 – 조정 – 보고 – 예산

018 2차 세계대전 당시 군사작전상의 문제 해결을 위하여 학자들이 고안한 것으로, 사업 집행상황을 조사하는 운영연구에 해당하는 것은?
① PPBS
② SA
③ OR
④ PERT
⑤ POSDCORB

019 공식조직에 대한 설명으로 옳은 것은?

① 부분적인 질서를 강조함
② 감정의 원리에 따라 구성
③ 인간관계가 중심과제
④ 내면적 조직
⑤ 제도상의 명문화된 조직

019 공식조직
- 제도상의 명문화된 조직
- 인위적 조직, 외면적 조직
- 합리적 체계가 중심과제
- 전체적인 질서를 강조함
- 능률의 논리와 과학적 합리성을 중시함
- 상층의 위임으로 권한이 얻어짐
- 직위, 직계 등 법률상의 권한에 중점을 둠

020 [41회 출제유형] 조기진단은 질병의 몇 차 예방에 해당하는가?

① 1차 예방
② 2차 예방
③ 3차 예방
④ 4차 예방
⑤ 5차 예방

020 조기진단은 중증화의 예방으로 2차 예방이다.

021 다음 보건행정의 조직원리 중 잘못된 것은?

① 조정의 원리
② 통합의 원리
③ 계층제의 원리
④ 명령통일의 원리
⑤ 통솔범위의 원리

021 보건행정의 조직(Organization) 원리
- 조정의 원리
- 분업·전문화의 원리
- 목적의 원리
- 명령통일의 원리
- 계층제의 원리
- 통솔범위의 원리

정답 19 ⑤ 20 ② 21 ②

022 후향성 조사는 과거의 어떤 요인이 원인으로 작용했는지에 대해 조사하는 것으로, 편견이나 주관에 치우쳐 객관성이 없는 것이 단점이다. 이것은 기억에 의존하여 불확실하기 때문이다.

35회 출제유형

022 후향성 조사의 단점 중 편견이나 주관에 해당하는 것은?

① 급성감염병 조사
② 대조군 선정의 어려움
③ 많은 시간 소요
④ 기억력 착오
⑤ 대상이 많아야 함

023 보툴리누스 중독증
- 흡입 보툴리누스 중독증 : 생물테러 목적으로 보툴리눔 독소를 에어로졸 형태로 살포하는 경우 호흡기를 통해 흡수되어 발생
- 식품매개 보툴리누스 중독증 : 보툴리누스균이 식품에서 증식하여 생산한 독소를 섭취하여 발생
- 영아 보툴리누스 중독증 : 섭취한 보툴리누스균이 장내에서 증식하여 독소를 생산함으로써 발생
- 외상성 보툴리누스 중독증 : 상처가 균에 오염되거나 상처가 불충분하게 치료되었을 때 보툴리누스균의 포자가 발아하여 발생

34회 출제유형

023 다음 중 생물테러 목적으로 에어로졸 형태로 살포하는 균은?

① 보툴리누스 독소
② 살모넬라 독소
③ 장염비브리오균
④ 대장균
⑤ 페니실리움

024 응집작용은 물의 자정작용의 하나이다.

39회, 34회 출제유형

024 다음 중 공기의 자정작용과 관계가 없는 것은?

① 산화작용
② 세정작용
③ 응집작용
④ 살균작용
⑤ 탄소동화작용

정답 22 ④ 23 ① 24 ③

025 [40회 출제유형] 다음 중 WHO의 기능이 아닌 것은?

① 저개발국에 대한 의료 원조
② 조사연구사업
③ 국제검역대책
④ 모자보건의 향상
⑤ 생물학적 제재에 대한 국제표준화

025 WHO는 저개발국가의 의료 원조보다 의료봉사적 성격으로 국제적 보건사업의 지휘 및 조정, 회원국의 기술지원 및 자료공급, 전문가 파견에 의한 기술 자문활동 등을 하는 국제보건전문가단체이다.

026 다음 중 보건통계의 의의가 아닌 것은?

① 보건사업에 대한 공공지원 촉구
② 보건사업의 우선순위 결정
③ 보건사업의 행정활동 지침
④ 지역사회의 보건수준 평가
⑤ 보건행정 관리기술의 향상

026 보건통계의 의의 및 역할
- 지역사회·국가의 보건수준 및 보건상태 평가
- 보건사업의 필요성을 결정
- 보건입법을 촉구, 보건사업에 대한 공공지원을 촉구
- 보건사업의 우선순위 결정
- 보건사업의 기술발전 도모
- 보건사업의 행정활동에 지침으로 활용
- 보건사업의 성패를 결정하는 기초자료

027 [35회 출제유형] 다음 중 질병과 전파의 방법이 옳게 묶인 것은?

① 배설 – 발진열, 발진티푸스
② 혈액 – 폴리오, 말라리아
③ 공기 – 감기, 홍역
④ 상처 – 탄저병, 아메바성이질
⑤ 분비물 – 디프테리아, 매독

027 발진열과 발진티푸스는 리케치아(Richettsia)에 의하여 나타나는 질병으로 쥐나 이의 분변으로 감염된다.

정답 25 ① 26 ⑤ 27 ①

028 **부양비**
비생산층 인구 ÷ 생산층 인구 × 100

028 [40회 출제유형] 다음 중 부양비(Dependency Ratio)를 바르게 나타낸 것은?
① 생산능력이 있는 인구 − 생산능력이 없는 인구 × 100
② 생산능력이 없는 인구 ÷ 생산능력이 있는 인구 × 100
③ 생산능력이 있는 인구 ÷ 생산능력이 없는 인구 × 100
④ 생산능력이 없는 인구 − 생산능력이 있는 인구 × 100
⑤ 생산능력이 없는 인구 + 생산능력이 있는 인구 × 100

029 공중보건학은 조직적인 지역사회의 노력으로 질병의 예방, 수명의 연장, 신체적·정신적 건강과 효율을 증진하는 과학과 기술을 의미하는 것으로(Winslow, 1920) 지역사회 주민을 최소단위로 하며, 건강의 대상은 지역사회 주민의 건강이다.

029 다음 중 공중보건학에서 가장 중요하게 고려하는 건강의 대상은?
① 개인의 건강
② 가족의 건강
③ 근로자의 건강
④ 노인의 건강
⑤ 지역사회 주민의 건강

030 제1차 성비는 태아 성비, 2차 성비는 출생 시 성비, 3차 성비는 현재 인구의 성비를 나타낸다.

030 다음 중 제2차 성비로 옳은 것은?
① 태아 성비
② 노인인구 성비
③ 사망 성비
④ 출생 시 성비
⑤ 현재 인구의 성비

정답 28 ② 29 ⑤ 30 ④

031 [40회, 35회 출제유형]

필수적으로 예방접종을 해야 하는 질병으로 옳은 것은?

① 디프테리아
② 임 질
③ 비브리오패혈증
④ 이 질
⑤ 야토병

031 필수예방접종을 해야 하는 질병
디프테리아, 폴리오, 백일해, 홍역, 파상풍, 결핵, B형간염, 유행성이하선염, 풍진, 수두, 일본뇌염, b형헤모필루스인플루엔자, 폐렴구균, 인플루엔자, A형간염, 사람유두종바이러스 감염증, 그룹 A형 로타바이러스 감염증, 그 밖에 질병관리청장이 감염병의 예방을 위하여 필요하다고 인정하여 지정하는 감염병(장티푸스, 신증후군출혈열)

032 [45회 출제유형]

고의 또는 테러 등을 목적으로 이용된 병원체에 의하여 발생되는 감염병 중 질병관리청장이 고시하는 감염병은?

① 웨스트나일열
② 폴리오
③ 콜레라
④ 뎅기열
⑤ 에볼라바이러스병

032 질병관리청장이 고시하는 생물테러감염병
탄저, 보툴리눔독소증, 페스트, 마버그열, 에볼라바이러스병, 라싸열, 두창, 야토병

033 [35회 출제유형]

우리나라 최초의 사회보험제도로 옳은 것은?

① 산재보험
② 연금보험
③ 건강보험
④ 고용보험
⑤ 생명보험

033 산재보험은 공업화가 진전되면서 급격히 증가하는 산업재해 근로자를 보호하기 위하여 1964년에 도입된 우리나라 최초의 사회보험제도이다.

정답 31 ① 32 ⑤ 33 ①

034 비타민 A 결핍 시 안구건조증이나 야맹증이 유발된다.

034 **44회, 36회 출제유형**
결핍 시 야맹증을 일으킬 수 있는 비타민은?
① 비타민 C
② 비타민 E
③ 비타민 A
④ 비타민 B_1
⑤ 비타민 B_2

035 개달물은 침구, 서적 등 환자가 쓰던 모든 기구를 포함한다.

035 **42회, 39회, 34회 출제유형**
간접 전파에서 개달물(Fomites)에 속하는 것은?
① 의복, 침구, 완구
② 모기, 이
③ 우유, 공기
④ 식품, 토양
⑤ 파리, 빈대

| 2교시 | 5과목 | 식품위생학 |

036 ① 안식향산나트륨 : 채소류음료
③ DHA : 치즈, 버터, 마가린
④ 프로피온산 : 빵, 치즈류, 잼류
⑤ 소르빈산 : 식육, 된장, 고추장, 케첩

036 **35회 출제유형**
다음 중 채소류음료에 쓰이는 보존료는?
① 안식향산나트륨
② 염 산
③ DHA
④ 프로피온산
⑤ 소르빈산

34 ③ 35 ① 36 ① **정답**

037 [35회 출제유형] 보기에 대한 설명으로 옳은 감미료는 무엇인가?

- 설탕의 250~300배 이상의 당도
- 열량은 설탕의 1/90
- 차, 껌, 청량음료, 간장, 소주 등에 사용
- 벌꿀, 캔디류, 백설탕, 영·유아식에 사용 금지

① 스테비올 배당체
② 글리실리진산나트륨
③ D-소르비톨
④ 아스파탐
⑤ 구연산

037 스테비올 배당체는 스테비아라는 식물에서 추출한 천연감미료이다. 당도가 높고 뒷맛이 좋고, 열에 안정성이 있다. 식빵, 조제유류, 영아용 조제식, 성장기용 조제식, 영·유아용 곡류조제식, 기타 영·유아식, 백설탕, 갈색설탕, 포도당, 물엿, 캔디류, 벌꿀, 유가공품(아이스크림류, 아이스크림분말류, 아이스크림믹스류 제외)의 식품에는 사용이 금지된다.

038 자연독 독소물질의 연결이 옳은 것은?

① 버섯 – Solanine
② 감자 – Muscarine
③ 복어 – Ergotoxin
④ 독미나리 – Cicutoxin
⑤ 맥각 – Tetrodotoxin

038 ① 버섯 : Muscarine
② 감자 : Solanine
③ 복어 : Tetrodotoxin
⑤ 맥각 : Ergotoxin

039 [43회, 40회, 37회, 34회 출제유형] 다음 중 면실유의 정제가 불량할 때 남는 독성물질은?

① Solanine
② Gossypol
③ Muscarine
④ Erygotoxine
⑤ Sepsin

039 면실유(목화씨 원료) 정제 불량 시 남는 독성물질은 Gossypol이다.

040 십이지장충(구충)은 식품과 음료수, 밭이나 흙탕물 속에 있다가 경피 감염된다.

041 DHA(Dehydroacetic Acid)는 치즈, 버터, 마가린의 보존료이며, 곰팡이나 효모에 강한 항균력을 가지고 있다.

042 요충의 감염경로는 경구(자가감염, 집단감염)이며 기생부위는 맹장주위이다. 항문주위의 가려움, 수면장애, 야뇨증, 만성장염의 원인, 신경쇠약, 빈혈 등의 증세가 있다.

43회, 34회 출제유형

040 피부감염 및 채독증의 원인이 되는 기생충은?

① 회 충
② 십이지장충
③ 편 충
④ 요 충
⑤ 유구조충

041 다음 보존제 중 버터, 마가린 등의 유지식품에 사용이 허용된 것은?

① 소르빈산
② 안식향산
③ 데히드로초산
④ 메리치온
⑤ 벤조익산

39회, 35회 출제유형

042 집단감염으로 항문 주위의 가려움 등을 호소하며, 스카치테이프로 감염 상태를 검사하는 기생충은?

① 회 충
② 십이지장충
③ 편 충
④ 요 충
⑤ 유구조충

정답 40 ② 41 ③ 42 ④

043 다음 중 병원성대장균의 특징이 아닌 것은?

① 분변오염의 지표
② 급성 위장염
③ 비감염성
④ 경구적 침입
⑤ 산과 가스 생성

043 병원성대장균은 분변오염의 지표로 경구적 침입을 한다. 우유가 원인식품으로 환자나 보균자의 분변으로 감염된다.

044 다음 중 황색포도상구균 식중독의 특징이 아닌 것은?

① 장내독소인 Enterotoxin에 의한 독소형이다.
② 잠복기는 1~6시간이며, 급격히 발병한다.
③ 사망률이 다른 독소형에 비해 적다.
④ 열이 39℃ 이상으로 지속된다.
⑤ 저항력이 강하다.

044 황색포도상구균
- 발육적정온도 37℃
- 동물이나 사람의 화농성 질환의 주원인
- 균체는 열에 약하나(80℃에서 30분간) 독소는 열에 강함(120℃에서 20분간 미파괴)
- 세균성 식중독 중 발생빈도가 제일 높음
- 열은 거의 없음

045 알레르기를 유발하는 히스타민(Histamine)을 생성시키는 균은?

① Staphylococcus aureus
② Morganella morganii
③ Claviceps purpurea
④ Bacillus cereus
⑤ Clostridium botulinum

045 모르가넬라 모르가니(Morganella morganii)가 축적시킨 히스타민(Histamine)은 알레르기(Allergy)성 식중독을 유발시킨다.

정답 | 43 ③ 44 ④ 45 ②

046 ① 수은 중독
③ PCB 중독
④ 진드기 매개
⑤ 모기 매개

046 **45회, 40회, 38회, 35회 출제유형**
다음 중 카드뮴이 식품에 오염되어 발생된 질병은?

① 미나마타병
② 이타이이타이병
③ 백혈병
④ 쯔쯔가무시증
⑤ 황 열

047 ② Gossypol
③ Dhurrin
④ Cicutoxin
⑤ Aconitine

047 다음 중 바르게 연결된 것은?

① 감자 − Solanine
② 면실유 − Muscarine
③ 수수 − Amygdalin
④ 독미나리 − Ergotoxin
⑤ 바꽃 − Ricin

048 ① 살모넬라
② 대장균
④ 알레르기성 식중독균
⑤ 황색포도상구균

048 다음 중 웰치균의 학명으로 옳은 것은?

① Salmonella enteritidis
② Escherichia coli
③ Clostridium perfringens
④ Morganella morganii
⑤ Staphylococcus aureus

049 곰팡이에 대한 설명으로 잘못된 것은?

① 식품을 부패시키기도 한다.
② 식품공업에 이용하기도 하고 항생물질을 만들어 질병의 치료에 이용되기도 한다.
③ 대부분 호기성 미생물로 산소가 있어야 번식한다.
④ 체외로 독소를 분비시켜 사람에게 질병을 유발하기도 한다.
⑤ 대부분 저온성이고 중성의 pH에서 잘 번식한다.

049 곰팡이는 세균보다 저온에서 발육하고 곰팡이의 pH는 4.0에서 번식이 양호하다.

050 [44회, 41회, 34회 출제유형] 포도상구균 식중독의 원인물질은?

① 엔테로톡신(Enterotoxin)
② 테트로도톡신(Tetrodotoxin)
③ 에르고톡신(Ergotoxin)
④ 아플라톡신(Aflatoxin)
⑤ 솔라닌(Solanine)

050 황색포도상구균 (Staphylococcus aureus)
식중독의 원인물질인 장독소 엔테로톡신 생성(장독소 : 내열성이 강해 120℃에서 30분간 처리해도 파괴되지 않음)

051 [36회 출제유형] 신선한 어류의 감별방법으로 옳은 것은?

① 적색의 아가미
② 벌어진 입
③ pH 8 전후
④ 투명한 눈
⑤ 광택이 없는 비늘

051 신선한 어류 감별방법
- 중성(pH 7.3) → 사후강직(pH 5.5~5.6) → 강직해제 → 자가소화 → 부패(pH 11)
- 광택이 나고 투명한 눈의 빛깔
- 선홍색의 아가미
- 다물어진 입
- 탄력 있는 육질
- 광택이 나는 비늘
- pH 5.5 전후
- 비중이 커져 침전

정답 | 49 ⑤ 50 ① 51 ④

052 알레르기성 식중독으로 가려움증이 심할 때나 메스꺼움이 계속될 때는 항히스타민제를 복용한다.

052 `34회 출제유형`

항히스타민제 복용으로 쉽게 치료되는 식중독은?

① 살모넬라 식중독
② 알레르기성 식중독
③ 병원성대장균 식중독
④ 장염비브리오 식중독
⑤ 포도상구균 식중독

053 토양세균
Bacillus속, Micrococcus속, Pseudomonas속, Clostridium속, Corynebacterium속, Mycobacterium속 등

053 `35회 출제유형`

다음 중 토양세균 속에 해당하지 않는 것은?

① Bacillus속
② Micrococcus속
③ Rhizopus속
④ Pseudomonas속
⑤ Clostridium속

054 통조림캔은 주석 도금을 하기 때문에 산성 과일제품을 통조림으로 만들어 보관할 때 음식에 주석이 녹아 나올 수 있으며 외부 산소와 접했을 경우 부식이 빨라지게 된다.

054 `35회 출제유형`

파인애플을 과일 통조림으로 만들었을 때 식중독의 원인이 될 수 있는 물질은?

① 아 연
② 주 석
③ 납
④ 카드뮴
⑤ 구 리

정답 52 ② 53 ③ 54 ②

055 **44회, 39회, 35회 출제유형**

다음 중 감자에서 생성되는 독소는?

① Solanine
② Muscarine
③ Gossypol
④ Amygdaline
⑤ Cicutoxin

055
② 독버섯
③ 면실유
④ 청매실
⑤ 독미나리

056 **46회, 34회 출제유형**

황변미 독소 중 신장독은?

① 시트리닌(Citrinin)
② 시트레오비리딘(Citreoviridin)
③ 에르고타민(ergotamine)
④ 안드로메도톡신(Andromedotoxin)
⑤ 제랄레논(zearalenone)

056 황변미 중독의 원인독소
- 시트리닌(Citrinin, 신장독)
- 시트레오비리딘(Citreoviridin, 신경독)
- 이슬란디톡신(Islanditoxin, 간장독)
- 루테오스카이린(Luteoskyrin, 간장독)

057 **40회 출제유형**

세균성 식중독 중에서 감염형이 아닌 것은?

① 살모넬라균
② 장염비브리오균
③ 아리조나균
④ 병원성대장균
⑤ 포도상구균

057 포도상구균은 독소형 식중독으로 화농성 질환에 의한 식중독으로 잠복기가 가장 짧으며, 세균성 식중독 중 발생빈도가 제일 높다.

정답 55 ① 56 ① 57 ⑤

058 식품의 부패 시 생성되는 유해 물질
암모니아, 아민, 황화수소, 인돌, 페놀, 히스타민, 트리메틸아민 등

058 [34회 출제유형]
식품 부패 시 생성되는 물질과 거리가 먼 것은?

① 암모니아(Ammonia)
② 트리메틸아민(Trimethylamine)
③ 글리코겐(Glycogen)
④ 아민(Amine)
⑤ 황화수소(H_2S)

059
① 리시닌 : 피마자
② 고시폴 : 목화씨(면실유)
③ 베네루핀 : 모시조개, 바지락, 굴
④ 무스카린 : 독버섯

059 [44회 출제유형]
복어중독의 원인독소는?

① 리시닌(ricinine)
② 고시폴(gossypol)
③ 베네루핀(venerupin)
④ 무스카린(muscarine)
⑤ 테트로도톡신(tetrodotoxin)

060 메탄올은 과실주 및 정제가 불충분한 증류주에 미량 함유되어 있고, 섭취 시 두통, 현기증 증상이 나타나고 심할 경우 실명하거나 사망하게 된다. 알코올 발효 시 펙틴으로부터 생성이 된다.

060 [40회, 36회, 35회 출제유형]
식품의 제조·요리 시 생성되는 유해물질로 알코올이 발효되면 펙틴(Pectin)으로부터 생성되는 것은?

① Nitroso 화합물
② 다환 방향족 탄화수소
③ Heterocyclic Amine류
④ Methanol
⑤ Boric acid

58 ③ 59 ⑤ 60 ④ **정답**

061
38회, 36회 출제유형

복어독에 관한 설명으로 옳은 것을 모두 묶은 것은?

> ㉮ Tetrodotoxin은 복어의 독소이며, 독성분이 제일 강한 곳은 난소이다.
> ㉯ 식중독 야기 시에 호흡곤란, Cyanosis(청색증) 현상을 나타낸다.
> ㉰ 치사율이 높다.
> ㉱ 소화기장애를 유발한다.

① ㉮, ㉯, ㉰
② ㉮, ㉰
③ ㉯, ㉱
④ ㉱
⑤ ㉮, ㉯, ㉰, ㉱

061 복어독은 소화기장애를 일으키지 않고, 혀의 지각마비, 언어장애, 운동마비, 지각이상, 호흡마비 등을 일으킨다.

062
46회, 41회, 35회 출제유형

방사선 살균법 중 투과력이 제일 약한 방사선은 무엇인가?

① β 선
② γ 선
③ δ 선
④ χ 선
⑤ α 선

062 방사선 투과력과 살균력
γ선 > β선 > α선

063
식중독의 예방대책으로 옳지 않은 것은?

① 저온보관으로 세균 증식 방지
② 보건교육 및 개인위생 철저
③ 불량기구 및 용기의 사용 금지
④ 가열살균으로 식품의 균이나 독소 파괴
⑤ 유독한 동·식물의 보관

063 자연독 식중독을 예방하기 위해서는 유독한 동·식물의 감별에 유의하고 유독한 부위를 제거해야 한다.

정답 61 ① 62 ⑤ 63 ⑤

064 소포제는 식품의 제조공정에서 생기는 거품이 품질이나 작업에 지장을 주는 경우에 거품을 소멸 또는 억제시키기 위해 사용하는 첨가물이다.

064 **43회 출제유형**
식품의 제조공정에서 생기는 거품을 소멸·억제시키는 식품첨가물은?
① 호 료
② 소포제
③ 피막제
④ 유화제
⑤ 이형제

065 ①·③ 외인성 위해요소, ④·⑤ 유기성 위해요소에 해당한다.

065 **46회, 35회 출제유형**
식품의 위해요소 중 내인성 위해요소는?
① 잔류농약
② 복어독
③ 유해첨가물
④ 벤조피렌
⑤ 아크릴아마이드

066 복어독은 자연독에 의한 식중독이다.

066 다음 중 세균성 식중독이 아닌 것은?
① 아리조나 식중독
② 장염비브리오 식중독
③ 복어독에 의한 식중독
④ 살모넬라 식중독
⑤ 보툴리누스 식중독

64 ② 65 ② 66 ③ 정답

067 다음 중 캠필로박터의 특징으로 옳은 것은?
① 잠복기는 3시간 정도이다.
② 치명률이 매우 높다.
③ 원인균은 열에 강하다.
④ 인수공통의 병원균이다.
⑤ 신경증상이 나타난다.

> **067** Campylobacter 장염 식중독은 인수공통질환의 원인균이며, 설사, 복통, 두통, 발열, 구토 등을 일으킨다.

068 다음 중 부패생성물에 해당하지 않는 것은?
① Methane
② 함질소화합물
③ Mercaptan
④ Lactic Acid
⑤ H_2S

> **068** 젖산(Lactic Acid)은 발효생성물이다.

069 다음 중 미생물과 관련이 없는 것은?
① 단백질 억제 효과
② 부 패
③ 발 효
④ 자가소화
⑤ 변 패

> **069** 자가소화는 조직효소인 카텝신(Cathepsin)에 의한 것이다.

정답 | 67 ④ 68 ④ 69 ④

070 콜레라 · 이질 · 장티푸스(소화기계의 세균성 질환), 디프테리아 · 성홍열(호흡기계의 세균성 질환), A형간염(바이러스성 질환)으로 분류된다.

070 44회, 42회, 37회 출제유형

경구감염병 중 바이러스에 의한 것은?

① 콜레라
② 이 질
③ 장티푸스
④ 디프테리아
⑤ A형간염

071
① 효소제 : 특정한 생화학 반응의 촉매작용을 한다.
② 습윤제 : 식품이 건조되는 것을 방지한다.
③ 고결방지제 : 식품의 입자 등이 서로 부착되어 고형화되는 것을 감소시킨다.
⑤ 표면처리제 : 식품의 표면을 매끄럽게 하거나 정돈하기 위해 사용된다.

071 산화나 부패로부터 식품을 보호하기 위해 식품의 제조 시 포장용기에 의도적으로 주입시키는 가스첨가물은?

① 효소제
② 습윤제
③ 고결방지제
④ 충전제
⑤ 표면처리제

072 **이타이이타이병**
- 카드뮴 중독으로 유발
- 법랑용기나 도자기 안료에서 용출
- 도금공장, 광산폐수에 의해 어패류와 농작물 오염
- 신장장애, 폐기종, 골연화증, 단백뇨

072 36회, 35회 출제유형

다음 중 질병과 해당 질병을 일으키는 물질의 연결로 옳은 것은?

① 백혈병 – 수은
② 충치 – 납
③ 미나마타병 – 비소
④ 이타이이타이병 – 카드뮴
⑤ 폐암 – 아연

073 다음 중 법랑제품의 용기에서 식품으로 이행될 가능성이 있는 금속은?
① 안티몬
② 크 롬
③ 철
④ 구 리
⑤ 망 간

073 법랑제품의 용기에 유출 가능성이 있는 물질은 안티몬(Sb)이다.

074 **35회 출제유형** 다음 중 실온에서 보관해도 변질과 무관한 식품은?
① 올리브유
② 삼겹살
③ 통조림
④ 바나나
⑤ 떡

074 **식품 보관방법**
- 통조림 : 상온 보관
- 간장, 식초, 액젓 : 서늘한 곳
- 올리브유, 들기름 : 냉장실
- 마요네즈 : 여름 – 냉장실, 다른 계절 – 상온 보관
- 빵, 떡, 밥 : 냉동실
- 열대과일 : 서늘한 곳
- 뿌리채소 : 구멍 뚫린 망에 담아 서늘한 곳

075 HACCP 7원칙 중 2단계인 것은?
① 문서화, 기록유지방법 설정
② 위해요소 분석
③ CCP 한계기준 설정
④ 개선조치방법 수립
⑤ 중요관리점 결정

075 **HACCP 7원칙**
위해요소(HA) 분석 → 중요관리점(CCP) 결정 → CCP 한계기준 설정 → CCP 모니터링체계확립 → 개선조치방법 수립 →검증절차 및 방법 수립 → 문서화, 기록 유지방법 설정

정답 73 ① 74 ③ 75 ⑤

실기 모의고사 2회

001 **카타(Kata)온습도계**
실내기류를 측정하는 것으로, 알코올이 최상눈금 100°F선에서 최하눈금 95°F선까지 강하한 시간을 4~5회 정도 멈춤시계로 잰 뒤 평균을 측정한다.

001 **41회, 39회 출제유형**
다음 그림은 무엇을 측정하는 기구인가?

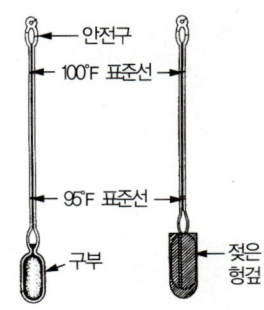

① 복사열
② 실외기습
③ 실내기압
④ 실내기류
⑤ 실외기류

002 그림은 광전지의 광량에 비례해서 전류가 흐르는 성질을 이용한 조도계이다.

002 **36회 출제유형**
다음 기구의 명칭은?

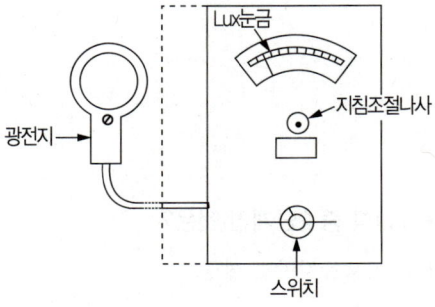

① 온도측정기
② 기압측정기
③ 소음측정기
④ 조도측정기
⑤ 기류측정기

정답 1 ④ 2 ④

003 다음은 무엇을 나타내는 도표인가?

35회 출제유형

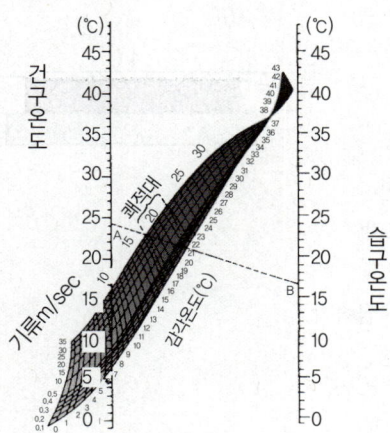

① 기후의 온열지수
② 가벼운 운동 시 감각온도
③ 상의를 벗었을 때 감각온도
④ 음주 시 감각온도
⑤ 안정 시 감각온도

003 감각온도는 온도, 습도, 기류의 3인자가 종합하여 인체에 주는 온감을 지수로 표시한 것으로, 그림은 상의를 입었을 때 및 가벼운 운동 시 감각온도도표이다.

004 다음 기구를 사용하여 검사할 수 있는 것은?

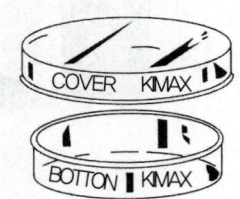

① 낙하세균　② 비산먼지
③ 강하먼지　④ 실내습도
⑤ 실내온도

004 낙하법은 한천평판배지 2~3개를 검사지역에 5분간 수평 정치 후 37℃에서 48시간 배양했을 때 형성되는 세균집락수를 계산하는 방법이다.

정답　3 ②　4 ①

005 ㉠ 유리판, ㉡ 얇은 금속막, ㉢ 셀렌, ㉣ 철판이다.

005 광전지 조도계의 일부 중 ㉢ 부분은 무엇인가?

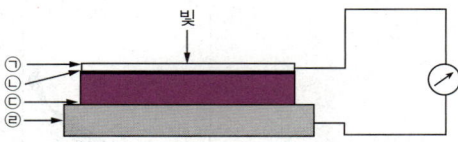

① 철 판
② 조도지
③ 유리판
④ 얇은 금속막
⑤ 셀 렌

006 사진은 진동계로, 진동의 측정단위는 dB(V)이다.

006 **35회, 34회 출제유형**
다음 사진의 측정기구의 측정단위로 주로 많이 사용되는 것은?

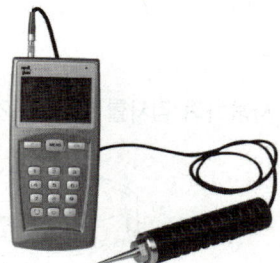

① dB(A)
② dB(B)
③ dB(V)
④ dB(X)
⑤ dB(Y)

007 〔39회 출제유형〕

다음은 데포지게이지를 나타낸 것이다. 강하분진을 측정하고자 할 때 이끼발생을 방지하기 위하여 포집병에 넣는 약품으로 알맞은 것은?

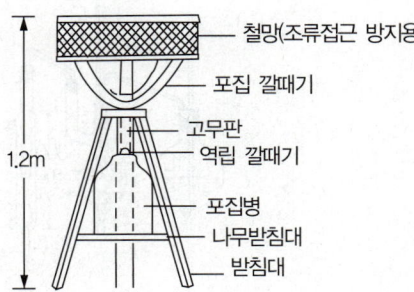

① 알코올
② 증류수
③ 식염수
④ 황산구리
⑤ 탄산칼슘

007 데포지게이지
측정단위는 ton/km²/month로 한 달 이상 방치하여 그 지역의 침강물질의 평균측정치를 얻는 데 사용하며, 이끼발생을 방지하기 위하여 황산구리($CuSO_4 \cdot 5H_2O$)를 사용한다.

008 〔44회 출제유형〕

다음과 같은 방법으로 소음을 측정하고자 할 때, 측정자와 소음계의 간격으로 알맞은 것은?

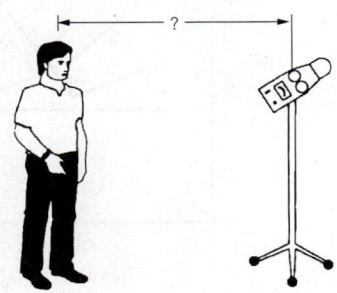

① 0.1m
② 0.5m
③ 1.0m
④ 1.5m
⑤ 2.0m

008 소음계와 측정자와의 거리는 0.5m(50cm)가 적당하다.

정답 7 ④ 8 ②

009 그림은 불소(F) 증류장치이다.

009 다음 그림은 무엇을 측정하는 증류장치인가?

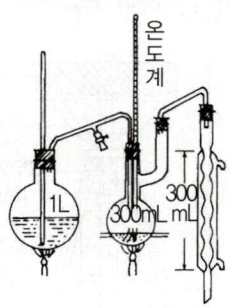

① 철(Fe) ② 아연(Zn)
③ 불소(F) ④ 염소(Cl)
⑤ 규소(Si)

010 육류의 변질 과정
중성(pH 7.3) → 사후강직 시 산성(pH 5.5~5.6) → 부패 시 알칼리성(pH 11)

010 [35회 출제유형]
아래의 그림은 육류의 변질과정에 대한 pH의 변화를 나타낸 그래프이다. 이 중 옳은 것은?

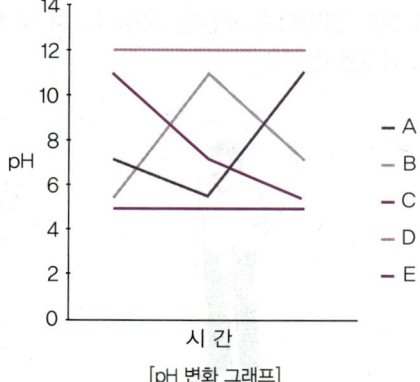

[pH 변화 그래프]

① A ② B
③ C ④ D
⑤ E

9 ③ 10 ① 정답

011 다음 중 CO_2 검지관법의 측정 시 검지관층의 변색과정으로 옳은 것은?

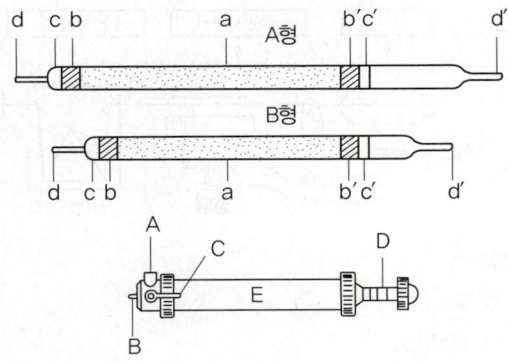

① 황색 – 청록색
② 적색 – 청자색
③ 보라색 – 황색
④ 청자색 – 보라색
⑤ 황색 – 청자색

011 CO_2 검지관법
검지관층의 청자색이 입구로부터 차차 옅은 보라색으로 변색되는 길이의 층을 탄산가스 농도표를 이용하여 계산하는 방법이다.

012 [36회 출제유형] 다음 중 DO 분석 시의 지시약으로 알맞은 것은?

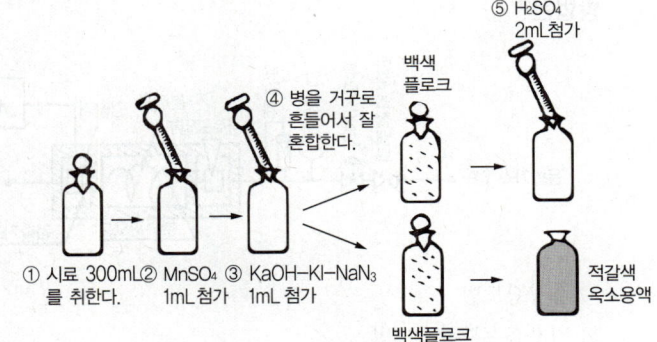

① 황산알루미늄
② 전분용액
③ 아황산나트륨
④ 과망간산칼륨
⑤ 수산화암모늄

012 DO 측정시험 시 용존산소 측정병의 용액 200mL를 정확히 취하여 황색이 될 때까지 0.025N-티오황산나트륨 용액으로 적정한 다음, 전분용액 1mL를 넣고 청색의 용액이 무색으로 될 때까지 적정한다.

정답 11 ④ 12 ②

013 원자흡수분광광도법은 시료 중의 유해 중금속 및 기타 원소의 분석에 적용하는 방법이다.

013

37회, 35회 출제유형

그림의 원자흡수분광광도법으로 측정할 수 있는 것은?

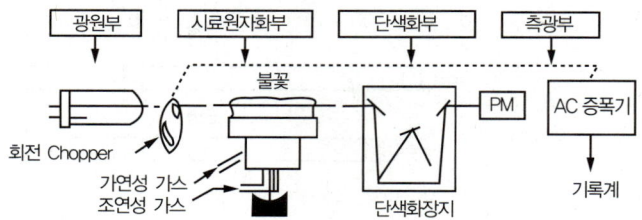

① 산 소
② 경 도
③ 이산화탄소
④ 질산성산소
⑤ 아 연

014 가스크로마토그래피법
- 이동상의 기체를 사용, 혼합기체시료를 그 성분기체의 열전도율의 차를 이용하여 검출·정량하는 기기분석법
- 기본구성 : 운반가스 → 압력조절부 → 시료도입부 → 분리관 → 검출기

014

39회 출제유형

다음 그림과 같은 구성도를 가지며 환경오염물질을 측정하는 데 쓰이는 방법은?

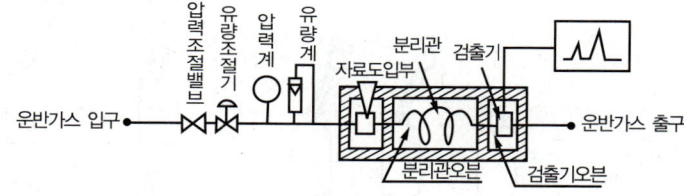

① 흡광광도법
② 원자흡수분광광도법
③ 적외선분석법
④ 가스크로마토그래피법
⑤ 데포지게이지

13 ⑤ 14 ④

015 먹는물 소독 시 잔류염소량은 몇 ppm이 넘지 않도록 해야 하는가?

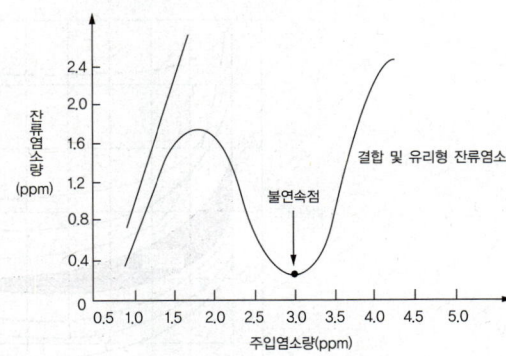

① 2.0ppm ② 4.0ppm
③ 6.0ppm ④ 10ppm
⑤ 15ppm

015 상수도 염소소독 시 잔류염소량은 4.0ppm을 넘지 않아야 한다.

016 다음 그림은 무엇을 측정하는 과정인가?

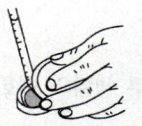
① 농축 배양기를 패드에 가한다(커버를 벗기고 패드를 새것으로 교체한 다음, Endo배양기를 가한다).

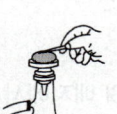
② 필터 홀더에 필터의 중심을 맞추어 놓는다.

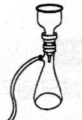
③ 필터 홀더 위에 여과 깔때기를 맞추어 놓는다.

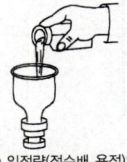
④ 일정량(정수배 용적)의 검수를 깔때기에 주입한다.

⑤ 필터 홀더에서 멤브레인 필터를 꺼낸다. 이 필터를 패드 위에 놓는다.
⑥ 페트리 접시의 뚜껑을 덮는다.

⑦ 24시간 동안 배양한다.
⑧ 18시간 동안 배양한다.
⑨ 멤브레인 필터상의 군락수를 계산한다.

① 이산화탄소 ② 먼 지
③ 중금속   ④ 바이러스
⑤ 세 균

016 그림은 Menbrance Filter법으로 세균여과기를 통해 세균의 정량을 검사한다.

정답 15 ② 16 ⑤

017 **우유의 North 곡선**

우유 성분 중 열에 가장 쉽게 파괴되는 크림선에는 영향을 미치지 않고 우유 중에 혼입된 병원 미생물 중 열에 저항력이 강한 결핵균을 파괴할 수 있는 온도와 시간의 관계이다.

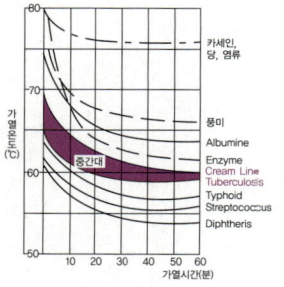

42회 출제유형

017 우유의 저온살균을 위한 North 곡선에서 중간대에 해당하는 부분은?

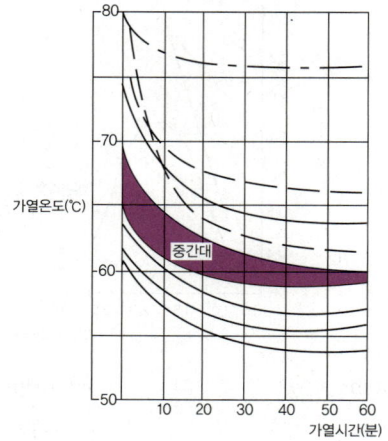

① 연쇄상구균 형성저지선
② 장티푸스균 형성저지선
③ 결핵균 형성저지선
④ 디프테리아균 형성저지선
⑤ 카세인 형성저지선

018 살모넬라균 TSI 배지에서 사면부의 색깔은 적색이다.

35회 출제유형

018 다음 중 살모넬라균 TSI 배지에서 사면부 색깔의 변화로 옳은 것은?

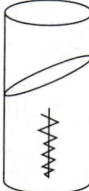

① 적 색
② 황 색
③ 청 색
④ 보라색
⑤ 흑 색

019 **36회, 34회 출제유형**

다음 중 신선한 어류의 조건으로 옳지 않은 것은?

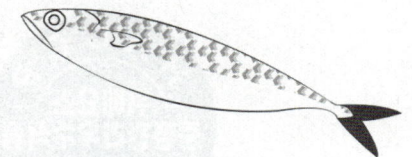

① 눈의 빛깔은 청정하다.
② 아가미의 색은 선홍색이다.
③ 육질은 탄력이 있다.
④ pH는 11 전후이다.
⑤ 눈알은 튀어나와 있다.

019 pH 5.5 전후의 것이 좋다. 어류의 육질은 중성(pH 7.3) → 사후 강직되면 산성(pH 5.5~5.6) → 부패되면 알칼리성(pH 11)으로 변화한다.

020 다음 그림은 달걀의 신선도를 알아보기 위해 11%의 식염수(Nacl)에 달걀을 담근 것이다. 가장 신선하지 않은 것은?

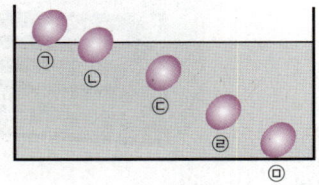

① ㉠
② ㉡
③ ㉢
④ ㉣
⑤ ㉤

020 달 걀
- 외관판정법 : 달걀 껍데기가 까슬거리고, 균열이 없으며, 타원형인 것이 좋다.
- 투시법 : 전구의 빛을 투사했을 때 노른자와 흰자가 명확히 구분되고, 기실의 크기가 작은 것이 좋다.
- 비중법 : 11%의 식염수에 가라앉는 것이 신선한 것이다.
- 흔들었을 때 소리가 나지 않는 것이 좋다.
- 난황계수 : 0.3~0.4 이상인 것이 좋다.

정답 19 ④ 20 ①

021 **HACCP의 위해요소**
- 생물학적 위해요소 : 병원성 미생물, 부패미생물, 일반세균, 대장균군, 식중독균, 곰팡이, 바이러스 등
- 화학적 위해요소 : 중금속, 농약, 잔류수의약품, 호르몬제 등
- 물리적 위해요소 : 돌, 유리조각, 금속파편, 머리카락 등의 이물질

021 `46회, 35회 출제유형`
다음 중 HACCP의 화학적 위해요소는?

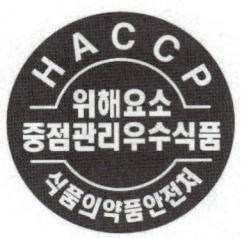

① 식중독균
② 바이러스
③ 곰팡이
④ 중금속
⑤ 머리카락

022 건열멸균법은 160~170℃의 건열멸균기로 1~2시간 처리하여 미생물을 완전 사멸시키는 방법이다.

022 `43회 출제유형`
다음 기구를 이용한 멸균방법으로 알맞은 것은?

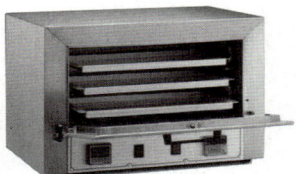

① 건열멸균법
② 화염멸균법
③ 자외선살균법
④ 고압증기멸균법
⑤ 적외선살균법

21 ④ 22 ① 정답

023 **34회 출제유형** 다음 그림에 해당하는 곤봉형 간균이 일으키는 질병으로 옳은 것은?

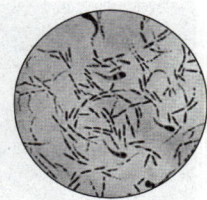

① 콜레라
② 장티푸스
③ 유행성간염
④ 디프테리아
⑤ 일본뇌염

023 디프테리아
- 디프테리아균의 감염에 의하여 일어나는 급성 감염병이다.
- 비운동성의 그람양성, 간균이다.
- 법정 감염병으로서 호흡기 점막이 침해를 받기 쉬운 어린이들에게 흔하게 발생한다.

024 **34회 출제유형** 다음 그림에 해당하는 균의 명칭은?

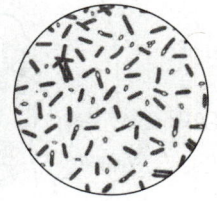

① 대장균군
② 보툴리누스균
③ 포도상구균
④ 살모넬라균
⑤ 비브리오균

024 보툴리누스균
- 외부형태 : 그람양성의 간균, 주모균, 포자 형성
- 주요증상 : 신경계 증상, 세균성 식중독 중 치사율이 가장 높음
- 원인식품 : 가열처리 후 밀봉저장된 식품(통조림, 병조림 등)
- 특징 : 신경독소인 Neurotoxin 생성
- 예방 : 가열조리 후 섭취, 저온저장

정답 | 23 ④ 24 ②

025 포도상구균
- 외부형태 : 그람양성, 구균, 무포자성, 무편모
- 주요증상 : 구역질, 구토, 복통, 설사
- 잠복기 : 1~6시간(평균 3시간)으로 세균성 식중독 중 잠복기간이 가장 짧음
- 특징 : 장독소인 Enterotoxin 생성
- 예방 : 조리사의 위생관리, 화농성 환자의 식품취급 금지

025 `42회, 41회, 38회 출제유형`

사진과 같은 구균으로, 장독소인 Enterotoxin을 생성하는 균은?

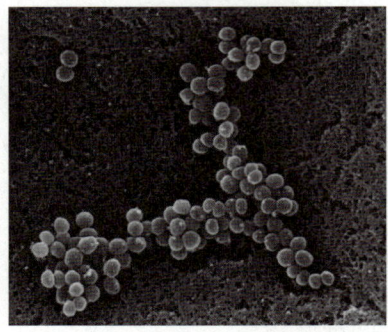

① 장염비브리오균 ② 보툴리누스균
③ 대장균군 ④ 살모넬라균
⑤ 포도상구균

026 요충
- 크기 : 암컷 10~13mm, 수컷 3~5mm
- 서식장소 : 사람의 맹장 부위
- 특징 : 경구침입, 집단감염, 항문주위 산란
- 스카치테이프 검출법을 이용하는 검사

026 `38회 출제유형`

다음과 같은 생활사를 가지며, 스카치테이프 검출법을 이용하여 검사하는 기생충은?

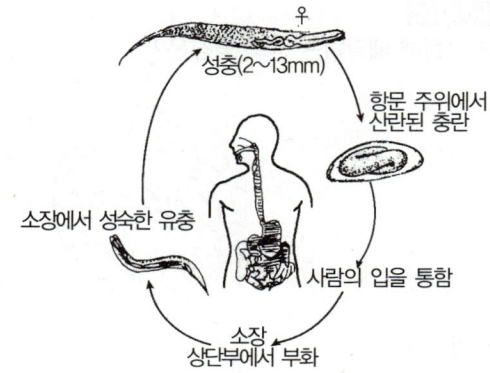

① 회 충 ② 요 충
③ 편 충 ④ 간흡충
⑤ 십이지장충

25 ⑤ 26 ②

027 다음 기생충의 명칭은? `42회, 36회 출제유형`

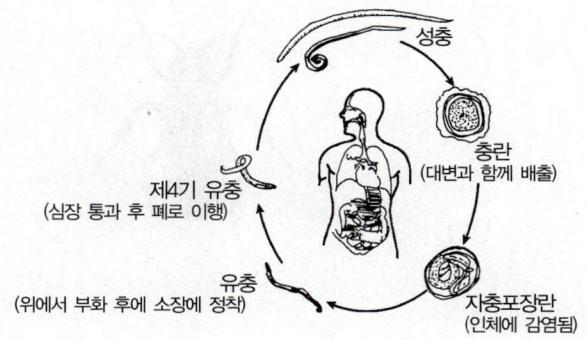

① 회 충
② 편 충
③ 간흡충
④ 십이지장충
⑤ 요 충

027 회 충
- 크기 : 암컷 20~35cm, 수컷 15~25cm
- 색 : 연한 분홍색 또는 누런빛을 띤 흰색
- 서식장소 : 소장
- 특징 : 경구침입, 장내 군거생활
- 예방 : 채소류를 흐르는 물에 3회 이상 씻은 후 섭취

028 다음 그림은 어떤 해충의 알인가? `41회, 39회, 38회 출제유형`

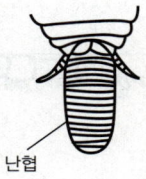

① 벼 룩
② 빈 대
③ 모 기
④ 바 퀴
⑤ 나 방

028 그림은 난협을 달고 있는 바퀴의 말단 부위이다.

정답 27 ① 28 ④

029 독일바퀴는 가주성 바퀴 중 가장 소형으로 크기는 10~15mm이며, 세계적으로 널리 분포되어 있다. 전흉배판에 두 줄의 흑색 종다가 있다.

029 다음 그림처럼 전흉배판에 2줄의 흑색 종대가 있는 바퀴는?

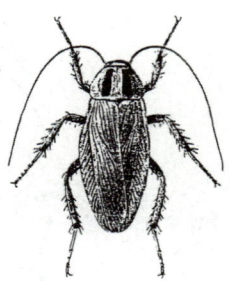

① 먹바퀴
② 이질바퀴
③ 독일바퀴
④ 일본바퀴
⑤ 미국바퀴

030 모기의 유충
- 학질모기아과 : 호흡관이 없고, 장상모가 있어 수면에 수평으로 뜬다.
- 보통모기아과 : 배 끝에 호흡관이 발달했으며, 수면에 수직으로 매달린다.

030 다음과 같은 유충을 가지는 곤충은?

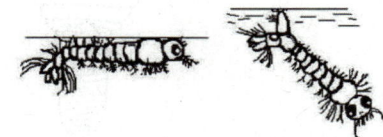

① 파 리
② 모 기
③ 바 퀴
④ 빈 대
⑤ 등 에

29 ③ 30 ②

031 모기유충에 관한 그림 중 호흡관은 어디인가?

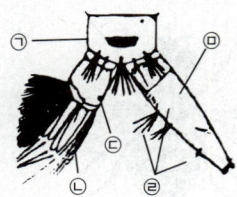

① ㉠
② ㉡
③ ㉢
④ ㉣
⑤ ㉤

031 ㉠ 제8복절, ㉡ 유영모군, ㉢ 안판, ㉣ 호흡관모이다.

032 43회, 35회 출제유형 다음 그림은 어떤 곤충을 나타내는가?

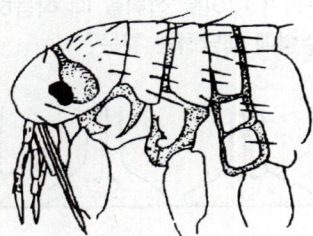

① 고양이벼룩
② 유럽쥐벼룩
③ 장님쥐벼룩
④ 개벼룩
⑤ 사람벼룩

032 사람벼룩은 중흉측선이 없는 중흉복판이 특징이다.

정답 | 31 ⑤ 32 ⑤

033 침파리는 흡혈성 파리로 앞으로 돌출한 긴 주둥이를 갖고 있다.

033 42회 출제유형
그림과 같은 파리는?

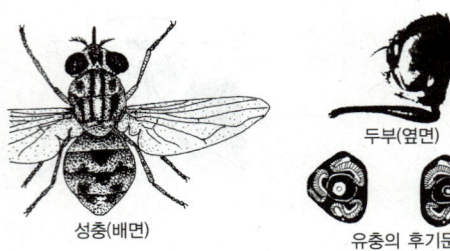

① 집파리
② 침파리
③ 금파리
④ 띠금파리
⑤ 아기집파리

034 ㉠ 흡수형(의기관의 면), ㉡ 컵형(의기관의 관), ㉢ 긁는형(전구치), ㉣ 직접섭취형(상순과 하인두)이다.

034 다음은 집파리가 먹이를 섭취할 때 작용하는 순판과 전구치의 4가지 유형이다. 흡수형에 해당하는 것은?

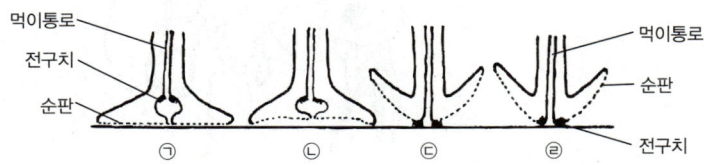

① ㉠
② ㉡
③ ㉢
④ ㉣
⑤ 정답 없음

33 ② 34 ①

035 다음 그림처럼 몸이 가늘며 귓바퀴가 크고 동작이 매우 빠른 쥐는?

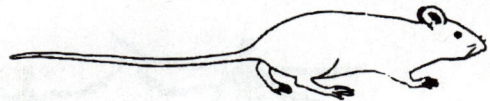

① 곰 쥐
② 생 쥐
③ 등줄쥐
④ 시궁쥐
⑤ 집 쥐

035 곰쥐는 시궁쥐보다 약간 작은 가주성 쥐로 꼬리의 길이는 머리와 몸통을 합한 길이보다 더 길다. 눈과 귀는 시궁쥐보다 훨씬 크며, 엉덩이는 얇아서 날렵하게 보인다.

036 그림과 같은 위생곤충은?

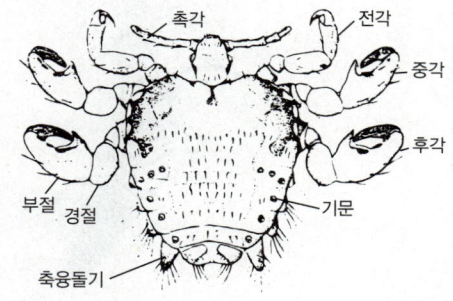

① 몸 니
② 머릿니
③ 진드기
④ 사면발니
⑤ 개털이

036 사면발니는 원형의 형태로 가슴이 넓고 다리가 좌우로 뻗어 게를 닮았다. 사람의 음모, 겨드랑이털, 눈썹 등에 서식하며, 감염된 환자는 극심한 가려움을 느낀다.

정답 35 ① 36 ④

037 참진드기는 세계적으로 널리 분포하고 있는 대형 진드기로, 등면에 순판을 가지고 있어 공주진드기와 구별된다. 크기는 종류에 따라 1~9mm이고, 암컷과 수컷 모두 흡혈한다.

037 41회, 37회 출제유형
다음 사진에 해당하는 진드기는?

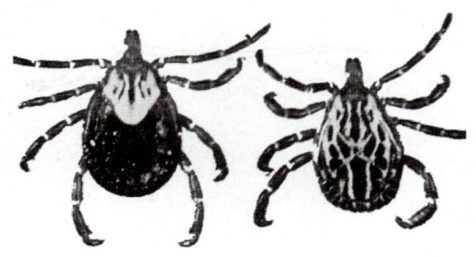

① 좀진드기
② 옴진드기
③ 참진드기
④ 공주진드기
⑤ 물렁진드기

038 사진은 기생벌의 모습이다. 기생벌은 파리의 구제방법 중 생물학적 방법으로 사용된다.

038 40회, 37회, 35회 출제유형
사진의 곤충을 이용해서 방제할 수 있는 것으로 옳은 것은?

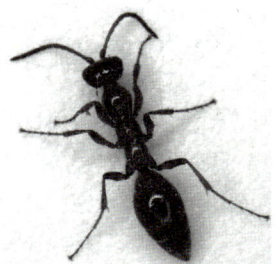

① 풍뎅이
② 모 기
③ 깔따구
④ 파 리
⑤ 벌

164 | 위생사

37 ③ 38 ④ 정답

039 다음에 해당하는 곤충이 주는 피해는?

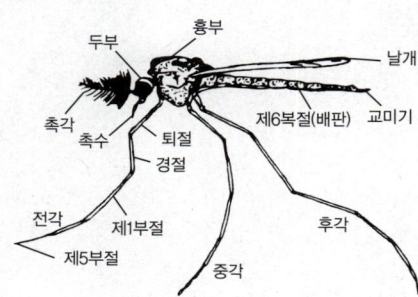

① 황열병
② 뉴슨스
③ 뎅기열
④ 장티푸스
⑤ 사상충증

040 다음 그림은 무슨 일을 하는 장면인가?

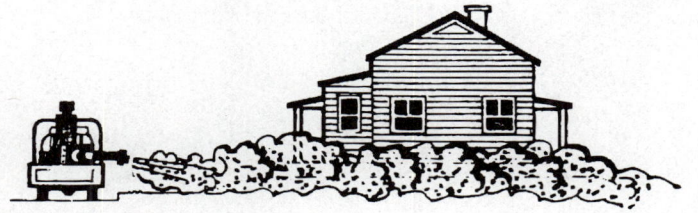

① 훈 증
② 실내연무
③ 가열연무
④ 극미량연무
⑤ 잔류분무

---

039 깔따구
파리목에 속하며 아주 작은 모기처럼 생겼지만 물지는 않는다. 몸과 다리가 가늘고 길며, 머리는 작고 황갈색이다. 기관지 천식, 아토피성 피부염 및 비염을 일으키는 알레르기원으로 작용하고, 뉴슨스(Nuisance)로 취급되고 있다.

040 가열연무기는 분사구를 밑으로 향하게 한다.

합격의 공식 시대에듀 | www.sdedu.co.kr

3회
모의고사

모의고사 3회(필기/실기)

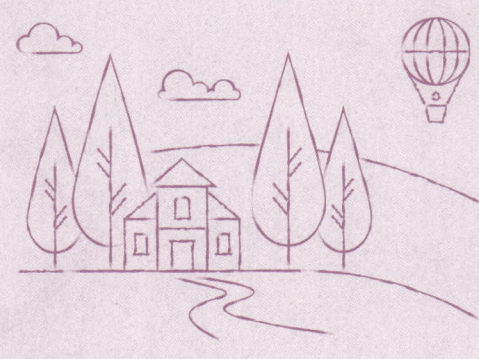

행운이란 100%의 노력 뒤에 남는 것이다.
— 랭스턴 콜먼(Langston Coleman)

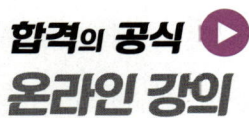

보다 깊이 있는 학습을 원하는 수험생들을 위한
시대에듀의 동영상 강의가 준비되어 있습니다.
www.sdedu.co.kr ➜ 회원가입(로그인) ➜ 강의 살펴보기

필기 모의고사 3회

1교시 1과목 환경위생학

001 물의 특성 중 옳지 않은 것은?
① 표면장력이 크다.
② 고체가 되면 밀도가 낮아진다.
③ 기화열이 높다.
④ 밀도가 높다.
⑤ 열저장력이 낮다.

001 물은 비열(열저장력)·기화열·밀도와 표면장력이 크고, 고체일 때 부피가 커진다.

002 [42회 출제유형] 악취방지법상 지정악취물질에 해당하는 것은?
① 암모니아
② 불화수소
③ 이산화질소
④ 메탄가스
⑤ 일산화탄소

002 지정악취물질
암모니아, 메틸메르캅탄, 황화수소, 다이메틸설파이드, 다이메틸다이설파이드, 트라이메틸아민, 아세트알데하이드, 스타이렌, 프로피온알데하이드, 뷰틸알데하이드, n-발레르알데하이드, i-발레르알데하이드, 톨루엔, 자일렌, 메틸에틸케톤, 메틸아이소뷰틸케톤, 뷰틸아세테이트, 프로피온산, n-뷰틸산, n-발레르산, i-발레르산, i-뷰틸알코올

003 다음 중 실내의 보건학적인 습도와 온도로 알맞은 것은?
① 습도 : 30~50%, 온도 : 18±2℃
② 습도 : 30~50%, 온도 : 16±2℃
③ 습도 : 40~70%, 온도 : 16±2℃
④ 습도 : 40~70%, 온도 : 18±2℃
⑤ 습도 : 60~70%, 온도 : 17±2℃

003 인체에서는 체온을 일정하게 유지하기 위해 여러 가지 열이 체외로 나오는데, 외기(外氣) 중의 기온은 발한(發汗)에 영향을 준다. 습도는 40~70%, 온도는 18±2℃이다.

정답 1 ⑤ 2 ① 3 ④

004 일산화탄소(CO) 가스는 무색·무취·무자극성으로, 탄소 성분의 불완전연소로 석탄이 타기 시작할 때와 꺼지기 시작할 때에 많이 발생한다.

004 **35회 출제유형**

석탄연료 연소 시 CO 가스의 다량 배출원인은?

① 질소가스의 다량 배출 시
② 탄산가스 농도 증가 시
③ 탄소 성분의 불완전연소로 발화시점 및 소화시점
④ 질소가스 성분의 완전연소 시
⑤ 탄소 성분의 완전연소 시

005 군집독은 고온, 고습, 취기, 냄새, CO, CO_2를 초래하여, 불쾌감, 권태, 두통, 현기증, 구기, 구토 및 식욕부진 등을 일으킨다.

005 **40회 출제유형**

군집독(群集毒)의 원인으로 볼 수 없는 것은?

① 습 도
② 취 기
③ 자외선
④ 온 도
⑤ 기 류

006 CO_2의 서한량은 0.1%(1,000ppm, 실내)이다.

006 **39회 출제유형**

실내의 이산화탄소 서한량은 얼마인가?

① 0.01ppm
② 0.03ppm
③ 0.1ppm
④ 100ppm
⑤ 1,000ppm

4 ③ 5 ③ 6 ⑤ **정답**

007 **36회 출제유형**
상수에 있어서 Mills-Reincke 현상에 대한 설명으로 옳은 것은?

① 간염을 유발한다.
② 염소 주입 시 세균 감소현상이 나타난다.
③ 대장균과 잡균의 열성질환이 발생한다.
④ 물을 통한 세균감염이 많다.
⑤ 물을 여과하면 세균 수의 감소현상이 나타난다.

007 Mills-Reincke 현상은 물을 여과해 급수하여 장티푸스 환자 및 일반사망률을 감소시키는 결과를 말한다.

008 **45회, 36회 출제유형**
먹는물의 정수처리에서 불쾌한 맛과 냄새를 유발하는 물질을 제거하는 데 사용하는 것은?

① 입상활성탄
② 황산제2철
③ 폴리염화알루미늄
④ 염화제2철
⑤ 황산제1철

008 활성탄 흡착법
- 활성탄은 현재 가장 많이 사용되는 흡착제이다.
- 정수장에서는 주로 원수의 맛과 냄새나 색도, 탁도, 기타 유독성 유기물의 제거에 사용된다.
- 폐수 처리장에서는 생물학적 처리를 한 처리수 내의 미처리 유기물을 철저히 제거하기 위해 사용된다.

009 **34회 출제유형**
하수처리의 본처리 과정 중 혐기성 분해처리에 해당하는 것은?

① 활성오니법
② 회전원판법
③ 살수여상법
④ 부패조법
⑤ 산화지법

009 ①·②·③·⑤ 호기성 처리법에 해당한다.

정답 | 7 ⑤ 8 ① 9 ④

010 인공조명 사용 시 고려사항
- 조명도를 균등히 유지할 것
- 경제적이며 취급이 용이할 것
- 폭발성 또는 발화성이 없으며 유해가스를 발생하지 않을 것
- 가급적 간접조명이 되도록 설치할 것
- 광색은 주광색에 가까울 것

010 [45회, 40회 출제유형] 인공조명 사용 시 고려해야 할 사항은?
① 폭발성 또는 발화성이 있어야 한다.
② 가능한 한 간접조명이어야 한다.
③ 광색은 푸른색에 가까워야 한다.
④ 조명도가 균등하지 않아야 한다.
⑤ 가격이 비싸야 한다.

011 지표수
- 하천수, 호소수, 저수지수 등
- 유기물질, 세균, 미생물, 용존산소, 기후변화가 크고, 탁도가 높다.
- 경도, 철, 망간 등이 적다.
- 오염기회가 많아 주의를 요한다.

011 수원 중 탁도가 가장 높은 물은?
① 우 수   ② 천 수
③ 복류수   ④ 지하수
⑤ 지표수

012 폐수처리의 물리적 방법에는 침전지법, 부상분리법, 스크린법, 침사지법 등이 있고, 화학적 방법에는 중화처리법, 산화환원법, 응집법 등이 있다.

012 폐수의 화학적 처리방법으로 옳은 것은?
① 응집법
② 부상분리법
③ 침전지법
④ 침사지법
⑤ 스크린법

10 ② 11 ⑤ 12 ① 정답

013 **45회 출제유형** 다음 중 하수의 혐기성 처리법은?

① 살수여과법
② 임호프탱크법
③ 활성오니법
④ 관개법
⑤ 산화지법

013 혐기성 미생물을 이용하여 유기물을 분해시키는 방법이다.

014 먹는샘물의 원수로 옳은 것은?

① 지표수
② 복류수
③ 하천수
④ 호소수
⑤ 용천수, 지하수

014 먹는샘물의 수원은 주로 암반대수층(용천수 또는 지하수)의 물을 사용한다.

015 식품폐기물 중 유기성 처리방법으로 가장 이상적인 것은?

① 재이용법
② 소각처리법
③ 퇴비화법
④ 매립법
⑤ 해양투기법

015 식품제조공장에서 유출되는 유기성폐기물은 퇴비화 처리방법이 이상적이다.

정답 13 ② 14 ⑤ 15 ③

016
① 납 – 0.01mg/L
② 암모니아성 질소 – 0.5mg/L
③ 질산성 질소 – 10mg/L
④ 수은 – 0.001mg/L

016 다음 중 먹는물 수질기준으로 옳은 것은?
① 납 – 0.04mg/L
② 암모니아성 질소 – 10mg/L
③ 질산성 질소 – 0.5mg/L
④ 수은 – 0.01mg/L
⑤ 크롬 – 0.05mg/L

017 감각온도란 온도, 습도(100% 습도＝포화습도), 기류의 3인자에 의해 이루어지는 체감을 말한다.

017 다음 중 감각온도의 습도는?
① 20%
② 50%
③ 70%
④ 80%
⑤ 100%

018 가스상 오염물질 처리방법
- 흡수법 : 반응성 가스 – 산, 알칼리 흡수
- 연소법 : 가연성 가스를 650℃에서 0.2~0.3sec 연소
- 흡착법 : 극미량 물질 농축 – 활성탄, 실리카겔
- 자동차 배기가스의 제거 : 재연소장치, 촉매변환기
- 기계적 포집 : 진공병에 의한 포집

018 다음 중 가스상 오염물질 처리방법으로 옳은 것은?
① 흡착법
② 여과집진방법
③ 세정집진방법
④ 원심력집진방법
⑤ 중력집단방법

16 ⑤ 17 ⑤ 18 ① 정답

019 수질오염에 있어서 환경기준의 설정항목으로 볼 수 없는 것은?

① BOD
② 수 온
③ 수소이온농도
④ COD
⑤ 용존산소

019 수질의 환경기준 설정항목에는 생물화학적 산소요구량, 화학적 산소요구량, 용존산소, 대장균군, 특정 유해물질, 수소이온농도 등이 있다.

020 〔43회, 34회 출제유형〕 다음 중 폐기물을 가장 위생적으로 처리하는 방법은?

① 해양투기법
② 소각법
③ 매립법
④ 활성오니법
⑤ 퇴비법

020 소각법은 폐기물을 가장 위생적으로 처리하는 방법이다.

021 〔45회 출제유형〕 급속 여과법에 대한 설명으로 옳은 것은?

① 건설비가 많이 든다.
② 광대한 면적이 필요하다.
③ 탁도와 색도가 높을 때 적합하다.
④ 세균 제거율이 완속 여과법보다 높다.
⑤ 여과속도는 3~5m/day이다.

021 ① 건설비는 적게 들고, 유지·관리비가 많이 든다.
② 좁은 면적에서 가능하다.
④ 세균 제거율이 완속 여과법보다 낮다.
⑤ 여과속도는 120~150m/day 이다.

정답 19 ② 20 ② 21 ③

022 응집보조제는 황산실리카, 활성탄, 석회분말, 벤토나이트 등이 사용되며, 이 중 활성탄, 벤토나이트는 천연 응집제이다.

022 **35회 출제유형**

다음 정수처리과정 중 천연 응집보조제를 모두 고르면?

> ㉮ 황산알루미늄
> ㉯ 활성탄
> ㉰ 소석회
> ㉱ 벤토나이트

① ㉮, ㉯, ㉰
② ㉮, ㉰
③ ㉯, ㉱
④ ㉱
⑤ ㉮, ㉯, ㉰, ㉱

023
① 기후 협약과 온실가스 배출 감축 권고 협약
② 폐기물 해양 투기에 관한 해양오염 방지 협약
④ 오존층 파괴 물질에 관한 협약
⑤ 습지 보전에 관한 협약

023 다음 중 유해폐기물처리의 국제 간 이동처리규제에 관한 국제협약으로 옳은 것은?

① 교토의정서 ② 런던협약
③ 바젤협약   ④ 몬트리올의정서
⑤ 람사협약

024
① 생물 · 화학폐기물
② 조직물류폐기물
③ 손상성폐기물
⑤ 일반의료폐기물

024 **42회 출제유형**

다음 중 병리계폐기물에 해당하는 것은?

① 폐백신
② 동물의 사체
③ 주사바늘
④ 시험 배양액
⑤ 일회용 기저귀

22 ③ 23 ③ 24 ④ **정답**

025 다음 중 런던 스모그에 대한 설명으로 옳은 것은?

① 주로 여름에 발생한다.
② 발생 시 풍속은 3m/sec이다.
③ 원인물질은 SO_2이다.
④ 침강성 역전을 보인다.
⑤ 발생 시 습도는 70% 이하이다.

025
① 주로 겨울에 발생한다.
② 발생 시 풍속은 무풍이다.
④ 방사성 역전을 보인다.
⑤ 발생 시 습도는 85% 이상이다.

026 [36회 출제유형] 다음 중 의복의 목적을 모두 고르면?

㉮ 체온조절	㉯ 사회생활
㉰ 미적표현	㉱ 신체보호

① ㉮, ㉯, ㉰
② ㉮, ㉰
③ ㉯, ㉱
④ ㉱
⑤ ㉮, ㉯, ㉰, ㉱

026 의복의 목적은 사회생활, 미적표현, 체온조절, 신체보호에 있다.

027 [36회 출제유형] 다음 중 혐기성 소화과정에서 발생되는 가스와 관계가 먼 것은?

① Mercaptan
② CH_4
③ H_2S
④ CO_2
⑤ NH_3

027 CO_2, SO_4, NO_3 등은 호기성 처리과정에서의 분해생성물이다.

정답 25 ③ 26 ⑤ 27 ④

028 유해광선 작업 시에 보호안경을 착용하여 보호한다.

028 다음 중 유해광선 작업 시 보호구로 적당한 것은?
① 보호안경
② 방음마스크
③ 방진복
④ 방독면
⑤ 방진마스크

029 MPN
(Most Probable Number)
유당이 포함된 배지에 배양할 때 대장균은 증식하면서 가스를 생성하는데, 이때 양성관 수를 초적확수로 표시하는 방법이며 MPN/mL로 표기한다.

029 다음 중 MPN은 무엇을 측정하는 단위인가?
① 일반세균수
② 대장균군수
③ 잔류염소
④ 염소화합물
⑤ 청정오염도수

030 탄화수소는 자동차 감속 시 많이 발생한다. 자동차의 이동배출원으로 CO, NOₓ, HC, SO₂, 매연(Mercaptan) 등이 있다.

030 다음 중 자동차 운전 시 탄화수소(HC)가 많이 나올 때의 조건으로 옳은 것은?
① 감속운행 시
② 고속운행 시
③ 가속운행 시
④ 정지 시
⑤ 가속 시 불완전연소 시

031 [46회, 45회 출제유형]

지하수에 대한 설명으로 옳은 것은?

① 탁도가 높다.
② 수온 변화가 심하다.
③ 경도와 알칼리도가 높다.
④ 유속이 빠르다.
⑤ 용존산소 농도가 높다.

031 지하수의 특징
- 탁도가 낮다.
- 수온 변화가 적다.
- 경도와 알칼리도가 높다.
- 유속이 느리다.
- 용존산소 농도가 낮다.

032 [34회 출제유형]

인구의 자연증가를 설명한 식은?

① 자연증가 − 사회증가
② (연말인구 − 연초인구) ÷ 연초인구 × 100
③ 출생수 − 사망수
④ 연간 사망자수 ÷ 인구 × 1,000
⑤ 연초인구 − 연말인구

032 자연증가 : 출생수 − 사망수

033 다음 중 산업재해의 안전관리 대책으로 옳은 것을 모두 고르면?

㉮ 작업안전 훈련
㉯ 작업복·보호구 착용
㉰ 안전사고의 계몽활동
㉱ 재해방지 목표의 설정과 실시

① ㉮, ㉯, ㉰
② ㉮, ㉰
③ ㉯, ㉱
④ ㉱
⑤ ㉮, ㉯, ㉰, ㉱

033 직업병 발생 및 산업재해의 안전관리 대책으로는 재해방지 목표의 설정과 실시, 작업안전 훈련, 작업복·보호구 착용, 안전사고의 계몽활동 등이 있다.

정답 31 ③ 32 ③ 33 ⑤

034 진동장애가 우려되는 노동자는 착암공, 병타공, 연마공 등이 있다.

034 다음 중 진동장애가 우려되는 노동자를 모두 고르면?

> ㉮ 착암공　　　　㉯ 병타공
> ㉰ 연마공　　　　㉱ 인쇄공

① ㉮, ㉯, ㉰
② ㉮, ㉰
③ ㉯, ㉱
④ ㉱
⑤ ㉮, ㉯, ㉰, ㉱

035 질소는 지방 > 물 > 혈액 순서로 용해된다.

035 잠함병 질소의 용해가 잘되는 순서대로 나열하면?

① 물 > 혈액 > 지방
② 지방 > 물 > 혈액
③ 혈액 > 지방 > 물
④ 물 > 지방 > 혈액
⑤ 혈액 > 물 > 지방

036 잠함병
깊은 바닷속은 수압이 매우 높기 때문에 호흡을 통해 몸속으로 들어간 질소 기체가 체외로 잘 빠져나가지 못하고 혈액 속에 녹게 된다. 그러다 수면 위로 빠르게 올라오면 체내에 녹아 있던 질소 기체가 갑작스럽게 기포를 만들면서 혈액 속을 돌아다니게 된다. 이것이 몸에 통증을 유발하게 도며 마비증상이 발생한다.

37회 출제유형

036 다음 중 잠함병의 원인으로 옳은 것은?

① 정상기압 상태에서 고기압 상태로 급히 변화할 때
② 고기압 상태에서 정상기압 상태로 급히 변화할 때
③ 저기압 상태에서 고기압 상태로 급히 변화할 때
④ 저기압 상태에서 산소가 부족할 때
⑤ 고기압 상태에서 산소가 부족할 때

34 ①　35 ②　36 ②　**정답**

037 다음 중 라듐(Radium) 취급자에게 올 수 있는 질병은?

① 백혈병
② 잠함병
③ 항공병
④ 규폐증
⑤ 결 핵

037 라듐을 이용하여 진단·치료하는 작업은 백혈병 및 악성 종양을 일으킨다.

038 `46회, 34회 출제유형` 태양복사열에 직접 노출되어 체온을 조절하는 중추신경계의 장애가 발생하는 열중증은?

① 열경련
② 열피로
③ 열사병(울열증)
④ 열허탈증
⑤ 열쇠약

038 열사병(Heatstroke)
체온조절의 부조화 때문에 생기는 중추신경계의 마비를 말한다. 오심, 두통, 현훈이 있고 발한정지로 피부는 고온건조 상태가 된다. 체온이 42℃ 이상으로 계속 상승하는데 적절한 조치를 취하지 않으면 100% 사망한다.

039 다음 중 1g의 라듐과 같은 양의 방사선을 방출하는 라듐의 양의 단위는?

① Roentgen
② Rad
③ Rem
④ Candela
⑤ Curie

039 1g의 라듐과 같은 양의 방사선을 방출하는 라듐의 양은 Curie이다.

정답 | 37 ① 38 ③ 39 ⑤

040 훈증소독법은 HCN을 사용하여 소독한다.

040 [36회 출제유형] 가스나 증기를 이용하여 소독하는 화학적 소독법으로 선박에서 위생해충이나 쥐의 구제에 사용하는 것은?

① 훈증소독법
② 고압증기멸균법
③ 자외선멸균법
④ 석탄산
⑤ 일광소독법

041 화학물질 유해 영향인자로는 유해물의 농도, 폭로시간, 침입경로(호흡기, 소화기, 피부), 공업독물의 배설 등이 있다.

041 다음 중 화학물질 유해성 영향인자로 옳지 않은 것은?

① 유해물의 농도
② 공업독물의 배설
③ 개인적 신체조건
④ 침입경로
⑤ 폭로시간

042 **석탄산 계수의 특징**
- 살균력은 20℃에서 나타난다.
- 석탄산 계수가 높을수록 살균력이 좋다.
- 시험균을 5분 이내 죽이지 않고 10분 이내 죽이는 희석배수를 말한다.
- 소독제의 살균력 지표로, 다른 소독약의 소독력 평가 시 사용한다.
- 시험균은 장티푸스균과 포도상구균을 이용한다.

042 석탄산 계수(Phenol Coefficient Index)에 대한 설명으로 옳지 않은 것은?

① 석탄산 계수의 값이 클수록 소독력이 강하다.
② 시험균을 5분 내에 죽이지 않고 10분 내에 죽이는 희석배수를 말한다.
③ 석탄산의 희석배수에 대한 소독약의 희석배수의 비를 말한다.
④ 시험균은 장티푸스균 또는 포도상구균을 이용한다.
⑤ 36.5℃에서 살균력을 시험한다.

정답 40 ① 41 ③ 42 ⑤

043 [42회 출제유형] 아포(포자)를 포함한 모든 미생물을 파괴시키는 것은?

① 방 부
② 부 패
③ 소 독
④ 정 균
⑤ 멸 균

043 멸 균
세균의 아포를 포함한 생활력 있는 모든 종류의 미생물을 완전히 사멸시키는 것

044 [35회, 34회 출제유형] 소독약의 사용농도로 옳지 않은 것은?

① 0.1% 승홍수
② 3% 크레졸
③ 70% 알코올
④ 1~2% 역성비누
⑤ 2.3~3.5% 과산화수소

044 역성비누 농도는 0.01~0.1%이다.

045 쓰레기 매립지 위에 집을 건축하려고 할 때 최소 경과연수는?

① 5년
② 10년
③ 15년
④ 20년
⑤ 30년

045 매립지 위에 건축을 하려고 할 때 최소한 30년 이상 경과되어야 한다.

정답 43 ⑤ 44 ④ 45 ⑤

046 디프테리아

법정감염병으로서 주로 호흡기의 점막이 침해를 받기 쉬운 어린이들에게 흔하게 발생한다. 유행기는 겨울이며, 도시에서는 연중 볼 수 있으나 최근에 들어서는 비교적 보기 어려운 병이다.

046 **34회 출제유형**

분변오염에 의한 질병으로 볼 수 없는 것은?

① 장티푸스
② 콜레라
③ 디프테리아
④ 세균성이질
⑤ 파라티푸스

047 생물학적 처리법

- 호기성 처리 : 활성오니법, 살수여상법, 산화지법
- 혐기성 처리 : 임호프탱크법, 부패조법
- ※ 화학적 처리법 : 중화법, 응집침전법

047 분뇨처리방법 중 생물학적 처리방법으로 옳은 것을 모두 고르면?

㉮ 활성오니법	㉯ 부패조법
㉰ 살수여상법	㉱ 응집침전법

① ㉮, ㉯, ㉰
② ㉮, ㉰
③ ㉯, ㉱
④ ㉱
⑤ ㉮, ㉯, ㉰, ㉱

048

천장 가까이에 있을 때 실내 자연환기가 잘 된다.

048 **38회 출제유형**

실내 자연환기가 잘되는 것은 일반적으로 중심대가 어느 위치에 있을 때인가?

① 방바닥 가까이
② 창문 가까이
③ 천장 가까이
④ 중간지점
⑤ 위치와 무관

정답 46 ③ 47 ① 48 ③

049 **46회, 40회 출제유형** 석탄산의 90배 희석액과 소독약의 270배 희석액의 살균력이 같을 때 석탄산 계수는 얼마인가?

① 0.3
② 1
③ 2
④ 3
⑤ 30

049 석탄산 계수

$$\frac{\text{소독약의 희석배수}}{\text{석탄산의 희석배수}} = \frac{270}{90} = 3$$

050 **43회, 36회 출제유형** 먹는물 기준 중 색도 기준에 해당하는 것은?

① 5도를 넘지 아니할 것
② 4도를 넘지 아니할 것
③ 3도를 넘지 아니할 것
④ 2도를 넘지 아니할 것
⑤ 1도를 넘지 아니할 것

050 색도 기준은 5도를 넘지 않아야 한다.

1교시 2과목 위생곤충학

---

051 지네강에 속하는 것은?

① 바퀴목
② 벼룩목
③ 땅지네목
④ 띠노래기목
⑤ 파리목

051 절지동물문의 분류
- 갑각강 : 십각목(가재, 게) 등
- 곤충강 : 파리목, 이목, 벼룩목, 바퀴목, 노린재목, 벌목, 나비목 등
- 거미강 : 거미목, 전갈목, 진드기목 등
- 지네강(순각강) : 왕지네목, 돌지네목, 땅지네목 등
- 노래기강 : 띠노래기목, 질삼노래기목, 각시노래기목, 땅노래기목 등

정답 49 ④ 50 ① 51 ③

052 파리나 벼룩은 2회, 모기는 4회, 빈대는 5회, 바퀴벌레는 6회 탈피한다.

052 다음 중 벼룩유충의 탈피 횟수로 올바른 것은?

① 2회
② 3회
③ 4회
④ 5회
⑤ 6회

053 ② 경란형
③ 발육형
④ 증식형
⑤ 증식형

053 **35회 출제유형**
곤충의 간접피해 중 발육증식형에 해당하는 것으로 옳은 것은?

① 말라리아, 수면병
② 양충병, 록키산홍반열
③ 사상충증, 로아사상충증
④ 흑사병, 발진열
⑤ 뎅기열, 뇌염

054 독나방은 10μm의 독모에 의해서 피부염, 고열, 통증, 전신증상의 피해를 준다.

054 독나방이 인체에 피부염, 통증, 고열 등의 증상을 일으키는 것은 무엇 때문인가?

① 타 액
② 극 모
③ 냄 새
④ 독 모
⑤ 독 소

52 ① 53 ① 54 ④ **정답**

055 시궁쥐 새끼는 언제까지 어미에게 의존하는가?
① 약 1주
② 약 3주
③ 약 5주
④ 약 7주
⑤ 약 10주

055 시궁쥐가 눈을 뜨는 것은 생후 2주, 고형물 섭취는 3주, 어미에게서 완전 독립은 5주가 걸린다.

056 **35회 출제유형** 트리아토민 노린재에 대한 설명으로 옳지 않은 것은?
① 비흡혈 습성이다.
② 아메리카형 수면병(샤가스병)을 매개한다.
③ 불완전변태를 한다.
④ 환경개선, 잔류분무 시 γ-HCH를 사용한다.
⑤ 자충은 5회 탈피한다.

056 트리아토민 노린재는 야간흡혈 습성을 갖는다.

057 **35회 출제유형** 북방에 서식하는 종으로 광택이 없는 검정색의 바퀴로 겨울에 동면을 하는 것은?
① 먹바퀴
② 독일바퀴
③ 미국바퀴
④ 집바퀴
⑤ 이질바퀴

057 **집바퀴(일본바퀴)**
- 저온에 적응한 바퀴로 북방에 서식하는 특이종
- 체색이 무광택
- 앞가슴 등판에 요철 있음
- 옥외서식 개체는 겨울에 동면

정답 55 ③ 56 ① 57 ④

058 기피제는 싫어하는 화학물질을 이용하여 구제하는 방법으로 위생곤충에 적당히 이용된다.

058 쥐를 구제하는 방법으로 옳지 않은 것은?
① 살서제를 혼합한 미끼를 사용한다.
② 기피제를 사용한다.
③ 불임약제를 사용한다.
④ 쥐틀이나 쥐덫을 사용한다.
⑤ 족제비, 뱀 등의 천적을 이용한다.

059 ① · ② · ④ · ⑤ 유기염소계 살충제에 해당한다.

유기인계 살충제
말라티온, 파라티온, 다이아지는, 나레드, 디크로보스, 펜티온 등

059 유기인계 살충제에 해당하는 것은?
① 알드린
② HCH
③ 펜티온
④ DDT
⑤ 클로르덴

060 잔류분무 시 노즐의 형태는 부채형, 직선형, 원추형 등이 있는데, 좁은 공간에 살포하는 형태는 직선형이다.

060 다음 중 좁은 공간에서 잔류분무 시 사용되는 노즐의 형태로 적당한 것은?
① 직선형
② 원추형
③ 회전형
④ 부채형
⑤ 나선형

정답 58 ② 59 ③ 60 ①

061 모기유충을 구제하는 데 알맞은 살충제는?

① Fenthion
② Temephos
③ Propoxar
④ Naled
⑤ Dichlorvos

061 Temephos : 모기유충 구제

062 다음은 곤충의 체벽(표피)을 구성하는 여러 가지 층(Layer)이다. 가장 외부층은?

① 근 육
② 기저막
③ 표피세포
④ 내표피
⑤ 왁스층

062 곤충의 외벽의 가장 외부층은 왁스층(Wax)이다.

063 다음 중 LD_{50}의 의미로 알맞은 것은?

① 실험동물의 50%를 치사할 수 있는 살충의 양이다.
② 살충제의 인체 독성 비교를 위해 사용된 실험동물이 50이라는 뜻이다.
③ 살충제의 희석농도가 50이라는 뜻이다.
④ 실험동물을 100% 치사할 수 있는 살충제의 양이다.
⑤ 살충제의 원체 사용량이 50%라는 뜻이다.

063 LD_{50}은 실험동물의 50%를 치사할 수 있는 살충의 양을 말한다.

정답 | 61 ② 62 ⑤ 63 ①

064 대표적인 훈증제로는 인(PH_3), 메틸브로마이드(CH_3Br), 시안산(HCN) 등이 있다.

064 에틸렌옥사이드를 사용하여 살충할 때 사용용도로 올바른 것은?

① 훈증제
② 잔류제
③ 기피제
④ 불임제
⑤ 발육억제제

065 트리아토민 노린재는 샤가스병을 옮기며, 환경개선 · 잔류분무 시 γ-HCH를 사용한다.

065 [35회 출제유형] 트리아토민 노린재가 옮기는 질병은?

① 콜레라
② 뎅기열
③ 샤가스병
④ 황 열
⑤ 쯔쯔가무시병

066 곤충의 혈액임파액의 기능은 노폐물 운반, 체내 수분 유지, 조직에 영양과 산소 공급 등이다.

066 다음 중 곤충의 혈액임파액의 기능이 아닌 것은?

① 생식기능
② 영양분을 조직에 공급
③ 노폐물 운반
④ 체내 수분 유지
⑤ 조직세포에 산소 공급

정답 64 ① 65 ③ 66 ①

067 다음 중 저작형 곤충에 있어서 타액의 기능으로 올바른 것은?

① 혈액응고 방지
② 수분 유지
③ 노폐물 운반
④ 소화효소 방지
⑤ 탈피작용에 관여

067 저작형 곤충에 있어서 타액은 항응혈성 물질이 함유되어 있어서 혈액응고를 방지한다.

068 다음 중 바퀴의 탈피 횟수로 적당한 것은?

① 2회
② 4회
③ 5회
④ 6회
⑤ 7회

068 바퀴벌레는 6회 탈피하며, 모기는 4회, 빈대는 5회, 이는 3회, 벼룩은 2회 탈피한다.

36회, 35회 출제유형

069 다음 중 불완전변태를 하는 곤충으로 옳은 것은?

① 모 기
② 진드기
③ 파 리
④ 벼 룩
⑤ 등 에

069 변 태
- 불완전변태 : 이, 바퀴, 빈대, 진드기
- 완전변태 : 모기, 파리, 벼룩, 나방, 등에

정답 67 ① 68 ④ 69 ②

070 마이크로캡슐은 살충제 입자에 피막을 씌우는 것으로, 약제의 기피성을 감소시키고 인체 내 안정성이 높다. 입자의 크기는 20~30㎛이다.

070 다음 중 마이크로캡슐의 장점으로 볼 수 없는 것은?
① 잔류기간을 연장할 수 있다.
② 인체 내 안정성이 높다.
③ 살포 후 냄새가 없다.
④ 약제의 기피성을 감소시킨다.
⑤ 모든 해충방제에 사용되고 있다.

071 곤충이 싫어하는 기피제의 종류에는 Naphtalene, Benzyl benzoate 등이 있다.

44회 출제유형
071 다음 살충제 중 기피제로 사용되는 것은?
① 디크로보스
② 벤질벤조에이트
③ 메틸브로마이드
④ DDT
⑤ 파라디크로벤젠

072 사람에게 불쾌감과 혐오감을 주는 뉴슨스(Nuisance)의 종류에는 하루살이, 귀뚜라미, 노린재, 깔따구 등이 있다.

35회 출제유형
072 다음 중 질병을 매개하지 않고 불쾌감과 혐오감을 주는 뉴슨스(Nuisance)에 해당하는 것은?
① 바퀴
② 모기
③ 이
④ 깔따구
⑤ 파리

정답 70 ⑤ 71 ② 72 ④

073 **45회 출제유형**
살충제 용기 표지에 '주의(CAUTION)'에 해당하는 내용은?

① 고독성
② 보통독성
③ 저독성
④ 경미독성
⑤ 실질적 무독성

073 살충제 라벨의 안전 정보
- 위험-독극물(DANGER – POISON) : 고독성, 가장 치명적, 해골 기호
- 위험(DANGER) : 고독성, 피부와 눈에 심각한 손상
- 경고(WARNING) : 보통독성
- 주의(CAUTION) : 저독성

074 다음 중 공장폐수의 어류에 대한 치사량을 구할 때의 단위는?

① ADI
② LC_{50}
③ LP_{50}
④ TLM_{48}
⑤ BLI

074 반수생존한계농도는 어류를 폐수에서 일정 시간 사육할 때 50% 이상 살아남을 수 있는 폐수 중의 특성물질 농도, 즉 어류에 대한 급성독성 물질의 유해도를 나타내는 수치로, 보통 TLM_{48}을 사용한다.

075 다음 중 이가 감염시키는 질병은?

① 참호열
② 페스트
③ 발진열
④ 뎅기열
⑤ 황 열

075 이가 매개하는 질병에는 참호열, 발진티푸스, 재귀열 등이 있다.

정답 73 ③ 74 ④ 75 ①

076 유기염소에 중독되면 치료약이 없으며, 유기인계나 카바메이트계는 아트로핀을 투여한다.

076 살충제의 설명으로 옳지 않은 것은?

① 유기염소계 살충제는 교차저항성이 생기기 쉽다.
② 속효성 살충제는 비교적 저항성이 나타나지 않는다.
③ 한 가지 약제를 장기간 사용하면 저항성이 생기기 쉽다.
④ 카바메이트계와 유기인계 살충제는 살충작용이 같다.
⑤ 아트로핀은 유기염소제 살충제 중독 시 투여한다.

077 전기 스위치 부근에는 물 사용을 억제해야 하므로 분말로 된 분제 사용이 적절하다.

077 바퀴벌레를 구제하기 위해 냉장고 뒤의 전기 스위치 부근에 약제를 사용하려고 한다. 이 경우 어떤 약제를 사용하는 것이 바람직한가?

① 용 제
② 분 제
③ 수화제
④ 입 제
⑤ 유 제

078 진드기의 다리는 3쌍이고, 자충·성충은 4쌍이다. 털진드기는 유충만 흡혈하며, 양충병(쯔쯔가무시증)을 유발한다.

078 **40회, 35회 출제유형** 진드기에 관한 설명으로 옳은 것은?

① 진드기는 다리가 5쌍이다.
② 참진드기는 피부병을 유발한다.
③ 털진드기는 쯔쯔가무시증을 매개한다.
④ 털진드기는 자충, 성충 모두 흡혈한다.
⑤ 옴은 털진드기의 기생으로 생기는 피부병이다.

76 ⑤ 77 ② 78 ③ 정답

079 **35회, 34회 출제유형**
살서제 중 급성 살서제가 아닌 것은?
① 안 투
② 아비산
③ 인화아연
④ 와파린
⑤ 레드스킬

079 Warfarin은 항응혈성 만성 살서제이다.

080 **39회 출제유형**
파리 유충이 동물의 조직에 기생하는 것을 무엇이라 하는가?
① 사상충증
② 람불편모충증
③ 승저증
④ 회선사상충증
⑤ 수면병

080 검정파리과속의 유충이 동물의 조직에 기생하는 형태를 승저증이라고 한다.

1교시 3과목 위생관계법령

081 다음 중 식품위생법의 목적이 아닌 것은?
① 식품으로 인하여 생기는 위생상 위해 방지
② 식품영양의 질적 향상 도모
③ 식품에 관한 올바른 정보 제공
④ 위생업무에 종사하는 위생사의 자격에 관한 필요한 사항 규정
⑤ 국민 건강의 보호 · 증진에 이바지

081 **목적(식품위생법 제1조)**
- 식품으로 인하여 생기는 위생상 위해 방지
- 식품영양의 질적 향상 도모
- 식품에 관한 올바른 정보 제공
- 국민 건강의 보호 · 증진에 이바지

정답 79 ④ 80 ③ 81 ④

082 위생사의 업무범위(공중위생관리법 제8조의2)
- 공중위생영업소, 공중이용시설 및 위생용품의 위생관리
- 음료수의 처리 및 위생관리
- 쓰레기, 분뇨, 하수, 그 밖의 폐기물의 처리
- 식품·식품첨가물과 이에 관련된 기구·용기 및 포장의 제조와 가공에 관한 위생관리
- 유해 곤충·설치류 및 매개체 관리
- 그 밖에 보건위생에 영향을 미치는 것으로서 대통령령으로 정하는 업무(소독업무, 보건관리업무)

082 44회, 43회, 39회 출제유형

다음 중 위생사의 업무범위로 보기 어려운 것은?

① 공중위생영업소의 위생관리
② 하수의 처리
③ 포장의 제조와 가공에 관한 위생관리
④ 유해 곤충관리
⑤ 식품의 압류·폐기

083 보고를 받은 의료기관의 장 및 감염병병원체 확인기관의 장은 제1급감염병의 경우에는 즉시, 제2급감염병 및 제3급감염병의 경우에는 24시간 이내에, 제4급감염병의 경우에는 7일 이내에 질병관리청장 또는 관할 보건소장에게 신고하여야 한다(감염병의 예방 및 관리에 관한 법률 제11조 제3항).

083 24시간 이내에 신고하여야 하는 감염병은?

① 제1급감염병
② 제1급감염병 및 제2급감염병
③ 제2급감염병 및 제3급감염병
④ 제4급감염병
⑤ 기생충감염병

82 ⑤ 83 ③ 정답

084 [46회 출제유형] 다음 중 식품위생감시원의 직무가 아닌 것은?

① 식품 제조방법에 대한 기준 설정
② 시설기준의 적합 여부의 확인·검사
③ 식품 등의 압류·폐기 등
④ 영업소의 폐쇄를 위한 간판 제거 등의 조치
⑤ 행정처분의 이행 여부 확인

084 식품위생감시원의 직무(식품위생법 시행령 제17조)
- 식품 등의 위생적 취급기준의 이행 지도
- 수입·판매 또는 사용 등이 금지된 식품 등의 취급 여부에 관한 단속
- 표시 또는 광고기준의 위반 여부에 관한 단속
- 출입·검사 및 검사에 필요한 식품 등의 수거
- 시설기준의 적합 여부의 확인·검사
- 영업자 및 종업원의 건강진단 및 위생교육의 이행 여부의 확인·지도
- 조리사·영양사의 법령준수사항 이행 여부의 확인·지도
- 행정처분의 이행 여부 확인
- 식품 등의 압류·폐기 등
- 영업소의 폐쇄를 위한 간판 제거 등의 조치
- 그 밖에 영업자의 법령이행 여부에 관한 확인·지도

085 식품안전관리인증기준(HACCP)의 신규 영업자의 교육훈련 시간으로 옳은 것은?

① 2시간
② 4시간
③ 6시간
④ 8시간
⑤ 10시간

085 HACCP 영업자 및 종업원에 대한 교육훈련(식품위생법 시행규칙 제64조 제3항)
- 신규 교육훈련 : 영업자의 경우 2시간 이내, 종업원의 경우 16시간 이내
- 정기 교육훈련 : 4시간 이내
- 식품위해사고의 발생 및 확산이 우려되어 영업자 및 종업원에게 명하는 교육훈련 : 8시간 이내

정답 | 84 ① / 85 ①

086 제3급감염병(감염병의 예방 및 관리에 관한 법률 제2조 제4호)
파상풍, B형간염, 일본뇌염, C형간염, 말라리아, 레지오넬라증, 비브리오패혈증, 발진티푸스, 발진열, 쯔쯔가무시증, 렙토스피라증, 브루셀라증, 공수병, 신증후군출혈열, 후천성면역결핍증(AIDS), 크로이츠펠트-야콥병(CJD) 및 변종크로이츠펠트-야콥병(vCJD), 황열, 뎅기열, 큐열(Q熱), 웨스트나일열, 라임병, 진드기매개뇌염, 유비저, 치쿤구니야열, 중증열성혈소판감소증후군(SFTS), 지카바이러스 감염증, 엠폭스(MPOX), 매독

086 [45회, 35회, 34회 출제유형]
감염병의 예방 및 관리에 관한 법률상 제3급감염병은?

① 결 핵
② 수 두
③ 파상풍
④ 에볼라바이러스병
⑤ 인플루엔자

087 먹는샘물 등 제조업자의 자가 품질 검사 기준(먹는물관리법 시행규칙 별표 6)

구분	검사항목	검사 주기
먹는샘물·먹는염지하수	냄새, 맛, 색도, 탁도, 수소이온농도(5개 항목)	매일 1회 이상
	일반세균(저온균·중온균), 총대장균군, 녹농균(4개 항목)	매주 2회 이상 3~4일 간격으로 실시
	분원성연쇄상구균, 아황산환원혐기성포자형성균, 살모넬라, 쉬겔라(4개 항목)	매월 1회 이상
	먹는물 수질기준 및 검사 등에 관한 규칙 별표 1에서 정하는 모든 항목	매반기 1회 이상
샘물·염지하수	일반세균(저온균·중온균), 총대장균군, 분원성연쇄상구균, 녹농균, 아황산환원혐기성포자형성균(6개 항목)	매주 1회 이상
	먹는물 수질기준 및 검사 등에 관한 규칙 별표 1에서 정하는 모든 항목	매반기 1회 이상

087 먹는샘물 제조업자의 자가 품질 검사 기준 중 매일 1회 이상 검사해야 하는 항목이 아닌 것은?

① 냄 새
② 총대장균군
③ 맛
④ 색 도
⑤ 탁 도

088 공중위생영업자에 대한 위생교육의 설명으로 옳은 것은?

① 공중위생영업자는 영업신고 시 1회 위생교육을 받아야 한다.
② 위생교육은 보건복지부장관이 허가한 단체 또는 공중위생 영업자단체가 실시할 수 있다.
③ 부득이한 경우 영업개시 후 1년 이내에 위생교육을 받을 수 있다.
④ 영업에 직접 종사하지 아니한 경우라도 소유자는 위생교육을 받아야 한다.
⑤ 2개 이상 장소의 영업장의 소유자는 영업장별로 위생교육을 받아야 한다.

088 위생교육(공중위생관리법 제17조)
- 공중위생영업자는 매년 위생교육을 받아야 한다.
- 신고를 하고자 하는 자는 미리 위생교육을 받아야 한다. 다만, 보건복지부령으로 정하는 부득이한 사유로 미리 교육을 받을 수 없는 경우에는 영업개시 후 6개월 이내에 위생교육을 받을 수 있다.
- 위생교육을 받아야 하는 자 중 영업에 직접 종사하지 아니하거나 2 이상의 장소에서 영업을 하는 자는 종업원 중 영업장별로 공중위생에 관한 책임자를 지정하고 그 책임자로 하여금 위생교육을 받게 하여야 한다.
- 위생교육은 보건복지부장관이 허가한 단체 또는 공중위생 영업자단체가 실시할 수 있다.

089 다음 중 식품위생에 대한 대상범위에 해당하지 않는 것은?

① 식 품
② 기 구
③ 첨가물
④ 제조방법
⑤ 포장·용기

089 "식품위생"이란 식품, 식품첨가물, 기구 또는 용기·포장을 대상으로 하는 음식에 관한 위생을 말한다(식품위생법 제2조 제11호).

정답 88 ② 89 ④

090 집단급식소를 설치·운영하는 자는 조리·제공한 식품(병원의 경우에는 일반식만 해당)을 보관할 때에는 매회 1인분 분량을 섭씨 영하 18도 이하에서 144시간 이상 보관해야 한다(식품위생법 제88조 제2항 및 시행규칙 제95조 제1항).

090 `40회, 35회, 34회 출제유형`
집단급식소를 설치·운영하는 자가 조리·제공한 식품의 1인분을 매회 보관하는 온도와 시간 기준은?

① 4℃ 이하, 48시간 이상
② 0℃ 이하, 100시간 이상
③ −10℃ 이하, 200시간 이상
④ −18℃ 이하, 144시간 이상
⑤ 0℃ 이하, 144시간 이상

091 기구의 정의(식품위생법 제2조 제4호)
기구란 다음의 어느 하나에 해당하는 것으로서 식품 또는 식품첨가물에 직접 닿는 기계·기구나 그 밖의 물건(농업과 수산업에서 식품을 채취하는 데에 쓰는 기계·기구나 그 밖의 물건은 제외)을 말한다.
- 음식을 먹을 때 사용하거나 담는 것
- 식품 또는 식품첨가물을 채취·제조·가공·조리·저장·소분·운반·진열할 때 사용하는 것

091 식품위생법으로 정의한 "기구"에 해당하는 것은?

① 식품의 보존을 위해 첨가하는 물질
② 식품의 조리 등에 사용하는 물건
③ 농업의 농기구
④ 수산업의 어구
⑤ 식품 구매 시 사용하는 기준

092 예방접종(감염병의 예방 및 관리에 관한 법률 제24조 및 제25조)
- 특별자치시장·특별자치도지사 또는 시장·군수·구청장은 관할 보건소를 통하여 필수예방접종을 실시하여야 한다.
- 특별자치시장·특별자치도지사 또는 시장·군수·구청장은 관할 보건소를 통하여 임시예방접종을 하여야 한다.

092 `35회 출제유형`
다음 중 예방접종을 실시해야 하는 자로 옳은 것은?

① 대통령
② 보건복지부장관
③ 특별자치시장·특별자치도지사, 시장·군수·구청장
④ 식품의약품안전처장
⑤ 보건소장

90 ④ 91 ② 92 ③ **정답**

093 '소해면상뇌증'에 걸린 동물을 사용하여 판매할 목적으로 식품 또는 식품첨가물을 제조·가공·수입 또는 조리한 자가 처하는 벌칙은?

① 1년 이상의 징역
② 2년 이상의 징역
③ 3년 이상의 징역
④ 5년 이상의 징역
⑤ 7년 이상의 징역

093 소해면상뇌증, 탄저병, 가금 인플루엔자에 걸린 동물을 사용하여 판매할 목적으로 식품 또는 식품첨가물을 제조·가공·수입 또는 조리한 자는 3년 이상의 징역에 처한다(식품위생법 제93조 제1항).

---

094 [46회, 42회 출제유형] 감염병 환자, 식품, 동식물 등으로부터 고위험병원체를 분리한 자는 지체 없이 누구에게 신고하여야 하는가?

① 시·도지사
② 시장·군수·구청장
③ 환경부장관
④ 질병관리청장
⑤ 보건소장

094 감염병환자, 식품, 동식물, 그 밖의 환경 등으로부터 고위험병원체를 분리한 자는 지체 없이 고위험병원체의 명칭, 분리된 검체명, 분리 일자 등을 질병관리청장에게 신고하여야 한다(감염병의 예방 및 관리에 관한 법률 제21조 제1항).

정답 93 ③ 94 ④

095 환경부령으로 정하는 양 이상의 분뇨를 재활용하고자 하는 자란 분뇨를 재활용할 목적으로 1일 10킬로그램 이상 처리하려는 자를 말한다(하수도법 시행규칙 제40조 제1항).

095 환경부령으로 정하는 양 이상의 분뇨를 재활용하고자 하는 자는 특별자치시장·특별자치도지사·시장·군수·구청장에게 신고하여야 하는데, 1일 처리량은?

① 5킬로그램 이상
② 10킬로그램 이상
③ 15킬로그램 이상
④ 20킬로그램 이상
⑤ 30킬로그램 이상

096 환경부장관, 시·도지사 또는 시장·군수·구청장은 시설을 고치도록 명하거나 그 밖에 필요한 조치를 명하려면 개선에 필요한 조치, 기계·시설의 종류 등을 고려하여 1년의 범위에서 그 기간을 정하여야 한다(먹는물관리법 시행규칙 제38조 제1항).

096 먹는물 관련 영업의 시설개선 명령기간은?

① 6개월
② 1년
③ 2년
④ 3년
⑤ 5년

097 위생사 면허의 취소 등(공중위생관리법 제7조의2 제1항)
보건복지부장관은 위생사가 면허를 받을 수 없는 사유나 면허증을 대여한 경우에는 그 면허를 취소한다.

36회, 34회 출제유형

097 다음 중 위생사 면허의 취소권자는?

① 대통령
② 시·도지사
③ 보건복지부장관
④ 한국보건의료인국가시험원장
⑤ 시·군·구청장

95 ② 96 ② 97 ③

098 수처리제 제조업을 하려는 자는 누구에게 영업등록을 해야 하는가?

① 시·도지사
② 환경부장관
③ 식품의약품안전처장
④ 시·군·구청장
⑤ 보건복지부장관

098 수처리제 제조업을 하려는 자는 환경부령으로 정하는 바에 따라 시·도지사에게 등록하여야 한다. 환경부령으로 정하는 중요한 사항을 변경하려는 때에도 또한 같다(먹는물관리법 제21조 제2항).

099 환경부장관 또는 시·도지사는 먹는물관련영업자에게 영업정지에 갈음하여 얼마 이하의 과징금을 부과할 수 있는가?

① 2억 원
② 1억 원
③ 7천만 원
④ 5천만 원
⑤ 3천만 원

099 환경부장관 또는 시·도지사는 검사기관이 그 지정을 취소하거나 6개월 이내의 기간을 정하여 업무정지처분에 해당하거나 먹는물관련영업자가 영업허가 또는 등록을 취소하거나 영업장 폐쇄 또는 6개월 이내의 기간을 정하여 그 영업의 전부 또는 일부의 정지에 해당하면 대통령령으로 정하는 바에 따라 업무정지 또는 영업정지를 갈음하여 2억 원 이하의 과징금을 부과할 수 있다(먹는물관리법 제51조 제1항).

100 다음 중 공중위생감시원을 두지 않아도 되는 곳은?

① 질병관리청
② 광역시
③ 특별시
④ 도
⑤ 시·군·구(자치구에 한함)

100 특별시·광역시·도 및 시·군·구(자치구에 한한다)에 공중위생감시원을 둔다(공중위생관리법 제15조).

정답 98 ① 99 ① 100 ①

101 일반세균은 100CFU/mL를 넘지 아니하고, 총 대장균군은 100mL에서 검출되지 않아야 한다.(먹는물 수질기준 및 검사 등에 관한 규칙 별표 1)

101 [43회, 40회, 36회, 34회 출제유형]

먹는물 수질기준 중 일반세균 및 총 대장균군의 기준으로 가장 올바른 것은?

〈일반세균〉　　　　　　　〈총 대장균군〉
① 10CFU/mL 이하　　　　100mL 중 음성
② 20CFU/mL 이하　　　　50mL 중 음성
③ 100CFU/mL 이하　　　100mL 중 음성
④ 150CFU/mL 이하　　　150mL 중 음성
⑤ 100CFU/mL 이하　　　10mL 중 음성

102 질병관리청장은 생물테러감염병 및 그 밖의 감염병의 대유행이 우려되면 위원회의 심의를 거쳐 예방·치료 의료·방역 물품의 품목을 정하여 미리 비축하거나 장기 구매를 위한 계약을 미리 할 수 있다(감염병의 예방 및 관리에 관한 법률 제40조 제1항).

102 생물테러감염병 및 그 밖의 감염병의 대유행이 우려되면 예방·치료 의료·방역 물품의 품목을 정하여 미리 비축할 수 있는 자는?

① 국립검역소장
② 국립보건연구원장
③ 질병관리청장
④ 시·도지사
⑤ 시·군·구청장

103 폐기물처리업자의 폐기물 보관량 및 처리기한(폐기물관리법 시행규칙 제31조 제1항 제1호)
의료폐기물 : 냉장 보관할 수 있는 섭씨 4도 이하의 전용보관시설에서 보관하는 경우 5일 이내, 그 밖의 보관시설에서 보관하는 경우에는 2일 이내

103 [35회 출제유형]

의료폐기물 수집·운반업자가 의료폐기물을 보관하는 경우 섭씨 몇 도 이하의 보관장소에서 보관해야 하는가?

① -2℃　　　　② 0℃
③ 2℃　　　　④ 4℃
⑤ 6℃

정답 101 ③　102 ③　103 ④

104 감염병의 예방 및 관리에 관한 법률상 약물소독에 사용되는 약품이 아닌 것은?

① 크레졸액 3% 수용액
② 포르마린(대한약전 규격품)
③ 승홍 0.1%, 식염수 0.1%, 물 99.8% 혼합액
④ 크롤칼키 5% 수용액
⑤ 메탄올 70% 수용액

104 약물소독에 사용되는 약품에는 ①·②·③·④ 외에도 석탄산수(석탄산 3% 수용액), 생석회(대한약전 규격품), 석탄산 3% 수용액에 해당하는 소독력이 있는 약제 등이 있다(감염병의 예방 및 관리에 관한 법률 시행규칙 별표 6).

105 공중위생관리법상 건강요주의자의 발한실 입욕 주의사항에 관한 게시문 부착해야 한다. 이에 해당하지 않는 자는?

① 전신 쇠약 증세의 어린이
② 수축기 혈압이 150mmHg 이상인 사람
③ 백내장이 우려되는 사람
④ 술을 마신 후 2시간 이내의 사람
⑤ 출혈을 많이 한 사람

105 ② 수축기 혈압이 180mmHg 이상인 사람

정답 104 ⑤   105 ②

2교시 4과목 공중보건학

001 종속인구지수는 다름 아닌 총부양비를 말한다. 따라서 종속인구지수는 경제활동인구를 분모로 하고, 비경제활동인구를 분자로 하여 계산한 백분율(%)이다.
종속인구지수 = (100+100+50) / 500 × 100 = 50%

001 [34회 출제유형] 어느 지역의 연령별 인구가 다음과 같을 때, 이 지역의 종속인구지수는?

- 0~14세 인구 : 100명
- 15~64세 인구 : 500명
- 65~69세 인구 : 100명
- 70세 이상 인구 : 50명

① 30% ② 40%
③ 50% ④ 60%
⑤ 70%

002 출산력은 가족계획에 의하여 낳은 자녀수가 아니라 한 여자가 평생 실제로 낳은 자녀수를 말한다.

002 다음 중 가족계획에 대한 설명으로 옳지 않은 것은?
① 조출생률은 가족계획 효과를 측정하는 가장 좋은 방법이다.
② 가족계획이란 자녀를 가지고 싶을 때 낳도록 하는 것을 말한다.
③ 생활양식의 향상과 부모의 건강을 위하여 가족계획은 필요하다.
④ 가족계획에 의하여 낳은 자녀 수를 출산력이라고 한다.
⑤ 우리나라는 1962년에 국가사업으로 처음 시작되었다.

003 산포도의 종류에는 표준편차, 분산, 평균편차, 범위, 변이계수 등이 있다.

003 [35회, 34회 출제유형] 산포성의 종류에 해당하지 않는 것은?
① 분 산 ② 표준편차
③ 최빈값 ④ 범 위
⑤ 변이계수

정답 1 ③ 2 ④ 3 ③

004 [34회 출제유형] 다음 보건행정 조직 중 최초로 설치된 것은?

① 사회부
② 위생국
③ 보건부
④ 보건후생부
⑤ 보건복지부

004 1948년 11월 4일 사회부 발족 → 1949년 7월 25일 보건부가 발족하고, 사회부의 보건 관련 업무 이관 → 1955년 2월 27일 사회부와 보건부를 통합하여 보건사회부로 개편 → 1963년 8월 26일 산하에 노동청 설치 → 1994년 12월 23일 보건복지부로 개편

005 [35회 출제유형] 보건통계에서 말하는 모집단이란?

① 연구대상이 되는 전체집단
② 전체집단에서 추출한 측정값의 집합
③ 단위시간 동안 다른 측정값의 변화량
④ 모든 측정값을 다 더해서 자료의 개수로 나누어 구한 값
⑤ 가장 중앙에 위치하는 집단

005 모집단은 연구대상이 되는 전체집단을 말하며, 표본은 모집단에서 추출한 측정값의 집합을 말한다.

006 [45회 출제유형] 질병발생의 원인과 관련이 있다고 생각되는 특정 인구집단과 관련이 없는 인구집단을 추적조사하여 위험요인에의 노출과 질병발생의 연관성을 규명하는 전향성 연구는?

① 코호트 연구
② 단면연구
③ 기술연구
④ 실험연구
⑤ 환자-대조군연구

006
② 단면연구 : 특정시점·기간 내 질병과 인구집단 속성과의 관계를 연구한다.
③ 기술연구 : 어떤 질병의 발생 사실에 대하여 발생과 종결까지를 그대로 기록한다.
④ 실험연구 : 실험군과 대조군으로 나누어 조사한다.
⑤ 환자-대조군연구 : 후향성 연구로, 어떤 질병에 이환되어 있는 집단과 건강한 대조군을 선정하여 질병의 속성이나 요인이 갖는 인과관계를 규명한다.

정답 4 ① 5 ① 6 ①

007 비타민 E(토코페롤)의 결핍 시 불임증, 유산, 노화 등이 발생할 수 있다.

007 　**35회, 34회 출제유형**
결핍 시 불임증이나 유산을 유발할 수 있는 비타민은?
① 비타민 A
② 비타민 D
③ 비타민 E
④ 비타민 K
⑤ 비타민 C

008 2차 예방은 질병에 걸려있는 것의 조기발견과 적절한 시기의 치료에 의하여 질병의 악화를 방지하는 것을 말한다.

008 　**45회, 39회, 36회, 35회 출제유형**
질병의 예방대책 중 2차 예방에 대한 설명으로 옳은 것은?
① 생활개선 등 적극적 예방이다.
② 예방접종 등 소극적 예방이다.
③ 질병의 조기발견과 조기치료가 해당된다.
④ 조속한 사회생활 복귀를 목표로 한다.
⑤ 주로 질병에 걸리지 않도록 예방을 한다.

009 **재생산율**
- 총재생산율 : 한 여자가 평생 낳을 것으로 예상되는 평균 여아의 수(사망 무시)
- 순재생산율 : 총재생산율에서 어머니로 될 때까지의 사망을 반영

009 　**40회, 37회, 36회, 35회 출제유형**
한 여성이 평생 낳을 것으로 예상되는 여아의 평균수를 나타내는 통계지수는?(사망 무시)
① 조출생률
② 총생산율
③ 일반출생률
④ 총재생산율
⑤ 순재생산율

7 ③　8 ③　9 ④　**정답**

010 공기의 자정작용으로 잘못 연결된 것은?

① 세정작용 - 강우, 강설
② 희석작용 - 공기 자체
③ 살균작용 - 과산화수소
④ 산화작용 - 산소, 오존
⑤ 침강작용 - 중력

010 살균작용은 태양광선 중 자외선에 의한 자정작용을 말한다.

011 35회 출제유형
실내의 자연채광을 많이 받을 수 있는 조건으로 잘못된 것은?

① 거실 안쪽까지의 길이는 창틀 상단 높이의 1.5배이어야 한다.
② 창의 면적이 방바닥 면적의 1/20 정도가 이상적이다.
③ 창의 면적이 같은 경우는 상하로 길어야 한다.
④ 창의 입사각은 28° 이상이어야 한다.
⑤ 창의 개각은 4~5° 이상이어야 한다.

011 창의 면적은 방바닥 면적의 1/7 ~1/5 정도가 이상적이다.

012 46회 출제유형
측정값 중에서 가장 큰 값과 가장 작은 값과의 차이를 무엇이라 하는가?

① 분산
② 표준편차
③ 변이계수
④ 범위
⑤ 중앙값

012 범위는 변량의 최대치와 최소치의 차이를 말한다.

정답 10 ③ 11 ② 12 ④

013 성인 남성의 기초대사량 계산법
몸무게 × 24시간 × 1.0kcal
60 × 24 × 1.0 = 1,440kcal

013 **35회 출제유형**
60kg의 성인 남성의 기초대사량으로 옳은 것은?
① 1,440kcal
② 1,500kcal
③ 2,100kcal
④ 2,500kcal
⑤ 2,700kcal

014 $\alpha\text{-index} = \dfrac{\text{영아사망수(율)}}{\text{신생아사망수(율)}}$

014 영아사망이 15명, 신생아사망이 5명일 때의 α-index 값은?
① 0.3
② 0.5
③ 1.0
④ 2.0
⑤ 3.0

015 병원체의 배출로부터 감염력이 끝날 때까지의 기간을 감염기간이라고 한다.

015 다음 중 병원체가 숙주로부터 배출되기 시작하여 끝날 때까지의 기간은?
① 감시기간
② 잠복기간
③ 감염기간
④ 세대기간
⑤ 발병기간

016 [40회, 35회 출제유형] 새집건물증후군의 오염물질은?

① 이산화탄소
② 일산화탄소
③ 아황산가스
④ 폼알데하이드
⑤ 오 존

016 신축건물에는 폼알데하이드(HCHO)가 문제를 일으킨다.

017 [35회 출제유형] 공중보건학의 발달사 중 최초의 보건학 '위생행정'이 저술된 시기는?

① 환경위생시대
② 암흑기
③ 여명기
④ 확립기
⑤ 발전기

017 여명기(요람기)
- 근세(1500~1850년)
- Fracastro : 질병의 병인이 되는 종이 있다고 주장
- Ramazzini : 직업병에 관해 저서 출간, 공중보건 기초 확립
- J.P. Frank : 위생경찰 확립, 위생행정 저술
- E. Jenner : 종두법
- 세계 최초의 공중보건법 제정·공포(영국, 1848)

018 다음 중 사회보장제도의 최초 창시자는?

① Bismark
② Ramazzini
③ Pettenkofer
④ Graunt
⑤ Chadwick

018
① 독일의 비스마르크가 사회보장제도의 최초 창시자이다.
② Ramazzini : 산업보건의 기초 확립
③ Pettenkofer : 환경위생학의 시초
④ Graunt : 보건통계의 시초
⑤ Chadwick : 열병환자 조사의 계기 마련

정답 16 ④   17 ③   18 ①

019
② 고지혈증 : 혈액 내에 지질 성분이 증가한 상태이다.
③ 파킨슨병 : 도파민 신경세포의 소실로 인해 발생하는 신경계의 만성 진행성 퇴행성 질환이다.
④ 뇌경색 : 뇌의 혈관이 막히고 그 앞의 뇌조직이 괴사하게 되는 질환이다.
⑤ 협심증 : 심장혈관이 동맥경화증, 혈전, 경련수축 등의 원인에 의해 협착되어 심근에 허혈이 생기면서 나타나는 질환이다.

020 에틸알코올은 70%에서 살균력이 가장 강하다.

021 세슘-137은 핵분열 시 발생하는 주요한 방사성 동위원소 중 하나로, 반감기는 30년이다. 습도계, 밀도계, 유량계 따위의 공업용 기계, X-레이 등의 의료분야에도 쓰인다. 체르노빌 원자력 발전소 사고, 후쿠시마 제1원자력 발전소 사고 등에서 유출되었다.

---

019 **45회 출제유형**
심장에서 전기신호의 생성이나 전달에 이상이 생겨 심장박동이 불규칙한 것은?
① 부정맥
② 고지혈증
③ 파킨슨병
④ 뇌경색
⑤ 협심증

020 **40회 출제유형**
소독약과 사용농도와의 연결이 잘못된 것은?
① 석탄산 – 3% 수용액
② 에틸알코올 – 95% 용액
③ 클로르칼키 – 5% 수용액
④ 과산화수소 – 3% 수용액
⑤ 승홍 – 0.1% 용액

021 **35회 출제유형**
방사성 물질로 반감기가 약 30년으로 일본 후쿠시마 원전사고로 유출된 방사능은?
① I-131
② Cs-137
③ Co-60
④ Tl-201
⑤ U-235

---

19 ① 20 ② 21 ② **정답**

022 다음 중 골격과 치아를 형성하는 무기질은?

① 인
② 칼륨
③ 칼슘
④ 요오드
⑤ 불소

022 칼슘(Ca)은 골격과 치아 형성, 혈액 응고에 관여하며, 결핍 시 골격의 약화, 구루병, 골다공증을 유발한다.

023 [40회, 35회 출제유형] 필수예방접종을 해야 하는 감염병은?

① 한센병
② 콜레라
③ 세균성이질
④ 일본뇌염
⑤ 성홍열

023 필수예방접종을 해야 하는 질병
디프테리아, 폴리오, 백일해, 홍역, 파상풍, 결핵, B형간염, 유행성이하선염, 풍진, 수두, 일본뇌염, b형헤모필루스인플루엔자, 폐렴구균, 인플루엔자, A형간염, 사람유두종바이러스 감염증, 그룹 A형 로타바이러스 감염증, 그 밖에 질병관리청장이 감염병의 예방을 위하여 필요하다고 인정하여 지정하는 감염병(장티푸스, 신증후군출혈열)

024 다음 중 농촌지역의 전형적인 인구구조로 옳은 것은?

① 별형
② 종형
③ 피라미드형
④ 호로형
⑤ 항아리형

024 ① 도시유입형
② 인구정지형(출생률과 사망률이 다 낮고, 14세 이하 인구가 50세 이상 인구의 2배 정도)
③ 인구증가형
⑤ 인구감퇴형

정답 22 ③ 23 ④ 24 ④

025 이론역학은 3단계 역학으로 수학, 통계학적 입장을 지닌다.

025 **45회 출제유형**
감염병의 발생모델과 유행현상을 수리적으로 분석하여 이론적으로 유행법칙이나 현상을 수식화하는 것은?
① 분석역학
② 이론역학
③ 실험역학
④ 작전역학
⑤ 기술역학

026 건강개념의 변천
신체개념 → 심신개념 → 생활개념

026 **42회 출제유형**
건강개념의 변천으로 옳은 것은?
① 신체개념 → 심신개념 → 생활개념
② 신체개념 → 생활개념 → 심신개념
③ 심신개념 → 생활개념 → 신체개념
④ 생활개념 → 심신개념 → 신체개념
⑤ 생활개념 → 신체개념 → 심신개념

027 순재생산율에서 1.0 이하는 인구감소를, 1.0 이상은 인구의 증가를 의미한다.

027 순재생산율이 1.0이었을 때 의미하는 것은?
① 인구의 감소
② 인구의 증가
③ 현재 인구는 감소하나 장래 인구는 증가
④ 현재 인구는 증가하나 장래 인구는 감소
⑤ 인구의 증감은 없음

25 ② 26 ① 27 ⑤ **정답**

028 `46회, 42회 출제유형`
지역사회 주민의 자발적인 참여를 유도하는 보건행정의 특성은?

① 조장성
② 기술성
③ 사회성
④ 과학성
⑤ 봉사성

028 보건행정의 특성
- 공공성과 사회성 : 지역사회 전체 집단의 건강을 추구함
- 봉사성 : 국민에게 적극적으로 서비스를 제공함
- 조장성과 교육성 : 지역사회 주민의 자발적인 참여 없이는 성과를 기대하기 어려우므로 조장 및 교육을 실시하여 목적을 달성함
- 과학성과 기술성 : 과학행정인 동시에 기술행정임

029 인구의 증가를 나타내는 자료 중에서 출생수와 사망수의 차이를 나타내는 것은?

① 자연증가율
② 순재생산율
③ 총재생산율
④ 증가지수
⑤ 재생산율

029 자연증가율＝출생률－사망률

030 `42회 출제유형`
질병의 유행특성 중 시간적 현상에 속하지 않는 것은?

① 추세 변화
② 순환 변화
③ 불규칙변화
④ 계절적 변화
⑤ 사회적 변화

030 시간적 현상에는 추세 변화(장기 변화), 순환 변화(주기 변화), 계절적 변화, 불규칙 변화, 단기 변화가 있다.

정답 | 28 ① 29 ① 30 ⑤

031 보균자는 해당 질병에 감염될 위험이 가장 높은 자이다.

031 다음 중 보균자에 대한 설명으로 잘못된 것은?
① 보균자가 일생 보균자로 되는 질병은 많지 않다.
② 질병 회복 후 보균상태로 있을 때 병후보균자라고 한다.
③ 보균자는 회복기 · 잠복기 · 건강보균자 등이 있다.
④ 보균자는 절대로 해당 병에 걸리지 않는다.
⑤ 증상은 없어도 균을 배출하면 건강보균자라 한다.

032 ① 강사와 참가자의 토론이나 강의로 진행
③ 청중 앞에서 실연하는 교육방법
④ 몇 명의 전문가가 둘러앉아 사회자의 진행에 따라 토론하는 교육방법
⑤ 참가자가 많은 집회에서 소집단으로 나누어 토의하고 그 대표자가 모여 다시 종합하는 교육방법

032 어떤 문제의 여러 면을 하나하나 다루기 위하여 사회자가 지적하는 부분에 따라 2~5명의 전문가가 의견을 발표하고 난 뒤에 청중이 참여하는 교육방법은?
① 세미나
② 심포지엄
③ 롤 플레잉
④ 패널 디스커션
⑤ 분임토의

033 감염병의 역학적 특성
- 만성감염병 : 발생률은 낮고 유병률은 높다.
- 급성감염병 : 발생률은 높고 유병률은 낮다.

033 **35회 출제유형** 다음 중 만성감염병의 역학적 특성을 가장 잘 나타낸 것은?
① 발생률과 유병률이 모두 높다.
② 발생률과 유병률이 모두 낮다.
③ 발생률은 낮고, 유병률은 높다.
④ 유병률은 낮고, 치명률은 높다.
⑤ 발생률은 높고, 유병률은 낮다.

31 ④ 32 ② 33 ③ **정답**

034 `45회, 36회, 35회 출제유형`
굴착, 착암작업 등에서 발생하는 진동으로 인해 생길 수 있는 직업병은?
① 공업중독
② 잠함병
③ 레이노병
④ 금속 중독
⑤ 열사병

034 진동에 의한 장애로는 레이노병, 뼈·관절장애, 소화기장애 등이 있다.

035 `35회 출제유형`
결핵 관리상 효율적인 방법이라 할 수 없는 것은?
① 환자의 조기발견
② 환자의 등록치료
③ 집회장소의 철저한 소독
④ 예방접종
⑤ 개방성 환자의 철저한 격리

035 결핵 관리상 효율적인 방법에는 환자의 등록치료, 환자의 조기발견, 개방성 환자의 철저한 격리, 예방접종 등이 있다.

2교시 5과목 식품위생학

036 `44회, 37회, 35회 출제유형`
HACCP 7원칙 중 제1단계에 시행해야 하는 것은?
① 기록유지
② 위해분석(Hazard Analysis)
③ 중요관리점(Critical Control Point) 설정
④ 허용한계기준 결정
⑤ 모니터링 방법의 설정

036 **HACCP의 7원칙**
1. 위해분석
2. 중요관리점 설정
3. 허용한계기준 설정
4. 모니터링방법의 설정
5. 시정조치의 설정
6. 검증방법의 설정
7. 기록유지

정답 34 ③ 35 ③ 36 ②

037 **자외선 살균**
- 잔류효과가 없다.
- 유기물 존재 시 살균력이 감소한다.
- 모든 균종에 효과적이다.
- 침투력이 약해서 표면 살균만 가능하다.

037 [42회 출제유형] **자외선 살균에 대한 설명으로 옳은 것은?**
① 살균등의 파장은 2,537Å(253.7nm)이다.
② 잔류효과가 있다.
③ 유기물이 있으면 살균력이 증가한다.
④ 특정 균종에만 효과적이다.
⑤ 침투력이 강하다.

038 우유의 저온살균 여부와 대장균을 검사하는 방법이다.

038 [36회, 35회 출제유형] **우유의 Pasteurization이 잘 되었는지를 검사하는 방법으로 적당한 것은?**
① Lactose Test ② Peroxidase Test
③ Methylene Blue ④ Phosphatase Test
⑤ Coagulase

039 육류 부패 시의 pH는 산성(사후강직) → 중성(자기소화) → 알칼리성(부패)으로 변화된다.

039 [36회, 35회 출제유형] **육류의 변질 및 부패과정의 경우 pH의 변화로 알맞은 것은?**

사후강직 → 자기소화 → 부패

① 알칼리성 → 산성 → 중성
② 알칼리성 → 중성 → 산성
③ 중성 → 산성 → 알칼리성
④ 액성의 변화 없음
⑤ 산성 → 중성 → 알칼리성

040 다음의 냉동방법 중 얼음결정이 미세하여 조직의 파괴와 단백질 변성이 적어 원상유지가 가능하며 물리적 화학적 품질변화가 적은 것은?

① 침지동결법
② 급속동결법
③ 접촉동결법
④ 공기동결법
⑤ 냉장동결법

040 급속동결법은 급속히 동결해서 결정립을 작게 하여 조직의 변화를 적게 하는 냉동방법이다.

041 46회, 37회, 34회 출제유형 포자형성균을 사멸하는 가장 좋은 방법은?

① 고압증기멸균
② 화염멸균
③ 알코올소독
④ 자불소독
⑤ 간헐멸균

041 고압증기멸균법은 포자형성균을 사멸하는 데 가장 좋은 방법이다.

042 44회, 42회 출제유형 채소류를 통해서 매개되는 기생충은?

① 폐디스토마
② 십이지장충
③ 간디스토마
④ 광절열두조충
⑤ 유구조충

042 **채소류를 통한 매개 기생충**
동양모양선충, 요충, 회충, 십이지장충, 편충

정답 | 40 ② 41 ① 42 ②

043 치즈, 버터, 마가린에 허용된 방부제는 DHA이다.

043 35회 출제유형

치즈, 마가린, 버터에 허용된 방부제로 알맞은 것은?

① 황산나트륨
② 데히드로초산(DHA)
③ 디부틸히드록시아니졸
④ 디부틸히드록시톨루엔
⑤ 모노소디움글루타메이트

044 식품공전에 따른 살균법
- 저온 장시간 살균법 : 63~65℃에서 30분간
- 고온 단시간 살균법 : 72~75℃에서 15~20초간
- 초고온 순간 처리법 : 130~150℃에서 0.5~5초간

044 46회, 45회 출제유형

식품공전상 유가공품의 일반적인 '초고온 순간 처리법'의 온도와 시간은?

① 63~65℃에서 30분간
② 72~75℃에서 15~20초간
③ 100~120℃에서 10~15초간
④ 130~150℃에서 0.5~5초간
⑤ 160~180℃에서 0.5~1초간

045 어패류에 부착되어 있는 세균은 수중세균, 호냉세균이다.

045 **저온보존을 할 경우 신선한 어패류에 부착해서 다른 식품보다 선도를 빨리 저하시키는 원인균은?**

① 호냉세균
② 대장균군
③ 호염세균
④ 호당세균
⑤ 내열성 유포자균

43 ② 44 ④ 45 ①

046 식품의 부패와 변질에 관한 내용으로 옳지 않은 것은?

① 발효는 탄수화물의 변질현상이다.
② 부패는 단백질의 변질현상이다.
③ 변패는 미생물이 증식하여 당질과 지질을 분해하는 현상이다.
④ 자가소화는 육류의 발효상태가 사후강직으로 환원하는 과정이다.
⑤ 산패는 지방질의 변질현상이다.

046 자가소화는 조직물질이 사후경직기를 지나 효소의 작용에 의해 분해되는 것이다.

047 HACCP 관리계획의 적절성과 실행 여부를 정기적으로 평가하는 일련의 활동을 무엇이라 하는가?

① 중요관리점
② 개선조치
③ 모니터링
④ 검 증
⑤ 위해요소분석

047 검증(Verification)
HACCP 관리계획의 적절성과 실행 여부를 정기적으로 평가하는 일련의 활동(적용방법과 절차, 확인 및 기타평가 등을 수행하는 행위를 포함)을 말한다.

048 다음 중 세균성 식중독과 경구감염병의 차이점을 바르게 설명한 것은?

① 세균성 식중독과 경구감염병은 발병 후 면역이 생기지 않는다.
② 경구감염병은 소량의 원인균으로 발병되나 세균성 식중독은 다량의 균으로 발병된다.
③ 세균성 식중독과 경구감염병은 균량이 소량으로 발병한다.
④ 세균성 식중독과 경구감염병은 2차 감염이 일어난다.
⑤ 세균성 식중독은 경구감염병에 비하여 잠복기가 길다.

048 세균성 식중독은 발병에 필요한 균량이나 독소량이 많고, 면역이 성립되지 않는다.

정답 | 46 ④ 47 ④ 48 ②

| 049 | 푸른곰팡이는 과일 연부병의 원인으로 알려져 있다. |

049 **34회 출제유형**

발효식품에 유용한 미생물로 볼 수 없는 것은?

① Bacillus natto
② Penicillium expansum
③ Aspergillus oryzae
④ Saccharomyces cerevisiae
⑤ Saccharomyces sake

| 050 | 보툴리누스균(Botulinus)은 혐기성이다. |

050 **34회 출제유형**

다음 중 보툴리누스 식중독의 일반적 특징이 아닌 것은?

① 통성호기성이다.
② 그람양성, 간균이다.
③ E형은 어패류와 관계가 깊다.
④ 포자는 120℃에서 4분 이상 가열로 사멸한다.
⑤ 중성 내지 알칼리성에서만 번식한다.

| 051 | 감미료는 당질 이외의 감미를 가진 화학적 합성품을 말한다. 허용되는 감미료는 사카린나트륨, 글리실리진산2나트륨, 아스파탐, D-소르비톨 등이 있다. |

051 **46회 출제유형**

다음 중 식품첨가물로 허용된 감미료가 아닌 것은?

① 사카린나트륨
② 아스파탐
③ D-소르비톨
④ 글리실리진산 2나트륨
⑤ 둘 신

정답 49 ② 50 ① 51 ⑤

052 [45회 출제유형] 소독제와 살균제의 조건은?

① 용해도가 높을 것
② 석탄산 계수가 낮을 것
③ 안정성이 낮을 것
④ 침투력이 약할 것
⑤ 부식성이 강할 것

052 소독제와 살균제의 조건
- 높은 살균력(석탄산 계수가 높을 것)
- 안정성이 있을 것
- 용해도가 높을 것
- 침투력이 강할 것
- 인체에 대한 독성이 약할 것
- 부식성 및 표백성이 없을 것
- 방취력이 있을 것
- 가격이 저렴하고 구입이 용이할 것
- 사용방법이 간단할 것

053 한강 하류의 어류를 먹지 못하는 직접적인 원인과 원인물질이 바르게 연결된 것은?

① 용존산소의 저하 – 수중 채취
② 탁도의 증가 – 골재 채취
③ 대장균의 증가 – 분뇨 투기
④ 기름 냄새 – 유지류 및 N-hexane 물질
⑤ 색도 증가 – 골재 채취

053 수면에 용존하고 있는 각종 유지류와 N-hexane 물질 등으로 인해 기름냄새가 난다.

054 [46회, 43회, 38회, 35회 출제유형] 독버섯의 독성분으로 옳은 것은?

① Muscarine
② Saxitoxin
③ Venerupin
④ Saponin
⑤ Solanine

054 독버섯의 독성분
무스카린, 무스카리딘, 팔린, 아마니타톡신, 콜린, 뉴린, 코프

정답 52 ① 53 ④ 54 ①

055 화농성 질환에 의한 식중독은 황색포도상구균 식중독으로, 독소는 장독소이며 잠복기가 가장 짧다.

055 다음 중 화농성 상처로 인해 발생 가능한 식중독균은?

① 병원성대장균
② 장염비브리오균
③ 웰치균
④ 보툴리누스균
⑤ 황색포도상구균

056 Methylene Blue 환원시험법은 세균 오염도를 측정하는 방법이다.

056 다음 중 우유에서 대장균의 오염도를 간접적으로 측정하는 데 사용되는 방법은?

① Methylene Blue 환원시험법
② Phospatase 시험법
③ Alcohol 침전법
④ 산도시험법
⑤ 비중측정시험법

057 ② 유구조충 : 돼지
③ 간흡충 : 왜우렁이, 담수어
④ 요코가와흡충 : 다슬기, 담수어
⑤ 폐흡충 : 다슬기, 갑각류

46회 출제유형

057 소고기로부터 감염되는 기생충은?

① 무구조충
② 유구조충
③ 간흡충
④ 요코가와흡충
⑤ 폐흡충

55 ⑤ 56 ① 57 ① **정답**

058 **42회 출제유형** 식품의 제조·가공·조리과정·보존 중에 생성되는 발암성 유해물질은?

① 아미그달린(Amygdalin)
② 사포닌(Saponin)
③ 삭시톡신(Saxitoxin)
④ 베네루핀(Venerupin)
⑤ N-니트로사민(N-nitrosamine)

058 니트로사민(N-nitrosamine)
2급아민과 아질산염이 산성 조건 하에서 반응하여 생성되며, 식이를 통해 섭취한 전구체들로부터 생체 내에서도 합성될 수 있다. 국제암연구소에서는 발암추정물질, 발암가능물질로 분류하고 있다.

059 곰팡이에 대한 설명 중 옳지 않은 것은?

① 식품을 부패시키기도 한다.
② 대부분 호기성 산소가 있어야 번식한다.
③ 식품공업에 이용되기도 하고, 항생물질을 만들어 질병 치료에 이용되기도 한다.
④ 체외로 독소를 분비시켜 사람에게 질병을 유발하기도 한다.
⑤ 대부분 저온성이고 중성의 pH에서 잘 번식한다.

059 곰팡이는 세균보다 저온에서 발육하고 낮은 온도에서 저항이 크며, pH 4.0에서 번식이 양호하다.

060 **45회 출제유형** 숯불로 구운 고기에서 생성 가능한 발암성 다환방향족탄화수소는?

① 벤조피렌
② 트리할로메탄
③ 클로로포름
④ 디클로로메탄
⑤ 트리메틸아민

060 벤조피렌은 다환방향족탄화수소의 일종으로 주로 300~600℃ 사이의 온도에서 화석연료 또는 식물 등의 유기물이 불완전 연소될 때 생성된다.

정답 | 58 ⑤ 59 ⑤ 60 ①

061 세균성 식중독의 잠복기는 경구감염병보다 짧다.

061 다음 중 세균성 식중독의 특징으로 볼 수 없는 것은?
① 면역성이 없다.
② 잠복기는 경구감염병보다 길다.
③ 미량의 균으로는 나타나지 않는다.
④ 식품에서 사람으로 최종 감염되며, 2차 감염은 없다.
⑤ 예방은 균의 증식억제로 가능하다.

062 장티푸스는 살모넬라균에 의해 발병하며, 주로 음료수와 음식물을 통해 감염된다.

062 다음 중 음료수의 오염과 가장 관계 깊은 감염병은?
① 홍 역
② 백일해
③ 발진티푸스
④ 장티푸스
⑤ 말라리아

063 Bacillus
- 그람양성, 호기성 또는 통성혐기성 간균
- 내열성 포자를 형성
- Bacillus natto는 청국장 제즈 미생물
- 자연에 가장 많이 분포(토양의 표층에 서식)
- 가열식품의 주요 부패균

35회 출제유형
063 다음 중 토양에 서식하는 균으로 옳은 것은?
① Salmonella
② Escherichia
③ Vibrio
④ Proteus
⑤ Bacillus

61 ② 62 ④ 63 ⑤ 정답

064 유전자변형식품(GMO)을 개발하는 방법은?

① 크로마토그래피법
② 발광분광법
③ 아그로박테리움법
④ 스와브법
⑤ 이온교환법

064 아그로박테리움법
아그로박테리움은 식물에 질병을 발생시키는 박테리아인데, 박테리아 그 자체가 식물세포 속으로 들어가는 것이 아니라 플라스미드가 들어가서 병을 일으킨다. 아그로박테리아를 이용해 식물세포에 유용한 유전자를 이식하는 방법이 아그로박테리움법이다.

065 다음 중 구충의 감염예방과 관계가 없는 것은?

① 분변 비료 사용금지
② 밭에서 맨발 작업금지
③ 청정채소의 장려
④ 모기에 물리지 않도록 주의
⑤ 충분한 가열조리

065 구충의 감염예방
- 중간숙주를 생식하지 않는다.
- 충분히 가열조리한다.
- 도축검사를 철저히 한다.
- 오염된 지역에서 회 같은 날음식을 먹지 않는다.
- 조리기구에 의해 전파되지 않도록 주의한다.

066 44회, 40회 출제유형
내열성 포자를 형성하고 호기성 또는 통성혐기성이며 가열식품 부패원인의 균속에 해당하는 것은?

① Proteus속
② Salmonella속
③ Clostridium속
④ Vibrio속
⑤ Bacillus속

066 Bacillus속
- 호기성 또는 통성혐기성, 포자를 형성하는 그람양성, 간균
- 중온균, 고온균으로 자연계에 널리 분포(식품오염 중 가장 보편적)
- Bacilus anthracis는 인수공통감염병인 탄저병의 원인균
- 열에 강함(120℃에서 1시간 가열로 사멸)
- 내염성과 내당성(10% 식염에서도 생육 가능)

정답 | 64 ③ 65 ④ 66 ⑤

067 Bacteriophage의 특징
- Phage란 세균에 기생하는 Virus의 일종이다.
- Phage란 세균이나 효모의 세포를 숙주로 이용하는 Virus로, 항생제에 대한 감수성이 없다.
- 숙주특이성이 있으며, 살아있는 세균에만 기생한다.
- 열에 약하다.
- 약품에 대한 살균력은 일반세균보다 강하여 약품에 의한 살균효과는 약하다.

067 다음 중 Bacteriophage에 대한 설명으로 잘못된 것은?
① Phage란 세균에 기생하는 Virus의 일종이다.
② 숙주특이성이 없다.
③ 열에 약하다.
④ 약품에 대한 살균력은 일반세균보다 강하여 약품에 의한 살균효과는 약하다(약제에 강하다).
⑤ 숙주특이성이 있으며, 살아있는 세균에만 기생한다.

068
Aspergillus flavus는 Aflatoxin(발암 물질)이라는 독소를 생성한다.

068 [41회, 34회 출제유형] 다음 중 Asp. flavus가 생성하는 독소는?
① Aflatoxin
② Muscarine
③ Solanine
④ Cicutoxin
⑤ Gossypol

069
'고래회충'이라고도 불리는 아니사키스충은 어류를 먹고 사는 고래·돌고래·바다표범 등 바다에서 서식하는 포유류의 위장에 기생한다. 주로 잘못 관리한 회를 먹고 감염되며, 3~4시간 만에 복통 등의 증상이 나타난다. 일반적인 구충제는 효과가 없기 때문에, 내시경 등 외과적인 수술법을 통해 유충을 제거한다.

069 [35회 출제유형] 다음 중 돌고래의 기생충인 것은?
① 유극악구충
② 유구조충
③ 아니사키스충
④ 선모충
⑤ 무구조충

정답: 67 ② 68 ① 69 ③

070 [44회, 36회 출제유형]
다음 중 섭조개가 갖고 있는 독소의 성분은?
① Tetrodotoxin
② Solanine
③ Muscarine
④ Saxitoxin
⑤ Gossypol

070 섭조개의 자연독 성분은 Saxitoxin이다.

071 [46회 출제유형]
식품의 산패란 주로 무엇이 변질된 것을 말하는가?
① 무기질
② 지 방
③ 비타민
④ 탄수화물
⑤ 단백질

071 산패(酸敗; Rancidity)
유지 중의 불포화지방산이 산화에 의하여 불쾌한 냄새나 맛을 형성하는 것으로, 유지에 가장 보편적으로 일어나는 현상이다.

072 [35회 출제유형]
식품의 생균수 안전한계는 얼마인가?
① 10^2/g
② 10^3/g
③ 10^5/g
④ 10^7/g
⑤ 10^9/g

072 안전한계는 10^5/g이고, 부패는 $10^{7\sim8}$/g 정도이다.

정답 70 ④ 71 ② 72 ③

073 **제랄레논(Zearalenone)**
붉은곰팡이(Fusarium)속에 의해 생성되는 독소로, 주로 옥수수‧보리에서 발견된다. 에스트로겐과 비슷한 성질을 가지고 있어 발정효과를 나타내는데 특히, 돼지에게 민감하게 작용하여 발정증후군, 성장발육 저해, 생식기능 저해, 불임증 및 난소 위축 등을 유발한다.

073 [46회 출제유형]
가축에 이상발정 증세를 초래하여 가축의 생산성 저하와 관련이 있는 곰팡이 독소는?
① 맥각독
② 파툴린
③ 오크라톡신
④ 제랄레논
⑤ 아플라톡신

074 **아플라톡신(Aflatoxin) 식중독**
아스퍼질러스 플라버스(Aspergillus flavus) 곰팡이가 쌀이나 보리 등의 탄수화물이 풍부한 곡류와 땅콩 등의 콩류에 침입하여 독소를 생성함으로써 식중독을 일으키며, 간암을 유발할 수 있으므로 식품을 곰팡이가 서식하기 어려운 조건에서 보관해야 한다.

074 [39회, 37회 출제유형]
다음 진균독소 중 간암을 일으키는 것은?
① 시트리닌(Citrinin)
② 아플라톡신(Aflatoxin)
③ 스포리데스민(Sporidesmin)
④ 에르고톡신(Ergotoxin)
⑤ 살모넬라(Salmonella)

075 **아크릴아마이드**
- 1997년 스웨덴에서 철도터널공사 노동자들에게 공해병으로 처음 발생
- 음식물에서 발견된 화학물질 중 가장 발암성이 높음
- 감자나 식빵같은 탄수화물을 굽거나 튀길 때 발생(일반적으로 120℃ 이상)

075 [35회 출제유형]
다음 중 탄수화물이 탈 경우 발생하는 화학물질로 옳은 것은?
① 모노글리세리드
② 멜라노이딘
③ 폴리카보네이트
④ 콜린
⑤ 아크릴아마이드

정답 73 ④ 74 ② 75 ⑤

실기 모의고사 3회

01 **35회 출제유형**
사진의 장비로 측정 가능한 것으로 옳은 것은?

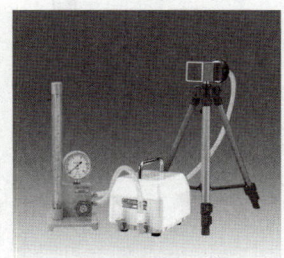

① 비산먼지 ② 먼 지
③ 강하먼지 ④ 아황산가스
⑤ 일산화탄소

001 사진은 로우볼륨에어샘플러로 저용량공기포집기, 저용량에어샘플러 등으로 불린다. 하이볼륨에어샘플러보다 흡입유량은 적지만 흡입구가 막히지 않고 30일 이상 연속 가동할 수 있는 장점이 있다.

002 **36회 출제유형**
다음 도표에 해당하는 감각조건으로 옳은 것은?

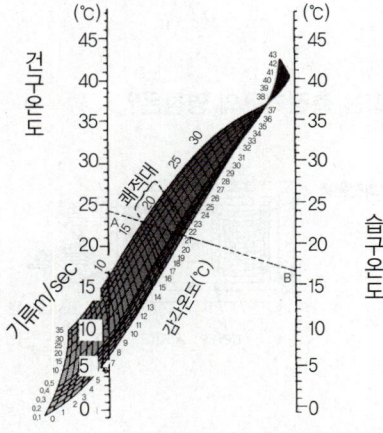

① 안정을 취할 때 ② 상의를 벗었을 때
③ 상의를 입었을 때 ④ 무리한 운동을 했을 때
⑤ 기후의 온열지수도표

002 그림은 상의를 입었을 때 및 가벼운 운동을 했을 때의 감각온도 도표이다.

정답 1 ② 2 ③

003 카타온도계는 최상눈금 100℉ 선에서 최하눈금 95℉ 선까지 4~5회 정도 강하한 시간을 멈춤시계로 잰 뒤 평균을 측정한다.

36회 출제유형

003 다음 중 카타온도계의 ㉠ 표준선 부분의 상부온도는 몇 도인가?

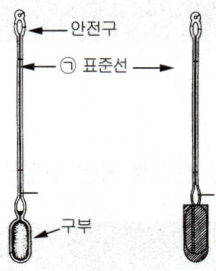

① 95°F
② 100°F
③ 150°F
④ 200°F
⑤ 250°F

004 자기온도계는 자기력을 이용하여 기온의 시각적 변화를 측정한다.

39회, 37회 출제유형

004 다음 그림에 해당하는 측정기구의 명칭은?

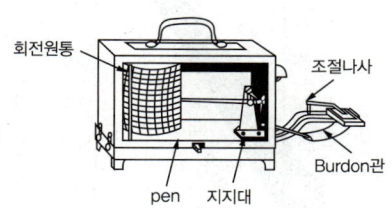

① 흑구온도계
② 자기습도계
③ 자기기압계
④ 최고최저온도계
⑤ 자기온도계

232 | 위생사

정답 3 ② 4 ⑤

005 **36회 출제유형**

다음 그림은 강하분진 측정기구를 나타낸 것이다. 강하분진의 측정단위로 옳은 것은?

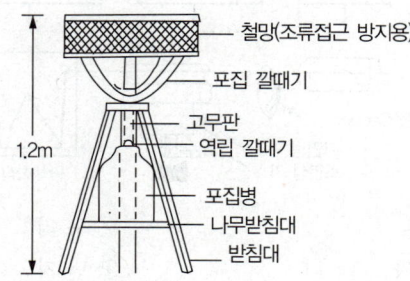

① kg/cm²/month
② kg/km²/month
③ ton/cm²/month
④ ton/km²/month
⑤ ton/m²/month

005 데포지게이지(Deposit Gauge)
대기오염의 정성(定性) 및 정량(定量)적 판정자료를 얻기 위하여 일정 용기를 일정한 장소에 1개월간 방치하여 그 지역의 침강물질의 평균측정치를 얻는 데 사용하며, 측정단위는 ton/km²/month이다.

006 **39회 출제유형**

다음 그림과 같은 과정으로 구성된 측정장치의 명칭은?

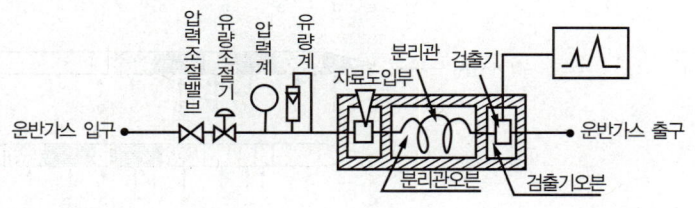

① 흡광광도법
② 먼지측정법
③ 적외선분석법
④ 가스크로마토그래피법
⑤ 원자흡수분광도법

006 가스크로마토그래피법은 운반가스 → 압력조절부 → 시료도입부 → 분리관 검출기의 과정을 통해 목적성분을 분석하는 방법으로, 휘발성 유기화합물에 대한 정성 및 정량분석에 이용된다.

정답 5 ④ 6 ④

007 원자흡수분광광도법은 30종류의 분석이 가능하므로 공장배수속의 구리, 아연, 카드뮴, 니켈, 코발트, 망간, 철, 크롬 등에 이용되고 있다.

007 [36회, 35회 출제유형]

그림의 원자흡수분광광도법으로 분석할 수 있는 것은?

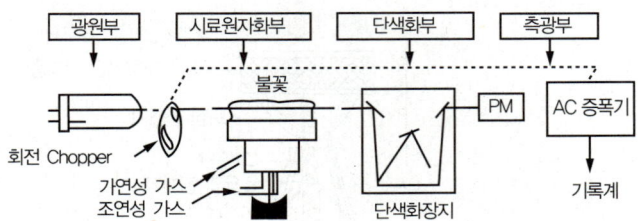

① 매 연
② 구 리
③ 일조량
④ 먼 지
⑤ 용존산소

008 일산화탄소 비색표

색	황 색	녹황색	황록색
CO 농도 (ppm)	0	100	200

색	녹 색	청록색	청 색
CO 농도 (ppm)	300	600	1,000

008 [37회 출제유형]

CO 검지관법의 측정 시 검지관 입구에서 변색되는 층의 변색과정으로 옳은 것은?

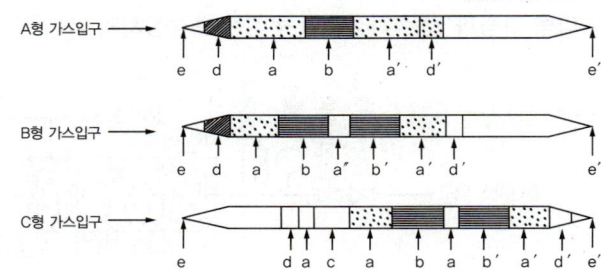

① 황색 → 적색
② 녹색 → 황색
③ 황색 → 청색
④ 청색 → 적색
⑤ 녹색 → 적색

234 | 위생사

7 ② 8 ③ 정답

009 다음은 어떤 실험을 하기 위한 장치인가?

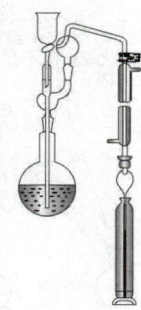

① 유량 측정장치
② 과망간산칼륨 소비량장치
③ 경도 측정장치
④ 불소 측정장치
⑤ 암모니아질소 증류장치

009 그림은 유기물질의 오염정도, 분변오염의 의심 파악에 사용되는 암모니아성질소 증류장치이다.

010 다음 그림은 무엇을 측정하기 위한 장치인가?

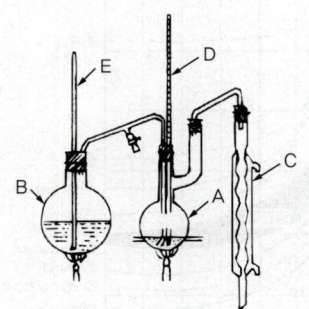

A : 300~500mL 킬달 플라스크
B : 1L 수증기 발생용 플라스크
C : 냉각기
D : 온도계
E : 유리관

① 철(Fe)
② 아연(Zn)
③ 불소(F)
④ 수은(Hg)
⑤ 크롬(Cr)

010 그림은 불소(F)를 측정하기 위한 증류장치이다.

정답 9 ⑤ 10 ③

011 **화학적 산소요구량(COD)**
수중에 있는 유기물을 산화제($KMnO_4$, $K_2Cr_2O_7$)를 이용하여 측정하는 것으로, 유기물이 산화되는 데 필요한 산소량을 ppm으로 나타낸 것이다.

011 화학적 산소요구량(COD)은 무엇을 측정하기 위한 것인가?

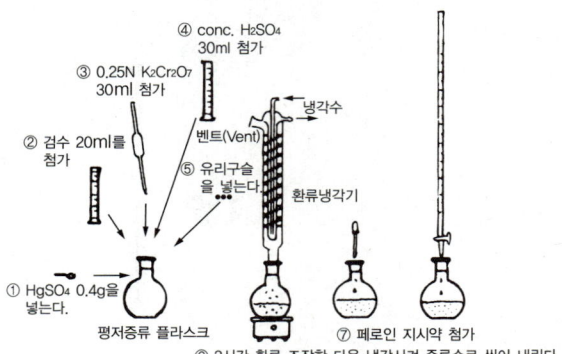

① 증발물질
② 유기물질
③ 부유물질
④ 강하분진
⑤ 부유먼지

012 **North 도표**
- 저온살균일 때의 온도와 시간과의 관계를 나타낸 것이다.
- North 도표에 나타나 있는 크림선 형성 저지선과 결핵균이 사멸하는 선과의 사이에 있는 중간대의 범위에서의 온도와 시간과의 관련성을 선택하는 것이 이상적인 살균온도이다.

34회 출제유형
012 우유의 North 도표에서 표시된 부분의 살균조건으로 옳은 것은?

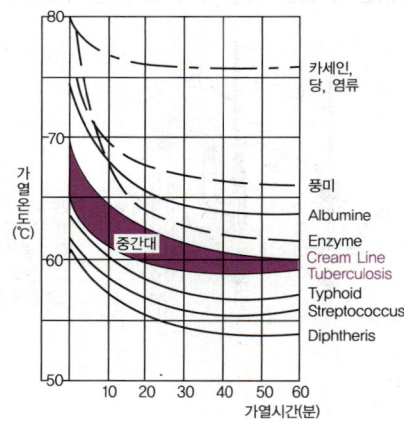

① 저온살균
② 자비살균
③ 초고온순간살균
④ 고온단시간살균
⑤ 고온살균

11 ② 12 ①

013 HACCP의 7원칙 중 1단계에 해당하는 원칙으로 알맞은 것은?

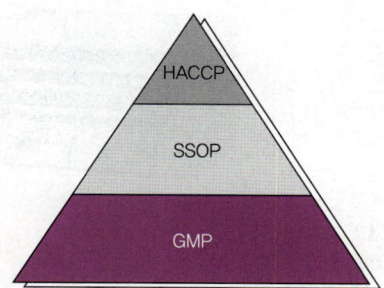

① 검증방법의 설정
② 모니터링방법의 설정
③ 위해요소의 분석
④ 중요관리점 설정
⑤ 개선조치방법 설정

013 HACCP의 7원칙
- 1원칙 : 위해요소 분석
- 2원칙 : 중요관리점(CCP) 설정
- 3원칙 : 한계기준 설정
- 4원칙 : 모니터링방법 설정
- 5원칙 : 개선조치방법 설정
- 6원칙 : 검증방법 설정
- 7원칙 : 문서화 및 기록유지

014 사진과 같은 기구를 이용한 멸균법의 멸균조건으로 알맞은 것은?

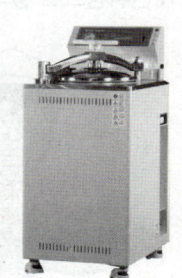

① 100℃, 15Lb, 15분
② 100℃, 20Lb, 30분
③ 121℃, 15Lb, 20분
④ 121℃, 20Lb, 30분
⑤ 121℃, 30Lb, 20분

014 고압증기멸균법은 오토클레이브(Autoclave)에서 121℃, 15Lb, 15~20분간 실시한다.

정답 | 13 ③ 14 ③

015 사진은 건열멸균기에 해당하며, 액체배지는 여과멸균기를 사용한다.

36회 출제유형

015 다음과 같은 멸균기에 넣으면 안 되는 것은?

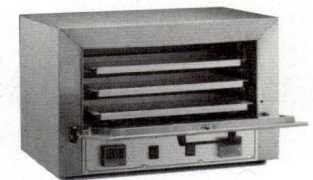

① 금속기구
② 유리기구
③ 초자기구
④ 오 일
⑤ 액체배지

016 **식품취급자의 개인위생**
- 조리 전 손을 깨끗이 씻고 손을 소독한다.
- 손톱을 짧게 자른다.
- 위생복, 위생모, 마스크 등을 착용한다.
- 건강진단은 1년에 1회 이상 실시한다.
- 손에 반지를 끼는 것을 금한다.
- 화농성질환자, 소화기계감염병 환자 등은 조리를 금한다.

38회 출제유형

016 다음 중 조리사의 개인위생으로 옳지 않은 것은?

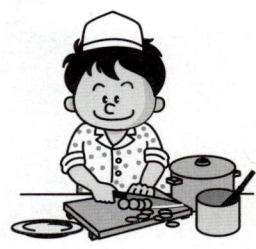

① 손에 반지를 끼는 것을 금한다.
② 손톱을 짧게 자른다.
③ 깨끗한 평상복을 입고 조리한다.
④ 화농성질환자는 조리를 금한다.
⑤ 조리 전 손을 깨끗이 씻는다.

15 ⑤ 16 ③ **정답**

017 다음 중 주모균에 해당하는 것은?

① 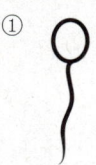 ②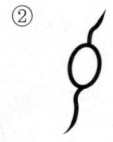

③ 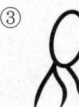 ④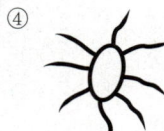

⑤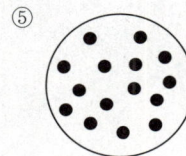

017 ① 단모균, ② 양모균, ③ 속모균이다.

018 다음 중 디프테리아균의 형태로 알맞은 것은?

① 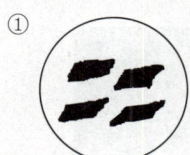 ②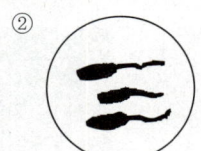

③ 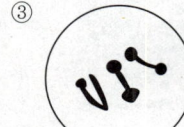 ④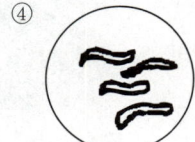

018 디프테리아균은 곤봉형이다.

정답 17 ④ 18 ③

019 **보툴리누스균**
그람양성의 포자를 형성하는 혐기성 간균으로 균 자체에는 병원성이 없고 입을 통해 섭취해도 무해하다. 그러나 이 균의 포자가 햄이나 소시지, 통조림 등 혐기성 조건하에 있는 식품 속에서 발아·증식하면 균체외독소를 생성하는데, 이것을 먹으면 중증인 식중독(보툴리누스 중독)을 일으킨다. 독소인 뉴로톡신은 80℃에서 30분 가열하면 파괴되어 무독화된다.

019 **41회 출제유형**
그림은 혐기성 상태가 유지되는 통조림에서 발생하는 균이다. 이 균은 무엇인가?

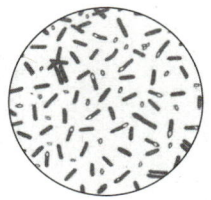

① 대장균군
② 보툴리누스균
③ 포도상구균
④ 장염비브리오균
⑤ 비브리오균

020 세균성이질균은 그람음성의 무포자 간균으로, 염색 시 적색을 나타낸다.

020 세균성이질균 그람염색 시의 색깔로 옳은 것은?

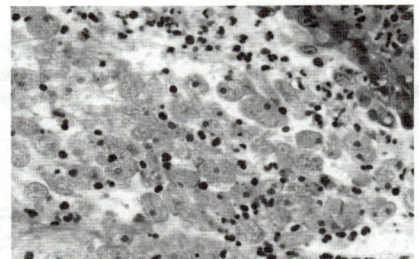

① 청 색
② 흑 색
③ 적 색
④ 황 색
⑤ 백 색

021 **35회 출제유형** 다음 식물이 가지고 있는 식물성 식중독균으로 알맞은 것은?

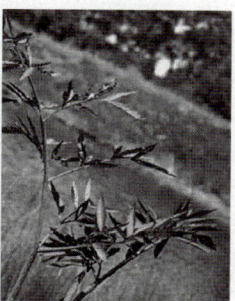

① Solanine
② Amygdalin
③ Cicutoxin
④ Muscarine
⑤ Ricin

021 그림은 독미나리로 독성분은 시큐독신(Cicutoxin)이다. Solanine은 감자, Amygdalin은 청매, Muscarine은 독버섯, Ricin은 피마자의 독성분이다.

022 **35회 출제유형** 다음 그림은 곰팡이의 분류 중 어디에 속하는가?

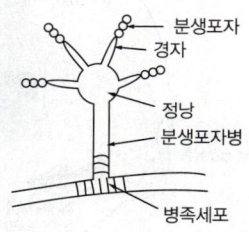

① Mucor속
② Rhizopus속
③ Penicillium속
④ Aspergillus속
⑤ Neurospora속

022 그림은 Aspergillus속에 해당하며, 누룩곰팡이로 간장·된장·양조공업에서 널리 이용된다.

정답 21 ③ 22 ④

023 저작형 구기는 상순, 하순, 1쌍의 대악, 1쌍의 소악, 1쌍의 소악빈, 하순빈으로 이루어져 있으며, 바퀴는 전형적인 저작형 구기를 가지고 있다.

023 다음 중 저작형 구기를 가진 곤충은?

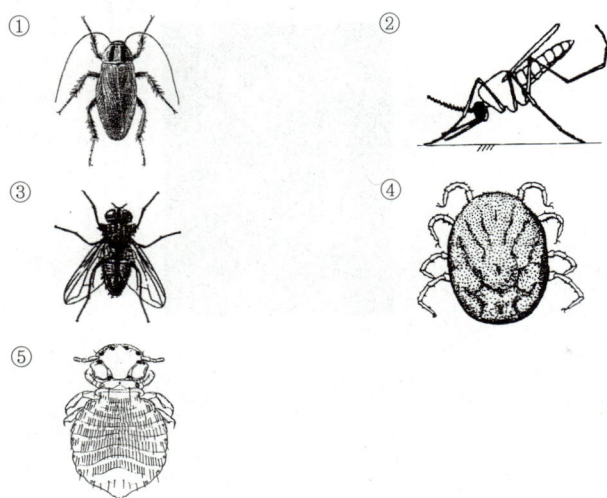

024 광절열두조충(긴촌충)의 제1중간숙주는 물벼룩, 제2중간숙주는 민물고기(송어, 연어 등)이다.

024 다음과 같은 생활사를 가지는 기생충은?

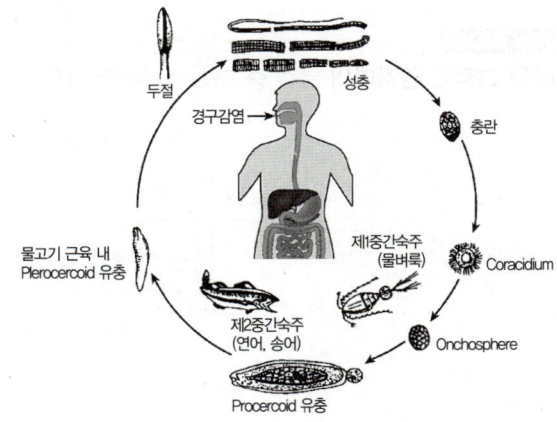

① 유구조충　　② 무구조충
③ 간흡충　　　④ 광절열두조충
⑤ 폐흡충

23 ① 24 ④

025 다음 그림과 같은 생활사를 가지는 기생충은?

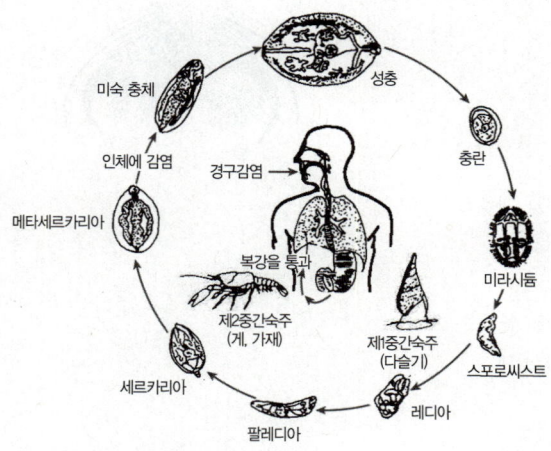

① 간흡충 ② 무구조충
③ 유구조충 ④ 회충
⑤ 폐흡충

025 폐흡충
- 사람 및 포유류의 폐에 기생하며 폐디스토마라고도 한다.
- 제1중간숙주는 다슬기, 제2중간숙주는 게·가재이다.

026 다음 곤충의 다릿마디 중 퇴절에 해당하는 것은?

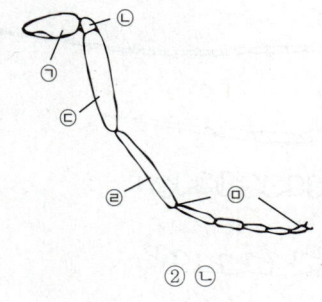

① ㉠ ② ㉡
③ ㉢ ④ ㉣
⑤ ㉤

026 곤충의 다리

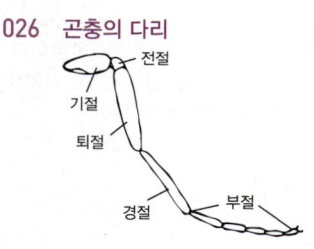

정답 25 ⑤ 26 ③

027 욕반은 강모와 발톱 사이에 위치하고 점착성이 있어 질병의 기계적 전파에 관여한다.

028 ② 바퀴의 촉각은 편상이다.
① 사상, ③ 염주상, ④ 거치상,
⑤ 등에의 단각아목이다.

027 다음은 곤충의 다리 부분이다. 욕반에 해당하는 것은?

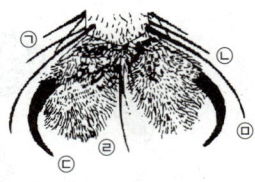

① ㉠
② ㉡
③ ㉢
④ ㉣
⑤ ㉤

028 다음 중 바퀴의 촉각으로 알맞은 것은?

①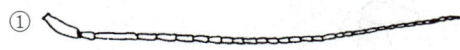

②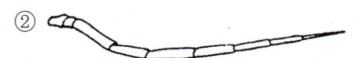

③

④

⑤

029 다음 중 개나 고양이에 많고 사람에게 옮아 흡혈을 하는 것은?

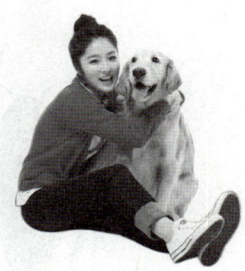

① 몸 니
② 벼 룩
③ 빈 대
④ 흡혈노린재
⑤ 진드기

029 벼룩은 암수 모두 기생성으로 포유류 또는 조류를 흡혈하며 생활한다. 종류는 사람벼룩, 열대쥐벼룩, 개벼룩, 고양이벼룩, 유럽쥐벼룩 등이 있으며 숙주의 선택성이 강하지 않은 벼룩도 있다.

030 다음 그림과 같은 두부를 가진 위생곤충으로 쓰레기더미에 서식하는 것은?

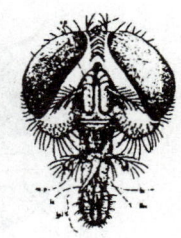

① 파 리
② 모 기
③ 잠자리
④ 진드기
⑤ 바 퀴

030 파리의 머리는 원형 또는 타원형으로 3개의 단안이 삼각형으로 위치하며, 유충은 쓰레기더미 및 폐기물처리장 등에 서식한다.

정답 29 ② 30 ①

031 독일바퀴는 세계적으로 가장 널리 분포되어 있으며 가주성 바퀴 중 가장 소형이다.

031 **36회 출제유형**
가주성 바퀴 중 가장 소형이며, 전흉배판에 2줄의 흑색 종대가 있는 바퀴는?

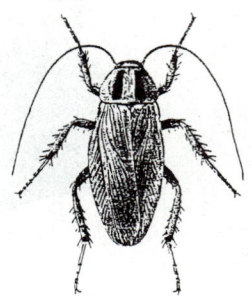

① 미국바퀴
② 일본바퀴
③ 먹바퀴
④ 이질바퀴
⑤ 독일바퀴

032 빈대의 암컷은 제4복판에 각질로 된 홈이 있어서 교미공을 형성하는데 그 속에 베레제기관이 있다. 베레제기관은 정자를 일시 보관하는 장소로 빈대만 가지고 있는 특유한 생식기관이다.

032 **39회, 35회 출제유형**
다음 중 빈대의 베레제기관의 기능으로 옳은 것은?

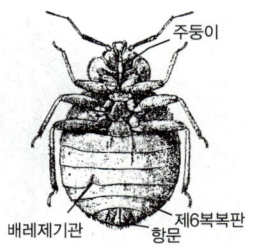

① 생식기관
② 전파기관
③ 호흡기관
④ 배설기관
⑤ 안정기관

033 다음 그림은 어떤 곤충의 유충에 해당하는가?

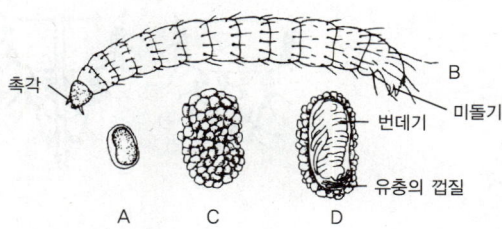

① 빈 대
② 벼 룩
③ 모 기
④ 진드기
⑤ 바 퀴

033 그림은 벼룩의 발육기관 중 A는 난(卵), B는 유충, C는 번데기의 표면(모래알로 둘러싸여 있음), D는 번데기의 껍질 내부를 나타낸 것이다.

034 다음 그림 중 벼룩의 협즐치에 해당하는 부분은?

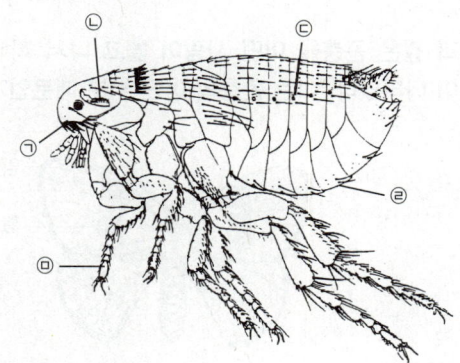

① ㉠
② ㉡
③ ㉢
④ ㉣
⑤ ㉤

034 벼룩의 형태

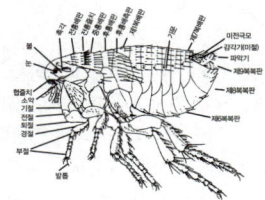

정답 33 ② 34 ①

035 ⊙ 생식공, ⓒ 항문, ⓒ 파악기, ⓔ 생식각에 해당한다.

035 다음 그림은 몸니의 복부를 나타낸 것이다. 생식공에 해당하는 부분은?

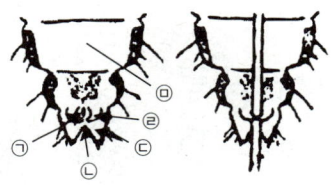

① ㉠
② ㉡
③ ㉢
④ ㉣
⑤ ㉤

036 독나방은 유충기에 몸을 보호하기 위하여 몸에 털이 많이 있는데, 번데기가 되고 성충이 되면 독모가 된다. 독모는 피하에 있는 독샘과 연결되어 있어 이것이 사람의 피부에 닿으면 독작용을 일으킨다.

036 그림과 같은 곤충을 어떤 사람이 쫓고 나서 피부가 부었다가 가라앉는 증상이 나타났다. 이는 곤충의 어떤 부분 때문인가?

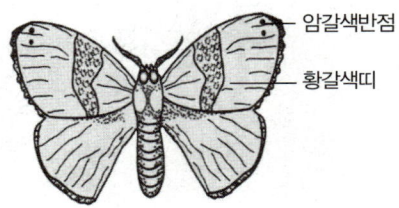

① 독 침
② 독 액
③ 독 모
④ 날 개
⑤ 다 리

037 다음과 같은 기구로 방제 가능한 것은?

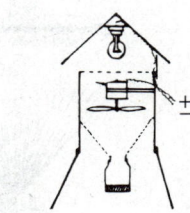

① 쥐
② 바 퀴
③ 나 방
④ 진드기
⑤ 빈 대

037 유문등은 빛에 곤충이 모여드는 성질을 이용하여 채집하는 방법으로, 분류 및 개체군 밀도조사 등에 사용된다.

038 다음과 같은 곤충을 구제하기 위해 공간살포 시 살충제의 입자크기로 알맞은 것은?

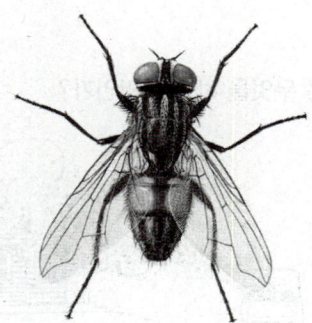

① 10㎛ 내외
② 10~15㎛ 내외
③ 15~20㎛ 내외
④ 20~25㎛ 내외
⑤ 30㎛ 내외

038 공간살포 시 살충제의 입자크기로 모기는 10㎛ 내외, 파리는 15~20㎛ 내외가 적당하다.

정답 37 ③ 38 ③

039 노즐의 종류

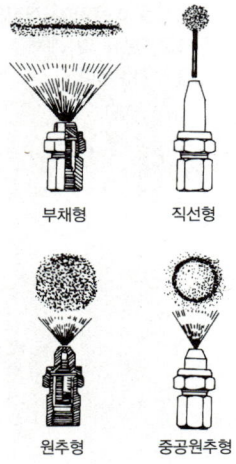

부채형 직선형
원추형 중공원추형

34회 출제유형

039 다음 그림과 같이 표면 잔류분무 시 가장 널리 사용되는 분사구는?

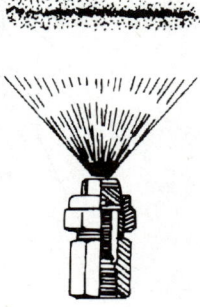

① 직선형
② 방제형
③ 원추형
④ 중공원추형
⑤ 부채형

040 극미량 연무기와 미스트는 상향 조절한다.

040 다음 그림은 무엇을 하는 장면인가?

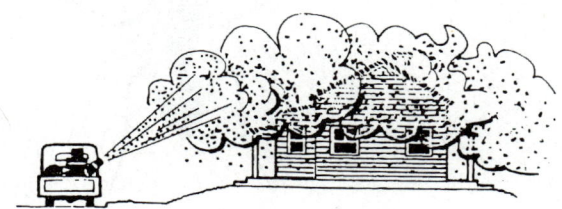

① 극미량연무
② 실내연무
③ 잔류분무
④ 훈 증
⑤ 발 포

39 ⑤   40 ①

좋은 책을 만드는 길, 독자님과 함께하겠습니다.

2025 시대에듀 위생사 한권으로 끝내기

개정22판2쇄 발행	2025년 04월 15일 (인쇄 2025년 09월 04일)
초 판 발 행	2003년 01월 21일 (인쇄 2003년 01월 21일)
발 행 인	박영일
책 임 편 집	이해욱
저 자	국민건강교육학회
편 집 진 행	노윤재 · 윤소진
표지디자인	하연주
편집디자인	김예슬 · 고현준
발 행 처	(주)시대고시기획
출 판 등 록	제10-1521호
주 소	서울시 마포구 큰우물로 75 [도화동 538 성지 B/D] 9F
전 화	1600-3600
팩 스	02-701-8823
홈 페 이 지	www.sdedu.co.kr
I S B N	979-11-383-8805-4 (13590)
정 가	42,000원

※ 이 책은 저작권법의 보호를 받는 저작물이므로 동영상 제작 및 무단전재와 배포를 금합니다.
※ 잘못된 책은 구입하신 서점에서 바꾸어 드립니다.

위생사 면허증 취득은 시대에듀와 함께!

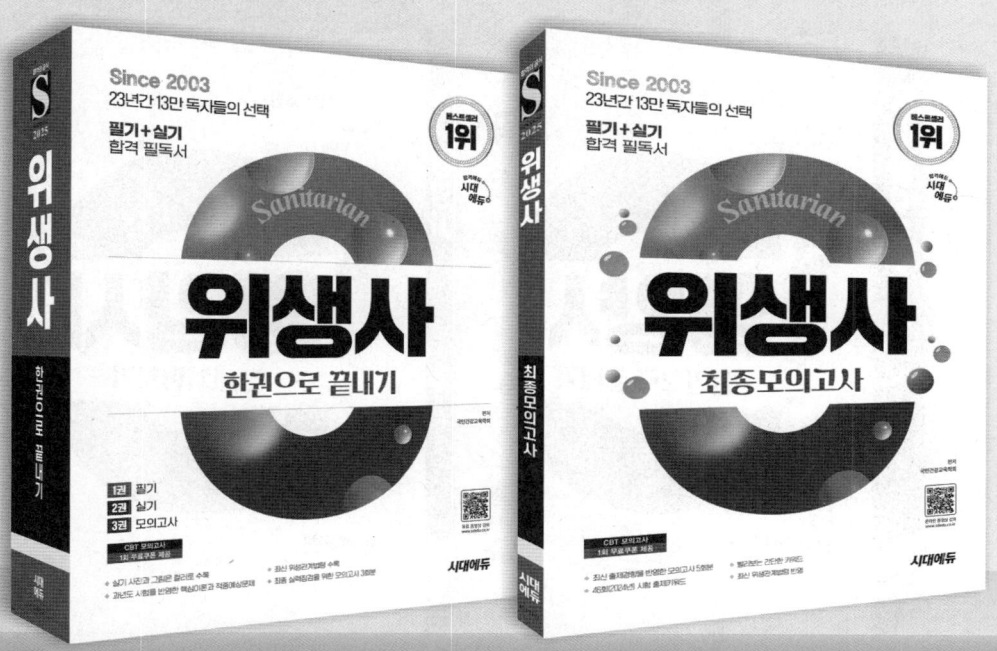

- 과년도 시험을 반영한 핵심이론
- 시험에서 만나볼 적중예상문제
- 컬러풀한 사진, 그림 수록
- 최종 실력점검을 위한 모의고사 3회분
- 최신 위생관계법령 반영
- 빨리보는 간단한 키워드
- 46회 출제키워드 분석

위생사 한권으로 끝내기
| 가격 | 42,000원

- 출제예상 모의고사 5회분 수록
- 핵심만 콕콕 짚은 해설
- 최신 위생관계법령 반영
- 빨리보는 간단한 키워드
- 46회 출제키워드 분석

위생사 최종모의고사
| 가격 | 25,000원

영양사 면허증 취득은 시대에듀와 함께!

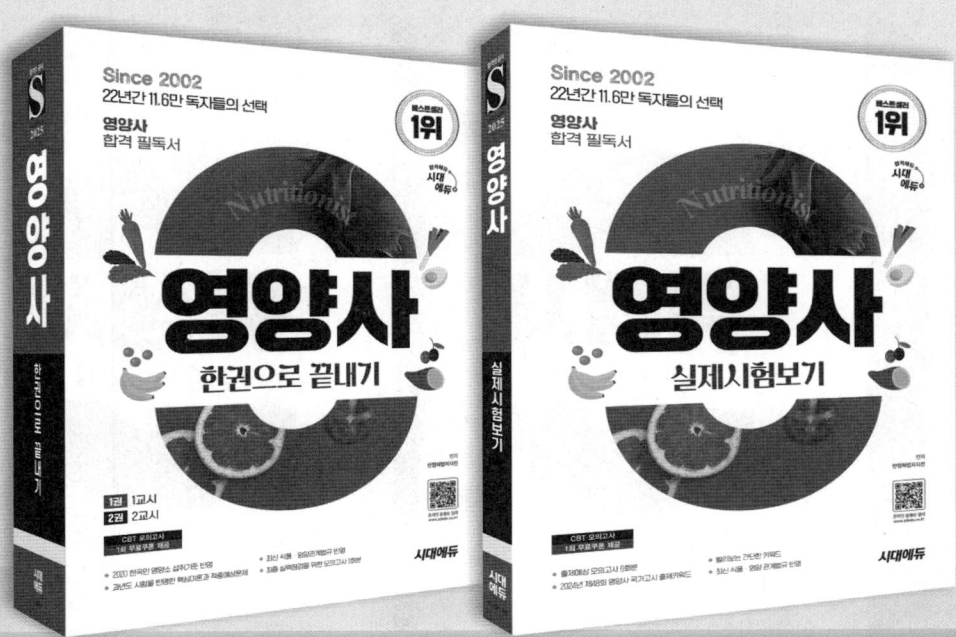

- 과년도 시험을 반영한 핵심이론
- 시험에서 만나볼 적중예상문제
- 최종 실력점검을 위한 모의고사 1회분
- 최신 식품·영양관계법규 반영
- 2020 한국인 영양소 섭취기준 반영
- 빨리보는 간단한 키워드
- 48회 출제키워드 분석

- 출제예상 모의고사 6회분 수록
- 핵심만 콕콕 짚은 해설
- 최신 식품·영양관계법규 반영
- 빨리보는 간단한 키워드
- 48회 출제키워드 분석

영양사 한권으로 끝내기
| 가격 | 45,000원

영양사 실제시험보기
| 가격 | 26,000원

※ 도서의 이미지와 가격은 변경될 수 있습니다.